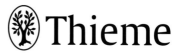

Danksagung

Wir möchten uns an dieser Stelle ganz besonders bei der Firma ALK-Abelló Arzneimittel GmbH, Wedel, bedanken, die durch ihre großzügige Unterstützung die Drucklegung des Buches erst möglich gemacht hat.

Werner Heppt
Claus Bachert

Praktische Allergologie

Werner Heppt
Claus Bachert

Mit Beiträgen von

A. Augustin	M. Heppt	F. Ruëff
C. Bachert	W. Heppt	K. Scheckenbach
H. Behrendt	A. Heratizadeh	N. Y. Schürer
T. Biedermann	T. Hildenbrand	M. Spielhaupter
S. C. Bischoff	C. Holberg	B. Summer
H.-P. Böhne-Lampert	A. Kapp	P. Thomas
K. Bork	L. Klimek	M. Tigges
K. Brockow	A. Kühn	S. Vieths
W. Czech	J. Kühr	J. C. Virchow
S. Espenschied	J. Kupfer	L. Vogel
G. Feller-Heppt	H. F. Merk	M. Wagenmann
K. Feuser	A. Mohr	U. Wahn
J. Fischer	M. Niebuhr	R. Weber
J.-T. Franz	V. Niemeier	B. Wedi
V. Frick	T. Pavicic	T. Werfel
K.-H. Friese	B. Przybilla	A. Wichelhaus
U. Gieler	G. Rasp	K. Wichmann
U. Gronemeyer	H. Riechelmann	F. Wölbing
E. Guenova	J. Ring	
B. Hauswald	S. Röseler	

2., vollständig überarbeitete und erweiterte Auflage

262 Abbildungen
133 Tabellen

Georg Thieme Verlag
Stuttgart · New York

*Bibliografische Information
der Deutschen Nationalbibliothek*

Die Deutsche Nationalbibliothek verzeichnet diese Publikation in der Deutschen Nationalbibliografie; detaillierte bibliografische Daten sind im Internet über http://dnb.d-nb.de abrufbar.

1. Auflage 1998

Aktuelle Informationen finden Sie unter
www.thieme.de/detailseiten/9783131068125.html

© 2. Aufl., 2011 Georg Thieme Verlag KG
Rüdigerstraße 14
70469 Stuttgart
Deutschland
Telefon: +49/(0)711/8931-0
Unsere Homepage: www.thieme.de

Printed in Germany

Zeichnungen: Andrea Schnitzler, Innsbruck
Umschlaggestaltung: Thieme Verlagsgruppe
Umschlagfotos: Dynamic Graphics, Inc; PhotoDisc, Inc; MEV Verlag, Augsburg; Digital Vision Ltd., London; Creative Collection, Freiburg
Satz: medionet Publishing Services Ltd., Berlin
gesetzt aus Adobe InDesign CS3
Druck und Buchbinder: Grafisches Centrum Cuno, GmbH & Co.KG, Calbe

ISBN 978-3-13-106812-5   1 2 3 4 5 6

Wichtiger Hinweis: Wie jede Wissenschaft ist die Medizin ständigen Entwicklungen unterworfen. Forschung und klinische Erfahrung erweitern unsere Erkenntnisse, insbesondere was Behandlung und medikamentöse Therapie anbelangt. Soweit in diesem Werk eine Dosierung oder eine Applikation erwähnt wird, darf der Leser zwar darauf vertrauen, dass Autoren, Herausgeber und Verlag große Sorgfalt darauf verwandt haben, dass diese Angabe **dem Wissensstand bei Fertigstellung des Werkes** entspricht.

Für Angaben über Dosierungsanweisungen und Applikationsformen kann vom Verlag jedoch keine Gewähr übernommen werden. **Jeder Benutzer ist angehalten**, durch sorgfältige Prüfung der Beipackzettel der verwendeten Präparate und gegebenenfalls nach Konsultation eines Spezialisten festzustellen, ob die dort gegebene Empfehlung für Dosierungen oder die Beachtung von Kontraindikationen gegenüber der Angabe in diesem Buch abweicht. Eine solche Prüfung ist besonders wichtig bei selten verwendeten Präparaten oder solchen, die neu auf den Markt gebracht worden sind. **Jede Dosierung oder Applikation erfolgt auf eigene Gefahr des Benutzers.** Autoren und Verlag appellieren an jeden Benutzer, ihm etwa auffallende Ungenauigkeiten dem Verlag mitzuteilen.

Geschützte Warennamen (Warenzeichen) werden **nicht** besonders kenntlich gemacht. Aus dem Fehlen eines solchen Hinweises kann also nicht geschlossen werden, dass es sich um einen freien Warennamen handelt.

Das Werk, einschließlich aller seiner Teile, ist urheberrechtlich geschützt. Jede Verwertung außerhalb der engen Grenzen des Urheberrechtsgesetzes ist ohne Zustimmung des Verlages unzulässig und strafbar. Das gilt insbesondere für Vervielfältigungen, Übersetzungen, Mikroverfilmungen und die Einspeicherung und Verarbeitung in elektronischen Systemen.

Vorwort zur 2. Auflage

Allergien gehören heute zu unserem täglichen Leben, mehr als 50% der Kinder und Jugendlichen in Deutschland sind sensibilisiert, und die überwiegende Mehrzahl der Bevölkerung hat mindestens einmal im Leben eine allergische Episode.

Die allergischen Erkrankungen manifestieren sich an allen Organsystemen, von der Haut über die Atemwege in den Magen-Darm-Trakt bis hin zu systemischen Reaktionen, die den ganzen Körper betreffen und tödlich verlaufen können. 25% der Bevölkerung leiden dabei an einer allergischen Rhinitis, mindestens 10% an einer Rhinosinusitis und 6–8% an einem Asthma; etwa ein Viertel der Bevölkerung leidet an einer Sensibilisierung gegen Insektengifte, und schließlich betreffen allergische Hauterkrankungen nochmals 15–20% der Bevölkerung.

Die Allergologie ist notwendigerweise ein Querschnittsfach, was in diesem Buch besonders zum Ausdruck kommt. Ausgewiesene Experten aus den verschiedenen klinischen Spezialitäten haben diese 2. Auflage der „Praktischen Allergologie" mit den neuesten klinisch relevanten Kenntnissen ausgestattet, wofür wir allen Autorinnen und Autoren sehr danken.

Ziel des Buches ist es, diese Erkenntnisse für die Praxis verfügbar zu machen und unseren Kollegen damit einen aktuellen, klinisch relevanten Leitfaden an die Hand zu geben. Die Allergologie hat mit der Einführung der evidenzbasierten Medizin und neuer Verfahren und Produkte in den letzten Jahren soviel Änderung erfahren wie selten zuvor, in der Diagnostik und in der Therapie – denken wir hier vor allem an die spezifische Immuntherapie mit sublingualen Präparaten.

Die vielen Änderungen und Erweiterungen haben die Fertigstellung der nun vorliegenden 2. Auflage oft hinausgezögert. Umso glücklicher sind wir, dass nun das fertige Buch vor uns liegt.

Unser besonderer Dank gebührt in erster Linie den Autoren, aber auch den Mitarbeitern des Thieme Verlags, die die Ausstattung des Buches mit vielen klinischen Bildern, besonderen Highlights wie der Allergenkunde, der Checkliste der Differenzialdiagnosen und einer durchgehend modernen Typografie möglich machten. Für die ausgezeichnete Arbeit bei der konzeptionellen Gestaltung danken wir Herrn Stefan Espenschied, für die professionelle redaktionelle Mitarbeit Frau Tanja Hildenbrand und Herrn Markus Heppt.

Wir wünschen uns, dass diese 2. Auflage genauso großen Anklang findet wie die 1. Auflage und hoffen, dass dieses Buch unseren Lesern viel Freude bereitet.

Karlsruhe/Gent Werner Heppt
im Herbst 2010 Claus Bachert

Vorwort zur 1. Auflage

Allergische Erkrankungen haben in den vergangenen Jahren in allen Fachbereichen der Medizin an Bedeutung gewonnen. Nur wenige andere Krankheitsbilder haben Wissenschaftler zu umfangreicheren grundlagenorientierten Studien herausgefordert und gleichzeitig ein ähnlich hohes Interesse in der Bevölkerung geweckt. Der allergologisch tätige Arzt muß dieser Entwicklung Rechnung tragen und aktuelles Grundlagenwissen in der täglichen Behandlung von Patienten umsetzen. Er ist angehalten, fachübergreifende Problematiken zu erkennen und interdisziplinäre Diagnostik- und Therapiekonzepte zu entwerfen.

Aus der Sicht des HNO-Arztes ist speziell die allergische Rhinitis bedeutsam. Sie gehört mit ihren Folgeerkrankungen zu den häufigsten allergischen Manifestationen; etwa 15% der Bevölkerung leiden an einer saisonalen, perennialen oder kombinierten Rhinitis.

Ziel des Buches „Praktische Allergologie" ist es, dem Arzt und interessierten Studenten aktuelle immunologische Zusammenhänge allergischer Erkrankungen kurz und prägnant darzustellen, um dann die vielen Fragen der praktischen Allergologie anzugehen. Dies beinhaltet die Beschreibung der Allergene in einem Lexikon der Allergenkunde sowie die Schilderung der unterschiedlichen diagnostischen Verfahren. Ein besonderes Anliegen ist es den Herausgebern, dem Leser ein fachübergreifendes Wissen zu vermitteln und die verschiedenen therapeutischen Konzepte, einschließlich der komplementären Verfahren, umfassend und kritisch darzustellen.

Zu besonderem Dank für ihre Beiträge sind wir unseren Kollegen aus der HNO-Heilkunde, der Dermatologie, Pneumologie, Pädiatrie, Gastroenterologie, Zahn-, Mund- und Kieferheilkunde, Ophthalmologie, Immunologie und Labormedizin verpflichtet. Herrn Dr. Urbanowicz, Frau Güner und Herrn Fleischmann vom Thieme-Verlag danken wir herzlich für ihre große Mühe sowie ihr Geschick bei der Bearbeitung der Manuskripte und der Gestaltung des Buches.

Karlsruhe, Gent Werner Heppt
April 1998 Claus Bachert

Anschriften

Herausgeber

Prof. Dr. med. Claus Bachert
Kliniek voor Neus-Keel-en
Oorheelkunde
De Pintelaan 185
9000 Gent
Belgien

Prof. Dr. med. Werner Heppt
Städtisches Klinikum
Karlsruhe gGmbH
HNO-Klinik
Moltkestraße 90
76133 Karlsruhe

Mitarbeiter

Prof. Dr. Albert Augustin
Städtisches Klinikum
Karlsruhe gGmbH
Augenklinik
Moltkestraße 90
76133 Karlsruhe

Prof. Dr. med. Heidrun Behrendt
Klinikum rechts der Isar der
Technischen Universität
München
ZAUM – Zentrum Allergie
und Umwelt
Biedersteiner Straße 29
80802 München

Prof. Dr. med. Tilo Biedermann
Eberhard-Karls-Universität
Tübingen
Universitäts-Hautklinik
Allergologie
Liebermeisterstraße 25
72076 Tübingen

Univ.-Prof. Dr. med.
Stephan C. Bischoff
Universität Hohenheim
Institut für Ernährungsmedizin
(180)
Fruwirthstraße 12
70593 Stuttgart

Dr. Heinz-Peter Böhne-Lampert
Städtisches Klinikum
Karlsruhe gGmbH
Apotheke
Moltkestraße 90
76133 Karlsruhe

Univ.-Prof. Dr. med.
Konrad Bork
Universitätsmedizin
Hautklinik und Poliklinik
Langenbeckstraße 1
55131 Mainz

Priv.-Doz. Dr. Knut Brockow
Klinikum rechts der Isar der
Technischen Universität
München
Klinik und Poliklinik für Dermatologie
und Allergologie am Biederstein
Biedersteiner Straße 29
80802 München

Prof. Dr. Wolfgang Czech
Benediktinerring 10
78050 Villingen-Schwenningen

Dr. med. Stefan Espenschied
Städtisches Klinikum
Karlsruhe gGmbH
HNO-Klinik
Moltkestraße 90
76133 Karlsruhe

Dr. med. Gabriele Feller-Heppt
Haut- und Laserzentrum
Baden-Baden
Sophienstraße 47
76530 Baden-Baden

Dipl. oec. troph. Katrin Feuser
Universität Hohenheim
Institut für Ernährungsmedizin
(180)
Fruwirthstraße 12
70599 Stuttgart

Dr. Jörg Fischer
Eberhard-Karls-Universität
Tübingen
Universitäts-Hautklinik
Liebermeisterstraße 25
72076 Tübingen

Dr. rer. nat. Jörg-Thomas Franz
Allergo-Protect – Labor für
Milbenforschung
Otto-Wels-Straße 34
33102 Paderborn

Dipl.-Ernährungswiss.
Verena Frick
Universität Hohenheim
Institut für Ernährungsmedizin
(180)
Fruwirthstraße 12
70599 Stuttgart

Dr. med. Karl-Heinz Friese
Hals-Nasen-Ohren-Arzt
Allergologie – Homöopathie
Marktplatz 3
71263 Weil der Stadt

Anschriften

Prof. Dr. med. Uwe Gieler
Justus-Liebig-Universität
Gießen
Konsil- und Liaison-
Psychosomatik,
psychosomatische Dermatologie
Ludwigstraße 76
35392 Gießen

Prof. Dr. med. Uwe Gronemeyer
Am alten Stadtpark 45
44791 Bochum

Dr. Emmanuella Guenova
Eberhard-Karls-Universität
Tübingen
Universitäts-Hautklinik
Liebermeisterstraße 25
72076 Tübingen

Dr. med. Bettina Hauswald
Universitäts-HNO-Klinik
Fetscherstraße 74
01307 Dresden

Cand. med. Markus Heppt
Cranachstraße 8
80797 München

Dr. med. Annice Heratizadeh
Medizinische Hochschule
Hannover
Klinik für Dermatologie,
Allergologie und Venerologie
Ricklinger Straße 5
30449 Hannover

Dr. med. Tanja Hildenbrand
Städtisches Klinikum
Karlsruhe gGmbH
HNO-Klinik
Moltkestraße 90
76133 Karlsruhe

Priv.-Doz. Dr. med. Dr. med. dent.
Christof Holberg
Klinikum der Ludwigs-Maximi-
lians-Universität
Poliklinik für Kieferorthopädie
Goethestraße 70
80336 München

Univ.-Prof. Dr. med.
Alexander Kapp
Medizinische Hochschule
Hannover
Klinik für Dermatologie,
Allergologie und Venerologie
Ricklinger Straße 5
30449 Hannover

Prof. Dr. med. Ludger Klimek
Arzt für HNO-Heilkunde
Zentrum für Allergologie/
Rhinologie
An den Quellen 10
65183 Wiesbaden

Dr. med. Axel Kühn
HNO-Praxis
Bahnhofstraße 40
67547 Worms

Prof. Dr. med. Joachim Kühr
Städtisches Klinikum
Karlsruhe gGmbH
Klinik für Kinder-
und Jugendmedizin
Moltkestraße 90
76133 Karlsruhe

Priv.-Doz. Dr. Jörg Kupfer
Universität Gießen
Abteilung für Medizinische
Psychologie
Friedrichstraße 36
35385 Gießen

Prof. Dr. med. Hans F. Merk
Universitätsklinikum der RWTH
Aachen
Klinik für Dermatologie
und Allergologie
Pauwelsstraße 30
52074 Aachen

Dr. Anabelle Mohr
Eppendorfer Baum 9
20249 Hamburg

Dr. med. Margarete Niebuhr
Medizinische Hochschule
Hannover
Klinik für Dermatologie,
Allergologie
und Venerologie
Ricklinger Straße 5
30449 Hannover

Priv.-Doz. Dr. med.
Volker Niemeier
Alicenstraße 22 a
35390 Gießen

Dr. Tatjana Pavicic
Klinikum der Ludwig-
Maximilians-Universität
AllergieZentrum
Klinik und Poliklinik für
Dermatologie und Allergologie
Frauenlobstraße 9 –11
80337 München

Prof. Dr. med.
Bernhard Przybilla
Klinikum der Ludwig-
Maximilians-Universität
AllergieZentrum
Klinik und Poliklinik für
Dermatologie und Allergologie
Frauenlobstraße 9 – 11
80337 München

Prim. Univ.-Prof. Dr. med.
Gerd Rasp
Salzburger Landeskliniken
Universitätsklinik für
Hals-Nasen-Ohren-Krankheiten
Müllner Hauptstraße 48
5020 Salzburg
Österreich

Prof. Dr. Herbert Riechelmann
Universitätsklinik für HNO-
Heilkunde
Anichstraße 35A
6020 Innsbruck
Österreich

Anschriften

Prof. Dr. med. Dr. phil.
Johannes Ring
Klinikum rechts der Isar
der Technischen Universität
München
Klinik und Poliklinik für
Dermatologie und Allergologie
Biedersteiner Straße 29
80802 München

Dr. med. Stefani Röseler
Universitätsklinikum der RWTH
Aachen
Institut für Hygiene und
Umweltmedizin
Pauwelsstraße 30
52074 Aachen

Priv.-Doz. Dr. med.
Franziska Ruëff
Klinikum der Ludwig-
Maximilians-Universität
AllergieZentrum
Klinik und Poliklinik für
Dermatologie und Allergologie
Frauenlobstraße 9 – 11
80337 München

Dr. med. Kathrin Scheckenbach
Universitätsklinikum Düsseldorf
HNO-Klinik
Moorenstraße 5
40225 Düsseldorf

Prof. Dr. med. Nanna Y. Schürer
Universität Osnabrück
Fachbereich Humanwissen-
schaften
Dermatologie
Sedanstraße 115
49090 Osnabrück

Dr. med.
Magdalena Spielhaupter
Zentrum für Allergologie/
Rhinologie
An den Quellen 10
65183 Wiesbaden

Dr. rer. hum. biol.
Burkhard Summer
Klinikum der Ludwig-
Maximilians-Universität
AllergieZentrum
Klinik und Poliklinik für
Dermatologie und Allergologie
Frauenlobstraße 9 –11
80337 München

Prof. Dr. med. Peter Thomas
Klinikum der Ludwig-
Maximilians-Universität
AllergieZentrum
Klinik und Poliklinik für
Dermatologie und Allergologie
Frauenlobstraße 9 – 11
80337 München

Prof. Dr. med. Monika Tigges
Städtisches Klinikum
Karlsruhe gGmbH
HNO-Klinik
Abteilung Phoniatrie und
Pädaudiologie
Moltkestraße 90
76133 Karlsruhe

Prof. Dr. Stefan Vieths
Paul-Ehrlich-Institut
Paul-Ehrlich-Straße 51 - 59
63225 Langen

Prof. Dr. med.
J. Christian Virchow
Universitätsklinikum Rostock
Klinik I/Zentrum für Innere
Medizin
Abteilung für Pneumologie/
Internistische Intensivtherapie
Ernst-Heydemann-Straße 6
18055 Rostock

Dr. Lothar Vogel
Paul-Ehrlich-Institut
Allergologie
Paul-Ehrlich-Straße 51 - 59
63225 Langen

Priv.-Doz. Dr. med.
Martin Wagenmann
Universitätsklinikum Düsseldorf
HNO-Klinik
Moorenstraße 5
40225 Düsseldorf

Prof. Dr. med. Ulrich Wahn
Charité – Universitätsmedizin
Berlin
Campus Virchow-Klinikum
Klinik und Poliklinik für
Kinderheilkunde
und Kinderchirurgie
Schwerpunkt Pneumologie/
Immunologie
Augustenburger Platz 1
13353 Berlin

Prof. Dr. med. Rainer Weber
Städtisches Klinikum Karlsruhe
gGmbH
HNO-Klinik
Moltkestaße 90
76133 Karlsruhe

Prof. Dr. med.
Bettina Wedi
Medizinische Hochschule
Hannover
Klinik für Dermatologie,
Allergologie und Venerologie
Ricklinger Straße 5
30449 Hannover

Prof. Dr. med.
Thomas Werfel
Medizinische Hochschule
Hannover
Klinik für Dermatologie,
Allergologie und Venerologie
Abteilung Immundermatologie
und experimentelle Allergologie
Ricklinger Straße 5
30449 Hannover

Prof. Dr. Andrea Wichelhaus
Klinikum der Ludwigs-
Maximilians-Universität
Poliklinik für Kieferorthopädie
Goethestraße 70
80336 München

Anschriften

Dr. med. Katja Wichmann
Medizinische Hochschule Hannover
Klinik für Dermatologie, Allergologie und Venerologie
Ricklinger Straße 5
30449 Hannover

Dr. med. Florian Wölbing
Eberhard-Karls-Universität Tübingen
Universitäts-Hautklinik
Allergologie
Liebermeisterstraße 25
72076 Tübingen

Inhaltsverzeichnis

1 Genetik und Umwelteinflüsse in der Epidemiologie von Allergien 1
H. Behrendt und J. Ring

Epidemiologie allergischer Erkrankungen ... 1
Prävalenz 1
Inzidenz 1
Morbidität 2
    Asthmamortalität 2
    Häufigkeit von Hautmanifestationen 2
    Anaphylaktische Reaktionen 2
    Kontaktallergische Reaktionen 2
Ursachen 2

Umwelteinflüsse und Allergie 3
Allergenexposition 3
Umweltschadstoffe 3
Westlicher Lebensstil 4
Klimawandel und Allergie 5

Genetik allergischer Erkrankungen 6

Risikofaktoren für die Allergieentwicklung .. 8
Genetik 8
Geschlecht 8
Ernährung 8
Adipositas 8
Verbesserte Hygiene 8
Psychosoziale Risikofaktoren 8

2 Immunologische Grundlagen allergischer Erkrankungen 13
M. Wagenmann und K. Scheckenbach

Definition der Immunität 13

Angeborene Immunität 13

Antigenspezifische Immunreaktionen 14
T-Zell-Antwort und Zytokine 14
    Regulatorische T-Zellen 14
    Zytokine 15
Antigenpräsentierende Zellen 15
    Makrophagen 15
    Dendritische Zellen 16
Mastzellen und Basophile 17
    Mastzellen 17
    Basophile 17
Eosinophile 17

Pathomechanismen der allergischen Entzündung 18
Signaltransduktion in allergischen und inflammatorischen Zellen 18
Migration 18
Chemokine und Chemotaxis 19

Sensibilisierung und IgE-Synthese 20
Entwicklung von Allergie und Atopie 20
Sensibilisierung 20
IgE und IgE-Rezeptoren 21

Klassifikation allergischer Reaktionen 22

3 Allergologische Krankheitsbilder 25

Allergien der Atemwege 25
Allergien der oberen Atemwege 25
    Allergische Rhinokonjunktivitis 25
    W. Heppt und M. Heppt

Larynxödem, Laryngitis, Vocal Cord Dysfunction, Laryngospasmus 32
T. Hildenbrand und M. Tigges

Allergien der unteren Atemwege 34
    Asthma bronchiale 34
    J. C. Virchow
    Exogen-allergische Alveolitis 48
    J. C. Virchow
    Allergische bronchopulmonale
    Aspergillose 56
    J. C. Virchow

Allergien der Haut 64
Allergisches Kontaktekzem 64
M. Niebuhr, A. Kapp und T. Werfel
Atopische Dermatitis 77
A. Heratizadeh, A. Kapp und T. Werfel
Urtikaria und Angioödem 87
B. Wedi und A. Kapp
    Klassifikation und Charakteristika 88
    Management 89
Immunkomplex-/
Hypersensitivitätsvaskulitis 96
B. Wedi und W. Czech
    Klassifikation und Charakteristika 96
    Management 97

Arzneimittelallergien und andere unerwünschte Arzneimittelreaktionen 102
H. Merk
    Einteilung unerwünschter
    Arzneimittelreaktionen 102
    Diagnostik unerwünschter
    Arzneireaktionen der Haut 111

Allergien des Verdauungstrakts 114
Zahnärztliche Allergologie 114
C. Holberg und A. Wichelhaus
    Allgemeine Pathophysiologie, Klinik
    und Diagnostik 114
    Allergene Materialien 116
    Kieferanomalien bei allergischer Rhinitis . 121

Allergien von Mundhöhle und Rachen 122
T. Hildenbrand, S. Espenschied und W. Heppt
    Orales Allergiesyndrom 123
    Hyperplasie der Gaumen-
    und Rachenmandeln 125
    Allergie auf Dentalprodukte 126
Intestinale Allergie
S. C. Bischoff
    Definitionen und Epidemiologie 127
    Nahrungsmittelallergene 128
    Mechanismen 129
    Klinische Präsentation 133
    Management von intestinalen Allergien .. 137

Allergien des Auges 139
U. Gronemeyer und A. J. Augustin

Anatomische Grundlagen 139
Urtikaria und Quincke-Ödem der Lider
(Typ-I-Reaktion) 140
Kontaktekzem der Lider (Typ-IV-Reaktion) . 141
Allergische Konjunktivitis vom
Heuschnupfentyp (Typ-I-Reaktion) 142
Kontaktdermatokonjunktivitis
(Typ-IV-Reaktion) 144
Conjunctivitis vernalis 145
Atopische Keratokonjunktivitis 145
Riesenpapillenkonjunktivitis,
makropapilläre Konjunktivitis 146

Allergien des Ohres 147
W. Heppt und T. Hildenbrand

Ohrmuschel und Gehörgang 147
Mittelohr 149
Innenohr 149

Insektengiftallergie 150
F. Ruëff und B. Przybilla

Allergien im Kindesalter 158
J. Kühr und U. Wahn

4 Diagnostik allergischer Erkrankungen 177

Anamnese 177
B. Hauswald und A. Kühn

Anamnesetechnik 177
    Schriftlicher Fragebogen 177
    Interview 177
Spezielle Allergieanamnese 177

Kasuistiken 178
    Fall 1 178
    Fall 2 180

**Allergenidentifikation und
Extraktherstellung** 181
L. Vogel und S. Vieths

Identifizierung von Allergenen 182
Herstellung von Allergenextrakten 182
Qualitätskontrolle von Allergenextrakten ... 183
    Überprüfung des Proteinprofils 184
    Überprüfung des Allergenprofils 184
    Bestimmung der biologischen Aktivität .. 184
    Vergleich mit In-House-
    Referenzpräparationen 185
    Verwendung von Pool-Seren 185

Hauttestung 185
K. Wichmann, T. Werfel und A. Kapp

Reibtest 186
Scratch-Test 186
Prick-Test 188
Intrakutantest 190
Epikutantest 192

Nasaler Provokationstest 198
H. Riechelmann und B. Hauswald

Definition 199
Nasaler Provokationstest
mit Inhalationsallergenen 199
Nasaler Provokationstest
mit Azetylsalizylsäure 204
Nasaler Provokationstest bei nasaler
Hyperreaktivität 204
Häufige Ursachen für falsche Ergebnisse 204
    Karenzfristen 205

Bronchialer Provokationstest 205
J. C. Virchow

Eigenschaften und Indikationen von Provokationstests 205
Formen des bronchialen Provokationstests .. 207

Konjunktivale Provokation 211
T. Hildenbrand

Orale und intestinale Provokation 213
S. C. Bischoff

Allergensuchkost 213
Eliminationsdiät 213
Oraler Provokationstest 213
Intestinale Provokation 215

In-Vitro-Diagnostik 217
G. Rasp und W. Heppt

Immunglobulinbestimmung 217
    Gesamt-IgE 217
    Spezifisches IgE 220
    Andere Immunglobuline (IgG, IgA) 221
Zelluläre Tests 225
    Histamin-Release-Test, Basophilenaktivierung,
    Basophilendegranulationstest 225
    Leukotrienfreisetzungstest (CAST) 225
    Lymphozytentransformationstest 225
Entzündungsmediatoren 225
    Eosinophiles kationisches Protein (ECP) .. 225
    Histamin 225
    Diaminooxydase 226
    Tryptase 227

Zytologie der Nasenschleimhaut 227
W. Heppt

Aufbau der normalen Nasenschleimhaut ... 227
Technik der Zytologie 228
Zytologie bei allergischer Rhinitis 229
Zytologische Therapie- und Verlaufskontrolle bei
Allergikern 232
    Therapiekontrolle 232
    Verlaufskontrolle 233
Zytologische Differenzialdiagnosen 233

5 Therapie allergischer Erkrankungen 239

Allergenkarenz 239
L. Klimek und M. Spielhaupter

Definition und Stellenwert 239
Voraussetzungen 239
Durchführung 239
    Pollen 239
    Milben 241
    Latex 243
    Pilze 245
    Tierallergene 245
    Insektengifte 246
    Nahrungsmittel 246
    Medikamente 248
    Kosmetika 250
    Berufsallergosen 251

Medikamentöse Therapie ... 252
S. Espenschied, H.-P. Böhne-Lampert und W. Heppt

Antiallergische Medikamente ... 252
   Antihistaminika ... 252
   Glukokortikoide ... 255
   Mastzellstabilisatoren ... 259
   Dekongestiva ... 259
   β_2-Sympathomimetika ... 262
   Anticholinergika ... 263
   Leukotrienrezeptorantagonisten ... 264
   Theophyllin ... 264
   Anti-IgE-Antikörper ... 265
Antiallergische Therapie in der Schwangerschaft und bei Kindern ... 265
   Kinder ... 265

Spezifische Immuntherapie ... 268
C. Bachert und W. Heppt

Subkutane oder sublinguale Immuntherapie? ... 268
Indikation und Kontraindikation ... 269
Nebenwirkungen ... 270
Immunologische Wirkmechanismen ... 270
Praktisches Vorgehen bei der Durchführung ... 270
   Spezifische Immuntherapie ... 270
   Subkutane Immuntherapie ... 272
   Sublinguale Immuntherapie ... 272
Spezifische Immuntherapie bei Kindern ... 272

Therapie des anaphylaktischen Schocks ... 273
K. Brockow und J. Ring

Allgemeine Sofortmaßnahmen ... 273
Notfallmedikamente ... 274
   Adrenalin ... 274
   Volumengabe ... 275
   Antihistaminika ... 276
   Glukokortikosteroide ... 276
   Theophyllin ... 276
   Kalzium ... 276
Algorithmus ... 276
Notfallset ... 276

Ernährungstherapie bei Nahrungsmittelallergien und -intoleranzen ... 278
K. Feuser, V. Frick und S. C. Bischoff

Diagnose von Nahrungsmittelallergien und -intoleranzen ... 278
Diagnostische Kostformen ... 279
   Oligoallergene Basisdiät ... 279
   Orale Provokationstests ... 279
Eliminationsdiät als therapeutische Kostform ... 280
Präventive Kostformen ... 281

Allergie und Psychosomatik ... 282
U. Gieler, V. Niemeier und J. Kupfer

Einführung in die Psychoallergologie ... 282
   Das biopsychosoziale Krankheitskonzept in der Allergologie ... 283
   Soziale Aspekte allergischer Erkrankungen ... 284
Indikationen zur Psychotherapie bei Allergiepatienten ... 284
Diagnostik ... 284
   Angst ... 285
   Depression ... 286
   Somatoforme Störungen ... 286
   Paranoide Erkrankungen mit allergologischen Aspekten ... 288
Therapiemöglichkeiten ... 288
   Hilft Psychotherapie bei Allergien? ... 288
   Psychosomatische Therapieformen ... 288
Ausbildung in psychosomatischer Grundversorgung und Psychotherapie ... 289

Akupunktur und Homöopathie ... 290
K.-H. Friese

Akupunktur ... 290
   Traditionelle chinesische Medizin ... 290
   Körperakupunktur bei allergischer Rhinitis ... 291
   Akupunktur von Mikrosystemen ... 292
Homöopathie ... 292
   Therapie im symptomfreien Stadium ... 292
   Therapie im symptomatischen Stadium ... 293
   Hausstaubmilben- und Schimmelpilzallergien ... 295
   Tierhaarallergie ... 295
   Nahrungsmittelallergie ... 296
   Nickelallergie ... 296
   Asthma bronchiale ... 296
   Sinusitis ... 297

6 Checkliste der Differenzialdiagnosen 301

Differenzialdiagnose der Rhinitis 301
R. K. Weber und W. Heppt

Definition der Rhinitis 301
Differenzialdiagnose bei beidseitiger
Rhinitis 301
   Einteilung der Rhinitisformen nach dem
   Zeitverlauf 301
   Einteilung der Rhinitisformen nach dem
   Alter des Patienten 301
Differenzialdiagnose bei einseitiger Rhinitis 305
Unverzichtbare Basisdiagnostik 306

Rhinosinusitis 307
C. Bachert

Akute Rhinosinusitis 307
Chronische Rhinosinusitis 308
   Chronische Rhinosinusitis ohne
   Nasenpolypen (CRSsNP) 308
   Chronische Rhinosinusitis mit
   Nasenpolypen (CRSwNP) 310

**Azetylsalizylsäureintoleranz und andere
unerwünschte Arzneimittelwirkungen** 312
H. Merk und R. Weber

Unerwünschte Reaktionen auf Biologika 312
Analgetikaintoleranz 312
   Inzidenz 313
   Allergologische Differenzialdiagnose 313
   Pathophysiologie 314
   Diagnose und Management 314
Angioödeme durch Medikamente 314
Azetylsalizylsäuredesaktivierung
bei Patienten mit aspirininduzierter
Erkrankung der Atemwege 317
   Diagnose der Analgetikaintoleranz 317
   Indikationen und Kontraindikationen 320
   Durchführung 321

Metallimplantat- und Filler-Unverträglichkeit 323
P. Thomas, B. Summer, T. Pavicic und G. Feller-Heppt

Metallimplantatallergie 323
   Materialien 323
   Klinische Bilder 324
   Vorgehen bei Verdacht auf
   Metallimplantatallergie 325
Filler-Unverträglichkeit 325
   Füllmaterialien 326
   Filler-Komplikationen 326

**Rezidivierende Angioödeme
(Quincke-Ödeme)** 330
K. Bork

Definition 330
Hereditäres Angioödem durch
C1-Esterase-Inhibitormangel 330
Hereditäres Angioödem mit normalem
C1-Esterase-Inhibitor 335
Angioödeme durch erworbenen
C1-Esterase-Inhibitormangel 335
Angioödeme durch ACE-Hemmer
oder andere Medikamente 335
Rezidivierende Angioödeme
bei chronischer Urtikaria 335
Angioödeme bei akuter
allergischer Reaktion 336
Rezidivierende idiopathische Angioödeme .. 336

Hyper-IgE-Syndrom 336
E. Guenova und T. Biedermann

Formen des Hyper-IgE-Syndroms 337
   Autosomal-dominantes
   Hyper-IgE-Syndrom (AD-HIES) 337
   Autosomal-rezessives Hyper-IgE-Syndrom
   (AR-HIES) 339
Therapie des Hyper-IgE-Syndroms 341

Mastozytose 342
T. Biedermann und J. Fischer

Immunkomplexvermittelte Erkrankungen .. 347
T. Biedermann und F. Wölbing

7 Lexikon der Allergene und Kreuzallergien ... 359

Inhalationsallergene ... 359
S. Röseler

Pollen und ihre Relevanz für die akut-allergische Erkrankung ... 359
Blühkalender und Allergenrelevanz ... 360
Pollen in Deutschland ... 362
Pollen weltweit ... 374
Milben ... 377
J.-T. Franz und S. Röseler
Säugetiere ... 382
S. Röseler
Schimmelpilze ... 389
S. Röseler
Sonstige perenniale Allergene ... 397

Kontaktallergene ... 400
N. Y. Schürer

Häufige Allergene der allergischen Kontaktdermatitis ... 400
Wichtige Kontaktallergene (Externa) in der HNO-Heilkunde ... 404

Nahrungsmittelallergene ... 406
S. C. Bischoff und K. Feuser

Übersicht wichtiger Kreuzallergien ... 409
A. Mohr

8 Begriffe und Abkürzungen ... 415
T. Hildenbrand und M. Heppt

9 Anhang ... 421

Kontaktadressen ... 421
W. Heppt und S. Espenschied

Gesellschaften ... 421
Selbsthilfeorganisationen ... 421
Information Pollenflug ... 422

Sachverzeichnis ... 423

1 Genetik und Umwelteinflüsse in der Epidemiologie von Allergien

H. Behrendt und J. Ring

Epidemiologie allergischer Erkrankungen

Allergien gehören zu den großen gesundheitlichen Herausforderungen der meisten modernen Gesellschaften. Zahlreiche allergische Erkrankungen haben in den letzten 50 Jahren dramatisch an Häufigkeit zugenommen, ohne dass die Ursachen hierfür bekannt wären. Erste epidemiologische Daten über Allergien aus der 1. Hälfte des 20. Jahrhunderts berichten über eine Häufigkeit von ca. 1 % allergischer Erkrankungen in der Bevölkerung. Seit den 1960er-Jahren wurden dann höhere Prävalenzen gefunden, die bis zum Ende des 20. Jahrhunderts rapide anstiegen, auf ca. 10-20 %.

> **MERKE**
>
> Die besten Studien liegen zur Häufigkeit von atopischen Erkrankungen im Kindesalter vor; es gibt jedoch nur relativ wenig gute epidemiologische Studien über die Prävalenz von Allergien bei Erwachsenen.

Dazu kommen Schwierigkeiten der epidemiologischen Methodik und die Unterschiede in den Krankheiten, je nach untersuchter Population und Definition der Untersuchungsgröße, wie allergische Sensibilisierung, „Atopie", beobachtete klinische Symptomatik (z. B. „Giemen"), manifeste allergische Erkrankung (durch Arztdiagnose, durch Fragebogen oder durch aktuelle klinische Untersuchung) oder unterschiedliche Schweregrade der entsprechenden Krankheit.

Prävalenz

Eine Zunahme allergischer Erkrankungen in den letzten 3 Jahrzehnten des 20. Jahrhunderts ist in fast allen untersuchten Ländern der Welt zu beobachten. Die besten Ergebnisse zeigte die International Study of Allergies and Asthma in Childhood (ISAAC), bei der die höchsten Prävalenzen für Asthma in Großbritannien, Neuseeland und Australien beobachtet wurden, mit ähnlich hohen Werten für allergische Rhinokonjunktivitis und atopisches Ekzem. In Deutschland geben ca. 10-20 % der erwachsenen Bundesbürger an, an einer Allergie zu leiden, 16-36 % sind gegen Aeroallergene sensibilisiert, 25 % gegen Bienen- oder Wespengift und 1-8 % gegenüber Kuhmilch oder Hühnerei. Bei 6-14 % der Einschulungskinder besteht ein vom Arzt bestätigtes atopisches Ekzem, bei 20 % der Jugendlichen im Alter von 14-18 Jahren eine allergische Rhinokonjunktivitis.

Während die Prävalenzen allergischer Atemwegserkrankungen zu Beginn der 1990er-Jahre nach der deutschen Wiedervereinigung in ostdeutschen Arealen signifikant niedriger waren als bei westdeutschen Kindern, sind diese Ost-West-Unterschiede 2008 nicht mehr nachweisbar. Auch in den ostdeutschen Ländern kam es zu einem rapiden und starken Anstieg allergischer Atemwegserkrankungen in den Jahren nach der Wiedervereinigung.

In einer europäischen Studie zur Häufigkeit von bronchialer Hyperreaktivität bei jungen Erwachsenen im Alter von 20-24 Jahren variierten die Werte zwischen 2 und 11,9 % für Asthma, zwischen 9,5 und 40,9 % für allergische Rhinitis und zwischen 16,2 und 44,5 % für Sensibilisierung gegen häufige Aeroallergene (Burney et al. 1990). Die deutlichen Anstiege der Prävalenz allergischer Erkrankungen zeigten sich insbesondere in industrialisierten Ländern bzw. in Ländern der Dritten Welt in den mehr „westlich" geprägten Lebensräumen.

Inzidenz

Wesentlich weniger Daten liegen über die Inzidenzraten vor, d. h., die aktuellen Zahlen von Neuerkrankungen innerhalb 1 Jahres, die sich in verschiedenen Studien aus USA und Europa bei ca. 4 pro 1000 Einwohnern und Jahr bewegen.

Morbidität

Noch schwerer zu erfassen sind Zahlen zur Morbidität, d. h. zur tatsächlichen Symptomatik und Inanspruchnahme medizinischer Versorgung, wie Krankenhausaufenthalte, Arzneimittelverbrauch oder Beeinträchtigung der Lebensqualität. Hier zeigt eine Studie aus der amerikanischen Versicherungsgruppe Kaiser Permanente Health Maintenance Organization (HMO) einen eindeutigen Anstieg von 1% der Versicherten im Jahr 1967 auf 2,5-3% der Versicherten im Jahr 1987 (Tang et al. 2009).

Asthmamortalität

Bezüglich der Asthmamortalität zeigen verschiedene Studien deutliche Anstiege von den 1970er-Jahren bis 1999; danach ist in den meisten Ländern ein Abfall der Mortalität – oft bei gleichzeitig ansteigender Prävalenz – zu beobachten.

Häufigkeit von Hautmanifestationen

Angaben zur Häufigkeit von Urtikaria bewegen sich um ca. 3% bei Einschulungskindern. Sensibilisierungen gegenüber Lebensmitteln wurden bei bis zu 19% der Kinder beobachtet, wobei insbesondere Hühnerei und Kuhmilch im Vorschulalter von Bedeutung sind, gefolgt von Erdnuss, Weizen und Soja. Bei Kleinkindern mit manifestem atopischem Ekzem (Neurodermitis) liegt die Häufigkeit der Nahrungsmittelallergien bei bis zu 30%.

Anaphylaktische Reaktionen

Diese werden in der Gesamtbevölkerung bei ca. 1-15% angenommen; 1-5% der Bevölkerung sind schätzungsweise von Bienen- oder Wespengiftanaphylaxie betroffen. Anaphylaxie durch Arzneistoffe tritt je nach Auslösern in unterschiedlicher Häufigkeit auf:
- *Röntgenkontrastmittel:* 1-3%
- *Analgetika:* ca. 1%
- *Penizillin:* 1-3%

Man geht davon aus, dass bei 10-20% hospitalisierter Patienten Arzneimittelunverträglichkeiten auftreten, entsprechend bei ca. 7% der Bevölkerung. Die Zahl tödlicher Arzneimittelreaktionen wurde in den USA auf mehr als 100 000 Patienten pro Jahr geschätzt.

Kontaktallergische Reaktionen

Neben den atopischen Erkrankungen scheinen auch die kontaktallergischen Reaktionen in der Gesamtbevölkerung sehr häufig zu sein, wie aus Daten des Informationsverbunds Dermatologischer Kliniken (IVDK) sowie einer Studie an ausgewählten Erwachsenen der kooperativen Gesundheitsforschung in der Region Augsburg (KORA) hervorgeht: Die häufigsten Kontaktallergien finden sich gegen Nickel (ca. 15% der Bevölkerung) und Duftstoffe (10-13%).

Ursachen

Die Ursachen für die Zunahme von Allergien sind unklar; es gibt jedoch Hypothesen mit unterschiedlich gut belegter Plausibilität (Tab. 1.1).

Tab. 1.1 Hypothesen zur Erklärung der zunehmenden Allergieprävalenz.

- genetische Disposition
- vermehrte Beachtung und verbesserte Diagnostik
- vermehrtes und verändertes Auftreten neuer Allergene (Allergenexposition)
- erhöhte soziale Mobilität (Wohnungs-, Berufs- und Urlaubsverhalten)
- geringere Kinderzahl (kleinere Familien)
- geringere Immunstimulation („Training des Immunsystems") und verbesserte Hygiene mit weniger Infektionen und Parasitosen („Hygiene-" oder „Urwaldhypothese")
- Abnahme an toleranzinduzierenden Faktoren aus der Ernährung (ungesättigte Fettsäuren)
- Einfluss medikamentöser Therapeutika (z. B. Protonenpumpeninhibitoren, Histamin-H_2-Antagonisten)
- allergiefördernde Wirkung von Umweltschadstoffen (z.B. Tabakrauch, Verkehrsbelastung)
- Klimawandel

Umwelteinflüsse und Allergie

Allergien gehören zu den wenigen Erkrankungen, bei denen die tatsächlich kausalen Faktoren, nämlich die Allergene, bereits eindeutig chemisch charakterisiert und zum großen Teil schon in rekombinanter Form zugänglich sind. Dabei ist die Exposition gegenüber Allergenen nicht nur ursächlich für die Entstehung einer Allergie, sondern auch für die Auslösung und den Schweregrad der beobachteten klinischen Symptomatik.

> **MERKE**
>
> Im Sondergutachten des Rates der Sachverständigen für Umweltfragen (SRU) von 1999 wurden Allergiker erstmals als „vulnerable" Gruppe begriffen, zu deren Schutz der Staat verpflichtet ist.

Bei der Beurteilung von Umwelteinflüssen auf die Allergieentwicklung muss man die unterschiedlichen Ebenen der Sensibilisierung, der Entwicklung der Überempfindlichkeit von Haut und Atemwegen (z.B. bronchiale Hyperreaktivität) bis hin zur Manifestation der atopischen Erkrankung berücksichtigen (Abb. 1.1).

Allergenexposition

Ohne Allergen gibt es keine Allergie; diese einfache Wahrheit wird in den Überlegungen zur Allergiezunahme oft vergessen. Die Exposition gegenüber verschiedenen Allergenen hat in den letzten Jahrzehnten gewaltige Änderungen erfahren, sowohl quantitativer als auch qualitativer Natur. So haben sich z.B. die Essgewohnheiten durch die zunehmende Beliebtheit von exotischen Früchten und Gewürzen zusammen mit den zunehmenden Trends zum Fast Food stark geändert.

Im Innenraum hat die Exposition gegenüber Hausstaubmilben durch verstärkte Bemühungen zur Insulation aufgrund von Energiesparmaßnahmen zugenommen. Man beobachtet daneben eine zunehmende Praxis der Haustierhaltung in kleinen Wohnungen, insbesondere auch von kleinen Nagern (Mäusen, Ratten).

Umweltschadstoffe

Neben den kausal wirkenden Allergenen kommt den sog. adjuvanten Umweltfaktoren in der Allergieentstehung eine große Bedeutung zu. Hier muss zwischen folgenden Faktoren unterschieden werden:
- *protektive Faktoren*, wie sie z.B. aus mikrobieller Stimulation oder über die Ernährung gesehen werden können (s. Tab. 1.1) und bei deren Fehlen mit einer Verstärkung der Allergieneigung zu rechnen ist
- *allergiefördernde Umwelteinflüsse*, wie sie sich insbesondere bei den Umweltschadstoffen finden (s. Abb. 1.1)

Luftschadstoffe können nach verschiedenen Kriterien klassifiziert werden (Tab. 1.2), z.B. nach dem Kompartment (Außenluft versus Innenraum), nach den Quellen (fixe Quellen, wie z.B. Industrie-

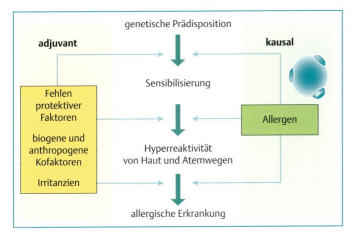

Abb. 1.1 Determinanten der allergischen Entzündung.

Tab. 1.2 Klassifikation von Luftschadstoffen.

Kompartment	• Außenluft • Innenraum
Quelle	• fixe Quellen (Industrieanlagen, Kohlekraftwerke usw.) • mobile Quellen (Verkehrsbelastung)
Entstehung	• primäre Luftschadstoffe (SO_2, NO_X, CO, Partikel) • sekundäre Luftschadstoffe (Ozon, NO_X, einige Partikel)
Aggregatszustand	• gasförmige Luftschadstoffe • partikuläre Luftschadstoffe

anlagen, versus mobile Quellen, wie z.B. Verkehrsbelastung) sowie nach der Entstehung als primäre Luftschadstoffe, welche direkt in die Atmosphäre emittiert werden (z.B. Schwefeldioxid [SO_2], Stickstoffoxide [NO_X], Kohlenmonoxid [CO], Partikel), oder sekundäre Luftschadstoffe, welche in der Luft durch chemische Prozesse entstehen (z.B. Ozon). Ferner kann man Luftschadstoffe nach dem Aggregatszustand in gasförmige Stoffe (SO_2, NO_X, Ozon) und partikuläre Luftschadstoffe unterteilen. Letztere werden gemeinhin nach Größe bzw. Durchmesser in Schwebstaub (partikuläre Materie: 2,5-10 µm), feine partikuläre Materie (0,1-2,5 µm) und ultrafeine partikuläre Materie (< 0,1 µm) gegliedert.

MERKE

Im Innenraum sind Stoffe aus Tabakrauch die wichtigsten allergiefördernden Faktoren. Dies gilt sowohl für allergische Atemwegserkrankungen (Rhinitis, Asthma) als auch für Hauterkrankungen (atopisches Ekzem, Neurodermitis).

Bei Kindern von Müttern, die während der Schwangerschaft geraucht hatten, lässt sich ein signifikant erhöhtes Risiko, an Asthma oder atopischem Ekzem zu erkranken, feststellen. Ähnliches gilt für Passivrauchen: Kinder, die einer Passivrauchbelastung ausgesetzt waren, gemessen als tatsächliche Cotininkonzentration im Urin, waren häufiger von atopischem Ekzem betroffen, insbesondere wenn die Familienanamnese der Eltern bereits positiv für atopische Erkrankungen war. Hier deuten sich Gen-Umwelt-Interaktionen an.

In der Außenluft scheint die Verkehrsbelastung ein wesentlicher allergiefördernder Faktor zu sein. Kinder, die nahe an einer verkehrsreichen Straße aufwachsen, zeigen ein erhöhtes Risiko für Sensibilisierung und Entwicklung von allergischen Erkrankungen. Dies gilt für Asthma, Heuschnupfen und atopisches Ekzem, wobei lediglich Sensibilisierungen gegen Außenluftallergene (z.B. Pollen) mit der Außenluftschadstoffbelastung korrelieren. Besondere Bedeutung kommt hierbei den feinen und ultrafeinen Partikeln zu, wie sie z.B. in Dieselabgasen zu finden sind. Experimentelle Studien an Tiermodellen, aber auch klinische Untersuchungen an Freiwilligen mit nasaler bzw. bronchialer Provokation, zeigten eindeutige allergiefördernde Effekte von Dieselrußpartikeln.

Belastung mit Feinstaub über längere Zeiträume kann die Allergiebereitschaft fördern, wie tierexperimentelle Untersuchungen mit ultrafeinen Partikeln am Mäusemodell zeigten.

Luftschadstoffe wirken nicht nur irritierend oder allergiefördernd an Haut und Schleimhäuten des menschlichen Organismus, sondern bewirken möglicherweise bereits im atmosphärischen Aerosol durch Interaktion mit Allergenträgern (z.B. Pollenkörnern) allergiefördernde Effekte. So fanden sich über westdeutschen Großstädten Pollenagglomerationen zusammen mit Luftschadstoffpartikeln, die zu einer Veränderung der Oberflächenstruktur und biologischen Aktivierung der Pollen führten. Ferner konnte gezeigt werden, dass Pollen nicht nur Allergene freisetzen, sondern im feuchten Milieu auch bioaktive Mediatoren, wie z.B. die pollenassoziierten Lipidmediatoren (PALMs), bilden, die einerseits entzündungsfördernd ähnlich Leukotrienen, andererseits immunmodulierend ähnlich Prostagladinen in die Kaskade der Allergieentstehung eingreifen.

Westlicher Lebensstil

Es gibt zunehmend Evidenz, dass Faktoren, welche charakteristisch für den sog. westlichen Lebensstil sind, mit erhöhten Allergieprävalenzen einhergehen. Dazu gehören neben den o.g. sozioökonomischen Faktoren auch die Familiengröße und die Zahl der Personen in einer Wohnung (Hygienehypothese).

Dabei sind die Charakteristika der sog. „modernen" Gesellschaft vielfältig und nicht einfach in ihrer Rolle auf die Allergieentstehung zu erfassen. Will man diese Unterschiede der heutigen westlichen Gesellschaft im Vergleich zu einer mehr klassisch-ländlich geprägten Gesellschaft vor 50

Jahren vergleichen, muss man materielle Ressourcen und Faktoren einerseits, die verbesserte medizinische Versorgung andererseits sowie veränderte psychosoziale Bedingungen berücksichtigen (Tab. 1.3). All diese Dinge – und vermutlich noch viel mehr – haben sich in den letzten 50 Jahren in Deutschland großflächig und intensiv verändert. Nur wenige dieser Aspekte sind bislang im Hinblick auf die Allergieentstehung wissenschaftlich untersucht worden. Die eindeutige Akzeleration des Alltagslebens mit immer schneller und immer hektischer werdenden Tätigkeitsabläufen wird von vielen beklagt, könnte jedoch über den damit verbundenen psychologischen Stress darüber hinaus auch Einfluss auf die Allergieentwicklung nehmen. Die Ernährungsgewohnheiten und Möglichkeiten der Freizeitgestaltungen mit immer dickeren Kindern vor immer größeren Fernsehern mit immer mehr Fast Food könnten auch zur Allergiezunahme beitragen (Platts-Mills, pers. Mitteilung).

Klimawandel und Allergie

Die durch menschliche Aktivität hervorgerufene, in den letzten Jahrzehnten beobachtete Erwärmung der Erde (Global Warming) kann über den damit einhergehenden Klimawandel auch die menschliche Gesundheit im Hinblick auf Allergien beeinflussen. Neben einer Zunahme von Infektionskrankheiten und von durch Insekten übertragenen Parasitosen im Sinne von bei uns derzeit seltenen Tropenerkrankungen dürften allergische Erkrankungen im Zentrum der durch den Klimawandel beobachteten Gesundheitsstörungen stehen.

Durch die zunehmende Temperatur wird bei gleichzeitiger vermehrter CO_2-Konzentration das Pflanzenwachstum in verschiedener Hinsicht beeinflusst. Es kommt zu folgenden Veränderungen:
- *Mehr Pollen:* Eine verlängerte Vegetationsperiode mit früherer Blütezeit und verzögertem Laubfall in der nördlichen Hemisphäre führt zu längerem Pollenflug.

Tab. 1.3 Charakteristische Eigenschaften einer „modernen" Gesellschaft, betrachtet im Vergleich zu mitteleuropäischen Lebensbedingungen um 1950 (nach Ring).

Materielle Ressourcen	• Elektrizität • Motorisierung • asphaltierte Straßen • Kanalisation • Architektur, Gebäudewärmedämmung • Heizung (zentral) • Kernenergie • Exposition gegen Umweltschadstoffe • verstärkte Verwendung von Chemikalien • Lärmbelastung • Radio, Fernsehen, Computer, Internet
Verbesserte medizinische Versorgung	• medizinischer Fortschritt in Diagnose und Behandlung • Ausrottung zahlreicher infektiöser Erkrankungen • verbesserte Hygienestandards • zunehmende Impfmüdigkeit und verminderte Stimulation des Immunsystems • hormonelle Antikonzeption
Psychosoziale Aspekte	• zunehmender Individualismus • Hochschätzung der persönlichen Freiheit, Demokratie • zunehmende persönliche und soziale Mobilität • verbesserte Edukation und Bildung • psychischer Stress • Emanzipation der Frau • Verschwinden traditioneller Familienstrukturen • abnehmende Familiengröße und geringere Anzahl von Kindern • zunehmendes Lebensalter erstgebärender Frauen • Akzeleration des Alltagslebens

- *Neue Pollen:* Durch den Klimawandel sind Veränderungen der Fauna mit Verschiebung der Vegetationszonen und Einwanderung von Neophyten zu beobachten, d.h. von Pflanzen, die nicht zur üblichen Vegetation gehören (z.B. das Traubenkraut Ambrosia artemisiifolia = Ragweed; s. S. 375).
- *Veränderte Pollen:* Durch die Interaktion von erhöhter CO_2-Konzentration und Außenluftschadstoffen, wie z.B. feinen und ultrafeinen Partikeln, kommt es zur Veränderung von Pollen und zu einer veränderten Freisetzung von bioaktiven Stoffen mit daraus resultierender verstärkter „allergener" Wirkung.

Genetik allergischer Erkrankungen

Dass Allergien einer starken genetischen Beeinflussung unterliegen, ist seit über 100 Jahren durch Beschreibung von familiären Häufungen entsprechender Krankheitsbilder bekannt, was schließlich zur Prägung des Begriffs „Atopie" durch Coca und Cooke führte. Klassische genetische Untersuchungen und insbesondere Zwillingsstudien zeigen klar, dass der genetische Anteil am Allergierisiko auf ca. 70–80%, der Umweltanteil auf ca. 20–30% geschätzt werden kann. Familienstudien machen deutlich, dass das Atopierisiko für Kinder atopischer Eltern dann am höchsten ist, wenn beide Eltern an der gleichen atopischen Manifestation (z.B. beide Eltern an Ekzem oder beide Eltern an Asthma) leiden; hier liegen die Häufigkeiten bei Kindern zwischen 60 und 80%.

Durch die Fortschritte der molekularen Genetik wurde es möglich, einzelne Gene auf unterschiedlichen Chromosomen in ihrer Assoziation mit bestimmten Phänotypen atopischer Erkrankungen zu definieren. Man bedient sich hierzu im Wesentlichen folgender 3 Methoden:
- *Koppelungsanalysen:* zur Erfassung eines „Linkage Disequilibriums", wobei untersucht wird, ob genetische Marker mit bestimmten klinischen Merkmalen innerhalb von Familien kosegregieren. Findet man signifikante Assoziationen, kann man durch positionelles Klonieren neue relevante Gene entdecken, wie dies z.B. bei Asthma für unterschiedliche Gene gelungen ist.
- *Kandidatengenanalyse:* Hier werden gezielt genetische Marker in der Nähe von Genen mit klinischer Relevanz für allergische Reaktionen untersucht (z.B. das Interleukin IL-4 auf Chromosom 5).
- *Genomweite Assoziationsstudie (GWAS):* Dieser Ansatz erlaubt die Identifizierung neuer Genloki auf chromosomalen Regionen, die bislang unbekannt, aber möglicherweise an der Ausbildung eines Phänotyps beteiligt sind.

Bislang wurden über 100 Gene auf zahlreichen Chromosomen in signifikante Verbindung zu unterschiedlichen Phänotypen allergischer Reaktionen gebracht. Dabei handelt es sich um Gene, die für die Bildung des Immunglobulins IgE im Sinne der Th2-dominanten Immundeviation verantwortlich sind. Hier spielen Polymorphismen in den Genen von IL-4, IL-13 und STAT-6 (Signal Transducer and Activator of Transcription) eine Rolle, ebenso wie Varianten im Gen der α-Kette des hoch affinen IgE-Rezeptors, wie sie in der 1. genomweiten Assoziationsstudie zu Gesamt-IgE gefunden wurden.

Demgegenüber stehen Untersuchungen zur Assoziation mit klinischen Krankheiten oder Reaktionsmustern (bronchiale Hyperaktivität) sowie der epithelialen Barrierefunktion: In wegweisenden Arbeiten konnte eine Genmutation für Filaggrin, welches auf Chromosom 1 innerhalb des epidermalen Differenzierungskomplexes kodiert wird, in eindeutiger Assoziation zur Ichthyosis vulgaris sowie zum Auftreten von atopischem Ekzem gebracht werden. Die durch eine Filaggrinschwäche hervorgerufene Barrierestörung der oberen Haut kann Anlass zum leichteren Eindringen von Schadstoffen, aber auch von Allergenen, mit darauf folgender Entwicklung einer allergischen Sensibilisierung geben. Ein neuer Genlokus auf Chromosom 11 wurde in einer GWAS für atopisches Ekzem in Form eines nukleären Proteins beschrieben, das bislang für die Signaltransduktion bei epithelialen Neoplasien bekannt war.

Tab. 1.4 zeigt eine Auflistung atopierelevanter Genloki, wie sie sich aus den o.g. unterschiedlichen Studien ergaben.

Nach der Aufklärung des Humangenoms und der Entdeckung von Assoziationen bestimmter Genloci mit allergischen Phänotypen steht nun die Untersuchung der funktionellen Bedeutung der entsprechenden Veränderungen im Vordergrund der wissenschaftlichen Arbeit (Stichwort: Phenomics, Metabolomics).

Tab. 1.4 Genloki für Atopie und atopische Erkrankungen.

Region	Kandidatengen	Assoziierte Phänotypen
1q31-32	?	Psoriasis
1q28	Filaggrin	Ichthyosis vulgaris, atopisches Ekzem
3p24	Chemokine RANTES	-
3q21	CD80, CD86?	Ekzeme
4q35.1	IRF2	-
5q31	SPINK5	Netherton
gemeinsame Genloki mit IBD	IL-4-Cluster	Asthma, Rhinitis, SPT, Gesamt-IgE
	IL-13	Asthma, bronchiale Hyperreagibilität, SPT, Gesamt-IgE
	CD14	Asthma, Rhinitis, SPT, Gesamt-IgE, spezifisches IgE
11q13	FCER1B	Atopie, Asthma, Gesamt-IgE, spezifisches IgE
13q12-14	?	-
14q11.2	Mastzellchymase	-
16p11.2±12.1	IL-4-Rezeptor α	Asthma, bronchiale Hyperreagibilität, Rhinitis, Gesamt-IgE
17qcen-q11	NOD-2A	Asthma, SPT
17q11-q12	RANTES	Asthma, Eosinophilenkonzentration
	MCP-1	Asthma, Eosinophilenkonzentration
17q21	Eotaxin	Asthma, bronchiale Hyperreagibilität
19p13.3	TX A2	Gesamt-IgE
19q13.1	TGF B1	Asthma, SPT, Gesamt-IgE, spezifisches IgE

CD = Cluster of differentiation
FCER1B = hoch affiner IgE-Rezeptor
IBD = Inflammatory Bowel Disease
IRF = interferonregulierender Faktor
MCP = Monocyte chemoattractant Protein
RANTES = Regulated upon Activation normal T-Cell expressed and secreted
SPINK5 = Serinproteaseinhibitor, Kazal Typ 5
SPT = Skin Prick Test
TGF = Transforming Growth Factor
TX = Thromboxan

Risikofaktoren für die Allergieentwicklung

Aus den epidemiologischen Untersuchungen zu Genetik und Umwelteinflüssen ergeben sich folgende Risikofaktoren, die eine Allergieentwicklung begünstigen können (Tab. 1.5).

Genetik

Es besteht ein starker genetischer Einfluss, die Suszeptibilität und die Ausprägung atopischer Erkrankungen betreffend.

Geschlecht

Im Kindesalter sind Jungen signifikant häufiger von Asthma betroffen als Mädchen, während im Erwachsenenalter das weibliche Geschlecht deutlich überwiegt. Dies wird neben lungenphysiologischen Parametern dem möglichen Einfluss von Geschlechtshormonen nach der Pubertät zugeschrieben.

Ernährung

Eine ganze Reihe von Nahrungsbestandteilen, wie Vitamine, Spurenelemente, aber auch unterschiedliche ungesättigte Fettsäuren, sind mit der Entwicklung von atopischen Erkrankungen in Verbindung gebracht worden, ohne dass hieraus bereits sichere praktische Empfehlungen abgeleitet werden könnten. In den letzten Jahren ist besonders Vitamin D bzw. ein in den Ländern der nördlichen Hemisphäre beobachteter Vitamin-D-Mangel in der Diskussion.

Adipositas

Schon seit Längerem wurde vermutet, dass mit dem Anstieg der zunehmend kalorienhaltigen „westlichen" Ernährung auch die Allergiezunahme in Beziehung zu bringen sein könnte. Eine Studie aus den USA zeigt eine eindeutige positive Korrelation zwischen dem BMI und dem relativem Risiko für die Entwicklung von Asthma bei Frauen: Bei einem BMI über 30 bestand bei den untersuchten Patienten ein relatives Risiko von 2,5, an Asthma zu leiden (Camargo et al. 1999).

Verbesserte Hygiene

Es besteht kein Zweifel, dass unser Immunsystem heute nicht mehr den gleichen Herausforderungen und Bedrohungen ausgesetzt ist wie vor 50 Jahren, nämlich durch schwere virale, bakterielle, fungale oder parasitäre Erkrankungen. Die Abwehrmechanismen gegen parasitäre Infestation, wie IgE-Antikörper, richten sich nun gegen „unschuldige" Umweltstoffe, wie z. B. Pollen. Diese als „Hygiene-" oder „Urwaldhypothese" bezeichnete Erklärungsmöglichkeit wird auch durch Studien unterstützt, wonach Bauernkinder, die auf dem Bauernhof aufwachsen, weniger Allergien entwickeln als Stadtkinder, wobei der direkte Stallkontakt und die frühe Zufuhr „kuhwarmer" Milch eine besondere Rolle zu spielen scheinen.

Andererseits gibt es zunehmend Studien, die auf eine allergiefördernde Wirkung von frühkindlichen Infektionen hinweisen, insbesondere viralen Infektionen, wie z. B. durch den Respiratory syncytial Virus (RSV).

Psychosoziale Risikofaktoren

Auch psychischer Stress kann einen Einfluss auf die Entwicklung von Allergien haben, wie eine Studie an einer Geburtskohorte zeigt: Kinder aus Familien mit elterlichen Partnerschaftsproblemen (Trennung, Scheidung) hatten ein signifikant erhöhtes Risiko, an atopischem Ekzem zu erkranken, während dieses für Kinder aus Familien mit anderen schwer kranken Familienangehörigen (lebensbedrohliche Erkrankungen, schwerer Unfall) signifikant niedriger war (zitiert bei Ring et al. 2010).

Tab. 1.5 Risikofaktoren für die Allergieentstehung.

- genetische Prädisposition
  (mütterlicher Einfluss stärker als väterlicher)
- Geschlecht (bei Kindern Überwiegen des männlichen Geschlechts, nach der Pubertät Überwiegen des weiblichen Geschlechts)
- Ernährung (Übergewicht)
- Allergenkontakt
  (z.B. Hausstaubmilbe, Nahrungsmittel)
- höherer Sozialstatus der Eltern
- Tabakrauchbelastung
- Verkehrsbelastung
- abnehmende natürliche Lebensbedingungen

Zahlreiche Untersuchungen ergaben, dass der sozioökonomische Status einen erheblichen Einfluss auf die Ausbildung atopischer Erkrankungen hat: Kinder von Eltern mit hohem Sozialstatus (Universitätsabschluss) leiden signifikant häufiger an atopischen Erkrankungen als Kinder von Eltern mit Hauptschulabschluss. Daraus darf jedoch keineswegs geschlossen werden, dass Allergien „Krankheiten der Reichen" seien; jüngste Studien aus den Intercity-Slums nordamerikanischer Großstädte sowie aus zentralafrikanischen Dörfern zeigen erschreckend hohe Prävalenzen von allergischen Erkrankungen und atopischem Ekzem.

FAZIT

Die Häufigkeit verschiedenster allergischer Erkrankungen hat in den letzten 50 Jahren dramatisch zugenommen. Die Ursachen hierfür sind noch unklar. Risikofaktoren, die eine Allergieentwicklung begünstigen können, sind neben anderen Faktoren vor allem der Umwelteinfluss sowie die genetische Prädisposition.

Es besteht eine stark ausgeprägte genetische Suszeptibilität für die Entwicklung allergischer Erkrankungen, insbesondere des atopischen Formenkreises (Asthma, Rhinokonjunktivitis, atopisches Ekzem = Neurodermitis). Die genetische Empfindlichkeit beeinflusst wahrscheinlich nicht nur die Prävalenz, sondern auch die Intensität der Symptomatik und damit den Schweregrad der atopischen Erkrankung. Es scheinen vielfältige Gene zu sein, die mit unterschiedlichen Effekten und im Zusammenwirken mit Umwelteinflüssen an der Ausprägung von atopischen Phänotypen wirksam werden. Das Zusammenspiel von genetischer Veranlagung und Umwelteinflüssen ist bei der Entstehung von allergischen Erkrankungen entscheidend.

Die Identifikation neuer Krankheitsgene kann in Zukunft zu einem verbesserten Verständnis der Pathophysiologie und damit zu neuen Ansätzen für Diagnose, Prävention und Therapie führen. Auch das Ansprechen auf bestimmte Therapeutika scheint genetischen Einflüssen zu unterliegen; Erkenntnisse der Pharmakogenomics werden möglicherweise die therapeutische Wirksamkeit von antiallergischen Medikamenten entscheidend verbessern helfen und zu einer gezielten, individuell ausgerichteten Therapie führen.

Literatur

Alberternst B, Nawrath S, Gabrio T et al. Verbreitung und Bestandsdynamik von Ambrosia artemisiifolia in zwei Regionen in Baden-Württemberg und Einfluss der Pflanzen auf die Pollenkonzentration: Ergebnisse einer dreijährigen Studie. Umweltmed Forsch Prax 2010; 15: 23–33

Alessandrini F, Schulz H, Takenaka S et al. Effects of ultrafine carbon particle inhalation on allergic inflammation of the lung. J Allergy Clin Immunol 2006; 117: 824–230

Asero R. The changing pattern of ragweed allergy in the area of Milan, Italy. Allergy 2007; 62: 1097–1099

Asher MI, Montefort S, Björksten B et al. Worldwide time trends in the prevalence of symptoms of asthma, allergic rhinoconjunctivitis, and eczema in childhood: ISAAC Phases One and Three repeat multicountry cross-sectional surveys. Lancet 2006; 368: 733–743

Behrendt H, Ewers HJ, Hüttl RF et al. Der Rat der Sachverständigen für Umweltfragen (SRU). Sondergutachten: Umwelt und Gesundheit. Stuttgart: Metzler-Poeschel; 1999

Behrendt H, Becker WM. Localization, release and bioavailability of pollen allergens: the influence of environmental factors. Curr Opin Immunol 2001; 13: 709–715

Behrendt H. Klimawandel und Allergie. In: Gostomzyk JG, Enke M, Hrsg. Globaler Klimawandel und Gesundheit. Bd. 19. München: Schriftenreihe der Landeszentrale für Gesundheit in Bayern; 2008

Behrendt H, Gabrio T, Alberternst B et al. Gesundheitliche Bewertung der Verbreitung von Ambrosia artemisiifolia in Baden-Württemberg: Risiko oder Überschätzung? Umweltmed Forsch Prax 2010; 15: 34–41

Bjorksten B, Naaber P, Sepp E et al. The intestinal microflora in allergic Estonian and Swedish 2-year old children. Clin Exp Allergy 1999; 29: 342–346

Bousquet J, Khaltaev N, Conz AA et al. Allergic rhinitis and impact on asthma (ARIA) update: in cooperation with World Health Organization WHO, GA^{2}LEN and AllerGEN. Allergy 2008; 63: 8–160

Braun-Fahrländer C, Gassner M, Grize L et al. Prevalence of hay fever and allergic sensitization in farmer's children and their peers living in the same rural community. Swiss Study on Childhood Allergy and Respiratory Symptoms with respect to air pollution (SCARPOL). Exp Allergy 1999; 29: 28–34

Burney P. Ten years of research on asthma in Europe. European Community Respiratory Health Survey. Rev Epidemiol Sante Publique 1998; 46: 492–496

Burney PGJ, Chinn S, Rona RJ. Has the prevalence of asthma increased in children? Evidence from the national study of health and growth 1973-1986. Br Med J 1990; 300: 1306–1310

Camargo CA Jr., Weiss ST, Zhang S et al. Prospective study of body mass index, weight change, and risk of adult-onset asthma in women. Arch Intern Med 1999; 159: 2582–2588

Centers for Disease Control and Prevention, National Center for Health Statistics. Compressed Mortality File, CDC WONDER. Atlanta, GA: Centers for Disease Control and Prevention; 2006

Cookson WO, Moffatt MF. Genetics of asthma and allergic disease. Hum Mol Genet 2000; 9: 2359–2364

Custovic A, Simpson BM, Simpson A et al. Effect of environmental manipulation in pregnancy and early life on respiratory symptoms and atopy during first year of life: a randomised trial. Lancet 2001; 358: 188–193

Diaz-Sanchez D, Tsien A, Flemming A et al. Combined diesel exhaust particulate and ragweed allergen challenge markedly enhances human in vivo ragweed-specific IgE and skews cytokine production to a T helper cell 2-type pattern. J Immunol 1997; 158: 2406–2413

Diaz-Sanchez D, Rumold R, Gong H Jr. Challenge with environmental tobacco smoke exacerbates allergic airway disease in human beings. Allergy Clin Immunol 2006; 118: 441–446

Eder W, Ege MJ, von Mutius E. The asthma epidemic. N Engl J Med 2006; 355: 2226–2235

Ege MJ, Herzum I, Büchele G et al. Protection Against Allergy Study Rural Environments (PASTURE) Study group. Prenatal exposure to a farm environment modifies atopic sensation at birth. J Allergy Clin Immunol 2008; 122: 407–412

Estrella N, Menzel A, Krämer U et al. Integration of flowering dates in phenology and pollen counts in aerobiology: analysis of their spatial and temporal coherence in Germany (1992-1999). In J Biometeorol 2006; 51: 49–59

Fitter AH, Fitter RSR. Rapid change in flowering time in British plants. Science 2002; 296: 1689–1691

Gassner-Bachmann B, Wüthrich B. Bauernkinder leiden selten an Heuschnupfen und Asthma. Dtsch med Wschr 2000; 125: 924–931

Gilliland FD, Li YF, Peters JM. Effects of maternal smoking during pregnancy and environmental tobacco smoke on asthma and wheezing in children. Am J Respir Crit Care Med 2001; 163: 429–436

Gilliland FD, Li YF, Saxon A et al. Effect of glutathione-S-transferase M1 and P1 genotypes on xenobiotic enhancement of allergic responses: randomised, placebo-controlled crossover study. Lancet 2004; 363: 119–125

Heinrich J, Hoelscher B, Frye C et al. Trends in prevalence of atopic diseases and allergic sensitization in children in Eastern Germany. Eur Respir J 2002; 19: 1040–1046

Hirsch T, Weiland SK, von Mutius E et al. Inner city air pollution and respiratory health and atopy in children. Eur Respir J 1999; 14: 669–677

Holgate ST. Asthma genetics: waiting to exhale. Nat Genet 1997; 15: 227–229

Intergovernmental Panel on Climate Change. Fourth Assessment Report: Climate Change 2007, chapter 8: Human Health. 2007

Jörres R, Nowak D, Magnussen H. The effect of ozone exposure on allergen responsiveness in subjects with asthma or rhinitis. Am J Respir Crit Care Med 1996; 153: 56–64

Kaneko Y, Motohashi Y, Nakamura H et al. Increasing prevalence of Japanese ceder pollinosis: A meta-regression analysis. Int Arch Allergol Immunol 2005; 136: 365–371

Koren HS, Bromberg PA. Respiratory responses of asthmatics to ozone. Int Arch Allergy Immunol 1995; 107: 236–238

Krämer U, Behrendt H, Dolgner R et al. Airway diseases and allergies in East and West German children during the first 5 years after reunification: time trends and the impact of sulphur dioxide and total suspended particles. Int J Epidemiol 1999; 28: 865–873

Krämer U, Heinrich J, Wjst M et al. Age of entry to day nursery and allergy in later childhood. Lancet 1999; 353: 450–454

Krämer U, Koch T, Ranft U et al. Traffic-related air pollution is associated with atopy in children living in urban areas. Epidemiology 2000; 11: 64–70

Lang DM, Polansky M. Patterns of asthma mortality in Philadelphia from 1969 to 1991. N Engl J Med 1994; 331: 1542–1546

Martinez FD, Wright AL, Taussig LM et al. Asthma and wheezing in the first six years of life. The Group Health Medical Associates. N Engl J Med 1995; 332: 133–138

Moffatt MF, Kabesch M, Liang L et al. Genetic variants regulating ORMDL3 expression contribute to the risk of childhood asthma. Nature 2007; 448: 470–473

Morgenstern V, Zutavern A, Cyrys J et al. Respiratory health and individual estimated exposure to traffic-related air pollutants in a cohort of young children. Occup Environ Med 2007; 64: 8–16

Ring J, Hrsg. Epidemiologie allergischer Erkrankungen. München: MMW; 1991

Ring J. Allergy and modern society: does „Western life style" promote the development of allergies? Int Arch Allergy Immunol 1997; 113: 7–10

Ring J, Krämer U, Schäfer T et al. Why are allergies increasing? Curr Opin Immunol 2001; 13: 701–708

Ring J. Angewandte Allergologie. 3. Aufl. München: Urban & Vogel; 2004

Ring J, Bachert C, Bauer C-P, Czech W, Hrsg. Weißbuch Allergie in Deutschland. 3. Aufl. München: Urban & Vogel; 2010

Rogers CA, Wayne PM, Macklin EA et al. Interaction of the onset of spring and elevated atmospheric CO_2 on ragweed (Ambrosia artemisiifolia L.) pollen production. Environ Health Perspect 2006; 114: 865–869

Schäfer T. Epidemiologie der Nahrungsmittelallergie in Europa. Ernährung 2008; 2: 4–9

Schnuch A, Geier J, Uter W. Der Informationsverbund Dermatologischer Kliniken (IVDK): Klinische Epidemiologie zur Prävention des allergischen Kontaktekzems. Hautarzt 2001; 52: 582–585

Schnuch A, Brasch J, Uter W. Polysensitization and increased susceptibility in contact allergy: a review. Allergy 2008; 63: 156–167

Literatur

Schnyder UW. Neurodermitis, Asthma, Rhinitis. Eine genetisch-allergologische Studie. Basel: Karger; 1960

Sporik R, Holgate ST, Platts-Mills TA et al. Exposure to house-dust mite allergen (Der p I) and the development of asthma in childhood. A prospective study. N Engl J Med 1990; 323: 502–507

Sprengler JD, Samet JM, McCarthy JF, eds. Indoor air quality handbook. New York: McGraw-Hill; 2000

Tang EA, Matsui E, Wiesch DG et al. Epidemiology of asthma and allergic diseases. In: Middleton's Allergy Principles and Practice. 7th ed. Philadelphia: Elsevier Mosby; 2009: 1127–1168

Traidl-Hoffmann C, Mariani V, Hochrein H et al. Pollen-associated phytoprostanes inhibit dendritic cell IL12 production and augment helper type II cel polarization. J Exp Med 2005; 201: 627–636

Vercelli D. Discovering susceptibility genes for asthma and allergy. Nat Rev Immunol 2008; 8: 169–182

von Mutius E, Weiland SK, Fritzsch C et al. Increasing prevalence of hay fever and atopy among children in Leipzig, East Germany. Lancet 1998; 351 (9106): 862–866

Wahn U, Wichmann HE. Spezialbericht Allergien: Gesundheitsberichterstattung des Bundes. Stuttgart: Statistisches Bundesamt; 2000: 1–147

Weidinger S, O'Sullivan M, Illig T et al. Filaggrin mutations, atopic eczema, hay fever, and asthma in children. J Allergy Clin Immunol 2008; 121: 1203–1209

Weiland SK, von Mutius E, Hirsch T et al. Prevalence of respiratory and atopic disorders among children in East and West of Germany five years after unification. Eur Respir J 1999; 14: 862–870

Wüthrich B. Zur Häufigkeit der Pollenallergie in der Schweiz. In: Ring J, Hrsg. Epidemiologie allergischer Erkrankungen. München: MMV; 1991: 119–123

Wüthrich B, ed. The atopy syndrome in the third millennium. Basel: Karger; 1999

2 Immunologische Grundlagen allergischer Erkrankungen

M. Wagenmann und K. Scheckenbach

Definition der Immunität

Die Kenntnis der immunologischen Mechanismen ist Grundvoraussetzung für das Verständnis allergischer Erkrankungen und ihrer Ursachen. Prinzipiell unterscheidet man zwischen der angeborenen (innate) und der erworbenen oder adaptiven (acquired) Immunität. Die angeborene Immunität umfasst Abwehrmechanismen, die nach dem Kontakt mit Mikroben oder Parasiten einsetzen und unabhängig von Antikörpern und T-Zellen ablaufen. Antigenspezifische Immunreaktionen charakterisieren die erworbene Immunität und ermöglichen dem Organismus, zwischen „selbst" und „fremd" zu unterscheiden. Selbsterkennung und -toleranz sind dabei zwingende Voraussetzungen für die Erkennung „fremder" Antigene.

Ziel der folgenden Darstellung ist nicht eine umfassende und systematische Aufarbeitung immunologischer Grundlagen. Vielmehr sollen neue Entwicklungen der für die Entstehung und Aufrechterhaltung allergischer Erkrankungen wichtigsten Faktoren aufgezeigt werden.

Angeborene Immunität

In jüngster Zeit kam es zu einem rasanten Zuwachs der Kenntnisse über zentrale Regulationsmechanismen der angeborenen Immunität, wie Toll-like-Rezeptoren, Nod-like-Rezeptoren oder RIG-I-like-Helikasen. Den Toll-like-Rezeptoren (TLR) wird besondere Bedeutung beigemessen. Es handelt sich dabei um eine Gruppe von Rezeptoren, die spezifische molekulare Muster verschiedener Krankheitserreger erkennen. Beim Menschen wurden bislang 11 verschiedene TLR identifiziert; 10 davon besitzen funktionelle Relevanz. TLR1, TLR2, TLR4, TLR6 und TLR10 erkennen Muster extrazellulärer Pathogene und werden an der Zelloberfläche exprimiert. TLR3, TLR7, TLR8 und TLR9 befinden sich intrazellulär in endosomalen Membranen. Strukturell bestehen TLR aus einer extrazellulären, leuzinreichen Einheit und einer intrazellulären Toll-/IL-1-Rezeptordomäne (TIR), die für die Signaltransduktion verantwortlich ist (Abb. 2.1). Die Gesamtheit des rezeptorgesteuerten Immunnetzwerks reguliert jede Interaktion mit unserer potenziell pathogenen Umwelt und ermöglicht die Wahrnehmung einer Gewebeschädigung. Sie kontrolliert und moduliert lebenslang das adaptive Immunsystem und somit auch die Ausprägung allergischer Erkrankungen.

> **MERKE**
>
> Zeitpunkt und Art der Aktivierung des angeborenen Immunsystems in der Kindheit stellen wesentliche Determinanten für das Risiko der Entwicklung einer allergischen Erkrankung dar.

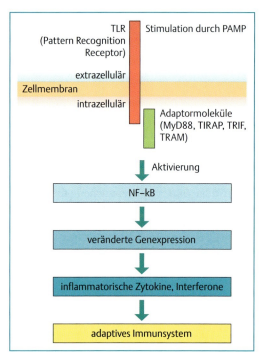

Abb. 2.1 **Wirkungsweise der TLR.** Die Bindung von Pathogen associated molecular Patterns (PAMP), wie bakterieller DNA, einzel- oder doppelsträngiger RNA, Lipopolysacchariden, Lipopeptiden oder Flagellin, an einen TLR führt über verschiedene intrazelluläre Signalmechanismen, die meist die Moleküle MyD88 und NF-κB einschließen, zu einer veränderten Genexpression der Zelle. Dies induziert die Produktion und Freisetzung von inflammatorischen Zytokinen und Interferonen. Neben den direkten entzündlichen Effekten wird hierdurch auch die Funktion des adaptiven Immunsystems wesentlich beeinflusst.

Antigenspezifische Immunreaktionen

T-Zell-Antwort und Zytokine

Bei der Regulation und Koordination der allergischen Entzündungsreaktion spielen T-Lymphozyten eine zentrale Rolle. Zu den herausragenden Fortschritten auf diesem Gebiet innerhalb der letzten 2 Jahrzehnte zählen das Verständnis der Entwicklung des Antigen-Repertoires der T-Lymphozyten und die Erkenntnis, dass sie durch Einflüsse im frühen Lebensalter wesentlich beeinflusst werden kann.

Regulatorische T-Zellen

Das Konzept der Induktion von Immuntoleranz und spezifischer Immunsuppression durch eine eigene T-Zell-Subpopulation ist inzwischen allgemein akzeptiert. Man spricht jedoch nicht mehr von „Suppressor"-T-Zellen, sondern eher von „regulatorischen T-Zellen". Regulatorische T-Zellen lassen sich in 2 Kategorien einteilen:
- konstitutiv natürlich vorkommende regulatorische T-Zellen
- antigeninduzierte regulatorische T-Zellen, die inhibitorische Zytokine, wie IL-10 (Interleukin 10) und/oder TGF-β (Tumor Growth Factor β) sezernieren

Bei allergischen Erkrankungen ist offensichtlich das natürliche Gleichgewicht zwischen allergenspezifischen regulatorischen T-Zellen und erkrankungsfördernden Th2-Zellen (T-Helfer-Zellen vom Typ 2) zugunsten der allergieinduzierenden Th2-Zellen verschoben. Dagegen überwiegen bei nicht allergischen Personen als Zeichen der natürlichen Toleranz spezifische regulatorische T-Zellen gegen häufige, harmlose Umweltallergene.

Die Tatsache, dass regulatorische T-Zellen Immunantworten gegen Selbstantigene und externe Allergene im peripheren Gewebe limitieren können, verleiht zukünftigen Therapiemodalitäten auf dieser Ebene eine besondere Attraktivität: Durch Induktion langlebiger, allergenspezifischer regulatorischer T-Zellen erscheint es möglich, polarisierte Th2-Antworten zu modifizieren. In diesem Zusammenhang gewinnen die Zytokine IL-10 und TGF-β als Mediatoren dieser Regulation an Aufmerksamkeit, während sich TNF-α (Tumornekrosefaktor α) zunehmend als zentrales proinflammatorisches

Zytokin bei Th1- und Th2-dominierten Entzündungsreaktionen herauskristallisiert.

Sowohl die allergenspezifische Immuntherapie als auch einige unspezifische Therapien, wie die Gabe von Glukokortikosteroiden, verstärken die Funktion von regulatorischen T-Zellen. So werden bei der subkutanen spezifischen Immuntherapie IL-10- und TGF-β-produzierende regulatorische T-Zellen induziert, blockierende Antikörper vom IgG4- (Immunglobulin-G4-)Isotyp gebildet sowie Mastzellen, Basophile und Eosinophile supprimiert. Die hyperreaktive Immunantwort normalisiert sich.

— MERKE —

Die gezielte Beeinflussung der regulatorischen T-Zellen lässt in Zukunft auf rationalere und sicherere Verfahren zur Behandlung und Prävention allergischer Erkrankungen hoffen.

Zytokine

Ein wesentlicher Wirkmechanismus von T-Zellen basiert auf der Produktion und Freisetzung von Zytokinen. Es handelt sich dabei um natürliche Proteine, die von allen kernhaltigen Zellen synthetisiert werden können, bei der allergischen Reaktion vor allem auch von Mastzellen, Basophilen, Makrophagen, Eosinophilen und Epithelzellen. Zytokine vermitteln Signale über kurze Distanzen und können folgende Wirkungsmuster aufweisen:
- **redundant:** Verschiedene Zytokine haben gleiche Wirkungen.
- **pleiotrop:** Dasselbe Zytokin kann verschiedene Wirkungen haben.
- **synergistisch:** Die Wirkung mehrerer Zytokine kann größer als die Summe der Einzeleffekte sein.

Für das Verständnis der allergischen Entzündungsreaktion entscheidend ist das jeder Zellpopulation eigene Zytokinmuster. Dies gilt im Besonderen für das Th1-/Th2-Konzept, welches in den letzten Jahren wesentliche Modifikationen und Ergänzungen erfahren hat. Obwohl die Dichotomie im humanen System offenbar nicht so ausgeprägt wie bei Mäusen ist, konnten auch beim Menschen 2 unterschiedliche CD4-positive Th-Phänotypen mit charakteristischer Zytokinproduktion nachgewiesen werden:
- **Th1-Zellen** produzieren vor allem IFN-γ (Interferon γ) und IL-2 und sind bei Immunreaktionen vom verzögerten Typ beteiligt.
- **Th2-Zellen** sezernieren hauptsächlich IL-4 und IL-5 und spielen bei der IgE-vermittelten allergischen Reaktion eine zentrale Rolle.

Das von den Zellen generierte Zytokinmilieu ist für die Art der allergischen Entzündungsreaktion entscheidend. Die Differenzierung unreifer Th-Zellen zu den verschiedenen T-Zell-Phänotypen (Abb. 2.**2**) ist dabei eine der zentralen Funktionen. Hier wiederum von besonderem Interesse sind die für die Th2-Zell-Differenzierung verantwortlichen Auslöser, wie das erst kürzlich entdeckte kostimulatorische Molekül OX40 oder das Thymic stromal Lymphopoietin (TSLP), Zytokine, die erfolgversprechende therapeutische Ansätze eröffnen. Neben der Zelldifferenzierung sind Zytokine auch für das differenzielle Homing und den Einstrom von Th1- und Th2-Zellen in das Gewebe verantwortlich. Th1-, nicht aber Th2-Zellen werden über P- und E-Selectin rekrutiert. Eotaxin spielt offenbar nur bei der Einwanderung von Th2-Zellen in den allergischen Fokus eine Rolle, da sie den Eotaxinrezeptor CCR-3 exprimieren. Eine Reihe zusätzlicher Chemokine ist ebenfalls an der spezifischen Rekrutierung von Th1- und Th2-Zellen beteiligt. Welches die wesentliche Funktion der Zytokine am Zielorgan ist, ist bis heute unklar. Prinzipiell sind sie in der Lage, direkt oder über Vermittlung von Effektorzellen, wie Eosinophilen, strukturelle Veränderungen zu bewirken.

Antigenpräsentierende Zellen

Antigenpräsentierende Zellen haben die Fähigkeit, mit dem T-Zell-System zu interagieren und somit eine adaptive Immunantwort einzuleiten. Sie werden durch gewebeständige Makrophagen, Monozyten im Blut und dendritische Zellen repräsentiert und gehören zum mononukleären Phagozytensystem.

Makrophagen

Monozyten zirkulieren im Blut. Nach Stimulation über Chemokine, Zytokine oder Adhäsionsmoleküle können sie durch Transmigration in das Gewebe einwandern und zu Makrophagen reifen. Je nach Gewebetyp und Stimulanzien in ihrer Umgebung können Makrophagen morphologisch unterschiedlich imponieren. Sie tragen eine Vielzahl von Oberflächenmolekülen und Rezeptoren. Hierzu gehören auch die wichtigen Ig-Rezeptoren

2 Immunologische Grundlagen allergischer Erkrankungen

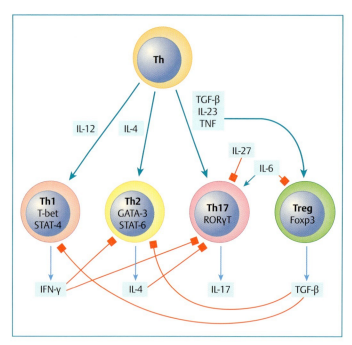

Abb. 2.2 **Das Zytokinmilieu bestimmt die Differenzierung unreifer Th-Zellen zu den verschiedenen Phänotypen.** Th1, Th2, Th17 und regulatorische T-Zellen (Treg) antagonisieren sich gegenseitig durch die Freisetzung ihrer spezifischen Zytokine.

(Fcγ-Rezeptor I, II, III = CD64, CD32, CD16). Außerdem sezernieren sie eine Reihe pro- und antiinflammatorischer Mediatoren, lysosomale Enzyme sowie reaktive, direkt bakterizide Metabolite. Über MHC-I-Moleküle können sie endogene, über MHC-II-Moleküle exogene Antigene präsentieren.

Dendritische Zellen

Dendritische Zellen besitzen die Fähigkeit, die primäre T-Zellantwort einzuleiten, und sind deshalb bei der Entwicklung allergischer Erkrankungen wichtig. Sie nehmen Allergene auf, prozessieren sie zu Peptiden, wandern zu lokalen Lymphknoten und präsentieren diese dort mithilfe kostimulatorischer Moleküle (B7.1, B7.2, CD40) den T-Zellen: Es entstehen antigenspezifische Zellen.

Die unterschiedlichen Subpopulationen der dendritischen Zellen sind auf verschiedene anatomische Regionen verteilt. Sie besitzen die komplette zelluläre Ausstattung, um Antigene zu prozessieren und im Zusammenhang mit den MHC- (Major-Histocompatibility-Complex-)Klasse-I- und –II-Molekülen zu präsentieren.

Unter homöostatischen Bedingungen besteht ein fein abgestimmtes Gleichgewicht zwischen plasmazytoiden und myeloiden dendritischen Zellen, das notwendig ist, um die Toleranz gegenüber Antigenen zu erhalten und überschießende Entzündungen zu vermeiden. Die Toleranz wird hierbei in einem aktiven Prozess induziert, wenn unreife dendritische Zellen Antigen an T-Zellen präsentieren. Im Gewebe existieren verschiedene Mechanismen, um die Funktion dendritischer Zellen unter normalen Bedingungen zu supprimieren. Zum Beispiel unterdrücken in der Lunge alveoläre Makrophagen die Aktivierung von T-Zellen und dendritischen Zellen.

Dendritische Zellen spielen auch im Prozess der allergischen Sensibilisierung eine wesentliche Rolle: Allergene können das Netzwerk myeloider dendritischer Zellen direkt oder indirekt aktivieren, wodurch eine Th2-dominierte Entzündung ausgelöst wird. Einige bekannte adjuvante Faktoren, wie Endotoxin, Zigarettenrauch, Dieselrußpartikel, Ozon und virale Infektionen, führen ebenfalls über die Beeinflussung der Funktion dendritischer Zellen zu einer Th2-Zell-Aktivierung. Dendritische Zellen sind weiterhin wichtig für die lokale Aktivierung von Memory-Th2-Zellen, für die Attraktion von Lymphozyten und inflammatorischen Zellen in das Gewebe sowie für die Regulation der Funktion antiinflammatorischer regulatorischer T-Zellen.

Mastzellen und Basophile

Mastzellen

Mastzellen entspringen dem hämatopoetischen System. Ihre Progenitoren aus dem Knochenmark zirkulieren als undifferenzierte CD34-positive mononukleäre Zellen und reifen nach Migration ins Gewebe aus. Der Stammzellenfaktor (SCF) ist der wichtigste Wachstums- und Differenzierungsfaktor humaner Mastzellen. Es gibt 2 unterschiedliche Mastzellsubtypen:
- *MCT-Typ:* exprimiert Tryptase in seinen Granula. Der MCT-Typ findet sich in der Mukosa, den Alveoli und Bronchi sowie in der reaktiv-allergischen Konjunktiva und ist T-Zell-abhängig.
- *MCTC-Typ:* exprimiert Tryptase, Chymase, Karboxypeptidase und Cathepsin G in seinen Granula. Der MCTC-Typ ist T-Zell-unabhängig und vor allem in der Haut, der Submukosa, normaler Konjunktiva, dem Synovium, dem Herz und der Gefäßwand lokalisiert.

Beide reagieren auf Stimulierung durch Antigene, anti-IgE oder Kalziumionophore. Zusätzlich lässt sich der MCTC-Typ über weitere Faktoren, wie das Vasoactive intestinal Peptide, Substanz P oder Somatostatin stimulieren. Nach Aktivierung können Mastzellen eine Vielzahl weiterer Mediatoren freisetzen. Hierzu gehören vor allem Histamin und Arachidonsäurederivate, eine Reihe proinflammatorischer Zytokine (u. a. TNF-α, IL-1, IL-3, GM-CSF [Granulocyte Macrophage Colony-stimulating Factor]), Chemokine und TGF-β.

MERKE

Es ist unbestritten, dass die Aktivierung von Mastzellen durch Allergen und nicht immunologische Stimuli eine zentrale Rolle in der Pathophysiologie von Asthma, allergischer Rhinokonjunktivitis, Urtikaria und Anaphylaxie spielt. Ihre chronische Aktivierung scheint auch wesentlich zum Remodeling der allergisch entzündeten Gewebe beizutragen.

Basophile

Wie Mastzellen exprimieren Basophile die tetramere (αβγ2-)Struktur des hoch affinen IgE-Rezeptors (FcεRI) auf ihrer Oberfläche und sind ebenfalls in der Lage, Histamin, weitere Entzündungsmediatoren und Zytokine zu sezernieren. Sie unterscheiden sich jedoch von Mastzellen immunologisch, biochemisch und pharmakologisch, was vermuten lässt, dass sie eine zusätzliche Rolle für das Erscheinungsbild und die Fluktuation allergischer Erkrankungen spielen. Im Gegensatz zu Mastzellen sind sie normalerweise keine gewebsständigen Zellen, sondern wandern in allergisch entzündetes Gewebe ein. In Bezug auf ihre Zytokinproduktion zeichnen sie sich gegenüber Mastzellen durch ausgeprägtere Restriktion auf die Th2-Zytokine IL-4 und IL-13 aus, die sie nach Aktivierung in großer Menge freisetzen. Weiterhin scheinen sie durch die Expression von Vascular endothelial Growth Factor (VEGF) eine wichtige Rolle für die inflammatorische Angiogenese zu spielen.

Eosinophile

Eosinophile Granulozyten sind pleiotrope, multifunktionelle Leukozyten, die an der Initiierung und Ausbreitung verschiedener Entzündungsreaktionen beteiligt sind. Sie werden im Knochenmark gebildet, finden sich im Blut und Gewebe (Haut, Mukosa von Magen und Gastrointestinaltrakt) und gehören zu den phagozytierenden Zellen. Die Infiltration des Gewebes mit Eosinophilen ist ein typisches Charakteristikum der allergischen Entzündung. Weiterhin sind sie für die Immunantwort gegen Parasiten (Helminthen) wichtig. Obwohl sie viele Oberflächenmarker (Fc-Rezeptoren, CD11a-c, CD18), Zytokinrezeptoren, chemotaktische Faktoren oder Adhäsionsmoleküle exprimieren, gibt es keinen spezifischen Oberflächenmarker für Eosinophile. Ihre Granula lassen sich in verschiedene Subtypen unterteilen. Sie enthalten u. a. Major basic Protein (MBP), eosinophile Peroxidase (EPO), Eosinophil-derived Neurotoxin (EDN) und Eosinophilic cationic Protein (ECP). Diese Proteine sind in geschädigtem Gewebe bei allergischer Entzündung nachweisbar.

In Antwort auf verschiedene Stimuli werden Eosinophile aus der Zirkulation in entzündliche Regionen rekrutiert. Dort modulieren sie die Immunantwort durch eine Vielzahl von Mechanismen. Ihre Aktivierung über Rezeptoren für Zytokine, Immunglobuline und Komplement kann zur Sekretion von proinflammatorischen Zytokinen, wie IL-2 oder TGF-α/β, von Chemokinen (CCL5/RANTES und CCL11/eotaxin-1) und von Lipidmediatoren (PAF und LTC_4) führen. Dadurch werden zahlreiche zelluläre Prozesse beeinflusst:
- verstärkte Expression von Adhäsionsmolekülen
- Chemotaxis
- vaskuläre Permeabilität

- Mukussekretion
- Kontraktion glatter Muskeln

Eosinophile können auch antigenspezifische Immunreaktionen auslösen, indem sie als antigenpräsentierende Zellen agieren. Nicht zuletzt sind sie wesentliche Effektorzellen entzündlicher Reaktionen, da die toxischen Substanzen aus ihren Granula und ihre Lipidmediatoren zur Gewebeschädigung und -dysfunktion führen.

Pathomechanismen der allergischen Entzündung

Die verschiedenen Mechanismen der allergisch-inflammatorischen Entzündungsreaktion sind immer besser verstanden und eröffnen über die Beeinflussung von zellulärer Signaltransduktion, Migration und Chemotaxis neue therapeutische Möglichkeiten.

Signaltransduktion in allergischen und inflammatorischen Zellen

Die Signaltransduktion ist ein fundamentaler zellulärer Prozess, der essenziell für die Übersetzung von Umgebungssignalen und die Induktion der angemessenen zellulären Antwort ist. Die Auslösung eines initialen Signals erfordert die Aktivierung einer Kinase oder eines GTP- (Guanosintriphosphat-)bindenden Proteins. Dieses Signal wird dann durch mehrere Mechanismen, die die Rekrutierung von Adaptern und sog. „Downstream Targets" einschließen, verstärkt, verarbeitet und weitergegeben. Viele Signalwege münden in einige wenige finale Endstrecken, die NF-κB-, Kalzium-Kalzineurin-, Mitogen-activated-Protein-Kinase- (MAPK), Jak-STAT- (Abb. 2.**3**) und Phosphatidylinositol-3-Kinase-AKT-Wege beinhalten. Inzwischen sind wesentliche Informationen zu den Signaltransduktionswegen für die meisten der an allergischen Reaktionen beteiligten Zellen bekannt.

Migration

Das charakteristische Entzündungsmuster der chronisch-allergischen Erkrankung wird durch die selektive Expression von Adhäsionsmolekülen und chemoattraktiven Substanzen, die die bevorzugte Migration, Lokalisation im Gewebe und Aktivierung von Eosinophilen, Basophilen, Mastzellen und Th2-Zellen steuern, kontrolliert. Den Vorgang kann man in folgende Abschnitte unterteilen:
- Anbinden („Tethering") an der Gefäßwand
- Rollen („Rolling") im Gefäß
- Anhaften („Adhesion") an das Epithel
- Transmigration („Transmigration") ins Gewebe
- Chemotaxis zum Ort der Entzündung

Zu den wichtigsten Adhäsionsrezeptoren gehören die Selektine und ihre Liganden (insbesondere P-Selectin Glycoprotein Ligand 1 [PSGL-1]) sowie leukozytäre Integrine und ihre Liganden (Intercellular Adhesion Molecule 1-3 [ICAM-1 bis -3] und Vascular Cell Adhesion Molecule 1 [VCAM-1]).

Die Funktion der Leukozytenintegrine wird im Wesentlichen über Konformationsänderungen kontrolliert, was als „Inside-out-Signaling" bezeichnet wird. Die Funktion der endothelialen Adhäsionsrezeptoren wird dagegen hauptsächlich durch vermehrte Expression infolge proinflammatorischer Zytokine (TNF-α und IL-4) gesteuert.

> **MERKE**
>
> Ein wesentliches Charakteristikum allergischer Erkrankungen ist die vermehrte Anzahl der Eosinophilen im Gewebe.

Sie resultiert aus einer erhöhten Generation von Eosinophilen, der gesteigerten Migration durch das Endothel, die durch die Kombination von P-selectin/PSGL-1 und VCAM-1/VLA-4 reguliert wird, und einer Verlängerung der Überlebenszeit im Gewebe durch den Einfluss von IL-5 und GM-CSF.

Mastzellen migrieren als Vorläuferzellen ins Gewebe. Ihre Aktivierung und Lokalisation im Gewebe wird sowohl durch die integrinvermittelte Interaktion mit Matrixproteinen, wie Kollagen und Fibronektin, vermittelt als auch durch ihre Fähigkeit, sich durch neuartige Adhäsionskaskaden schnell an strukturelle Zellen binden zu können.

Für Th2-Zellen scheint kein spezifischer Adhäsionsmechanismus zu existieren – die selektive Migration von Th1 versus Th2 wird grundsätzlich durch Chemokine und ihre Rezeptoren bestimmt.

Pathomechanismen der allergischen Entzündung 2

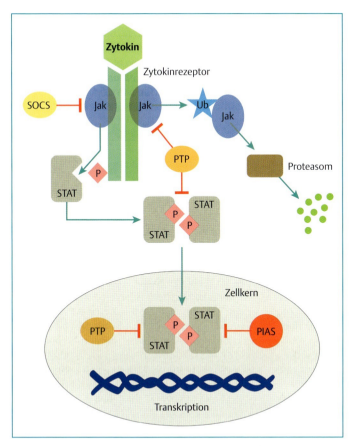

Abb. 2.3 **Jak-STAT-Signalweg.** Die Bindung eines Zytokins an den spezifischen Rezeptor aktiviert die rezeptorassoziierte Jak- (Januskinase-)Kinasen Jak1, Jak2, Jak3 und Tyk2. Die aktivierten Jak-Kinasen phosphorylieren die Rezeptoren und die rekrutierten Signaltransduktoren und Aktivatoren der Transkription (STAT). Die phosphorylierten STAT dimerisieren und werden zum Zellkern transloziert. Phosphorylierte Jak-Kinasen werden durch Tyrosinphosphatase (PTP) und den Suppressor of Cytokine Signaling (SOCS) inhibiert. Zum Abbau werden Jak-Kinasen mit Ubiquitin (Ub) markiert und anschließend von Proteasom in Fragmente zerlegt. Die transkriptionelle Aktivität von STAT wird durch den Protein Inhibitor of activated STAT (PIAS) und Tyrosinphosphatase antagonisiert.

Die aktuellen Kenntnisse über die Kontrolle der Leukozytenmigration durch Adhäsionsmoleküle haben noch nicht zur Entwicklung neuartiger Therapeutika geführt, zumal sich die Entwicklung potenter und sicherer Adhäsionsrezeptorantagonisten als schwierig erwiesen hat.

Chemokine und Chemotaxis

Die Fähigkeit, einen chemotaktischen Gradienten wahrzunehmen und sich an ihm entlang zu bewegen, ist eine grundlegende Funktion von Zellen. Insbesondere bei Leukozyten hat sie eine wichtige Bedeutung. Substanzen, die chemoattraktiv auf Leukozyten wirken, wie C5a und Formyl-methionyl-leucyl-Phenylalanine (fMLP), sind seit langer Zeit bekannt. Ihre fehlende Spezifität konnte freilich nicht erklären, warum spezifische Leukozyten, wie Th2-Zellen oder Eosinophile, ortsspezifisch rekrutiert werden.

Die Entdeckung der Chemokine in den 1980er-Jahren brachte schließlich Licht in diese Frage. Etwa 40 verschiedene Chemokine wurden beim Menschen bislang identifiziert. Es handelt sich um Proteine, die an 18 verschiedene G-Protein-gekoppelte Rezeptoren von Leukozyten binden. Die Mechanismen der rezeptorbestimmten Zell-Zell-Interaktionen sind komplex, da Zellarten dazu tendieren, mehr als einen Chemokinrezeptor gleichzeitig zu exprimieren und ein bestimmtes Chemokin meistens an mehr als einen Rezeptor binden kann. Außerdem ist die Chemokinrezeptorexpression ein dynamischer Vorgang, bei dem während des Lebenszyklus einer Zelle verschiedene Rezeptoren herauf- und heruntergeregelt werden. Ungeachtet dieser Komplexität gibt es Bemühungen, über den Einsatz niedrig molekularer Antagonisten therapeutisch auf die Leukozytenrekrutierung einzuwirken.

2 Immunologische Grundlagen allergischer Erkrankungen

Sensibilisierung und IgE-Synthese

Die Entwicklung und Manifestation einer IgE-vermittelten allergischen Erkrankung basiert auf einer komplexen Interaktion zwischen genetischen Faktoren und Umwelteinflüssen, die jeweils in bestimmten Entwicklungsstadien relevant sind. Sowohl immunologische Vorgänge als auch gewebespezifische Veränderungen sind Schlüsselfaktoren für das Verständnis der verschiedenen allergologischen Krankheitsbilder.

Entwicklung von Allergie und Atopie

Auch wenn die Bedeutung der Genetik für die IgE-Produktion und die Entwicklung allergischer Erkrankungen unbestritten ist, darf die Relevanz von Umweltfaktoren nicht vernachlässigt werden, da sie entscheidend bestimmen, wie dieses genetische Potenzial umgesetzt wird. Sehr wahrscheinlich sind es gerade diese Umweltfaktoren, die der Zunahme allergischer Erkrankungen zugrunde liegen.

Art und Ausmaß der Allergenexposition spielen dabei die wichtigste Rolle. Luftschadstoffe – und zwar sowohl gasförmige als auch partikuläre – stellen einen weiteren wesentlichen Umweltfaktor dar, der die allergische Sensibilisierung und die Expression der Erkrankungen fördern kann. Die Effekte der partikulären Schadstoffe sind in höchstem Maße von der Art und Größe der Partikel, ihrem Gehalt an Chemikalien und Metallen, dem Lebensalter des Betroffenen bei der Exposition und dem genetischen Hintergrund abhängig. Insbesondere für Dieselabgase und Ozon konnte nachgewiesen werden, dass sie die zelluläre Entzündung verstärken und als Adjuvanzien bei der Modulation der Immunantwort auf inhalierte Antigene in Richtung eines Th2-Phänotyps wirken. Ursächlich hierfür sind eine erhöhte Allergenpräsentation und eine gesteigerte IgE-Produktion durch direkte und indirekte Effekte auf B-Zellen.

Neben den klassischen Allergenen und Umweltschadstoffen sind auch Mikroben und ihre Produkte in den komplexen Prozess der allergischen Sensibilisierung und Erkrankung eingebunden. So konnte gezeigt werden, dass bakterielles Endotoxin – abhängig vom Zeitpunkt und der Dosis der Exposition – entweder schützend, ohne Effekt oder sogar verstärkend auf die IgE-Produktion wirkt. Polymorphismen der Rezeptoren, die für die Endotoxinerkennung verantwortlich sind, können einen Teil dieser Diskrepanzen erklären. In ähnlicher Weise gilt dies für Viren. Manche, wie Hepatitis-A-Viren, vermindern die allergische Sensibilisierung, während andere, z. B. das Respiratory syncytial Virus, sie verstärken. Zugrunde liegen hier offenbar modulatorische Effekte auf die Th1-Th2-Balance über TLR. Wurminfektionen haben einen paradoxen Effekt: Sie dämpfen, wahrscheinlich durch die Induktion regulatorischer Effekte von T-Zellen, die allergische Reaktion, obwohl sie andererseits die Produktion von Th2-Zytokinen und IgE steigern.

Sensibilisierung

Die Sensibilisierung ist die zwingende Voraussetzung für eine allergische Reaktion. Ohne vorherigen Kontakt mit dem Allergen kann keine allergische Reaktion stattfinden. Bevor ein Antigen zu einem Allergen wird, ist eine spezifische Immunreaktion mit verschiedenen (Immun-)Zellen nötig, die zur Produktion von spezifischen IgE-Antikörpern gegen dieses Antigen führt. Die Sensibilisierung läuft in mehreren geordneten Schritten ab.

Nicht alle Moleküle, mit denen der Organismus in Kontakt kommt, können zu einer allergischen Reaktion führen. Die Eigenschaft eines Moleküls, eine spezifische Immunantwort auszulösen, wird als „Immunogenität" bezeichnet, die Eigenschaft, mit einem Antikörper zu reagieren, „Antigenität" genannt. In den meisten Fällen besitzt das Antigen beide Eigenschaften. Allergene sind Antigene, die die Produktion von spezifischem IgE induzieren und mit ihm reagieren können. Sie bestehen im Allgemeinen aus Proteinen oder Glykoproteinen, können aber auch reaktive Haptene aus Medikamenten und Umweltstoffen oder Glykane sein.

> **MERKE**
>
> Die chemischen und allosterischen Eigenschaften eines Antigens, und damit auch eines Allergens, bestimmen die Spezifität des Immunsystems. Sie ist definiert als die Fähigkeit eines Antikörpers, nur mit einem bestimmten Antigen zu reagieren. Die Spezifität der Antigen-Antikörper-Reaktion wird in der klinischen Diagnostik genutzt, um allergenspezifische IgE-Antikörper nachzuweisen.

Antigene werden von antigenpräsentierenden Zellen endosomal aufgenommen und dort durch limitierte Proteolyse in Peptide gespalten. Diese Peptide werden an MHC-Moleküle der Klasse II gebunden und dann den Th-Zellen (CD4$^+$-T-Zellen) präsentiert. Der T-Zell-Rezeptor erkennt sowohl die antigenen Peptide als auch Teile des MHC-Moleküls und initiiert im Anschluss eine Kaskade von Ereignissen, die zur Aktivierung von Genen führt. Dadurch werden von T-Zellen, die den allergenspezifischen Rezeptor tragen, Zytokine und weitere Proteine produziert, die für die Initiierung der IgE-Synthese erforderlich sind (Abb. 2.4) und die allergische Entzündung verursachen.

--- MERKE ---

Antigene können grundsätzlich allerdings auch auf einem anderen Weg präsentiert werden, und zwar mit MHC-Molekülen der Klasse I assoziiert. Die Kenntnis dieser 2 unterschiedlichen Wege hat u. a. auch für die Entwicklung von Impfstoffen große Bedeutung: Sollen zytotoxische T-Zellen entstehen, muss das Antigen mit MHC-Molekülen der Klasse I präsentiert werden.

IgE und IgE-Rezeptoren

Vor inzwischen mehr als 50 Jahren wurde die 5. und letzte Klasse humaner Antikörper, das IgE, entdeckt und gezeigt, dass sie der Faktor ist, der für die allergische Sofortreaktion verantwortlich ist. IgE wird von B-Zellen synthetisiert und sezerniert. Es existieren 2 spezifische Rezeptoren, an die IgE mit der Fc-Region der ε-Kette bindet.

- FcεRI, der hoch affine Rezeptor, findet sich in erster Linie auf Mastzellen und Basophilen, aber auch auf Langerhans-Zellen und dendritischen Zellen im Gewebe. Die Kreuzvernetzung („Cross-Linking") von FcεRI-gebundenem IgE durch Allergen führt zur Degranulation von Mastzellen und Basophilen und damit zur allergischen Sofortreaktion. Diese Zellen stellen die 1. Verteidigungslinie in der Abwehr von Pathogenen in der Umwelt dar. Allergien können daher auch als der Preis verstanden werden, der zu zahlen ist, um diesen protektiven Effekt bei Säugetieren zu ermöglichen.

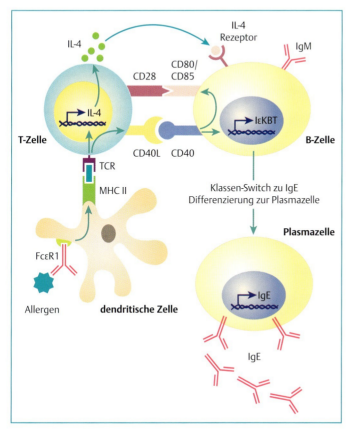

Abb. 2.4 **Zelluläre Interaktion bei der IgE-Synthese.** Die Präsentation von Allergen an Th2-Lymphozyten führt zur Sekretion von IL-4 und zur Heraufregulation von CD40L. Die Interaktion zwischen T- und B-Zellen über CD40L auf der T-Zelle und dem CD40-Rezeptor auf der B-Zelle stimuliert die Expression kostimulatorischer Proteine (CD28 auf der T-Zelle und CD80 oder CD85 auf der B-Zelle). Dies induziert die Heraufregulation der ε-Keimbahn-Gentranskription und den Immunglobulinklassenwechsel von IgM zu IgE. Es folgt die Differenzierung des B-Lymphozyten zur Plasmazelle und die Sekretion von antigenspezifischem IgE. KBT = Keimbahntranskript, TCR = T-Zellrezeptor.

- FcεRII oder CD23, der niedrig affine Rezeptor, wird auf B-Zellen und anderen antigenpräsentierenden Zellen exprimiert – sowohl membrangebunden als auch in sezernierten löslichen Formen. Er ist an komplexen Mechanismen der IgE-Regulation beteiligt, die die Interaktion mit einem weiteren Oberflächenmolekül von B-Zellen, dem CD21, einschließen. Weitere Bindungspartner von CD23 einschließlich verschiedener Integrine wurden identifiziert und spielen bei entzündlichen Reaktionen eine Rolle.

Verschiedene Vorgänge, wie die lokale Synthese von IgE-Antikörpern im Gewebe, der Transport von IgE auf dem niedrig affinen IgE-Rezeptor (CD23), das „Homing" von Mastzellen in das Gewebe und die Heraufregulation von FcεRI durch IgE in situ, führen dazu, dass die Konzentration von IgE im Gewebe höher als die im Blut ist. Ohne diese erhöhte Gewebekonzentration wäre die Gefahr einer systemischen Anaphylaxie durch eine Kreuzvernetzung von IgE auf zirkulierenden Basophilen deutlich höher.

Im Jahr 2000 konnte die Kristallstruktur des Komplexes zwischen einem Fragment von IgE-Fc und der IgE-bindenden Region von FcεRI geklärt werden. Unerwarteterweise zeigte sich eine asymmetrisch gebogene Konformation. Diese und weitere Erkenntnisse implizieren, dass bei der Bindung von IgE an FcεRI allosterische Veränderungen ein wesentliches Merkmal sind.

Klassifikation allergischer Reaktionen

Die klassische Unterteilung der allergischen Reaktionen nach Coombs und Gell aus dem Jahr 1963 umfasst 4 Typen und kann dem heutigen Verständnis der allergischen Reaktionen angepasst werden (Tab. 2.**1**):
- *Typ I:* Bei der Soforttypreaktion interagiert ein gelöstes Antigen mit zellgebundenem IgE. Das Antigen bzw. Allergen bindet an IgE-Antikörper, die an hoch affine IgE-Rezeptoren (FcεRI) auf der Oberfläche von Mastzellen oder Basophilen gebunden sind. Dies induziert die Freisetzung von präformierten Mediatoren und die Neusynthese von Lipidmediatoren sowie verschiedenen Zytokinen.
- *Typ II:* Dieser umfasst Typ-IIa- und Typ-IIb-Reaktionen:
  - Bei den zytolytischen oder zytotoxischen Typ-IIa-Reaktionen werden antikörpersensibilisierte Zellen durch komplementassoziierte Lyse zerstört oder durch das retikuloendotheliale System beseitigt.
  - Bei Typ-IIb-Reaktionen beeinflussen Antikörper gegen Oberflächenrezeptoren der Zellen die Zellfunktion oder das Signaling. Bei diesem Reaktionstyp wirken die Antikörper zellstimulierend, indem sie entweder als Agonist oder Antagonist die Zellfunktion verändern.
- *Typ III:* Die Typ-III-Reaktion wird auch als „Arthus-" oder „Immunkomplexreaktion" bezeichnet. Sie ist durch eine Interaktion von löslichen Antigenen mit IgG und Komplement und eine durch Neutrophile dominierte Entzündungsreaktion gekennzeichnet.
- *Typ IV:* Typ-IV-Reaktionen lassen sich in eine Th1- und eine Th2-Form unterteilen.
  - Der Typ IV-Th1 stellt die klassische Hypersensitivität vom verzögerten Typ dar, die durch CD4-positive Th1-Lymphozyten verursacht wird.
  - Dem Typ IV-Th2 liegt eine zellvermittelte eosinophile Hypersensitivität zugrunde, wie sie bei chronisch-allergischen Reaktionen und der Spätphasenreaktion mit Aktivierung von CD4-positiven Th2-Lymphozyten, möglicherweise auch von CD8-positiven T-Zellen, vorkommt.
  - Auslöser der durch die Gewebeschädigung charakterisierten zytotoxischen Typ-IV-Reaktion sind CD8-positive, zytotoxische T-Lymphozyten.

FAZIT

Generell unterscheidet man die angeborene von der erworbenen Immunität. Erstere richtet sich gegen Mikroben und Parasiten und läuft unabhängig von Antikörpern und T-Zellen ab, während die Immunreaktionen der erworbenen Immunität antigenspezifisch sind.
In beiden Bereichen hat die Forschung in den letzten Jahrzehnten bedeutende neue Erkenntnisse erbracht, die in der Zukunft die Grundlage für

Tab. 2.1 Modifizierte Klassifikation allergischer Reaktionen nach Coombs und Gell.

Klassifikationstyp	Beschreibung	Auslöser	Antigen	Beispiele
Typ I	Soforttypreaktion	Interaktion von Allergen mit IgE auf Mastzellen oder Basophilen	löslich	akute Symptome der allergischen Rhinitis, Anaphylaxie
Typ II				
• Typ IIa	zytolytische oder zytotoxische Reaktion	IgG-Antikörper reagiert mit Antigen auf Zelloberfläche	zellgebunden	Reaktion auf inkompatible Bluttransfusion, bestimmte allergische Medikamentenreaktionen
• Typ IIb	zellstimulierende Reaktion (veränderte Zellfunktion)	IgG-zellstimulierender Antikörper, der mit Oberflächenrezeptoren interagiert	zellgebunden	chronische Urtikaria, Myasthenia gravis
Typ III	Immunkomplexreaktion (Arthus)	Antigen-Antikörper-Komplexe, Komplementaktivierung	löslich	Serumkrankheit, extrinsische allergische Alveolitis
Typ IV				
• Th1	klassische Hypersensitivität vom verzögerten Typ	Antigenpräsentation an Th1-Zellen	löslich	Tuberkulinreaktion, Kontaktallergie
• Th2	chronisch-allergische Reaktion	Antigenpräsentation an Th2-Zellen	löslich	chronisches Asthma bronchiale, Spätphasenreaktion
• zytotoxisch	Gewebeschädigung durch zytotoxische T-Lymphozyten	zytotoxische CD8⁺-Zellen erkennen Antigenfragmente auf der Oberfläche der Zielzelle	zellgebunden	Diabetes mellitus Typ I, Organabstoßung

neue Therapieansätze bilden könnten. So wurde z. B. festgestellt, dass für das Risiko der Entwicklung einer allergischen Erkrankung der Zeitpunkt und die Art der Aktivierung des angeborenen Immunsystems ausschlaggebend sind. Die bedeutende Rolle von regulatorischen T-Zellen bei der antigenspezifischen Immunreaktion macht sie bzw. die sie regulierenden Zytokine als Ansatzpunkte für therapeutische und präventive Maßnahmen interessant. Unter den antigenpräsentierenden Zellen ist z. B. für die Mastzellen eine Beteiligung an der Pathophysiologie von Asthma, allergischer Rhinokonjunktivitis, Urtikaria und Anaphylaxie belegt. Ein besseres Verständnis der Pathomechanismen der allergischen Entzündung eröffnet ebenfalls neue Wege für ein therapeutisches Eingreifen.

Literatur

Akdis CA, Akdis M. Mechanisms and treatment of allergic disease in the big picture of regulatory T cells. J Allergy Clin Immunol 2009; 123(4): 735–746; quiz: 747–748
Bradding P, Walls AF, Holgate ST. The role of the mast cell in the pathophysiology of asthma. J Allergy Clin Immunol 2006; 117(6): 1277–1284
Gould HJ, Sutton BJ. IgE in allergy and asthma today. Nat Rev Immunol 2008; 8(3): 205–217
Gurish MF, Boyce JA. Mast cells: ontogeny, homing, and recruitment of a unique innate effector cell. J Allergy Clin Immunol 2006; 117(6): 1285–1291
Hogan S, Rosenberg HF, Moqbel R et al. Eosinophils: biological properties and role in health and disease. Clin Exp Allergy 2008; 38: 709–750
Iwasaki A, Medzhitov R. Toll-like receptor control of the adaptive immune responses. Nat Immunol 2004; 5(10): 987–995

Kelly M, Hwang JM, Kubes P. Modulating leukocyte recruitment in inflammation. J Allergy Clin Immunol 2007; 120(1): 3–10

Louten J, Boniface K, de Waal Malefyt R. Development and function of TH17 cells in health and disease. J Allergy Clin Immunol 2009; 123(5): 1004–1011

Murray PJ. The JAK-STAT signaling pathway: input and output integration. J Immunol 2007; 178(5): 2623–2629

Oldfield WL, Kay AB, Larché M. Allergen-derived T cell peptide-induced late asthmatic reactions precede the induction of antigen-specific hyporesponsiveness in atopic allergic asthmatic subjects. J Immunol 2001; 167(3): 1734–1739

Pease JE, Williams TJ. Chemokines and their receptors in allergic disease. J Allergy Clin Immunol 2006; 118(2): 305–318; quiz: 319–320

Rivera J, Gilfillan AM. Molecular regulation of mast cell activation. J Allergy Clin Immunol 2006; 117(6): 1214–1225; quiz: 1226

Romagnani S. Regulation of the T cell response. Clin Exp Allergy 2006; 36(11): 1357–1366

Van Tongeren J, Reinartz SM, Fokkens WJ et al. Interactions between epithelial cells and dendritic cells in airway immune responses: lessons from allergic airway disease. Allergy 2008; 63(9): 1124–1135

3 Allergologische Krankheitsbilder

Allergien der Atemwege

Allergien der oberen Atemwege

Allergische Rhinokonjunktivitis
W. Heppt und M. Heppt

Die allergische Rhinokonjunktivitis, mit einer Lebenszeitprävalenz von über 20%, ist eine typische Erkrankung des Jugendlichen und jungen Erwachsenen, obwohl sie zum Teil auch schon in der frühen Kindheit beginnt. Sie wird überwiegend durch Pollen windbestäubter Pflanzen, Milbenkot, Schimmelpilzsporen und Tierepithelien hervorgerufen (Tab. 3.1).

Definition und Klassifikation

---- MERKE ----
Die allergische Rhinitis ist definiert als eine Entzündungsreaktion der Nasenschleimhaut, ausgelöst durch eine IgE-vermittelte Reaktion auf Allergene.

Sie ist klinisch gekennzeichnet durch Niesen, anteriore und posteriore Rhinorrhö, Nasenatmungsbehinderung und Juckreiz der Nase und häufig auch der Augen. Diese Symptome sind spontan oder unter Therapie reversibel und bestehen an 2 oder mehr aufeinander folgenden Tagen für mehr als 1 h an den meisten Tagen.

Tab. 3.1 Häufigkeitsverteilung der wichtigsten Allergene der allergischen Rhinitis.

Allergen	Anteil an der Gesamtpopulation der Allergiker in Europa (ca. 87 Mio.) (%)
Gräser	52,0
Hausstaubmilben	49,0
Birke	14,0
Kräuter	27,0
Katzenhaare	30,0
Hundehaare	12,6

Früher wurde die allergische Rhinitis in eine perenniale und eine saisonale Form unterteilt. Da saisonale Allergene jedoch über fast das gesamte Jahr Beschwerden hervorrufen können, perenniale Allergene in saisonalen Schwankungen auftreten und Patienten mitunter eine Sensibilisierung gegen multiple Allergene aufweisen, wurde von der ARIA-Initiative (Allergic Rhinitis and its Impact on Asthma) in Zusammenarbeit mit der WHO (World Health Organisation) eine neue Klassifikation vorgeschlagen (Tab. 3.2). Diese unterteilt die allergische Rhinitis in eine intermittierende und eine persistierende Form. Zusätzlich wird die allergische Rhinitis nach dem Schweregrad der Symptome und der dadurch bedingten Auswirkung auf das soziale Leben, Schule und Beruf in eine Form mit geringen und eine mit mäßigen bis schweren Symptomen eingeteilt. Epidemiologische Studien nach der neuen Definition der allergischen Rhinitis zeigen, dass ca. ⅓ der Patienten unter einer persistierenden, ⅔ unter einer intermittierenden Form leiden.

Tab. 3.2 Klassifikation der allergischen Rhinitis.

Dauer der Symptomatik	
• intermittierend	weniger als 4 Tage pro Woche oder weniger als 4 aufeinander folgende Wochen
• persistierend	mehr als 4 Tage pro Woche und mehr als 4 aufeinander folgende Wochen
Schwere der Symptomatik	
• gering	Symptome sind vorhanden, aber beeinträchtigen die Lebensqualität (Schlafqualität, tägliche Aktivitäten, Freizeitaktivitäten, Schule, Beruf) nicht
• mäßig bis schwer	Symptome sind vorhanden und beeinträchtigen die Lebensqualität

3 Allergologische Krankheitsbilder – Atemwege

Pathophysiologie

Frühphase

Die allergische Rhinitis ist eine klassische IgE-vermittelte zelluläre Entzündungsreaktion (s. Kapitel 2). Werden sensibilisierte Patienten dem betreffenden Allergen ausgesetzt, kommt es zu einer Aggregation der an der Oberfläche von Mastzellen und Basophilen rezeptorgebundenen IgE-Moleküle, gefolgt von einer Zelldegranulation mit Freisetzung von Mediatoren, wie Histamin oder Leukotrienen (Abb. 3.1). Diese Mediatoren bewirken zum einen die allergische Entzündung und zum anderen die nicht spezifische nasale Hyperreaktivität.

Während der Saison sind bei Pollenallergikern Eosinophile, Mastzellen und $CD4^+$-T-Zellen sowie Langerhans-Zellen ($CD1^+$) in erhöhter Zahl vorhanden. Dies gilt auch für Patienten mit Hausstaub- und Schimmelpilzallergien, wobei, abhängig von der Exposition, die Eosinophilie der Nasenschleimhaut jedoch nicht permanent vorhanden und Mastzellen nicht immer vermehrt sind. Zelluläre Interaktionsmechanismen führen zu einer Freisetzung von Mediatoren, einer Regulation der IgE-Synthese und einer Aktivierung und Differenzierung verschiedener Zelltypen. Durch Chemotaxis und transendotheliale Migration reichern sich Entzündungszellen in verschiedenen Anteilen der Nasenschleimhaut an.

Spätphase

Einige Stunden nach der durch die Allergenexposition ausgelösten Frühphase der allergischen Sofortreaktion (0-30 min) tritt die sog. Spätphasenreaktion ein. Durch chemotaktische Reize kommt es zur Einwanderung von Eosinophilen und Basophilen. Diese produzieren proinflammatorische Mediatoren und Enzyme, die zu einer

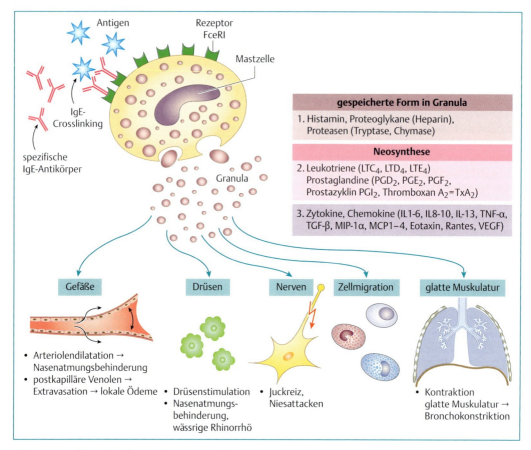

Abb. 3.1 Die allergische Rhinitis als IgE-vermittelte Entzündungsreaktion: Mastzellaktivierung (Frühphasereaktion) (nach Espenschied).

Gewebeschädigung führen. Eine gleichzeitig ablaufende nervale Inflammation und freiliegende Nervenendigungen werden für das Phänomen der nasalen Hyperreaktivität verantwortlich gemacht, bei der unspezifische Reize, wie starke Gerüche oder Temperaturunterschiede, eine übermäßige Reaktion der Nasenschleimhaut mit Niesen und profuser Sekretion auslösen.

Bei dem Konzept der „minimalen persistierenden Entzündung" geht man davon aus, dass die Entzündungsmediatoren auch bei fehlender oder geringer Allergenexposition in der Nasenschleimhaut persistieren und eine Entzündungsreaktion unterhalten, obwohl die Patienten symptomfrei sind.

Pathophysiologisch einer Spättypreaktion zuzuordnen sind seltene kontaktallergische Reaktionen der Nasenschleimhaut, vor allem nach nicht lege artis durchgeführten rhinochirurgischen Eingriffen mit zu starker Erweiterung der Nasengänge. Durch vermehrte Turbulenzbildung, durch die Störung des mukoziliaren Transports und durch die damit verbundene Sekreteindickung sind lange Kontaktzeiten möglich, die als Voraussetzung für eine allergische Sensibilisierung beispielsweise auf Salbengrundlagen und Konservierungsstoffe von Nasensalben zu postulieren sind.

Klinik

Die Kardinalsymptome der allergischen Rhinitis sind:
- Niesen
- Nasenatmungsbehinderung
- Juckreiz
- wässrige Rhinorrhö

Sind die Beschwerden, wie bei pollenassoziierten Allergien, primär mastzellvermittelt, stehen Niesen, Juckreiz, wässrige Sekretion und Begleitkonjunktivitis im Vordergrund, wohingegen bei primär durch die eosinophile Entzündungsreaktion bedingten chronischen Allergien, beispielsweise bei Milbensensibilisierungen, nasale Obstruktion und Riechstörungen dominieren.

Sekundär kann es bei der allergischen Rhinitis zu einer verstärkten Mundatmung mit vermehrter Infektneigung sowie zu Schlaf-, Konzentrations- und Lernstörungen und zu Lidödemen kommen.

Von erheblicher klinischer Relevanz ist, dass bei rund 70% der Patienten mit polleninduzierter Rhinitis ein pollenassoziiertes orales Allergiesyndrom besteht (s. Allergien des oberen Verdauungstrakts).

In einer australischen Langzeitstudie, bei der ein Geburtsjahrgang von 1968-2004 verfolgt wurde, fand sich ein 2- bis 7-fach erhöhtes Risiko eines Asthmaanfalls und ein 3-fach erhöhtes Risiko eines persistierenden Asthma bronchiale bei Kindern mit allergischer Rhinitis bis zum Erwachsenenalter. Die Prävalenz von Asthma bei Rhinitispatienten liegt in der Literatur zwischen 10 und 40%. Als Faustregel gilt, dass bei etwa ¼ der Patienten mit allergischer Rhinitis im Laufe der Jahre ein Etagenwechsel, d. h. eine Mitbeteiligung der tiefen Atemwege auftritt.

---— **MERKE** ———

Wichtige Komorbiditäten der allergischen Rhinitis sind:
- Konjunktivitis
- Rhinosinusitis
- Asthma
- orales Allergiesyndrom
- Tubenventilationsstörungen und chronisch sekretorische Otitis media
- atopisches Ekzem
- habituelles Schnarchen und obstruktive Schlafapnoe bei Kindern
- rezidivierende Vulvovaginitis

Diagnose

Anamnese

Die Grundlage der Diagnose der allergischen Rhinitis ist eine sorgfältige Anamnese mit Erheben der Eigen- und Familienanamnese. Wichtig sind die Dauer und der zeitliche Ablauf der Beschwerden. Zusätzlich sollten die Auswirkungen der Beschwerden auf die Lebensqualität erfragt werden.

Klinische Untersuchung

Auf die Anamnese folgt die klinische Untersuchung. Gelegentlich findet man bereits bei Betrachtung der äußeren Nase Hinweise für das Vorliegen einer Allergie, wie die quer über dem Nasenrücken verlaufende Allergikerfalte (durch den sog. allergischen Salut; Abb. 3.**2**) oder ekzematöse Hautveränderungen am Naseneingang bei kontaktallergischer Reaktion (Abb. 3.**3**). Besonders wichtig bei der Diagnostik ist der Lokalbefund der Nasenschleimhaut. Dieser wird mittels anteriorer Rhinoskopie, ergänzt durch die starre oder flexible Endoskopie, erhoben. Typischerweise zeigt sich bei manifester Allergie eine Schwellung der Nasenschleimhaut mit reichlich wässrigem Sekret. Die

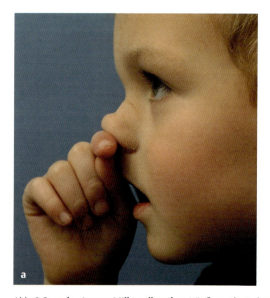
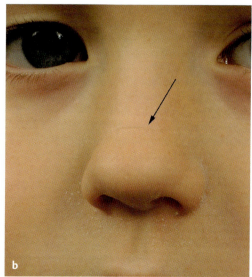

Abb. 3.**2a u. b** **Junger Milbenallergiker.** Häufiges Abwischen der Nase mit der bloßen Hand (allergischer Salut; **a**) führt nicht selten zur Ausbildung einer quer über den Nasenrücken verlaufenden Hautfalte (**b**).

Schleimhaut ist blass oder bläulich verfärbt (Abb. 3.**4a**). Im Unterschied hierzu findet sich bei der seltenen kontaktallergischen Reaktion eine hochrote, verdickte und meist trockene Mukosa (Abb. 3.**4b**).

MERKE

Wichtige Differenzialdiagnosen der allergischen Rhinitis, die im Rahmen der Rhinoskopie gestellt werden, sind eine Polyposis nasi oder eine Septumdeviation.

Hauttest

Zum Nachweis einer IgE-vermittelten Sensibilisierung folgt nach der klinischen Untersuchung der Hauttest. Der diagnostische Standard bei der allergischen Rhinitis ist der Prick-Test. Ist er bei anamnestisch eindeutigen Hinweisen auf eine Sensibilisierung negativ oder fraglich, sollte ein Intrakutantest durchgeführt werden. Da dieser invasiver ist, ist er für Kinder nur bedingt geeignet. Vor der Hauttestung sind Kontraindikationen zu erfragen und das Testergebnis beeinflussende Medikamente rechtzeitig abzusetzen (s. Kapitel 4).

Provokationstests

Ist die Hauttestung nicht eindeutig, empfiehlt sich die Durchführung eines nasalen Provokationstests (s. Kapitel 4). Durch eine positive Reaktion am

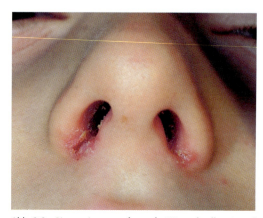

Abb. 3.**3** **Naseneingangsekzem bei Kontaktallergie auf Nasensalbe.**

„Schockorgan Nase" kann damit eine klinisch relevante Sensibilisierung von einer klinisch stummen unterschieden werden. Besonders wertvoll ist er auch zur Einschätzung der Sensibilisierungslage vor und nach spezifischer Immuntherapie sowie im Rahmen rhinologisch-allergologischer Gutachten, wie bei der Mehlstauballergie der Bäcker.

Eine konjunktivale Provokation ist zum Nachweis einer konjunktivalen allergischen Reaktion vom Soforttyp oder bei Kontraindikationen für eine nasale Provokation indiziert (s. Kapitel 4).

3 Allergische Rhinokonjunktivitis

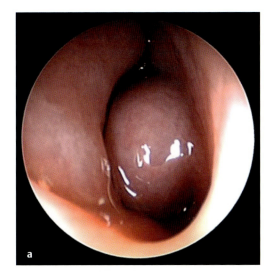

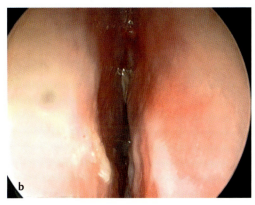

Abb. 3.4a u. b   Endoskopische Befunde der Nasenschleimhaut bei Allergikern.
a Livide Schleimhautschwellung eines Pollenallergikers mit reichlich glasigem Sekret. **b** Hochrote, verdickte, teilweise knötchenförmige Schleimhaut bei Allergie auf Wollwachsalkohol in Nasensalbe.

In-Vitro-Diagnostik

Zur weiterführenden Diagnostik oder wenn eine Hauttestung, beispielsweise bei Hauterkrankungen oder Kindern, nicht möglich ist, kommt die In-Vitro-Diagnostik zum Einsatz (s. Kapitel 4). Neben dem altersabhängigen Gesamt-IgE-Spiegel ist bei der allergischen Rhinitis speziell die Höhe der spezifischen IgE-Antikörper im Verhältnis zum Gesamt-IgE zu beurteilen. Die Zytologie der Nasenschleimhaut ist ein weiterer Baustein in der Allergiediagnostik. Sie kann eine Allergie zwar nicht beweisen, liefert jedoch sowohl hinsichtlich der differenzialdiagnostischen Abgrenzung anderer Rhinitisformen als auch im Therapieverlauf wichtige Zusatzinformationen (s. Kapitel 4).

Differenzialdiagnose

Klinische Untersuchung und allergologische Diagnostik dienen der Abgrenzung der allergischen Rhinitis gegenüber anderen Rhinitisformen. Die Differenzialdiagnosen der allergischen Rhinitis sind:
- infektiöse Rhinitis (viral, bakteriell)
- berufsbedingte Rhinitis (allergisch oder toxisch)
- medikamenteninduzierte Rhinitis (Azetylsalizylsäure, nicht steroidale Antiphlogistika [NSAID], Hemmstoffe des Angiotensin-converting-Enzyms [ACE-Hemmer], orale Kontrazeptiva, Methyldopa usw.)
- hormonell bedingte Rhinitis
- nahrungsmittelinduzierte Rhinitis
- NARES (Non Allergic Rhinitis with Eosinophilia Syndrome)
- Rhinitis bei älteren Patienten
- atrophische Rhinitis
- chronische Rhinosinusitis, Polyposis nasi
- anatomische Deformitäten, wie Septumdeviation oder Muschelhyperplasie
- adenoide Vegetationen
- Neoplasien

Therapie

Die Behandlung der allergischen Rhinokonjunktivitis orientiert sich an Klinik und Diagnostik und stützt sich auf Karenzmaßnahmen, die symptomatische medikamentöse Therapie, die spezifische Immuntherapie und flankierende rhinochirurgische Maßnahmen (Tab. 3.**3**). Sie beinhaltet eine stadiengerechte Therapie unter Berücksichtigung von Beschwerdegrad und -qualität und zielt neben der effektiven Behandlung aktueller Beschwerden auch auf die Verhinderung und Beseitigung von Folge- und Begleitkrankheiten, wie der pollenassoziierten Nahrungsmittelallergie oder des Etagenwechsels, ab.

Allergenkarenz

--- MERKE ---

Das Prinzip der Allergenkarenz (s. Kapitel 5) mit entsprechender Schulung der Patienten wird als Grundpfeiler der Behandlung angesehen.

3 Allergologische Krankheitsbilder – Atemwege

In Studien wird der Effekt solcher Maßnahmen bei Hausstaubmilben- und Tierhaarallergikern allerdings kontrovers diskutiert, da nicht klar bewiesen werden konnte, dass es dadurch zu einer signifikanten Reduktion der Symptome kommt. Das Gleiche gilt für pollenassoziierte Allergien. Im Gegensatz dazu wird das Meiden berufsbedingter Allergene zur Tertiärprävention empfohlen.

Medikamentöse Therapie
Medikamente zur Behandlung der allergischen Rhinitis werden intranasal oder oral verabreicht. Die intranasale Anwendung hat den Vorteil, dass am Wirkort hohe Konzentrationen erreicht und systemische Nebenwirkungen auf ein Minimum reduziert oder vermieden werden können.

Ein Mittel der Wahl bei intermittierender oder persistierender allergischer Rhinitis sind H_1-Antihistaminika. Antihistaminika der 2. Generation sollten gegenüber Präparaten der 1. Generation bevorzugt werden, da sie keine oder teilweise nur eine geringe sedierende Wirkung zeigen. Sie hemmen die histaminvermittelten Symptome, wie Juckreiz, Niesen, Rhinorrhö und Konjunktivitis, aber auch die Nasenatmungsbehinderung. In Studien konnte eine signifikante Verbesserung der Symptome und der Lebensqualität nachgewiesen werden.

Intranasal verabreichte Glukokortikoide sind ebenfalls Mittel der 1. Wahl bei der Therapie der allergischen Rhinitis. Sie wirken auf alle Symptome der allergischen Rhinitis inklusive der Augenbeteiligung. Bei Vorliegen einer Nasenatmungsbehinderung sind sie effektiver als Antihistaminika. Ihre signifikante Wirkung auf die Rhinitissymptome und die Verbesserung der Lebensqualität ist in Studien nachgewiesen.

Leukotrienrezeptorantagonisten (Montelukast) scheinen einen den oralen H_1-Antihistaminika vergleichbaren Effekt zu besitzen. Ihre Wirkung ist jedoch schwächer als die topischer Glukokortikoide.

Die Cromone Cromoglicinsäure und Nedocromil werden nach oraler Gabe kaum resorbiert und sind aus diesem Grund als intranasale Zubereitungen und Augentropfen auf dem Markt. Sie sind weniger wirksam als topische Steroide und werden bei Erwachsenen nur bei besonderen Indikationen, wie in der Schwangerschaft, angewandt.

Die bei ausgeprägter Nasenatmungsbehinderung additiv empfohlene Verwendung topischer oder oraler Dekongestiva sollte aufgrund der Risi-

Tab. 3.3 Klinik, Diagnostik und Therapie der allergischen Rhinitis.

Klinik	
akute Beschwerden	Beispiel Pollenallergie: • Niesanfälle • Juckreiz • nasale Obstruktion • wässrige Rhinorrhö
chronische Beschwerden	Beispiel Milbenallergie: • trockene Nasenschleimhaut • zähes Sekret • nasale Obstruktion • Hyp-, evtl. Anosmie

Diagnostik

- Spezialanamnese
- Rhinoskopie
- Hauttest (Prick-, Intrakutan-, Reibe-, Scratch-, evtl. Epikutantest)
- Schleimhautprovokation (nasaler, konjunktivaler Provokationstest)
- In-Vitro-Diagnostik (RAST, Serum- und Sekretanalysen)
- Zytologie

Therapie

- Karenz
- medikamentöse Therapie:

– akute und chronische Beschwerden	topische Steroide Antihistaminika (topisch, systemisch) Cromoglicinsäure und Nedocromil (topisch), Montelukast
– unterstützend	α-Sympathomimetika, Kochsalz- (NaCl-)Spray, Nasenöl, -salbe, Mukolytika (topisch, systemisch)

- spezifische Immuntherapie
- Rhinochirurgie (Turbinoplastik, Septumkorrektur)

ken einer Rhinitis medicamentosa auf einen kurzen Zeitraum zu Beginn der Therapie beschränkt werden. Außerdem sollten sie nur in Kombination mit anderen Therapeutika angewandt werden.

Spezifische Immuntherapie
Beim Nachweis einer klinisch relevanten, IgE-vermittelten Sensibilisierung ist, vorausgesetzt standardisierte Allergenextrakte stehen zur Verfügung, die frühzeitige Einleitung einer spezifischen Immuntherapie sinnvoll. Diese wird traditionell subkutan verabreicht. Zunehmend alternativ anzusehen sind flüssige oder in Tablettenform verfügbare sublinguale Immuntherapeutika (s. Kapitel 5). In Studien konnte gezeigt werden, dass die spezifische Immuntherapie nicht nur die Beschwerden reduziert, sondern auch die Rate der allergischen Neusensibilisierung bei monosensibilisierten Patienten und das Risiko der Entwicklung eines Asthma bronchiale bei Patienten mit allergischer Rhinitis signifikant reduziert. Hinzu kommt ein positiver Effekt auf die häufig begleitend bestehende pollenassoziierte Nahrungsmittelallergie.

Rhinochirurgie
Ein rhinochirurgischer Eingriff sollte bei Vorliegen einer allergischen Rhinitis spezifischen Indikationen vorbehalten bleiben. Kommt es durch eine langjährige allergische Rhinitis zu einer medikamentenresistenten Nasenmuschelhyperplasie, so kann eine Nasenmuschelverkleinerung indiziert sein (Abb. 3.**5**). Sie sollte so sparsam wie möglich durchgeführt werden, um funktionstüchtige Schleimhaut zu erhalten. Eine ausgeprägte Septumdeviation oder ein Schiefstand der Nase mit entsprechender Nasenatmungsbehinderung können ebenso wie eine chronische Rhinitis ein chirurgisches Vorgehen rechtfertigen. Generell gilt, dass einem operativen Vorgehen eine konsequente medikamentöse Therapie vorausgehen und erst bei fehlendem oder unzureichendem Effekt derselben die Operation indiziert werden sollte.

---- FAZIT ----

Die allergische Rhinokonjunktivitis, eine Entzündungsreaktion der Nasenschleimhaut, ausgelöst durch eine IgE-vermittelte Reaktion auf Allergene, wird vor allem durch Pollen windbestäubter Pflanzen, Milbenkot, Schimmelpilzsporen und Tierepithelien hervorgerufen. Gemäß der neuen Klassifikation der ARIA-Initiative und der WHO werden eine intermittierende und eine persistierende Form unterschieden.

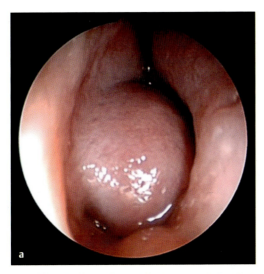
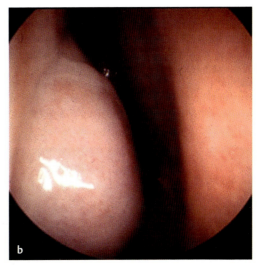

Abb. 3.**5a u. b Laserchirurgische Nasenmuschelverkleinerung bei Patienten mit multiplen Allergien und chronischer Nasenatmungsbehinderung.** Endoskopisches Bild der unteren Nasenmuschel vor (**a**) und nach Laserbehandlung (**b**).

Die Kardinalsymptome der allergischen Rhinitis sind Niesen, Nasenatmungsbehinderung, Juckreiz und wässrige Rhinorrhö; zur Diagnostik gehören die Anamnese, die Rhinoskopie, Haut- und Provokationstests, die In-Vitro-Diagnostik und die Zytologie. Auf die Beschwerden und die Ergebnisse der Diagnostik abgestimmt, werden zur Behandlung Karenzmaßnahmen, die symptomatische medikamentöse Therapie, die spezifische Immuntherapie und flankierende rhinochirurgische Maßnahmen eingesetzt.

Larynxödem, Laryngitis, Vocal Cord Dysfunction, Laryngospasmus

T. Hildenbrand und M. Tigges

Larynxödem

Ein akutes Larynxödem (Abb. 3.**6**) kann als lokale allergische Reaktion bei Nahrungsmittel- und Insektengiftallergien oder als systemische Reaktion bei generalisierten Anaphylaxien auftreten.

> **MERKE**
>
> Innerhalb der Gruppe der Nahrungsmittel sind allergisch bedingte Kehlkopfödeme mit Atemnotsanfällen besonders bei starken Hasel-, Sellerie-, Karotten- und Fischsensibilisierungen gefürchtet.

Die klinische Symptomatik reicht von leichter Dyspnoe bis zu Erstickungsanfällen mit inspiratorischem Stridor. Bei der klinischen Untersuchung zeigt sich eine glasige Schleimhautschwellung. Kommt es gleichzeitig zu einem Ödem der Zunge oder der Pharynxschleimhaut, klagen die Patienten häufig über ein Kloßgefühl und Schluckbeschwerden. Ist die Ursache des Larynxödems unklar, sollten neben Allergien auch Pseudoallergien und Komplementstörungen abgeklärt werden.

Die Therapie besteht, abhängig vom Schweregrad der allergischen Reaktion, in der Gabe von Glukokortikoiden, Antihistaminika, Sympathomimetika und Sauerstoff. Nur in Notfällen kommt es zur Intubation oder Koniotomie.

Laryngitis

Der Stellenwert der Allergie bei der chronischen Laryngitis ist weiterhin unklar. Einige Studien konnten zeigen, dass bei chronischer Laryngitis mit Dysphonie häufig eine Sensibilisierung gegenüber Inhalationsallergenen vorliegt. Es gibt jedoch keine Studien, die eine Verschlechterung der Stimme bei Allergenprovokation nachweisen konnten. Ebenso existieren keine Studien zur Verbesserung der Stimmqualität und des klinischen Larynxbefunds nach antiallergischer Therapie. Die Anwendung von glukokortikoidhaltigen Aerosolen ist bei Asthmapatienten sehr verbreitet. Sie kann allerdings auch zu einer reversiblen Störung der Stimmbandfunktion, zu Rötung und Schwellung der Schleimhaut von Pharynx und Larynx, zu einer Stimmlippenexkavation durch eine Atrophie des M. vocalis sowie zu einer Candidainfektion führen.

Vocal Cord Dysfunction

Vocal Cord Dysfunction und Laryngospasmus können anfallsartige Atembeschwerden verursachen und sind differenzialdiagnostisch von allergischen Larynxmanifestationen abzugrenzen. Sie sind nach heutigem Wissensstand nicht auf allergische Sensibilisierungen zurückzuführen.

> **MERKE**
>
> Unter Vocal Cord Dysfunction versteht man eine paradoxe Stimmlippenbeweglichkeit während der Atmung.

Während der normalen Atmung werden die Stimmlippen bei der Einatmung leicht abduziert und bei Ausatmung etwas adduziert. Diese respiratorischen Stimmlippenbewegungen erlauben einen unbehinderten Atemstrom in und aus der Lunge. Bei der Vocal Cord Dysfunction bewegen sich die Stimmlippen bei der Inspiration zur Stimmlippenmitte und engen so den Kehlkopf ein (Abb. 3.**7**). Es kommt zum inspiratorischen Stridor und zur Atemnot bis hin zu panischer Erstickungs-

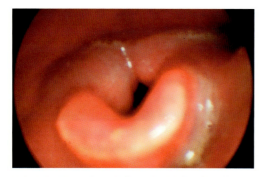

Abb. 3.**6** **Akutes Larynxödem eines Pollenallergikers nach Genuss von Haselnüssen.**

angst. Husten, Engegefühl im Hals und Heiserkeit sind weitere häufige Symptome.

Die Vocal Cord Dysfunction wird häufig mit Asthma verwechselt. Die Folge sind Fehlbehandlungen mit hoch dosierten inhalativen oder systemischen Kortikoiden oder Bronchodilatatoren, aber auch Notfallbehandlungen mit stationären Krankenhausaufnahmen, Intubationen oder Tracheotomien. Die Unterscheidung zwischen Vocal Cord Dysfunction und Asthma allein aufgrund anamnestischer Angaben ist schwierig, da bei beiden Erkrankungen über Atemnot, Husten und Stridor berichtet wird. Bei beiden Erkrankungen kann die Atemnot plötzlich auftreten. Die Lokalisierung der Atemwegsobstruktion im Kehlkopf ist ein wichtiges Unterscheidungsmerkmal, fehlende Ansprechbarkeit auf Bronchodilatatoren und Kortikosteroide ein typischer Hinweis.

Die Diagnose „Vocal Cord Dysfunction" wird durch die direkte Beobachtung der Stimmlippen bei der Laryngoskopie gestellt. In der akuten Phase sind paradoxe Stimmlippenbewegungen zu beobachten. Typischerweise liegen die vorderen beiden Drittel der Stimmlippen bei der Inspiration aneinander, während das dorsale Drittel geöffnet ist. Als Ursachen werden gastroösophagealer Reflux, Sinusitis, körperliche Belastung, Inhalationsnoxen (u.a. Chlor, Eukalyptus) und psychische Ursachen diskutiert. Differenzialdiagnostisch kommen Anaphylaxie, Asthma bronchiale, Laryngospasmus, Atemwegsfremdkörper oder organische Kehlkopfveränderungen in Betracht. Im Unterschied zu Lungenerkrankungen sind bei der Vocal Cord Dysfunction die Blutgasanalyse, der Röntgenthorax und die Lungenfunktionsprüfung unauffällig. Nur in der akuten Phase zeigt sich in der Spirometrie eine Verringerung des Atemvolumens bei der forcierten Ausatmung in der 1. Sekunde (FEV_1) und bei der Atemflowmessung ein verringerter inspiratorischer Luftstrom. Die Testung der bronchialen Hyperreaktivität fällt negativ aus. Damit ist diese Untersuchung am aussagekräftigsten zur Unterscheidung zwischen Vocal Cord Dysfunction und Asthma.

Die Behandlung der Vocal Cord Dysfunction ist interdisziplinär und besteht primär aus einer Stimmtherapie und psychosomatischer Betreuung. Der Patient ist insbesondere über die anatomischen Zusammenhänge und den harmlosen Verlauf aufzuklären. Hilfreich ist eine Biofeedback-Behandlung durch Demonstration des endoskopischen Befunds während der Atmung. Die Stimmtherapie basiert auf dem Erlernen von Techniken zur Entspannung der Atemwege und aus Atemübungen. In schweren Fällen sollte die Behandlung durch einen Psychiater unterstützt werden. Eine spezifische medikamentöse Behandlungsform steht nicht zur Verfügung. Die frühe Diagnose einer Vocal Cord Dysfunction verhindert nicht selten Folgeerkrankungen durch eine Fehlbehandlung mit Kortikoiden, wie Cushing-Syndrom, Osteoporose oder Wachstumsstörungen.

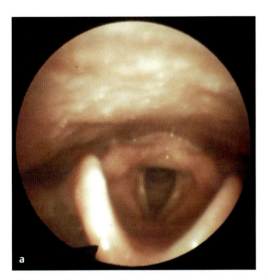 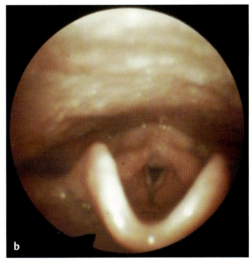

Abb. 3.**7a u. b** **Larynxbefund mit paradoxen Stimmlippenbewegungen bei einem 14-jährigen Patienten mit Vocal Cord Dysfunction. a** Abduktion während der Exspiration. **b** Abduktion während der Inspiration.

3 Allergologische Krankheitsbilder – Atemwege

Laryngospasmus

> **MERKE**
>
> Bei einem Laryngospasmus kommt es durch eine krampfhafte Adduktion der Stimmlippen zu einem plötzlichen Verschluss der Stimmritze. Synonyme sind „Ictus laryngis" und „Stimmritzenkrampf".

Der Laryngospasmus ist am ehesten bei der Ein- oder Ausleitung von Narkosen bekannt und gefürchtet. Bei betroffenen Patienten kann er jederzeit ohne Vorzeichen auftreten und bis zur Bewusstlosigkeit führen. Wie bei der Vocal Cord Dysfunction werden gastroösophagealer Reflux und psychische Ursachen als Auslöser diskutiert. Der Stimmlippenkrampf dauert nur einige Sekunden und löst sich dann wieder spontan.

Die Diagnose ist bei unauffälligem laryngoskopischem Befund fast ausschließlich über anamnestische Angaben zu stellen. Die Behandlung besteht wie bei der Vocal Cord Dysfunction in der Beruhigung des Patienten.

Der Begriff des Laryngospasmus sollte nicht mit einer spasmodischen Dysphonie verwechselt werden. Hierbei handelt es sich um eine spastische Verengung oder Erweiterung der Glottis beim Sprechen. Bei der spastischen Dysphonie kommt es nicht zu plötzlicher Atemnot. Sie ist vielmehr in den Kreis der sog. Dystonien einzuordnen, wie der Blepharospasmus oder der Torticollis spasticus. Eine Behandlung mit Botulinumtoxin ist möglich.

> **FAZIT**
>
> Ein akutes Larynxödem kann als lokale allergische Reaktion bei Nahrungsmittel- (bei starken Hasel-, Sellerie-, Karotten- und Fischsensibilisierungen) und Insektengiftallergien oder als systemische Reaktion bei generalisierten Anaphylaxien auftreten. Dagegen ist bis jetzt nicht geklärt, ob die chronische Laryngitis allergisch verursacht wird.
> Vocal Cord Dysfunction (VCD) und Laryngospasmus können anfallsartige Atembeschwerden verursachen. Sie sind nach heutigem Wissensstand nicht auf allergische Sensibilisierungen zurückzuführen. Die Vocal Cord Dysfunction wird häufig mit Asthma verwechselt. Wie bei der Vocal Cord Dysfunction werden auch beim Laryngospasmus gastroösophagealer Reflux und psychische Ursachen als Auslöser diskutiert.

Allergien der unteren Atemwege

Asthma bronchiale

J. C. Virchow

Asthma ist durch anfallsartige Atemnot und Husten sowie die Überempfindlichkeit der Atemwege auf allergische (spezifische) und nicht allergische (unspezifische) Atemwegsreize charakterisiert. Der Schweregrad ist inter- und intraindividuell unterschiedlich und reicht von leichten saisonalen Beschwerden bis hin zum Tod im schweren Asthmaanfall (Status asthmaticus). Noch Anfang des 20. Jahrhunderts wurde Asthma als neurotische Krankheit betrachtet und mit Kaffee oder Tee und später mit Theophyllin und Adrenalin behandelt. In den 1950er-Jahren entdeckte man die beeindruckende antiasthmatische Wirkung systemischer Glukokortikosteroide und führte deren Wirkung auf die Beeinflussung der Eosinophilie im peripheren Blut zurück. In der 2. Hälfte des letzten Jahrhunderts wurde die Beteiligung von Mastzellen und deren Interaktion mit allergenspezifischem IgE erkannt, später die Beteiligung aktivierter T-Lymphozyten sowie Makrophagen. Heute wird das Asthma bronchiale als eine chronisch-entzündliche Erkrankung der Atemwege definiert, an der vielfältige Zellgruppen beteiligt sind.

Epidemiologie

Asthma bronchiale ist eine der häufigsten chronischen Erkrankungen, die besonders Kinder, Jugendliche und Erwachsene im berufstätigen Alter betrifft. Die Mehrzahl erkrankt vor dem 30. Lebensjahr. Bis zu 17 % aller Kinder und bis zu 10 % aller Erwachsenen sollen an Asthma bronchiale leiden. Die letzten 3 Jahrzehnte sahen eine Zunahme von Inzidenz und Prävalenz der Erkrankung, was mit dem westlichen Lebensstil und einer daraus resultierenden Fehlprogrammierung des adaptiven Immunsystems durch abnehmenden Kontakt mit bakteriellen und viralen Erregern in Verbindung gebracht wurde. In den letzten Jahren nimmt, vor allem in den Ländern mit hoher Prävalenz, die Zahl der Erkrankten jedoch nicht mehr zu.

> **MERKE**
>
> Die frühzeitige Diagnostik und Einleitung einer antientzündlichen Therapie werden heute als die maßgebenden Faktoren angesehen, die der Mehrzahl der Erkrankten erlauben, ein weitgehend beschwerdefreies Leben zu führen.

Asthma bronchiale

Ätiologie und Pathogenese
Man unterscheidet folgende Formen des Asthmas:
- *Allergisches Asthma:* Bei der Mehrzahl der Patienten besteht ein atopisches Asthma bronchiale, d. h., die Kranken neigen zur Bildung von IgE-Antikörpern gegen nicht pathogene Umweltallergene. Die klinische Bedeutung dieser Sensibilisierung und deren direkte Auswirkung auf Symptome und Verlauf der Erkrankung sind individuell unterschiedlich und scheinen mit zunehmender Erkrankungsdauer abzunehmen. Die Inhalation (seltener die Ingestion) von Allergenen verursacht akute Episoden bronchialer Obstruktion, die in weniger als 5 min nach Allergeninhalation einsetzten und Stunden anhalten können. Bei der Mehrzahl der Betroffenen kommt es bei einer modellhaften Inhalationsprovokation zur sog. Frühreaktion, d. h. einem rasch einsetzenden Abfall der Lungenfunktion durch Zunahme der Bronchialobstruktion. Diese bessert sich nach ca. 60 min, kann sich aber ohne weiteren Allergenkontakt nach ca. 6-10 h erneut verschlechtern (allergische Spätreaktion). Bei der allergischen Frühreaktion kommt es zur Freisetzung von Mediatoren aus Mastzellen (Histamin, Leukotrienen usw.), während die Spätreaktion mit dem Einstrom von eosinophilen Granulozyten, aktivierten T-Lymphozyten, dendritischen Zellen und anderen Immunzellen einhergeht.
- *Intrinsisches Asthma:* Beim intrinsischen Asthma sind keine allergischen Auslöser bekannt; die Ätiologie ist weitgehend unklar. Chronisch-progredienter Verlauf, Assoziation mit chronischer T-Zell-Aktivierung, rezidivierende Infekte der Atemwege und Gemeinsamkeiten mit Autoimmunphänomenen lassen eine Autoimmunpathogenese vermuten.
- *Gemischtförmiges Asthma:* Neben der allergischen und intrinsischen Form unterscheidet man das gemischtförmige Asthma, bei dem Sensibilisierungen nachweisbar sind, jedoch nicht in klarem Zusammenhang mit den asthmatischen Beschwerden stehen.

Allen Formen gemeinsam ist die bronchiale Entzündung, die bei entsprechender genetischer Disposition asthmatische Symptome auslöst. Dazu gehört auch die charakteristische Überempfindlichkeit der Atemwege (bronchiale Hyperreagibilität, Airway Hyperresponsiveness) auf unspezifische Atemwegsirritanzien, wie Rauch, Nebel oder Kaltluft, oder auf körperliche Anstrengung (anstrengungsinduziertes Asthma). Individuell verschieden ist die Reaktion auf scharfe Gerüche und Dämpfe. Die Atemwegsobstruktion kann auch spontan unter psychischer Belastung auftreten. Fast regelmäßig verschlechtert sich Asthma durch Infekte der oberen und unteren Atemwege. Da die Atemwegsobstruktion besonders im Frühstadium spontan oder auf medikamentöse Therapie vollständig verschwinden kann, spricht man in diesem Stadium von einer reversiblen Atemwegsobstruktion.

Die Bronchialschleimhaut ist beim Asthma mit Eosinophilen, aktivierten Lymphozyten und Mastzellen infiltriert. Mastzellen setzen Histamin und Leukotriene frei, die zur reversiblen Bronchokonstriktion beitragen. Lymphozyten, aber auch Mastzellen und Makrophagen setzen Zytokine frei, die wiederum für die Eosinophilie und andere Komponenten der asthmatischen Entzündung verantwortlich sind. IL-4 und IL-13 können das Überleben und die Aktivierung von Eosinophilen steigern und darüber hinaus in B-Lymphozyten eine IgE-Immunantwort initiieren. IL-5, GM-CSF und andere Faktoren (Chemokine) aktivieren Eosinophile und verlängern deren Überleben. Produkte der Eosinophilen wiederum, insbesondere die zytotoxischen Proteine ECP und MBP, schädigen das Atemwegsepithel und tragen durch Bildung bronchokonstriktorischer Mediatoren, wie der Cysteinyl-Leukotriene-C_4, -D_4 und -E_4 zur reversiblen Bronchokonstriktion bei. IL-13 wird beim Asthma und anderen Lungenerkrankungen zudem mit der Fibrosierung der Atemwege assoziiert. Viele andere Mediatoren sind beim Asthma erhöht, ohne dass deren pathogenetische Bedeutung im Detail bekannt ist. Neue Aspekte zum Verständnis des Zusammenspiels der Entzündungszellen und der Chronifizierung sowohl beim allergischen als auch beim intrinsischen Asthma bieten aktivierte dendritische Zellen, die die T-Zell-Entzündung steuern. Der Bezug der endobronchialen Entzündung zur Hyperreagibilität der Atemwege wird mit sog. Neurotrophinen, Mediatoren, die das autonome Nervensystem der Lunge beeinflussen, nur teilweise erklärt. Weitere Aufschlüsse werden von Mediatoren wie Adenosintriphosphat (ATP) als proinflammatorischem Botenstoff und Chitinase-like-Protein erwartet, beides Stoffe, deren Konzentration beim Asthma erhöht ist.

Eine schematische Übersicht über moderne Vorstellungen zu den entzündlichen Mechanismen beim Asthma gibt Abb. 3.**8**.

Abhängig von Dauer und Intensität der bronchialen Entzündung kommt es in den Atemwegen zu strukturellen Veränderungen, die als „Remodeling" bezeichnet werden und Anteil an der irreversiblen Komponente der Obstruktion haben. Histologisch ist das Asthma bronchiale durch eine Hypertrophie der glatten Muskulatur und des submukösen Drüsenapparats, eine Verdickung der Basalmembran (die als charakteristisch angesehen wird), eine subepitheliale Ablagerung von Fibroblasten und zusätzlich durch eine Neoangiogenese gekennzeichnet. Die Morphologie der Atemwege verändert sich irreversibel. Die kleinen Atemwege werden durch die Verdickung und den Umbau der Atemwegswand von der elastischen Retraktionskraft des Lungenparenchyms abgekoppelt; es entsteht eine zunehmend therapierefraktäre, durch Strukturveränderungen determinierte Atemwegsverengung, die wegen der irreversiblen Atemwegsobstruktion oft mit einer chronisch-obstruktiven Lungenerkrankung verwechselt wird (Tab. 3.**4**).

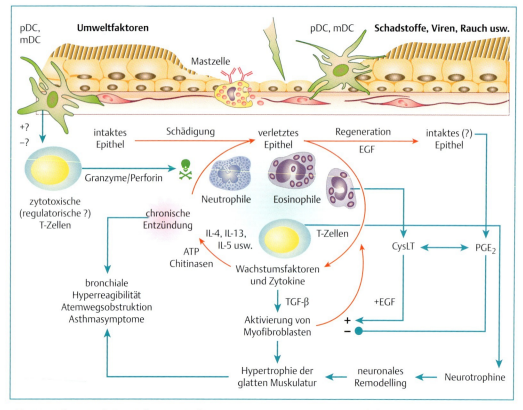

Abb. 3.**8** **Schematische Darstellung zur Asthmapathogenese.** Neben der Epithelschädigung durch exogene Allergene oder Schadstoffe und der asthmaspezifischen, sub- und intraepithelialen Entzündung mit Eosinophilen und T-Lymphozyten kommt es im Rahmen von Reparaturvorgängen zu einer Verdickung der Basalmembran und einer Hypertrophie der glatten Muskulatur. Dies wirkt sich auf die bronchiale Obstruktion und Hyperreagibilität aus, zu der auch die endobronchiale Neurotrophinsynthese beiträgt.

ATP = Adenosintriphosphat
pDC = plasmazytoide dendritische Zelle
mDC = myeloide dendritische Zelle
EGF = Epidermal Growth Factor
CysLT = Cysteinyl-Leukotrien
PGE = Prostaglandin E
TGF = Transforming Growth Factor

Asthma bronchiale

> **MERKE**
>
> Es gilt die Regel:
> - Je mehr geraucht wurde,
> - je irreversibler die Atemwegsobstruktion,
> - je älter der Patient,
> - je mehr Belastungsatemnot vorliegt,
> - je hyperkapnischer der Patient ist und
> - je mehr Komorbidität vorhanden ist,
>
> desto eher handelt es sich um eine chronisch-obstruktive Lungenerkrankung.

Tab. 3.4 Klinische Differenzialdiagnose Asthma/chronisch-obstruktive Lungenerkrankung.

Merkmal	Asthma	Chronisch-obstruktive Lungenerkrankung
Beginn	Kindheit/Jugend	> 40 Jahre
Rauchen	Nichtraucher > Raucher	Raucher
nächtliche Beschwerden	anfallsartige Atemnot	Belastungsdyspnoe
Allergie	häufig	selten
Verlauf	variabel	progredient
Obstruktion	variabel	persistierend
Reversibilität	> 20 % (FEV_1)	< 15 % (FEV_1)
Hyperreaktivität	regelhaft	gelegentlich
Ansprechen auf Kortison	regelhaft	gelegentlich
Auswurf	wenig	viel

Klinik

Die Atemwegsobstruktion ist Folge der Atemwegsentzündung. Sie ist, besonders bei leichten Formen, auf medikamentöse Therapie hin oder auch spontan reversibel; so können sich beschwerdefreie und symptomatische Episoden beim Asthma abwechseln.

Allergisches Asthma bronchiale
Das allergische Asthma ist typischerweise eine Erkrankung der Säuglinge, Kleinkinder, Jugendlichen und jungen Erwachsenen. In den letzten Jahrzehnten finden sich aber auch zunehmend Patienten jenseits des 40. und sogar des 50. Lebensjahrs, die eine allergische Sensibilisierung mit asthmatischer Symptomatik entwickeln. Die Familienanamnese der Betroffenen ist oft positiv. Kinder von Eltern mit Allergien und besonders mit Asthma haben ein erhöhtes Risiko, selbst an Asthma zu erkranken. Andere atopische Erkrankungen sind in der Eigenanamnese häufig: Milchschorf und Nahrungsmittelallergien im Säuglingsalter, oft gepaart mit atopischer Dermatitis und allergischer Rhinokonjunktivitis, gehen dem Asthma vielfach voraus. Typische Inhalationsallergene beim Asthma sind:
- Gräser- und Roggenpollen
- Baumpollen (insbesondere Birke, Erle, Haselnuss)
- Hausstaubmilben (Dermatophagoides pteronyssinus, -farinae u. a.)
- Tierallergene (Katze, Hund, Pferd, Nagetiere usw.)
- Kräuterpollen
- Schimmelpilzsporen

Nahrungsmittel als Auslöser allergischer Asthmabeschwerden sind selten, werden jedoch in den letzten Jahren häufiger.

Als Beschwerden werden von den Patienten Husten, anstrengungsbedingte Atemnot, nächtliche Atembeschwerden mit „pfeifender" Atmung, thorakales Engegefühl und Leistungsminderung angegeben. Die Beschwerden können spontan sistieren, bei Kontakt mit entsprechenden Auslösern aber jederzeit erneut auftreten. Charakteristisch für Asthma und daher auch anamnestisch hilfreich ist die bronchiale Hyperreagibilität nicht nur gegenüber Allergenen, sondern auch gegenüber unspezifischen Reizen. Nebel, kalte, trockene Luft, scharfe Gerüche und Rauch (Passivrauchen!) lösen Asthmaanfälle aus. Der zirkadiane Beschwerdegipfel, ebenfalls ein Charakteristikum des Asthmas, liegt typischerweise in den frühen Morgenstunden bzw. beim Aufstehen.

> **MERKE**
>
> Besonders bei leichtem Asthma bronchiale können die Patienten tagsüber völlig beschwerdefrei sein, sodass klinische Untersuchung und Lungenfunktionsprüfungen normale Befunde ergeben und die Patienten nicht selten als Simulanten oder als psychosomatisch erkrankt eingestuft werden.

Die asthmatische Atemwegsobstruktion sorgt pathophysiologisch dafür, dass die Exspiration behindert wird. Patienten klagen bei Asthmaanfällen darüber, dass sie nicht einatmen können und nicht genug Luft in die Lunge gelangt. Ursache ist die obstruktionsbedingte Überblähung der Lunge wegen unzureichender Ausatmung. Mit einer ausführlichen Allergieanamnese lässt sich klinisch eine saisonale oder perenniale Häufung der Beschwerden erfragen und das Sensibilisierungsspektrum eingrenzen. Ständiger Allergenkontakt, z. B. mit Katzen im Haushalt, verursacht allerdings oft keine wahrnehmbare Symptomverschlechterung und lässt eine klare Beziehung zwischen Allergenquelle und Beschwerden vermissen.

Gemischtförmiges Asthma bronchiale
Die Klinik dieses Krankheitsbilds ist weniger charakteristisch als die des allergischen Asthmas. Viele Patienten mit langjährigem Asthma berichten, dass mit zunehmender Dauer der Erkrankung die allergisch verursachten Beschwerden in den Hintergrund treten und sich das Asthma spontan, bei Kontakt mit unspezifischen Atemwegsreizen oder im Rahmen von Infekten der oberen und unteren Atemwege verschlechtert. Die allergische Diathese mit positivem Hauttest, erhöhtem Gesamt-IgE sowie erhöhten allergenspezifischen IgE-Antikörpertitern besteht zwar fort, doch lässt sich deren klinischer Bezug zu den asthmatischen Beschwerden weder anamnestisch noch klinisch überzeugend belegen. Der Verlauf der Erkrankung ist bei Patienten mit gemischtförmigem Asthma bronchiale einem intrinsischen Asthma oft sehr ähnlich.

Intrinsisches Asthma bronchiale
Diese Form des Asthmas tritt typischerweise bei Patienten in der 2. Lebenshälfte nach dem 40. Lebensjahr auf. Die Pathogenese des intrinsischen Asthmas liegt nach wie vor im Dunkeln, auch wenn eine chronische T-Zell-Aktivierung im Sinne einer Autoimmunerkrankung mit einer endogenen Antigenstimulation diskutiert wird. Anamnestisch werden häufig protrahierte Infekte der oberen und unteren Atemwege angegeben, die der Erstmanifestation vorausgehen. Oft besteht eine chronisch-polypöse Rhinosinusitis, die vor der Asthmaerkrankung in Erscheinung treten kann. Definitionsgemäß sind die IgE-Spiegel im Serum normal und weder anamnestisch noch klinisch ergeben sich Hinweis für eine Sensibilisierung gegenüber exogenen Allergenen (Adult-onset-Asthma). Patienten mit intrinsischem Asthma leiden überdurchschnittlich häufig an einer erworbenen Unverträglichkeit gegen NSAID, wie Azetylsalizylsäure, Ibuprofen, Piroxicam, Metamizol, u. a. einhergehend mit einer ausgeprägten Eosinophilie im peripheren Blut, im Sputum und in Schleimhautbiopsien. Das in diesen Fällen diagnostizierte Analgetika-Asthma-Syndrom wird auch als „aspirininduziertes Asthma" (AIA) oder als „Aspirin-exacerbated respiratory Disease" (AERD) bezeichnet. Der vermehrte Übergang eines intrinsischen Asthmas in ein Churg-Strauss-Syndrom wird diskutiert.

Tab. 3.**5** gibt eine Übersicht über die differenzialdiagnostischen Unterschiede zwischen allergischem und intrinsischem Asthma.

Berufsbedingtes Asthma
Berufsbedingte Sensibilisierungen und daraus resultierende asthmatische Beschwerden sind häufig und werden oft nicht diagnostiziert. Wenn eine allergische Sensibilisierung besteht, wird die berufsbedingte Komponente leicht übersehen. Bei berufsbedingt erworbenen Sensibilisierungen ist eine Berufserkrankung nach Ziffer 4301 der geltenden Berufskrankheitenverordnung (allergisches Asthma bronchiale einschließlich Rhinopathie) abzuklären. Eine Rhinokonjunktivitis, ausgelöst durch Allergene am Arbeitsplatz, ist ausreichend, um eine berufsbedingte Sensibilisierung und damit eine Berufskrankheit zu verifizieren.

MERKE

Schon der Verdacht auf eine berufsbedingte allergische Rhinokonjunktivitis oder ein berufsbedingtes Asthma bronchiale muss der zuständigen Berufsgenossenschaft gemeldet werden.

Die Unfallversicherung erkennt darüber hinaus das „chemisch/physikalisch-irritative Asthma bronchiale" mit der Berufskrankheit Nummer 4302 an, wobei die Unterscheidung zwischen dieser Erkrankung und der chronisch-obstruktiven Lungenerkrankung oft schwierig ist, da viele dieser Patienten auch rauchen oder geraucht haben. Die Patienten leiden unter einer mehr oder weniger fixierten obstruktiven Atemwegserkrankung, verursacht durch exogene Reize am Arbeitsplatz. Die Berufsbedingtheit ist nach Maßgabe der Unfallversicherung dann anzunehmen, wenn eine überwiegende Wahrscheinlichkeit dafür besteht.

Tab. 3.5 Differenzialdiagnose des allergischen und des intrinsischen Asthmas (Virchow et al. 1997).

Merkmal	Allergisches Asthma	Intrinsisches Asthma
Symptome		
• Erkrankungsbeginn	vor dem 30. Lebensjahr	nach dem 40. Lebensjahr
• Familienanamnese	+	-
• andere atopische Manifestationen	+	-
• saisonale/ortsabhängige Symptome	nach Sensibilisierung	-
• perenniale Symptome	nach Sensibilisierung	+
• Anfallscharakter der Atemnot	+	-
Allergietests		
• Haut-Prick-Test	+	-
• Gesamt-IgE	erhöht	normal
• spezifisches IgE	nachweisbar	-
Bestimmung der Eosinophilie		
• Eosinophilie	+	++
• Sputumeosinophilie	+	++
Begleiterscheinungen		
• chronische Sinusitis	-	+
• Analgetika-Asthma-Syndrom	selten	+
• therapeutische Beeinflussbarkeit	+	-
Kortikoidtherapie		
• kortikoidfreie Intervalle	+	-
• Kortikoidbedarf	-	+

Asthma und Rhinitis

Viele Patienten mit Asthma leiden unter einer allergischen Rhinitis, die wiederum wesentlicher Risikofaktor für ein allergisches Asthma ist. Neuere Studien betonen die engen pathophysiologischen Gemeinsamkeiten zwischen Asthma und Rhinitis und legen nahe, dass eine gemeinsame Therapiestrategie der oberen und unteren Atemwege klinisch vorteilhaft ist.

---- MERKE ----
Dementsprechend wird empfohlen, bei Patienten mit Asthma auch eine Rhinitisdiagnostik einzuleiten und Behandlungsstrategien zu entwerfen, bei denen obere und untere Atemwege berücksichtigt werden.

Diagnostik

Anamnese

Die Anamnese ist bei Asthmatikern individuell sehr unterschiedlich. Leichte Formen äußern sich oft nur mit Husten, andere mit intermittierenden oder regelmäßigen nächtlichen Atemnotattacken. Kinder haben Husten sowie Atemnotanfälle gelegentlich nur bei körperlicher Anstrengung. Das Spektrum der asthmatischen Beschwerden reicht bis zur schweren, invalidisierenden Daueratemnot mit fixierter, kaum reversibler Atemwegsobstruktion. Häufige anamnestische Angaben sind ein thorakales Druck- und Engegefühl und im Rahmen körperlicher Anstrengung einsetzende Atemnot mit Leistungseinschränkung. Oft wird über wenig, schwer abhustbares Sekret berichtet. Ein hartnäckiges Globusgefühl ist vor allem bei Frauen häufig. Bei der Anamneseerhebung muss detailliert nach exogenen Auslösern, in erster Linie nach Inhalationsallergenen, gefragt werden: Der saisonale oder perenniale Charakter der Beschwerden kann so bereits Hinweise auf das Sensibilisierungsspektrum geben. Darüber hinaus ist für das Asthma bronchiale die anamnestisch wie klinisch fassbare bronchiale Hyperreagibilität charakteristisch: Kontakt mit unspezifischen Atemwegsreizen, wie Nebel, kalter Luft, Zigarettenrauch, Abgasen oder scharfen Gerüchen, aber auch psychische Belastungen können Atemnotanfälle auslösen. Patienten mit Asthma nehmen das Ausmaß der Atemwegsobstruktion individuell unterschiedlich wahr; vor allem Patienten mit schwerem Asthma sind oft nicht in der Lage, den Schweregrad ihrer Atemwegsobstruktion richtig einzuschätzen, was die Notwendigkeit unterstreicht, den Schweregrad eines Asthmas mit Lungenfunktionsmessungen zu quantifizieren.

Neuere Untersuchungen zeigen, dass sich mithilfe validierter Fragebögen, wie dem Asthma-Control-Test (ACT) oder dem Asthma-Quality-of-Life-Questionnaire (AQLQ), die Lebensqualität des Patienten strukturiert erfassen lässt und diese Methoden zur Therapiesteuerung beitragen können.

Auskultation

Bei manifester Atemwegsobstruktion lässt sich über der Lunge ein basal betontes, endexspiratorisches Giemen, Pfeifen und Brummen auskultieren. Diese Befunde sind für Asthma typisch, aber nicht spezifisch. Die Atemwegsobstruktion verlängert zudem das Exspirium. Die Auskultation ist generell jedoch ungeeignet, das Ausmaß der Atemwegsobstruktion zu quantifizieren. Schwere Atemwegsobstruktion kann das Atemgeräusch abschwächen oder sogar vollständig aufheben (Silent Chest). Hingegen kann die Zunahme der o. g. Auskultationsphänomene anzeigen, dass zuvor unzureichend belüftete Areale bei rückläufiger Obstruktion wieder ventiliert werden.

Lungenfunktionsprüfung

- **Standardmessungen:** Die Lungenfunktionsprüfung ist zur Diagnostik und Therapie eines Asthma bronchiale unerlässlich. Mit ihrer Hilfe lassen sich das Ausmaß und damit der Schweregrad der Atemwegsobstruktion bestimmen und zirkadiane Schwankungen, Besserung unter Therapie oder allfällige Verschlechterungen erkennen. In der allergologischen Praxis steht neben Peak-Flow-Messungen die Spirometrie zur Messung der dynamischen Lungenvolumina (vor allem die FEV_1, die Vitalkapazität, der Tiffeneau-Index und die exspiratorischen Flüsse) zur Verfügung. Peak-Flow- wie FEV_1-Messungen erfassen vorwiegend die Obstruktion der großen Atemwege und sind weniger geeignet, die peripher liegende Obstruktion der kleinen Atemwege zu registrieren. Hilfreich ist hier die Ganzkörperplethysmografie, bei der sich der Atemwegswiderstand und das Ausmaß der Lungenüberblähung anhand des Residualvolumens bestimmen lassen.
- **Reversibilitätsprüfung:** Ein Charakteristikum des Asthma bronchiale ist die reversible Atemwegsobstruktion. Dabei ist die FEV_1 im Vergleich zur Vitalkapazität klassischerweise überproportional reduziert (reduzierter Tiffeneau-Index). Typisch ist, dass die FEV_1 deutlich ansteigt oder sich normalisiert, wenn der Patient ein β_2-Sympathomimetikum, z. B. Salbutamol, inhaliert. Dies wird als Reversibilitätsprüfung bezeichnet.
- **Unspezifische bronchiale Provokation:** Bei leichtem Asthma ist die Lungenfunktion oft normal oder nur grenzwertig eingeschränkt. Trotz nächtlicher Beschwerden kann eine anschließende Lungenfunktionsprüfung tagsüber normale Werte ergeben. Zur Diagnose eines Asthmas macht man sich hier die charakteristische bronchiale Hyperreagibilität zunutze. Durch eine inhalative Provokation mit bronchoaktiven Substanzen, wie Histamin, Methacholin oder Carbachol, lässt sich bei Patienten mit leichtem

Asthma und normaler Lungenfunktion dosisabhängig eine Atemwegsobstruktion auslösen, die bei Normalpersonen ausbleibt.
- *Physikalische Belastungsprovokation:* Aufgrund der bronchialen Hyperreagibilität kommt es bei Patienten mit Asthma bei körperlicher Anstrengung, vermutlich durch Änderung der Osmolalität der die Atemwege benetzenden Flüssigkeit, zu bronchialer Obstruktion (Exercise-induced Asthma). Körperliche Anstrengung in Verbindung mit Hyperventilation von trockener und insbesondere kalter Luft verursacht diese Beschwerden. Bei einer submaximalen Laufbandbelastung über ca. 6 min lässt sich Anstrengungsasthma provozieren. Es handelt sich dabei keinesfalls um eine eigenständige Form des Asthmas, sondern um eine Manifestation der bronchialen Hyperreagibilität. Typischerweise tritt Anstrengungsasthma erst nach Beendigung der Anstrengung auf und kann durch mehrmalige submaximale (Vor-)Belastungen durchbrochen werden.
- *Kaltluftprovokation:* Alternativ besteht die Möglichkeit, eine Atemwegsobstruktion durch Einatmung kalter, isokapnischer Luft zu provozieren. Diese Provokation orientiert sich an der klinischen Angabe vieler Patienten, bei Kontakt mit kalter Luft mit Bronchialobstruktion zu reagieren. Jedoch bedarf die Kaltluftprovokation eines nicht unwesentlichen apparativen Aufwands und wird von Patienten oft als unangenehm empfunden.
- *Spezifische (allergen-)inhalative Provokation:* Patienten mit allergischem Asthma leiden unter einer allergischen Sensibilisierung gegen inhalative Allergene der Umwelt oder des Arbeitsplatzes. Kontakt mit den entsprechenden Allergenen führt durch eine mastzellvermittelte Bronchialobstruktion zu akuter Atemnot. Während sich die klinische Relevanz von Allergenen heute durch eine ausführliche Allergieanamnese, den Haut-Prick-Test und ggf. die Messung von spezifischen IgE-Antikörpern hinreichend beurteilen lässt, ist in Einzelfällen, z. B. beim Nachweis einer berufsbedingten Sensibilisierung, eine spezifische Allergenprovokation erforderlich. Hierbei werden steigende Konzentrationen von Allergenlösungen inhaliert und die Lungenfunktion in Abständen von ca. 30 min gemessen. Da es nach Allergenprovokation bei der Mehrzahl der Patienten zu einem Anstieg der bronchialen Hyperreagibilität und damit zu einer Verschlechterung der Symptomatik kommt, wird die spezifische Allergenprovokation heute nur noch selten eingesetzt. Da auch unspezifische, inhalative Provokationen das Risiko einer schweren Obstruktion bergen, sind inhalative Provokationen dem erfahrenen Facharzt vorbehalten, der in Diagnostik und Therapie akuter Atemnotsanfälle geschult und erfahren ist.
- *Lungenfunktionsverlaufskontrollen:* Hierzu lassen sich Peak-Flow-Meter verwenden, mit denen der Patient selbst die Obstruktion besonders der großen Atemwege auch außerhalb der Praxis messen und dokumentieren kann. Peak-Flow-Meter sind jedoch ungeeignet, die Obstruktion der peripheren Atemwege zu objektivieren. Die Messungen sind bei schwerem Asthma mit Neigung zu starken tageszeitlichen Schwankungen, bei der Suche nach Auslösern von Atemwegsobstruktionen im Tagesverlauf oder auch zur Dokumentation des Behandlungserfolgs sinnvoll, zumal subjektive Beschwerden oft nicht mit dem Ausmaß der Atemwegsobstruktion korrelieren. Bei entsprechend geschulten und erfahrenen Patienten können sie auch zur Steuerung der Dauermedikation eingesetzt werden. Inwieweit die Peak-Flow-Messung Vorteile im Vergleich zu standardisierten Fragebögen aufweist, ist umstritten.

Allergiehauttestung
Eine spezifische, IgE-vermittelte Sensibilisierung lässt sich vergleichsweise sicher und einfach an der Haut nachweisen. Hierzu stehen der Prick-, der Intrakutan-, der Reib-, der Scratch- und der Prick-zu-Prick-Test zur Verfügung (s. Kapitel 4).

Labordiagnostik bei Asthma bronchiale
- *Differenzialblutbild:* Charakteristisch für das allergische und intrinsische Asthma bronchiale ist die Eosinophilie des peripheren Blutes. Dies kann differenzialdiagnostisch vor allem zur Abgrenzung einer chronisch-obstruktiven Lungenerkrankung hilfreich sein. Sehr hohe Eosinophilenzahlen lassen differenzialdiagnostisch an ein Churg-Strauss-Syndrom denken.
- *ECP-Serumspiegel:* Das ECP ist ein Syntheseprodukt der Eosinophilen. Es besitzt eine toxische Wirkung und lässt sich bei Patienten mit Asthma im Serum in erhöhter Konzentration nachweisen. Die Messung des ECP liefert vergleichbare Informationen, wie die Messung der Eosinophilie im peripheren Blut.

- *Gesamt-IgE:* Ein erhöhter Gesamt-IgE-Spiegel ist Zeichen einer atopischen Diathese und weist auf eine allergische Komponente der Atemwegsbeschwerden hin. Doch können bei Asthma bronchiale die Gesamt-IgE-Titer auch unspezifisch erhöht sein. Die Messung des Gesamt-IgE wird daher heute zur Allergiediagnostik nicht mehr generell empfohlen.
- *Spezifische IgE-Bestimmung (Radioallergosorbenttest):* Eine Kombination aus sorgfältiger Allergieanamnese und Hauttests erlaubt bei vielen Patienten bereits eine enge Eingrenzung des Allergenspektrums. Bei unklaren oder divergierenden Befunden, aber auch bei Kleinkindern und bei Patienten mit Hauterkrankungen, die eine Prick-Testung nicht erlauben oder bei denen Antihistaminika nicht abgesetzt werden können, vermag die Bestimmung der spezifischen IgE-Antikörper gegen Einzelallergene die allergologische Abklärung zu ergänzen und eine klinische Relevanz der entsprechenden Sensibilisierung nachzuweisen.
- FE_{NO}*-Messung:* Untersuchungen der letzten Jahre haben gezeigt, dass die Messung der FE_{NO}-Konzentration (Konzentration von Stickstoffmonoxid in der Ausatemluft) diagnostische und therapeutische Bedeutung besitzt. Die FE_{NO}-Konzentrationen sind bei instabilem Asthma erhöht und bessern sich unter entsprechender Therapie. Neuere Studien an größeren Kollektiven stellen den Wert einer FE_{NO}-Bestimmung jedoch infrage; insofern kann sie nicht generell zur Diagnostik oder Therapiesteuerung empfohlen werden. Darüber hinaus ist zu beachten, dass Inhalationsrauchen die FE_{NO}-Konzentration senkt.
- *Sputumzytologie:* Für Asthma charakteristisch ist eine ausgeprägte Eosinophilie bei der zytologischen Untersuchung des Sputums. Ähnlich wie die Eosinophilie des peripheren Blutes signalisiert dieser Befund ein gutes Ansprechen auf Glukokortikosteroide.
- *Blutgasanalyse:* Die Blutgasanalyse gehört nicht zur Standarddiagnostik des Asthma bronchiale. Im Gegensatz zur differenzialdiagnostisch oft infrage kommenden chronisch-obstruktiven Lungenerkrankung findet sich beim Asthma selbst unter ausgeprägter Symptomatik und schwerer Atemwegsobstruktion eine Normobis Hypokapnie. Hyperkapnische oder hoch normale $PaCO_2$- (Kohlendioxidpartialdruck-)Werte während eines Asthmaanfalls können bei den betroffenen Patienten auf eine Dekompensation der Atempumpe und auf ein drohendes Atemversagen hinweisen.

Differenzialdiagnose

Asthma bronchiale ist in erster Linie von der *chronischen Bronchitis* bzw. der *chronisch-obstruktiven Bronchitis (COPD)* abzugrenzen. Speziell bei Patienten, die jahrelang geraucht haben, sind Asthma und chronisch-obstruktive Bronchitis nur schwer zu differenzieren. Bei der chronischen und der chronisch-obstruktiven Bronchitis sind Inhalationsrauchen oder zumindest der langjährige Kontakt mit Verbrennungsrückständen organischer Materialien wichtige Risikofaktoren. Patienten mit chronisch-obstruktiver Bronchitis sind meist älter, nächtliche Beschwerden bei dieser Erkrankung seltener. Die Reversibilität auf Bronchodilatatoren ist geringer ausgeprägt als beim Asthma. Allerdings können auch Patienten mit chronisch-obstruktiver Bronchitis eine deutliche Besserung der Atemwegsobstruktion auf Bronchodilatatoren aufweisen und bei schwerem Asthma die Phasen der Reversibilität eingeschränkt sein. Patienten mit chronisch-obstruktiver Bronchitis haben seltener eine bronchiale Hyperreagibilität und sprechen schlechter auf inhalative Glukokortikosteroide an.

Die *gastroösophageale Refluxkrankheit* (Gastroesophageal Reflux Disease, GERD) kann asthmaähnliche Beschwerden verursachen und kommt bei Asthmakranken häufig vor. Sie ist zwar keine Ursache des Asthmas, kann aber klinisch das Beschwerdebild aggravieren. Patienten mit Asthma bronchiale, die in der pH-Metrie einen gastroösophagealen Reflux aufweisen, können von einer Therapie des gastroösophagealen Refluxes hinsichtlich ihrer Asthmasymptomatik profitieren.

Das *Vocal-Cord-Dysfunktionssyndrom* ist eine seltene, vermehrt bei jüngeren Frauen anzutreffende Stimmbandstörung, die mit Asthma verwechselt werden kann. Beide Erkrankungen können gemeinsam auftreten. Sie basiert auf einer Fehlfunktion der Stimmbänder in Inspiration bzw. Exspiration (s. S. 32 f). Die Erkrankung spricht auf eine antiasthmatische Therapie nicht an, was zur Fehldiagnose eines „steroidresistenten" Asthmas führen kann.

Die Symptomatik einer *Fremdkörperaspiration* kann ebenfalls mit einem Asthmaanfall verwechselt werden. Leitsymptom ist akut einsetzender, schwerer Husten mit Atemnot.

Zentrale *Stenosen* der Atemwege, meist durch maligne, seltener durch benigne Tumoren, können asthmaähnliche Beschwerden verursachen. Differenzialdiagnostisch ebenfalls erwähnenswert ist das *Karzinoid*, das sowohl lokal als stenosierender Tumor als auch paraneoplastisch durch Mediatorfreisetzung asthmaähnliche Beschwerden bereiten kann.

Auch *rezidivierende Lungenembolie*n können zu wiederkehrenden Phasen akuter Dyspnoe führen. Trotz Atemnot lässt sich in der Lungenfunktionsanalyse keine Atemwegsobstruktion nachweisen, die Diffusionskapazität ist eingeschränkt, der arterielle Sauerstoffpartialdruck im Sinne einer Hypoxämie erniedrigt. Eine *Linksherzinsuffizienz* mit pulmonaler Stauung und Lungenödem lässt sich hingegen anhand der Anamnese und der klinischen Untersuchungen leichter abgrenzen.

Therapie

Zu den definierten Zielen einer antiasthmatischen Therapie gehören Beschwerdefreiheit bei weitgehend normaler Lungenfunktion, normale Belastbarkeit in Familie, Beruf und Freizeit, Verhinderung von Exazerbationen und Krankenhausaufenthalten und Therapiesteuerung mit nebenwirkungsarmen Präparaten. Wesentliches Ziel ist dabei weniger die rasche Bronchodilatation, die in Phasen symptomatischer Bronchokonstriktion im Vordergrund steht, sondern langfristig die Vermeidung obstruktiver Episoden. Damit dominiert bei einer balancierten Asthmatherapie heute der präventive Therapieansatz.

> **MERKE**
>
> Die Allergenkarenz ist bei Patienten mit allergischem Asthma prinzipiell anzustreben, jedoch oft nur in begrenztem Umfang möglich. Dies gilt vor allem für ubiquitäre Allergene.

Hinzu kommt, dass sich bei der Mehrzahl der Patienten besonders bei längerfristig bestehenden Beschwerden die asthmatische Erkrankung trotz konsequenter Allergenkarenz nicht ausreichend und keinesfalls vollständig bessert. Allergenkarenz hilft, Exazerbationen zu vermeiden, verbessert als Therapiemaßnahme die Prognose jedoch nicht.

Die verschiedenen Maßnahmen der symptomatischen Behandlung sowie des Asthmamanagements und der Notfalltherapie werden im Folgenden geschildert:

Kurz wirksame β_2-Agonisten/-Sympathomimetika

Die wirksamsten Bronchodilatatoren zur Therapie der symptomatischen Atemwegsobstruktion sind β_2-Agonisten (β_2-Sympathomimetika). Sie werden nach ihrer Wirkdauer in kurz und lang wirksame β-Agonisten eingeteilt. Die Mehrzahl erreicht bereits 5 min nach Inhalation ihr Wirkmaximum. Ohne entscheidende praktische Relevanz für die Dauertherapie ist die Unterscheidung in schnell und langsam wirksame β_2-Agonisten. Zu den Letztgenannten gehört ausschließlich Salmeterol, das seine maximale Wirkung ca. 20 min nach Inhalation erreicht. Werden β_2-Mimetika vorbeugend inhaliert, lässt sich verhindern, dass eine Atemwegsobstruktion als Folge unspezifischer Reizung, z. B. bei körperlicher Anstrengung, auftritt. Man bezeichnet dies als bronchoprotektive Wirkung. Die hoch dosierte Dauer- und vor allem Monotherapie mit β_2-Agonisten führt zur Tachyphylaxie, die vor allem die bronchoprotektive Wirkung beeinträchtigt. Obwohl die bronchodilatierende Wirkung erhalten bleibt, kann das Asthma destabilisieren.

> **MERKE**
>
> Um dieses als β2-Agonistenparadox (nachlassende bronchoprotektive Wirkung bei längerem Gebrauch) beschriebene Phänomen zu umgehen, sollten β2-Agonisten langfristig mit einem inhalativen Glukokortikosteroid kombiniert werden.

Eingesetzt werden β_2-Agonisten zur bedarfsweisen Therapie des leichten Asthmas, das nur gelegentlich (weniger als einmal pro Woche) Beschwerden verursacht (s. Tab. 3.**7**). Vor körperlicher Anstrengung inhaliert, verhindern sie das Anstrengungsasthma. Regelmäßiger oder zunehmender Bedarf an β_2-Sympathomimetika zeigt an, dass das Asthma unzureichend kontrolliert ist und die Gefahr der Verschlechterung besteht. Die orale und/oder parenterale Verabreichung von β_2-Sympathomimetika steigert das Risiko systemischer Nebenwirkungen (Tremor, Hypokaliämie, Arrhythmien) und wird heute nicht mehr empfohlen.

Lang wirksame β_2-Agonisten

Lang wirksame β_2-Sympathomimetika sind Formoterol und Salmeterol. Ihre Wirkung hält nach Inhalation ca. 12 h an, weshalb man sie nur 2 × täglich inhalieren kann. Zukünftige Entwicklungen umfassen ultralang wirksame β_2-Agonisten, wie Indacaterol, deren Wirkung 24 h anhält. Die Nebenwirkungen der lang wirksamen β_2-Agonisten entsprechen denen der kurz wirksamen β_2-Mimetika: Steigerung der Herzfrequenz durch positiv chronotrope Wirkung bis hin zu höhergradigen Rhythmusstörungen, Tremor, Hypokaliämie und Unruhe.

Nebenwirkung bei langfristiger Einnahme ist die Tachyphylaxie. Die bronchoprotektive Wirkung durch vorbeugende Inhalation schwächt sich ab, wenn diese Substanzen nicht in Kombination mit inhalativen Glukokortikosteroiden verabreicht werden. Lang wirksame β_2-Sympathomimetika als Monotherapie beim Asthma bergen ein erhöhtes Risiko für eine Destabilisierung des Asthmas, gekennzeichnet durch vermehrte Exazerbationen und eine Steigerung der Mortalitätsrate. Daher ist der Einsatz der lang wirksamen β_2-Sympathomimetika für mittelschwere und schwere Asthmafälle und nur in Verbindung mit einer ausreichend hohen Dosis inhalativer Glukokortikosteroide reserviert. Zur Verbesserung der Sicherheit und zur Vermeidung einer unbalancierten Monotherapie mit lang wirksamen β_2-Agonisten hat sich daher die Therapie mit fixen Kombinationen aus lang wirksamen β_2-Sympathomimetika und inhalativen Glukokortikosteroiden (Viani, Inuvair, Atmadisc, Symbicort, Foster) bewährt.

Theophyllin
Theophyllin wirkt dosisabhängig bronchodilatierend. Aufgrund seiner geringen therapeutischen Breite und der schwächeren bronchodilatierenden Wirkung ist es den β_2-Agonisten unterlegen. Die Wirkung von Theophyllin beim Asthma korreliert mit der Serumkonzentration und wird durch Blutspiegelbestimmungen kontrolliert. Der therapeutische Bereich liegt zwischen 5 und 20 mg/dl. Zur Dauertherapie werden Retard-Präparate verwendet, die 2 × täglich, ggf. auch nur einmal zur Nacht eingesetzt werden. Die klinischen Nebenwirkungen von Theophyllin umfassen Übelkeit, Erbrechen, Tachykardie, Rhythmus- und Schlafstörungen; im Einzelfall können diese Nebenwirkungen auch bei therapeutischen Spiegeln auftreten.

Aufgrund der Gefahr von zerebralen Krampfanfällen bei starker Überdosierung stellen alle Fälle von Epilepsie eine Kontraindikation für Theophyllin dar.
Heute ist Theophyllin daher Therapeutikum der 2. Wahl. In der Notfalltherapie des Asthmas kommt die parenterale Gabe von Theophyllin weiterhin zum Einsatz. Doch ist zu beachten, dass ein zusätzlicher klinischer Nutzen der i.v. Theophyllingabe nicht belegt ist, wenn diese zu β_2-Sympathomimetika und systemischen Glukokortikosteroiden verabreicht wird.

Cromoglicinsäure, Nedocromil
Diese Substanzen wurden früher vielfach eingesetzt. Es handelt sich bei ihnen um schwach wirksame, antientzündliche Medikamente mit ungenügend geklärtem Wirkmechanismus. Sie müssen häufig inhaliert werden und besitzen allenfalls eine schwache Wirkung auf die Entzündungsvorgänge bei Asthma.

Leukotrienrezeptorantagonisten
Leukotrienrezeptorantagonisten wirken bronchodilatierend und -protektiv. Die präventive Einnahme verhindert das Auftreten von Anstrengungsasthma; in Kombination mit inhalativen Glukokortikosteroiden lässt sich die erforderliche Dosis der inhalativen Glukokortikosteroide reduzieren. In der Dauertherapie senken sie die Häufigkeit von Exazerbationen. Leukotrienrezeptorantagonisten lassen sich mit inhalativen Glukokortikosteroiden kombinieren und besitzen dabei offenbar eine additive Wirkung auf die Asthmakontrolle. Darüber hinaus lindern sie die Symptome der allergischen Rhinitis und der allergischen Konjunktivitis.

Inhalative Glukokortikosteroide
Inhalative Glukokortikosteroide sind seit ihrer Einführung Ende der 1970er-Jahre der Goldstandard der präventiven Asthmatherapie. Beim manifesten Asthma bedürfen sie der dauerhaften und regelmäßigen Anwendung. Einen akut-bronchodilatierenden oder akut-symptomatischen Effekt haben inhalative Glukokortikosteroide nicht. In der Dauertherapie senken sie die Frequenz der Exazerbationen und verbessern die Wirkung der β_2-Sympathomimetika. Ihre maximale Wirkung erreichen sie nach 7-10 Tagen regelmäßiger Einnahme. Langfristig verbessern inhalative Glukokortikosteroide die bronchiale Hyperreagibilität. Neuere Studien belegen, dass sie auch strukturelle Veränderungen an den Atemwegen (Remodelling der Atemwege) positiv beeinflussen. Zu ihren Nebenwirkungen gehören eine mögliche Wachstumsretardierung, fraglich das verfrühte Auftreten von Katarakten und die Neigung der Haut zu Sugillationen. Lokal können sie Heiserkeit und Mundsoor verursachen. Diese Nebenwirkungen stehen in vernachlässigbarem Verhältnis zu ihrem klinischen Nutzen. Jüngste Studien weisen dar-

auf hin, dass auch bei leichtem, persistierendem Asthma die bedarfsweise Inhalation von Glukokortikosteroiden in Kombination mit einem kurz wirksamen β-Agonisten eine ähnlich gute Reduktion der Exazerbationen erreicht wie eine regelmäßige Dauertherapie.

Systemische Glukokortikosteroide
Systemische Glukokortikosteroide finden ihren Einsatz bei schwerem Asthma bzw. bei Asthmaexazerbationen, die sich mit der zuvor genannten inhalativen Therapie nicht befriedigend beherrschen lassen. Ihr langfristiger Einsatz ist durch die Gefahr erheblicher systemischer Nebenwirkungen deutlich eingeschränkt.

Antihistaminika
Antihistaminika sind als Monotherapie bei Asthma bronchiale ohne nachgewiesene Wirkung. Einzelne Studien belegen leichte additive Effekte bei zusätzlicher Gabe zu einer antiasthmatischen Inhalationstherapie.

Darreichungsformen der Asthmamedikamente
Theophyllin kann enteral und parenteral, Leukotrienrezeptorantagonisten können dagegen nur enteral verabreicht werden.

Zur Vermeidung systemischer Nebenwirkungen in der Dauertherapie werden $β_2$-Sympathomimetika und Glukokortikosteroide inhaliert. Die Mehrzahl der Patienten kann mit Dosieraerosolen inhalieren. Dazu stehen heute druckgesteuerte Dosieraerosole, in denen sich die Medikamente in Suspension oder in Lösung befinden (Pressurized metered Dose Inhalers, pMDI), und Trockenpulverinhalatoren (Dry Powder Inhalers, DPI) zur Verfügung. Diese Geräte unterscheiden sich hinsichtlich ihrer Technik und Handhabbarkeit erheblich und bedürfen einer ausführlichen Schulung mit nachfolgend regelmäßiger Überprüfung der Inhalationstechnik. Kommen verschiedene inhalative Medikamente zum Einsatz, sollte geprüft werden, ob diese möglichst nur mit einem Typ von Inhalationsgerät inhaliert werden können, da der Einsatz verschiedener Geräte die Fehlerhäufigkeit steigert. Elektroaerosolgeräte (Vernebler) sind heute nur noch selten bei Kleinkindern oder älteren Menschen mit Koordinationsschwierigkeiten notwendig. In Einzelfällen kann die Koordination der Inhalation durch sog. Inhalierhilfen (Spacer) erleichtert werden.

Spezifische Immuntherapie
Die Anwendung der subkutanen Immuntherapie beim Asthma bronchiale ist – als einzige Therapie mit kausalem Ansatz – wenigen Patienten vorbehalten. Ihre Indikation ist auf Patienten mit leichtem Asthma und vorzugsweise monovalenter Sensibilisierung beschränkt. Auch sollten bei den vorzugsweise jungen Patienten deutliche Bezüge der asthmatischen Beschwerden zum Allergenkontakt hergestellt werden können. In Studien lässt sich so durch eine Hyposensibilisierung eine mittlere Senkung des Medikamentenverbrauchs und der Symptomatik von ca. 30% erzielen. Lebensbedrohliche Komplikationen, besonders anaphylaktischer Schock und Asthmaanfälle, sind nach Immuntherapie vor allem in den ersten 30 min nach Injektion beschrieben. Langjähriges Asthma, polyvalente Sensibilisierung, eine FEV_1 < 70% vom Sollwert und intrinsisches Asthma sind Kontraindikationen für eine Immuntherapie.

Anti-IgE-Therapie
Bei schwerem persistierendem, allergischem Asthma mit IgE-Werten ≤ 1500 IU/ml steht zur symptomatischen Besserung und zur Verminderung von Exazerbationen die Therapie mit einem humanisierten Anti-IgE-Antikörper (Omalizumab) zur Verfügung. Die Therapie ist kostenintensiv, ihre Ansprechrate individuell unterschiedlich.

Asthmamanagement
Neueren Leitlinien zufolge sollte jede asthmatische Erkrankung bei der Erstvorstellung anhand der Symptome und der Lungenfunktion nach ihrem Schweregrad eingeteilt werden (Tab. 3.6). Anhand dieser Einteilung orientieren sich die Therapieempfehlungen (Tab. 3.7).

Da der Schweregrad nur ungenau voraussagt, wie der einzelne Patient auf eine gewählte Therapie anspricht, wird heute empfohlen, diese Einteilung bei der Erstvorstellung oder im Rahmen klinischer Studien einzusetzen. Anhand der Schweregradeinteilung kann unter Berücksichtigung der klinischen Erfahrung und des Patientenwunsches aus 5 Therapieschritten ausgewählt werden, mit denen eine Therapie begonnen wird. Für leichtes persistierendes Asthma kann beispielsweise zwischen Schritt 2 und 3 aus Tab. 3.7 ausgewählt werden.

Für die 4 Schweregrade stehen insgesamt 5 Therapieempfehlungen zur Verfügung. Die Einteilung berücksichtigt, dass der ermittelte Schweregrad nur unzureichend vorhersagt, wie der einzelne Patient auf die Behandlung anspricht, sodass es der Einschätzung des Arztes überlassen bleibt, welche Therapie er zur Behandlung wählt. So können beim Schweregrad 1 die Therapiestufen I oder II, beim Schweregrad 3 die Therapiestufen III oder IV sinnvoll sein.

Nach Therapieeinleitung wird angeraten, die Schweregradeinteilung zu verlassen und den Therapieerfolg ausschließlich anhand der erzielten klinischen Asthmakontrolle zu beurteilen, nach der sich weitere Behandlungsschritte ergeben (Tab. 3.**8**). Je nach Grad der Kontrolle wird in längerfristigen Abständen (ca. 1-3 Monate) geprüft, ob die Therapie reduziert werden kann. Das entsprechende Schema zur Anpassung der Therapie nach dem Grad der Asthmakontrolle findet sich in Abb. 3.**9**.

Notfalltherapie des akuten Asthmaanfalls
- Sitzende Lagerung mit Möglichkeit, die Atemhilfsmuskulatur einzusetzen (Kutschersitz).
- Sauerstoff hoch dosiert via Nasensonde oder Nichtrückatemmaske.

Tab. 3.**6** Asthmaklassifikation nach Schweregrad (vor Therapie; Global Initiative for Asthma 2008).

Schweregrad	Symptome
intermittierend	• Symptome: < 1/Woche
	• kurze Exazerbationen
	• nächtliche Symptome: < 2/Monat
	• FEV_1 oder Peak Flow: ≥ 80 % vom Soll
	• Peak-Flow- oder FEV_1-Variabilität: < 20 %
leicht persistierend	• Symptome: > 1/Woche, < 1/Tag
	• Exazerbationen können Aktivitäten und Schlaf beeinflussen
	• nächtliche Symptome: > 2/Monat
	• FEV_1 oder Peak Flow: ≥ 80 % vom Soll
	• Peak-Flow- oder FEV_1-Variabilität: < 20-30 %
mittelgradig persistierend	• Symptome: täglich
	• Exazerbationen können Aktivität und Schlaf beeinflussen
	• nächtliche Symptome: > 1/Woche
	• täglicher Bedarf an inhalativen, kurz wirksamen β-Agonisten
	• FEV_1 oder Peak Flow: 60-80 % vom Sollwert
	• Peak-Flow- oder FEV_1-Variabilität: > 30 %
schwer persistierend	• Symptome: täglich
	• häufige Exazerbationen
	• häufige nächtliche Asthmasymptome
	• Einschränkung der körperlichen Aktivität
	• FEV_1 oder Peak Flow: ≤ 60 % vom Soll
	• Peak-Flow- oder FEV_1-Variabilität: > 30 %

- Inhalative, rasch wirksame β_2-Sympathomimetika, ggf. mit Vernebler oder Gesichtsmaske, z. B. Salbutamol 2-5 Hübe unter Herzfrequenzkontrolle; Wiederholung in Abständen von 10 min, falls erforderlich.
- Systemische Glukokortikosteroide i.v., z. B. Methylprednisolon 0,5-1 mg/kg Körpergewicht und weitere 0,5 mg/kg Körpergewicht alle 2-4 h bis zur klinischen Besserung.
- Im Bedarfsfall Theophyllin, z. B. 200 mg i.v. Besondere Vorsicht ist bei Vortherapie und Überdosierung geboten; daher zuvor Befragung, ob bereits ein Theophyllinpräparat eingenommen und vertragen wurde.
- Der Einsatz von Sedativa wird nicht empfohlen.

Tab. 3.7 Behandlungsschritte des Asthmamanagements (Global Initiative for Asthma 2008). Nach eingeleiteter Therapie wird nicht mehr der Schweregrad, sondern der Grad der Asthmakontrolle unter der laufenden Therapie ermittelt. Die dazu empfohlenen Parameter finden sich in Tab. 3.8.

Schritt 1	Schritt 2	Schritt 3	Schritt 4	Schritt 5
Asthmaschulung, Allergenkontrolle				
β2-Agonisten bei Bedarf	β2-Agonisten bei Bedarf			
	1 auswählen	1 auswählen	addiere 1 oder mehr	addiere 1 oder beide
	niedrig dosierte ICS	niedrig dosierte ICS + LABA	mittel bis hoch dosierte ICS + LABA	orale Glukokortikoide (niedrigste Dosis)
	Leukotrien-„Modifier"	mittel bis hoch dosierte ICS	Leukotrien-„Modifier"	Anti-IgE-Therapie
		niedrig dosierte ICS + Leukotrien-„Modifier"	retard Theophyllin	
		niedrig dosierte ICS + retard Theophyllin		

ICS = inhalative Kortikosteroide
LABA = lang wirksame β2-Agonisten

Tab. 3.8 Gradeinteilung der Asthmakontrolle (Global Initiative for Asthma 2008).

Charakteristikum	Kontrolliert (alle folgenden)	Teilweise kontrolliert (1 Parameter pro Woche)	Unkontrolliert
Symptome tagsüber	keine	> 2/Woche	≥ 3 Punkte vom teilweise kontrollierten Asthma/Woche
Aktivitäten behindert	nein	Einschränkung	
nächtliche Symptome/ Erwachen	keine/nein	vorhanden	
Bedarf an Notfallmedikation	keine (≤ 2/Woche)	> 2/Woche	
Lungenfunktion (Peak Flow oder FEV1)	normal	< 80 % vom Soll- oder persönlichen Bestwert	
Exazerbationen	keine	≥ 1/Jahr	1/Woche

3 Allergologische Krankheitsbilder – Atemwege

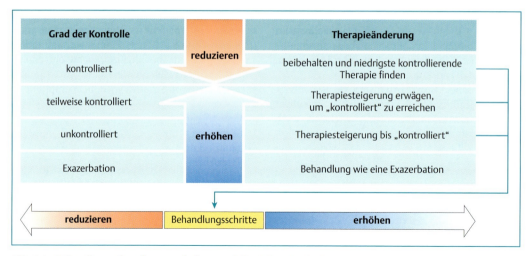

Abb. 3.9 Behandlungsalgorithmus nach dem Grad der Asthmakontrolle.

FAZIT

Asthma ist eine häufige, heute gut therapierbare Erkrankung. Die frühe Diagnosestellung und eine suffiziente, dauerhafte, dem Beschwerdebild der Erkrankung angepasste antientzündliche Inhalationstherapie sind die wesentlichsten Garanten für einen Therapieerfolg.

Exogen-allergische Alveolitis
J. C. Virchow

Definition

MERKE

Mit dem Begriff „exogen-allergische Alveolitis" (EAA, Synonym: Hypersensitivitätspneumonitis) wird eine Gruppe von Erkrankungen des Lungeninterstitiums bezeichnet, bei denen es durch Inhalation bestimmter Antigene zu einer diffusen, überwiegend mononukleären, zellulären Entzündung der kleinen Atemwege und des Lungenparenchyms kommt.

Die Reaktion tritt innerhalb von Stunden nach Antigeninhalation auf und beruht offenbar auf einer T-Zell-Hyperreaktivität. Nach einem 4- bis 12-stündigen beschwerdefreien Intervall kommt es zu einem akuten Krankheitsbild mit Fieber, Schüttelfrost, Husten, grippeähnlichem Krankheitsgefühl und Atemnot. Die Symptome klingen bei Allergenkarenz nach etwa 12 h wieder ab. Das Wiederauftreten der Beschwerden nach Arbeitspausen am Wochenende kreierte bei der berufsbedingten exogen-allergischen Alveolitis den Begriff der „Montagskrankheit". Der chronische Verlauf ist sehr variabel und kann in eine irreversible Lungenschädigung mit restriktiver, teilweise auch obstruktiver Komponente münden. Er wird von der Art und Dauer der Antigenexposition, dem inhalierten Agens und weiteren, weitgehend unbekannten individuellen Faktoren bestimmt. Die häufigsten Auslöser sind thermophile Aktinomyzeten, Pilze und Vogelkot; selten wird die exogen-allergische Alveolitis medikamentös über den Blutweg induziert.

Epidemiologie

Obwohl die auslösenden inhalativen Antigene ubiquitär vorkommen, ist die Inzidenz der allergischen Alveolitis in der Allgemeinbevölkerung niedrig. Nur ca. 5-15 % der Personen, die entsprechend hohen Antigenkonzentrationen ausgesetzt sind, erkranken. Inzidenz und Prävalenz hängen von Faktoren wie Klima, Saison, geografischen Besonderheiten, lokalen Gebräuchen, industriellen Fertigungsprozessen sowie genetischer Prädisposition ab und sind regional unterschiedlich. Bis zu 9 % der Farmer feuchter Gegenden von Schottland leiden unter einer Farmerlunge, während die Erkrankung in trockeneren Gebieten seltener ist. Die Inzidenz der Farmerlunge ist gegen Ende des Winters, wenn das gelagerte Heu verfüttert wird, am höchsten und in den Jahren besonders hoch, in denen es im Frühsommer, wenn das Heu geerntet wurde, stark regnete. In Deutschland wird die Inzidenz mit

2,5 Fällen auf 100 000 Einwohner angegeben, die Prävalenz der Vogelhalterlunge zwischen 1‰ und 32‰. Kontaminierte Klimaanlagen können bei bis zu 15 % der Exponierten die Erkrankung auslösen.

Interessant sind die epidemiologischen Daten zur Rauchgewohnheit. Farmer- und Vogelzüchterlunge treten zum einen bei Rauchern seltener auf als bei Nichtrauchern; zum anderen entwickeln Raucher bei Antigenexposition signifikant höhere IgG-Antworten. Auch der Krankheitsverlauf ist bei beiden Gruppen unterschiedlich: Rauchende Farmer mit einer Farmerlunge haben eine signifikant schlechtere Prognose und eine signifikant niedrigere 10-Jahres-Überlebensrate als erkrankte, nicht rauchende Farmer.

Auslösende Antigene
Verschiedene Antigene kommen als Auslöser einer exogen-allergischen Alveolitis in Betracht:
- Schimmelpilze
- Bakterien
- Protozoen
- tierische Proteine, einschließlich Insekten und Parasiten
- niedermolekulare organische oder anorganische, chemische Substanzen (Isozyanate, Phtalsäureanhydrid usw.)

Bei einer nicht unbeträchtlichen Anzahl von Erkrankten lässt sich trotz des Vollbilds der Erkrankung das auslösende Antigen allerdings nicht mit ausreichender Sicherheit identifizieren.

Die Antigene werden in der Regel inhaliert, obwohl es auch medikamentös induzierte exogen-allergische Alveolitiden der Lunge gibt, bei denen das Antigen auf dem Blutweg in die Lunge gelangt und bei denen sich keine Antikörper nachweisen lassen.

Epidemiologisch wichtige Auslöser sind thermophile Aktinomyzeten, Vogelkot, Schimmelpilze und Isozyanate.

Thermophile Aktinomyzeten finden sich ganzjährig in der Atmosphäre. Sie bilden Enzyme, die pflanzliche Proteine abbauen. In erster Linie erkranken Personen, die große Mengen dieser Antigene einatmen. Hauptquellen sind Erdreich, Getreide, Kompost, Frischwasser, Klimaanlagen und Luftbefeuchter, häufigste Expositionsquellen schimmeliges Heu oder Silagen in der Landwirtschaft (Farmerlunge), wo Feuchtigkeit und Wärmeentwicklung das Wachstum begünstigen.

Weitere bakterielle Antigene, die eine exogen-allergische Alveolitis auslösen können, stammen von *Bacillus subtilis* (Waschmittelherstellung) oder *Pseudomonas fluoreszenz* (kontaminierte Kühlflüssigkeiten).

Die teilweise mit anderen Vogelspezies kreuzreagierenden Antigene, die bei Taubenzüchtern, aber auch bei Haltern von Wellensittichen, Finken und Kanarienvögeln eine exogen-allergische Alveolitis auslösen, sind bis heute nicht exakt definiert. Man nimmt heute an, dass sekretorisches IgA aus kleinen *Keratinpartikeln der Federn* eine Rolle spielt. Kontakt mit Federn aus Bettdecken und Kissen, aber auch die indirekte Exposition über Kontaktpersonen kann die Erkrankung verursachen.

Eine weitere, erst seit einigen Jahren beschriebene Form der exogen-allergischen Alveolitis ist die *Zimmerspringbrunnenalveolitis*. Sie wird durch im häuslichen Umfeld verwendete Ultraschallvernebler und das mit Bakterien, Schimmel- und Hefepilzen kontaminierte Befeuchterwasser verursacht.

Weitere bedeutsame Antigene von vor allem arbeitsmedizinischer Relevanz sind niedrigmolekulare Substanzen, wie die *Isozyanate*, die bei der Herstellung von Kunststoffen, Lacken und Klebern eingesetzt werden. Bei ihnen wird angenommen, dass sie im Organismus Haptencharakter annehmen, d. h. mit körpereigenen Proteinen zu Komplexen mit Antigencharakter reagieren.

> **MERKE**
>
> Bei allen Formen der exogen-allergischen Alveolitis ist es aus versicherungsrechtlicher Sicht relevant, zwischen beruflicher und privater Expositionen zu unterscheiden und das Krankheitsbild als schicksalshaft erworbene Erkrankung oder Berufskrankheit (BK 4201) einzuordnen. Ist die Antigenquelle trotz ausführlicher anamnestischer Befragung unbekannt, ist eine allergologische Umgebungsanalyse der Wohnung und des Arbeitsplatzes erforderlich.

Zu den bekanntesten der in Tab. 3.**9** aufgelisteten Formen der exogen-allergischen Alveolitis zählen die Farmerlunge, die Vogelzüchterlunge, die Bagassose und die Klimaanlagenlunge.

Pathogenese
Die exogen-allergische Alveolitis wird durch Inhalation organischer oder anorganischer lungengängiger Partikel (< 5 µm), seltener über den Blutweg (z. B. durch Medikamente) ausgelöst und ist durch

eine zelluläre Entzündung geprägt. Die exakte Pathogenese ist bis heute unklar. Im Zentrum der pathologisch nachweisbaren Veränderungen steht eine T-Zell-vermittelte, verzögerte Hypersensitivitätsreaktion (Abb. 3.**10**), die sich aber auch bei exponierten Personen ohne Symptome nachweisen lässt. Bei der akuten exogen-allergischen Alveolitis spielen daneben humorale Mechanismen unter Beteiligung von aktiviertem Komplement und neutrophilen Granulozyten eine Rolle. Deren Zusammenspiel in der Pathogenese und beim Übergang von akuten zu chronischen Formen ist bis dato unzureichend verstanden.

Klinische Verläufe
Über die Latenzperiode zwischen Sensibilisierung und Beginn der Erkrankung ist bis heute wenig bekannt; vermutlich unterliegt sie erheblichen individuellen Schwankungen. Der klinische Verlauf der exogen-allergischen Alveolitis wird in 3 Formen unterteilt, die sich durch Intensität und Frequenz der Antigenexposition unterscheiden:

- Die *akute exogen-allergische Alveolitis* ist Folge wiederholter, intensiver Antigenkontakte. Symptome entstehen 4-8(-12) h nach Exposition in Form plötzlich einsetzender, grippeähnlicher Symptome, wie Fieber, Schüttelfrost, allgemeinem Krankheitsgefühl, frontalen Kopfschmerzen, Glieder- und Muskelschmerzen. Es bestehen schwere Atemnot, thorakale Enge und ein trockener oder geringgradig produktiver Husten. Hämoptysen sind selten. Die Symptome bilden sich während der nächsten 24-48 h zurück und kehren bei der nächsten Antigeninhalation wieder.
- Die *subakuten* und die *chronischen Formen* resultieren aus einer kontinuierlichen oder rezidivierenden, meist geringen Antigeninhalation. Der Beginn ist oft schleichend und während der Frühphase symptomarm. Die subakute oder chronische Form kann sich auch aus einer akuten entwickeln. Patienten mit subakuter oder chronischer Form suchen erst Monate oder Jahre nach Beginn der Beschwerden einen

Tab. 3.**9** Häufige Formen der exogen-allergischen Alveolitis.

Erkrankungen	Antigen	Quelle
Farmerlunge	Mikropolyspora faeni Saccharopolyspora rectivirgula	schimmeliges Heu
Klimaanlagenlunge	thermophile Actinomyzeten (A. vulgaris, A. sacchari, A. candidus)	verunreinigtes Klimaanlagenwasser
Käsewascherlunge	Penicillium casei Aspergillus clavatus	schimmeliger Käse
Winzerlunge	Botrytis cinerea	Edelfäule auf Trauben
Bagassose	Thermoactinomyces vulgaris	schimmeliges Zuckerrohr
Suberose	Penicilllium glabrum (frequentans), Thermoactinomyces viridis	schimmeliger Kork
Dreherlunge	Pseudomonas fluoreszenz	vernebelte Kühlflüssigkeit bei Metalldrehern
Vogelzüchterlunge	Federbestandteile Serum	Tauben, Hühner, Truthähne, Wellensittiche, Papageien usw.
Kürschnerlunge	Stäube aus Tierfellen	Pelze
Laborarbeiterlunge	Nagetiere	Urin, Serum, Pelze, Proteine
Isozyanatlunge	Isozyanate	Polyuretanschäume, Sprühfarben, Leim

Arzt auf. Das Leitsymptom ist eine progrediente Belastungsdyspnoe, verbunden mit Müdigkeit, produktivem Husten, allgemeinem Krankheitsgefühl und Gewichtsverlust bis zur Anorexie. Die unerkannte und unbehandelte subakute exogen-allergische Alveolitis kann in eine chronische Form mit irreversibler, interstitieller Fibrose und letztlich Rechtsherzversagen übergehen. Der langsame Beginn der Beschwerden und das Fehlen akuter Episoden führen oft zur Verwechslung mit anderen interstitiellen Lungenerkrankungen, gelegentlich auch zur Verwechslung mit einer chronisch-obstruktiven Lungenerkrankung.

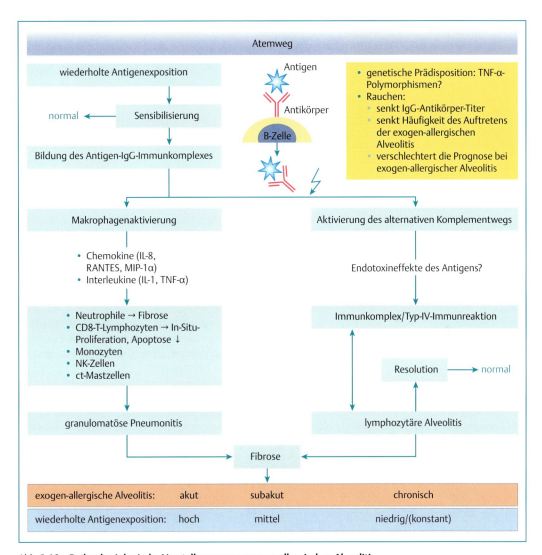

Abb. 3.10 **Pathophysiologische Vorstellungen zur exogen-allergischen Alveolitis.**
Ig = Immunglobulin
IL = Interleukin
MIP = Macrophage Inflammatory Protein
NK-Zelle = natürliche Killerzelle
TNF = Tumornekrosefaktor
RANTES = Regulated upon Activation, Normal T-cell Expressed and Secreted Chemokine

Diagnostik

Anamnese und Untersuchungsbefund

> **MERKE**
>
> Um ausgeprägte Beschwerden und irreversible Lungenveränderungen zu verhindern, ist die frühe Diagnosestellung entscheidend.

Die Anamnese muss gezielt Beruf, Freizeit, Hobbys, häusliches Umfeld, Tierhaltung oder Tierkontakt, Medikamente usw. umfassen. Mitunter ist auch eine genaue Untersuchung des privaten Umfelds und Arbeitsplatzes erforderlich. Reagiert ein Patient mehrere Stunden nach Antigenkontakt, kommt es zu grippeähnlichen Beschwerden mit Belastungsatemnot und Tachypnoe. Klinische Symptome der exogen-allergischen Alveolitis sind:
- Grippesymptomatik, Schüttelfrost, Fieber
- Dyspnoe, Husten, Auswurf
- endinspiratorisches Knisterrasseln
- Müdigkeit, Abgeschlagenheit
- thorakales Druck-/Engegefühl
- Gewichtsverlust
- Schwitzen
- Kopfschmerzen
- Trommelschlägelfinger, Uhrglasnägel
- Übelkeit, Inappetenz
- Rhinitis, Pharyngitis
- Muskelschmerzen
- Schwindel
- Hämoptysen

Die allergische Alveolitis kann Lungenparenchym und große Atemwege betreffen und als typische exogen-allergische Alveolitis oder als bronchitische Verlaufsform imponieren. Auskultatorisch finden sich beidseits basale, trockene, inspiratorische, knisternde Atemgeräusche, die bei der differenzialdiagnostisch abzugrenzenden toxischen Alveolitis, dem ODTS (Organic Dust toxic Syndrome) nicht vorhanden sind.

Bei der akuten Form der exogen-allergischen Alveolitis gibt es intermittierende Verläufe mit spontaner Besserung bei Allergenkarenz, aber auch akut-progrediente Verläufe mit persistierendem Husten und Atemnot, die neben einer Allergenkarenz eine Behandlung mit Glukokortikosteroiden erfordern. Die chronische Form kann ebenfalls unterschiedlich progredient verlaufen. Die akute Form ist durch Immunkomplexe charakterisiert, die die grippeähnlichen Beschwerden nach Exposition verursachen, während T-Zell-vermittelte Immunphänomene mit der Progredienz der Erkrankung assoziiert werden. Prognostisch ungünstige Zeichen, wie Rechtsherzbelastung, Trommelschlägelfinger und Uhrglasnägel, finden sich bei der chronischen Verlaufsform bei bis zu 51 % der Betroffenen.

Röntgendiagnostik

> **MERKE**
>
> Das Ausmaß der radiologischen Veränderungen hängt vom Stadium der Erkrankung ab. P.-a. Thoraxaufnahmen können somit völlig unauffällig sein (bei bis zu 38 % der Betroffenen).

Im akuten Stadium findet man bei der exogen-allergischen Alveolitis ausgedehnte, diffuse Milchglastrübungen, während die subakute Form kleine noduläre oder retikulonoduläre Herde neben einer Milchglastrübung aufweist (Abb. 3.**11a**). Das „Tree-in-Bud"-Phänomen („knospender Ast") ist Zeichen einer begleitenden zentrilobulären Bronchiolitis. Typisch für das chronische Stadium ist ein retikuläres Muster, das in Honigwabenbildung und zystische Veränderungen in einem verdickten Interstitium übergeht (Abb. 3.**11b**). Dem Ort der Antigendeposition bzw. dem Ausmaß der Antigenexposition entsprechend sind klassischerweise die oberen ⅔ der Lunge betroffen; die basalen Segmente werden eher ausgespart. Hiläre oder mediastinale Lymphknotenvergrößerungen können ebenso auftreten wie Pleuraergüsse.

Computertomografie

Das hoch auflösende Dünnschicht-CT (HR-CT) ist verglichen mit der konventionellen Röntgendiagnostik in seiner Aussagekraft wesentlich präziser und sensitiver. Die radiologischen Veränderungen sind typischerweise beidseits gleichmäßig über die Lunge verteilt. Andererseits schließt auch ein Normalbefund im hoch auflösenden CT eine exogen-allergische Alveolitis nicht aus.

Lungenfunktionsdiagnostik

Die Lungenfunktion ist bei der exogen-allergischen Alveolitis nicht spezifisch verändert. Generell findet sich eine restriktive Einschränkung aller Lungenvolumina, wobei die dynamischen Lungenvolumina relativ stärker vermindert sein können als das Residualvolumen. Darüber hinaus kann bei ca. 25 % der Betroffenen eine bronchitisch-obstruktive

Exogen-allergische Alveolitis 3

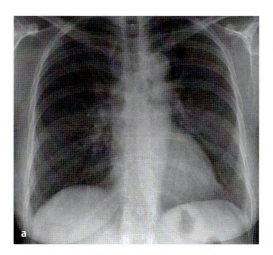
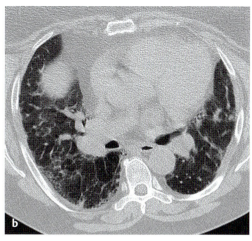

Abb. 3.**11a u. b** **Bildgebung bei akuter und chronischer exogen-allergischer Alveolitis. a** Röntgen-Thorax p.-a. Aufnahmen einer akuten bis subakuten exogen-allergischen Alveolitis mit unscharfen, nodulären Veränderungen über beiden Lungenhälften. **b** CT-Thorax eines chronischen Stadiums mit zystischen, teilweise honigwabenartigen Parenchymveränderungen (mit freundl. Genehmigung von D. Wormanns).

Komponente der Erkrankung die exspiratorischen Flüsse vermindern, sodass das Gesamtbild einer kombiniert restriktiv-obstruktiven Ventilationsstörung mit hohen Residualvolumen resultieren kann. Insbesondere die chronische Verlaufsform der exogen-allergischen Alveolitis kann lungenfunktionsanalytisch (und CT-morphologisch) mit einem Lungenemphysem verwechselt werden. Da bei etwa 40 % der Patienten eine bronchiale Hyperreagibilität besteht, kann die exogen-allergische Alveolitis auch als Asthma fehldiagnostiziert werden.

Blutgasanalyse
Korrespondierend zur Restriktion findet sich als Zeichen des gestörten Gasaustauschs eine Hypoxämie, die unter körperlicher Belastung zunimmt. Je nach Schwere der Erkrankung können Blutgasanalysen in Ruhe noch normal sein und erst im Rahmen einer Belastungsergometrie, z.B. durch eine erhöhte arterioalveoläre Sauerstoffdifferenz, auffallen. Eine frühe und sensitive funktionelle Veränderung ist die Abnahme der Diffusionskapazität der Lunge für Kohlenmonoxid.

Bestimmung der Laborparameter
Es gibt keinen spezifischen Laborparameter für die Diagnostik und/oder Verlaufsbeurteilung einer exogen-allergischen Alveolitis. Bei der akuten Form können sich im Differenzialblutbild eine Neutrophilie und eine Lymphopenie zeigen. Das weiße Blutbild ist bei chronischen Formen üblicherweise unauffällig. Die Blutkörperchensenkungsgeschwindigkeit kann beschleunigt sein, der Spiegel des C-reaktiven Proteins ist bei 72 % der Untersuchten erhöht. Darüber hinaus finden sich gelegentlich Rheumafaktoren, Immunkomplexe und eine leichte Zunahme von IgG und IgM als unspezifische Veränderungen. Die Konzentration der Laktatdehydrogenase im Plasma kann zur Bestimmung der Erkrankungsaktivität herangezogen werden.

Bestimmung spezifischer Antikörper
Bei vielen Patienten lassen sich im Serum präzipitierende IgG-Antikörper gegen die betreffenden Antigene, meist in hoher Konzentration, nachweisen. Die klinische Bedeutung dieser Antikörper für die Diagnosestellung ist andererseits unklar, da ein positiver Nachweis keinesfalls Krankheitswert hat. Auch bei klinisch asymptomatischen Personen mit Antigenkontakt lassen sich in bis zu 50 % der Fälle vermehrt IgG-Antikörper nachweisen, sodass erhöhte IgG-Antikörper-Titer allenfalls die Expositionen gegenüber einem betreffenden Antigen anzeigen. Langfristige Antigenkarenz kann zu einer Abnahme der IgG-Antikörper bis unter die Nachweisgrenze führen, was diagnostisch gerade bei der Begutachtung einer berufsbedingten exogen-allergischen Alveolitis bedeutsam sein kann, wenn der Betroffene zum Zeitpunkt der Begutach-

tung längere Zeit die berufliche Exposition gemieden hat. Andererseits sind seronegative Fälle von exogen-allergischer Alveolitis beschrieben.

Bronchoalveoläre Lavage
In der bronchoalveolären Lavage lassen sich bei der exogen-allergischen Alveolitis eine Reihe von Veränderungen finden, die wiederum auch bei asymptomatischen, exponierten Personen auftreten können. Üblicherweise ist die Gesamtzellzahl in der Lavage deutlich erhöht und höher als bei allen anderen interstitiellen Lungenerkrankungen. Die Lymphozyten machen dabei oft über 50% der Zellen aus. Die Mehrzahl dieser Zellen sind T-Lymphozyten mit starker Prädominanz CD8-positiver Zellen. Entsprechend ist der CD4/CD8-Quotient in der Lavage typischerweise erniedrigt (< 1). Dieses Verhältnis unterliegt jedoch verschiedenen Einflüssen, wie der Art des Antigens und dessen Konzentration bei der Exposition, genetischen Faktoren, dem Rauchverhalten und dem Stadium der Erkrankung, sodass ein CD4/CD8-Quotient >1,3 eine exogen-allergische Alveolitis nicht sicher ausschließt. Erhöhte Lymphozytenzahlen und eine Vermehrung der CD8-Subpopulation in der bronchoalveolären Lavage lassen sich auch bei asymptomatischen, antigenexponierten Personen finden. Die Lymphozytose mit erniedrigtem CD4/CD8-Quotient könnte daher eine normale immunologische Reaktion oder bereits eine subklinische Alveolitis anzeigen. Die Zahl von Makrophagen ist bei der exogen-allergischen Alveolitis in der bronchoalveolären Lavage niedrig; sie imponieren oft schaumig. Plasmazellen hingegen gelten als Zeichen einer aktiven Entzündung.

Das Zellprofil in der bronchoalveolären Lavage ändert sich mit dem Abstand zur letzten Antigenexposition. Innerhalb der ersten 24 h nach Provokation nehmen Lymphozyten, Neutrophile, Eosinophile, Mastzellen und Plasmazellen zu. Nach 2-7 Tagen nimmt der prozentuale Anteil der Granulozyten ab. Nach wochen- bis monatelangem Antigenkontakt finden sich nur noch vermehrt Lymphozyten, von denen wiederum die CD8-positiven T-Zellen bei anhaltender Antigenexposition zunehmen.

> **MERKE**
> Daher sollte eine bronchoalveoläre Lavage frühestens 48 h nach Antigenprovoktion oder -kontakt erfolgen, um die initiale Neutrophilie in der bronchoalveolären Lavage zu umgehen.

In der bronchoalveolären Lavage finden sich darüber hinaus erhöhte Konzentrationen von IgG, IgM, IgA, Immunkomplexen, Leukotrien-C4 und β_2-Mikrogulobulin.

Inhalative Provokation, Exposition
Zur Sicherung der Diagnose kann eine inhalative Provokation, entweder im Rahmen einer „natürlichen" Antigenexposition (Feldversuch) oder unter kontrollierten Laborbedingungen, erforderlich sein. Diese Provokation sollte unter klinischer Überwachung in geeigneten Zentren erfolgen. Da standardisierte Antigene fehlen, muss auf die natürlich vorkommenden Antigene zurückgegriffen werden.

Kontraindikationen sind eine bestehende Hypoxämie (PaO_2 < 60 mmHg), eine Restriktion von > 50% vom Sollwert oder eine schwere Bronchialobstruktion. Eine systemische Kortikosteroidtherapie oder die Behandlung mit anderen Immunsuppressiva gelten als relative Kontraindikationen für eine Antigenprovokation.

Die klassischen Zeichen einer positiven Provokation umfassen:
- Fieber
- allgemeine Krankheitssymptome
- Kopfschmerzen
- basale trockene Rasselgeräusche
- Abnahme der forcierten Vitalkapazität, der Diffusionskapazität der Lunge für Kohlenmonoxid und des PaO_2
- Leukozytose mit Neutrophilie im peripheren Blut
- radiologisch: gelegentlich Nachweis von Verschattungen oder Knotenbildungen

> **MERKE**
> Da sich die Krankheit durch jede Exposition verschlechtern kann, ist die inhalative Provokation nur indiziert, wenn andere Nachweisverfahren versagen oder eine Lungenbiopsie nicht möglich ist.

Ein negativer Test schließt zudem eine exogen-allergische Alveolitis nicht sicher aus. Lassen sich bei der inhalativen Provokation die Symptome einer akuten exogen-allergischen Alveolitis zusammen mit positiven Laborbefunden und Lungenfunktionsveränderungen nachweisen, kann von einem positiven Test ausgegangen werden.

Lungenbiopsie
Lässt sich anhand der klinischen, radiologischen und funktionellen Veränderungen die Diagnose einer exogen-allergischen Alveolitis nicht hinreichend sichern, sollte eine Lungenbiopsie (transbronchiale Biopsie oder offene Lungenbiopsie) angestrebt werden. Histologisch findet sich eine interstitielle und luminale Alveolitis mit intraalveolären Exsudaten, nicht nekrotisierenden Granulomen und Bronchiolitis. Die subakute und chronische exogen-allergische Alveolitis ist eine granulomatöse interstitielle Pneumonitis mit prominenten interstitiellen Infiltraten, die nahe den terminalen Bronchiolen beginnen, aber auch in das Parenchym reichen können. Die Alveolitis besteht vorwiegend aus Lymphozyten, Plasmozyten, Monozyten und Makrophagen. Schaumige Makrophagen bleiben in den Alveolen, während sich die Lymphozyten vorwiegend im Interstitium finden. Immunhistologisch sind überwiegend CD8-positive T-Zellen nachweisbar. Bei der chronischen exogen-allergischen Alveolitis kann das histologische Bild von einer anderen interstitiellen Erkrankung, insbesondere der idiopathischen Lungenfibrose (UIP) oder der unspezifischen interstitiellen Fibrose (NSIP) schwer zu unterscheiden sein. Im Zweifelsfall und bei unergiebiger endobronchialer Histologie sollte eine offene Lungenbiopsie zur diagnostischen Klärung erwogen werden.

Zusammenfassende Wertung der diagnostischen Verfahren
Der Nachweis einer Antigenexposition, expositionsabhängiger Beschwerden 3-8(-12) h nach Antigeninhalation, spezifischer IgG-Antikörper und inspiratorischer, knisternder Rasselgeräusche ist wegweisend für die Diagnosestellung und wird durch passende radiologische Befunde, insbesondere im Dünnschicht-CT, eine arterielle Hypoxämie und eine eingeschränkte Diffusionskapazität der Lunge für Kohlenmonoxid weiter gestützt. Eine Lymphozytose mit erniedigtem CD4/CD8-Quotienten in der bronchoalveolären Lavage und eine für die exogen-allergische Alveolitis typische Histologie erhärten ebenfalls die Diagnose. In weiterhin zweifelhaften Fällen können eine Antigenkarenz mit nachfolgender Besserung oder eine inhalative Provokation diagnoseweisend sein.

Differenzialdiagnose
Die Differenzialdiagnose der exogen-allergischen Alveolitis ist umfangreich:
- *Akute Atemwegs- oder grippale Infekte:* Die akute Form lässt sich klinisch von akuten Atemwegs- oder grippalen Infekten kaum unterscheiden.
- *ODTS:* Bei landwirtschaftlicher Tätigkeit muss an das ODTS (Drescherfieber), das üblicherweise von thermophilen Aktinomyzeten verursacht wird, aber normale Röntgenbefunde und keine Diffusionsstörung verursacht, gedacht werden. Beim ODTS lassen sich auch keine hoch titrigen IgG-Antikörper nachweisen. Das ODTS ist charakterisiert durch allgemeine Krankheitsbeschwerden, Muskel- und Gelenkschmerzen, Kopfweh, trockenen Husten und gereizte Nasenschleimhaut. Pulmonal findet sich eine neutrophile Entzündung in den terminalen Bronchien, allerdings ohne die typischen Veränderungen der exogen-allergischen Alveolitis. Bakterielle Endotoxine sollen in der Pathogenese eine Rolle spielen. Das ODTS ist prognostisch günstig und ohne Langzeitfolgen.
- *Andere:* Verschiedene andere immunologische oder infektiöse Erkrankungen der Lunge und der Bronchien können ähnliche Symptome wie die exogen-allergische Alveolitis verursachen. Dazu zählen:
  - bronchopulmonale Mykosen
  - interstitielle Pneumonitiden
  - Sarkoidose und verwandte Erkrankungen
  - Kollagenosen
  - virale und bakterielle Pneumonien und Bronchitiden

Therapie

MERKE

Eckpfeiler einer erfolgreichen Therapie der exogen-allergischen Alveolitis sind die frühzeitige Diagnose und anschließend die konsequente Antigenkarenz.

Viele Antigene, wie Zimmerspringbrunnen, Vögel usw., lassen sich ohne größere Mühe meiden. Der Beweis einer Ursächlichkeit der betreffenden Antigene gelingt insbesondere dann, wenn Karenzmaßnahmen abgebrochen werden und die Erkrankung wieder einsetzt.

Gelingt eine vollständige Antigenkarenz, ist eine engmaschige Überwachung angezeigt, um die Besserung der Erkrankung zu dokumentieren. Bei anhaltender Antigenexposition ist die Prognose naturgemäß schlechter, und chronisch-progrediente Verläufe sind wahrscheinlicher, aber nicht regelhaft. Trotzdem gilt bei der Therapie der exogen-allergischen Alveolitis der Antigenkarenz das wesentliche Augenmerk. Staubmasken mit Filtern können Antigenpartikel entfernen, entsprechende Belüftung am Arbeitsplatz oder Änderungen der Arbeitsabläufe Antigenexpositionen reduzieren. Prinzipiell ist jedoch eine konsequente Allergenkarenz, unter Umständen mit Entfernung des Betroffenen aus dem antigenbelasteten Milieu, den allergenvermeidenden Maßnahmen vorzuziehen.

Kortikosteroide sind bei der akuten und der progressiven Form der Erkrankung indiziert. Die Lungenfunktion kann sich bereits nach ca. 8 Wochen systemischer Steroidtherapie bessern. Empfohlen wird 1 mg/kg Körpergewicht für 1 Monat mit anschließender langsamer (monatlicher) Reduktion bis zu einer Erhaltungsdosis von 10-15 mg/ Tag. Nach durchschnittlich 1 Jahr und fehlenden Zeichen eines Rezidivs kann diese Therapie versuchsweise abgesetzt werden, desgleichen, wenn sich keine funktionelle Besserung ergibt.

Prognose und Überleben

Der individuelle Verlauf einer exogen-allergischen Alveolitis ist sehr variabel. Die akute Form der exogen-allergischen Alveolitis hat eine recht gute Prognose, während chronische Formen zu progressiver und irreversibler Lungenschädigung führen und in einer Lungenfibrose enden. Die besten Prädiktoren für Mortalität sind der Schweregrad der Fibrose, der Nachweis von Honigwabenmustern sowie die Ausbildung von Uhrglasnägeln und Trommelschlägelfingern (Abb. 3.**12**).

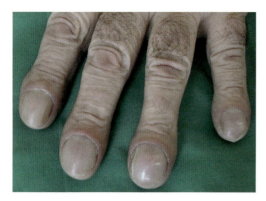

Abb. 3.**12** Patient mit Uhrglasnägeln und Trommelschlägelfingern bei chronisch progredienter exogenallergischer Alveolitis.

Arbeitsmedizinisch relevante Gesichtspunkte

Die exogen-allergische Alveolitis ist in vielen Fällen eine berufsbedingte Erkrankung (BK 4201). Daher sollte bei Patienten mit Atembeschwerden oder Allgemeinsymptomen, die in exponierten Berufen arbeiten, immer auch der Verdacht auf eine exogen-allergische Alveolitis erwogen und der zuständigen Berufsgenossenschaft angezeigt werden.

FAZIT

Die exogen-allergische Alveolitis ist eine seltene, häufig spät diagnostizierte allergische Erkrankung der Lunge und der kleinen Atemwege. Das klinische Spektrum reicht von fieberhaften, grippeähnlichen Episoden nach Antigenkontakt mit trockenem Husten bis zu progredienter Belastungsatemnot und den klinischen Zeichen der Lungenfibrose. Ein hohes Verdachtsmoment, verbunden mit den typischen klinischen, radiologischen und funktionellen Zeichen, sollte eine entsprechende Abklärung durch ausführliche Anamnese, Serologie, bronchoalveoläre Lavage (CD8-Zell-Alveolitis) und ggf. Lungenbiopsie nach sich ziehen. Prognostisch bedeutsam ist die frühe Diagnose und Allergenkarenz. Funktionelle Einschränkungen lassen sich durch eine langfristige systemische Kortikosteroidtherapie bessern.

Allergische bronchopulmonale Aspergillose

J. C. Virchow

Die allergische bronchopulmonale Aspergillose (ABPA) ist eine seltene pulmonale Hypersensitivitätsreaktion gegen Antigene von Aspergillusspezies, am häufigsten gegen Aspergillus fumigatus (Abb. 3.**13**). Erkrankungen, die durch andere Pilze ausgelöst werden, fasst man unter der Diagnose „allergische bronchopulmonale Mykose" zusammen.

Pathogenese

Genetische Prädisposition

Die Pathogenese der allergischen bronchopulmonalen Aspergillose ist bis heute unzureichend verstanden. Die Mehrzahl der Erkrankungen tritt sporadisch auf; einzelne familiäre Häufungen sind beschrieben. Eine Assoziation mit HLA- (humanes Leukozytenantigen-)DR2 und HLA-DR5 wurde als genetische Besonderheit beschrieben. Darüber hinaus wurden der Cystic Fibrosis Transmembrane

Allergische bronchopulmonale Aspergillose 3

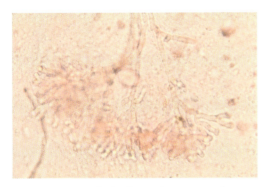

Abb. 3.**13** **Aspergillushyphen in der Sputummikroskopie.**

mische Entzündung mit Störung der mukoziliaren Clearance, Peribronchitis und Bronchospasmus. Die durch die Immunreaktion freigesetzten proteolytischen Enzyme fördern die Entzündung und Keimbesiedelung und hierdurch letztlich die Zerstörung der Bronchialstruktur mit Ausbildung von Bronchiektasen. Deren Ausmaß wiederum korreliert mit der Vermehrung eosinophiler und neutrophiler Granulozyten im Sputum. Warum Aspergillus und andere Pilzspezies speziell bei Asthma und zystischer Fibrose die Atemwege kolonisieren, ist unklar. Es wird angenommen, dass die verminderte mukoziliare Clearance, möglicherweise auch die chronische Steroidtherapie, zur ineffektiven Abwehr durch Phagozytose und Vermehrung der Pilze beiträgt.

Conductance Regulator (CFTR) bei der zystischen Fibrose und Polymorphismen im Surfactant-Protein (SP)-A2 mit der Entwicklung einer allergischen bronchopulmonalen Aspergillose in Verbindung gebracht.

Bei der Erkrankung lassen sich verschiedene immunologische Mechanismen nachweisen, die möglicherweise auf dem Boden einer genetischen Prädisposition auftreten. Eine allergische bronchopulmonale Aspergillose tritt vor allem bei Patienten mit schwerem, kortikosteroidpflichtigem Asthma oder zystischer Fibrose auf. Die Angaben zur Prävalenz von Asthma variieren zwischen 1 und 14%, die der zystischen Fibrose sind noch höher, insbesondere, wenn eine Aspergillussensibilisierung vorliegt.

--- MERKE ---
Ohne eine zugrunde liegende Lungenerkrankung ist das Auftreten einer allergischen bronchopulmonalen Aspergillose sehr ungewöhnlich.

Inwieweit die bronchozentrische Granulomatose eine Sonderform der allergischen bronchopulmonalen Aspergillose ohne pulmonale Vorschädigung darstellt, ist unklar.

Zelluläre Immunantwort
Pathogenetisch besteht eine komplexe lokale und systemische Immunantwort gegenüber Antigenen von Aspergillusspezies. Aspergillusmyzelien kolonisieren und vermehren sich bei der allergischen bronchopulmonalen Aspergillose in den Atemwegen. Sie wachsen, wenn auch nicht invasiv, auch in der Schleimhaut. Folge dieses Wachstums und des nachfolgenden Zerfalls ist eine lokale und syste-

Humorale Immunantwort
Zusätzlich zur zellulären Antwort besteht bei der allergischen bronchopulmonalen Aspergillose eine humorale Komponente mit polyklonaler IgG-, IgE- und IgA-Produktion gegen Aspergillusspezies. Neben spezifischem und unspezifischem IgE gegen Aspergillus findet sich ein großer Anteil unspezifischer, zirkulierender IgE-Antikörper, wohl als Folge der hohen IL-4-Konzentration. Aspergillusspezifisches IgE und IgA wird lokal durch bronchusassoziiertes lymphatisches Gewebe gebildet, aspergillusspezifisches IgG hingegen vorwiegend im peripheren Lymphgewebe. B-Lymphozyten von Patienten mit allergischer bronchopulmonaler Aspergillose exprimieren verstärkt CD23 und reagieren stärker auf IL-4. Eine Reihe von Zytokinen spielt in der Pathogenese der allergischen bronchopulmonalen Aspergillose eine wichtige Rolle: IL-4 und IL-13 stimulieren die IgE-Antwort, während IL-5 und IL-13 eosinophile Granulozyten aktivieren. Chemotaktische Faktoren, wie MCP-1 (Monocyte Chemoattractant Protein-1), CCL-2 (Chemokine [C-C motif] Ligand 2), Eotaxin, RANTES (Regulated upon Activation Normal T Cell Expressed and Secreted) und IL-8, lassen sich in erhöhter Konzentration nachweisen.

Typ-I- und Typ-III-Reaktion nach Coombs und Gell
Die komplexe Immunpathogenese der allergischen bronchopulmonalen Aspergillose (Abb. 3.**14**) ist folglich einerseits durch eine IgE-vermittelte Typ-I-Immunreaktion mit Mastzelldegranulation und Ansammlung aktivierter eosinophiler Granulozyten gekennzeichnet; Eosinophile setzen toxische Proteine, wie MBP (Major Basic Protein) und

3 Allergologische Krankheitsbilder – Atemwege

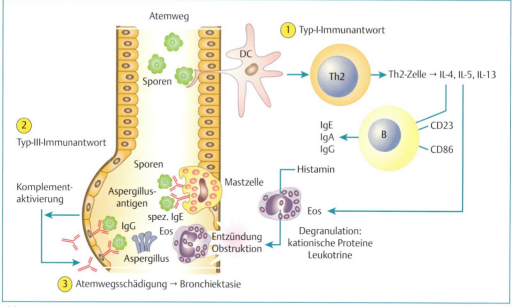

Abb. 3.14 Immunpathogenese der allergischen bronchopulmonalen Aspergillose. Durch die Pilzsporen werden sowohl eine IgE-vermittelte Typ-I-Immunantwort mit Mastzelldegranulation und Ansammlung aktivierter eosinophiler Granulozyten (1) als auch eine Typ-III-Immunantwort durch IgG-Bildung und Komplementaktivierung (2) ausgelöst. Die Folge ist eine Atemwegsschädigung, die zur Bronchiektasie führt (3).
DC = dendritische Zelle
Th2 = Typ-2-T-Helferzelle
Eos = eosinophile Granulozyten
B = B-Zelle

ECP (Eosinophil Cationic Protein), frei und tragen durch die Bildung von Matrixmetalloproteinasen zur endobronchialen Gewebezerstörung bei. Andererseits besteht bei der allergischen bronchopulmonalen Aspergillose eine Typ-III-Reaktion nach Coombs und Gell durch IgG-Bildung und Antigen-Antikörper-Komplexierung mit Komplementaktivierung.

Inwieweit atopische Mechanismen des allergischen Asthmas bei der allergischen bronchopulmonalen Aspergillose eine Rolle spielen, die ebenfalls durch eine Th2-vermittelte Immunreaktion nach Allergenkontakt charakterisiert ist, ist unklar.

Klinik

---- **MERKE** ----

Die allergische bronchopulmonale Aspergillose ist typischerweise mit Asthma oder zystischer Fibrose vergesellschaftet und insbesondere im Frühstadium schwierig von beiden abzugrenzen.

Häufig bestehen Komorbiditäten mit allergischen Erkrankungen, wie der allergischen Rhinitis. Zu den klinischen Symptomen zählen Giemen, Husten, Müdigkeit, Fieber, Thoraxschmerzen und die Produktion großer Mengen zähen Sputums (Abb. 3.**15a**), in dem sich braune Pfropfen, oft mit Hyphen (Abb. 3.**15b**) oder Pilzrückständen, finden. Der klinische Verlauf ist in der Regel durch rezidivierende, steroidpflichtige Exazerbationen gekennzeichnet. Hämoptysen können als Folge der Bronchiektasen auftreten. Eine allergische bronchopulmonale Aspergillose kann sich aber auch erstmals durch rezidivierende pulmonale Infiltrate, Fieber oder den Nachweis von Bronchiektasen manifestieren. Die radiologischen Infiltrate sind meist in den oberen und/oder mittleren Lungenabschnitten lokalisiert und mitunter asymptomatisch. Erstes Anzeichen einer allergischen bronchopulmonalen Aspergillose kann die Therapierefraktärität auf eine antibiotische Therapie bei vermeintlich bakteriell akut exazerbierter zystischer Fibrose oder Asthma sein.

Diagnostik

Ziel der Diagnostik bei allergischer bronchopulmonaler Aspergillose ist die Früherkennung, um

Allergische bronchopulmonale Aspergillose

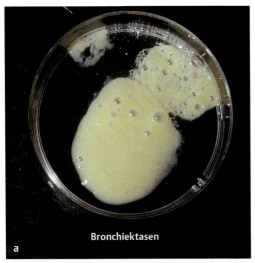

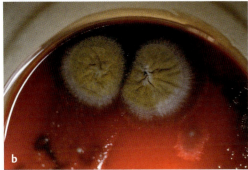

Abb. 3.**15a u. b** Zähes Sputum als typisches Symptom bei allergischer bronchopulmonaler Aspergillose.
a Bronchiektasensputum.
b Sputumkultur.

Tab. 3.**10** Charakteristische Kriterien der allergischen bronchopulmonalen Aspergillose.

Hauptkriterien
- Asthma bronchiale, zystische Fibrose in der Anamnese
- Nachweis zentraler Bronchiektasen in der Dünnschicht-CT
- allergische Hautreaktionen vom Soforttyp gegen Aspergillus
- Serum-IgE erhöht (> 400 kU/l)
- erhöhte aspergillusspezifische Serum-IgE- oder -IgG-Titer

Nebenkriterien
- Infiltrate im Thoraxröntgenbild
- präzipitierende Antikörper gegen Aspergillus fumigatus
- Bluteosinophilie von > 1000/ml
- zähe, bräunliche Schleimpfröpfe im Sputum
- Aspergillusnachweis im Sputum bei 50 % der Patienten
- kutane Spätreaktion auf Aspergillus

Komplikationen des fortgeschrittenen Stadiums zu vermeiden. Die Diagnose fußt auf klinischen, radiologischen und serologischen Kriterien (Tab. 3.**10**).

Sind die ersten 5 Kriterien erfüllt, liegt eine klassische allergische bronchopulmonale Aspergillose mit zentralen Bronchiektasien vor; fehlen Bronchiektasen, spricht man von einer „seropositiven allergischen bronchopulmonalen Aspergillose". Die übrigen Kriterien stützen die Diagnose, sind aber nicht essenziell. Patienten mit seropositiver allergischer bronchopulmonaler Aspergillose haben niedrigere IgE- und IgG-Spiegel, seltener Exazerbationen und ein geringeres Fibroserisiko im Endstadium. Ob es sich bei der seropositiven allergischen bronchopulmonalen Aspergillose um eine Frühform oder eine weniger aggressive Form handelt, ist ungewiss.

Hauttest
Liegen klinische und radiologische Verdachtsmomente für eine allergische bronchopulmonale Aspergillose vor, sollte zunächst ein Haut-Prick-Test erfolgen. Der negative prädiktive Wert dieses Tests erlaubt, eine allergische bronchopulmonale Aspergillose auszuschließen.

───── MERKE ─────

Je nach Region haben allerdings bis zu 30 % der Patienten mit persistierendem Asthma einen positiven Hauttest gegen Aspergillus, aber keine allergische bronchopulmonale Aspergillose.

Labordiagnostik
Ist der Hauttest positiv, sollten Gesamt-IgE-Spiegel und das aspergillusspezifische IgE und IgG gemessen werden. Sind diese positiv, lässt sich eine allergische bronchopulmonale Aspergillose diagnostizieren. Sind nur einzelne dieser Untersuchungen positiv, gilt es, den Verlauf weiter zu beobachten und die Untersuchungen bei Fortbestehen des klinischen Verdachts zu wiederholen. Präzipitierende IgG-Antikörper gegen Aspergillus sind für die allergische bronchopulmonale Aspergillose typisch, aber nicht spezifisch. Sie sind auch bei ca. 10 % aller Patienten mit Asthma ohne allergische bronchopulmonale Aspergillose zu finden. Bei einer all-

ergischen bronchopulmonalen Mykose mit aspergillusunabhängigen Sensibilisierungen kann die Serologie gegen Aspergillus normal sein. Erhöhte Spiegel von Galaktomannan in der bronchoalveolären Lavage sollen die Diagnose ebenfalls stützen, obwohl sich dabei häufig falsch-positive Befunde ergeben. Rekombinante, gereinigte Allergene aus Aspergillus fumigatus, die zu den intrazellulären Bestandteilen von Aspergillus fumigatus gehören (rAsp f4 und rAsp f6 – Mangansuperoxiddismutase), haben nach einzelnen Literaturangaben in der Diagnostik der allergischen bronchopulmonalen Aspergillose eine Spezifität von 100 % und eine Sensitivität von 90 %. Dies lässt vermuten, dass es im Gegensatz zur sporenbedingten Typ-I-Sensibilisierung bei der allergischen bronchopulmonalen Aspergillose zu einem endobronchialen Zerfall von Aspergillus fumigatus und einer Freisetzung dieser Antigene kommt.

Pulmonale Infiltrate, Eosinophilie im peripheren Blut und präzipitierende Antikörper können in Einzelfällen nur während Exazerbationen nachweisbar sein. Die Gesamt-IgE-Spiegel nehmen bei Exazerbationen zu und können während stabiler Phasen und unter Steroidtherapie wieder abnehmen. Allerdings erreicht das IgE dabei nie normale Werte.

---- MERKE ----

Ansteigende IgE-Spiegel sind bei einer allergischen bronchopulmonalen Aspergillose Anzeichen einer drohenden Exazerbation.

Lungenfunktion
Die meisten Patienten mit allergischer bronchopulmonaler Aspergillose haben auf dem Boden ihrer vorbestehenden Asthmaerkrankung eine obstruktive Ventilationsstörung von unterschiedlicher Reversibilität. Bei chronischen, langjährigen Verläufen kann zudem eine Restriktion mit zunehmend fixierter Atemwegsobstruktion auftreten.

Radiologie
Für die allergische bronchopulmonale Aspergillose typische radiologische Befunde sind:
- flüchtige, perihilär betonte Infiltrate, insbesondere der Ober- und Mittellappen (Abb. 3.**16a**)
- im fortgeschrittenen Stadium:
  – in den zentralen Abschnitten Bronchiektasen (Abb. 3.**16b**)
  – Atelektasen
  – Tram-Line-Shadows (unzureichende Verjüngung verdickter Bronchialwände; Abb. 3.**16c**)
  – Gloved-Finger-Shadows (als Zeichen der Mucoid Impaction; Abb. 3.**16d**)
  – Milchglasverschattungen
  – fokale Konsolidierungen
- seltener:
  – Mosaikmuster (als Zeichen von Air-Trapping)
  – Kavernen
  – Fibrose
  – pleurale Verdickungen

Während früher die Bronchografie Diagnostikum der Wahl zum Nachweis von Bronchiektasen war (Abb. 3.**16e**), wird heute die Dünnschicht-CT eingesetzt. Sie stellt weniger invasiv und zuverlässig die allergischen bronchopulmonalen, aspergillosebedingten Veränderungen dar. Die zentralen Bronchiektasen sind üblicherweise auf die inneren ⅔ der Lungenfelder beschränkt, können aber auch bei Patienten ohne allergische bronchopulmonale Aspergillose, insbesondere bei Patienten mit zystischer Fibrose, nachweisbar sein.

Histopathologie
Charakteristika der allergischen bronchopulmonalen Aspergillose sind vorwiegend zentral lokalisierte Bronchiektasen, die dickes, visköses Sekret mit fibrinösem Material und Pilzhyphen enthalten. Mikroskopisch lassen sich dort Charcot-Leyden-Kristalle, Curschmann-Spiralen und reichlich Entzündungszellen (Makrophagen, Eosinophile und Lymphozyten) nachweisen. Die Wand der Atemwege ist durch Eosinophile, Neutrophile und Lymphozyten infiltriert. Ähnlich dem Asthma finden sich Degranulationsprodukte der Eosinophilen, wie das epitheltoxische MBP, sowie eine Verdickung der Basalmembran. Die histologische Abgrenzung der allergischen bronchopulmonalen Aspergillose zur bronchozentrischen Granulomatose ist makroskopisch, anatomisch und histologisch schwierig.

Stadieneinteilung
Die allergische bronchopulmonale Aspergillose wird in 5 Stadien eingeteilt (Tab. 3.**11**). Abgesehen vom Stadium V mit Lungenfibrose gelten alle übrigen als reversibel. Ein progredienter Verlauf durch alle Stadien ist nicht die Regel. Akute Erkrankung, Remission und Exazerbation sind den Stadien I, II und III zugeordnet. Ab Stadium IV sind üblicherweise orale Glukokortikosteroide in meist hoher

Allergische bronchopulmonale Aspergillose 3

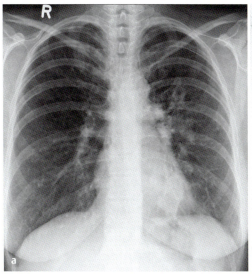
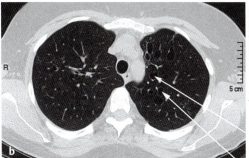
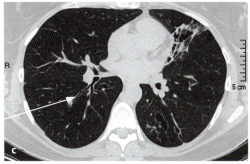
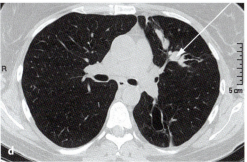
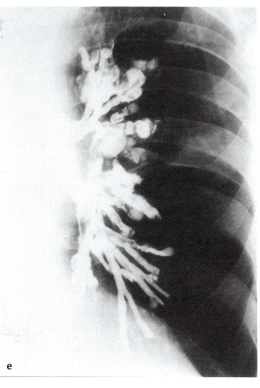

Abb. 3.16a–e Radiologische Befunde bei allergischer bronchopulmonaler Aspergillose.
a Thorax-p.a. Aufnahme mit perhilären Infiltraten im Röntgenthorax. **b** Dünnschicht-CT mit zentralen Bronchiektasen. **c** Bronchiektasen mit Tram-Line Shadows. **d** Mucoid Impaction in Bronchiektasen. **e** Zentrale Bronchiektasen bei der Bronchografie (a–d mit freundl. Genehmigung von PD Dr. G. Menz, Davos Wolfgang).

Dosierung als Dauermedikation erforderlich. Bei Patienten mit steroidpflichtigem Asthma wird die allergische bronchopulmonale Aspergillose häufig in diesem Stadium der Erkrankung diagnostiziert. Die Patienten haben überwiegend erhöhte aspergillusspezifische IgE- und IgG-Antikörper, positive Serumpräzipitine gegenüber Aspergillus und persistierende pulmonale Infiltrate. Trotz Steroidtherapie können sich zentrale Bronchiektasen entwickeln. Chronische oder unerkannte Krankheitsbilder können in irreversibler Atemwegsfibrose und schwerer Bronchiektasen- und Kavernenbildung enden (Stadium V). Klinische Zeichen sind Uhrglasnägel (Abb. 3.**17**), Trommelschlägelfinger und Ruhezyanose. Lungenfunktionsanalytisch kommt es in diesem Stadium zu Restriktion und irreversibler Obstruktion, die auf Glukokortikosteroide wenig anspricht. Superinfektionen und Kolonisationen der Bronchiektasen mit Staphylokokken, Pseudomonaden oder atypischen Mykobakterien können auftreten.

Therapie

Ziel der Therapie ist es, die Antigenexposition und die dadurch verursachte Entzündung zu minimieren. Sie entspricht damit in weiten Teilen der Therapie des zugrunde liegenden Asthmas. Um irreversible fibrotische Schäden zu vermeiden, sind Glukokortikosteroide und Antimykotika zentrale Säulen der Therapie. Einzelfallbeschreibungen berichten über Erfolge mit einer Anti-IgE-Therapie. Erfolgsparameter in der Behandlung der allergischen bronchopulmonalen Aspergillose sind neben der Besserung der Beschwerdesymptomatik die Rückbildung der pulmonalen Infiltrate und der Bluteosinophilie sowie als Surrogatparameter der positive Verlauf des Gesamt-IgE und der Lungenfunktion.

Glukokortikosteroide
Während akuter Exazerbationen bessern Glukokortikosteroide die systemische Entzündung, die Atemwegsobstruktion, die infiltrativen Veränderungen und die Eosinophilie in klinisch relevantem Ausmaß. Die initiale Dosierung beträgt üblicherweise 0,5 mg/kg Prednisolonäquivalent täglich für ca. 2 Wochen; es folgt danach – abhängig vom klinischen Ansprechen – die Reduktion über die nächsten 6-8 Wochen. Der Therapieerfolg wird durch regelmäßige klinische und funktionsanalytische Untersuchungen überwacht. Da die IgE-Konzentrationen und die pulmonalen Infiltrate meist innerhalb von 6-8 Wochen zurückgehen, sollten die Serum-IgE-Spiegel für mindestens 1 Jahr alle 6-8 Wochen gemessen werden. Die IgE-Konzentration bleibt trotz erfolgreicher Therapie erhöht; es ist daher nicht angezeigt, Kortikosteroide zur Normalisierung des IgE-Spiegels einzusetzen. Steigen die IgE-Spiegel hingegen um mehr als 100 % im Vergleich zum Ausgangswert, droht eine Exazerbation.

Eine erhebliche Anzahl von Patienten im Stadium IV der Erkrankung bedarf einer Kortikoiddauertherapie. Um steroidbedingte Nebenwirkungen zu vermeiden, gilt es dabei, die niedrigste Dosis zu titrieren, mit der sich die Erkrankung kontrollieren lässt. Dazu werden vereinzelt auch alternierende Schemata eingesetzt, bei denen die Glukokortikosteroide jeden 2. Tag verabreicht werden.

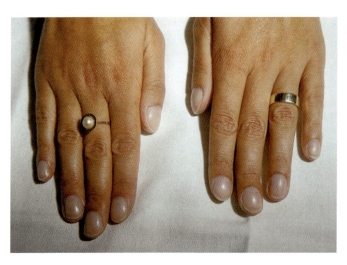

Abb. 3.**17** Uhrglasnägelbildung bei Patientin mit allergischer bronchopulmonaler Aspergillose.

Allergische bronchopulmonale Aspergillose

Tab. 3.11 Stadieneinteilung der allergischen bronchopulmonalen Aspergillose (ABPA; nach Menz).

Kriterien	Stadien					
	seropositive ABPA	I (akut)	II (Remission)	III (Exazerbation)	IV (Asthma)	V (Fibrose)
Asthma	+	+	+	+	+	+
radiologische Infiltrate/Veränderungen	±		±		±	+
kutane Sofortreaktion auf A. fumigatus	+	+	+	+	+	+
hohes Serum-IgE	++	+++	±	+++	±	±
Präzipitine auf A. fumigatus	+	+	±	+	±	±
Eosinophilie im peripheren Blut	±	+	-	+	±	-
proximale Bronchiektasie	-	+	+	+	+	+
A.-fumigatus-Serum-IgE und -IgG erhöht	+	+	±	+	±	±

> **MERKE**
>
> Sprechen Klinik und Lungenfunktion nicht auf die Glukokortikosteroidtherapie an, gilt es, die Diagnose zu überprüfen und Compliance-Fehler oder eine unzureichende Steroiddosis in Betracht zu ziehen.

Auch wenn Kortikosteroide die Symptome einer akuten Exazerbation wirksam bekämpfen, ist unklar, ob die Steroidtherapie die Progression der Erkrankung beeinflusst. Exazerbationen können auch unter Kortikosteroidtherapie auftreten. Eine prophylaktische, systemische Steroiddauertherapie während Remissionsphasen wird daher nicht empfohlen. Inhalative Glukokortikosteroide werden, insbesondere zur Behandlung eines begleitenden Asthmas, dagegen zur adjuvanten Therapie eingesetzt.

Antimykotika
Antimykotika, wie Nystatin, Amphotericin B, Ketoconazol, Itraconazol, Voriconazol sowie Posaconazol, können die Keimbelastung der Atemwege senken und damit die Symptome und den täglichen Steroidbedarf bei der allergischen bronchopulmonalen Aspergillose reduzieren. Itraconazol, das als Nebenwirkung vor allem gastrointestinale Beschwerden verursachen kann, ist nach Studien bei steroidabhängigen Patienten in der Lage, die Progression der Erkrankung zu beeinflussen, wenn es über 16 Wochen verabreicht wird. Voraussetzung ist die regelmäßige Kontrolle des Itraconazolspiegels und der Resistenzlage in der Sputumkultur.

> **MERKE**
>
> Da Itraconazol bei hohem pH-Wert schlecht absorbiert wird, sollte es zusammen mit Mahlzeiten eingenommen und nicht bei gleichzeitiger Gabe von Protonenpumpeninhibitoren oder anderen magensäurereduzierenden Medikamenten eingesetzt werden. Zu beachten ist auch, dass der Metabolismus der Azole mit dem Metabolismus von Cyclosporin, Glukokortikoiden und der Mineralglukokortikoidsynthese interferieren kann.

Voriconazol wird derzeit vorwiegend bei Patienten mit kompromittiertem Immunsystem eingesetzt. Sein Nebenwirkungsprofil ist, ähnlich wie das von Posaconazol, deutlich besser als das von Amphotericin B.

3 Allergologische Krankheitsbilder – Haut

Adjuvante Therapiestrategien
Orientiert man sich an Fallberichten, ist die Verwendung von Anti-IgE eine erfolgversprechende Therapieoption, zumal sich dadurch in der Mehrzahl der Fälle die Kortikosteroiddosis signifikant senken ließ.

Sowohl am Arbeitsplatz als auch zu Hause ist auf größtmögliche Allergenkarenz zu achten. Dies gilt für mit Aspergillussporen kontaminierte Räume und Gebäude ebenso wie für sporenbelastete Tätigkeiten, beispielsweise Abrissarbeiten, bei denen große Mengen an Aspergillus fumigatus freigesetzt werden können.

Der Aufenthalt in allergenarmem Milieu (z. B. im Hochgebirge) ist für Patienten mit allergischer bronchopulmonaler Aspergillose sowohl aus diagnostischer Sicht als auch zur Therapieunterstützung sinnvoll. Weitere adjuvante Therapiestrategien umfassen eine optimierte Therapie des zugrunde liegenden Asthmas oder der zystischen Fibrose mit konsequenter Inhalations- und Physiotherapie sowie Empfehlungen zur Pneumokokkenimpfung und zur jährlichen Influenzaschutzimpfung.

Prognose
Bei früher Diagnose und entsprechend konsequenter Therapie hat die allergische bronchopulmonale Aspergillose durchaus eine gute Prognose. Die entzündliche Aktivität mit dem klinischen Bild der Exazerbation lässt sich effektiv mit Steroiden, die infektiologische Aktivität mit Antimykotika behandeln. Hierdurch kann der Entwicklung irreversibler Lungenfunktionsveränderungen entgegengewirkt werden. Bei wenigen Patienten kommt es zur Ausbildung des Stadiums V, das mit irreversibler respiratorischer Insuffizienz und chronisch-bakterieller Besiedelung kompliziert ist und eine insgesamt schlechte Prognose aufweist.

FAZIT

Die allergische bronchopulmonale Aspergillose ist eine seltene Erkrankung, die sich auf ein allergisches Asthma oder eine zystische Fibrose aufpfropfen kann.
Diagnostischer Scharfsinn und eine umfassende klinische, immunologische und radiologische Abklärung erlauben die Einteilung in 5 Stadien.
Ziel der Therapie ist es, Exazerbationen frühzeitig zu erkennen und angemessen zu therapieren, um ein Fortschreiten in ein Stadium mit irreversiblen Lungenveränderungen und schlechter Prognose zu vermeiden. Therapeutika der Wahl sind systemische Glukokortikoide und Antimykotika. Sie werden durch adjuvante Behandlungsstrategien unterstützt.

Allergien der Haut

Allergisches Kontaktekzem

M. Niebuhr, A. Kapp und T. Werfel

Definition

MERKE

Das allergische Kontaktekzem stellt eine Hypersensitivitätsreaktion vom Typ IV nach Coombs und Gell dar (Tab. 3.**12**; vgl. auch Tab. 2.1) und wird hauptsächlich durch T-Lymphozyten hervorgerufen, die zuvor gegen ein bestimmtes Allergen, in der Regel niedermolekulare Haptene, gekoppelt an körpereigene Proteine, sensibilisiert wurden.

Bei Zweitkontakt mit dem Allergen kommt es zur Proliferation der antigenspezifischen T-Lymphozyten in der Haut mit Freisetzung von Entzündungsmediatoren und Entwicklung eines allergischen Kontaktekzems, das in der akuten Phase durch Erythem, Bläschen, Nässen und Krustenbildung und in der chronischen Phase durch abgeblasstes Erythem, Papeln, Schuppung und Lichenifikation der Haut gekennzeichnet ist (Tab. 3.**13** u. Abb. 3.**18**). Pruritus stellt für die Betroffenen sowohl in der akuten als auch in der chronischen Phase ein quälendes Begleitsymptom dar. Allergische Kontaktekzeme sind nicht mit Atopie assoziiert.

Pathophysiologie

Kontaktallergene
Die meisten Kontaktallergene sind niedrigmolekulare Haptene, die erst durch kovalente Bindung an körpereigene Trägermoleküle (Serumproteine, Zellmembranproteine) zum Allergen werden. Unter normalen Umständen penetrieren insbesondere Moleküle mit einem Molekulargewicht von < 1 kD in die Haut. So konnte das Hapten Dinitrochlorbenzol (DNCB) innerhalb von 30 min nach

Allergisches Kontaktekzem

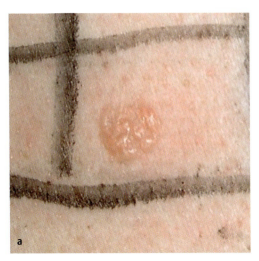
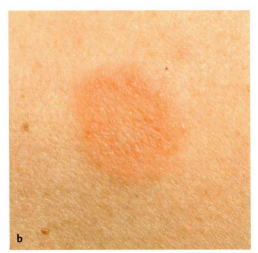

Abb. 3.**18a u. b** **Akutes und chronisches Ekzem. a** Akutes Ekzem mit Erythem und Papulovesikeln. **b** Chronisches Ekzem mit blassem Erythem, Schuppung, Infiltration und Lichenifikation der Haut.

Tab. 3.**12** Einteilung allergischer Reaktionen nach Coombs und Gell (vgl. auch Tab. 2.1).

Typ	Auslöser der Reaktion	Zeit zwischen Allergenkontakt und Symptomen bei vorhandener Sensibilisierung	Klinische Beispiele
I	Antigen und IgE	Sekunden bis zu wenigen Stunden	Urtikaria, Angioödem
II	Antigen, Antikörper, Komplement	6–12 h	Purpura
III	antigenhaltige Immunkomplexe	6–12 h	Vaskulitis
IV	Antigen und T-Lymphozyten	24–96 h	allergisches Kontaktekzem

Tab. 3.**13** Klinische Unterscheidung von akuten und chronischen Ekzemen.

Akutes Ekzem	Chronisches Ekzem
• intensive Rötung, Infiltration • Papulovesikel, Vesikel, selten Bullae • nässende Areale • gelbliche Krusten (serös) oder braune Krusten und Pusteln (als Hinweis für eine sekundäre Infektion)	• blasse Rötung, Infiltration, Papeln • fein-lamellöse Schuppung • Hautverdickung und -vergröberung, evtl. Lichenifikation

epikutaner Applikation in der Epidermis nachgewiesen werden. Intakte Haut verhindert die Penetration von Allergenen, wohingegen Mazeration der Haut durch Schwitzen, okklusives Milieu oder Feuchtigkeit das Eindringen von Allergenen und irritierenden Substanzen in die Haut fördert. Auch trockene und entzündete Haut ist gekennzeichnet durch eine gestörte Hautbarriere, die wiederum zu einer erhöhten Hautvulnerabilität führt, was wiederum eine gesteigerte Penetration von Allergenen in die Haut zur Folge hat. Folgende Faktoren sind in der Sensibilisierungsphase beim allergischen Kontaktekzem von Bedeutung sind:

- Konzentration des Kontaktallergens
- Expositionsfläche
- entzündete Haut (z. B. irritativ-toxisches Ekzem)
- chronische Wunde (z. B. Ulcus cruris)
- Okklusionsbedingungen (z. B. Arbeiten mit Handschuhen)
- wiederholte Exposition gegenüber dem Kontaktallergen
- allergene Potenz des Kontaktallergens

> **MERKE**
>
> Die meisten Kontaktallergene führen nur bei einer Minderheit der exponierten Menschen zur Sensibilisierung, was möglicherweise auf die Existenz gewisser Toleranzmechanismen bei der Mehrzahl der Exponierten zurückzuführen ist.

In experimentellen Studien konnte gezeigt werden, dass ca. 10 % der Bevölkerung auch nicht gegenüber starken Allergenen, wie DNCB, sensibilisiert werden können. Sicher ist auch, dass die allergene Potenz vieler Kontaktallergene mit einer gleichzeitigen hautirritativen Wirkung assoziiert ist. Daneben deuten experimentelle Studien mit DNCB, aber auch Zwillingsstudien und Tierexperimente, auf eine genetische Prädisposition als Risikofaktor für das allergische Kontaktekzem hin.

Sensibilisierungs- und Restimulationsphase
Man unterscheidet bei der körpereigenen Reaktion auf ein Kontaktallergen eine Sensibilisierungs- und eine Restimulationsphase (Abb. 3.**19**):
- *Sensibilisierungsphase:* Das Kontaktallergen bindet zunächst nach Eindringen in die Haut an epidermale Langerhans-Zellen, die es in ihrem Zellinnern prozessieren. Gleichzeitig wandern Langerhans-Zellen aus der Epidermis über afferente Lymphgefäße in Lymphknoten ein und präsentieren an MHC-Klasse-II-Moleküle (HLA-DR, -DP, -DQ) gebundene Allergenfragmente den T-Lymphozyten in den parakortikalen Regionen der Lymphknoten, wodurch diese aktiviert werden.
- *Restimulationsphase:* Die klinische Symptomatik wird nach wiederholtem Allergenkontakt ausgelöst, wenn antigenpräsentierende Zellen allergenspezifische T-Lymphozyten sowohl in regionalen Lymphknoten als auch in der Haut aktivieren. Dabei kommt es zur Proliferation von T-Lymphozyten und zur Sekretion von proinflammatorischen Zytokinen.

Beispiel Nickelallergie
Die allergische Kontaktdermatitis ist für das hierzulande häufigste Kontaktallergen Nickelsulfat besonders detailliert untersucht. Daher werden im Folgenden am Beispiel der Nickelallergie exemplarisch derzeit bekannte Mechanismen der allergischen Kontaktdermatitis dargestellt:
Nickelsulfat gelangt in der Regel von außen, selten über den Blutweg (über nickelhaltige Nahrungsmittel, wie z. B. Schokolade, Soja oder Hülsenfrüchte), in die Haut. Das Metallion bindet vorzugsweise an die Aminosäure Histidin in körpereigenen Peptiden. Ein Teil dieser nun nickelhaltigen Peptide bindet wiederum an MHC-Klasse-II-Moleküle, die konstitutionell in der Haut auf antigenpräsentierenden Langerhans-Zellen oder dendritischen Zellen exprimiert werden. Nickel induziert außerdem unspezifisch die Expression von Adhäsionsmolekülen auf Endothelzellen, die bei der Auswanderung von T-Lymphozyten in die Haut von funktioneller Bedeutung sind. Nach der Sensibilisierungsphase kommt es bei erneutem Allergenkontakt zur „Booster"-Reaktion im regionalen Lymphknoten und zur Zunahme allergenspezifischer T-Lymphozyten im Blut (s. Abb. 3.**19**). Die Auswanderung von T-Lymphozyten in die Haut wird durch die Bindung zwischen „Homing-Faktoren" auf der T-Zellmembran, wie dem Cutaneous Lymphocyte Antigen (CLA), und hochregulierten Adhäsionsmolekülen auf kutanen Gefäßen, wie dem Endothelial Leukocyte Adhesion Molecule 1 (ELAM-1), eingeleitet. Nickelspezifische T-Lymphozyten treffen aufgrund der enorm großen Zelloberfläche der dendritischen Zellen mit hoher Wahrscheinlichkeit auf den trimolekularen Komplex, bestehend aus Nickel-Peptid-MHC-Klasse-II-Protein, was zur Aktivierung der Zellen in situ führt.

Histologisch kommt es initial ungefähr 4 h nach epikutanem Allergenkontakt zu einem perivaskulären mononukleären Entzündungsinfiltrat der Dermis. Nach 8 h beginnen die mononukleären Zellen, die Epidermis zu infiltrieren.

Die Infiltrate bestehen in der Regel zum Großteil aus $CD4^+$-Th-Lymphozyten; allerdings werden auch unterschiedlich hohe Anteile an $CD8^+$-T-Zellen in ekzematösen Hautveränderungen gefunden. Weiterhin infiltrieren auch Blutmonozyten und wenige basophile Granulozyten die Haut und tragen mit ihren Mediatoren zur Entzündungsreaktion bei. Neben Langerhans-Zellen, die in diesen Hautveränderungen in höherer Zahl angetroffen werden, exprimieren auch Keratinozyten und Infiltratzellen als Zeichen der Aktivierung MHC-Klasse-II-Moleküle. Diese Reaktion wird insbesondere durch IFN-γ induziert, welches von T-Lymphozyten sezerniert wird. Das Maximum der Infiltration nach Allergenexposition liegt bei 48–72 h, was für die Beurteilung von Epikutantestungen wichtig ist. Ein Ödem der Epidermis und der oberen Dermis sowie eine schwammige Auf-

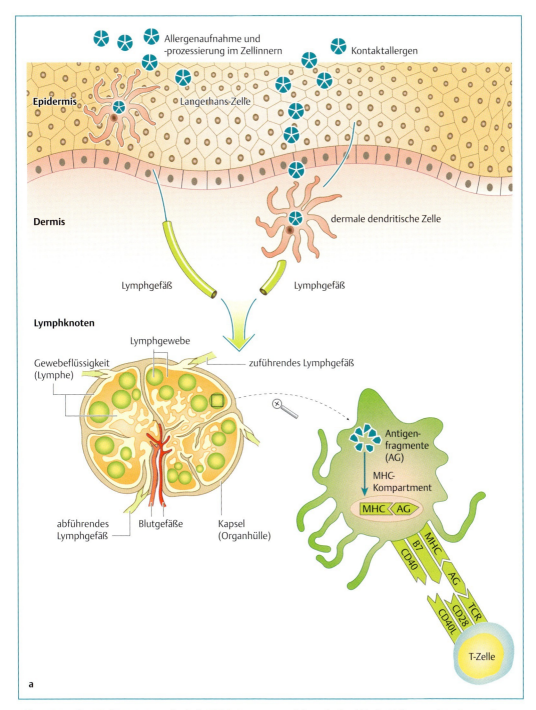

Abb. 3.**19a u. b Wichtige immunologische Wirkmechanismen des allergischen Kontaktekzems.**
a Sensibilisierungsphase: Nach der Allergenbindung und -prozessierung durch epidermale Langerhans-Zellen und dermale dendritische Zellen wandern diese in die regionären Lymphknoten ein. Dort präsentieren sie T-Lymphozyten in parakortikalen Bereichen der regionalen Lymphknoten das Antigen. Abb. 3.**19b** ▶

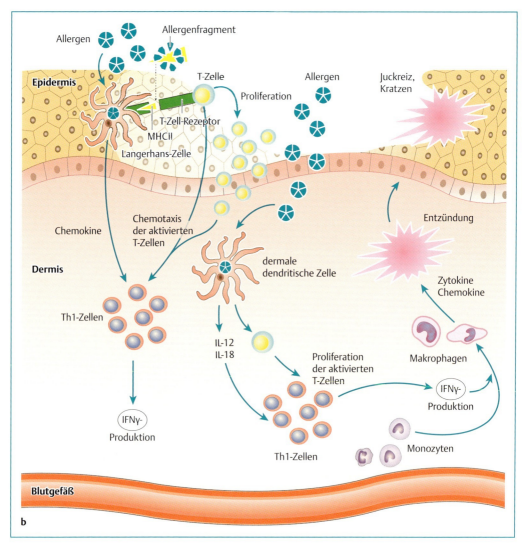

Abb. 3.**19 Fortsetzung. b** Restimulationsphase: Als Folge der erneuten Allergenbindung und -prozessierung durch epidermale Langerhans-Zellen und dermale dendritische Zellen werden antigenspezifische T-Lymphozyten in der Haut und in regionalen Lymphknoten aktiviert und proliferieren. Dadurch werden das umgebende mononukleäre Infiltrat sowie residente Zellen der Haut aktiviert und lösen Ödembildung und spongiose Vasodilatation aus.

lockerung (Spongiose) der Epidermis sind weitere histologische Charakteristika.

Bei ausbleibender kontinuierlicher Allergenexposition wird die Reaktion unter dem Einfluss von inhibitorischen Zytokinen (insbesondere IL-10) und regulatorischen T-Zellen herunterreguliert; es kommt zum langsamen Abheilen der Hautveränderungen.

Diagnostik

Meistens tritt das allergische Kontaktekzem an der Kontaktstelle mit dem verursachenden Allergen auf. Häufig ist es jedoch nicht scharf auf die Kontaktstellen begrenzt (im Gegensatz zur toxischen Dermatitis), sondern manifestiert sich typischerweise in Streumorphen, die sich bei sehr starker Sensibilisierung und/oder intensivem Allergenkontakt auf den gesamten Körper ausbreiten können. In seltenen Fällen kann das allergische Kontaktekzem auch hämatogen durch Verzehr von kontaktallergenhaltigen Nahrungsmitteln ausgelöst werden. So kann das in schwarzem Tee, Schokolade, Soja und anderen Hülsenfrüchten enthaltene Nickel bei entsprechend starker Sensibilisierung ein hämatogenes allergisches Kontaktekzem auslösen. Auch Luftübertragung von Kontaktallergenen, wie z. B. von Pflanzenbestandteilen (Primin in Primeln) oder von Gummibestandteilen in Autos, kann ein allergisches Kontaktekzem mit Betonung der frei getragenen Körperareale hervorrufen.

Anamnese
Bei der Diagnostik von Kontaktallergien spielt die sorgfältig erhobene Anamnese eine herausragende Rolle. Wichtige Punkte, die bei klinischem Verdacht auf ein allergisches Kontaktekzem berücksichtigt werden müssen, sind:
- atopische Erkrankungen
- bekannte Allergien
- Familienanamnese
- Beruf
- Hobbys
- Effekt von Urlauben
- Hautpflege, Kosmetika
- topische Medikamente
- systemische Medikamente

Da die Inzidenz des allergischen Kontaktekzems von der speziellen Allergenexposition abhängt, variiert sie in verschiedenen Bevölkerungsgruppen. So ist Nickelsulfat häufiger bei Frauen als bei Männern von Relevanz; Kontaktallergien gegenüber topischen Medikamenten treten vermehrt bei Patienten mit einer chronischen Hautkrankheit auf.

— MERKE —
Viele Kontaktallergene sind in bestimmten Berufsgruppen gehäuft zu beobachten.

Für manche Patienten schwer zu verstehen ist die Tatsache, dass Allergien sich im Laufe des Lebens entwickeln und dass ein Produkt, welches jahrelang problemlos verwendet wurde, nun nach Anwendung zu Hautveränderungen führt. In diesem Zusammenhang sollte auch bedacht werden, dass der Hersteller eine langjährige Rezeptur ändern und z. B. ein neues Konservierungsmittel einführen kann, was wiederum Ursache des allergischen Kontaktekzems sein kann.

Epikutantest
Bei Verdacht auf das Vorliegen eines allergischen Kontaktekzems sollte eine Epikutantestung (s. Kapitel 4) durchgeführt werden. Dabei werden die Allergene in geeigneter Verdünnung und Lösungsmittel, meist weißer Vaseline, selten Wasser, auf inerten Metallplättchen (Finn-Chambers) für 24-48 h auf den Rücken des Patienten geklebt (Abb. 3.**20**). Anschließend werden die Pflaster entfernt und Reaktionen, wie Rötung, Induration, Papel- und Vesikelbildung, beurteilt. Da das Maximum der Reaktion nach 72 h zu erwarten ist, sollte nach Ablauf dieser Zeit auf jeden Fall eine erneute Ablesung erfolgen (Abb. 3.**21**). Bei fraglich positiven Reaktionen kann eine Testablesung nach 96 h angeschlossen werden. Die Sensitivität einer Epikutantestung liegt bei etwa 60-80 %. Andererseits weisen ca. 10 % der gesunden Bevölkerung ohne Hautveränderungen unerwartete positive, klinisch nicht relevante Testreaktionen auf.

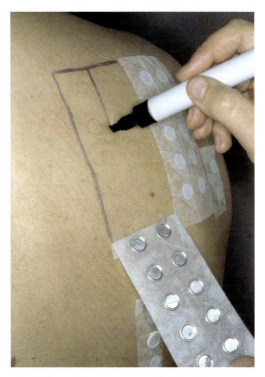

Abb. 3.**20** **Epikutantestung mit Abnahme der Testpflaster (Finn-Chambers) nach 48 h.** Um für die 72-h-Ablesung eine Zuordnung zu den jeweiligen Testsubstanzen zu gewährleisten, werden die Testfelder unmittelbar nach Abnahme der Pflaster mit einem wasserfesten Stift nachgezeichnet.

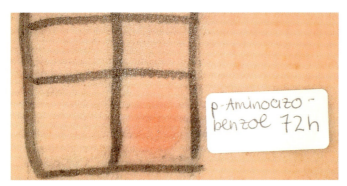

Abb. 3.**21** Positive Testreaktion auf p-Aminoazobenzol in der Epikutantestung nach 72 h.

Falsch-negative Ergebnisse können durch UV-Exposition und die lokale Anwendung oder systemische Einnahme von Steroiden oder anderen immunsuppressiven Medikamenten bedingt sein. Antihistaminika hingegen haben keinen Einfluss auf die Epikutantestung. Die Testinterpretation kann auch dadurch erschwert werden, dass eine unter der Testung aufgetretene Rötung nicht zwangsläufig Manifestation einer Allergie sein muss, sondern auch Ausdruck einer irritativen Wirkung der Testsubstanz sein kann. Unerwünschte Wirkungen einer Epikutantestung stellen die Möglichkeit einer Sensibilisierung durch die Testung dar (dieses Risiko ist bei der Testung von Acrylaten oder p-Phenylendiamin erhöht), die Verschlechterung eines bestehenden allergischen Kontaktekzems unter der Testung oder das Auftreten einer Köbner-Reaktion bei vorbestehender Psoriasis oder Lichen ruber. Auch können bei starker Sensibilisierung auf das Allergen oder starker irritativer Wirkung der Testsubstanz blasige oder pustulöse Reaktionen auftreten, die zu narbiger Abheilung führen.

Zur Testung steht eine Reihe von standardisierten Allergenen kommerziell zur Verfügung, bei denen es sich um die häufigsten Kontaktallergene handelt. Sie spiegeln jedoch nicht das gesamte Spektrum der Kontaktallergene wider, denen wir in unserer Umwelt ausgesetzt sein können. Der Informationsverbund dermatologischer Kliniken (IVDK) aktualisiert ständig in Zusammenarbeit mit der Deutschen Kontaktallergiegruppe (DKG) der Deutschen Dermatologischen Gesellschaft (DDG) die Empfehlung zur Epikutantestung aufgrund epidemiologischer Daten zur Sensibilisierungshäufigkeit und Information über die Verwendung von bestimmten Allergenen in Stoffen, zu denen häufige Hautkontakte bestehen.

Eine offene Epikutantestung hat sich für die Abklärung von hautirritierenden Substanzen bewährt, mit denen der Patient im täglichen Leben direkten Hautkontakt hat, wie z. B. Duschgel oder Hautdesinfektionsmittel. Dabei wird die Substanz auf einem ca. 5 × 5 cm großen Testareal mehrmals appliziert und die Reaktion nach 48 und 72 h beurteilt.

Fotopatch-Test

Die Identifikation von fotosensibilisierenden Substanzen erfolgt mit dem Fotopatch-Test. Dabei werden die Testsubstanzen doppelt auf dem Rücken des Patienten appliziert, wie bei der konventionellen Epikutantestung. Die eine Hälfte wird mit UVA-Strahlung belichtet, während die andere Hälfte unbelichtet bleibt und als Kontrolle dient.

Differenzialdiagnosen

> **MERKE**
>
> Die wichtigste Differenzialdiagnose des allergischen Kontaktekzems ist die atopische Dermatitis, deren Effloreszenzen nicht von denen des allergischen Kontaktekzems zu unterscheiden sind.

Wichtige Hinweise ergeben sich aus der Anamnese und dem Verteilungsmuster der Effloreszenzen. Auch das dysregulativ mikrobielle Ekzem weist ähnliche Morphen aus, ist jedoch durch nummuläre Ekzemherde bereits blickdiagnostisch abzugrenzen. Selten kann eine Skabies oder ein seborrhoisches Ekzem mit einem allergischen Kontaktekzem verwechselt werden.

Beurteilung der klinischen Relevanz von Kontaktallergenen

Nach der Identifikation eines möglichen Kontaktallergens mittels Epikutantestung bzw. Foto-

Allergisches Kontaktekzem

patch-Test muss dessen klinische Relevanz für den Patienten überprüft werden. Hierzu ist die Kenntnis der Verbreitung der Allergene notwendig. Exemplarisch wird das Vorkommen von häufigen Kontaktallergenen in Tab. 3.**14** dargestellt und im Folgenden näher beschrieben (vgl. auch Kapitel 7). Für die Beurteilung von Epikutantestreaktionen ist die Kenntnis von möglichen Gruppen- und Kopplungsallergien wichtig.

Gruppenallergien können bei chemisch verwandten Substanzen auftreten. Patienten haben sich in diesem Fall meist nur gegen einen Stoff sensibilisiert, die Ekzemreaktion wird aber durch verschiedene Substanzen ausgelöst. Häufig bestehen Kreuzallergien gegenüber „Parastoffen", wie p-Phenylendiamin und seinen Derivaten sowie p-Aminobenzoesäure und ihren Derivaten (Lokalanästhetika, Sulfonamide und Paraben). Auch Kreuzallergien gegenüber Naturstoffen, wie z. B. Propolis (Bienenwachs), Perubalsam, Duftstoffen und Kolophonium (s. Tab. 3.**14**) sind nicht selten (s. Kapitel 7).

Bei einer Kopplungsallergie kommt es dagegen zur gleichzeitigen Auslösung positiver Epikutantestreaktionen auf Substanzen, die chemisch nicht miteinander verwandt sind. Der Patient hat sich zum gleichen Zeitpunkt mit in Kombination verabreichten Substanzen sensibilisiert. Häufig findet man Kopplungsallergien bei Patienten mit Unterschenkelekzemen gegen Neomycin (Wirkstoff), Lanolin (Wollwachs in der Salben- bzw. Cremegrundlage) und Parabene (Konservierungsstoffe in Salben und Cremes).

Wichtige Kontaktallergene sind:
- **Metalle:** Nickel stellt mit ca. 5 % bei Männern und 24 % bei Frauen das häufigste Kontaktallergen dar. Im Jahr 2004 führte Nickel mit knapp 15 % Sensibilisierungshäufigkeit in der deutschen Bevölkerung die Liste der Kontaktallergene an. Häufig erfolgt die Sensibilisierung über metallhaltige Gegenstände, die unmittelbar und länger mit der Haut in Berührung kommen, wie Modeschmuck, Jeansknöpfe, Armbänder und Brillengestelle. Die Exposition über Ohrringe und anderen Modeschmuck erklärt den signifikant höheren Anteil von nickelsensibilisierten Frauen gegenüber Männern. Prädilektionsstellen sind daher die Hautregionen unter Ohrringen, metallhaltigen Knöpfen, Uhren oder Brillengestellen (Abb. 3.**23**). Seit 1995 legt die EU in einer Richtlinie fest, dass nickelhaltige Gegenstände, die unmittelbar mit der Haut in Kontakt kommen,

Tab. 3.**14** Die häufigsten Kontaktallergene und ihr Vorkommen.

Kontaktallergen	Vorkommen
Duftstoffmix	Kosmetika, Hautpflegemittel, Parfüm, Lebensmittelaroma
Kaliumdichromat	Zement, Ledergerbung, Metallverarbeitung, Imprägnier- und Beizmittel für Textilien/Pelze, bei Schweißarbeiten, Farben und Glasuren, Streichhölzer
Kobalt	Metalllegierungen, Verunreinigung in Metallen, Mineralölprodukten, Farben, Kunststoffen, Waschmitteln, Glas- und Porzellanfarben, Druckfarben
Kolophonium	Harz zur Herstellung von Druckerfarben, Polituren, Zahnabdruckmaterialien, Papier und Pappe, Pflaster, Klebebänder, Kosmetika, Linoleum, Lack, Farben, Glasuren, Kaugummi, klebende Materialien, Lötzinn, Dichtungsmaterialien
Methylisothiazolon (Kathon)	Konservierungsstoff in Kosmetika, Salben, Shampoos, technischen Flüssigkeiten
Nickel	Metalllegierungen, Verunreinigung in Metallen, Zement, Farben, Kunststoffen und Mineralölprodukten
Paraphenylendiamin (PPD)	Haarfärbemittel, fotografische Entwickler, Druckfarben, Zwischenprodukt in der Farbstoffherstellung, Gummi, Strümpfe und Strumpfhosen
Perubalsam	Parfüm, Kosmetika, Salben, Zahnpasta, Zahnzement, Lebensmittelaromastoff
Bufexamac	lokales Antiphlogistikum zur Behandlung von Ekzemen (Abb. 3.**22**)
Bronopol	Konservierungsstoff in Arzneimitteln, Kosmetika und Reinigungspräparaten

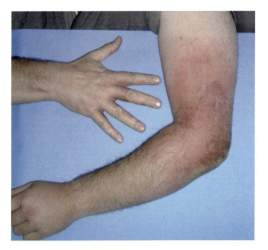

Abb. 3.**22** Allergisches Kontaktekzem auf Bufexamac nach Anwendung einer bufexamachaltigen Salbe.

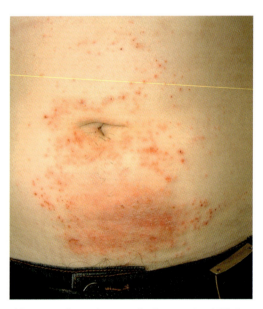

Abb. 3.**23** Allergisches Kontaktekzem periumbilikal bei epikutaner Sensibilisierung gegenüber Nickel.

nicht mehr als 0,5 µg Nickel/cm²·Woche freisetzen dürfen. Seitdem ist ein Rückgang der Nickelsensibilisierung besonders bei jungen Frauen zu verzeichnen, wie die Daten des IVDK eindrucksvoll belegen. Um zu überprüfen, ob ein Metall nickelhaltig ist, hat sich der Dimethylglyoximtest bewährt. Der zu testende Gegenstand wird mit dem getränkten Wattetupfer abgewischt; eine kräftige rosa Farbe entsteht bei Nickelkontamination. Chromate lösen häufig chronische Kontaktekzeme an Händen und Füßen aus. Die hexavalenten Metallsalze sind Bestandteile von Zement (Maurer!) und werden zum Gerben von Leder (Schuhe!) verwendet (Abb. 3.**24**). Inzwischen wird aufgrund der Sensibilisierungshäufigkeit auf Baustellen chromatarmer Zement verwendet; chromatfrei gegerbte Schuhe sind im Fachhandel erhältlich.

- *Konservierungsmittel:* Diese Stoffe werden als antimikrobielle Substanzen zur Verhinderung von Verkeimung ubiquitär in der Industrie eingesetzt. Kosmetika mit einem hohen Wasseranteil, wie Lotionen, erfordern mehr Konservierungsstoffe als Salben mit einem hohen Fettgehalt. Formaldehyd, sein Derivat Quaternium 15, Dibromdicyanobutan, Chlormethylisothiazolinon und Parabene sind häufige Kontaktallergene.
- *Gummibestandteile:* Bei Patienten mit Ekzemen an Händen und Füßen, im BH-Bereich und gürtelförmig um die Taille sollte an eine Kontaktallergie gegenüber Gummiinhaltsstoffen gedacht werden. Auch Gelenkstützbänder für Knie und Ellenbogen enthalten Gummi. Schuhe stellen eine besondere diagnostische Herausforderung dar, enthalten doch die meisten im Handel erhältlichen Schuhe Gummi. Allergien gegenüber Gummiinhaltsstoffen sind häufig. Die häufigsten Allergene sind Thiuram, Mercaptobenzothiazol und PPD. PPD und Mercaptobenzothiazol werden in dunklem Gummi gefunden und sind außerdem Hauptkomponenten in Haarfärbemitteln und Strümpfen sowie Strumpfhosen.
- *Pflanzen:* In Nordeuropa ist das Primin aus der Primel (Primula obconica) häufige Ursache einer über die Luft übertragenen Kontaktallergie mit Betonung der frei getragenen Körperareale. Sesquiterpenlactone, die in Pflanzen der Kompositenfamilie angetroffen werden (z. B. Chrysanthemen), lösen ebenfalls häufig Kontaktallergien aus.
- *Duftstoffe:* Duftstoffe werden häufig in Körperpflegemitteln und Kosmetika eingesetzt. Sie finden jedoch auch in der Industrie zum Überdecken unangenehmer Gerüche eine breite Anwendung. Etwa 10 % der Gesamtbevölkerung sind gegenüber Duftstoffen sensibilisiert. Die Diagnostik einer klinisch relevanten Duftstoffunverträglichkeit ist durch die Anwendung vieler verschiedener Duftstoffe in Kosmetika, die häufig als „Parfüm" deklariert und nicht näher genannt werden, erschwert. Immerhin sind viele Duftstoffe, die häufig zur Sensibilisierung

Allergisches Kontaktekzem

führen, seit 2003 deklarationspflichtig, sodass bei Nachweis einer Sensibilisierung der entsprechende Duftstoff gemieden werden kann.

Handekzeme

> **MERKE**
>
> Ein besonderes diagnostisches Problem stellen die Hände dar, da die Haut hier (wie auch an den Füßen) relativ uniforme Effloreszenzen bei verschiedenen Erkrankungen ausbildet.

Das Handekzem beginnt häufig auf dem Handrücken und interdigital, unabhängig davon, ob es sich um ein allergisches Kontaktekzem, ein irritativ-toxisches oder ein atopisches Handekzem handelt (Abb. 3.**25** u. Abb. 3.**26**). Eine klinische Sonderform ist das Ekzem der Fingerkuppen, das bei Berufstätigen in bestimmten medizinischen Bereichen (bei Zahnärzten, Zahnarzthelferinnen und -technikern, Chirurgen, Operationspersonal) beobachtet wird. Häufig treten im akuten Stadium kleine, juckende, sog. dyshidrosiforme Bläschen auf. Die Umgebung ist dabei häufig nicht verändert. Später treten Rötung, Nässen, Krustenbildung und in den späteren Stadien Schuppung, Schwielen- und Rhagadenbildung hinzu. Diese Veränderungen sind differenzialdiagnostisch nicht von atopischen Handekzemen zu unterscheiden. Auch können irritativ-toxische bzw. chronisch-degenerative Handekzeme und Hautveränderungen bei der

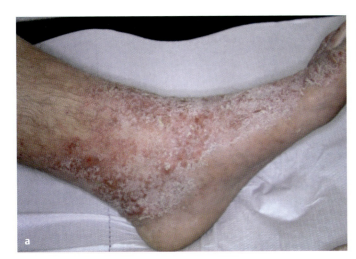

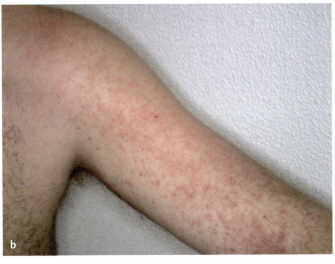

Abb. 3.**24a u. b** Streuendes allergisches Kontaktekzem auf Kaliumdichromat, ausgehend von chromathaltigen Schuhen.

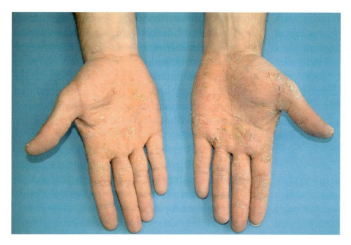

Abb. 3.**25** Subakute bis chronische Ekzeme interdigital.

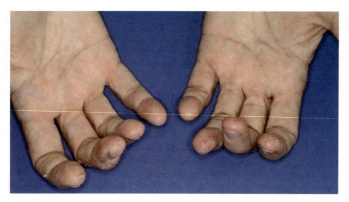

Abb. 3.**26** Hyperkeratotisch-rhagadiformes Handekzem.

Psoriasis, der Tinea oder dem Lichen ruber oft klinisch nur schwer abgegrenzt werden. Die Diagnose wird in diesen Fällen unter Zuhilfenahme von anamnestischen Hinweisen, von allergologischen Tests sowie von mykologischen und histologischen Befunden gestellt.

In der klinischen Praxis gibt es natürlich Mischformen der angegebenen Differenzialdiagnosen. So tritt eine Sensibilisierung nicht selten auf dem Boden eines kumulativ-toxischen Handekzems auf. Häufige Irritanzien sind Berufsstoffe, wie Detergenzien, Lösungsmittel oder oberflächenaktive Substanzen. Auch führen Feuchtberufe bzw. Berufe mit dem Zwang, häufig mit okklusiven Schutzhandschuhen zu arbeiten, zu Vorschädigungen der Haut, die eine Sensibilisierung begünstigen können. Besonders gefährdet sind Atopiker, die deshalb möglichst trockene, wenig hautbelastende Berufe ergreifen sollten. Eine entsprechende Beratung durch das Arbeitsamt vor Beginn einer Berufsausbildung ist für Patienten mit chronischen Handekzemen in jedem Fall empfehlenswert. Auch sollten diese Patienten mit einem Merkblatt über sinnvolle Verhaltensweisen informiert werden (Tab. 3.**15**).

Ohrmuschel-, Gehörgangsekzem
Ekzematöse Veränderungen der Ohrmuschel und des Gehörgangs auf dem Boden einer Kontaktallergie sind differenzialdiagnostisch von der atopischen Dermatitis, dem seborrhoischen Ekzem sowie der Psoriasis vulgaris abzugrenzen (s. auch S. 77, 147).

Die Otitis externa hat eine komplexe Ätiologie. Neben den o.g. Hauterkrankungen ist auch an infektiöse (bakteriell, mykotisch) und irritativ sowie traumatisch induzierte Dermatitiden zu denken. Letztere werden meist durch Manipulation bei vorbestehendem Juckreiz oder erhöhtem Sauberkeitsbedürfnis induziert. Hierdurch kann es sekundär zu Sensibilisierungen kommen, etwa

Tab. 3.15 Empfehlungen für die Behandlung und Vorbeugung von Handekzemen.

1. Händewaschen	mit Wasser, milder Seife oder Syndet gut abspülen und abtrocknen, insbesondere in den Fingerzwischenräumen
2. Hautpflege	mehrfach täglich mit einer pflegenden Creme oder Salbe
3. Detergenzien	nach Möglichkeit direkten Hautkontakt vermeiden
4. Haarewaschen	Haare nicht selbst waschen oder Plastikhandschuhe verwenden
5. Polituren und Wachse, Lösungsmittel oder Fleckentferner	direkten Hautkontakt vermeiden kurzfristiges Tragen (15-20 min) von Plastik- bzw. PVC-Handschuhen ist möglich (keine Gummihandschuhe verwenden)
6. Obst, Gemüse	keine Orangen, Zitronen, Grapefruit, Tomaten oder Kartoffeln schälen
7. kaltes Wetter	Handschuhe tragen
8. Ringe	Innenseite mit warmem Wasser und einer Bürste reinigen Ringe während der Hausarbeit ablegen Haut unter den Ringen nach dem Waschen sorgfältig abtrocknen und anschließend gut eincremen
9. Geschirrspülen	möglichst nur laufendes warmes Wasser benutzen besser: Geschirrspülmaschine
10. Wäschewaschen	nach Möglichkeit nur mit der Waschmaschine waschen

gegen Kontaktallergene an den Fingerspitzen bzw. -nägeln, wie Nagellack, Berufs- oder Pflanzenallergene. Auch Hilfsmittel, mit denen im Gehörgang manipuliert wird, können zu Sensibilisierungen führen (z.B. Chromate in Streichhölzern oder Nickel in Haarspangen).

Kontaktallergene, die eine Rolle beim allergischen Ohrmuschelekzem und beim allergischen Kontaktekzem des äußeren Gehörgangs spielen, sind in Tab. 3.16 zusammengefasst.

Periorales Ekzem, Cheilitis
Ein periorales Ekzem sowie eine Cheilitis treten seltener im Rahmen eines allergischen Kontaktekzems als im Zusammenhang mit einer atopischen Dermatitis auf. Mögliche Kontaktallergene sind Lippenstifte, Lokaltherapeutika bei vorbestehenden Hautveränderungen sowie Gegenstände, die – etwa von Handwerkern – aus Angewohnheit in den Mund gesteckt werden (z.B. nickelhaltige Instrumente, Nägel usw.). Als wichtige Differenzialdiagnose ist neben dem Lippenleckekzem der Atopiker der Angulus infectiosus (Perlèche) zu nennen.

Allergische Kontaktstomatitis
Eine allergische Kontaktstomatitis wird von vielen Patienten mit Missempfindungen im Mundbereich vermutet. Tatsächlich sind jedoch allergische Kontaktreaktionen an der Mundschleimhaut viel seltener als an der Haut.

Wesentliche Gründe sind die kürzere Expositionszeit (Speichelfluss) sowie die kürzere Kontaktzeit durch fehlende Einlagerungsmöglichkeiten in Keratinschichten. Die klinische Symptomatik besteht in erster Linie in einer meist scharf begrenzten, mehr oder weniger intensiven Rötung der Mundschleimhaut, die mit einer ödematösen Schwellung verbunden sein kann. Fakultativ können Erosionen hinzukommen. Die für die Haut typischen Effloreszenzen des allergischen Kontaktekzems (Papulovesikel, Vesikel, Papeln) treten im Rahmen der allergischen Kontaktstomatitis praktisch nicht auf. Nur ausnahmsweise kann sich die allergische Kontaktstomatitis auf die äußere Umgebung des Mundes erstrecken. Oft überwiegen die subjektiven Beschwerden, wie Fremdkörpergefühl, Brennen oder Parästhesien; Juckreiz

3 Allergologische Krankheitsbilder – Haut

Tab. 3.16 Wichtige Kontaktallergene beim allergischen Ohrmuschelekzem und beim allergischen Kontaktekzem des äußeren Gehörgangs.

	Kontaktstoffe	Häufige Kontaktallergene
Ohrmuschelekzem	Ohrringe, -clips	Nickel, andere Metalle
	Haarfärbemittel, Shampoos	Konservierungsmittel, Duftstoffe, Haarfarben, Dauerwellenstoffe
	Badekappen	Gummibestandteile
	Kopf- und Telefonhörer	Gummi- und Kunststoffbestandteile, Phenolformaldehydderivate
	Externa zur Pflege oder zur Behandlung von vorbestehenden Hautveränderungen	Grundlagenbestandteile, wie Wollwachsalkohole, Cetylstearylalkohole, 1,2-Dibrom-2,4-dicyanbutan und 2-Phenoxyethanol Bronopol Wirkstoffe, wie Lokalantibiotika
	Sonnenschutzmittel	Hilfs- und Trägerstoffe (s. Externa) UV-Blocker führen nicht selten zur fotoallergischen Kontaktdermatitis
Kontaktekzem des äußeren Gehörgangs	Ohrentropfen und Externa zur lokalen Anwendung	Wirkstoffe (Lokalantibiotika, Steroide usw.) Hilfsstoffe
	Ohrstopfen zur Schallabdichtung	Antiseptika und Konservierungsstoffe
	Hörgeräte, Kopfhörer (zum Einstecken in die Ohren)	Kunststoffbestandteile (Acrylate), Gummibestandteile

tritt praktisch nicht auf. Die Symptome sind nicht spezifisch, sodass bei Mundschleimhautveränderungen stets ein „passender" Kontaktstoff und eine entsprechend positive Epikutantestreaktion für die Diagnose der allergischen Kontaktstomatitis zu fordern sind. Die wichtigsten Allergene sind in Tab. 3.17 aufgelistet.

Therapie

MERKE

Zunächst sollte der Patient ausführlich über das Vorkommen des Allergens in seinem Umfeld informiert werden, damit er die jeweiligen Produkte und Allergene meiden kann.

Häufig ist dies jedoch nicht einfach möglich, wenn es sich um ubiquitäre Allergene oder Berufsstoffe handelt. So gibt es Schätzungen, dass weniger als 10 % aller Patienten mit einer Sensibilisierung gegen Chromate 5 Jahre nach Diagnosestellung hauterscheinungsfrei sind.

Wichtig ist daher auch die stadiengerechte Lokaltherapie, wobei bei nässenden Hautver-

Tab. 3.17 Wichtige Kontaktallergene bei allergischer Kontaktstomatitis.

Kontaktstoffe	Kontaktallergene
metallische Prothesenmaterialien	Nickel, Palladium, Chrom, Kobalt
Prothesenmaterialien aus Kunststoff	Monomethylacrylate bei mangelhafter Polymerisation, Epoxidharze
Zahnzement	Kolophonium, Eugenol
Prothesenhaftmittel	Eugenol, Perubalsam, Duftstoffe (als Aromazusätze)

änderungen hydrophile Cremes, Lotionen oder wässrige Lösungen angewendet werden, während bei chronischen, trockenen Hautveränderungen fette Salbengrundlagen indiziert sind. Die antientzündliche Therapie besteht in der Anwendung von Steroiden, wobei bei akuten Ekzemen meist Steroide der Wirkstufe II (im Gesicht nur für wenige

Tage Steroide der Klasse I oder alternativ topische Immunmodulatoren, wie Pimecrolimus) ausreichend sind. Bei chronischen Ekzemen im Bereich der Hände und Füße sowie am Kapillitium sind evtl. stärker wirksame Steroide notwendig. Eine Übersicht über die Klassifikation der externen Steroide gibt Tab. 5.**12**.

> **MERKE**
>
> Bei flächenhaftem Befall ab 25 % der Körperoberfläche ist eine systemische Therapie mit Steroiden zu erwägen.

Eine Hautpflegecreme sollte mehrfach täglich begleitend über die Abheilung der Hautveränderungen hinaus angewendet werden, um die gestörte Hautbarriere wieder aufzubauen. Dabei sollten die Inhaltsstoffe sorgfältig auf die Sensibilisierungen des Patienten hin überprüft werden, um eine Aggravation des Ekzems durch Allergenkontakt zu vermeiden. Auch die Anwendung harnstoffhaltiger Externa oder die Durchführung einer UV-Lichttherapie haben sich bewährt.

Besteht bei einer Hauterkrankung allgemein und somit auch beim allergischen Kontaktekzem die Gefahr, dass hieraus eine Berufserkrankung entstehen kann, sollte, das Einverständnis des Patienten voraussetzend, ein Hautarztbericht („Einleitung Hautarztverfahren/Stellungnahme Prävention BK5101", Formblatt F6050) gegenüber dem zuständigen Unfallversicherungsträger erstattet werden, damit präventive Maßnahmen ergriffen werden können (§ 3 BeKV). Ist eine Berufserkrankung bereits eingetreten, muss eine Meldung durch den Arzt an den Unfallversicherungsträger erfolgen. Das allergische Kontaktekzem stellt die häufigste Ursache von anerkannten Berufskrankheiten in Deutschland dar.

> **FAZIT**
>
> Das allergische Kontaktekzem ist eine sehr häufige Hauterkrankung und wird hauptsächlich durch sensibilisierte T-Lymphozyten hervorgerufen. Klinisch imponieren im akuten Stadium Rötung, Nässen, Bläschen- und Krustenbildung, im chronischen Stadium Rötung, Papeln und Vergröberung der Hautfalten. In beiden Stadien stellt Juckreiz für die Patienten ein quälendes Begleitsymptom dar. Nach einer ausführlichen Anamnese mit Identifizierung mutmaßlicher Allergene erfolgt zur weiteren Abklärung und Diagnosesicherung eine gezielte Epikutantestung. Metalle, Duft- und Konservierungsmittel, Gummibestandteile und Pflanzeninhaltsstoffe sind häufige Kontaktallergene. Nach Identifizierung des Allergens stellt die Patientenaufklärung mit konsekutiver Allergenelimination, oder, wenn nicht möglich, zumindest Allergenreduktion die wichtigste Säule im Krankheitsmanagement dar. Therapiert werden Kontaktekzeme mit befundadaptierten lokalen Steroiden und einer rückfettenden Pflegecreme zur Wiederherstellung der gestörten Hautbarriere.

Atopische Dermatitis

A. Heratizadeh, A. Kapp und T. Werfel

Die Pathogenese der atopischen Dermatitis ist noch nicht völlig geklärt. Die Diskussion über die Ursache der Erkrankung wird durch ihre zahlreichen Synonyma reflektiert (Tab. 3.**18**), die sich auf exogene, aber auch auf endogene Auslöser beziehen, von denen man annimmt, sie seien für die Entstehung oder für die Verschlechterung der klinischen Symptomatik verantwortlich. Zahlreiche Pathogenesekonzepte werden zurzeit erforscht. Trotz verschiedener experimenteller Ansätze sind 2 Punkte hervorzuheben, die im komplexen pathophysiologischen Prozess dieser Erkrankung von Bedeutung sind: der genetische Einfluss und die Assoziationen mit anderen Erkrankungen des atopischen Formenkreises, was auf die mögliche Rolle von Umweltallergenen bzw. Atopenen und spezifischem IgE hinweist. Im letzten Jahrzehnt kam es zu einem exponenziellen Zuwachs an Wissen über die

Tab. 3.**18** Synonyme der atopischen Dermatitis.

Forschungsteam	Synonym
Brocq u. Jacquet (1891)	Neurodermite
Besnier (1892)	Prurigo (Besnier)
Walzer (1929)	atopisches Ekzem
Rost u. Marchionini (1932)	früh-/spätexsudatives Ekzematoid
Sulzberger u. Wise (1933)	Atopic Dermatitis
Gottron u. Korting (1935/1954)	endogenes Ekzem
Schnyder u. Borelli (1958)	Neurodermitis constitutionalis sive atopica

3 Allergologische Krankheitsbilder – Haut

Mechanismen der allergischen Entzündung. Insbesondere gibt es zunehmend mehr Befunde, die zeigen, dass ähnliche Pathomechanismen an den verschiedenen atopischen Erkrankungen (allergisches Bronchialasthma, allergische Rhinokonjunktivitis und atopische Dermatitis) beteiligt sind.

Pathogenese

Genetische Faktoren

Zahlreiche Studien sprechen für eine genetische Basis der atopischen Dermatitis. So zeigen monozygote Zwillinge eine höhere Konkordanzrate für die atopische Dermatitis (Risiko: 0,72) als dizygote (Risiko: 0,23). Die atopische Diathese der Mutter stellt ein höheres Risiko als eine entsprechende Disposition des Vaters dar. Anfang der 1990er-Jahre wurde erstmals über ein genetisches „Linkage" zwischen atopischen Atemwegserkrankungen und dem Chromosomenlokus 11q13 berichtet. Weitere bisherige Studien zum Linkage bei atopischer Dermatitis fokussieren sich außerdem auf die Genregionen 5q23-33 und 13q12-14. Bemerkenswert ist, dass einige der untersuchten Genregionen mit möglichen Kandidatengenen nicht mit den bisher für ein allergisches Asthma bronchiale bekannten Genregionen übereinstimmen. Hingegen konnten für die atopische Dermatitis Übereinstimmungen von Polymorphismen und Mutationen, wie sie von der chronisch-entzündlichen Hauterkrankung Psoriasis bekannt sind, festgestellt werden. Bezüglich möglicher pathogenetisch relevanter Kandidatengene kristallisieren sich bisher insbesondere jene für Filaggrin, SPINK5 (Serin Protease Inhibitor, Kazal Typ 5), CMA1 (Mastzellchymase), TLR (Toll-like-Rezeptor) 2, IL-4Rα (IL-4-Rezeptor-α-Kette), IL-4 und IL-13 heraus.

Für kürzlich identifizierte Mutationen im Filaggringen („Loss-of-Function-Mutationen", R510X und 2282del4), welche bei 8-10% europäischer Patienten beobachtet werden konnten, wird ein Zusammenhang mit dem Barrieredefekt der Haut (Stratum corneum) bei atopischer Dermatitis vermutet. Insgesamt handelt es sich um keine einheitliche Mutation, sondern um eine Vielzahl an Mutationen. Nur eine kleinere Untergruppe an Patienten mit atopischer Dermatitis weist eine solche Mutation im Filaggringen auf.

Ein Polymorphismus des SPINK5-Gens ist bekanntermaßen verantwortlich für einen Barrieredefekt der Haut im Rahmen des Netherton-Syndroms. In einer kürzlich publizierten Kohortenstudie mit 99 Patienten konnte wiederum keine Assoziation dieses Genpolymorphismus mit atopischer Dermatitis beobachtet werden. Aufgrund der bisher widersprüchlichen Datenlage sind weiter führende Studien zur pathogenetischen Relevanz dieses Polymorphismus für die atopische Dermatitis erforderlich.

Ein weiterer Polymorphismus wurde für das Stratum-corneum-chymotrpytische Enzym (SCCE) identifiziert, welcher im Rahmen einer Überexpression von Chymotrypsin ebenfalls für einen Barrieredefekt bei atopischer Dermatitis relevant sein könnte. Ein Polymorphismus konnte auch für den TLR-2 nachgewiesen werden. Von den mit Staphylococcus aureus kolonisierten, erwachsenen Patienten weisen 12% einen Polymorphismus des TLR-2 (TLR-2 R753Q SNP) auf, welcher außerdem mit einem schwereren Krankheitsbild assoziiert ist.

Weiterhin gibt es Hinweise dafür, dass Polymorphismen im IL-18-Gen mit der u.a. für dieses Zytokin bekannten Rolle in der Dysbalance von Th1- und Th2-Antwort und der Entwicklung einer atopischen Dermatitis assoziiert sind. Es ist davon auszugehen, dass verschiedene Gene auf mehreren Chromosomen für die Veranlagung zur Entwicklung einer atopischen Dermatitis verantwortlich sein können.

Eine Übersicht über die hier erläuterten möglichen relevanten Genpolymorphismen ist Tab. 3.**19** zu entnehmen.

Bedeutung (anti-)mikrobieller Faktoren

Die Pathogenese der atopischen Dermatitis ist multifaktoriell, und neben genetischen Faktoren

Tab. 3.**19** Übersicht über Genpolymorphismen mit Relevanz für die atopische Dermatitis.

Gen	Mögliche Relevanz
Filaggrin	Barrierefunktion der Haut
SPINK5	Barrierefunktion der Haut
CMA1	Barrierefunktion der Haut
IL-4	Th2-Zytokin
IL-4Rα	geringere Infektrate/Hygienehypothese
SCCE	Barrierefunktion der Haut
TLR-2	Aufrechterhaltung der Entzündungsantwort
IL-18	Dysbalance Th1/Th2

konnten bisher zahlreiche äußere Einflussfaktoren identifiziert werden. Hierzu gehört auch die Besiedlung der Haut mit Staphylococcus aureus, welche bei 80-100 % der erwachsenen Patienten festzustellen ist. Aufgrund dieser Beobachtung ist die Analyse von spezifischen Abwehrmechanismen bei Patienten mit atopischer Dermatitis ebenfalls von besonderem Interesse. Hierzu liegen erste Daten vor, die eine mögliche Relevanz einer Mutation der IL-4Rα für die Entwicklung von Beugenekzemen bei Säuglingen, die noch keine antibiotikapflichtige Infektion erlitten hatten, beschreiben.

Bestandteile der Zellwände von Staphylococcus aureus, wie Lipoteichonsäure und Peptidoglykan, werden von TLR, insbesondere von TLR-2, erkannt. Neuere Daten zum Zytokinmuster TLR-2-tragender humaner Monozyten von Patienten mit atopischer Dermatitis geben außerdem Hinweise darauf, dass diesem Polymorphismus eine funktionelle Rolle in der Pathogenese und Aufrechterhaltung der Entzündungsantwort der atopischen Dermatitis zukommt.

Die erhöhte Anfälligkeit für eine Kolonisierung und Infektion der Haut mit Staphylococcus aureus als Folge einer gestörten Barrierefunktion bei atopischer Dermatitis wird außerdem mit einer Defizienz antimikrobieller Peptide erklärt. Antimikrobielle Peptide als Komponenten der erworbenen Immunität werden in 2 Hauptklassen eingeteilt: β-Defensine und Kathelicidine, welchen eine Schutzfunktion vor Hautinfektionen mit grampositiven und -negativen Bakterien, Viren und Pilzen zukommt. Die Expression von β-Defensin 2 und 3 sowie von Kathelicidin LL-37 in der Haut von Patienten mit atopischer Dermatitis ist vermindert. Dies wird entsprechend der aktuellen Datenlage auf einen inhibitorischen Effekt durch IL-4 und IL-13 auf die Zytokinstimulation in Keratinozyten und den immunmodulatorischen Effekt von IL-10 durch Zellinfiltrate zurückgeführt.

Zelluläre und humorale Immunantwort
Es gibt zahlreiche Studien, die über eine Dysregulation der humoralen und der zellulären Immunantwort bei Patienten mit atopischer Dermatitis berichten. Die wichtigsten Befunde sind in Tab. 3.**20** zusammengefasst.

Im peripheren Blut ist die atopische Dermatitis durch zahlreiche zelluläre Dysfunktionen, besonders im T-Zell-Kompartment, charakterisiert. Numerische und funktionelle „Defekte" sind für natürliche Killerzellen, für zytotoxische und für Suppressor-T-Zellen beschrieben worden. Darüber hinaus wurden neben diesen zellassoziierten Defekten der Lymphozyten auch Defekte der Monozyten- und Neutrophilenchemotaxis beobachtet, denen eine mögliche Rolle bei der gesteigerten Empfänglichkeit der Patienten gegenüber Infektionen, besonders mit Staphylococcus aureus, zugeschrieben wurde. Allerdings bilden sich die o.g. Störungen während der Remission des Krankheitsbilds meist zurück. Daher ist es möglich, dass die genannten Veränderungen eher Epiphänomene der Entzündung als Zeichen eines Immundefekts repräsentieren.

Histologisch ähneln die Hautläsionen der atopischen Dermatitis denen einer allergischen Kontaktdermatitis. Die Keratinozyten in läsionaler atopischer Haut zeigen eine lokale Expression des Adhäsionsmoleküls ICAM-1. Die Lymphozyten in Hautläsionen haben vorwiegend den Phänotyp CD4-positiver Helferzellen, die Majorität exprimiert HLA-DR als Zeichen der intraläsionalen Aktivierung. Akute Läsionen weisen Mastzellen in normaler Zahl mit unterschiedlichem Grad der Hypogranulation auf, wohingegen signifikant erhöhte Zahlen von normal granulierten Mastzellen in subakuten Läsionen in lichenifizierter Haut nachzuweisen sind. Darüber hinaus zeigen einige dieser Zellen Mitosefiguren. Signifikante Ablagerungen der Eosinophilenproteine MBP und EPX (eosinophiles Protein X) konnten in der Ekzemhaut der Patienten mittels immunhistochemischer Techniken als Zeichen der „Degranulation" am Entzündungsort dargestellt werden. Eine Akkumulation der Eosinophilen ist allerdings sehr selten in Biopsiematerial von chronisch-ekzematöser Haut

Tab. 3.**20** Wichtige immunologische Befunde bei atopischer Dermatitis.

- Dysregulation von T-Zellen, natürlichen Killerzellen und myeloiden Zellen im Blut; erhöhtes Gesamt-IgE, atopenspezifisches IgE im Blut
- Expression von IgE-Rezeptoren auf Langerhans-Zellen, Allergenpräsentation von Atopenen über gebundenes IgE
- Infiltration und Aktivierung von atopenspezifischen Th2-Lymphozyten in akuten sowie Th1- und Th0-Zellen in chronischen Läsionen
- In-Situ-Aktivierung von anderen mononukleären Zellen, von eosinophilen Granulozyten und von residenten Zellen (z. B. Keratinozyten, Mastzellen)
- IL-31 in juckenden Ekzemläsionen bei Patienten mit atopischer Dermatitis

der Patienten mithilfe der Hämatoxylin-Eosin-Färbung nachzuweisen. Wie in einigen Studien gezeigt wurde, ist aber eine „Ruptur" der Eosinophilen im Gewebe üblicherweise mit einem Verlust der morphologischen Identität vergesellschaftet.

Im letzten Jahrzehnt wurden vornehmlich Besonderheiten der T-Lymphozytenfunktion herausgearbeitet, die als Grundlage der Erkrankung im Vordergrund stehen könnten. Schon lange ist bekannt, dass die Serum-IgE-Spiegel bei der Erkrankung erhöht sind, insbesondere auch spezifische IgE-Antikörper, die gegen Umweltallergene (Atopene), wie Pollen, Tierepithelien oder Milbenantigene, gerichtet sind. Da die IgE-Synthese T-Zell-abhängig reguliert wird, hat sich in den letzten Jahren das Interesse auf die Analyse der T-Zell-Antwort bei atopischer Dermatitis gerichtet. Langerhans-Zellen exprimieren Fc-Rezeptoren für IgE in der Haut bei atopischer Dermatitis. In Ekzemreaktionen, die mittels Epikutantests mit Umweltallergenen (wie Hausstaubmilben oder Gräserpollen) hervorgerufen werden, befinden sich Langerhans-Zellen, die spezifische Antigene und IgE auf ihren Membranen tragen. Es gibt experimentelle Hinweise, dass eine Antigenpräsentation in läsionaler Haut über membrangebundenes IgE an infiltrierende T-Lymphozyten möglich ist. Diese Befunde stützen die Hypothese, dass eine IgE-vermittelte „Kontaktüberempfindlichkeit" eine entscheidende Rolle in der Pathogenese der atopischen Dermatitis spielt. Möglicherweise müssen die Allergene dabei gar nicht immer von außen auf die Haut kommen, sondern können, wie im Falle von Nahrungsmitteln, als Schubfaktoren für die atopische Dermatitis hämatogen in die Haut gelangen.

Wieder in den Fokus aktueller Studien gerückt sind die sog. regulatorischen T-Zellen (CD25$^+$CD4$^+$). Für dieses T-Zell-Kompartment wird eine Suppression der allergenspezifischen Reaktion im Sinne einer antiinflammatorischen Immunantwort angenommen, welche sich protektiv auf die Entwicklung allergischer Erkrankungen auswirkt. Regulatorische T-Zellen zeichnen sich durch die Expression des nukleären Faktors Foxp3 aus. Es ist allerdings hervorzuheben, dass mittlerweile verschiedene Subtypen in der Familie der regulatorischen T-Lymphozyten identifiziert werden konnten, deren genaue Rolle und Funktionsmechanismen in der Pathogenese von atopischen Erkrankungen Gegenstand aktueller Studien sind. Während im Blut eher eine Vermehrung regulatorischer T-Zellen bei atopischer Dermatitis beschrieben wurde, wird deren Präsenz in der Haut kontrovers diskutiert.

Als eine weitere neue Lymphozytensubpopulation wurden die IL-17 produzierenden CD4$^+$-(Th17-)Zellen identifiziert. Bei Patienten mit atopischer Dermatitis konnte eine Infiltration von akuten ekzematösen Läsionen mit Th17-Zellen beobachtet werden. Widersprüchlich ist bis dato die Datenlage bezüglich der Rolle von Th17-Lymphozyten für die Ekzementstehung: Derzeit wird ihnen eher eine Funktion in der Aufrechterhaltung der atopischen Hautentzündung zugeordnet.

Von großem Interesse ist weiterhin die Untersuchung der Zytokinproduktion von spezifischen T-Lymphozyten bei allergischen Erkrankungen (Abb. 3.**27**). CD4$^+$-Th-Zellen werden aufgrund ihrer Zytokinsekretionsmuster derzeit in 3 Hauptgruppen eingeteilt:
- Th1-Zellen sezernieren u. a. IFN-γ und IL-2.
- Th2-Zellen produzieren u. a. IL-4 und IL-5.
- Die Subpopulation der Th17-Zellen produziert IL-17A und IL-17F.

Beide letztgenannten Zytokine induzieren im Sinne eines pleiotropen Effekts wiederum eine Reihe weiterer Zytokine und Chemokine, wobei für IL-17 im kutanen Entzündungsgeschehen ein modulierender Effekt auf die Zytokinproduktion epidermaler Keratinozyten beschrieben wird. Die meisten Studien zu dieser CD4$^+$-Subpopulation basieren allerdings auf tierexperimentellen und nicht auf humanen Daten. Beim Menschen konnte bislang IL-17 in akuten, nicht aber in chronischen Ekzemläsionen bei atopischer Dermatitis nachgewiesen werden. Es ließ sich außerdem ein erhöhter Anteil von Th17-Zellen im peripheren Blut beobachten, welcher zudem mit der Krankheitsschwere korrelierte. Des Weiteren exprimieren TH17-Zellen IL-22 aus der IL-10-Familie, wobei für IL-17 und IL-22 ein synergistischer Effekt beschrieben wird. Bei Patienten mit chronisch-entzündlichen Erkrankungen (Psoriasis, Morbus Crohn, rheumatoide Arthritis, allergisches Asthma) konnte kürzlich für aktivierte, gewebeinfiltrierende Th17-Zellen außerdem die Produktion von IL-26 gezeigt werden. Daten zur Rolle dieses Th17-Zytokins bei der atopischen Dermatitis liegen allerdings noch nicht vor.

Die Zytokinproduktion von klonierten allergenspezifischen T-Lymphozyten aus Epikutantestreaktionen auf Atopene entspricht in der Mehrzahl der Zellen der des Th2-Typs.

Atopische Dermatitis 3

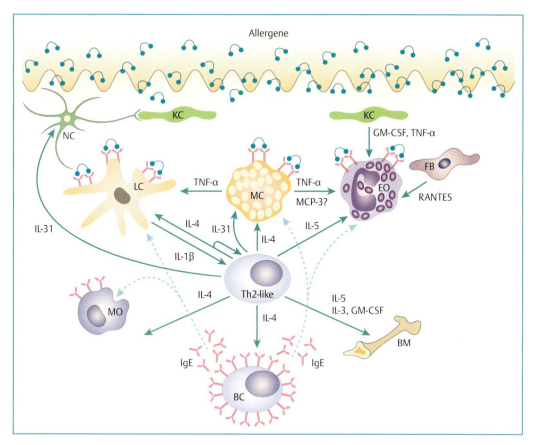

Abb. 3.27 Mögliche Zytokinreaktionen und ihre pathophysiologische Bedeutung in der akuten Phase der atopischen Dermatitis. Detaillierte Erklärungen im Text.
BC = B-Lymphozyt
BM = Knochenmark
EO = eosinophiler Granulozyt
FB = Fibroblast
NC = Nervenzelle
KC = Keratinozyt
LC = Langerhans-Zelle
MO = Monozyt
MC = Mastzelle

Aufgrund dieser Befunde könnte die Entwicklung der Entzündungsantwort bei der atopischen Dermatitis des Erwachsenen auf einen allergenspezifischen Prozess zurückgeführt werden, der möglicherweise durch Langerhans-Zellen vermittelt wird. Wie kürzlich gezeigt, können Langerhans-Zellen von Patienten mit atopischer Dermatitis nur dann Hausstaubmilbenallergene präsentieren, wenn die Zellen IgE-positiv sind. Inhalative Allergene, die die Haut von Patienten mit atopischer Dermatitis penetrieren, induzieren dann die Aktivierung von Langerhans-Zellen. Dies führt zu einer Stimulation von atopenspezifischen Th-Lymphozyten, die wiederum IL-4, IL-5 und andere relevante Zytokine sezernieren. IL-4 beeinflusst u. a. die IgE-Synthese, vor allem den „Switch" von IgM nach IgE, und ist darüber hinaus in der Lage, den niedrig affinen Rezeptor für IgE (CD23) auf Langerhans-Zellen und Monozyten hochzuregulieren. Außerdem kontrolliert IL-4 die selektive Transmigration eosinophiler Granulozyten durch das Endothel bei Atopikern. Das Th2-Produkt IL-5 ist das wahrscheinlich bedeutendste Zytokin für die Eosinophilendifferenzierung und -proliferation im Menschen. IL-5 ist darüber hinaus in der Lage, verschiedene metabolische Funktionen ausschließlich in Eosinophilen zu aktivieren, insbesondere die Produktion reaktiver Sauerstoffspezies und die Degranulation von toxischen Granulaproteinen im entzündeten Gewebe.

In den vergangenen Jahren wurde das Th2-Zytokin IL-31 mit Bedeutung für die atopische Dermatitis charakterisiert. Im Mausmodell konnte für dieses Zytokin eine besondere Rolle bei der Pathogenese des Pruritus gezeigt werden. Eine signifikante Überexpression von IL-31 in juckenden Hautläsionen ist außerdem bei Patienten mit atopischer Dermatitis zu beobachten. Dies war insbesondere dann der Fall, wenn eine Stimulation mit staphylogenen Toxinen erfolgt war. Die sog. „Skin-homing" CLA$^+$-Lymphozyten scheinen IL-31 insbesondere bei Patienten mit atopischer Dermatitis vermehrt zu produzieren.

Generell kann die Induktion einer lokalen Immunantwort, vergesellschaftet mit der Freisetzung immunmodulierender Zytokine, in einer systemischen Aktivierung relevanter Zielzellen resultieren. Darüber hinaus ist es im Rahmen der Chronifizierung der Erkrankung durchaus möglich, dass eine antigenspezifische Immunantwort bei der atopischen Dermatitis in eine antigenunabhängige und – möglicherweise – selbstperpetuierende Entzündungsantwort übergeht, die durch zahlreiche endogene, aber auch durch exogene Faktoren getriggert wird. Diese Hypothese wird dadurch weiter gestützt, dass gezeigt werden konnte, dass im Vergleich zu normaler Haut sowohl die mRNA-Expression von IFN-γ als auch die mRNA-Expression von IL-4 in chronisch ekzematöser Haut von Patienten mit atopischer Dermatitis aufreguliert waren. Eine erfolgreiche Therapie resultierte in einer signifikanten Abnahme der IFN-γ-Expression in situ. Daher haben Th2-Zytokine möglicherweise nur in der Initialphase einer atopischen Dermatitis eine essenzielle Bedeutung, wohingegen während der Chronifizierung der Entzündung Th1-Zytokine, wie IFN-γ, kritisch für die Propagation der Entzündungsantwort sein können. Kürzlich wurde weiterführend postuliert, dass zudem ein Ungleichgewicht in der Apoptose zu einer polarisierten T-Zell-Antwort in der jeweiligen Krankheitsphase führen könnte. Es liegen hierzu aktuelle Studiendaten vor, welche eine verstärkte Apoptose insbesondere von IFN-γ-produzierenden T-Lymphozyten bei atopischen Patienten demonstrieren.

Aspekte einer möglichen „Autoallergie"
Als ein weiterer infrage kommender Pathomechanismus der atopischen Dermatitis wird die Möglichkeit einer allergischen Immunantwort auf körpereigene Proteine untersucht. Zum einen gibt es Hinweise für eine „Autoallergie" infolge eines molekularen Mimikry: Für das Stressenzym Mangansuperoxiddismutase, welches bei Malassezia- und Aspergillusspezies und mit hoher Sequenzhomologie in humanen Individuen vorkommt, liegen Daten für eine Kreuzreaktivität vor. Hierbei konnte bei entsprechend IgE-sensibilisierten Patienten mit atopischer Dermatitis durch humane Mangansuperoxiddismutase sowohl in vitro als auch in vivo eine spezifische T-Zell-Antwort ausgelöst werden. Zum anderen konnten bei Patienten mit atopischer Dermatitis spezifische IgE-Antikörper auf humane Antigene (Hom s 1 bis s 5) nachgewiesen werden. Für die atopische Dermatitis wird postuliert, dass es durch einen beispielsweise mechanischen Reiz, wie durch Kratzen, zur Freisetzung von epithelialen Autoallergenen und in der Folge zur Sensibilisierung kommt. Die genaue Rolle von Autoallergenen in der Pathogenese der atopischen Dermatitis wird aktuell in Studien näher untersucht.

Klinik und Therapie
Die atopische Dermatitis (Neurodermitis, atopisches Ekzem) ist eine chronisch-rezidivierende Erkrankung mit häufigem Beginn im frühen Kindesalter. Besonders der quälende Juckreiz hat erheblichen Einfluss auf die Lebensqualität des Patienten sowie auf die seiner Angehörigen. Die atopische Dermatitis stellt im Kindesalter die häufigste klinisch manifeste atopische Erkrankung dar; über 10 % aller Schulanfänger litten oder leiden derzeit unter der Erkrankung.

MERKE

Daher ist die Kenntnis der Symptomatik und der immunologischen Besonderheiten der atopischen Dermatitis für jeden in der Allergologie tätigen Arzt –auch wegen der engen Bezüge zu den anderen atopischen Krankheiten – wichtig.

Im Jahre 1980 wurden Diagnoserichtlinien für diese Erkrankung etabliert, um für klinische Studien eine gut definierte Patientenpopulation festzulegen (Tab. 3.**21**). Auch wenn es mittlerweile besser evaluierte Diagnosekriterien gibt (etwa die Kriterien der UK Working Group), werden die in Tab. 3.**21** dargestellten Kriterien auch in aktuellen klinischen Studien nach wie vor am häufigsten verwendet.

Während der letzten Jahrzehnte stieg die Häufigkeit der atopischen Dermatitis in vielen Indus-

3 Atopische Dermatitis

Tab. 3.**21** Major- und Minorkriterien zur Diagnosestellung der atopischen Dermatitis (nach Rajka und Hanifin).

Majorkriterien	Minorkriterien
• Pruritus • typische ekzematöse Morphen und typische Verteilung • chronischer oder chronisch-rezidivierender Verlauf • positive atopische Eigen- oder Familienanamnese	• trockene Haut • ichthyosiforme Hautveränderungen, Keratosis pilaris, verstärkte Handlinienzeichnung • Reaktionen vom Soforttyp im Hauttest • erhöhtes Serum-IgE • früher Beginn der Erkrankung • Neigung zu Infektionen der Haut • atopische Hand- und Fußekzeme • Mamillenekzeme • Cheilitis • rezidivierende Konjunktivitiden • doppelte Unterlidfalte • Keratokonus • Cataracta dermatogenes • orbitaler Halo • Gesichtsblässe, Gesichtserythem • Pityriasis alba • ausgeprägte anteriore Nackenfalten • Juckreiz beim Schwitzen • Unverträglichkeit von Wolle und Detergenzien • perifollikuläre Betonung • Nahrungsmittelunverträglichkeit • Beeinflussung durch Umwelteinflüsse und emotionale Faktoren • weißer Demographismus/Weißreaktion auf Metacholin

trienationen deutlich an. Ergebnisse, die auf dänischen Zwillingsstudien beruhen, zeigen klar einen signifikanten Anstieg der kumulativen Inzidenz von 3% für die Geburtenkohorte von 1960-1964 auf 12% für die Geburtenkohorte von 1975-1979. Vieles spricht dafür, dass der westliche Lebensstil einen Einfluss auf die angestiegene Inzidenz und Prävalenz der atopischen Dermatitis hat, auch wenn epidemiologisch (z.B. ISAAC-Studie) zum Teil überraschend hohe Prävalenzen etwa in afrikanischen Ländern beobachtet wurden.

Die atopische Dermatitis manifestiert sich selten während des 1. Lebensmonats und erscheint dann als Milchschorf am behaarten Kopf, der der Farbe von über Feuer eingetrockneter Milch seinen Namen verdankt. Nicht selten wird von den Eltern das seborrhoische Säuglingsekzem („Gneis") mit Milchschorf verwechselt, sodass die anamnestische Angabe „Milchschorf" keinen sicheren Hinweis auf eine Frühmanifestation der atopischen Dermatitis erlaubt. Die meisten Patienten erkranken während des 1. Lebensjahrs. Typisch in dieser frühen Phase sind münzförmige, exsudative ekzematöse Hautveränderungen an Stamm (Abb. 3.**28**) und Extremitäten sowie Ekzeme an den Wangen und der Stirn. Es besteht in dieser Phase eine Strecksseitenbetonung. Nach dem 2. Lebensjahr entstehen juckende Ekzeme mit einem Hang zur Chronifizierung dagegen häufig in den Ellen- und Kniebeugen, an den Handgelenken (Abb. 3.**29**), den Knöcheln, am Nacken, am Hals und an den Innenseiten der Oberschenkel. Nicht selten treten ab Kleinkindesalter auch retroaurikuläre Ekzeme sowie Ohrläppchenrhagaden auf, die auch bei Erwachsenen häufig zu finden sind (Abb. 3.**30**). Die trockenen Lippen und die gesamte periorale Haut werden von einigen Kindern mit atopischer Dermatitis ständig mit Speichel befeuchtet, sodass durch die Irritation ein sog. Lippenleckekzem entstehen kann. Bei vielen Patienten werden die Ekzemschübe im Laufe der Jugend milder. Im Erwachsenenalter sieht man nicht selten pruriginöse Knötchen an den Extremitäten als Manifestation der atopischen Dermatitis.

Auch treten isolierte Handekzeme (ohne spezifische Sensibilisierungen gegen Kontaktallergene) häufig bei erwachsenen Atopikern auf. Diese können ein besonderes diagnostisches Problem darstellen, da die Haut hier (wie auch an den Füßen) relativ uniforme Effloreszenzen bei verschiedenen Erkrankungen ausbildet. Das Handekzem beginnt

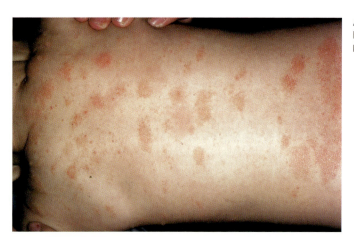

Abb. 3.**28** Nummuläre Ekzemherde bei einem Säugling mit atopischer Dermatitis.

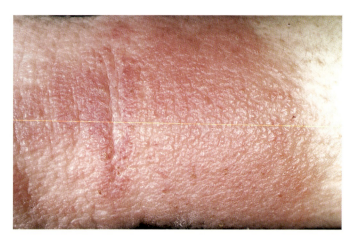

Abb. 3.**29** Akutes Ekzem im Beugebereich des Handgelenks (atopische Dermatitis).

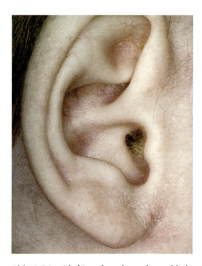

Abb. 3.**30** Ohrläppchenrhagade und lichenifiziertes Ekzem bei atopischer Dermatitis.

häufig auf dem Handrücken (Abb. 3.**31**) und interdigital, unabhängig davon, ob es sich um ein atopisches Handekzem oder eine allergische Kontaktdermatitis oder ein irritativ-toxisches (nicht atopisches) Ekzem handelt.

Häufig treten im akuten Stadium kleine, juckende, sog. dyshidrosiforme Bläschen auf. Die Umgebung ist dabei häufig nicht verändert. Später kommt es zu Rötung, Nässen, Krustenbildung und in den späten Stadien zu Schuppung, Schwielen- und Rhagadenbildung. Auch im chronischen Stadium können chronisch-degenerative Handekzeme, Hautveränderungen bei Psoriasis, der Tinea oder des Lichen ruber klinisch manchmal nur schwer abgegrenzt werden (Tab. 3.**22**). Die Diagnose wird in diesen Fällen unter Zuhilfenahme von anamnestischen Hinweisen, allergologischen Tests sowie mykologischen und histologischen Befunden gestellt.

Atopische Dermatitis 3

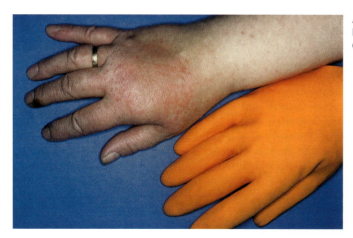

Abb. 3.**31** Handrückenekzem bei Sensibilisierung gegen einen Gummiinhaltsstoff.

Tab. 3.**22** Wichtige Differenzialdiagnosen von Handekzemen.

- atopisches Handekzem
- allergische Kontaktdermatitis
- genuines dyshidrosiformes Handekzem
- irritativ-toxische Dermatitis
- Tinea manum
- Lichen ruber
- Psoriasis palmaris

Tab. 3.**23** Infektionen bei atopischer Dermatitis.

Erreger	Krankheit
Staphylococcus aureus	Superinfektion der Ekzeme, Follikulitis, Furunkel
Herpes-simplex-Virus Typ I	Eczema herpeticum
humane Papillomaviren	Verrucae vulgares, Verrucae planes
Molluscum-contagiosum-Virus	Mollusca contagiosa (Dellwarzen)

Häufige Irritanzien sind Berufsstoffe, wie Detergenzien, Lösungsmittel oder oberflächenaktive Substanzen. Auch führen Feuchtberufe bzw. Berufe mit dem Zwang, häufig mit okklusiven Schutzhandschuhen zu arbeiten, zu Vorschädigungen der Haut, die eine Sensibilisierung begünstigen können. Besonders gefährdet sind Atopiker. Insbesondere Menschen mit einem vorbekannten atopischen Ekzem, das oft mit einem genetisch determinierten Hautbarrieredefekt assoziiert ist, sollten deshalb möglichst trockene, wenig hautbelastende Berufe ergreifen. Eine entsprechende Beratung durch das Arbeitsamt vor Beginn einer Berufsausbildung ist für Patienten mit chronischen Handekzemen in jedem Fall empfehlenswert. Auch sollten diese Patienten am besten mit einem Merkblatt über sinnvolle Verhaltensweisen informiert werden. Tab. 3.**15,** S. 75 listet eine Reihe derartiger Empfehlungen auf.

MERKE

Wichtig ist die Kenntnis, dass Patienten mit beruflich verschlimmerten Handekzemen im Rahmen des sog. Hautarztverfahrens (nach Erstellung eines Hautarztberichts) sekundär oder tertiär präventive und auch therapeutische Leistungen durch die gesetzliche Unfallversicherung mit dem Ziel des Verbleibs im Beruf erhalten können.

Infektionen der Haut zählen zu den häufigeren Komplikationen bei atopischer Dermatitis, die entsprechend behandelt werden müssen (Tab. 3.**23**). Wichtig ist in diesem Zusammenhang, dass sowohl die Haut als auch die Nasenschleimhaut bei Patienten mit atopischer Dermatitis in bis zu 90 % der Fälle staphylogen besiedelt ist. Eine kurzfristige Eradikation ist in der Regel mit einer raschen Rekolonisierung verbunden, sodass eine antibiotische Therapie nur bei Zeichen der klinischen Superinfektion empfohlen wird. Eine Keimreduktion der entzündeten Haut mittels Antiseptika kann dagegen grundsätzlich sinnvoll sein.

Die Diagnose der atopischen Dermatitis wird klinisch gestellt, wobei unter Verwendung der Kriterien von Hanifin und Rajka (s. Tab. 3.**21**) 3 Haupt- und 3 Nebenkriterien erfüllt sein müssen. Um eine atopische Diathese zu objektivieren, können im

Serum spezifische IgE-Antikörper oder Prick-Test-Reaktionen gegen die häufigsten Inhalations- und/oder Nahrungsmittelallergene herangezogen werden. Häufig sind einige der in Tab. 3.**24** angegebenen Schubfaktoren vorhanden.

Bei vielen Erwachsenen ist insbesondere eine Sensibilisierung gegen Hausstaubmilben bzw. deren Kotproteine mittels spezifischem IgE-Test oder Prick-Testung nachweisbar. Diesen Patienten ist die Hausstaubreduktion, besonders in der Bettumgebung, zu empfehlen (Tab. 3.**25**; vgl. auch Kapitel 5, Abschnitt S. 241 ff.).

Gesichert ist, dass die Manifestation der atopischen Dermatitis durch konsequentes Stillen oder, falls das nicht möglich ist, durch Ernährung mit hypoallergener Milch während der ersten 4 Lebensmonate ins höhere Lebensalter hinein verschoben werden kann. Viele Patienten mit manifester atopischer Dermatitis vermuten, dass allergische Reaktionen gegen Nahrungsmittel Ekzeme auslösen oder unterhalten können. Die Mehrzahl der Patienen probiert im Verlauf der Erkrankung Diäten aus, wobei es zu Fehlernährungen und emotionalen Belastungen kommen kann. Eine generell empfehlenswerte Neurodermitisdiät gibt es nicht, sodass gerichtete, kontrollierte Eliminationsdiäten mit anschließender oraler Provokation unter ärztlicher Kontrolle bei entsprechenden Hinweisen sinnvoll sind. Aus derartigen Untersuchungen ist bekannt, dass insbesondere Kinder auf Kuhmilch, Hühnerei, seltener auch auf Nüsse, Fisch und andere Nahrungsmittel mit Ekzemverschlechterungen reagieren können.

Relativ selten sind emotionale Schubfaktoren so deutlich, dass eine Psychotherapie eingeleitet wird. Entspannungsübungen, autogenes Training und bestimmte Formen der Verhaltenstherapie (z. B. im Umgang mit dem Kratzdrang) werden jedoch von vielen Betroffenen als hilfreich empfunden.

Ein moderner Therapieansatz ist die Neurodermitisschulung von Eltern oder Betroffenen in Kleingruppen. Hier werden im interdisziplinären Setting (Arzt, Psychologe oder Pädagoge, Ernährungsberater) auch verhaltenstherapeutische Methoden eingesetzt, um die Probanden im Umgang mit der Erkrankung zu stärken.

Wichtig ist die stadiengerechte Lokaltherapie, die im Wesentlichen für die allergische Kontaktdermatitis beschrieben wurde (s. S. 76 f.). Ergänzend oder alternativ werden bei Patienten ab dem 13. Lebensjahr UV-Strahlen (UVB 311 nm oder UVA-1) eingesetzt. Bei den nicht seltenen Superinfekti-

Tab. 3.**24** Schubfaktoren bei atopischer Dermatitis.

Schubfaktor	Charakteristika
Klima	kontinentales Klima
Jahreszeit	häufig Herbst und Winter
Umwelt/Allergene	häufig Hausstaub, Tierepithelien, Pollen
Nahrungsmittel	z. B. kuhmilch-, hühnerei- oder birkenpollenassoziierte Nahrungsmittel
Infekte	manchmal Verschlechterung
emotionale Faktoren	positiver und negativer Stress

Tab. 3.**25** Empfehlungen zur Hausstaubmilbenreduktion.

Bett	keine Rosshaarmatratzen, Daunen- und Federbetten, Schafwoll-, Kamelhaar- oder Wildseidendecken, stattdessen Matratzen und Kopfkissen aus Schaumstoff, Bettdecken aus Kunstfaser mit Leinenbezügen und milbenundurchdringliche, atmungsaktive Zwischenbezüge; nicht frisch geduscht oder gebadet ins Bett gehen; Schlafanzug tragen
Kuscheltiere	in regelmäßigen Abständen in die Tiefkühltruhe legen und waschen
„Staubfänger"	entfernen (Teppiche, schwere Vorhänge, Polstermöbel, offene Regale)
Kleider	in geschlossene Schränke hängen
Wohnung	häufig lüften; möglichst trocken, oberhalb der 1. Etage wohnen; Raumtemperatur unter 20 °C; keine Klimaanlagen
Staubmaske	bei Tätigkeiten mit starker Staubentwicklung tragen
Encasing	milbendichte Matratzen- oder Bettzeugüberzüge

onen, insbesondere mit Staphylococcus aureus, ist antiseptisch oder zeitlich befristet antibiotisch zu behandeln. Besonders schwer betroffene erwachsene Patienten müssen in Einzelfällen immunsuppressiv (z. B. mit Cyclosporin A) behandelt werden. Rehabilitationsaufenthalte am Meer oder im Hochgebirge sind häufig hilfreich und sollten durch den behandelnden Arzt unterstützt werden. Das komplexe Management der chronisch-rezidivierenden Erkrankung wird in einer aktuellen ausführlichen Leitlinie, der sich 14 Fachgesellschaften und Arbeitsgruppen angeschlossen haben, dargestellt (http://www.leitlinien.net).

> Die Pathogenese der atopischen Dermatitis ist multifaktoriell. Genetische Faktoren spielen eine wichtige Rolle, aber es wurden aufgrund der Assoziation mit anderen Erkrankungen des atopischen Formenkreises auch zahlreiche äußere Einflussfaktoren identifiziert. Hier ist z. B. die Besiedlung der Haut mit Staphylococcus aureus zu erwähnen. Beobachtet wurde eine Dysregulation der humoralen und der zellulären Immunantwort betroffener Patienten. Auch die Möglichkeit einer allergischen Immunantwort auf körpereigene Proteine wird untersucht.
> Die atopische Dermatitis ist eine chronisch-rezidivierende Erkrankung mit häufigem Beginn im frühen Kindesalter, die sich besonders durch den quälenden Juckreiz auszeichnet. Infektionen der Haut zählen zu den häufigeren Komplikationen.

―― FAZIT ――

> Der Kontakt mit Berufsstoffen, wie Detergenzien, Lösungsmitteln oder oberflächenaktiven Substanzen, aber auch die Ausübung von Berufen mit dem Zwang, häufig mit okklusiven Schutzhandschuhen zu arbeiten, können zu Vorschädigungen der Haut führen, die eine Sensibilisierung begünstigen. Bei vielen Erwachsenen ist insbesondere eine Sensibilisierung gegen Hausstaubmilben bzw. deren Kotproteine nachweisbar.
> Gesichert ist, dass die Manifestation der atopischen Dermatitis durch konsequentes Stillen oder, falls das nicht möglich ist, durch Ernährung mit hypoallergener Milch während der ersten 4 Lebensmonate ins höhere Lebensalter hinein verschoben werden kann. Ein neuer Therapieansatz ist die Neurodermitisschulung. Wichtig ist auf jeden Fall die stadiengerechte Lokaltherapie.

Urtikaria und Angioödem

B. Wedi und A. Kapp

―― MERKE ――

> Mit einer Lebenszeitinzidenz von ca. 20 % gehört die Urtikaria zu den häufigen Hauterkrankungen. Sie ist charakterisiert durch akute oder chronisch auftretende, oberflächliche, juckende Schwellungen der Haut (Abb. 3.32), bedingt durch lokale Vasodilatation mit erhöhter Kapillarpermeabilität und Plasmaaustritt.

Die Quaddel (auch Urtika, lat.: Urtica) ist eine juckende, erythematöse und ödematöse Erhabenheit der Haut, die bei ausgeprägtem Ödem durch Kompression der Gefäße zentral auch weiß erscheinen kann. Eine Urtika verschwindet normalerweise nach einigen Minuten bis Stunden spontan. Diese Flüchtigkeit und auch der Juckreiz sind wichtige Charakteristika zur differenzialdiagnostischen Abgrenzung. Größe, Anzahl und Form der einzelnen Urtikae, die prinzipiell an jeder Stelle des Integuments auftreten können, variieren stark. Systemische Symptome, wie Müdigkeit, Abgeschlagenheit, respiratorische oder gastrointestinale Symptome oder Arthralgien, sind möglich. Die klinischen Erscheinungsformen sind sehr heterogener Ätiologie und werden in 3 Hauptgruppen unterteilt:
- spontane Urtikaria
- physikalische Urtikaria
- Sonderformen

Mehr als die Hälfte der von Urtikaria Betroffenen haben zusätzlich gelegentliche Angioödeme. Diese können aber auch isoliert auftreten. Angioödeme mit vergleichbarem Pathomechanismus wie Urtikae sind tiefer in der Subkutis gelegene und daher häufig gegenüber der Umgebung farblich nicht abgegrenzte Schwellungen, die häufig Lider, Lippen oder Genitalien betreffen, grundsätzlich aber in allen Hautregionen und auch z. B. im Gastrointestinaltrakt auftreten können (Abb. 3.**33**). Beim Glottisödem besteht akute Erstickungsgefahr.

Das Erkennen und Klassifizieren der unterschiedlichen Urtikaria- und Angioödemformen ist essenziell für eine korrekte Diagnosestellung

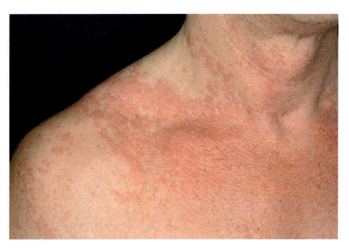

Abb. 3.**32** Urtikaria mit typischen, zum Teil konfluierenden, erhabenen Erythemen (Quaddeln).

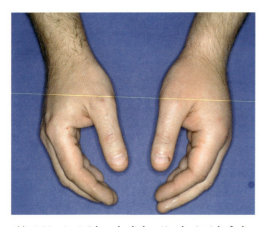

Abb. 3.**33** Angioödem der linken Hand mit nicht farblich gegen die Umgebung abgegrenzter Schwellung.

und die Auswahl einer erfolgreichen therapeutischen Strategie mit dem Ziel, die Lebensqualität zu maximieren, die Arbeits- bzw. Schulfähigkeit zu erhalten und potenzielle Nebenwirkungen zu minimieren.

Klassifikation und Charakteristika

International existieren unterschiedliche Klassifikationen. Die hier verwendete klinische Klassifikation ist die der aktuellen europäischen Leitlinie der Europäischen Akademie für Allergologie und klinische Immunologie (EAACI), Global Allergy and Asthma European Network (GA²LEN) und European Dermatology Forum (EDF), die auf der Basis einer evidenzbasierten Literaturrecherche sowie der Diskussion und Abstimmung einer internationalen Urtikariaexpertengruppe mit ca. 400 Teilnehmern bei einer Konsensuskonferenz entstand.

Etwa 80 % der Urtikarien sind spontan, 10 % physikalisch und weniger als 10 % einer Sonderform zugehörig (Tab. 3.**26**). Es können aber durchaus 2 oder selten mehr Subtypen bei demselben Patienten vorkommen, z. B. eine spontane chronische Urtikaria mit einer Urticaria factitia oder eine spontane chronische Urtikaria mit einer verzögerten Druckurtikaria. Etwa ⅔ der spontanen Urtikarien sind akut (allergisch oder nicht allergisch) und werden häufig in Notaufnahmen gesehen; etwa ⅓ ist chronisch. Bei beiden Formen treten bei mehr als der Hälfte der Betroffenen zusätzlich Angioödeme auf.

--- MERKE ---

Die akute Urtikaria ist definiert als spontanes Auftreten von Urtikae von weniger als 6 Wochen Dauer, meist nur über 1-2 Wochen. Im Gegensatz dazu treten Urtikae bei chronischer Urtikaria über einen Zeitraum von mehr als 6 Wochen mit täglichen oder nahezu täglichen Schüben auf.

Frauen im mittleren Lebensalter sind häufiger betroffen, prinzipiell kann eine chronische Urtikaria aber in jedem Lebensalter vorkommen. Die chronische Urtikaria besteht im Mittel über 3-5 Jahre; Verläufe über mehr als 20 Jahre sind aber durchaus möglich. Die Lebensqualität ist aufgrund des starken Juckreizes, der Schlafstörungen und der sekundären psychosozialen Probleme deutlich eingeschränkt. Eine Urtikaria mit selteneren

Tab. 3.**26** Klassifikation und Definition der Urtikariasubtypen.

Gruppe	Subtyp der Urtikaria	Definition
spontane Urtikaria	• akute Urtikaria	spontane Urtikae < 6 Wochen
	• chronische Urtikaria	spontane Urtikae > 6 Wochen
physikalische Urtikaria	• Urticaria factitia	Ursache: mechanische Scherkräfte
	• Kälteurtikaria	Ursache: Kälte (Luft, Wasser, Wind)
	• verzögerte Druckurtikaria	Ursache: vertikaler Druck (Latenz: 3-8 h)
	• Wärmeurtikaria	Ursache: lokale Wärme
	• solare Urtikaria	Ursache: UV- und/oder sichtbares Licht
	• Vibrationsurtikaria/-angioödem	Ursache: Vibrationskräfte
Sonderformen	• cholinergische Urtikaria	Ursache: erhöhte Körpertemperatur
	• anstrengungsinduzierte Urtikaria	Ursache: physikalische Anstrengung, ggf. zusätzliche Nahrungsmittel, Medikamente
	• Kontakturtikaria	Ursache: Kontakt zu urtikariogener Substanz
	• aquagene Urtikaria	Ursache: Wasserkontakt (temperaturunabhängig)

Schüben über einen längeren Zeitraum wird „episodische" oder auch „intermittierende Urtikaria" genannt.

Physikalische Urtikariaformen werden reproduzierbar durch externe physikalische Stimuli ausgelöst und sollten klar von spontaner chronischer Urtikaria abgegrenzt werden, obwohl eine Koexistenz möglich ist. Die meisten physikalischen Urtikariaformen bestehen über 3-5 Jahre oder länger.

Spezielle *Sonderformen* sollten von den physikalischen Urtikariaformen differenziert werden, da sie nicht nur infolge eines externen physikalischen Stimulus auftreten. Hierzu zählen die cholinergische Urtikaria, die anstrengungsinduzierte Urtikaria bzw. das anstrengungsinduzierte Angioödem, die aquagene Urtikaria sowie die Kontakturtikaria (s. Tab. 3.**26**).

Management

Spontane Urtikaria

Spontane akute Urtikaria

Die akute Urtikaria ist meist mit einem akuten Infekt des oberen Respirationstrakts, der Harnwege und/oder einer pseudoallergischen Reaktion auf NSAID (vor allem Cyclooxygenase- (COX-) I-Hemmer, wie Azetylsalizylsäure) assoziiert. Bei Atopikern kann die akute Urtikaria auch allergisch bedingt sein, wie im Falle einer IgE-vermittelten immunologischen Reaktion auf Nahrungsmittel. Die Diagnose der akuten Urtikaria basiert auf einer sorgfältigen *Anamnese* hinsichtlich potenzieller Triggerfaktoren (Atopie, bekannte Allergien, Infektzeichen, Medikamente) sowie einer körperlichen Untersuchung.

Bei entsprechender Anamnese sollten verdächtige Medikamente (z.B. NSAID) abgesetzt bzw. Allergene gemieden oder bei bakteriellen Infekten Antibiotika verabreicht werden. Wenn anamnestisch keine Ursache zu eruieren ist, sind weiterführende Untersuchungen aufgrund des selbstlimitierenden Verlaufs nicht indiziert.

> **MERKE**
>
> Eine stationäre Aufnahme ist zur Überwachung bei Dyspnoe, Hypotension und generalisierter, schwerer Urtikaria sowie bedrohlichen Angioödemen nötig.

Die *primäre symptomatische Therapie* der akuten Urtikaria besteht aus der Gabe von H_1-Antihistaminika der 2. Generation, ggf. in bis zu 4-facher Dosis für 2-3 Wochen (Tab. 3.**27**). Da es sich bei dieser Dosierung um einen Off-Label Use handelt, sind die Patienten entsprechend aufzuklären und über potenzielle Nebenwirkungen der Dosiserhöhung zu informieren. In schweren akuten Fällen kann die initiale Gabe von Glukokortikosteroiden (bis zu 100-250 mg Prednisolonäquivalent) parallel zu einem Antihistaminikum i.v., ggf. auch wiederholt, erforderlich sein. Ist die akute Urtikaria (Vor-)Symptom einer anaphylaktischen Reaktion mit progredientem Verlauf bis hin zum Schock, muss rechtzeitig mit Adrenalin behandelt werden. Möglicherweise verhindert die adäquate Therapie einer akuten Urtikaria den Übergang in eine chronische Urtikaria.

Chronische Urtikaria
Die Diagnose „chronische Urtikaria" basiert auf einer sorgfältigen Anamnese unter Berücksichtigung potenzieller Triggerfaktoren, einer körperlichen Untersuchung einschließlich Überprüfung des Dermografismus, Laboruntersuchungen und im Bedarfsfall zusätzlichen weiterführenden Untersuchungen. Bei isoliert auftretenden Angioödemen sollte ein C1-Esterase-Inhibitormangel bzw. eine Dysfunktion laborparametrisch durch Bestimmung der funktionellen C1-Esterase-Inhibitoraktivität ausgeschlossen werden. Insbesondere Angioödeme der Zunge und des Laryngopharynx können pharmakologisch durch Einnahme von ACE-Hemmern (bei 0,6 % aller mit ACE-Hemmern Behandelten, besonders bei Afroamerikanern), seltener auch durch Angiotensin-II-Rezeptorantagonisten (Sartane) bedingt sein. Diese Medikamente verhindern den Bradykininabbau.

> **MERKE**
>
> Bei wiederholten Angioödemen sollten daher auch bei chronischer Urtikaria ACE-Hemmer und Sartane vermieden werden.

Hinsichtlich des langwierigen Verlaufs der die Lebensqualität erheblich beeinträchtigenden chronischen Urtikaria ist eine gezielte *anamneseorientierte Abklärung* indiziert. Bei schweren und ungewöhnlichen Verläufen sollte eine Expertenkonsultation erfolgen. Routine-Prick-Tests auf Inhalations- und Nahrungsmittelallergene sind von geringem diagnostischem Wert, da eine IgE-vermittelte Sensibilisierung sehr selten Ursache der Symptome bei chronischer Urtikaria ist. Es können viele direkte und indirekte mastzellaktivierende Faktoren beteiligt sein, z. B.:
- autoimmune Mechanismen
- infektiöse Erkrankungen (viral, bakteriell, parasitär), insbesondere eine Helicobacter-pylori-assoziierte Gastritis
- pseudoallergische Reaktionen vor allem auf NSAID oder Additiva
- seltener internistische Erkrankungen oder Malignome

Häufig sind mehrere dieser Triggerfaktoren bei einem Patienten zu finden. Etwa ⅓ der Patienten zeigt Hinweise für eine Autoimmunpathogenese durch funktionell mastzellstimulierende IgG-Antikörper gegen die α-Kette des hoch affinen IgE-Rezeptors, selten gegen IgE selbst. Diese Autoantikörper sind nicht immer mit einem positiven autologen Serumtest und/oder der serumstimulierten funktionellen Aktivierung basophiler Granulozyten (Histaminfreisetzungstest, Leukotrienproduktion im zellulären Allergenstimulationstest [CAST], Oberflächenexpression von CD63) assoziiert, sodass die Bedeutung dieser einzelnen Hinweise für die Autoreaktivität bisher unklar ist. Bei positivem autologem Serumtest liegt auch häufiger eine Autoimmunthyreoiditis mit Schilddrüsenautoantikörpern vor, deren klinische Relevanz bisher ebenfalls ungeklärt ist. Immerhin handelt es sich hierbei um ca. 30 % der chronischen Urtikariapatienten. Azetylsalizylsäure, weitere NSAID und andere mastzellaktivierende Medikamente, wie Morphin, Kodein, Muskelrelaxanzien und Dextran, können die Symptome aggravieren und Exazerbationen der Urtikaria verursachen. Eher selten liegen nicht allergische Überempfindlichkeitsreaktionen auf einzelne Nahrungsmitteladditiva vor, die durch doppelblinde placebokontrollierte Provokationstestungen nach vorheriger, mindestens 4-wöchiger standardisierter, pseudoallergenarmer Diät gesichert werden sollten.

Tab. 3.27 Therapieempfehlung für die einzelnen Urtikariatypen.

Gruppe und Subtyp	Therapieempfehlung
spontane Urtikaria	
• akute Urtikaria	• H1-Antihistaminika: regelmäßig für 2-3 Wochen (ggf. in erhöhter Dosis bis 4-fach) • Glukokortikosteroide (0,5-1 mg/kg und Tag): zusätzlich bei starker Ausprägung, nur kurzfristig (bis zu 1 Woche)

• chronische Urtikaria	• Vermeiden unspezifischer Trigger: Azetylsalizylsäure und andere NSAID, mastzellaktivierende Medikamente, Alkohol, Überwärmung, enge Kleidung; bei Angioödemen auch Vermeiden von ACE-Hemmern (ggf. auch Sartane)
	• spezifische Therapie von persistierenden Infektionen (z. B. durch Helicobacter), einer Autoimmunthyreoiditis; Diät bei durch Provokation gesicherter Überempfindlichkeit auf Additiva
	• symptomatische Therapie:
	  – H1-Antihistaminikum der neuen Generation: regelmäßig, ggf. bis zu 4 × täglich (Off-Label Use)
	  – zusätzliche Optionen: Montelukast, (Hydroxy-)Chloroquin, Dapson, orale niedrig dosierte (!) Glukokortikosteroide, Cyclosporin A

alle physikalischen Urtikarien	• Vermeiden des physikalischen Auslösers • H1-Antihistaminika der neuen Generation (ggf. in erhöhter Dosis bis 4-fach): prophylaktisch, regelmäßig oder bei Bedarf
Urticaria factitia	wie bei chronischer Urtikaria
Kälteurtikaria	weitere Optionen: Tetracycline oral, Penicillin i.m. (intramuskulär) für 3-4 Wochen, (Omalizumab)
verzögerte Druckurtikaria	weitere Optionen: Dapson 100-150 mg/Tag, 6 Tage pro Woche) orale Glukokortikosteroide unterhalb der Cushing-Schwelle, Methotrexat
Wärmeurtikaria	weitere Optionen: Toleranzinduktion, (Hydroxy-)Chloroquin
solare Urtikaria	weitere Optionen: Photohardening, (Hydroxy-)Chloroquin
Vibrationsurtikaria/-angioödem	Karenz
alle Sonderformen	• Vermeidung des Auslösers • H1-Antihistaminika der neuen Generation (ggf. in erhöhter Dosis bis 4-fach): prophylaktisch, regelmäßig oder bei Bedarf
cholinergische Urtikaria	weitere Optionen: Ketotifen, Danazol
anstrengungsinduzierte Urtikaria	Notfallmedikamente einschließlich Adrenalin bereithalten
Kontakturtikaria	Karenz
aquagene Urtikaria	weitere Optionen: Barrierecreme, Fototherapie

---

MERKE

Therapeutisch sollten neben der Vermeidung unspezifischer Triggerfaktoren (s. Tab. 3.27) identifizierte, persistierende bakterielle oder parasitäre Infektionen behandelt werden, da dies zur kompletten Beschwerdefreiheit führen kann.

In einzelnen Fällen wurde eine Remission der chronischen Urtikaria nach antithyreoidaler Therapie sowie nach Substitution mit Levothyroxin beschrieben. Hier besteht aber die Gefahr der Induktion einer Hyperthyreose.

Aus evidenzbasierter Sicht sind nicht oder wenig sedierende *Antihistaminika der neueren Genera-*

tion, wie Azelastin, Cetirizin, Desloratadin, Ebastin, Fexofenadin, Levocetirizin, Loratadin und Mizolastin, in bis zu 4-facher Dosierung (Off-Label Use) primär indiziert. Die Einnahme sollte regelmäßig und ggf. über den Tag verteilt erfolgen. Bei fehlendem Ansprechen auf ein Präparat auch in erhöhter Dosierung sollte zunächst aufgrund des individuell unterschiedlichen Ansprechens der Wechsel auf ein anderes H_1-Antihistaminikum erfolgen. Das Kombinieren verschiedener Antihistaminika ist aufgrund von nicht untersuchten Wechselwirkungen und fehlender medizinischer Rationale nicht empfehlenswert.

---- MERKE ----

Moderne H1-Antihistaminika haben verbesserte phamakodynamische Eigenschaften und somit einen besseren therapeutischen Index als die H1-Antihistaminika der älteren Generation und sollten daher vorgezogen werden.

Die Arzneimittelsicherheit unterscheidet sich bei den einzelnen modernen H_1-Antihistaminika und ist bei der individuellen Auswahl und vor allem bei Dosiserhöhung (Off-Label Use) zu berücksichtigen. Zu beachten sind beispielsweise:
- Beeinträchtigung der Vigilanz
- Sedierung
- Interaktion mit CYP450-Isoenzymen
- kardiale Nebenwirkungen
- Konzentrationsanstiege bei Leber- oder Nierenschädigung

---- MERKE ----

Vorsicht ist besonders bei Antihistaminika, die metabolisiert werden, geboten. Bei einer Metabolisation über das CYTP450-Enzymsystem kann es bei gleichzeitiger Gabe von Makrolidantibiotika, beispielsweise Clarithromycin im Rahmen einer Helicobacter-pylori-Eradikation, oder von Imidazolantimykotika zu einer Verlängerung des QTc-Intervalls, verbunden mit potenziell fatalen Arrhythmien (Torsades de Pointes), kommen.

H2-Antihistaminika werden nicht mehr empfohlen, da in Kombination mit neueren H_1-Antihistaminika keine Vorteile im Vergleich zur Dosiserhöhung der H_1-Antihistaminika gezeigt werden konnten.

Bei fehlendem Ansprechen auf H_1-Antihistaminika auch in erhöhter Dosis müssen oft Therapieoptionen (s. Tab. 3.**27**) eingesetzt werden, deren Evidenzniveau nach publizierter Datenlage niedrig liegt und die nicht für die Therapie von Urtikaria zugelassen sind. Das Risiko-Nutzen-Profil sollte für jede Alternative sorgfältig abgewogen werden. Untergruppen mit positivem autologem Serumtest und/oder pseudoallergischen Reaktionen auf Azetylsalizylsäure bzw. Additiva können auf die zusätzliche Gabe eines Leukotrienrezeptorantagonisten (Montelukast, 1 × 10 mg/Tag) ansprechen. Bei schwer betroffenen Patienten kann Cyclosporin A in einer Dosierung von 3–5 mg/kg Körpergewicht pro Tag hilfreich sein (Ansprechen innerhalb von 4–6 Wochen). Andere, in kleineren Studien oder Einzelfällen erfolgreiche Immunsuppressiva sind Sulfasalazin, Tacrolimus, Methotrexat, Mycophenolatmofetil oder Cyclophosphamid. Eher als erfolglos beschrieben und/oder mit zum Teil nicht unerheblichen Nebenwirkungen belastet sind Antidepressiva (Doxepin), Mastzellstabilisatoren (Oxatomid, Ketotifen), Kalziumkanalblocker (Nifedipin), Sympathomimetika (Terbutalin), Antikoagulanzien (Warfarin) und Stanazolol.

---- MERKE ----

Glukokortikosteroide wurden nicht in klinischen Studien zur chronischen Urtikaria untersucht und sollten aufgrund der oft langwierigen Dauer der Urtikaria höchstens kurzfristig (maximal 2 Wochen) und stets zusätzlich zu Antihistaminika zur Therapie einer akuten Exazerbation eingesetzt werden.

Die initiale empfohlene tägliche Dosis liegt bei 0,5–1 mg/kg Körpergewicht Prednisolonäquivalent. Basierend auf eigenen In-Vitro- und In-Vivo-Erfahrungen sind bei im autologen Serumtest positiver chronischer Urtikaria (Hydroxy-)Chloroquin oder Diaminodiphenylsulfon (Dapson) weitere, zukünftig in kontrollierten Studien zu überprüfende Optionen.

Physikalische Urtikaria

Urticaria factitia (symptomatischer urtikarieller Dermografismus)
Eine Urticaria factitia entwickelt sich innerhalb weniger Minuten im Kontaktareal durch leichte Scherkräfte auf der Haut (z. B. durch Streifen mit einem Stift), charakterisiert durch stark juckende, linear angeordnete Urtikae (Abb. 3.**34**). Ein asymptomatischer urtikarieller Dermografismus ist dagegen ohne Krankheitswert. Die Urticaria factitia ist der häufigste physikalische Urtikariatyp mit einer mittleren Dauer von ca. 6,5 Jahren. Anamnestisch sind, wie bei der spontanen chronischen Urtikaria, potenzielle Triggerfaktoren zu eruieren. Auch die

Therapie (s. Tab. 3.**27**) unterscheidet sich nicht von der spontanen chronischen Urtikaria und besteht primär aus regelmäßig verabreichten H_1-Antihistaminika der modernen Generation in adäquater, bis zu 4-facher Dosis (Off-Label Use).

Kälteurtikaria
Die erworbene, durchschnittlich 5 Jahre bestehende Kälteurtikaria tritt innerhalb von Minuten nach Kontakt zu kalten Gegenständen oder Wasser und/oder kalter Luft, seltener auch kalten Speisen oder Getränken auf. Betroffen sind vor allem junge Erwachsene. Eine Kombination mit cholinergischer Urtikaria ist möglich.

───── MERKE ─────
Vor allem bei Exposition großer Körperareale sind lebensbedrohliche Reaktionen möglich.

Diagnostisch wird eine standardisierte Kältetestung (Abb. 3.**35**) durchgeführt, idealerweise mit Bestimmung der symptomauslösenden Temperaturschwelle. Hierzu eignen sich ein kaltes Armbad mit definierten Temperaturen oder thermoelektrische Peltier-Elemente.

Infektiöse Trigger, wie Syphilis, Borreliose, Hepatitis, infektiöse Mononukleose oder HIV-Infektion, sollten ausgeschlossen, Kryoglobuline, Kälteagglutinine und Kryofibrinogen untersucht werden.

H_1-Antihistaminika der neueren Generation stellen die Therapie der 1. Wahl dar, obwohl sie die Symptome häufig nicht unterdrücken können (s. Tab. 3.**27**). Eine längerfristige (3-4 Wochen dauernde) antibiotische Therapie mit Doxycyclin oral oder Penicillin i.m. kann bei Kälteurtikaria zur kompletten oder partiellen Remission führen. Die Evidenz für Cyproheptadin, Ketotifen oder Montelukast ist niedrig. Möglicherweise eignet sich Omalizumab (ein Anti-IgE-Antikörper) zur Therapie.

Verzögerte Druckurtikaria
Die verzögerte Druckurtikaria tritt ca. 6-8 h nach vertikalem Druck auf und äußert sich mit tiefen, schmerzhaften Schwellungen, die bis zu 2 Tage

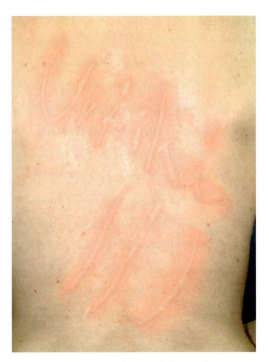

Abb. 3.**34** **Urticaria factitia.** Durch das Ausüben von leichten Scherkräften durch Schreiben auf der Haut werden 3 min später juckende, erythematöse Schwellungen der oberen Dermis ausgelöst, die über das Kontaktareal hinausgehen.

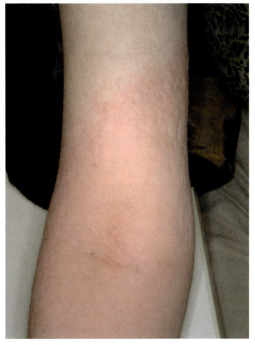

Abb. 3.**35** **Kälteurtikaria.** Nach 10-minütigem Armbad mit einer Temperatur von 15 °C im Kontaktareal Aufschießen von rasch flächig konfluierenden Urtikae.

bestehen können. Typische Lokalisationen sind Handinnenflächen und Fußsohlen, Hüften, und Schultern bzw. Rücken. Allgemeinsymptome, wie Müdigkeit, Arthralgien, Myalgien und Leukozytose, können assoziiert sein. Im Gegensatz zu anderen Urtikariaformen sind häufiger Männer im mittleren Alter betroffen. Die verzögerte Druckurtikaria besteht meist über 6-9 Jahre und kann zu Arbeitsunfähigkeit führen. Kombinationen mit spontaner chronischer Urtikaria sind möglich. Diagnostisch wegweisend sind mit mehreren Stunden Verzögerung (!) auftretende Urtikae bzw. Schwellungen im Testareal nach Applikation von 0,5-1,5 kg/cm² Gewicht für 10 min in unterschiedlichen Arealen (Rücken, ventraler und dorsaler Oberschenkel). Ablesungen sollten nach 30 min, 3 h, 6 h und 24 h erfolgen.

Antihistaminika, selbst in erhöhter Dosis, sind oft wirkungslos, stellen aber trotzdem die Therapie der 1. Wahl dar (s. Tab. 3.**27**). Einige Patienten profitieren von der zusätzlichen Gabe mittelhoch bis niedrig dosierter Glukokortikosteroide (40-20 mg oder weniger); diese sollten längerfristig aber nur in Dosierungen unterhalb der Cushing-Schwelle gegeben werden. Lohnenswert ist ein Therapieversuch mit Diaminodiphenylsulfon (Dapson, 100-150 mg täglich, 6 Tage pro Woche). Weitere mögliche, im Einzelfall erfolgreich beschriebene Alternativen sind Methotrexat (15 mg/Woche), Montelukast, Ketotifen + Nimesulid, Sulfasalazin oder topisches Clobetasolpropionat 0,5 %.

Wärmeurtikaria
Nach direktem Kontakt mit warmem Wasser, warmer Luft oder warmen Gegenständen, mit Auslösetemperaturen zwischen 38 und 50 °C, kann sich die selten vorkommende, lokalisierte Wärmeurtikaria, typischerweise mit kleinen und flüchtigen Urtikae, entwickeln. Diagnostisch sollte mittels einer standardisierten physikalischen Wärmetestung die Temperaturschwelle bestimmt werden. Eine evidenzbasierte Therapie gibt es aufgrund des seltenen Vorkommens nicht. Optionen sind (Hydroxy-)Chloroquin oder die Toleranzinduktion (s. Tab. 3.**27**).

Solare Urtikaria
Die solare Urtikaria (Lichturtikaria) macht ca. 4 % aller fotosensitiven Dermatosen aus und betrifft vorwiegend Frauen im 3.-4. Lebensjahrzehnt. Häufig ist UV-Licht Auslöser, aber auch Wellenlängen von 280-760 nm sind als Ursachen beschrieben worden. Die standardisierte Provokationstestung sollte spezifische Wellenlängen eines Monochromators und beispielsweise eines Diaprojektors (sichtbares Licht) für 10 min einsetzen, um die minimale urtikarielle Dosis zu bestimmen. Die einzelnen Urtikae verschwinden bei solarer Urtikaria häufig bereits innerhalb von 15 min bis 3 h.

Differenzialdiagnostisch sind Lupus erythematodes, erythropoetische Protoporphyrie und die viel häufigere polymorphe Lichtdermatose zu erwägen.

H_1-Antihistaminika stellen die Therapie der Wahl dar, sind aber oft wirkungslos (s. Tab. 3.**27**). Ein Photohardening kann erfolgreich sein, ebenso Plasmapherese, Cyclosporin A, Fotopherese, Plasmaaustausch, i.v. Immunglobuline oder (Hydroxy-)Chloroquin.

Vibratorische Urtikaria/Angioödem
Nur sehr selten führen Vibrationskräfte, wie ein Presslufthammer, zu Urtikaria oder Angioödemen. Nach oft verzögerter Diagnosestellung kann der Kontakt zum Auslöser meist konsequent vermieden werden.

Sonderformen

Cholinergische Urtikaria
Die cholinergische Urtikaria betrifft vorwiegend Jugendliche oder junge Erwachsene und persistiert meist über 5-6 Jahre. Ausgelöst durch eine Erhöhung der Körperkerntemperatur nach physikalischer Anstrengung, passiver Überwärmung (heißes Bad) oder emotionalem Stress, treten flüchtige (wenige Minuten bis 1 h andauernde), typischerweise stecknadelkopfgroße Urtikae auf. Auch Allgemeinsymptome, wie Übelkeit, Kopfschmerzen, Schwindel oder eine koexistente Kälteurtikaria, können vorkommen. Die Provokation erfolgt mittels körperlicher Belastung auf einem Ergometer oder durch ein heißes Bad. Therapeutisch kommen primär H_1-Antihistaminika der neuen Generation zum Einsatz, wenn nötig, in erhöhter Off-Label-Dosierung, die regelmäßig oder ca. 60 min vor typischen Situationen eingenommen werden sollten. Allerdings können die Symptome nicht selten nur teilweise unterdrückt werden. Eine Toleranzinduktion hinsichtlich körperlicher Anstrengung ist nur schwer zu erzielen. Optionale Medikamente mit niedriger Evidenz sind Ketotifen oder Danazol (schlechte Evidenz).

Anstrengungsinduzierte Urtikaria bzw. anstrengungsinduziertes Angioödem
Die anstrengungsinduzierte Urtikaria bzw. das anstrengungsinduzierte Angioödem treten nur

nach körperlicher, nicht aber nach psychischer Anstrengung auf. Im Vergleich zur cholinergischen Urtikaria sind die Urtikae größer als stecknadelkopfgroß und Allgemeinsymptome bis hin zum anaphylaktischen Schock (anstrengungsinduzierte Anaphylaxie) häufiger. Einige Reaktionen treten, abhängig von der Nahrungsmittelaufnahme gleich welcher Art, innerhalb von 4–6 h (nahrungsmittel- und anstrengungsinduziert) auf, manche nur nach Genuss von Nahrungsmitteln wie Weizen oder Schalentieren, gegenüber denen eine IgE-vermittelte Sensibilisierung besteht. Teilweise wird die Reaktion sogar erst nach Triggerung durch zusätzliche vorherige Einnahme von Azetylsalizylsäure beobachtet. Notfallmedikamente, einschließlich Adrenalinautoinjektor, sind bei anstrengungsinduzierter Urtikaria mitzuführen; sportliche Betätigung sollte besser in Begleitung erfolgen.

Kontakturtikaria
Kontakt zu einer urtikariogenen Substanz kann immunologisch IgE-vermittelt, z. B. als allergische Reaktion auf Nahrungsmittel, Latex oder Tierepithelien, und nicht immunologisch IgE-unabhängig, z. B. beim Kontakt zu Brennnesseln oder Irritanzien, wie Perubalsam, Benzoesäure oder Zimtaldehyd in Kosmetika, zu Urtikae im Kontaktareal führen. Häufig tritt eine Kontakturtikaria beruflich auf, nicht selten in der nahrungsmittelverarbeitenden Industrie. Bei Verdacht auf IgE-vermittelte Kontakturtikaria sollten Prick-Testungen durchgeführt und/oder der Nachweis spezifischer IgE-Antikörper geführt werden. Außerdem sind offene Applikationstests oder Tests mit 15-minütiger Applikation und Ablesung jeweils nach 20, 40 und 60 min sinnvoll. Die frühe Diagnostik und Identifikation der Auslöser ist essenziell, da sich aus der Kontakturtikaria bei wiederholter Exposition eine prognostisch eher ungünstig verlaufende Proteinkontaktdermatitis entwickeln kann.

Aquagene Urtikaria
Sehr selten führt Wasserkontakt jeglicher Temperatur, vermutlich durch Freisetzung eines wasserlöslichen Allergens aus dem Stratum corneum, das in die Dermis diffundiert, zu kleinen Urtikae im Kontaktareal. Die Provokationstestung erfolgt häufig mittels nassen Kompressen bei Körpertemperatur für 30 min. Vielfach reicht bei aquagener Urtikaria die prophylaktische Gabe von H_1-Antihistaminika therapeutisch aus.

― FAZIT ―

Urtikaria und Angioödem sind häufig und bei chronischem Auftreten oft mehrjährig bestehend. Sie führen zu einer signifikanten Einschränkung von Lebensqualität und Arbeitsfähigkeit. Anamnestisch und diagnostisch sollten potenzielle Auslösefaktoren berücksichtigt werden. Dies sind bei chronischer spontaner Urtikaria persistierende bakterielle Infektionen (Helicobacter pylori, Streptokokken, Staphylokokken, Yersinien), nicht-allergische Überempfindlichkeitsreaktionen (z. B. Azetylsalizylsäure, selten Nahrungsmitteladditiva) und/oder autoreaktive Mechanismen (autologer Serumtest, Schilddrüsenautoantikörper).
Die Basis einer adäquaten Urtikariatherapie besteht nach der klaren Definition des Urtikariasubtyps (spontane Urtikaria, physikalische Urtikaria, Sonderform) aus der sorgfältigen Vermeidung bzw. Eradikation individueller spezifischer und unspezifischer Triggerfaktoren, wie bestimmter Medikamente, Infekte oder physikalischer Auslöser. Die Therapie sollte individuell mit dem Ziel ausgewählt werden, für die Betroffenen Lebensqualität und Arbeitsfähigkeit zu maximieren und therapiebedingte Nebenwirkungen zu minimieren.
Die symptomatische Standardtherapie der spontanen Urtikaria besteht aus der Gabe von H1-Antihistaminika und bei schweren Formen zusätzlich der kurzfristigen Verabreichung von oralen Glukokortikosteroiden. H1-Antihistaminika der neuen Generation stellen die Therapie der 1. Wahl dar, da sie einen besseren therapeutischen Index und verbesserte pharmakodynamische Eigenschaften als die ältere Generation haben. Die Datenlage zur Standarddosis zeigt höchste Evidenz und besten Empfehlungsgrad. Bei schwer betroffenen Patienten kann allerdings eine erhöhte Dosis außerhalb der Zulassung erforderlich sein. Die aktuelle Europäische Leitlinie zur Therapie der chronischen Urtikaria empfiehlt nicht-sedierende H1-Antihistaminika und bei Bedarf eine Dosiserhöhung bis zum 4-Fachen. Die Evidenz für Alternativen ist schlecht. Bei schwer betroffenen Patienten kann Cyclosporin A versucht werden. Grundsätzlich müssen bei der Auswahl alternativer Therapieoptionen, für die keine gute Evidenz vorliegt, zahlreiche Faktoren, wie Zulassung, Sicherheit, Urtikariasubtyp, Schwere der Erkrankung, pharmakoökonomische Aspekte sowie Patientenwünsche, berücksichtigt werden. Die Evidenz für die Therapie der physikalischen Urtikaria und der

Sonderformen ist noch unzureichender. Auch hier stellen nicht sedierende H1-Antihistaminika (in erhöhter Dosis) die Standardtherapie dar, obwohl die oft mehrjährige Beschwerdesymptomatik hierdurch meist nicht effizient beeinflusst wird.

Immunkomplex-/Hypersensitivitätsvaskulitis

B. Wedi und W. Czech

> **MERKE**
>
> Vaskulitiden sind Entzündungsreaktionen der Gefäßwände, die einige Tage nach Exposition mit einem auslösenden Antigen (z. B. Medikamenten, infektiösen Agenzien, Toxinen) auftreten. Sie können auf das Hautorgan beschränkt sein, aber auch die inneren Organe betreffen.

Vaskulitiden gehören zu den hinsichtlich Diagnostik und Therapie kompliziertesten Erkrankungen.
Hauptkriterium für die Klassifikation der unterschiedlichen Vaskulitiden ist das betroffene Gefäßkaliber. Nebenkriterien sind klinische und histologische Charakteristika.
- Bei den „*Small-Vessel*"-*Immunkomplexvaskulitiden der kleinen Gefäße* (postkapilläre Venolen, Arteriolen) handelt es sich um Hypersensitivitätsvaskulitiden im engeren Sinne.
- Die *Vaskulitiden der mittelgroßen und kleinen Arterien und Venen* (systemische oder kutane Polyarteriitis nodosa, Kawasaki-Syndrom, nodöse Vaskulitiden bei Pannikulitis) und der Aorta und von ihr abgehender Gefäße (Riesenzellarteriitis, Takayasu-Arteriitis) werden in diesem Kapitel nicht besprochen.

Die aus Immunglobulinen und dem Antigen gebildeten Immunkomplexe sowie die Aktivierung von Komplement lassen sich bei Immunkomplex-/Hypersensitivitätsvaskulitiden mittels direkter Immunfluoreszenz in frühen Läsionen nachweisen. In der Histologie zeigt sich eine typische Leukozytoklasie (apoptosebedingte Kernfragmente von Leukozyten). Klinisch zeigt sich initial eine palpable Purpura; als Folge der zellulären Entzündungsinfiltrate entstehen Knoten, bei thrombotischer Verlegung des Gefäßlumens Nekrosen und Ulzerationen. Der Verlauf der Immunkomplex-/Hypersensitivitätsvaskulitiden ist meist gutartig mit häufiger Spontanremission. Schwere Organmanifestation und chronische Verläufe kommen selten vor.

Klassifikation und Charakteristika

Klassifikation

Die Klassifikation der Vaskulitiden ist nicht einheitlich; verschiedene Einteilungen wurden vorgeschlagen, z. B. die klinischen Kriterien des American College of Rheumatology (ACR) von 1990 oder die 10 histopathologisch definierten Vaskulitistypen anlässlich der Chapel Hill Consensus Conference (CHCC) 1992. Für den Kliniker sind diese Einteilungen allerdings weniger hilfreich.

> **MERKE**
>
> Die häufigsten Vaskulitiden der Haut sind Immunkomplex-/Hypersensitivitätsvaskulitiden, die nach dem histologischen Bild auch als leukozytoklastische Vaskulitis bezeichnet werden, da sich Kernfragmente von Leukozyten finden. Ein weiteres Synonym ist die Vasculitis allergica mit der Sonderform Purpura Schönlein-Henoch.

Pathogenese/Eigenschaften

Pathogenetisch werden die Immunkomplex-/Hypersensitivitätsvaskulitiden dem Typ III der Überempfindlichkeitsreaktionen nach Coombs und Gell zugeordnet (Arthus-Reaktion; vgl. Tab. 2.1). Ein endogenes (autoimmunes, mit einer anderen Grundkrankheit assoziiertes) oder exogenes Antigen (Arzneimittel, infektiöses Agens) bildet mit polyspezifischen oder induzierten Antikörpern lösliche Immunkomplexe. Diese lagern sich in der Regel an den postkapillären Venolen ab. Durch die Weitstellung der Gefäße in den sog. abhängigen Körperpartien (im Stehen die Unterschenkel) sind die Hautläsionen hier bevorzugt lokalisiert. Nachfolgend kommt es zu einer Aktivierung des Komplementsystems (erkennbar in der direkten Immunfluoreszenz) mit Freisetzung der Chemotaxine C3a und C5a und somit zu einer Akkumulation von neutrophilen und eosinophilen Granulozyten, die eine Entzündungsreaktion mit direkter Gewebe- und Endothelschädigung auslösen. Die Leukozytoklasie ist bedingt durch die Apoptose neutrophiler Granuloyzten.
Bei Vaskulitiden der Haut liegen eher Ablagerungen von IgG- oder IgM-haltigen Immunkomplexen vor, bei zusätzlicher Systembeteiligung eher IgA-Immunkomplexe. Bei Erwachsenen liegt in 80 %,

Immunkomplex-/Hypersensitivitätsvaskulitis

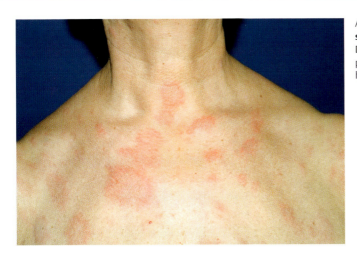

Abb. 3.36 **Urtikariavaskulitis bei systemischem Lupus erythematodes.** Die erhabenen Erytheme jucken wenig, persistieren in loco länger als 24 h und hinterlassen Hyperpigmentierungen.

Abhängig von zusätzlichen pathophysiologischen Mechanismen werden leukozytoklastische Vaskulitiden bei Kryoglobulinämie, bei urtikarieller Vaskulitis (Abb. 3.**36**; normo- oder hypokomplementämisch, z. B. im Rahmen eines Lupus erythematodes), bei Bakteriämie oder Sepsis sowie ANCA-(antineutrophile-zytoplasmatische-Antikörper-)assoziiert vor allem bei systemischer Wegener-Granulomatose differenziert (Tab. 3.**28**).

— MERKE —

Klinisches Leitsymptom ist die in den abhängigen Körperpartien betonte und sich nach proximal ausbreitende, palpable, meist asymptomatische Purpura (in ca. 75 % der Fälle; Abb. 3.**37**). Bei ca. 20 % der Patienten sind Knoten zu finden, bei ca. 28 % ein makulopapulöses Exanthem.

Nicht selten kommt es zu hämorrhagischen Blasen (ca. 3 %) oder gräulich-schwärzlichen Nekrosen oder Ulzerationen der Haut (ca. 20 %; Abb. 3.**38**), die sehr schmerzhaft sein können. Die meisten Patienten empfinden Brennen oder Juckreiz und haben Ödeme der betroffenen Extremitäten. In etwa 20 % der Fälle treten Fieber und bei fast der Hälfte Myalgien und Arthralgien auf. Häufig sind zeitgleich Hautläsionen in verschiedenen Größen und unterschiedliche Effloreszenztypen zu finden (Abb. 3.**39**).

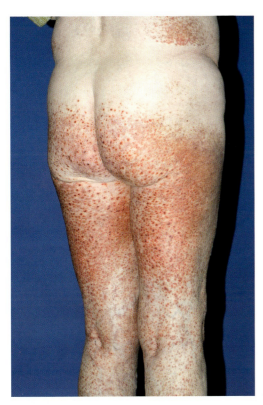

Abb. 3.37 **Palpable Purpura.**

bei Kindern in weniger als 10 % der Fälle eine leukozytoklastische Vaskulitis mit IgG-/IgM-haltigen Immunkomplexen vor. Bei Kindern sind dagegen IgA-Ablagerungen (Purpura Schönlein-Henoch) weitaus häufiger; hier sind allerdings schwerwiegende Organkomplikationen selten (Tab. 3.**28**).

Management

Diagnostik

Die Diagnose muss histologisch sowie mittels direkter Immunfluoreszenz gesichert werden, der Vaskulitissubtyp sollte definiert und das Ausmaß

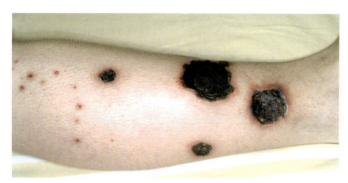

Abb. 3.**38** Vaskulitis mit nekrotisierenden Ulzera.

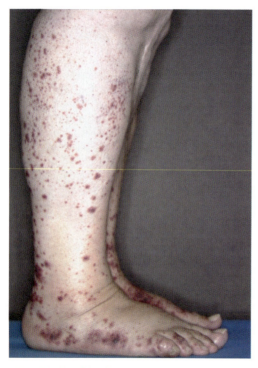

Abb. 3.**39** Vasculitis allergica.

einer Systembeteiligung abgeklärt werden. Abzuklären sind ursächlich (Tab. 3.**29**):
- *triggernde Medikamente:* z. B. NSAID, Sulfonamide, β-Laktam-Antibiotika, Chinolone, Diuretika (Furosemid, Hydrochlorothiazid), Allopurinol, Hydralazin, Methotrexat und Kontrazeptiva
- *Infektionen:* z. B. der oberen Atemwege: Streptokokken, Adenoviren, Hepatitiden, Infektionen mit Parvovirus B19 oder Enteroviren
- *Kollagenosen:* systemischer Lupus erythematodes, Sjögren-Syndrom, rheumatoide Arthritis
- maligne Tumoren
- myelo- oder lymphoproliferative Erkrankungen
- Paraproteinämien

Ein Auslöser kann jedoch nur in ca. 50 % der Fälle identifiziert werden.

Mindestens sollten folgende Laborparameter untersucht werden:
- *allgemeine Entzündungsparameter:* z. B. C-reaktives Protein oder Blutsenkungsgeschwindigkeit, Differenzialblutbild (Anämie? Leukozytose?)
- *Infektparameter:* z. B. Abstriche von Tonsillen und Rachen, ggf. Serologien auf Hepatitis B und C, Streptokokken, Yersinien
- *Gerinnungsparameter:* z. B. partielle Thromboplastinzeit (PTT), Quick/INR (internationalisierte normalisierte Ratio)
- *zur Abschätzung einer Organbeteiligung:* Urinstatus/-sediment (3×), Nierenretentionsparameter, Transaminasen, Hämoccult (3×) und ggf. Röntgenthorax, Sonografie

Zur weiterführenden Diagnostik gehören:
- *immunologische Parameter,* wie z. B.:
  – Komplementfaktoren (C3, C4, C1q, CH100)
  – Kryoglobuline (evtl. Kryofibrinogen)
  – antinukleäre Antikörper
  – Anti-ds-DNA-Antikörper
  – Ro-SS/A- und La-SS/B-Antikörper
  – ANCA (zytoplasmatische = cANCA; perinukleäre = pANCA) in der Immunfluoreszenz und im Enzyme-linked Immunosorbent Assay (ELISA; anti-Proteinase 3, anti-PR3; anti-Myeloperoxidase, anti-MPO)
  – Elektrophorese und ggf. Immunelektrophorese auf Paraproteine
- *intensivere Suche nach einer Systemerkrankung* (z. B. Nieren-/Knochenmarksbiopsie, Magen-/Darmspiegelung)

Tab. 3.28 Klassifikation und Definition von Vaskulitiden der kleinen Gefäße (Small Vessels; ANCA = antineutrophile zytoplasmatische Antikörper).

Gruppe der Immunkomplex-/Hypersensitivitätsvaskulitiden	Subtyp	Charakteristika
leukozytoklastische Vaskulitis mit IgA-Ablagerung	Purpura Schönlein-Henoch im Erwachsenenalter	• Alter > 20 Jahre • kryoglobulinämische Vaskulitis ausgeschlossen • perivaskuläre Ablagerungen von IgA • regelhaft systemische Beteiligung (60% Arthritis, 50% gastrointestinale Beteiligung) • bei Nierenbeteiligung (Risiko: palpable Purpura oberhalb der Gürtellinie, Fieber, vorangegangener Infekt, erhöhte Entzündungsparameter) Remission nur in 20% der Fälle • in 60% der Fälle Blasen, in 35% Nekrosen
	Purpura Schönlein-Henoch im Kindesalter (vor allem Jungen, 4.-8. Lebensjahr)	• palpable Purpura • häufig noduläre, ulzeröse Läsionen an den unteren Extremitäten bzw. über Gesäß und Gelenkstreckseiten (selten Nekrosen) • Angina intestinalis (> 60% der Patienten) • gastrointestinale Blutung • Glomerulonephritis (20% der Patienten) • häufig Arthralgien/Arthritiden • häufiger Auslöser: Streptokokkeninfekt • keine Medikamentenanamnese
	hämorrhagisches Ödem der Kindheit (4.-24. Lebensmonat)	• medaillon- oder irisähnliche, 1-6 cm große hämorrhagische Plaques vor allem an den Extremitäten, im Gesicht, am Skrotum • ausgeprägte lokale Ödeme • evtl. Fieber • gutartiger Verlauf (Variante der Purpura Schönlein-Henoch?)

	rein kutane Vaskulitis oder Vaskulitis mit Systembeteiligung (Synonym: Vasculitis allergica)	• palpable Purpura vor allem der unteren Extremitäten
		• Begleitsymptome: Arthralgien/Arthritiden, Proteinurie, Hämaturie
		• Remission in > 90% der Fälle
		• Auslöser:
		  – idiopathisch (45-55%)
		  – Infekt (15-20%)
		  – Autoimmunerkrankung/Kollagenose (15-20%)
		  – Medikament (10-15%)
		  – Malignom (< 5%)

leukozytoklastische Vaskulitis mit IgG-/IgM-Ablagerung	kryoglobulinämische Vaskulitis	• chronisch rezidivierender Verlauf • Kryoglobuline positiv • Assoziation mit Hepatitis B oder C oder paraneoplastisch

Tab. 3.28 Fortsetzung ▶

Tab. 3.28 Fortsetzung.

Gruppe der Immunkomplex-/Hypersensitivitätsvaskulitiden	Subtyp	Charakteristika
leukozytoklastische Vaskulitis mit IgG-/IgM-Ablagerung	urtikarielle Vaskulitis: normokomplementämisch	• eher nicht juckende, generalisiert auftretende und > 24 h persistierende Urtikae mit zentral oft punktförmigen Hämorrhagien • Abheilung mit Hyperpigmentierung • evtl. Teil des Schnitzler-Syndroms (urtikarielle Vaskulitis, Arthralgien, IgM- oder IgG-Paraproteinämie)
	hypokomplementämisch (HUVS)	• Antikörper gegen C1q • Angioödem • Uveitis • chronisch-obstruktive Lungenerkrankungen
	Sonderformen: leukozytoklastische Vaskulitis bei Kollagenosen	• z. B. bei systemischem Lupus erythematodes, Sjögren-Syndrom, rheumatoider Arthritis (Rheumafaktor positiv)
	leukozytoklastische Vaskulitis bei neutrophiler Dermatose (Morbus Behçet)	• chronischer Verlauf • Paraproteinämie? • Myelom?
	Erythema elevatum et diutinum	
	Granuloma faciale	
	Vaskulitis und Koagulopathie bei Bakteriämie, Sepsis, Purpura fulminans	
systemische (ANCA-assoziierte) Vaskulitis	Wegener-Granulomatose	• nekrotisierende, granulomatöse Gefäßentzündung des Respirationstrakts und der Niere • Nachweis von PR3-ANCA (cANCA) • Sinusitis (Sattelnase) • Lungenbeteiligung
	mikroskopische Polyangiitis	• nicht granulomatöse Gefäßentzündung der Lunge und Niere • Nachweis von MPO-ANCA (pANCA)
	Churg-Strauss-Syndrom	• granulomatöse Entzündung der kleinen und mittelgroßen Gefäße • Asthma bronchiale • chronische Rhinitis/Sinusitis bzw. Polyposis nasi • Eosinophilie (> 10%) • eosinophile Infiltrate in extravaskulären Granulomen im Gewebe • seltenste ANCA-positive Vaskulitis • Auslösung durch Hydralazin, Propylthiouracil, Montelukast möglich

Tab. 3.**29** Potenzielle Auslösefaktoren einer Immunkomplex-/Hypersensitivitätsvaskulitis (s. Literatur).

| Arzneimittel | - Antibiotika (β-Laktame, Chinolone, Makrolide, Sulfonamide)
- Virustatika
- Immunsuppressiva (Azathioprin, Methotrexat, Cyclosporin A)
- NSAID (Naproxen, Acelofenac, Ibuprofen, Diclofenac)
- β-Blocker
- Diuretika (Furosemid, Torasemid)
- Neuro-/Psychopharmaka (z. B. Haloperidol, Piperacin, Antiepileptika, Diazepam, Amitritpylin)
- andere (Omeprazol, Propylthiouracil, Heparine, GM-CSF, Rituximab, Etanercept, Appetitzügler)
- Zusatz-/Hilfsstoffe |
|---|---|
| Toxine/Drogen | - Herbizid
- Guanidin
- Kokain, Heroin
- Nikotinpflaster |
| Infektionen | - bakteriell (Streptokokken, Mykoplasmen, Mykobakterien, Bruzellen, Klebsiellen, Salmonellen)
- viral (Varizella zoster, HHV-6, Hepatitis B und C, HIV) |
| Assoziation mit Autoimmunerkrankungen | - Kollagenosen (systemischer Lupus erythematodes, Sjögren-Syndrom, Antiphospholipid-Antikörper-Syndrom)
- rheumatoide Arthritis
- Spondylitis ankylosans
- Sarkoidose
- Colitis ulcerosa |
| Maligne Erkrankungen | - hämatologische Systemerkrankungen (z. B. Plasmozytom, akute und chronische Leukämien)
- solide Tumoren (Pankreas-, Nierenzellkarzinom) |
| Andere | - Impfungen (Hepatitis B, Pneumokokken)
- Transfusion
- Immunoadsorption an Staphylokokken-Protein-A-Säule
- exzessive körperliche Belastung
- Trauma |

Histopathologisch finden sich ein neutrophilenreiches Infiltrat, charakteristische nukleäre Fragmente (Leukozytoklasie), Fibrinablagerungen und eine diffuse Erythrozytenextravasation sowie – diagnoseweisend, aber nicht immer nachweisbar – Eosinophile im Bereich der postkapillären Venolen. Der optimale Biopsiezeitpunkt ist 18–24 h nach Auftreten der Hautveränderungen. In älteren Läsionen findet sich häufig ein lymphozytäres zelluläres Infiltrat, während die Leukozytoklasie sowie die charakteristische fibrinoide Nekrose bereits nicht mehr nachweisbar sein können.

In der direkten Immunfluoreszenz, für die am besten eine möglichst proximale, frische Läsion, ggf. auch der periläsionale Randbereich einer älteren Läsion, ausgesucht werden sollte, sind IgG, IgM (bei rheumafaktorassoziierten Erkrankungen), seltener IgA (bei Purpura Schönlein-Henoch), Fibrinogen sowie die Komplementfaktoren C3, C4 und C1q festzustellen. Bei der primär kutanen, streptokokkenassoziierten leukozytoklastischen Vaskulitis findet sich meist eine gemischte Ablagerung von IgA mit IgM und IgG.

Differenzialdiagnosen
Differenzialdiagnostisch müssen nicht-vaskulitische Erkrankungen, wie z.B. Sweet-Syndrom (sukkulente, livide erhabene Erytheme mit zentraler Abblassung, bevorzugt an den Extremitäten, Assoziation mit Infektionen, Malignomen, Autoim-

munerkrankungen), Sepsis (Fieber, septische Hämodynamik, Erregernachweis), Verbrauchskoagulopathie (Thrombopenie, Koagulopathie) und idiopathische thrombozytopenische Purpura (punktförmige Hautläsionen, Thrombopenie) ausgeschlossen werden.

Therapie

Die Therapieempfehlungen bei Vaskulitis beruhen eher auf Erfahrungswerten als auf randomisierten kontrollierten Studien. Ein identifizierter Triggerfaktor sollte ausgeschaltet bzw. therapiert, eine assoziierte Grunderkrankung adäquat behandelt werden. Bei unkomplizierter Immunkomplex-/Hypersensitivitätsvaskulitis ist aufgrund des meist innerhalb weniger Tage bis Wochen selbstlimitierenden Verlaufs eine milde symptomatische Therapie (körperliche Schonung, Kompressionsverbände, symptomatische Therapie mit Antihistaminika, Schmerzstillung mit NSAID, die nicht als Auslöser verdächtig sind) indiziert (Tab. 3.**30**).

Bei Erwachsenen mit Blasenbildung, Nekrosen oder Ulzerationen sowie deutlicher Systembeteiligung (Arthritis, Bauchschmerzen, Hämaturie, Proteinurie) sind systemische Glukokortikosteroide initial in mittelhoher bis hoher Dosierung mit verlaufsabhängiger Reduktion über 3-4 Wochen notwendig (Tab. 3.**30**). Pädiater sind eher zurückhaltend beim Einsatz von Kortikosteroiden; kürzliche Daten zeigten jedoch einen Benefit in der Frühphase. Zur Einsparung von Kortikosteroiden bei längeren Verläufen im Erwachsenenalter eignet sich Dapson (50-150 mg, 6 Tage pro Woche, bei unauffälliger Glukose-6-Phosphat-Dehydrogenase), welches auch gerade bei IgA-Ablagerungen sinnvoll sein kann. In Einzelfällen sind auch Erfolge mit Colchicin beschrieben worden. Immunsuppressiva, wie Azathioprin, Cyclosporin A, Mycophenolatmofetil oder Cyclophosphamid, sind nur in wenigen Einzelfällen bei schweren, chronischen oder rezidivierenden Verläufen erforderlich (Tab. 3.**30**). Methotrexat ist eher kontraindiziert, da es auch als Auslöser einer leukozytoklastischen Vaskulitis infrage kommt.

Bei ca. 10-15 % der Betroffenen kommt es innerhalb von 5 Jahren zu einem Rezidiv (im Mittel nach 2 Jahren). Risikofaktoren hierfür scheinen Kryoglobulinämie, Arthralgien und ein nicht febriler Verlauf zu sein. Chronisch-rezidivierende Verläufe sind häufig Ausdruck einer Systemerkrankung (maligne oder autoimmune Erkrankung).

FAZIT

Immunkomplex-/Hypersensitivitätsvaskulitiden sind durch Immunkomplexablagerungen ausgelöste Entzündungsreaktionen der kleinen Gefäße, die nach Exposition mit Medikamenten, Infekten oder Toxinen entstehen können. Diagnostisch sind neben der Klinik Histologie und direkte Immunfluoreszenz mit Nachweis der Leukozytoklasie sowie der Immunglobulinablagerungen wegweisend. Das Ausmaß der Organmanifestationen, die Ätiopathogenese sowie zusätzliche Charakteristika führen zur Klassifikation des Subtyps. Die Therapie ist bei leichteren Manifestationen symptomatisch (Analgetika, Antihistaminika, Kompression); nur bei ausgeprägteren Formen ist eine Immunmodulation bzw. -suppression mit systemischen Glukokortikosteroiden, Dapson, Colchicin oder evtl. sogar Zytostatika (z. B. Azathioprin, Cyclophosphamid) erforderlich.

Arzneimittelallergien und andere unerwünschte Arzneimittelreaktionen
H. Merk

Arzneimittelreaktionen manifestieren sich besonders häufig an der Haut, weshalb sie auch als Signalorgan für diese Reaktionen angesehen wird. Alle Formen immuntoxikologischer Reaktionen, wie Immunmodulation – Suppression und Verstärkung –, Allergie oder Pseudoallergie und Auslösung von Autoimmunreaktionen, können vorkommen. Die wichtigsten klinischen Krankheitsbilder und derzeitig in der Klinik bestehenden diagnostischen Möglichkeiten sollen in dieser Übersicht skizziert werden.

Einteilung unerwünschter Arzneimittelreaktionen

Unerwünschte Arzneimittelreaktionen können bei einer bestimmten Dosierung erwartet oder unerwartet auftreten. Die Gruppe der erwarteten Arzneimittelreaktionen wird auch als Typ-A-Reaktionen bezeichnet, ist durch die pharmakologischen Eigenschaften des Arzneimittels determiniert und kann deshalb zumeist präklinisch durch geeignete Tierversuche beschrieben werden. Sie stellt im Vergleich zu den unerwarteten Typ-B-Reaktionen keine wesentliche Gefahr für die Arzneimittelsicherheit dar. Die Typ-B-Reaktionen werden nicht nur durch die pharmakologischen Eigenschaften des Medikaments, sondern allein oder zusätzlich durch individuelle Faktoren des Patienten bestimmt. Uner-

Tab. 3.**30** Therapie der Immunkomplex-/Hypersensitivitätsvaskulitiden.

Therapieoption	Besonderheiten
keine Therapie	milde Formen, keine Organbeteiligung
Absetzen/Eradikation des kausalen Agens	Karenz, Therapie der Grundkrankheit
allgemeine Maßnahmen	körperliche Schonung, Hochlagerung der betroffenen Extremitäten, Kompressionstherapie
Antihistaminika	bei Juckreiz; möglicherweise Beeinflussung der Vasodilatation
NSAID (z. B. Diclofenac, Ibuprofen, Meloxicam) oder COX-2-Hemmer	bei Arthralgien/Arthritiden
Glukokortikosteroide	schwere, lebensbedrohliche Formen: Kortikosteroidpulstherapie mittelschwere bis schwere Formen: initial 1-1,5 mg Prednisolonäquivalent pro kg Körpergewicht, Reduktion je nach klinischem Verlauf
Immunmodulatoren/-suppressiva:	
• Dapson (50-200 mg/Tag, 6 Tage/Woche)	mittelschwere bis schwere Formen ohne wesentliche Organbeteiligung
• (Hydroxy-)Chloroquin (200-400 mg/Tag)	bei urtikarieller Vaskulitis
• Colchicin (1-3 × 0,6 mg/Tag)	nicht bei Ulzerationen oder Organbeteiligung
• Azathioprin (50-150 mg/Tag)	bei leichter bis mittelschwerer Organbeteiligung
• Cyclosporin A (2,5-5 mg/kg/Tag)	bei akuten Formen
• Mycophenolatmofetil (bis zu 2 g/Tag)	bei Organbeteiligung
• Cyclophosphamid (Bolustherapie 15 mg/kg Körpergewicht/Monat)	bei schwerer Organbeteiligung
weitere Maßnahmen: • i.v. Immunglobuline	bei chronischem Infekt, Immundefizienz, wenn Immunsuppressiva kontraindiziert sind
• Plasmapherese	bei therapierefraktären, fulminanten Verläufen
• Cyclophosphamid + Hochdosis-Kortikosteroide + Plasmapherese	schwere, Hepatitis-C-bedingte kryoglobulinämische Vaskulitis

wartete Arzneimittelreaktionen sind Idiosynkrasie, Intoleranz und allergische Reaktionen:
- *Idiosynkrasie:* Bei der Idiosynkrasiereaktion ist im Gegensatz zur Intoleranzreaktion der individuelle Faktor bekannt, der einzelne Patienten besonders prädisponiert, unerwünschte Arzneimittelreaktionen auf bestimmte Medikamente zu entwickeln. Beispiele dafür sind die Methämoglobinämiereaktion bei Patienten mit Insuffizienz der Glukose-6-Phosphat-Dehydrogenase-Aktivität in Erythrozyten oder die Porphyrieinduktion durch Medikamente wie Phenobarbital oder Antiepileptika bei Patienten mit akut intermittierender Porphyrie oder Porphyria variegata.
- *Intoleranzreaktionen:* Diese gehören zu den nicht immunologischen Reaktionen mit unklarem Pathomechanismus. Ein Beispiel hierfür ist die Analgetikaintoleranz (vgl. Kapitel 6, S. 312 ff).
- *Allergische Reaktion:* Als allergische Reaktion bezeichnet man eine erworbene, immunologisch bedingte Überempfindlichkeit, die mit der

Bildung antigenspezifischer Antikörper oder Lymphozyten einhergeht. Bei den Allergien unterscheidet man die Sensibilisierungs- und die Auslösungsphase. Wenngleich prinzipiell zu jeder Zeit eine Sensibilisierung eintreten kann – also auch dann, wenn das Arzneimittel schon mehrere Jahre ohne unerwünschte Reaktionen vertragen wurde –, tritt die Sensibilisierung meist etwa 10–14 Tage nach Einnahme des Arzneimittels oder bei erneuter Exposition nach einem Intervall auf. In Abhängigkeit vom Auftreten des klinischen Krankheitsbilds nach erfolgter Exposition unterscheidet man 3 Gruppen allergischer Reaktionen (Tab. 3.**31**):
- Reaktionen vom Soforttyp, die meistens unmittelbar oder wenige Minuten nach Einnahme des Medikaments auftreten, wie Urtikaria, Angioödem oder der anaphylaktische Schock
- verzögerte Reaktionen mehrere Stunden nach der Einnahme, wie Vaskulitis, Purpura oder allergisch bedingte Agranulozytosen
- verzögerte Reaktionen mehrere Stunden bis Tage nach erneuter Einnahme des Medikaments, wie morbilliforme Arzneimittelexantheme, mit Blasenbildung einhergehende Hauterkrankungen einschließlich dem Lyell-Syndrom (toxische epidermale Nekrolyse), oder klassische Reaktionen vom Spättyp, wie die allergische Kontaktdermatitis

In der Einteilung allergischer Reaktionen nach Gell und Coombs (Tab. 2.**1**) würde die Sofortreaktion dem Typ I, die verzögerten Reaktionen den Typen II und III und die Spättypreaktion dem Typ IV entsprechen. Sonderformen sind die fixe Arzneimittelreaktion und die fototoxische oder fotoallergische Arzneimittelreaktion.

Verschiedene Arzneimittelreaktionen lassen sich jedoch bislang nur schwer nach den o.g. Kriterien einordnen, sei es, dass ihre Pathogenese noch nicht verstanden ist, sei es, dass verschiedene pathophysiologische Mechanismen beteiligt sind. Beispiel für eine nur teilweise verstandene Pathogenese ist der lang anhaltende Pruritus auf Hydroxyäthylstärkelösung, ein Plasmaexpander, der in der Behandlung des Hörsturzes und der Hämodilution verwendet wird. Offensichtlich werden die hochmolekularen Hydroxyäthylstärkelösungen nicht vollständig eliminiert, sondern von phagozytierenden Zellen aufgenommen, in denen die Substanz über Monate nach der Behandlung

Tab. 3.**31** Einteilung unerwünschter Arzneimittelreaktionen.

Reaktion Typ A (vorhersehbare Reaktion)
- toxische unerwünschte Reaktion
- Dosis-Wirkung-Beziehung

Reaktion Typ B (nicht vorhersehbare Reaktion):
- Idiosynkrasie (individuelle Prädisposition, z. B. verminderte Glukose-6-Phosphat-Dehydrogenase-Aktivität)
- Intoleranz (keine individuelle Prädisposition, z. B. Analgetikaintoleranz)

allergische Reaktionen:
- Sofortreaktion (nach Minuten, z. B. Urtikaria, Angioödem, allergische Rhinokonjunktivitis, anaphylaktischer Schock)
- verzögerte Reaktion (nach Stunden, z. B. Vaskulitis, Purpura, allergische Agranulozytose)
- Spätreaktion (nach Stunden bis Tagen, z. B. morbilliformes Arzneimittelexanthem, Lyell-Syndrom, allergische Kontaktdermatitis)
- nicht klassifizierbare Arzneimittelreaktionen
- Pathophysiologie unbekannt (z. B. Pruritus nach Gabe von Hydroxyäthylstärke)
- Kombination verschiedener Pathomechanismen (z. B. Protaminunverträglichkeit)

nachzuweisen ist. Etwa 6-8 Wochen nach einer Behandlung kommt es bei einigen Patienten zu einem starken, viele Monate anhaltenden Juckreiz, der bis zum Bild einer Prurigo simplex subacuta gehen kann.

Ein Beispiel für die Überlagerung unterschiedlicher Pathomechanismen ist Protamin. Es wird in Insulinpräparaten zur Depotbildung und bei kardiovaskulären Operationen zur Bindung von Heparin verwendet. Unverträglichkeitsreaktionen auf Protamin können einerseits auf einer klassischen IgE-vermittelten Allergie, andererseits auf anderen Pathomechanismen beruhen, wie der Komplementaktivierung, Antigen-Antikörper-Komplexen mit Anti-Protamin-IgG oder der direkten Freisetzung von Entzündungsmediatoren aus Basophilen und Mastzellen. Besonders gefährdet sind Diabetiker und vasektomierte Patienten beim hoch dosierten Einsatz von Protamin während Operationen. Im Unterschied hierzu sind allergische Reaktionen bei Depotinsulin infolge der wesentlich geringeren Konzentration (um den Faktor 1000 geringer) sehr viel seltener. Die Vielzahl der möglichen Pathomechanismen macht verständlich, warum die Diagnostik im Einzelfall oft problematisch und die Risikoabschätzung von Arzneimitteln unzureichend ist.

Sofortreaktionen

Symptome der allergischen Sofortreaktion sind Urtikaria, Angioödem, Rhinitis, Asthma und im Extremfall der anaphylaktische Schock. Im Zentrum der Pathophysiologie dieser Erkrankungen stehen die Mastzellen und Basophilen mit ihren hoch affinen IgE-Rezeptoren. Die allergische Reaktion wird durch Brückenbindung zweier benachbarter IgE-Moleküle ausgelöst (s. Kapitel 2). Medikamente, die besonders häufig diese Reaktionen auslösen, sind β-Laktam-Antibiotika, Pyrazolone, Sulfonamide und artfremde Eiweiße.

Pseudoallergische Reaktionen

Allergieähnliche Krankheitsbilder kennzeichnen die sog. pseudoallergischen Reaktionen. Bei der Analgetikaintoleranz beruhen die Symptome wahrscheinlich auf einer Störung des Arachidonsäuremetabolismus (s. Kapitel 6, S. 312 ff).

Ebenfalls über nicht allergische Mechanismen lösen mit einer Häufigkeit von 1:3000 ACE-Hemmer pseudoallergische Angioödeme aus. Sie hemmen nicht nur das Angiotensinsystem, sondern auch die Inaktivierung des für Entzündungsreaktionen bedeutungsvollen Bradykinins. Untersuchungen der letzten Jahre haben gezeigt, dass im Vordergrund der Pathogenese des Angioödems das Bradykinin steht (Abb. 3.**40**). Bei Gabe von ACE-Hemmern wird weniger Bradykinin als üblich abgebaut, was in einer Erhöhung der Bradykininkonzentration resultiert und damit die Gefahr der Auslösung des Angioödems erhöht. Lange nicht verstanden war die Beobachtung, dass Angiotensinrezeptorantagonisten ebenfalls ein Angioödem auslösen können. Es wird angenommen, dass diese Reaktion darauf beruht, dass sich Angiotensin II bei Gabe von Angiotensinrezeptorantagonisten nicht mehr an diesen Rezeptor, sondern alternativ verstärkt an Angiotensin-II-Rezeptoren bindet, von denen bekannt ist, dass sie in aktiviertem Zustand das Angiotensinkonvertaseenzym ebenfalls hemmen, was dann wiederum zu einem Anstieg des Bradykinins führt und schließlich die Auslösung eines Angioödems zur Folge hat. Patienten, die eine schwere Angioödemreaktion hatten, sollten daher auf ACE-Hemmer und bei entsprechender Anamnese auch auf Angiotensinrezeptorantagonisten verzichten. Gegenwärtig werden klinische Studien durchgeführt, bei denen Substanzen eingesetzt werden, die direkt das Bradykinin beeinflussen. Dies wird zunächst vor allem zur Behandlung von Patienten mit einem hereditären angioneurotischem Ödem eingesetzt, bei denen die vermehrte Bradykininbildung durch die fehlende Hemmung des zu Bradykinin führenden Kininogenstoffwechsels durch den fehlenden C1-Esterase-Inhibitor vorliegt. Ecallantide bindet Bradykinin und inhibiert es dadurch. Ein entsprechender Effekt konnte bei hereditärem angioneurotischem Ödem gezeigt werden. In einer weiteren, in Mainz, Frankfurt und Aachen durchgeführten klinischen Studie führte Icatibant, das den Bradykininrezeptor II hemmt, welcher die Weitstellung der Gefäße und damit

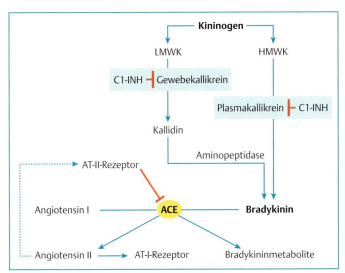

Abb. 3.40 Pathophysiologie der bradykininabhängigen Angioödeme ohne Urtikaria und die Eingriffsmöglichkeiten durch ACE- und Angiotensinrezeptorantagonisten. Durch Hemmung des Bradykinins – z. B. durch Bindung oder Hemmung des Rezeptors – bieten sich pharmakologische Interventionsmöglichkeiten (Merk u. Ott 2008).

LMWK = Low Molecular Weight Kininogen
HMWK = High Molecular Weight Kininogen
C1-INH = C1-Esterase-Inhibitor
AT = Angiotensin
ACE = Angiotensin-Converting Enzyme

die Auslösung des Angiödems unter Einfluss von Bradykinin bewirkt, zu gleichen Ergebnissen bei hereditärem angioneurotischem Ödem. In der weiteren Entwicklung ist es denkbar, dass diese Substanzen nicht nur zur Behandlung von akuten Angioödemattacken etwa unter ACE-Gabe Anwendung finden, sondern dass auch bei Patienten, bei denen eine zwingende Indikation zur Gabe von ACE-Hemmern vorliegt, möglicherweise diese Nebenwirkung durch gleichzeitige Gabe z.B. von Icatibant vermieden werden kann. Ob eine solche Indikationsstellung für diese Substanzen möglich ist, werden zukünftige Untersuchungen zeigen.

Weil diese Reaktionen an die pharmakologische Eigenwirkung der Substanz gebunden sind, lässt sich ein ACE-Hemmer nicht gegen einen anderen austauschen; vielmehr ist auf eine andere pharmakologische Substanzgruppe auszuweichen. Allerdings sind nicht alle Captoprilbedingten Hautreaktionen an diesen angiotensinhemmenden Mechanismus gebunden.

> **MERKE**
> Pemphigusartige Krankheitsbilder werden vorwiegend durch Arzneimittel mit freier SH-Gruppe ausgelöst, weshalb bei diesen Hautsymptomen auf andere ACE-Hemmer als Captopril ausgewichen werden kann, ohne mit einer Kreuzreaktion rechnen zu müssen.

Kontrastmittelunverträglichkeiten
Die häufigste Ursache für gravierende unerwünschte Arzneimittelreaktionen sind Kontrastmittelunverträglichkeiten. Werden anaphylaktoide Intoleranzen in bis zu 23% aller Kontrastmittelanwendungen beobachtet, können Kontrastmittelreaktionen in 1:100.000 Behandlungen tödlich verlaufen. Als ursächlich für diese Reaktionen sah man die hohe hypertone wie auch hyperosmolare Eigenschaft dieser Mittel an. Die Einführung nicht ionischer und isotonischer, dimerer Kontrastmittel führte zwar zur Reduktion, jedoch nicht zum Verschwinden dieser Unverträglichkeiten.

> **MERKE**
> Generell treten unerwünschte Reaktionen auf Kontrastmittel bei Allergikern und Asthmatikern vermehrt auf; das Risiko bei jodhaltigen Kontrastmitteln ist signifikant höher als bei gadoliniumhaltigen.

Kontrastmittel können alle Formen der Unverträglichkeitsreaktionen verusachen, von Übelkeit, Urtikaria und Juckreiz, Bronchospasmus und Larnyxödem bis zum zerebralen Krampfanfall und zum generalisierten schweren Schock. Zu den definitionsgemäß innerhalb 1 h auftretenden akuten unerwünschten Reaktionen hinzu kommen späte Allgemeinsymptome bis zu 1 Woche nach Kontrastmittelgabe, wie Kopfschmerzen, Hautreaktionen, erhöhte Temperatur oder muskuloskelettale Schmerzen, Beschwerden, die üblicherweise ohne weitere Konsequenzen abklingen. Klinisch bedeutsamer ist die kontrastmittelinduzierte Nephropathie, die vor allem bei internistischen Begleiterkrankungen innerhalb von 3 Tagen auftreten kann. Zu den sehr späten unerwünschten Wirkungen nach mehr als 1 Woche zählen die bei entsprechender Disposition mögliche Thyreotoxikose (durch jodhaltige Kontrastmittel) oder die bei einigen Präparaten bei eingeschränkter Nierenfunktion drohende nephrogene systemische Fibrose (durch gadoliniumhaltige Kontrastmittel).

Während man bei den meisten der Kontrastmittelunverträglichkeiten von pseudoallergischen Phänomenen ausgeht, die in Zusammenhang mit der verstärkten Histaminfreisetzung durch Kontrastmittel stehen, zeigen sich bei einzelnen Patienten, vor allem solchen mit Spätreaktionen, auch positive Reaktionen im Epikutantest (Abb. 3.**41**) und im Lymphozytentransformationstest, sodass man bei diesen Patienten von einer Allergie ausgehen muss. Hat ein Patient bereits bei einer Kontrastmitteluntersuchung oder der Anwendung von Muskelrelaxanzien in der Vergangenheit eine anaphylaktoide Reaktion gezeigt, ist bei erneuter Indikation das Präparat gemäß den aktuellen internationalen Guidelines (http://www.esur.org) zu wechseln. Haut- oder Lymphozytentransformationstest können zur Bestätigung einer allergischen Reaktion herangezogen werden, sind bei nicht allergischen Unverträglichkeitsreaktionen in der Diagnostik sowie in der Präparateauswahl jedoch ohne Bedeutung.

Die klinische Evidenz für die Wirksamkeit einer Prämedikation mit H_1- und H_2-Antihistaminika sowie mit Steroiden vor Kontrastmittelgabe ist limitiert. Bei Steroiden empfiehlt sich die Gabe von 30 mg Prednisolon (oder 32 mg Methylprednisolon) oral 12 und 2 h vor Kontrastmittelgabe.

Arzneimittelallergien und andere unerwünschte Arzneimittelreaktionen

Arzneimittelexanthem

Das Arzneimittelexanthem (Abb. 3.**42**) ist die häufigste durch Medikamente ausgelöste Hauterkrankung. Man nimmt an, dass mehr als 90 % aller kutanen Arzneimittelreaktionen als Arzneimittelexanthem auftreten. Das Exanthem beruht offensichtlich auf einer allergischen Spätreaktion. In der Liste der Medikamente, die diese Arzneimittelreaktion auslösen, finden sich nahezu nur Antibiotika, was nahe legt, dass nicht nur die Struktur dieser Medikamente, sondern auch ihre Indikation – Infektionen – die Entstehung dieser Arzneimittelreaktion begünstigt (Tab. 3.**32**). Das ist ein gutes Argument für die „Danger-Hypothese" als pathophysiologische Grundlage solcher allergischen Arzneimittelreaktionen. Sie besagt, dass das Immunsystem – z.B. durch Infektionen – „alarmiert" sein muss, um Sensibilisierungen gegen kleinmolekulare Substanzen zu entwickeln. Zwei weitere Hypothesen sind die Hapten- und die p-i-Hypothese. Die Haptenhypothese beruht auf klassischen Experimenten von Landsteiner, die zeigten, dass kleinmolekulare Substanzen sich an großmolekulare binden müssen, um ein vollständiges Allergen zu werden und Sensibilisierungen auszulösen. Die p-i-Hypothese basiert auf Beobachtungen von Reaktionen der T-Lymphozyten auf kleinmolekulare Substanzen, die nahe legen, dass eine direkte Bindung des Arzneimittels an den Rezeptor des T-Lymphozyten möglich ist und zu einer Aktivierung führt.

Aufgrund der chemischen Verwandtschaft zwischen Arzneimitteln und Umweltsubstanzen muss bei Arzneimittelexanthemen besonders auf Kreuzreaktionen geachtet werden. Ein bekanntes Beispiel ist die Sensibilisierung gegenüber p-Phenylendiamin und chemisch ähnlichen Arzneimitteln, wie den Sulfonamiden oder Estercainen aus der Gruppe der Lokalanästhetika. Bei Unverträglichkeitsreaktionen gegenüber Ethylendiamin liegen

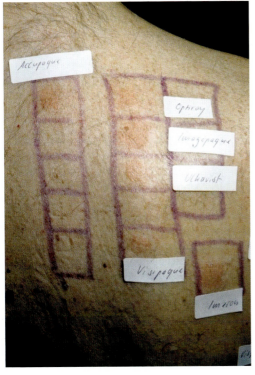

Abb. 3.**41** **Positive Reaktion auf Kontrastmittel im Epikutantest.**

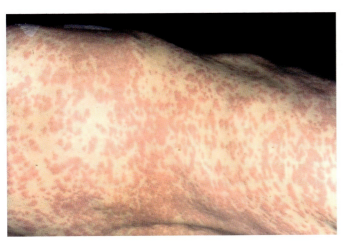

Abb. 3.**42** **Arzneimittelexanthem nach Einnahme von Ampicillin.**

Tab. 3.**32** Medikamente, die am häufigsten kutane unerwünschte Arzneimittelwirkungen auslösen (Quelle: Boston Collaborative Drug Surveillance Program 2008).

Arzneimittel	Gesamtzahl n der Patienten	Anzahl der Patienten mit Reaktionen	Reaktionshäufigkeit (%)	95%-Vertrauensbereich
Amoxicillin	1225	63	5,1	3,9–6,4
Ampicillin	4763	215	4,5	3,9–5,1
Cotrimoxazol	1235	46	3,7	2,7–4,8
semisynthetisches Penizillin	1436	41	2,9	2,0–3,7
Erythrozyten	3386	67	2,0	1,5–2,4
Penizillin G	4204	68	1,6	1,2–2,0
Cephalosporine	1781	27	1,5	0,9–2,1
Gentamicin	1277	13	1,0	0,5–1,6

oft Kreuzreaktionen zu Antihistaminika mit einer Ethylendiaminstruktur vor, bei einer Sensibilisierung gegenüber Neomycin Kreuzreaktion zu anderen Aminoglykosidantibiotika. Ausschlaggebend für die Auslösung eines Arzneimittelexanthems ist generell die Art der Anwendung. So führte Benzoylperoxid bei Ulcus-cruris-Patienten früher in bis zu 40 % der Fälle zu einer Sensibilisierung, wohingegen die Sensibilisierung in der Aknebehandlung eine ausgesprochene Rarität darstellt.

Von großer klinischer Bedeutung sind Kreuzreaktionen bei β-Laktam-Antibiotika. Bei nachgewiesener Penizillinallergie lag die Rate der Kreuzreaktivität auf Zephalosporine früher bei etwa 10 %. Sie ist heute deutlich unter diesen Wert gesunken, zumal die neuen Zephalosporine Penizillin nicht mehr als Verunreinigung enthalten; noch geringer sind die Kreuzreaktionen zu den Monobactamantibiotika, wie Aztreonam. Im Gegensatz hierzu ist die Wahrscheinlichkeit einer Kreuzreaktion auf Carbapenemderivate, wie Imipenem, höher, da sie wie Penizillin über eine bizyklische Struktur mit β-Laktam-Ring und Fünferring verfügen. Diese bislang vertretene Meinung wurde durch neuere Untersuchungen allerdings relativiert.

---- MERKE ----

Dennoch sollte aber bei einem Patienten mit bekannter Penizillinsensibilisierung vor Gabe von Zephalosporinen oder Imipenem, ein Hauttest mit diesen Substanzen durchgeführt werden.

Bei einer primären Sensibilisierung auf Zephalosporine scheint die Seitenkette eine besondere Rolle zu spielen. Dadurch kann es zu Kreuzreaktionen etwa zwischen dem Monobactam Aztreonam und dem Zephalosporin Ceftazidin oder zwischen Piperacillin und Cephoperazon kommen.

Generell haben Studien gezeigt, dass bei Vorliegen einer Penizillinallergie nicht nur Kreuzreaktionen, sondern auch auffallend häufig Sensibilisierungen gegen nicht verwandte Medikamente, wie Sulfonamide, bestehen. Umgekehrt fand sich, dass Patienten mit einer Sulfonamidallergie häufiger eine Kreuzreaktion auf Penizillin hatten als auf Nichtantibiotikasulfonamide. Dies könnte zum einen damit zusammenhängen, dass häufiger andere Antibiotika eingesetzt werden, zum anderen damit, dass bei diesen Patienten eine höhere Neigung besteht, Allergien auf kleinmolekulare Substanzen, wie Medikamente, zu entwickeln. Letztere Beobachtungen führten zur Charakterisierung des Multiple-Drug-Allergy-Syndroms.

Fixe Arzneimittelreaktion
Eine bislang pathogenetisch nicht verstandene Reaktion ist die fixe Arzneimittelreaktion. Es handelt sich dabei um ein meist akral lokalisiertes, nummuläres Erythem mit zentralem Bläschen. Die Arbeitsgruppe von Nickoloff hat festgestellt, dass die Keratinozyten in den betroffenen Hautarealen einen pathologischen Regulationsmechanismus für die Expression von Adhäsionsmolekülen aufweisen. Neben dieser lokalisierten fixen Arzneimit-

telreaktion können sie auch in Form großflächiger, multipler, fixer Reaktionen auftreten und stellen somit einen Übergang zu gefürchteten, schweren bullösen Arzneimittelreaktionen dar.

Bullöse Arzneimittelreaktionen

Erythema-exsudativum-multiforme-artige Arzneimittelreaktionen zeichnen sich klinisch dadurch aus, dass das Krankheitsbild nicht die klassische Kokardenform des Erythema exsudativum multiforme aufweist, sondern morbilliform imponiert und nur einzelne Effloreszenzen Erythema-exsudativum-multiforme-artig sind. Das Erythema exsudativum multiforme wird in der Regel nicht durch Medikamente, sondern durch eine Überempfindlichkeit nach Infektionen, insbesondere mit Herpesviren, verursacht. Häufiger durch Arzneimittel bedingt ist das sich vor allem an Schleimhäuten manifestierende Stevens-Johnson-Syndrom (Abb. 3.**43**), das auch als Majorform des Erythema multiforme bezeichnet wird. Pyrazolone und Sulfonamide stellen dafür die häufigste Ursache dar.

Eine Extremvariante der bullösen Arzneimittelreaktionen sind das Lyell-Syndrom oder die toxische epidermale Nekrolyse (Abb. 3.**44**). Arzneimittel, die das Lyell-Syndrom besonders häufig auslösen, sind Allopurinol, die Antiepileptika Phenytoin und Carbamazepin, Pyrazolonderivate, Trimethoprim, Sulfamethoxazol und die Penizilline (Tab. 3.**33**).

Pathophysiologisch spielen bei dieser Erkrankung T-Lymphozyten eine zentrale Rolle. Es ist schon länger bekannt, dass sich in der Epidermis $CD8^+$-zytotoxische T-Lymphozyten finden, die antigenspezifisch aktiviert werden. Es fällt jedoch auf, dass im Vergleich zur erheblichen Apoptose bei dieser Erkrankung nur relativ wenige T-Lymphozyten Kontakt mit Keratinozyten haben. Diese Diskrepanz wird neuerlich dadurch erklärt, dass bei der schweren Form einer toxischen epidermalen Nekrolyse auch humorale Faktoren, die eine Apoptose auslösen – vor allem das Granulysin –, eine wichtige Rolle in der apoptotischen Zerstörung der Keratinozyten mit nachfolgender Blasenbildung spielen.

Differenzialdiagnostisch muss insbesondere an die Auslösung durch einen Staphylokokkeninfekt in Form des Staphylococcal-scalded-Skin-Syndrome gedacht werden. Dabei bindet ein Toxin der Bakterien an das Adhäsionsmolekül Desmoglein 1, was zu einer Pemphigus-vegetans-artigen Dermatose führt, zumal die Grundlage des Pemphigus vegetans Autoantikörper gegen dieses Protein sind.

In Zusammenhang mit Antikonvulsiva stellt die toxische epidermale Nekrolyse bzw. der Morbus Lyell die Maximalvariante des Phenytoinüberempfindlichkeitssyndroms dar. Obgleich keine chemische Verwandtschaft zwischen Phenytoin, Carba-

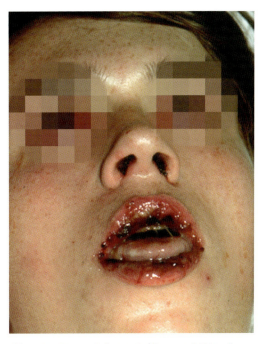

Abb. 3.**43** Stevens-Johnson-Syndrom nach Trimethoprim-Sulfamethoxazol.

Tab. 3.**33** Medikamente, die am häufigsten eine toxische epidermale Nekrolyse auslösten (n = 379; Mockenhaupt et al. 2008).

Medikament	Anzahl der Patienten mit Reaktionen	Reaktionshäufigkeit (%)
Allopurinol	66	17,4
Carbamazepin	31	8,2
Cotrimoxazol	24	6,3
Nevirapin	21	5,5
Phenobarbital	20	5,3
Phenytoin	19	5,0
Lamotrigen	14	3,7

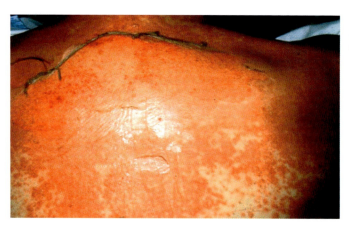

Abb. 3.44 Toxische epidermale Nekrolyse (TEN/Lyell-Syndrom) auf Amoxicillin.

mazepin und Phenobarbital besteht, sind Patienten mit diesem Syndrom nach Phenytoineinnahme einer erhöhten Gefahr ausgesetzt, diese Reaktion auch auf Carbamazepin, Diazepam und Phenobarbital zu erleiden, sodass z. B. auf Valproinsäure ausgewichen wird. Klinisch bedeutsam ist dabei, dass nach der Zusammenstellung von Shear die anaphylaktischen Reaktionen auf Antikonvulsiva nicht zum Phenytoinüberempfindlichkeitssyndrom gehören und man in diesen Fällen ohne größere Gefahr auf Carbamazepin ausweichen kann. Dieses Syndrom (Synonyme: Drug induced Hypersensitivity Syndrome oder Drug Reaction with Eosinophilia and Systemic Symptoms = DRESS-Syndrom) ist darüber hinaus dadurch gekennzeichnet, dass es zu einer zeitlich wenige Tage verzögert auftretenden Aktivierung von Herpesvirus 6 und von anderen Viren kommen kann. Entsprechend verläuft diese Erkrankung nicht selten mit wellenförmigen Rezidiven. Gerade bei dieser Erkrankung kann in der Diagnostik der Lymphozytentransformationstest hilfreich sein. Diagnosekriterien dieses Syndroms sind:
1. makulopapulöse Eruption
2. persistierende Symptome
3. Fieber > 38 °C
4. Transaminasenerhöhung
5. Leukozytose, Eosinophilie
6. Lymphadenopathie
7. HHV6-Reaktivierung

Sind alle 7 Kriterien vorhanden, liegt ein DRESS-Syndrom vor; sind nur die Kriterien 1-5 nachzuweisen, handelt es sich um ein atypisches Syndrom.

Ein weiteres Krankheitsbild, in dessen Pathogenese T-Lymphozyten eine zentrale Rolle spielen, ist die allgemeine generalisierte eosinophile Pustulose, deren differenzialdiagnostische Abgrenzung von der provozierten pustulösen Psoriasis schwierig sein kann.

Fotoallergische und fototoxische Reaktionen
Eine Sonderform stellen fotoallergische Ekzeme dar, die durch eine Wechselwirkung zwischen dem Medikament oder dessen Metabolit mit UV-Strahlen auftreten. Klinisch sind sie durch ihre Lokalisation an lichtexponierten Hautarealen gekennzeichnet. Vor allem langwelliges UV-A, das in Sonnenstudios bevorzugt genutzt wird, löst diese teilweise bullösen, bis zur Erythrodermie reichenden Reaktionen aus. Weit verbreitete Medikamente, wie die NSAID, können zu diesen Reaktionen führen. Nur bei einigen Medikamenten, wie beim Sulfanilamid, ist auch eine UV-B-Abhängigkeit bekannt. Vor allem NSAID, Fluorchinolone und Tetrazykline, aber auch Hydrochlorothiazid sind gegenwärtig Medikamente, die häufig diese Reaktionen zur Folge haben.

Arzneimittelinduzierte Autoimmunerkrankungen
Auch arzneimittelinduzierte Autoimmunerkrankungen können sich in vielfältiger Form an der Haut manifestieren. Medikamente können Lupuserythematodes-artige oder pemphigus- bzw. pemphigoidartige Krankheitsbilder bewirken.
Während die pemphigusartigen Krankheitsbilder vor allem durch Arzneimittel mit freier SH-Gruppe ausgelöst werden, findet man Lupuserythematodes-artige Krankheitsbilder besonders häufig nach Gabe von Isoniazid, Hydralazin und

Prokain (Tab. 3.**34**). Sie treten bevorzugt bei Patienten auf, die diese Präparate über die Azetylierung nur langsam verstoffwechseln. Es bilden sich Antikörper gegen Histone, im Falle des Prokainamids gegen den H_2A-H_2B-Histon-Komplex. Die Ausbildung der Symptome hängt dabei vom Verhältnis der IgG- zu den IgM-Antikörpern ab. Symptome sind Fieber, Myalgie, Arthralgie, Pleuritis, Perikarditis, Hautveränderungen, vor allem als Folge einer erhöhten Lichtempfindlichkeit, und in seltenen Fällen eine Mitbeteiligung des ZNS, der Niere und der Schleimhäute.

Diagnostik unerwünschter Arzneireaktionen der Haut

In-Vivo-Testung

Hauttestungen, wie Prick-, Scratch-und Intrakutantest, aber auch orale Provokationstests, sind wesentliche Verfahren der Diagnostik (Tab. 3.**35**).

Prick- und Intrakutantestungen haben sich insbesondere bei Sensibilisierungen auf Proteine bzw. Peptide, wie Insulin, Chymopapain oder Superoxiddismutase, und β-Laktam-Antibiotika bewährt. Für Penizillin konnten Stoffwechselprodukte isoliert werden, die die Hauptallergene darstellen und zur Hauttestung gebunden an Polylysin zur Verfügung stehen. Insbesondere die schweren anaphylaktischen Reaktionen auf β-Laktam-Antibiotika lassen sich damit erfassen. Bei anderen Penizillinreaktionen, wie bei der Serumkrankheit oder Exanthemen, ist der Epikutantest überlegen. Von Wert ist der Epikutantest auch beim Nachweis von Kontrastmittelallergien (Abb. 3.**41**).

In ausgewählten Fällen ist eine orale Provokation mit dem verdächtigten Arzneimittel durchzuführen. Diese Testung ist potenziell mit einem großen Risiko verbunden und sollte nur unter stationären Bedingungen erfolgen. Auch kommt sie nur bei Medikamenten in Betracht, für die bei einzelnen Indikationen keine gleichwertigen Alternativen bestehen. Im Falle einer pseudoallergischen Reaktion, etwa bei Analgetikaintoleranz, stehen neben der oralen auch bronchiale und nasale Provokationen als diagnostische Verfahren zur Verfügung. Ein Nachteil dieser Testungen besteht jedoch u. a. darin, dass man nicht zwischen allergischen und pseudoallergischen Reaktionen unterscheiden kann und somit keine Aussage über den zugrunde liegenden Pathomechanismus möglich ist. Bei der Provokationstestung mit Lokalanästhetika hat sich der reverse Provokationstest als Methode besonders bewährt (Abb. 3.**46**).

In-Vitro-Testung

Zuverlässigere Aussagen über den Pathomechanismus lassen sich durch die Ergebnisse der In-Vitro-Testungen erzielen. Man unterscheidet serologische und zelluläre Testverfahren. Zu den serologischen Tests gehören der Nachweis von spezifischem IgE gegen Medikamente mittels der Radioallergosorbenttest-Technik und der Nachweis von spezifischen Antikörpern mittels der Western-Blot-Technik. Der Radioallergosorbenttest hat sich insbesondere bei der Aufklärung anaphylaktischer Penizillinreaktionen bewährt und sollte den In-Vivo-Testungen vorangestellt werden (Abb. 3.**45**). Von Nachteil ist allerdings, dass beim Radio-

Tab. 3.**34** Die Lupus-erythematodes-auslösenden Medikamente lassen sich in 3 Gruppen einteilen.

Gruppe	Medikamente
Arzneimittel mit gesichertem Bezug	• Hydralazin, Prokainamid, Isoniazid, Methyldopa, Chlorpromazin, Chinidin
Arzneimittel mit fraglichem Bezug	• Antikonvulsiva, Propylthiouracil, Penicillamin, Sulfasalazin, β-Blocker, Lithium, Captopril
Arzneimittel mit kasuistischen Beobachtungen	• insgesamt über 40 Medikamente, vor allem p-Aminosalizylsäure, Östrogen, Gold, Penizillin, Griseofulvin, Reserpin, Tetracyclin, Cinnarizin

Tab. 3.**35** Testverfahren bei allergischen Arzneimittelreaktionen.

Diagnostik	Testmethoden
In-Vivo-Diagnostik	• Prick-, Scratch-, Intrakutan-, Epikutantest • orale Provokation
In-Vitro-Diagnostik	• serologische Tests (spezifisches IgE, Radioallergosorbenttest, Western-Blot) • zelluläre Tests • Histaminfreisetzungstest • Lymphozytentransformationstest

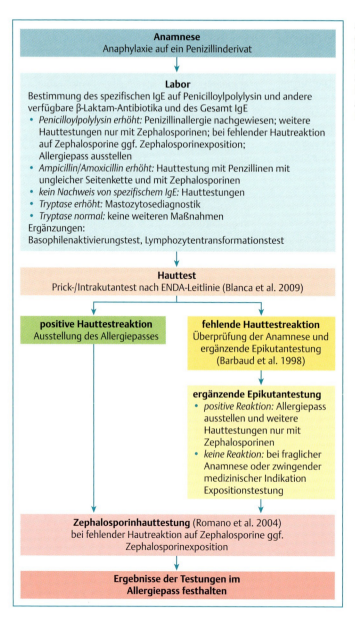

Abb. 3.**45** **Flussdiagramm zur allergologischen Diagnostik bei Soforttypallergie auf β-Laktam-Antibiotika.** Wichtig ist bei nachgewiesener Penizillinallergie die Beurteilung möglicher Kreuzreaktionen auf Zephalosporine. Aspekte der Kreuzreaktionen zu Penem-Derivaten werden im Text erörtert.

allergosorbenttest die seltener zur Penizillinsensibilisierung führenden, meistens jedoch besonders schwere Zwischenfälle auslösenden Minor Determinants – im Gegensatz zum Hauttest – nicht zur Verfügung stehen. Umstritten ist die Verwendbarkeit des Radioallergosorbenttests zur Erfassung von spezifischem IgE gegen Muskelrelaxanzien, die alle zur Gruppe der quarternären Ammoniumsalze gehören. Neben der Möglichkeit einer IgE-abhängigen Sensibilisierung können Muskelrelaxanzien auch Histamin freisetzen und anaphylaktoide Reaktionen auslösen. Im Folgenden sind Allergene zusammengefasst, die in vitro mittels Bestimmung des spezifischen IgE nachgewiesen werden können und differenzialdiagnostisch bei anaphylaktischen Reaktionen im Rahmen einer Allgemeinanästhesie berücksichtigt werden sollten:

- Suxamethonium
- Rocuronium
- Latex

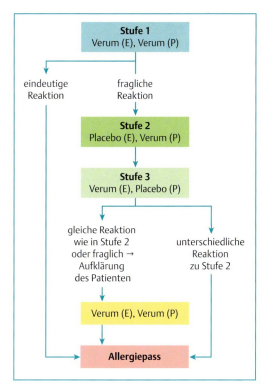

Abb. 3.**46** Der reverse Placeboprovokationstest wird vor allem bei Lokalanästhetikaintoleranz durchgeführt.
E = Exposition
P = Auskunft an Patienten

- Chlorhexidin
- Protamin
- Trasylol
- Soja/rGly-m4 (Propofol)
- Tryptase

Von den zellulären Tests werden in der Klinik gelegentlich der Basophilenaktivierungstest und der Lymphozytentransformationstest verwendet. Beim Basophilenaktivierungstest wird das Blut bzw. werden die Basophilen des Patienten mit dem fraglichen Arzneimittel versetzt und nach Inkubation das freigesetzte Histamin oder Leukotrienderivat im Überstand bzw. die Aktivierung der Basophilen durch Expression bestimmter Oberflächenmarker gemessen. Dabei kann durch Präinkubation mit IL-3 die Sensitivität der Basophilen erhöht werden.

Im Gegensatz zum Lymphozytentransformationstest wird bei diesem Test nur ein immunologischer Effektormechanismus beurteilt. Der schon seit vielen Jahren zur Diagnostik von Arzneimittelallergien herangezogene Lymphozytentransformationstest bietet die Möglichkeit, komplexe immunologische Reaktionen zu erkennen, da T-Lymphozyten zentrale immunmodulatorische Funktionen ausüben. Erweitert wurde die Technik durch die Klonierung allergenspezifisch reagierender T-Lymphozyten sowohl aus dem peripheren Blut als auch aus Hautläsionen. Es besteht die Hoffnung, dass durch diese und ähnliche Untersuchungen in Zukunft sowohl die Diagnostik als auch die Therapie schwerer allergischer Arzneimittelreaktionen optimiert werden kann.

--- *FAZIT* ---

Die Haut ist besonders häufig Zielorgan unerwünschter Arzneimittelreaktionen, deren Manifestationen nicht nur von pharmakologischen Charakteristika der Medikamente, sondern auch von individuellen Risikofaktoren bestimmt werden. Die zugrunde liegenden Pathomechanismen sind mannigfaltig. Sie reichen von allergischen und nicht davon zu unterscheidenden pseudoallergischen Sofortreaktionen, allergisch bedingten verzögerten Reaktionen, wie morbilliformen Exanthemen, fixen und bullösen Arzneimittelreaktionen einschließlich der toxischen epidermalen Nekrolyse bis hin zu fotoallergischen und fototoxischen Reaktionen sowie arzneimittelinduzierten Autoimmunerkrankungen. Zur Diagnostik werden Hauttestungen einschließlich Epikutan-, Prick- und Intrakutantest, orale Provokationstests und In-Vitro-Untersuchungen, wie die Bestimmung des spezifischen IgE bei β-Lactam-Antibiotikaallergie, der Basophilenaktivierungstest (BAT) und der Lymphozytentransformationstest (LTT) eingesetzt. Die Behandlung orientiert sich an Karenzmaßnahmen und der symptomatischen Stufentherapie anaphylaktischer bzw. anaphylaktoider Reaktionen.

Allergien des Verdauungstrakts

Zahnärztliche Allergologie

C. Holberg und A. Wichelhaus

Allgemeine Pathophysiologie, Klinik und Diagnostik

Bei der zahnärztlichen Behandlung werden unterschiedliche Materialien verwendet, die bei vorübergehender oder dauerhafter Anwendung allergische oder irritative Reaktionen im Kontaktbereich der Mundschleimhaut hervorrufen können. Die Schwierigkeiten bei der Abgrenzung allergischer Reaktionen werden deutlich, wenn man die Vielfalt der möglichen klinischen Erscheinungsbilder betrachtet. Bei Nickelallergikern reicht beispielsweise die Palette der Symptome von einer Kontaktstomatitis bis hin zur generalisierten Dermatitis ohne Reaktion der Mundschleimhaut. Hinzu kommt, dass trotz einer im Epikutantest eindeutig nachweisbaren Sensibilisierung nickelhaltige Materialien bei vielen Patienten ohne jegliche Beschwerden toleriert werden. Diese Toleranz der Allergene wird auf anatomische und physiologische Besonderheiten der Mundhöhlenschleimhaut und auf die Tatsache zurückgeführt, dass allergische Reaktionen der Schleimhaut, verglichen mit Hautreaktionen, üblicherweise eine 5- bis 12-fach höhere Konzentration erfordern. Dass trotz des oft intensiven und langfristigen Kontakts zwischen Mundschleimhaut und körperfremden Materialien intraorale Sensibilisierungen selten auftreten, wird zum einen auf die protektive Wirkung von Glykoproteinen im Speichel, zum anderen auf den kontinuierlichen Spüleffekt und die damit reduzierte Kontaktzeit zurückgeführt.

> **MERKE**
>
> Treten im Rahmen einer zahnmedizinischen Behandlung allergische Symptome auf, sollte bedacht werden, dass die Sensibilisierung gegen das Allergen nicht unbedingt über die Mundschleimhaut, sondern bereits oft viele Jahre zuvor über die Haut des Patienten erfolgt ist.

Generell sind intraorale Allergien gegen Nickel, Quecksilber-Amalgam, Gold, Acrylate sowie Lokalanästhetika am häufigsten.

Pathophysiologie und Klinik

Allergische Reaktionen vom Typ IV nach Coombs und Gell

Unter den allergischen Reaktionen auf zahnärztliche Materialien stellt die Kontaktallergie Typ IV nach Coombs und Gell (vgl. Tab. 2.**1**) die häufigste Form dar (Tab. 3.**36**). CD4-positive Th1-Lymphozyten und analoge CD8-positive Tc1-Lymphozyten reagieren mit den spezifischen Antigenen und lösen über eine Kaskade nach mehreren Tagen verschiedene Entzündungsreaktionen aus. Das auslösende Antigen ist nicht zwangsläufig ein homogenes Material; es kann auch aus einem inkompletten Antigen, einem sog. Hapten, bestehen, das erst nach Bindung an ein körpereigenes Protein seine ganze Sensibilisierungspotenz entfaltet.

In der Zahnheilkunde kommen verschiedenste Metalle, Kunststoffe und sonstige Additiva als Antigene oder Haptene infrage, die zu einer Allergie vom verzögerten Typ IV führen können. Klinisch zeigt sich diese Reaktion in Form einer leichten Rötung der Mukosa mit ödematösen Veränderungen des Gewebes. Die Oberfläche kann dabei glatt und glänzend erscheinen. Bei ausgeprägteren allergischen Reaktionen können zusätzlich Erosionen und Ulzerationen vorkommen. Die Kontaktstomatitis kann zudem kombiniert mit einer perioralen Kontaktdermatitis und kutanen Manifestationen auftreten. Neben direkt sichtbaren Symptomen an der Mundschleimhaut und Fernreaktionen der Haut können auch unspezifische Symptome, wie Juckreiz, Geschmacksveränderung, Parästhesien der Mukosa, Wundgefühl und Schmerzen, beobachtet werden. Lichenoide oder erosive Erytheme und Aphthen sprechen für eine Chronifizierung und müssen differenzialdiagnostisch gegen andere Mundschleimhauterkrankungen, wie den Lichen ruber, oder sonstige mechanische Irritationen der Mundschleimhaut abgegrenzt werden.

Brennen der Mundschleimhaut ist bei Vorliegen einer allergischen Genese eher untypisch. Hier stehen andere Kausalfaktoren, wie hormonelle und metabolische Störungen oder neurologisch-psychiatrische Ursachen, im Vordergrund.

Tab. 3.36 Allergene in der zahnärztlichen Behandlung, die eine Typ-IV-Reaktion verursachen können.

Material	Anwendung	Allergisierende Komponenten
Polymethylmethacrylate		
• Heißpolymerisate	Prothesenbasen	Hydrochinon, Restmonomer, (Benzoylperoxid), Farbstoffe
• Kaltpolymerisate	provisorische Kronen und Brücken, Teilprothesen	Hydrochinon, Restmonomer, (Benzoylperoxid)
Polyesterkunststoffe	provisorische Kronen und Brücken	Methylparatoluolsulfonat
Abdruckmaterial		
• Polyesterbasis	Abdruckmaterial für Zahnersatz und Kronen	Methyldichlorbenzolsulfonat
• Alginate	Abdrücke der Zähne in Ober- und Unterkiefer	Eugenol, Perubalsam, Zimtöl
Zinkoxid-Eugenol-Zement	Befestigung von provisorischen Kronen	Eugenol
Zemente	Provisorien, Füllungen	Kolophonium, Eugenol-Äthoxybenzoesäure, Sulfonamide
Parodontalverband	Parodontalchirurgie	Eugenol
Guttapercha	Endodontie	Latex
Komposit	Füllungen der Frontzähne	Bisphenol A, Hydrochinon, tertiäre aromatische Amine
Zahnlacke	Versiegelung von Zähnen	Methylmethacrylat, Epoxidharze, Vinylchlorid, Vinylacetat
Gummi	Kofferdam, intermaxilläre Gummis, Handschuhe	Latex
Nickel-, Chrom, Kobalt-, NEM- (Nichtedelmetall-)Legierungen	Gerüst von Teilprothesen, Kronen, Brücken, intermaxilläre Fixation, kieferorthopädische Apparaturen, insbesondere Brackets, Bänder, Drähte	Nickel, Chrom, Kobalt, Beryllium, Palladium
Amalgam	Füllungen der Seitenzähne	Quecksilber, Silber, Kupfer, Zink
Goldlegierung	Kronen und Brücken, Inlays	Gold
Antiseptika	Desinfektionsmittel	Formalin, Phenolderivate
Zahnpasta	Zahnpflege	Aromastoffe, Aluminium, Konservierungsstoff CA 24, Chloracetamid

Allergische Reaktionen vom Typ I nach Coombs und Gell

Allergische Reaktionen von Soforttyp (Typ I nach Coombs und Gell; Tab. 3.**37**) treten, verglichen mit den Typ-IV-Reaktionen, bei der zahnärztlichen Behandlung seltener auf und beruhen meist auf der Anwendung von Dentalpharmaka, wie z. B. Lokalanästhetika. Charakteristisch sind rasch auftretende Symptome, wie Urtikaria, Quincke-Ödem, Konjunktivitis, Rhinitis, Asthma bronchiale oder gar die Entwicklung eines anaphylaktischen Schocks.

Andere allergische Reaktionen

Die durch komplementbindende Antikörper vermittelte, zytotoxische Typ-II-Reaktion, einhergehend mit petechialen Blutungen der Mundschleimhaut, und durch eine Immunkomplexreaktion charakterisierte, allergische Typ-III-Reaktion mit allergischer Vaskulitis sind in der Zahnheilkunde von untergeordneter Bedeutung, wenngleich es vorstellbar ist, dass die Verabreichung zahnärztlicher Medikamente und der Einsatz der diversen Fremdmaterialien Sensibilisierungen auslösen können.

Tab. 3.**37** Zahnärztliche Materialien, die eine allergische Reaktion vom Typ I oder Pseudoallergien verursachen können.

Material	Anwendung	Allergisierende Komponenten
Lokalanästhetika	Anästhesie	p-Aminobenzoesäure, Amide, Carticain, Sodiumbisulfat, Parabene
Oberflächenanästhetika	Anästhesie	Tetracain
Wurzelkanalfüllmaterial	Endodontie	Paraformaldehyd
Antibiotika	Wundbehandlung	Penizillin
Analgetika	Schmerzbehandlung	Azetylsalizylsäure
Antiseptika	Desinfektion	Formalin, Phenolderivate
Zahnpasta	Zahnpflege	Menthol

Diagnostik

---- MERKE ----

Das einfachste diagnostische Verfahren zur Beurteilung eines Zusammenhangs zwischen Kontaktallergen und klinischer Symptomatik stellt das Verschwinden der Symptome nach Karenz dar.

Dieses Vorgehen hat sich gerade in der Prothetik und Zahnerhaltung als probat erwiesen, kommt jedoch in der kieferorthopädischen Behandlung aufgrund des erheblichen Zeit- und Kostenaufwands weniger in Betracht. Da die meisten Kontaktallergien der Mundschleimhaut mit einer allergischen Sensibilisierung der Haut verknüpft sind, ist der Epikutantest das wichtigste diagnostische Nachweisverfahren. Ist dieser negativ, steht der Epimukosatest zur Verfügung. Bei diesem Test wird das Testmaterial über eine individuell angepasste Gaumenplatte aus Kunststoffmaterial direkt mit der Schleimhaut in Kontakt gebracht. Der Nachweis einer allergischen Reaktion vom Soforttyp geschieht mittels Prick-, Scratch- und Intrakutantest. Generalisierte allergische Reaktionen mit eher diskreter oder nicht sichtbarer Reaktion an der Mundschleimhaut können über eine Verschiebung der T-Lymphozytensubpopulationen im Sinne einer Zunahme von Th-Zellen, aktivierten T-Lymphozyten und Monozyten verifiziert werden.

Differenzialdiagnostisch von der allergischen Kontaktstomatitis abzugrenzen sind Krankheitsbilder, die zu ähnlichen klinischen Erscheinungsbildern führen, wie Lupus erythematodes, infektbedingte Plaques sowie leukoplakieartige und irritative Veränderungen.

Allergene Materialien

Prothesen

Die Prothesenunverträglichkeit ist nur selten auf eine allergische Reaktion auf das Prothesenmaterial zurückzuführen (Abb. 3.**47**). Bei dem verwendeten Kunststoffmaterial ist zwischen Heiß- und Kaltpolymerisaten zu differenzieren. Beide Verfahren unterscheiden sich durch eine unterschiedliche Verarbeitungstechnik. Dies hat wesentlichen Einfluss auf den Restmonomergehalt des Prothesenmaterials und damit auf die mögliche Präsenz eines Allergens. Bei der Heißpolymerisation beträgt der Restmonomergehalt etwa 1 %, bei Kaltpolymerisation etwa 5 %. Die Restmonomere besitzen irritative Eigenschaften, können aber auch allergische Reaktionen verursachen. Diese sind vor

Zahnärztliche Allergologie 3

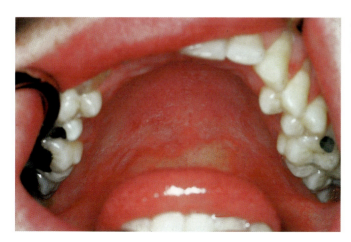

Abb. 3.47 **Prothesenstomatitis des harten Gaumens bei Allergie auf Methylmethacrylat.**

allem bei Personen von Bedeutung, die das Material verarbeiten. So kann das flüssige Monomer Methylmethacrylat bei Zahnärzten und -technikern zu einem Kontaktekzem der Hände führen.

Allergische Reaktionen der Mundschleimhaut können jedoch nicht nur durch Kunststoff, sondern auch durch zugesetzte Farbstoffe oder Substanzen, die am Polymerisationsprozess beteiligt sind, wie den Stabilisator Hydrochinon oder den Katalysator Benzoylperoxid, verursacht werden. Trotz der Vielzahl der potenziellen Allergene sind echte allergische Reaktionen auf Prothesenkunststoff und seine Inhaltsstoffe selten; man geht von einer Häufigkeit von 2-3% aus. Liegen Unverträglichkeiten gegenüber Zahnprothesen bzw. Zahnfüllmaterialien vor, ist auch an mechanische, mikrobielle sowie psychische Ursachen zu denken. Zum Nachweis einer Kontaktreaktion bei Zahnprothesenunverträglichkeit werden Epikutantests mit dem getragenen Prothesenmaterial selbst, Kunststoffproben aus Heiß- und Kaltpolymerisat sowie Proben mit flüssigem und pulverförmigem Kunststoff empfohlen.

Füllungsmaterialien

Amalgam

Das bekannteste Füllungsmaterial ist Amalgam, das für die Versorgung der Zähne im Seitenzahnbereich genutzt wird. Die allergische Reaktion auf Amalgam beruht üblicherweise auf *Quecksilber*. Bei einer fertigen Amalgamfüllung beträgt die Quecksilberkonzentration 40-45%. Korrosive Prozesse und schließlich die Freisetzung von Quecksilber stehen im engen Zusammenhang mit der pH-Konzentration im Mund sowie einer schlechten Mundhygiene und eventueller Plaque-Besiedelung. Die Abgabe von Quecksilber aus der Amalgamfüllung wird ebenfalls durch die Verarbeitung des Materials beeinflusst. Polierte Füllungen zeigten bei einer In-Vitro-Untersuchung eine geringere Abgabe. Auch mechanische Einflüsse, wie Kauen und Zähneputzen, üben einen Einfluss aus. Quecksilber findet sich außer in Amalgamfüllungen in Thermometern, Papier und Desinfektionsmitteln und dient in verschiedenen Medikamenten als Konservierungsstoff. Eine im Epikutantest nachgewiesene Allergie auf Quecksilber kann sowohl zur lokalen Kontaktallergie der Mundschleimhaut als auch zu unspezifischen systemischen Reaktionen, wie Rhinorrhö, Kopfschmerz, Krankheitsgefühl, Muskelschmerzen und allgemeinem Krankheitsgefühl führen. Da bei sensibilisierten Patienten im Rahmen der Entfernung der Amalgamfüllungen die beschriebenen Beschwerden akut auftreten können, empfiehlt sich die Verwendung von Kofferdam.

> **MERKE**
> Insgesamt sind allergische Reaktionen bei nachgewiesener Sensibilisierung gegen Amalgam selten.

Die Quecksilbersensibilisierungsquote beträgt in der Bevölkerung 0,2% und ist damit der Sensibilisierungsrate auf Gold vergleichbar. Eine weitere Reduktion der Sensibilisierung gegenüber Quecksilber ist zu erwarten, da Amalgam immer mehr durch andere Materialien, wie Acrylate und Komposits, ersetzt wird.

Komposits und andere Füllungsmaterialien
Allergien auf Komposits, die als Füllungsmaterial für Frontzähne, in zunehmendem Maße aber auch im Seitenzahnbereich genutzt werden, sind selten. Ähnlich verhält es sich bei Kunststoffen, die für die provisorische Versorgung von Kronen und Brücken genutzt werden. Bei dem Polyesterkunststoff *Scutan* ist es vor allem der Katalysator, der allergische Reaktionen hervorrufen kann und im ausgehärteten Polymerisat in einer Konzentration von etwa 4 % vorliegt. Da im Epikutantest teilweise sogar bei einer Konzentration von 0,1 % eine positive Reaktion nachweisbar ist, genügen zur Auslösung klinischer Symptome oft geringe Mengen.

Andere Füllungsmaterialien, wie *Zemente*, das in der Endodontie verwendete *Guttapercha* und die für die Versiegelung von Zähnen verwendeten *Zahnlacke* sind weitere potenzielle Allergene mit niedriger Sensibilisierungpotenz.

Abdruckmaterialien
Unter den potenziellen Allergenen bei Anfertigung eines Zahnabdrucks ist an erster Stelle das unter dem Handelsnamen *Impregum* verwendete, aus einer Polyesterbasis bestehende Abdruckmaterial zu nennen. Ähnlich dem Scutan, welches zur Herstellung provisorischer Kronen und Brücken verwendet wird, stellen nicht der Polyesterkunststoff selbst, sondern die Katalysatoren (Benzolderivate) das Allergen dar. Allergische Reaktionen auf das Lösungsmittel Dibenzyltoluol sind nicht bekannt. Die Häufigkeit der allergischen Reaktionen durch die beschriebenen Katalysatoren, wie sie bei Impregum und Scutan verwendet werden, wird mit 0,5 % angegeben. Klinisch sind die durch Abdruckmaterialien erzeugten Reaktionen der Mundschleimhaut jedoch eher als geringfügig einzustufen, da die Kontaktzeit des Allergens kurz ist.

Eugenol, ein Stoff, der auch in Parodontalverbänden und temporären Zementen vorkommt, ist ein weiteres potenzielles Allergen der Abdruckmaterialien. Auch allergische Reaktionen gegenüber *Alginatstaub* sind in der Literatur beschrieben.

Metalllegierungen
Metalle in unterschiedlichen Legierungen finden in der prothetischen Versorgung mit Kronen, Brücken und Teilprothesen Verwendung. Bei den Aufbrennlegierungen unterscheidet man folgende Legierungen:

- Goldlegierungen mit einem Hauptanteil aus Gold und Platin bzw. Gold und Palladium, bei einem Kobaltanteil von 3 %
- Palladiumlegierungen mit einem Hauptanteil von Palladium und Kupfer oder Palladium und Silber
- Nickel-Chrom-Molybdän-Legierungen
- Kobalt-Chrom-Molybdän-Legierungen

Legierungen setzen bei schlechter Mundhygiene, niedrigem pH-Wert und Potenzialdifferenzen im Mund, beispielsweise bei Lötungen, durch Korrosion Ionen frei, die bei entsprechender Sensibilisierung allergische Reaktionen erzeugen können. In der prothetischen Versorgung besteht diese Gefahr insbesondere bei den Nichtedelmetall- (NEM-) Legierungen (Ni, Co, Cr, Pd, Be). Die häufigsten im Epikutantest nachweisbaren allergischen Reaktionen findet man bei Nickellegierungen, gefolgt von Kobalt-Chrom-Molybdän- und quecksilberhaltigen Palladiumlegierungen. Die klinische Symptomatik (Abb. 3.**48**) variiert von lokalen Schleimhautreaktionen bis zur Entwicklung von Fernsymptomen (z. B. Rhinorrhö) und generalisierten Erscheinungen (z. B. Ekzem). Allergische Reaktionen auf Gold sind selten und beruhen meist auf einer Reaktion auf Goldchlorid.

> **MERKE**
> Trotz Nachweis einer allergischen Sensibilisierung im Epikutantest können dentale Legierungen im Mund des sensibilisierten Patienten verwendet werden, ohne dass sie eine Reaktion an der Schleimhaut auslösen.

Diese unterschiedliche Reaktion von Schleimhaut und Haut beruht offenbar auch darauf, dass der Speichelglukoproteinfilm der Mundschleimhaut als Diffusionsbarriere fungiert.

Kieferorthopädische Materialien
In der Kieferorthopädie spielen bei Überempfindlichkeitsreaktionen vor allem unterschiedliche Legierungen der verwendeten Materialien eine Rolle (Tab. 3.**38**). Sie können, wie bereits erwähnt, sowohl lokale (Kontaktdermatitis) als auch systemische Phänomene (generalisierte Dermatitis) auslösen. Da Nickel wiederum das häufigste Allergen darstellt, wurden in der Vergangenheit nickelfreie bzw. -reduzierte Legierungen entwickelt (Tab. 3.**38**), z. B. Rematitan und Menzanium.

3 Zahnärztliche Allergologie

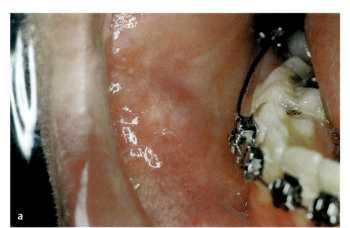

Abb. 3.**48a–c Überempfindlichkeitsreaktionen bei Nickelallergikern während kieferorthopädischer Behandlung. a** Allergische Kontaktstomatitis. **b** Kutane Fernreaktionen im Gesichtsbereich. **c** Positiver Patch-Test auf Nickel.

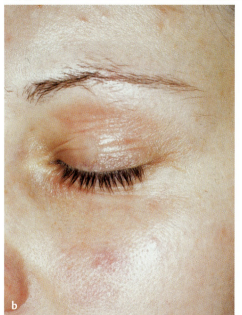

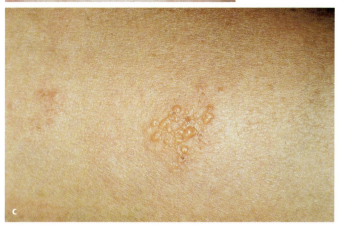

Tab. 3.38 Oberflächenzusammensetzung in der Kieferorthopädie verwendeter Materialien (Brackets/Attachments).

Bracket-/Attachment-Material	Ni (%)	Ti (%)	Cr (%)	Fe (%)	Co (%)	Mo (%)	Mn (%)	Sonst. (%)
Standard-Twins (A-Company)	20,23		22,89	56,88				
Klebe-Brackets (Leone)	9,94		21,24	67,54		1,28		
Miniature Twin (Unitek)	3,30		19,31	75,30				Cu 2,08
Ultra-Minitrim (Dentaurum)	8,26		18,81	72,93				
Mini-Mono (Dentaurum)	9,11		19,47	71,43				
Mini-Taurus (RMO)	7,28		21,99	70,73				
Mini-Diamond (Ormco)	3,91		17,64	75,48				Cu 2,97
Attachment, titanbeschichtet	4,47	40,76	12,04	42,06				Cu 0,39
Lötstelle (Forestadent)	3,88	33,69	9,58	35,35				Al 15,64 Ag 0,59
Rematitan (Dentaurum)		100						
Menzanium (Scheu-Dental)			19,81	60,11			20,08	

MERKE

Bei Verwendung nickelfreier Materialien ist jedoch zu berücksichtigen, dass nickelsensibilisierte Patienten – etwa 10 % aller Frauen und 5-6 % aller Männer – gleichzeitig eine Sensibilisierung gegenüber Kobalt und Chrom aufweisen können.

Bei dem nickelfreien Material für Brackets (Menzanium) sowie den verwendeten nickelfreien Drahtmaterialien (Ni-free, Noniunium und Menzanium) lässt sich ein nicht unerheblicher Anteil von Chrom (ca. 20 %) nachweisen.

Durch Korrosion und mechanische Beanspruchung ist bei den Legierungen mit einer Ionenfreisetzung zu rechnen. Alle verwendeten kieferorthopädischen Apparaturen zeigen nach 10-monatiger oraler Exposition Korrosionserscheinungen in Form von Spalt-, Spannungsrisskorrosion und Lochfraß. Besonders betroffen sind Materialien, die bereits zu Beginn eine raue Oberfläche besitzen (Abb. 3.49) oder bei denen durch Recycling die Mikrostruktur geschädigt wird (z. B. Recycling bei Brackets). Eine wichtige Rolle bei der Korrosionsanfälligkeit spielt die Placque-Besiedelung auf der Oberfläche der Materialien und Chlorionen aus Speichel und interstitiellem Gewebe. Bezüglich des Allergisierungspotenzials prinzipiell als problematisch einzustufen sind die Verwendung unterschiedlicher Legierungen sowie der Einsatz gelöteter Materialien.

MERKE

Bei einer Sensibilisierung auf die o.g. Substanzen sind die Materialien durch Ausweichmaterialien zu ersetzen.

Zahnärztliche Allergologie 3

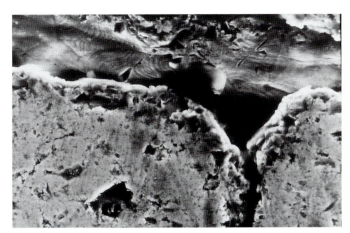

Abb. 3.**49** Rasterelektronische Aufnahme eines kieferorthopädischen Bandapparats (Attachement) mit Rissen und Spalten, die sich ins Innere des Attachement-Körpers fortsetzen.

Bei Nickelallergikern bedeutet dies, dass beschichtete Materialien (z. B. mit Titannitrit oder Kunststoff) oder andere Stoffe, wie Keramik oder Fiberglas, verwendet werden. Bei nicht sensibilisierten Patienten kann mit konventionellen Legierungen gearbeitet werden. Eine Sensibilisierung durch Kontakt mit der Mundschleimhaut ist gerade auch bei nickelhaltigen Materialien nicht zu erwarten. Geringe oral aufgenommene Mengen an Nickel scheinen dagegen sogar eine gewisse Immuntoleranz zu bewirken.

Dentalpharmaka
In der zahnärztlichen Behandlung können diverse Pharmaka, wie Antibiotika oder Antiseptika, allergische und pseudoallergische Reaktionen auslösen (Tab. 3.**37**).

Am häufigsten sind Reaktionen auf *Lokalanästhetika*. Vor allem Verbindungen der Estergruppe, weniger Amidverbindungen, sind in der Lage, sowohl Typ-I- (Urtikaria, Quincke-Ödem, Rhinitis, Asthma) als auch Typ-IV-Reaktionen (Kontaktallergie) hervorzurufen. Auch die in Lokalanästhetika vorkommenden Konservierungsstoffe kommen für die Auslösung allergischer Phänomene in Betracht. Die Diagnostik allergischer Reaktionen erfolgt über den Scratch- bzw. den Intrakutantest. Kreuzreaktionen zwischen Lokalanästhetika des Ester- und Amidtyps und Konservierungsstoffen können vorkommen. Differenzialdiagnostisch abzugrenzen sind toxische, psychogene und reflektorische Nebenwirkungen sowie pseudoallergische Reaktionen. Echte allergische Reaktionen auf Lokalanästhetika oder zugesetzte Konservierungsstoffe sind eher als selten einzustufen.

Ebenfalls selten zu beobachten sind auch allergische Reaktionen auf *Zahnpflegemittel*, wie Zahnpasta und Spüllösungen, die beispielsweise durch Menthol, Aroma- und andere Zusatzstoffe ausgelöst werden können. Klinisch bedeutsamer ist die hohe Sensibilisierungspotenz von *Latex* und *Additiva in Gummiprodukten*, die als Vulkanisationsbeschleuniger dienen. Hierzu zählen vor allem Thiurame, Dithiocarbamate und Thiazole. Auch die zur Desinfektion oder Sterilisation eingesetzten Substanzen Formaldehyd und Ethylendioxid können sowohl beim Patienten als auch beim zahnärztlichen Personal zu allergischen Soforttypreaktionen führen.

Kieferanomalien bei allergischer Rhinitis
Bei Vorliegen einer chronisch-perennialen allergischen Rhinitis finden sich nicht selten Stellungsanomalien der Zähne, die durch die behinderte Nasenatmung bzw. die verstärkte Mundatmung resultieren. Dental zeigt sich bei diesen Patienten typischerweise ein offener Biss sowie ein schmaler, hoher Gaumen. Die Therapie dieser Stellungsanomalien beruht auf der interdisziplinären Zusammenarbeit zwischen Hals-Nasen-Ohren- (HNO-) Arzt und Kieferorthopäden. Sie beinhaltet zum einen Maßnahmen zur Beseitigung der behinderten Nasenatmung (z. B. Adenotomie), zum anderen das Umstellen des Atemmodus und die Erweiterung des Zahnbogens mit der Mundvorhofplatte bzw. weiterführenden kieferorthopädischen Maßnahmen. (Abb. 3.**50**).

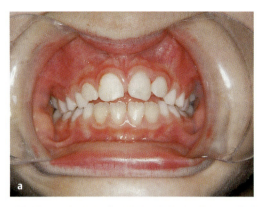 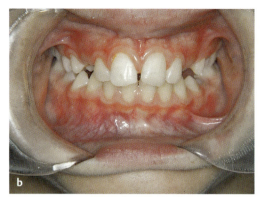

Abb. 3.**50a u. b** **Interdisziplinäre HNO-ärztliche und kieferorthopädische Therapie bei offenem Biss eines Allergikerkindes.** Patientin vor (**a**) und nach (**b**) 1,5-jähriger Behandlung mit Mundvorhofplatte und nach Adenotonsillektomie.

FAZIT

Die Allergologie der Zahnheilkunde weist einige Besonderheiten auf: Zum einen ist die Vielfalt der möglichen Symptome enorm und reicht z. B. bei Nickelallergikern von der Kontaktstomatitis bis hin zur generalisierten Dermatitis ohne Reaktion der Mundschleimhaut; zum anderen werden bestimmte Materialien trotz einer im Epikutantest eindeutig nachweisbaren Sensibilisierung ohne jegliche Beschwerden toleriert. Dieses Phänomen beruht auf anatomischen und physiologischen Besonderheiten der Mundhöhlenschleimhaut und auf der Tatsache, dass allergische Reaktionen der Schleimhaut, verglichen mit Hautreaktionen, üblicherweise eine deutlich höhere Konzentration erfordern. Typischerweise lösen Nickel, Quecksilberamalgam, Gold, Acrylate sowie Lokalanästhetika intraorale Allergien aus.
Am häufigsten tritt in der Zahnheilkunde die Kontaktallergie Typ IV nach Coombs und Gell in Form von Kontaktstomatitis, evtl. auch perioraler Kontaktdermatitis und kutanen Manifestationen auf. Allergische Reaktionen von Soforttyp (Typ I nach Coombs und Gell) mit Symptomen wie Urtikaria, Quincke-Ödem, Konjunktivitis, Rhinitis, Asthma bronchiale oder gar einem anaphylaktischen Schock sind dagegen seltener und beruhen meist auf der Anwendung von Dentalpharmaka, wie z. B. Lokalanästhetika.

Allergien von Mundhöhle und Rachen

T. Hildenbrand, S. Espenschied und W. Heppt

Allergische Erkrankungen von Mundhöhle und Rachen (Pharynx) können sich klinisch als Stomatitis, Glossitis, Cheilitis, Pharyngitis, Zungengrundödem oder Zungengrundhyperplasie manifestieren.

In der Regel handelt es sich um lokale Reaktionen auf Inhalations-, Nahrungsmittel- und Insektengiftallergene oder auf Dentalprodukte. Seltener findet man sie als Fernsymptome bei einer generalisierten allergischen Reaktion, wie beim anaphylaktischen Schock.

MERKE

Die häufigsten allergischen Reaktionen von Mundhöhle und Rachen treten im Rahmen einer pollenassoziierten Nahrungsmittelallergie auf und beruhen auf Kreuzreaktionen zwischen inhalativen und nutritiven Allergenen (Synonym: orales Allergiesyndrom).

Bei Patienten mit allergischer Rhinitis kommt es durch die behinderte Nasenatmung mit vermehrter Mundatmung weniger zu primär allergischen als vielmehr zu *sekundären Krankheitserscheinungen* im Mund-Rachen-Raum. Hierzu gehören:
- erhöhte Infektneigung
- Trockenheitsgefühl und Kratzen im Rachen
- Zungenbrennen
- Heiserkeit
- Schluckbeschwerden
- bei Kindern Schmelzdefekte der Zähne und Zahnstellungsanomalien

Die primär allergischen Schleimhautreaktionen beruhen pathophysiologisch überwiegend auf IgE-vermittelten Reaktionen vom Soforttyp, seltener auf zellvermittelten Kontaktallergien vom Spättyp. Charakteristisch für eine Soforttypreaktion ist das glasige Schleimhautödem, für die Spättypreaktion die rötliche Schleimhautinduration.

Differenzialdiagnostisch ist bei akuten Schwellungszuständen das Quincke-Ödem einschließlich nicht allergischer Unverträglichkeitsreaktionen beispielsweise auf Konservierungsstoffe oder Arzneimittel (s. Kapitel 6) zu berücksichtigen.

Orales Allergiesyndrom

Allergene

Das orale Allergiesyndrom, kurz OAS genannt, ist eine bei Pollenallergikern vorkommende allergische Reaktion des oberen Digestivtrakts auf spezielle Früchte, Nüsse, Gemüse oder Gewürze (Tab. 3.39). Vor allem Baumpollenallergiker sind betroffen. So geben bis zu 60% der Birkenallergiker eine Unverträglichkeit von Nahrungsmitteln, wie Äpfeln und Nüssen, an. Grund ist eine Kreuzallergie: Die Allergene von Gräser-, Kräuter- oder Baumpollen gleichen in ihrer Struktur den Eiweißen bestimmter Nahrungsmittel. Ist das Immunsystem auf ein Pollenallergen sensibilisiert, kann es auch beim Kontakt mit ähnlichen Eiweißstrukturen der Nahrung zu allergischen Symptomen kommen (s. Kapitel 7). In den meisten Fällen handelt es sich dabei um rohe, ungekochte Speisen.

Symptome

Die Symptome treten gewöhnlich bereits wenige Minuten nach dem Verzehr des auslösenden Allergens auf. Juckreiz und Brennen der Lippen, des Mundes und des Pharynx sind am häufigsten, gefolgt von Schwellung der Lippen, der Zunge und der Uvula. Zusätzlich können Irritationen an Augen, Nase, Haut und Gastrointestinaltrakt (Erbrechen, Diarrhö, Krämpfe) vorkommen. Die schwerste Erscheinungsform stellt die lebensbedrohliche Anaphylaxie dar. Gerade während der Pollenflugzeit ist das Risiko für derartige Reaktionen erhöht.

Diagnose

Die typischen Symptome nach dem Verzehr eines Nahrungsmittels sind richtungsweisend, die klassische Allergietestung mit Prick-Test und Bestimmung spezifischer Antikörper auf Pollen- und Nahrungsmittelallergene sichert die Diagnose. Für die spezielle Testung einzelner Nahrungsmittel bietet sich der Prick-to-Prick-Test mit frischen Nahrungsmitteln an.

Therapie

> **MERKE**
>
> Patienten, die unter einem oralen Allergiesyndrom leiden, sollten die Allergie verursachenden Nahrungsmittel unbedingt meiden.

Manche allergenen Proteine, wie die des Apfels, sind hitzelabil, können durch Kochen zerstört und somit ohne Probleme verzehrt werden. Andere Proteine, wie bei Sellerie oder Erdbeere, sind dagegen hitzestabil und erfahren keine Denaturierung durch die Erhitzung.

Zur symptomatischen Behandlung eines oralen Allergiesyndroms sollte stets ein Antihistaminikum der neueren Generation zur Verfügung stehen. Patienten, die in der Vergangenheit eine anaphylaktische Reaktion zeigten, benötigen als Notfalltherapeutikum ein Sympathomimetikum (z.B. Epinephrin) zur i.m. Selbstapplikation in Form einer Fertigspritze. Zur kausalen Behandlung wird eine spezifische Immuntherapie gegen die kreuzreaktiven Pollenallergene empfohlen. In den letzten Jahren konnten verschiedenste Untersuchungen aufzeigen, dass eine Hyposensibilisierung neben der erfolgreichen Behandlung des Heuschnupfens in vielen Fällen auch eine Toleranz gegenüber den kreuzreaktiven Nahrungsmitteln induzieren kann. Durchschnittlich berichteten 10-30%, in einigen Studien sogar 50% der Patienten über eine Besserung der oralen Allergiesymptome. Die Wirksamkeit einer sublingual verabreichten Immuntherapie konnte eine vor kurzem veröffentlichte Studie belegen. Bereits nach 1 Jahr fand sich bei 75% von 102 Heuschnupfenpatienten eine deutliche Verbesserung des assoziierten oralen Allergiesyndroms. Gleichzeitig reduzierten sich der Medikamentenverbrauch und die Symptome des allergischen Schnupfens signifikant um 50-86%.

Es ist davon auszugehen, dass es für die Entwicklung eines oralen Allergiesyndroms einer genetischen Disposition bedarf. Nicht jeder Patient mit einer entsprechenden Allergie gegen Baumpollen, Gräser oder Beifuß entwickelt ein orales Allergiesyndrom; Patienten mit einem bekannten oralen Allergiesyndrom entwickeln nicht immer gegen alle genannten kreuzreaktiven Nahrungsmittel Symptome. Die symptomati-

Tab. 3.39 Bekannte und häufig auftretende Kreuzreaktionen (Reimann 2000).

Name	Allergen	Möglicherweise kreuzreagierende Nahrungsmittel
Birkenpollen-Nuss-Obst-Syndrom	Birkenpollenallergene	• *Haselnussgewächse:* Haselnuss • *Rosengewächse:* Apfel, Birne, Pfirsich, Aprikose, Kirsche, Pflaume, Mandel • *Bananengewächse:* Bananen • *Doldenblütler:* Sellerie, Karotte, Fenchel, Dill, Anis, Koriander, Kümmel, Liebstöckel • *Nachtschattengewächse:* Tomate, Kartoffel, Chilipfeffer • *Sumachgewächse:* Mango, Pistazien, Cashewnüsse • *Lorbeergewächse:* Kiwi, Litschi, Avocado • *Lippenblütler:* Basilikum, Majoran, Oregano, Thymian, Pfefferminz
Beifuß-Sellerie-Gewürz-Syndrom	Beifußpollenallergene	• *Doldenblütler:* Sellerie, Karotte, Fenchel, Dill, Anis, Koriander, Kümmel, Liebstöckel • *Nachtschattengewächse:* Tomate, Kartoffel, Chilipfeffer • *Pfeffergewächse:* schwarzer und grüner Pfeffer • *Sumachgewächse:* Mango, Pistazien, Cashewnüsse • *Lorbeergewächse:* Kiwi, Litschi, Avocado • *Lippenblütler:* Basilikum, Majoran, Oregano, Thymian, Pfefferminz • *Korbblütler:* Artischocke, Sonnenblume, Estragon, Kamille, Wermut, Löwenzahn, Traubenkraut • *Kürbisgewächse:* Kürbis, Gurke, Melone
Gräser-Getreide-Reaktionen	Gräserallergene	• *Getreide:* Roggen, Weizen • *Hülsenfrüchte:* Erbse, Erdnuss, Linse (Sojabohne) • *Bananengewächse:* Banane • *Kürbisgewächse:* Kürbis, Gurke, Melone • *Nachtschattengewächse:* Tomate, Kartoffel, Chilipfeffer • *Lippenblütler:* Basilikum, Majoran, Oregano, Thymian, Pfefferminz • *Korbblütler:* Artischocke
Traubenkraut-(Ragweed-)Bananen-Melonen-Syndrom	Traubenkrautpollenallergene	• *Bananengewächse:* Banane • *Kürbisgewächse:* Melone • *Rautengewächse:* Curry
Milben-Schalentier-(Schnecken-)Syndrom	Hausstaubmilbenallergen Tropomyosin	• *Schalentiere:* Garnelen, Hummer, Languste, Krebs, Schnecken
Latex-Frucht-Syndrom	Latexallergen	• *Lorbeergewächse:* Avocado, Kiwi • *Bananengewächse:* Banane • *Kürbisgewächse:* Melone • *Haselnussgewächse:* Haselnuss • *Rosengewächse:* Birne, Pfirsich • *Nachtschattengewächse:* Kartoffel, Tomate • *Melonenbaumgewächse:* Papaya • *Passionsblumengewächse:* Passionsfrucht • *Maulbeergewächse:* Feige • *Buchengewächse:* Esskastanie • *Doldenblütler:* Sellerie • *Knöterichgewächse:* Buchweizen
Vogel-Ei-Syndrom	Vogelfedernallergen α-Livetin	• Hühnerei (Dotter), Hühnerfleisch

schen und kausalen Therapiekonzepte haben dies zu berücksichtigen.

Gleiches gilt für die Nahrungsmittelkarenz: Sie ist bei Pollenallergikern kein Dogma und sollte sich auf Nahrungsmittel beschränken, die eindeutig unverträglich sind.

Hyperplasie der Gaumen- und Rachenmandeln

Hyperplasien der Rachenmandeln (Adenoide, umgangssprachlich: Polypen; Abb. 3.**51**) finden sich gehäuft bei Kindern, aber auch bei Erwachsenen mit Inhalations- und Nahungsmittelallergien. Sie haben eine Nasenatmungsbehinderung zur Folge und prädisponieren über die vermehrte Mundatmung (Abb. 3.**52**) zu chronischen Reizerscheinungen von Mundhöhle, Rachen und Kehlkopf. In immunhistologischen Studien konnte gezeigt werden, dass CD1a-positive Langerhans-Zellen und eosinophile Granulozyten in den Adenoiden allergischer Kinder im Vergleich zu nicht allergischen Kindern vermehrt vorkommen. Außerdem ist die Zahl der IL4- und IL5-mRNA-positiven Zellen bei allergischen Patienten im Vergleich zu Gesunden erhöht. Auch wenn die Rolle der allergischen Sensibilisierung bei der Hyperplasie der Adenoide noch nicht ausreichend geklärt ist, rechtfertigen diese Studien, bei entsprechendem Verdacht eine Allergiediagnostik durchzuführen.

Anders verhält es sich bei einer *Hyperplasie der Gaumenmandeln* (Abb. 3.**53**) und Seitenstränge. Bei beiden Krankheitsbildern gibt es trotz augenscheinlicher klinischer Zusammenhänge derzeit keine gesicherte Evidenz für das Vorliegen einer allergischen Genese oder Prädisposition.

Therapie

Therapeutisch stehen bei allergischen Erkrankungen von Mundhöhle und Rachen die bekannten Prinzipien der Allergenkarenz, einer symptomatischen medikamentösen Therapie und einer spezifischen Immuntherapie im Vordergrund. Die topische intranasale Anwendung von Glukokortikoiden führte in Studien zu einer signifikanten Reduktion der adenoiden Hyperplasie und der damit verbundenen Beschwerden. Auch durch die Kombination einer kurzzeitigen Gabe eines oralen Antibiotikums mit einem oralen Glukokortikoid, gefolgt von der längerfristigen Gabe eines oralen Antihistaminikums mit einem topischen Steroid, konnte der Krankheitsverlauf positiv beeinflusst werden. Eine Reduktion der Größe der adenoi-

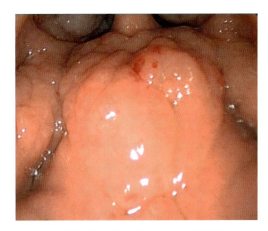

Abb. 3.**51** Hyperplastische Rachenmandel (Adenoide) bei der Epipharyngoskopie.

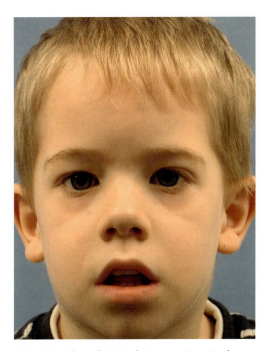

Abb. 3.**52** Adenoide Fazies bei ausgeprägter Rachenmandelhyperplasie.

den Vegetationen fand sich unter der Therapie mit topischen Glukokortikoiden allerdings sowohl bei allergischen als auch bei nicht allergischen Patienten. Somit kann der antiallergische Effekt der Steroide nicht sicher von deren antiinflammatorischem Effekt getrennt werden. Trotz dieser Studienergebnisse ist gerade bei chronischem Krankheitsverlauf mit Sekundärerscheinungen,

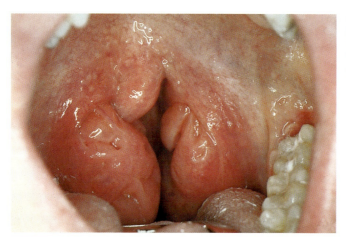

Abb. 3.**53** Chronisch entzündete hyperplastische Tonsillen bei einem 12-jährigen Jungen mit multiplen Sensibilisierungen (Hausstaubmilbe, Gräser, Hühner-, Milcheiweiß).

wie vermehrter Infektionsneigung, Paukenerguss oder rezidivierender Otitis media, ein operatives Vorgehen in Form einer Adenotomie notwendig. Gleiches gilt für die ausgeprägte Hyperplasie der Gaumenmandeln, bei der, abhängig von der Infektionsrate, entweder die konventionelle Entfernung oder, bei alleiniger obstruktiver Komponente mit Hinweisen auf ein Schlafapnoesyndrom, die laserchirurgische Verkleinerung indiziert ist.

Allergie auf Dentalprodukte

Kontaktallergische Reaktionen auf Dentalprodukte (s. S. 114 ff) sind klinisch selten, wenngleich sie vonseiten der Patienten oft vermutet werden. Die geringe Prävalenz hängt damit zusammen, dass die allergische Spättypreaktion eine längere Allergeneinwirkung voraussetzt, die in Mundhöhle und Pharynx durch den Speichel und den erhöhten Zellumsatz normalerweise nicht gegeben ist.

Symptome

Liegt eine Allergie auf Dentalprodukte vor, klagen die Patienten meist über Zungenbrennen, seltener über Globusgefühl oder Kratzen im Rachen. Bei der Inspektion der Mundhöhle findet man meist nur eine ödematöse, gerötete Schleimhaut. Ausgeprägte chronische Entzündungsreaktionen können aber auch mit leukoplakischen, aphthösen oder lichenartigen Schleimhautveränderungen einhergehen.

Diagnose

Die Objektivierung kontaktallergischer Reaktionen erfolgt mittels standardisierter Epikutantestblöcke (s. Kapitel 4). Hiermit können Sensibilisierungen auf metallhaltige Prothesenmaterialien (Nickel, Kobalt, Palladium, Quecksilber), Kunststoffprothesen (Methylmethacrylate, Epoxidharz), Zahnzement (Kolophonium, Eugenol) und Prothesenhaftmittel (Perubalsam als Duftstoffe) nachgewiesen werden. Sensibilisierungen auf Quecksilberamalgam sind durch positive Reaktionen auf Amalgam (5% in Vaseline) bzw. anorganisches Quecksilber-(II)-amidchlorid (1% in Vaseline) im Epikutantest nachweisbar. Bei nachgewiesenen Sensibilisierungen ist eine Zahnsanierung unter Verwendung zuvor allergologisch getesteter Materialien anzustreben.

FAZIT

Bei allergischen Erkrankungen von Mundhöhle und Rachen (Pharynx) handelt es sich meist um lokale Reaktionen auf Inhalations-, Nahrungsmittel- und Insektengiftallergene oder auf Dentalprodukte. Am häufigsten treten sie in Form einer pollenassoziierten Nahrungsmittelallergie auf und beruhen auf Kreuzreaktionen zwischen inhalativen und nutritiven Allergenen.
So ist das orale Allergiesyndrom eine bei Pollenallergikern vorkommende allergische Reaktion des oberen Digestivtrakts auf spezielle Früchte, Nüsse, Gemüse oder Gewürze. Hier ist die wichtigste Therapiemaßnahme das Meiden der auslösenden Nahrungsmittel.
Hyperplasien der Rachenmandeln stehen wahrscheinlich in Zusammenhang mit Inhalations- und Nahungsmittelallergien, während dies für Hyperplasien der Gaumenmandeln nicht gesichert ist.
Kontaktallergische Reaktionen auf Dentalprodukte sind klinisch selten.

Intestinale Allergie

S. C. Bischoff

Definitionen und Epidemiologie

> **MERKE**
>
> Intestinale Allergien sind definiert als individuell auftretende, durch exogene Allergene ausgelöste, immunologisch vermittelte Hypersensitivitätsreaktionen, die zu intestinalen Beschwerden führen.

Dadurch grenzen sie sich sowohl von toxischen Reaktionen gegen Nahrungsmittel ab, die nicht individuell auftreten, als auch gegen Intoleranzreaktionen, die nicht immunologisch vermittelt sind. Die Mehrzahl der intestinalen Allergien sind IgE-vermittelt; aber auch Typ-III-Reaktionen bzw. isolierte Typ-IV-Reaktionen nach Coombs und Gell können intestinalen Allergien zugrunde liegen (Abb. 3.**54**).

> **MERKE**
>
> Die intestinalen Allergien werden in erster Linie durch Nahrungsmittel ausgelöst. Insofern handelt es sich bei intestinalen Allergien meist um Nahrungsmittelallergien mit intestinaler Manifestation.

Nahrungsmittelallergien können sich auch an der Haut, am Respirationstrakt, am oberen Verdauungstrakt (Mund, Rachen, Speiseröhre, Magen) oder an anderen Organen manifestieren. Die intestinale Manifestation wird besonders häufig bei Kleinkindern beobachtet. In dieser Altersgruppe manifestiert sich eine Nahrungsmittelallergie bevorzugt an der Haut (atopische Dermatitis) oder am Intestinum (Diarrhöen). Bei Erwachsenen ist der häufigste Manifestationsort einer Nahrungsmittelallergie der obere Verdauungstrakt, namentlich der Mund-Rachen-Bereich. Diese Manifestation wird orales Allergiesyndrom (s. S. 123) genannt und ist die klassische Manifestationsform einer pollenassoziierten Nahrungsmittelallergie. Nimmt man die Manifestationen des oberen und unteren Verdauungstrakts zusammen, stellen diese 50% der Manifestationen im Kindesalter und 30% der Manifestationen im Erwachsenenalter dar (Abb. 3.**55**).

Im Erwachsenenalter sind Nahrungsmittelintoleranzen, zu denen beispielsweise die Laktoseintoleranz, die Histaminintoleranz oder sog. „Pseudo-

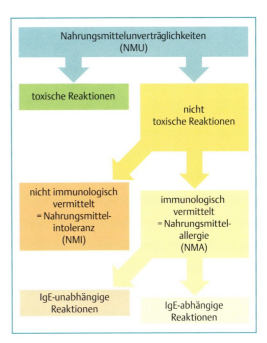

Abb. 3.**54** Klassifikation von Nahrungsmittelunverträglichkeiten nach den zugrunde liegenden Mechanismen.

allergien" gerechnet werden, welche durch unspezifische Mastzellaktivatoren ausgelöst werden, etwa 10-mal häufiger als immunologisch vermittelte Nahrungsmittelallergien. Nahrungsmittelallergien und -intoleranzen sind somit 2 Unterformen von abnormalen Reaktionen auf Nahrungsmittel (Adverse Reactions to Food), im deutschen Sprachraum *Nahrungsmittelunverträglichkeiten* genannt, was als Überbegriff zu verstehen ist.

Nahrungsmittelallergien treten besonders häufig im frühen Kindesalter auf und verschwinden spontan mit zunehmendem Alter bis zur Einschulung. Manchmal werden die frühkindlichen Nahrungsmittelallergien abgelöst von Allergien gegen inhalative Allergene, wie Pollen, Milben oder Tierepithelien. Nur wenige Kinder behalten ihre Nahrungsmittelallergien bis zum Erwachsenenalter. Auf der anderen Seite gibt es Erwachsene, die an Nahrungsmittelallergien leiden, ohne in der Kindheit betroffen gewesen zu sein. Die Prävalenz der Nahrungsmittelallergien beträgt 4-8% bei Kindern und 1-2% bei Erwachsenen. Dagegen steht, dass etwa 20% aller Erwachsenen in Industrienationen über Nahrungsmittelunverträglichkeiten klagen. Die Mehrzahl der Fälle von Nahrungsmittelunver-

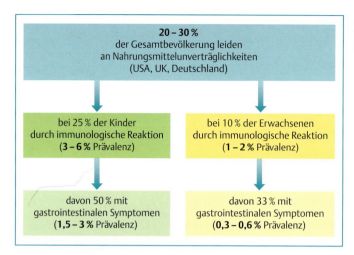

Abb. 3.**55** Volkskrankheit Nahrungsmittelallergie. Prävalenzen in der Bevölkerung (Bischoff 2006).

träglichkeit ist nicht immunologisch vermittelt, wobei die Laktoseintoleranz die häufigste Form in westlichen Ländern darstellt.

Es ist anzunehmen, dass analog zur Entwicklung von allergischen Erkrankungen im Allgemeinen auch Nahrungsmittelallergien in den letzten Jahrzehnten deutlich zugenommen haben. Allerdings liegen konkrete Zahlen, die eine Zunahme der Prävalenz von Nahrungsmittelallergien belegen, nur für die Erdnussallergie vor. Die Gründe für eine solche Zunahme sind nicht vollkommen klar, wenngleich kürzliche epidemiologische Studien vermuten lassen, dass ein gesteigerter Hygienestatus in den Industrienationen mit einer gesteigerten Allergieinzidenz assoziiert ist. In jüngster Zeit konnte gezeigt werden, dass eine ausreichende Exposition mit bakteriellem Lipopolysaccharid in den ersten Lebensjahren einen protektiven Effekt hinsichtlich der Entwicklung allergischer Erkrankungen haben könnte. Diese Beobachtungen, die zur Formulierung der „Hygienetheorie" führten, deuten darauf hin, dass für die Entwicklung allergischer Erkrankungen das angeborene Immunsystem im Mittelpunkt steht, während die Manifestation allergischer Reaktionen durch das spezifische Immunsystem getriggert wird. Die Hygienetheorie besagt, dass eine ausgeprägte hygienische Umgebung mit reduzierter mikrobieller Exposition einen Risikofaktor für die Entwicklung von Atopie darstellt, weil der inhibierende Einfluss von Th1-Zytokinen vermindert ist. Sie gründete sich zunächst auf epidemiologische Beobachtungen und wird derzeit experimentell verifiziert. Die Hygienetheorie bezieht sich auf die zunehmende Inzidenz nicht nur von allergischen Erkrankungen, sondern auch von anderen immunologischen Erkrankungen, wie rheumatischer Arthritis, Diabetes mellitus Typ 1 und chronisch-entzündlichen Darmerkrankungen.

Nahrungsmittelallergene

Intestinale Allergien werden vorwiegend durch Nahrungsproteine ausgelöst, welche im Rahmen der Verdauung nicht vollständig degradiert werden und dadurch ihre allergene Potenz teilweise beibehalten. Die strukturellen und biochemischen Eigenschaften der auslösenden Allergene bestimmen die Art der Immunantwort bei der Nahrungsmittelallergie. Allerdings sind die Voraussetzungen dafür, dass ein Antigen als Allergen fungiert, bis heute unklar. Dieses Thema ist insbesondere auch für die Voraussage, ob ein Nahrungsmittel wahrscheinlich als Allergen wirkt, bzw. für die Testung neuer Nahrungsmittel auf ihr Allergenpotenzial von zentraler Bedeutung.

---- MERKE ----

Generell sind lösliche Proteine eher tolerogen als partikuläre oder globuläre Proteine.

Andere biochemische Eigenschaften bestimmen den Absorptionsgrad und die Stabilität des Allergens im Darm. Beispielsweise ist das Erdnussprotein Ara h1 höchst resistent gegen Degradation im Gastrointestinaltrakt aufgrund der Bildung von stabilen Homodimeren, was zur besonderen Relevanz dieser Form von Nahrungsmittelallergie wesentlich beiträgt. Auch die Allergendosis spielt eine Rolle, denn es konnte gezeigt werden, dass niedrige Dosen eher regulatorische T-Zellen (Th3) aktivieren, während hohe Dosen zu Anergie oder Apoptose führen.

Obwohl viele Nahrungsproteine als Allergene fungieren können, werden tatsächlich 90 % der Nahrungsmittelallergien durch einige wenige Nahrungsmittel ausgelöst. Die „Hitliste der Nahrungsallergene" ist abhängig von den Ernährungsgewohnheiten, die in verschiedenen Altersstufen (Säugling, Kind, Erwachsene) und in verschiedenen kulturellen Kreisen zum Teil erheblich variieren können. In Tab. 3.**40** sind die in Deutschland wichtigsten Allergene zusammengestellt (vgl. auch Kapitel 7).

Tab. 3.**40** Relevante Nahrungsmittelallergene in Deutschland (Ring et al. 2004).

Erwachsene		Kinder	
Allergen	Häufigkeit (%)	Allergen	Häufigkeit (%)
Obst	35	Milch	70
Nüsse	23	Ei	40
Gewürze	18	Obst	8
Fisch usw.	10	Nüsse	5
Zerealien	7	Fisch	5
Milch	7	Zerealien	4
Ei	4		

--- MERKE ---
Von besonderer Bedeutung sind die Kreuzreaktionen zwischen unterschiedlichen Nahrungsallergenen aus ähnlichen botanischen Familien und insbesondere zwischen Nahrungsallergenen und Pollen-, Milben- oder Latexallergenen.

Die Kenntnis solcher Kreuzallergien ist hilfreich für die gezielte Anamnese, Diagnostik und Eliminationsdiät; außerdem erlaubt sie neue Einblicke in die „funktionelle Anatomie" der Allergenmoleküle (Tab. 3.**41**). Im letzten Jahrzehnt sind sog. „Majorallergene" bzw. „-epitope" molekular charakterisiert worden, die sich innerhalb verwandter Nahrungsallergengruppen, aber auch in Nahrungsmitteln oder Pollen usw. finden und das Phänomen Kreuzallergien erklären helfen. Die ersten Majorepitope, die kloniert wurden, waren Bet v1 und Bet v2 (Profilin), welches in Birkenpollen und in zahlreichen Nahrungsmitteln, wie Obst und Sellerie, vorkommt. Spezifisches IgE von Patienten mit Allergie gegen Birkenpollen und Nahrungsmittel richtet sich hauptsächlich gegen Bet v1, was die Bedeutung dieser Allergenstruktur als Haupt-B-Zell-Epitop und IgE-Epitop für die Mastzellaktivierung unterstreicht. Seither wurden mehr als 1000 Epitope, darunter etwa 50-100 Majorepitope, kloniert und sequenziert (Details unter http://www.allergome.org).

Die dadurch nun verfügbaren rekombinanten Allergene eröffnen neue Möglichkeiten für die Diagnostik und Therapie von allergischen Erkrankungen. Rekombinante Allergene können für Haut- und In-Vitro-Tests anstelle von herkömmlichen Allergenextrakten eingesetzt werden, welche häufig unzureichend rein und stabil sind. Zweitens können rekombinante Allergene so modifiziert werden, dass sie von T-Zellen, nicht aber von B-Zellen erkannt werden. Dies ermöglicht grundsätzlich eine gezieltere und sicherere Desensibilisierung, was derzeit in klinischen Studien überprüft wird.

Mechanismen
Immunpathogenese nahrungsmittelallergischer Erkrankungen
IgE- und IgA-vermittelte Reaktionen
Die am besten charakterisierte Überempfindlichkeitsreaktion gegen Nahrungsmittel ist die IgE-vermittelte Typ-I-Reaktion, welche auch vielen Fällen von Asthma bronchiale, saisonaler Rhinitis, Urtikaria und atopischem Ekzem zugrunde liegt. Manche Menschen entwickeln nach der akuten IgE-Reaktion eine verzögerte Reaktion, die durch eine erhöhte zelluläre Infiltration des betroffenen Gewebes mit Entzündungszellen und schließlich durch eine Gewebedysfunktion gekennzeichnet ist (Abb. 3.**56**). Solche Mechanismen spielen bei milch- und sojaproteininduzierten Enteropathien sowie bei der Zöliakie eine Rolle. Immunologischen Reaktionen gegen Nahrungsmittel können auch gemischte IgE-abhängige und -unabhängige Reaktionen zugrunde liegen. Insbesondere Typ-IV-Hypersensitivitätsreaktionen gegen Nahrungsproteine werden aufgrund der Präsenz von für ein Nahrungsmittelantigen spezifischen Th-Zellen und zytotoxischen T-Zellen vermutet.

Tab. 3.41 In Mitteleuropa vorkommende Nahrungsmittelallergien aufgrund von Kreuzreaktionen (Werfel u. Niggemann 2009).

	Inhalationsallergen	Nahrungsmittelallergen
häufig	Baumpollen	Apfel, Haselnuss, Karotte, Kartoffel, Kirsche, Kiwi, Nektarine, Pfirsich, Sellerie, Soja
	Beifußpollen	Gewürze, Karotte, Litschi, Mango, Sellerie, Sonnenblumensamen, Weintraube
	Naturlatex	Ananas, Avocado, Banane, Kartoffel, Kiwi, Tomate
selten	Ficus benjamina	Feige
	Gräser- und Getreidepollen [1]	Mehle, Kleie, Tomate, Hülsenfrüchte
	Hausstaubmilbe	Krusten- und Weichtiere
	Platane/Pfirsich [2]	Aprikose, Pflaume, Apfel, Salat
	Tierepidermis	Kuhmilch, Fleisch, Innereien
	Traubenkrautpollen (Ragweed-Pollen, Ambrosia) [3]	Melone, Zucchini, Gurke, Banane
	Vogelallergen	Ei, Geflügelfleisch, Innereien

[1] Angesichts der Häufigkeit der Gräser- und Getreidepollenallergie sind Kreuzreaktionen zu Nahrungsmitteln extrem selten.
[2] Primäre Sensibilisierungen gegen Lipidtransferproteine sind noch nicht abschließend geklärt, am ehesten gastrointestinal über das „Leitallergen" Pfirsich. Lipidtransferproteinallergien sind klinisch „aggressiv" und in Spanien und anderen mediterranen Ländern häufig.
[3] Häufiger in den USA, Tendenz in Europa zunehmend.

Für die Entwicklung einer allergischen Darmentzündung wird eine ausreichende Menge an Allergen im Darm und ein hyperreagibles mukosales Immunsystem benötigt. Der erhöhten Antigenexposition kann eine genetisch determinierte Veränderung von Schlüsselmolekülen der Darmbarriere, eine Unreife der Darmbarriere, eine erworbene Störung des angeborenen Darmimmunsystems, beispielsweise bedingt durch eine Darminfektion, oder eine Kombination hieraus zugrunde liegen. Eine unspezifische Entzündung, ausgelöst durch Bakterien, Viren oder Toxine, kann den Verlust der immunologischen Toleranz und die nachfolgende Entwicklung einer Hypersensitivität des mukosalen Immunsystems gegen luminale Antigene triggern. Ähnliche Mechanismen wurden für andere Entzündungserkrankungen des Gastrointestinaltrakts, wie chronisch-entzündliche Darmerkrankungen beschrieben, wobei dort eher Bakterien- als Nahrungsantigene Auslöser zu sein scheinen.

Eine verzögerte Entwicklung des protektiven IgA-Systems innerhalb des *Gut-associated lymphoid Tissue (GALT)* in der postnatalen Phase oder ein gesteigerter Switch hin zu IgE-produzierenden B-Lymphozyten ist mit einem erhöhten Risiko für die Entwicklung von allergischen Erkrankungen assoziiert. Die IgA-Synthese wird hauptsächlich durch TGF-β aus Th3-Zellen und externe Trigger induziert, während die IgE-Synthese abhängig ist vom CD40-Liganden sowie von den Zytokinen IL-4 und Il-13, die von Th2-Zellen und Entzündungzellen (Mastzellen, Basophilen) produziert werden. Dagegen inhibieren Th1-Zytokine, wie IFN-γ, die Aktivität von Th2-Zellen. Dies erklärt, wie eine kontrollierte Th1-dominierte Immunantwort, beispielsweise durch bestimmte Bakterienprodukte getriggert, dazu beitragen kann, eine primär vorgegebene Th2-Antwort im Darm zu limitieren und dadurch eine Überproduktion von IgE zu verhindern. Solche Mechanismen unterstützen die bereits erwähnte Hygienetheorie.

Bei immunologischen Überempfindlichkeitsreaktionen ist nicht nur das spezifische Immunsystem, sondern auch das *angeborene („innate")* Immunsystem involviert. Die Charakterisierung von Schlüsselmolekülen der angeborenen Immunab-

3 Intestinale Allergie

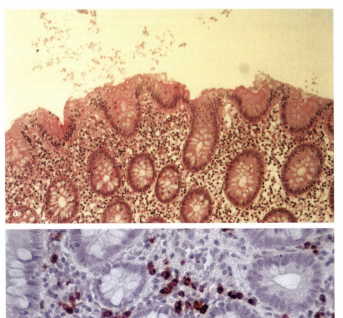

Abb. 3.**56a u. b** **Histologie einer schweren eosinophilen Kolitis.** Massive granulozytäre Infiltration der Lamina propria sowie Epitheldestruktionen (×100).

wehr, wie Defensinen, Muzinen oder Synactin, und ihrer möglichen Veränderungen bei Allergikern sind deshalb für das Verständnis der Mechanismen und die Entwicklung neuer Therapiekonzepte von zentraler Bedeutung. Störungen innerhalb des angeborenen Immunsystems können auch für Fehlregulationen des spezifischen Immunsystems verantwortlich sein, welche beispielsweise in die Überproduktion von spezifischem IgE münden.

Im Verlauf der allergischen Reaktion (Abb. 3.**57**) werden native Lymphozyten des GALT zur Bildung von Th2-Zytokinen, wie IL-4 und IL-13, veranlasst, welche die Entwicklung IgE-produzierender Plasmazellen fördern. Tatsächlich können allergenspezifische T-Zellen aus dem Blut, der Haut und der Mukosa von Patienten mit Nahrungsmittelallergien isoliert werden, die neben IL-4 und IL-13 auch IL-5 produzieren. Diese Zytokine regulieren nicht nur die IgE-Synthese (IL-4, IL-13), sondern auch die Einwanderung und Aktivierung von Entzündungszellen, wie Mastzellen (IL-4) und eosinophilen Granulozyten (IL-5).

In klinischen Studien konnte gezeigt werden, dass IgE lokal umschrieben in der respiratorischen und gastrointestinalen Mukosa produziert wird. Dies erklärt, warum Serum-IgE-Messungen und Hauttests nicht eng mit mukosalen allergischen Reaktionen im Darm korrelieren. Bei Atopikern sind die erhöhten IgE-Spiegel eng korreliert mit IL-13, dessen Gen einem Polymorphismus unterliegt, der mit Atopie assoziiert ist. Die IgE-vermittelte, allergische Immunantwort kann also in 3 Phasen eingeteilt werden:
- die klinisch stumme Sensibilisierungsphase, meist im Säuglings- oder Kindesalter
- die symptomatische Effektorphase, welche sich aus einer akuten und einer fakultativen verzögerten Reaktion zusammensetzt

3 Allergologische Krankheitsbilder – Verdauungstrakt

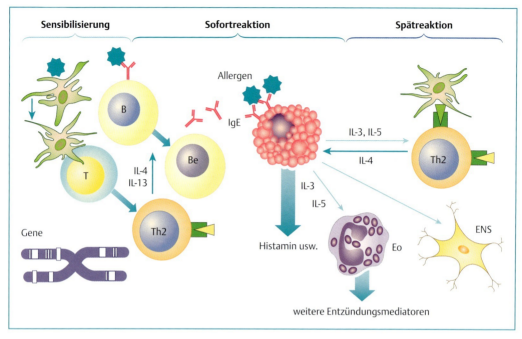

Abb. 3.57 **Phasen der allergischen Reaktion** (Bischoff 2006).
T = nativer Lymphozyt
Th2 = T-Helferzelle 2
B = B-Zelle
Be = IgE-produzierende B-Zelle
Eo = eosinophiler Granulozyt
ENS = enterisches Nervensystem

- die chronische, organzerstörende Phase, die ein Resultat repetitiv auftretender, verzögerter Reaktionen sein könnte

Mastzellen und Eosinophile
Entzündungsmediatoren aus Mastzellen und Eosinophilen sind primär verantwortlich für die klinischen Symptome der Patienten mit Nahrungsmittelallergie. Man findet bei diesen Patienten erhöhte Spiegel von Histamin (bzw. Methylhistamin), Tryptase, ECP, IL-5 und TNFα in Serum, Urin, Darmspülflüssigkeit und Stuhlproben. Histologische Untersuchungen zeigen, dass Mastzellen und Eosinophile in der Darmmukosa nach lokaler Provokationstestung degranulieren und Mediatoren, wie Zytokine, freisetzen. Inzwischen werden diese Zellen nicht nur als Entzündungszellen, sondern auch als immunmodulatorische Zellen verstanden, die zur Homöostase im Darm und zur Abwehr von Bakterien und Parasiten beitragen.

In den letzten Jahren wurde deutlich, dass auch das *enterische Nervensystem* an der Regulation von allergischen Entzündungszellen, wie Lymphozyten, Mastzellen und Eosinophilen, beteiligt ist. Die morphologische funktionelle Assoziation zwischen Immun- und Nervenzellen wurde primär für Mastzellen beschrieben und teilweise auf Eosinophile ausgeweitet.

MERKE

Zu betonen ist, dass nicht nur das GALT innerviert ist, sondern auch umgekehrt das enterische Nervensystem durch Mediatoren des mukosalen Immunsystems entscheidend mitreguliert wird. Derartige Neuroimmuninteraktionen mögen die häufigen psychologischen und funktionellen Begleitsymptome erklären, die viele Patienten mit allergischen und anderen chronischen Darmerkrankungen kennzeichnen.

Nicht immunologische Mechanismen der Nahrungsmittelintoleranzen
Nahrungsmittelintoleranzen sind definiert als nicht immunologisch vermittelte Nahrungsmittelunverträglichkeiten und somit zumindest pathophysiologisch klar abgegrenzt von Nahrungsmit-

telallergien. Auf der klinischen Ebene ist diese Abgrenzung weniger deutlich, manchmal sogar kaum möglich, weil die Symptomatik von Patienten mit Nahrungsmittelallergien und Nahrungsmittelintoleranzen sich oft kaum unterscheidet. Die wichtigsten Formen der Nahrungsmittelintoleranzen sind:
- Nahrungsmittelvergiftung (Bakterien bzw. Bakterientoxine)
- Laktoseintoleranz (Mangel an Laktase)
- Histaminintoleranz (Mangel an Diaminooxidase)
- Intoleranz gegenüber anderen biogenen Aminen u.Ä. (Tyramin, Serotonin, Glutamat)
- „Pseudoallergien" (unspezifische Mastzellaktivierung durch Nahrungsmittel)
- physiologische Nahrungsunverträglichkeit (besonders bei gastrointestinalen Vorerkrankungen)

---- MERKE ----
Die Nahrungsmittelvergiftung, ausgelöst durch Bakterien oder Bakterientoxine, ist aufgrund des kurzen Verlaufs meist anamnestisch eindeutig abgrenzbar.

Chronisch-infektiöse Darmerkrankungen erfordern allerdings eine eingehende mikrobiologische Untersuchung der Fäzes.

Verschiedene, häufig vorkommende Nahrungsmittelintoleranzen sind:
- *Laktoseintoleranz:* Die häufigste Nahrungsmittelintoleranz bei Erwachsenen ist wahrscheinlich die Laktoseintoleranz, wobei es sich eigentlich um eine Laktosemalabsorption aufgrund mangelnder Laktase im Bürstensaum der Dünndarmepithelien handelt. Durch die fehlende Absorption dieser Disaccharide im Dünndarm kommt es zur bakteriellen Fermentierung des Zuckers im Dickdarm mit Gasbildung und Induktion von gastrointestinalen Symptomen.
- *Histamintoleranz:* In der Relevanz möglicherweise unterschätzt wird die Histaminintoleranz, der ebenfalls ein Enzymmangel (Diaminooxidase) zugrunde liegt. Bei den betroffenen Individuen führen bereits geringe Mengen an Histamin (beispielsweise in Rotwein, Champagner, Käse, Fisch, Sauerkraut) zu gastrointestinalen und neurologischen („Seekrankheit"-)Symptomen. Intoleranzen gegen andere biogene Amine, wie Tyramin (in Schokolade, Rotwein und Käse), Serotonin (in Bananen, Walnüssen, Ananas)

und Glutamat, dem Auslöser des sog. Chinasyndroms, wurden beschrieben.
- *Unspezifische Mastzellaktivierung durch Nahrungsmittel* (z.B. durch Erdbeeren, Zitrusfrüchte, Tomaten, Meeresfrüchte und Nahrungszusatzstoffe, wie Salizylate oder Benzoat): Diese wurde ebenfalls der „Pseudoallergie" zugeordnet, weil sie klinisch kaum von der echten Nahrungsmittelallergie abgrenzbar ist.
- *Psychologische Nahrungsmittelunverträglichkeit:* Diese kann sich auf dem Boden von frühkindlicher Gewalt („Zwang zum Essen") bzw. von Störungen im Bereich des zentralen Nervensystems (ZNS) oder des enterischen Nervensystems entwickeln.
- *Physiologische Nahrungsunverträglichkeit:* Diese Form der Nahrungsunverträglichkeit, häufig ausgelöst durch Stärke in Gemüsesorten, was zu vermehrter Gasbildung führt, wird insbesondere bei Patienten mit chronischen Darmerkrankungen (z.B. chronisch-entzündliche Darmerkrankung, Reizdarmsyndrom) beschrieben.

Klinische Präsentation

Nahrungsmittelallergien manifestieren sich, je nach Altersstufe, in bis zu 50% der Fälle vor allem in Form von gastrointestinalen Symptomen. Deshalb konsultieren viele dieser Patienten den Gastroenterologen, der in den meisten Fällen nicht ausreichend mit dem Krankheitsbild vertraut ist. Häufig werden die Patienten dann als „psychosomatisch" deklariert oder die Beschwerden als „funktionell" oder „Reizdarmsyndrom" klassifiziert, ohne dass das tatsächliche Problem definiert wird. Andererseits ist bekannt, dass Reizdarmsyndrom und Nahrungsmittelunverträglichkeit häufig miteinander assoziiert sind und dass die Nahrungsmittelallergie manchmal ein zugrunde liegender Mechanismus für Symptome einer Subgruppe von Patienten mit Reizdarmsyndrom ist. Das Thema Nahrungsmittelallergien gewann zusätzlich durch die Erkenntnis an Bedeutung, dass durch Nahrungsmittel ausgelöste allergische Reaktionen die häufigste Ursache für lebensbedrohliche Anaphylaxien sind.

Klinik der Nahrungsmittelallergien

Symptome

Allergische Symptome reichen von geringfügigen Beeinträchtigungen bis hin zu lebensbedrohlichen Schockreaktionen. Von den Patienten mit echter

Nahrungsmittelallergie leiden etwa ⅓ an gastrointestinalen Symptomen, wie Übelkeit, Erbrechen, Krämpfen, Blähungen und Diarrhöen; andere klagen über Hautsymptome (Urtikaria, Quincke-Ödem, atopische Dermatitis), respiratorische Symptome (Rhinitis, Asthma bronchiale), Schocksymptomatik oder weniger gut definierte systemische Beschwerden (Migräne, Fatigue-Syndrom, Ödeme, Hypotension, Arthritis usw.). Während dermatologische, respiratorische und systemische Manifestationen allergischer Erkrankungen hinreichend bekannt und etabliert sind, gilt dies nicht für gastrointestinale Manifestationen, die häufig durch Nahrungsantigene ausgelöst werden und schwierig zu diagnostizieren und behandeln sind. Dies ist zurückzuführen auf unterschiedliche zugrunde liegende Mechanismen, die bislang nur ansatzweise geklärt sind, und auf limitierte diagnostische Methoden, um Betroffene auf objektiver Basis zu identifizieren. Diese Defizite sind zum Teil dadurch begründet, dass der Gastrointestinaltrakt weniger leicht zugänglich ist als beispielsweise die Haut, um neue Methoden zur Diagnostik und Therapie von Nahrungsmittelallergien zu entwickeln.

MERKE

Hervorzuheben ist, dass die Nahrungsmittelallergie im Gegensatz zur Nahrungsmittelintoleranz zu einer lebensbedrohlichen systemischen Anaphylaxie führen kann. Tatsächlich wird die Nahrungsmittelallergie als Hauptursache für Anaphylaxie in Industrieländern, wie den USA und Europa, angesehen.

Die Prävalenz der Erdnussallergie (0,5-7% der Erwachsenen in den USA und England) und ihre potenziell fatalen Konsequenzen haben bereits heute Auswirkungen auf Reglements in Einrichtungen wie Schulkantinen bis hin zu Fluggesellschaften. Fatale Anaphylaxie kann schon durch geringste Allergenmengen ausgelöst werden, wie beispielsweise solche, die durch einen Kuss übertragen werden. Gelegentlich tritt die Anaphylaxie nur unter gleichzeitiger körperlicher Anstrengung auf. Eine durch Getreide ausgelöste, anstrengungsinduzierte Anaphylaxie kann beispielsweise durch das Majorallergen, Omega-5-Gliadin (Tri a 19) getriggert werden. Die Anstrengung bewirkt eine Aktivierung von Gewebetransglutaminase in der Darmmukosa, welche zu einer Kreuzvernetzung von Omega-5-Gliadinpeptiden führt, wodurch größere Allergenkomplexe gebildet werden, die dann eine anaphylaktische Reaktion auslösen können. Azetylsalizylate und andere NSAID können ebenfalls zu einer Verstärkung allergischer Symptome beitragen.

Die Nahrungsmittelallergie ist typischerweise eine Erkrankung der Haut, der Atemwege, des Gastrointestinaltrakts oder einer Kombination hieraus (Tab. 3.**42**). Gelegentlich kommen Symptome, wie Migräne, Arthritis, generalisierte Ödeme, Hypotension und chronische Müdigkeit, hinzu, die allerdings eher typisch sind für nicht immunologisch vermittelte Intoleranzen, wie die Histaminintoleranz.

Manifestationsformen der Nahrungsmittelallergie sind also Folgende:
- *Hautmanifestationen* schließen die atopische Dermatitis (häufig assoziiert mit gesteigerter Darmpermeabilität) und die Urtikaria (besonders in Assoziation mit anstrengungsinduzierten Symptomen) ein. Dermatitis herpetiformis tritt bei glutensensitiver Enteropathie auf; die Hautläsionen werden effektiv allein durch glutenfreie Diät behandelt.
- *Respiratorische Manifestationen* der Nahrungsmittelallergien umfassen die bronchiale Hyperreaktivität, das Asthma bronchiale, die allergische Rhinitis und möglicherweise auch die seröse Otitis media. Wenngleich Asthma vorwiegend mit inhalativen Allergenen assoziiert wird, muss bedacht werden, dass eine Nahrungsmittelallergie ein relevantes Risiko für lebensbedrohliche Asthmareaktionen im Kindesalter darstellt.
- *Gastrointestinale Manifestationen* der Nahrungsmittelallergien sind bei Kindern typischerweise die nahrungsproteininduzierten Proktitiden bzw. Enteropathien, evtl. kombiniert mit atopischer Dermatitis. In neuerer Zeit wurden zusätzlich die eosinophile Ösophagitis und die allergische Obstipation als Manifestationen der Nahrungsmittelallergien beschrieben. Bei Teenagern und Erwachsenen ist das orale Allergiesyndrom häufigste Manifestationsform einer Nahrungsmittelallergie, wenngleich auch andere Manifestationen, wie eosinophile Enteropathien und die Zöliakie, vorkommen.

Syndrome
- *Orales Allergiesyndrom* (s. S. 123): Dieses wird typischerweise durch pflanzliche Proteine ausgelöst, die mit bestimmten inhalativen Antigenen Kreuzreaktionen aufweisen, insbesondere mit Birken-, Ragweed- und Mugwort-Pollen. Exposition mit kreuzreagierenden Nahrungsmitteln kann zu Pruritus, Kribbeln und Schwel-

Tab. 3.42 Klinische Symptome der Nahrungsmittelallergie.

Organ	Krankheitsbild	Betroffene
Gastrointestinaltrakt	orales Allergiesyndrom	alle
	eosinophile Entzündungen	alle
	IgE-unabhängige Entzündungen	Kinder
	Zöliakie	alle
	Reizdarmsyndrom?	Erwachsene
Atemwege	Heuschnupfen, Asthma	alle
	Otitis serosa	Kinder
Haut	Urtikaria	alle
	Neurodermitis	Kinder
Gelenke	Arthritis usw.	Erwachsene
Nervensystem	Migräne, Kopfschmerzen	Erwachsene
	anhaltende Müdigkeit	Erwachsene
	psychische Auffälligkeiten	Erwachsene
	hyperkinetisches Syndrom	Kinder
Herz-Kreislauf-System	Gefäßentzündungen	alle
	Ödeme	alle
	anaphylaktischer Schock	alle

lung der Zunge, der Lippen, des Gaumens oder des Pharynx und gelegentlich auch zu Bronchospasmus oder sogar zu systemischen Reaktionen führen, welche üblicherweise bereits wenige Minuten nach Allergeningestion auftreten. Da diese Reaktionen fast ausschließlich IgE-vermittelt sind, kann die Diagnose in der Regel mittels Prick-Test oder Messung von spezifischem IgE im Blut bestätigt werden. Typischerweise treten die gastrointestinalen Symptome (Übelkeit, Erbrechen, abdominelle Schmerzen und Diarrhö) in Verbindung mit extraintestinalen Symptomen auf. Die typischen Allergene, die solche Reaktionen auslösen können, sind Milch, Ei, Erdnuss, Fisch und Meeresfrüchte, je nachdem, welche Essgewohnheiten dominieren.

- *Latex-Nahrungsmittel-Allergiesyndrom* (auch Latex-Früchte-Syndrom genannt; s. Tab. 3.39): Dieses Syndrom ist eine besondere Form der Nahrungsmittelallergie mit steigender Prävalenz, wobei die Latexallergie in 21-58 % der Fälle gemeinsam mit Nahrungsmittelallergien auftritt. Weltweit sind Banane, Avocado, Walnuss und Kiwi die häufigsten Auslöser von nahrungsmittelassoziierten Symptomen bei Latexallergie. Diese Nahrungsmittel können bei Latexallergikern dieselben Symptome wie Latex induzieren, z.B. Pruritus, Ekzem, orales Allergiesyndrom, Asthma, gastrointestinale Beschwerden und generalisierte Anaphylaxie.
- *Nahrungsinduzierte Enteropathie:* Dies ist eine Erkrankung des Kindesalters und durch protrahierte Diarrhöen und Erbrechen gekennzeichnet, was dem klinischen Bild einer Malassimilation entspricht. Die Eiweißverlustenteropathie kann zu Ödemen, abdomineller Distension, Nausea, Erbrechen, Diarrhö und Anämie führen. Differenzialdiagnostisch sind infektiöse und metabolische Erkrankungen, Lymphangiektasien und die Zöliakie zu berücksichtigen. Zugrunde liegende Mechanismen umfassen Immunkomplexbildungen und abnorme T-Zell-Reaktionen nach

Genuss von Milch, Soja und anderen Nahrungsmitteln, wie Ei, Fisch, Getreide, Reis, Gemüse und Fleisch. Normalerweise ist dabei kein spezifisches IgE gegen diese Nahrungsmittel nachweisbar. Die Diagnose basiert auf endoskopischen und histologischen Befunden (vermehrt intraepitheliale Lymphozyten und eosinophile Granulozyten, Villusatrophie) sowie auf Eliminationsdiät und Reexposition.

Allergiesonderformen:
Zöliakie und eosinophile Erkrankungen

Zöliakie
Die Zöliakie, auch „einheimische Sprue" genannt, betrifft ca. 1 % der Bevölkerung, was frühere Schätzungen zur Häufigkeit bei Weitem übertrifft. Die orale Aufnahme von Gliadin, welches in Getreide und Reishäutchen enthalten ist, induziert eine Enteropathie bei genetisch vorbelasteten Personen. Durch Eliminationsdiät kann eine Normalisierung der Darmanatomie und -funktion erreicht und die Symptomatik (Diarrhö, Gewichtsverlust, aber auch Müdigkeit, Abgeschlagenheit und Dyspepsie) reduziert bzw. aufgehoben werden. Gluten muss üblicherweise lebenslang eliminiert werden.

Eosinophile Ösophagitis
Untersuchungen zur Milchelimination bei Kindern mit Refluxerkrankung zeigten, dass ca. ⅓ der Refluxerkrankungen durch Kuhmilch verursacht werden. In solchen Fällen führt eine klassische medikamentöse Antirefluxtherapie zu keiner Besserung. Die histologische Untersuchung zeigt eine ausgeprägte Infiltration mit eosinophilen Granulozyten, was der Erkrankung den Namen gab. Typische Symptome der eosinophilen Ösophagitis umfassen Erbrechen, retrosternale Schmerzen und Dysphagie, bis hin zur Verlegung der Speiseröhre mit Nahrung aufgrund von ösophagealen Strikturen. Nahrungsmittelallergien finden sich assoziiert bei den meisten Betroffenen, die nicht selten zusätzlich an Asthmasymptomen leiden. Neuere Studien belegen, dass diese Erkrankung keineswegs auf Kinder beschränkt ist, sondern auch Erwachsene in einem noch weitgehend unbekannten Ausmaß betreffen kann.

Eosinophile Gastroenteritis
Die eosinophile Gastroenteritis ist eine seltene, heterogene Erkrankung mit eosinophiler Infiltration der Magen-Darm-Mukosa (s. Abb. 3.**56**). Die Lokalisation und die Tiefe der Infiltration mit eosinophilen Granulozyten bestimmen die unterschiedlichen Manifestationsformen und sind Grundlage für die Klassifikation in mukosale, muskuläre und serosale Formen der Erkrankung. Abdominelle Schmerzen, Erbrechen und Diarrhö kommen bei über 50 % der Patienten gleichzeitig vor. In mehr als ⅔ der Fälle ist auch eine Eosinophilie im peripheren Blut zu sehen. Die Differenzialdiagnose der eosinophilen Gastroenteritis umfasst bei Kindern Parasitosen, chronisch-entzündliche Darmerkrankungen, Bindegewebeerkrankungen, Tumorerkrankungen und Medikamentenallergien. Die eosinophile Gastroenteritis selbst ist eng assoziiert mit der Nahrungsmittelallergie und anderen atopischen Erkrankungen. In 50-70 % der Fälle ist die Allergiefamilienanamnese positiv. Die Diagnose basiert auf dem histologischen Nachweis einer Gewebseosinophilie, oft mit milder Mastozytose.

Klinik der Nahrungsmittelintoleranzen

> **MERKE**
>
> Die Mehrzahl der abnormalen Reaktionen auf Nahrungsmittel ist nicht immunologischer Genese, aber aufgrund ihrer Häufigkeit von besonderer Relevanz.

Nahrungsmittelintoleranzen umfassen beispielsweise bakterielle Lebensmittelvergiftungen, postinfektiöse Reizdarmsymptomatik und chronische Intoleranzreaktionen, die hier näher besprochen werden sollen.

„Chinasyndrom"

So genannte *pseudoallergische oder pharmakologische Reaktionen* werden durch Nahrungsmittel induziert, welche die IgE-abhängige Mastzelldegranulation imitieren, indem sie IgE-unabhängig aktivieren. Trigger sind meist Nahrungsmittelzusatzstoffe, wie Sulfide, Tartrazin und Glutamat, die Darmsymptome auslösen, die nicht selten mit Asthma vergesellschaftet sind. Glutamat verursacht bei Betroffenen innerhalb weniger Minuten charakteristische Symptome, wie Hitzewallungen, Engegefühl, Kopfschmerzen und epigastrische Beschwerden. Dieser Symptomenkomplex wird auch als „Chinasyndrom" bezeichnet, weil Glutamat in der chinesischen Küche reichlich als Gewürz bzw. Geschmacksverstärker Einsatz findet. Wie bei der Nahrungsmittelallergie ist die Eliminationsdiät die Therapie der Wahl – vorausgesetzt, das auslösende Nahrungsmittel konnte identifiziert werden.

Pharmakologische Reaktionen auf Nahrungsmittel oder Zusatzstoffe sind ebenfalls häufige Formen einer Nahrungsmittelunverträglichkeit, wenngleich die Symptome meist extragastrointestinal lokalisiert sind.

Histaminintoleranz
Biogene Amine, wie Histamin, Serotonin oder Tyramin, können nahrungsmittelallergieähnliche Symptome, wie Kopfschmerzen, Hypotension, Erytheme und gastrointestinale Symptome, auslösen. Die Pathophysiologie der Histaminintoleranz umfasst eine durch einen gestörten Histaminabbau bedingte Akkumulation von Histamin und somit eine erhöhte Empfindlichkeit gegenüber eher kleinen Mengen von Histamin in Nahrungsmitteln. Ursache ist ein Mangel an Diaminooxidase, dem wichtigsten Abbauenzym für Histamin, oder an Koenzymen der Diaminooxidase, wie Vitamin B_6 und Vitamin C. Die Bestimmung von Plasmahistamin und Diaminooxidase sowie Provokationstests mit Histamin erlauben die Sicherung der Diagnose.

Laktoseintoleranz
Die *Laktosemalassimilation*, auch als „Laktoseintoleranz" bezeichnet, repräsentiert eine besonders häufige Form einer Nahrungsmittelintoleranz und wird meist durch eine abnehmende Expression von Laktase im Darm mit zunehmendem Lebensalter bedingt. In seltenen Fällen kann sie auch primär genetisch bedingt sein. Die Symptome, wie Blähungen, Flatulenz und Diarrhö, treten üblicherweise dosisabhängig auf. Ein sekundärer Laktasemangel kann bei viraler Gastroenteritis, Morbus Crohn und Zöliakie auftreten. Für die Behandlung der Patienten ist es wichtig zu wissen, dass Betroffene im Gegensatz zu Milchallergikern zum einen nicht an einer potenziell lebensbedrohlichen Erkrankung leiden und zum anderen Milchprodukte mit relativ wenig Laktose (durch Zusatz laktaseproduzierender Bakterien), wie Käse und Joghurts, vielfach vertragen.

„Physiologische Nahrungsmittelintoleranz"
Die physiologische Nahrungsmittelintoleranz ist wahrscheinlich die häufigste Form einer Nahrungsmittelintoleranz auf bestimmte Nahrungsbestandteile oder -zusatzstoffe. Beispielsweise Stärke aus Gemüse oder Getreide kann zur Gasproduktion im Kolon führen. Andere Nahrungsstoffe sind bekannt dafür, dass sie den Tonus des unteren Ösophagussphinkters reduzieren bzw. zu einer verzögerten Magenentleerung führen, was in Dyspepsie resultiert. Solche physiologischen Reaktionen auf Nahrungsmittel werden besonders von Patienten mit Reizdarmsyndrom berichtet. Die Untersuchung auf Nahrungsmittelintoleranz ist in dieser Gruppe von Patienten deshalb von Bedeutung, weil gezeigt werden konnte, dass eine gezielte Eliminationsdiät tatsächlich zu einer Besserung des Beschwerdebilds führt.

Management von intestinalen Allergien

Diagnostische Grundlagen
Grundlage der Diagnostik sind die Leitlinien zur Diagnostik und Therapie von Nahrungsmittelallergien der Amerikanischen Gastroenterologischen Assoziation (AGA) sowie der Deutschen Gesellschaft für Allergologie und Immunologie (DGAI), die als Positionspapiere veröffentlicht worden sind. Basis jeder Allergiediagnostik ist eine sorgfältig erhobene Anamnese zu den Nahrungsmitteln, die nicht vertragen werden und die mit spezifischen Symptomen korrelieren. Offene Provokationstests sind hilfreich, wenngleich sie subjektiver Natur sind und einer Bestätigung durch objektivere Testmethoden bedürfen, bevor eine dauerhafte Eliminationsdiät empfohlen werden kann.

MERKE

Aufgrund der Tatsache, dass kein Test die Verdachtsdiagnose „Nahrungsmittelallergie" eindeutig bestätigen kann, ist eine sorgfältige Ausschlussdiagnostik erforderlich, die bei Erwachsenen umfangreicher sein muss als bei Kindern:
- *Erwachsene:*
  - Nahrungsintoleranzen nicht immunologischer Genese (z. B. Lymphozytentransformationstest)
  - Reflux, Ulkus, Gastritis
  - Sprue, Morbus Whipple, chronisch-entzündliche Darmerkrankungen, mikroskopische Kolitis
  - Infektionen
  - Tumoren
- *Kinder:*
  - Infektionen, Sprue

Allergietests
Die Allergietests werden im Kapitel 4 detailliert beschrieben.

Obwohl alle Allergietests aufgrund begrenzter Sensitivität und Spezifität weder die Verdachtsdiagnose bestätigen noch ausschließen können, erbringen sie gute Vorhersagewerte, wenn sie bei einem sorgfältig vorselektierten Patientenkollektiv angewandt werden. Dies bedeutet, dass Patienten mit Verdacht auf Nahrungsmittelallergien nach standardisierten Schritten entsprechend eines Flussschemas diagnostiziert werden sollten.

Bestimmung IgE-unabhängiger Parameter
Neben den klassischen Allergietests (Hauttests, Messung von spezifischem IgE) wird die Messung IgE-unabhängiger Parameter empfohlen, beispielsweise der Eosinophilenmediatoren ECP und EPX im Serum und in den Fäzes, da damit auch IgE-unabhängige allergische Reaktionen erfasst werden können. Aufgrund der Limitationen aller genannten Labormethoden beruht die Diagnose „gastrointestinale Nahrungsmittelallergie" wesentlich auf dem Ausschluss anderer Erkrankungen, insbesondere auch infektiöser, chronisch-entzündlicher und maligner Magen-Darm-Erkrankungen. In unklaren Fällen ist ein kontrollierter Provokationstest erforderlich.

Weitere Tests
Zur Diagnostik von Nahrungsmittelintoleranzen stehen wenige objektive, validierte Testverfahren zur Verfügung. Insofern sind Anamnese, Eliminationsdiäten und insbesondere Provokationsverfahren hier von zentraler Bedeutung. Hervorzuheben sind die Atemtestverfahren, die nach Provokation für die Diagnose von Kohlenhydratmalabsorption (z. B. von Laktose oder Fruktose) verwendet werden. Einzelheiten dazu sind an anderer Stelle beschrieben.

Darüber hinaus gibt es die Möglichkeit, Enzymaktivitäten und Polymorphismen für enzymkodierende Gene zu messen. Für die Laktosemalabsorption kann die Enzymaktivität in der Darmmukosa bestimmt werden, was jedoch nicht als Routineverfahren etabliert ist. Außerdem sind Polymorphismen für das Laktasegen beschrieben, die mit der Wahrscheinlichkeit korrelieren, im Verlauf des Lebens an Laktosemalabsorption zu erkranken. Freilich können diese Tests, die die aktuelle Krankheitsaktivität nicht widerspiegeln, in keiner Weise den Laktose-H_2-Atemtest ersetzen. Für die Diagnose der Histaminintoleranz können das histaminabbauende Enzym Diaminooxidase bzw. seine Kofaktoren, wie Vitamin B_6, bestimmt werden, Laborwerte, welche in Kombination mit Anamnese und Provokationsverfahren die Sicherung der Diagnose in den meisten Fällen erlauben.

Therapieprinzipien

Eliminationsdiät

Da die Mechanismen der *Nahrungsmittelintoleranzen* unbekannt bzw. therapeutischen Interventionen nicht zugänglich sind, steht als Therapiestrategie bei Nahrungsmittelintoleranzen lediglich die Eliminationsdiät zur Verfügung. Diese erfordert eine eingehende, individuelle Beratung und Schulung des Patienten. Er muss lernen, seine Ernährung von Fertig- auf Primärnahrungsmittel umzustellen und Etiketten zu beachten.

Die Grundlage für die Behandlung einer *Nahrungsmittelallergie* ist ebenfalls die Vermeidung der Exposition mit symptomauslösenden Allergenen. Dies ist bei Allergien, wie der Erdnussallergie, von besonderer Relevanz, da bereits winzige Allergenspuren relevante Reaktionen auslösen können. Die Praktikabilität solcher Eliminationsdiäten ist jedoch begrenzt. Sie erfordert eine geschulte Beratungskraft, Zeit und hohe Motivation vonseiten des Betroffenen.

Medikamentöse Therapie
Kann eine Eliminationsdiät nicht konsequent durchgeführt werden oder können nicht alle auslösenden Nahrungsmittel klar identifiziert werden, ist eine ergänzende medikamentöse Therapie erforderlich. Hierfür sind Magen-Darm-taugliche Cromoglicinsäurepräparate verfügbar. In schwereren Fällen kann eine (passagere) Therapie mit Kortikosteroiden unvermeidlich sein. Inwieweit lokal wirksame Steroide, wie Budesonid, für die Therapie der gastrointestinalen Nahrungsmittelallergie geeignet sind, wurde in kontrollierten Studien bislang nicht getestet. Bislang gibt es auch keine eindeutige Datenlage für den Effekt einer oralen oder systemischen Desensibilisierung, für prophylaktische medikamentöse Therapien oder ähnliche Ansätze zur Behandlung von Nahrungsmittelallergien.

Notfallset
Da eine ungewollte Exposition mit Nahrungsantigenen nicht immer vermieden werden kann, müssen Patienten mit Anaphylaxieanamnese mit einem sog. Notfallset an Medikamenten ausgerüstet werden. Zentraler Bestandteil des Sets ist Adrenalin, in dessen Anwendung in Notfallsituationen Betroffene sorgfältig eingewiesen werden müssen. Weiterhin sollte das Set ein Kortikosteroid sowie ein Antihistaminikum enthalten. Nahrungsmit-

telallergiker sollten auch lernen, Etiketten auf Nahrungsmitteln zu lesen und hinsichtlich versteckter bzw. kreuzreagierender Allergene interpretieren zu können. Für Kinder, insbesondere Kleinkinder, gelten zum Teil andere Empfehlungen. Weitere Einzelheiten zur Therapie allergischer Erkrankungen sind in Kapitel 5 zu finden.

---- FAZIT ----

Intestinale Allergien sind in den meisten Fällen Nahrungsmittelallergien, die von nicht immunologisch vermittelten Nahrungsmittelintoleranzen abzugrenzen sind. Beide Entitäten werden unter dem Begriff „Nahrungsmittelunverträglichkeiten" zusammengefasst. Sie können in Industrieländern bei mehr als 20 % der Bevölkerung vorkommen. Bei 25 % der betroffenen Kinder und 10 % der betroffenen Erwachsenen basiert die Unverträglichkeit auf einer Allergie, die in 30-50 % der Fälle mit gastrointestinalen Symptomen einhergeht. Viel häufiger sind Intoleranzen, wie Laktose- oder Histaminintoleranz, die z. B. durch Enzymdefizienzen verursacht werden. Die Diagnose basiert auf einer Kombination aus gründlicher Eigen- und Familienanamnese, symptomorientierter Ausschlussdiagnostik, Allergietests und, bei Problemfällen, kontrollierter Provokation. Insbesondere muss bei gastrointestinaler Symptomatik ein Reizdarmsyndrom abgegrenzt werden. Die Therapie umfasst in jedem Fall eine individuelle Eliminationsdiät, die bei Bedarf im Fall von Nahrungsmittelallergien durch eine medikamentöse Therapie unterstützt werden kann. Bei Anaphylaxie(-verdacht) ist eine Ausrüstung mit einem Notfallset inklusive Adrenalinautoinjektor zwingend. Die Rolle der Hyposensibilisierung, entweder mit Lebensmittelallergenen oder mit kreuzreagierenden Pollenallergenen, als alternative Behandlungsmethode für Patienten mit Nahrungsmittelallergien wird derzeit untersucht.

Allergien des Auges

U. Gronemeyer und A. J. Augustin

Anatomische Grundlagen

---- MERKE ----

Die Immunpathogenese von endogenen Augenentzündungen (Skleritis, Uveitis und Retinitis) mit ihren ernsten Folgen für die Sehschärfe ist bis heute unklar, wenngleich endogene Antigene (gewebespezifische Antigene, Autoantigene) mit großer Wahrscheinlichkeit von Bedeutung sein dürften.

Im Folgenden soll nur von allergischen Erkrankungen die Rede sein, bei denen die Immunpathogenese klinisch gesichert oder sehr wahrscheinlich ist und die durch exogene Allergene hervorgerufen werden. Betroffen sind in der Regel die Lider, die Bindehaut und die oberflächlichen Hornhautschichten, die die „Eintrittspforte" für Allergene darstellen.

Der anatomische Aufbau der *Lider* (sehr dünne, wenig verhornte Epidermis; lockere, blutgefäßreiche Subkutis) begünstigt das leichte perkutane Eindringen von Fremdstoffen (Kosmetika, Medikamente u. a.) wie auch die enorme Reaktionsfähigkeit der Lidhaut auf entzündliche Reize. Im Gegensatz zur Orbita und zum Bulbus finden sich in der Lidregion reichlich Lymphgefäße, die ausgedehnte kutane, palpebrale und konjunktivale Netze bilden. Als Folge einer entzündlichen Verlegung der drainierenden Lymphgefäße kommt es schnell zu einem ausgeprägten Bindehaut- und Lidödem, das für die allergische Reaktion in der Lidregion charakteristisch ist. An den Augenlidern können immunpathogenetisch unterschieden werden:
- Urtikaria und Quincke-Ödem als Reaktionen vom Frühtyp (Typ-I-Reaktion)
- Kontaktekzem als Reaktion vom Spättyp (Typ-IV-Reaktion)

Häufiger als an den Lidern sind allergische Reaktionen jedoch an der *Konjunktiva* zu beobachten, was auf ihren besonderen anatomischen Aufbau und ihre Ausstattung mit speziellen Abwehrsystemen (konjunktivaassoziiertes lymphatisches System) zurückzuführen ist. Die Schleimhaut der Konjunktiva trägt ein nicht verhornendes Plattenepithel

3 Allergologische Krankheitsbilder – Auge

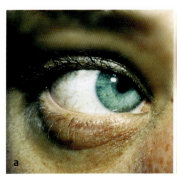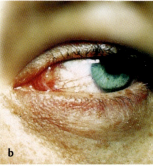

Abb. 3.**58a u. b Konjunktivaler Provokationstest, Stadium II.** Linkes Auge (b): Provokation mit Birkenpollen (Prick-Test-Lösung 1:10), rechtes Auge (a): physiologische NaCl-Lösung.

(leichte Antigenpenetration) und besitzt ein dichtes Kapillarnetz und Lymphgefäßsystem, welches reichlich von lymphatischem Gewebe (Lymphozyten und Plasmazellansammlungen) durchsetzt ist. Die Reaktionsantwort der Konjunktiva hängt von der Natur des Reizes ab. Eine sehr starke Rotfärbung lässt auf eine bakterielle Konjunktivitis schließen, wohingegen ein eher milchiges Aussehen eine allergische Konjunktivitis vermuten lässt. Die geringe entzündliche Rötung bei allergischer Konjunktivitis wird auf eine Verlegung der Gefäße durch eine mehr oder minder ausgeprägte glasige Chemosis (Ödem der Bindehaut) zurückgeführt (Abb. 3.**58**). Konjunktivalabstriche sind hilfreich, wenn es darum geht, die Ätiologie des Entzündungsprozesses aufzuklären:
- Vorwiegend neutrophile Leukozyten sind charakteristisch für eine Infektion mit Pilzen und Bakterien sowie auch für einige Erkrankungen unklarer Ätiologie (Erythema multiforme, Reiter-Syndrom).
- Vorwiegend Lymphozyten finden sich bei viralen Konjunktivitiden.
- Vorwiegend eosinophile und basophile Leukozyten sind typisch für eine allergische Entzündung.

Urtikaria und Quincke-Ödem der Lider (Typ-I-Reaktion)

Vorkommen
Häufig kommen Urtikaria und Quincke-Ödem der Lider (Abb. 3.**59**) zusammen mit allergischen Konjunktivitiden und Heuschnupfen vor. Zwischen 15 und 20 % der Bevölkerung leiden an einer allergischen Rhinokonjunktivitis, die bei starker Ausprägung auch zu einem allergischen Lidödem mit erheblicher Beeinträchtigung des Wohlbefindens führen kann.

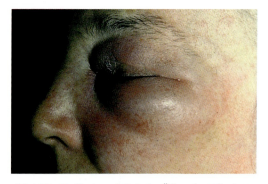

Abb. 3.**59 Urtikaria und Quincke-Ödem der Lider bei „Schokoladenallergie".**

---- MERKE ----

Die Urtikaria imponiert als blasses Lidödem von oft erheblichem Ausmaß. Der unwiderstehliche Juckreiz wird auf die Irritation oberflächlicher Nervenendigungen durch Histaminfreisetzung zurückgeführt, die ihrerseits Folge der Antigen-Antikörper-Reaktion ist. Die Einbeziehung tieferer Gewebeschichten und die Ausdehnung des Schwellungszustands auf das subkutane und submuköse Gewebe werden als Quincke-Ödem bezeichnet.

Ätiologie
Das urtikarielle Lidödem und das Quincke-Ödem können durch verschiedene exogene Allergene ausgelöst werden:
- Arzneimittel (Penizillin)
- Kosmetika
- Nahrungs- und Genussmittel
- Inhalationsallergene
- Eingeweidewürmer

Spezielle Untersuchungen

Zu den hier speziell erforderlichen Untersuchungen gehören die sorgfältige anamnestische Allergensuche, der Allergennachweis durch Hauttest, konjunktivalen Provokationstest und IgE-Nachweis (Radioallergosorbenttest), evtl. auch die Allergenkarenz und die Reexposition.

Therapie

Therapeutisch wichtig ist die Antigenkarenz; Antihistaminika, Cromoglicinsäure und Kortikosteroide werden lokal angewendet. Eventuell wird auch eine Hyposensibilisierung durchgeführt. Die wirkungsvollste Prophylaxe ist das Meiden der nachgewiesenen Allergene.

Verlauf und Prognose

Nach völliger Ausschaltung des verantwortlichen Allergens wird die Entzündungserscheinung schnell zur Ruhe kommen.

Differenzialdiagnose

Die Differenzialdiagnose der ödematösen Lidschwellung ist vielfältig:
- *Ödem bei beginnender Infektion der Lider:* Hordeolum, Lidabszess, Chalazion, Erysipel, Orbitaphlegmone
- *lokal fortgeleitetes Lidödem:* Sinusitis ethmoidalis, Exophthalmus durch Orbitatumor
- *Lidödem als Ausdruck eines Allgemeinleidens:* kapillar-toxisches Ödem bei Glomerulonephritis, endokrine Orbitopathie, Hypo- und Paraproteinämie, Myxödem
- *Lidödem bei Syndromen:* Melkersson-Rosenthal-Syndrom, okulonasale Reflexneurosen (Charlin-, Sluder-Syndrom)
- *Luftemphysem,* das als Lidschwellung gelegentlich bei Frakturen der Lamina papyracea imponiert, jedoch meist an der Krepitation erkennbar ist

Kontaktekzem der Lider (Typ-IV-Reaktion)

Vorkommen

Das Kontaktekzem ist an den Lidern häufig zu beobachten, weil die Lidhaut sehr dünn ist und Kosmetika oder Medikamente oft in diesem Bereich angewandt werden (Abb. 3.**60**).

Krankheitsbild

Die Lidhaut oder auch nur der Lidrand können ein leicht schuppendes Erythem aufweisen. Häufiger

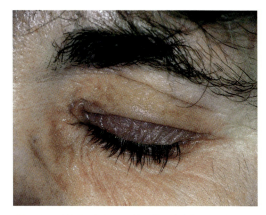

Abb. 3.**60** **Kontaktekzem des Oberlids durch Lidschatten (Anilinfarbstoff).**

werden Knötchen- und Bläschenbildung sowie nässende und erosive Gewebeveränderungen beobachtet. Ödematöse Lidschwellung, Lidspaltenverengung und starke Chemosis können hinzukommen und das Ekzem in den Hintergrund treten lassen. Die Beschwerden des Patienten sind gekennzeichnet durch Juckreiz im Lidwinkel oder an den Lidrändern.

> **MERKE**
>
> Der bevorzugte Befall der mittleren Anteile des Oberlids weist auf eine vorwiegend digitale Übertragung des Allergens, der des Unterlids auf okulär angewandte Medikamente hin.

Ätiologie

Häufige Kontaktallergene sind Kosmetika, wie Eyeliner, Shadows und Wimperntusche. Ferner besitzen in verschiedenen Cremes vorhandene Duftstoffe und Konservierungsmittel oder Salbengrundlagen, wie Wollwachse, eine Bedeutung.

Spezielle Untersuchungen

Nach einer sorgfältigen Anamnese wird die Kontaktallergie mithilfe des Epikutantests nachgewiesen.

Therapie

Die beste Behandlung einer Kontaktdermatitis der Lider liegt in der Eliminierung der aktuellen Allergene. Mechanische Reizung, Seife und Reinigungslösung sollten ebenfalls bis zur Abheilung gemieden werden. Während der trockenen, subakuten und chronischen Stadien sind Cremes oder Salben wirkungsvoll, die Kortikosteroide enthalten.

> **MERKE**
>
> Kortikosteroide sollten aber nicht – auch nicht als Augensalbe – über längere Zeit im Lidbereich angewendet werden, da es leicht zu kosmetisch problematischen Depigmentierungen, Atrophie, periokulären papulösen Dermatitiden oder einem Kortisonglaukom (selten) kommen kann.

Verlauf und Prognose
Bei Allergenausschaltung gelingt die Abheilung. Gelegentlich treten Sekundärinfektion und Lichenifizierung auf.

Differenzialdiagnose
Differenzialdiagnostisch ist die Abgrenzung zum Lidekzem bei atopischer oder seborrhoischer Dermatitis und zur Psoriasis erforderlich.

Allergische Konjunktivitis vom Heuschnupfentyp (Typ-I-Reaktion)

Die allergische Konjunktivitis vom Heuschnupfentyp ist von anderen Formen der Konjunktivitis abzugrenzen. Prinzipiell unterscheidet man:
- *Reaktion vom Heuschnupfentyp:* der immunologischen Reaktion vom Soforttyp (Typ-I-Reaktion) zuzuordnen (Abb. 3.**61**)
- *Kontaktdermatokonjunktivitis:* an der Bindehaut und insbesondere auch an den Lidern bei Kontaktallergien zu beobachten (Typ-IV-Reaktion; Abb. 3.**62**)
- *Sonderformen* mit nicht gesicherter Immunpathogenese, wie die Conjunctivitis vernalis, die Riesenpapillenkonjunktivitis und die Keratokonjunktivitis bei atopischer Dermatitis

Vorkommen
Die Heuschnupfenkonjunktivitis (Konjunktivitis bei Pollinosis) wird saisonal durch Pflanzenpollen, perennial durch ubiquitäre Allergene, wie Hausstaubmilben, ausgelöst.

Krankheitsbild
Häufige Symptome sind:
- okulärer und periokulärer Juckreiz
- Rötung
- Tränenfluss
- Brennen
- Lichtscheu

Die Symptome sind meistens stärker, wenn das Wetter warm und trocken ist; kühlere Temperaturen und Regen vermindern die Beschwerden, da der Pollenflug dann nicht so intensiv ist. Die Konjunktiva weist gewöhnlich ein mäßiges Ödem (Chemosis) und eine konjunktivale Injektion (Hyperämie) auf. Die Kombination dieser beiden Symptome führt zu einem mehr rötlichen oder milchigen Aussehen der Konjunktiva, je nachdem, wie stark die konjunktivalen Blutgefäße durch das Bindehautödem teilweise verschlossen werden. Wenn das Ödem sehr stark ist, reagieren auch häufig die Unter- und Oberlider mit.

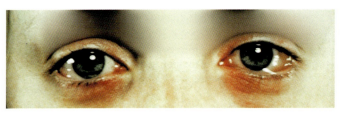

Abb. 3.**61 Heuschnupfenkonjunktivitis bei Gräserpollenallergie.** Beidseitige gelatinöse Schwellung der Bindehaut (Chemosis) mit milder Hyperämie und vermehrtem Tränenfluss.

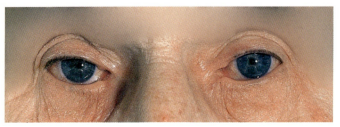

Abb. 3.**62 Kontaktdermatokonjunktivitis bei Pilocarpinallergie.** Follikuläre Bindehautreaktion und umschriebene livid-rote Verdickung der Lidhaut mit grobem Faltenrelief.

Ätiologie

Die häufigsten Allergene, die eine Reaktion vom Heuschnupfentyp hervorrufen, sind:
- Blütenpollen
- Staubarten (Haarstaub, Schuppen von Haustieren, insbesondere von Meerschweinchen)
- Milben
- Parasiten
- selten: Nahrungsmittel

Spezielle Untersuchungen

Abhängig vom Sensibilisierungsgrad des Patienten sowie von der Antigenkonzentration ergeben sich verschiedene graduelle Abstufungen beim Ophthalmotest (konjunktivaler Provokationstest). Ein konjunktivaler Abstrich mit deutlich ausgeprägter Eosinophilie gilt ebenfalls als Hinweis für eine allergische Reaktion.

> **MERKE**
>
> Die Abwesenheit von Eosinophilen gestattet den Ausschluss einer allergischen Genese allerdings nicht, da Eosinophile häufig nur in tieferen Schichten der Konjunktiva vermehrt sind und bei positiver konjunktivaler Provokation erst nach 4-6 h nachweisbar sind.

Therapie

Durch Anwendung von kalten Kompressen erreicht man eine Vasokonstriktion und einen Rückgang von Ödem, Hyperämie und Juckreiz. Ähnliches bewirken vasokonstriktorische Substanzen (z. B. Naphazolin 0,05-0,1 %ig). Für diese Substanzgruppe zu beachten sind das Risiko einer Rebound-Vasodilatation sowie als Kontraindikation ein bestehendes Engwinkelglaukom. Das Tragen von Sonnenbrillen ist hilfreich, wenn eine starke Fotophobie besteht.

Mittel der Wahl sind üblicherweise topische Antihistaminika und Mastzellstabilisatoren, wie Nedocromil 2 %, Lodoxamid 0,1 % oder Dinatriumcromoglicat (DNCG), die die Histaminwirkung durch kompetitive Rezeptorblockade oder Mastzellstabilisierung antagonisieren. Eine neue Generation antiallergischer Augentropfen wirkt sowohl als Antihistaminikum und Mastzellstabilisator als auch antiphlogistisch. Hierzu zählen Ketotifen 0,025 %, Olopatadin und Epinastin.

Die Kombination eines topischen mit einem oralen Antihistaminikum der jüngeren Generation ist sinnvoll, wenn primär Niesreiz, stärkere Sekretion und Juckreiz vorliegen und die topische Therapie nicht ausreicht oder andere Organe betroffen sind. Bei weiterer Beschwerdepersistenz sind Kortikosteroide indiziert, bei denen allerdings im Rahmen der topischen Anwendung die Gefahr eines Kortisonglaukoms, bei längerer systemischer Anwendung von Prednison (10 mg pro Tag über 1 Jahr) die einer Kortisonkatarakt droht. Eine wirksame kausale Therapie der allergischen Rhinokonjunktivitis besteht in der frühzeitigen subkutanen Hyposensibilisierung.

Verlauf und Prognose

Die Konjunktivitis bei Pollinosis kann wie die übrigen Symptome (Rhinitis, Bronichalasthma u. a.) therapeutisch wirksam beeinflusst werden. Allerdings ist die Konjunktivitis die hartnäckigste Manifestation und in geminderter Form teilweise als Restsymptom über Jahre persistierend.

Differenzialdiagnose

- Die *Kontaktdermatokonjunktivitis* manifestiert sich ebenfalls in Form von Ödem, Hyperämie und Juckreiz im Bereich der Lider. Insbesondere bei chronischen Formen kommt es jedoch häufig zur Follikelbildung.
- Die *Conjunctivitis vernalis* ist initial wegen des saisonalen Auftretens, des enormen Juckreizes und der Fotophobie differenzialdiagnostisch in Erwägung zu ziehen (s. S. 145 ff).
- Die Konjunktivitis, die durch toxische oder ätzende Substanzen hervorgerufen wird *(Syndrome of Drug Irritation)* ist häufig klinisch schwer abzugrenzen, vor allem bei Gewebedefekten, wenn schon geringe Konzentrationen von Substanzen toxisch wirken (z. B. Konservierungsmittel in Augentropfen). Die akute Entzündung ist gekennzeichnet durch wässriges Exsudat, Chemosis, Hyperämie; Juckreiz und Eosinophilie fehlen im Bindehautabstrich.
- Ein unter dem Lid sitzender *Fremdkörper* kann ebenfalls eine Hyperämie der Bindehaut, ein Lidödem sowie eine wässrige Sekretion erzeugen.
- Die Keratoconjunctivitis epidemica kann plötzlich mit Lid- und Bindehautödem, Hyperämie und wässriger Sekretion auftreten. In einem späteren Stadium erleichtert die Symptomentrias „Schwellung von Plika und präaurikulären Lymphknoten, Ptosis und allgemeines Krankheitsgefühl" die Erkennung der Virusentzündung.

3 Allergologische Krankheitsbilder – Auge

- Alle *mikrobiellen Konjunktivitiden* im Anfangsstadium, bei denen noch keine eitrige Sekretion vorliegt, sind in Erwägung zu ziehen.

Kontaktdermatokonjunktivitis (Typ-IV-Reaktion)

Vorkommen

Wie beim Kontaktekzem der Lider und der Haut wird durch den direkten Kontakt der Allergene mit der sensibilisierten Bindehaut eine Konjunktivitis hervorgerufen. Da bei primärem Kontakt der Antigene mit der Bindehaut die Entzündung eigentlich immer auf die Lidränder und dann auf die Lider „übergeht", ja häufig erst die Diagnose durch die typischen Lidveränderungen möglich wird, spricht man von einer „Kontaktdermatokonjunktivitis" oder der „Konjunktivitis bei Kontaktekzem".

Mit zunehmender Anwendung von Augenmedikamenten (Antibiotika, antivirale und antientzündliche Mittel, Konservierungsstoffe, Quecksilberverbindungen, quarternäre Ammoniumverbindungen u.a.) werden vermehrt auch bisher nicht bekannte kontaktallergische Reaktionen der Bindehaut beobachtet. Ein typisches Opfer einer Conjunctivitis medicamentosa ist der Patient, der wegen eines roten Auges mit Kombinationspräparaten (Antibiotika, Kortikosteroid, Antimykotika) behandelt wurde. Wenn sich die Symptome unter dieser Therapie verstärken, ist es schwierig zu sagen, ob die Konjunktivitis der ursprünglichen Erkrankung zuzuordnen ist oder ob durch die Medikation bereits eine Sensibilisierung gegen ein Augenmedikament stattgefunden hat.

Krankheitsbild

Die Reaktion an der Bindehaut tritt schon innerhalb 1 Tages auf, obwohl die sog. Spätreaktion an der Haut erst nach 24–48 h zu beobachten ist. Die akute Form dieser Konjunktivitis ist charakterisiert durch Hyperämie und Chemosis, die chronische Form durch Follikelbildung, insbesondere in der unteren Umschlaghälfte der Conjunctiva bulbi et tarsi (direkter Tropfenkontakt).

Durch die chronische Entzündung kommt es zur Keratinisierung der Bindehaut, sodass der Glanz der Bindehaut verloren geht. Ferner kann sich eine punktförmige oder grobkörnige Keratopathie (Keratitis superficialis punctata) entwickeln. Überfließende allergenhaltige Augentropfen führen auf der Lidhaut zur Kontaktallergie, die durch ihre lividrote Farbe und umschriebene Verdickung der Haut mit grobem Hautfaltenrelief charakterisiert wird.

Ätiologie

Überempfindlichkeitsreaktionen gegen folgende Substanzen werden beobachtet:
- Neomycin
- Polymyxin
- Sulfonamide
- Chloramphenicol
- Kanamycin
- Bacitracin
- antivirale Mittel
- Lokalanästhetika
- antiglaukomatöse Augentropfen
- Konservierungsmittel in Augentropfen, Augensalben und Kontaktlinsenpflegemitteln

Spezielle Untersuchungen

Die Diagnose der allergischen Kontaktüberempfindlichkeit der Bindehaut kann durch den Epikutantest bestätigt werden.

Therapie

Kortikosteroide sind wegen ihres Eingreifens an verschiedenen Orten der Typ-IV-Kaskade am effektvollsten. Bei anhaltender lokaler Kortikosteroidtherapie am Auge kann es zu o.g. Kortisonschäden kommen.

MERKE

Es gilt die Regel, nur bei intaktem Hornhautepithel Kortison zu verwenden, da es sonst zu bakteriellen oder pilzbedingten Ulkusbildungen der Hornhaut infolge einer Superinfektion kommen kann.

Verlauf und Prognose

Nach Ausschaltung des Allergens bildet sich in der Regel die Entzündung zurück.

Differenzialdiagnose

Differenzialdiagnostisch müssen abgegrenzt werden:
- *Toxisch bedingte Konjunktivitis (Syndrome of Drug Irritation):* Im Gegensatz zur Kontaktdermatokonjunktivitis sind die Lider meist nicht betroffen, da toxische Veränderungen eher die Bindehaut als die Lider schädigen.
- *Atopische Keratokonjunktivitis:* Diese geht ebenfalls mit ekzematösen Veränderungen der Lidhaut einher (s. S. 145 f).

Allergien des Auges 3

Conjunctivitis vernalis

Vorkommen

Die Conjunctivitis vernalis ist oft beidseitig ausgeprägt, beginnt in der Pubertät und wird häufiger bei Jungen als bei Mädchen gesehen.

Krankheitsbild

Die Hauptsymptome sind heftiger Juckreiz, vermehrter Tränenfluss, Lichtscheu, Brennen, Absonderung von zähflüssigem Schleim mit massenhaft eosinophilen Granulozyten und polygonalen papillären Hypertrophien der Conjunctiva palpebrae (pflastersteinähnliche Gewebeproliferationen) (Abb. 3.**63**). In schweren Fällen kommt es zur Ausbildung einer Pseudomembran sowie eines Hornhautulkus.

Ätiologie

Eine allergische Reaktion gegen Gräserpollen wurde nachgewiesen und erklärt die Exazerbationen der Conjunctivitis vernalis im Frühjahr. Der Nachweis von IgE und Histamin in der Tränenflüssigkeit sowie von reichlich Eosinophilen im Bindehautabstrich spricht ebenfalls für eine Typ-I-Reaktion. Neben der Immunreaktion vom Typ I werden Reaktionen vom Typ II unter Vermittlung von IgG und Komplement, aber auch Typ-IV-Reaktionen verantwortlich gemacht.

Spezielle Untersuchungen

Im Bindehautabstrich lässt sich eine starke Eosinophilie mit zum Teil freien eosinophilen Granula feststellen. Der Nachweis einer Pollensensibilisierung ist im Prick-, im Provokations- und im In-Vitro-Test möglich.

Therapie

Die Therapie ist wegen der nicht einheitlichen Pathogenese vielfältig: Kortikosteroide, vasokonstriktorische Medikamente sowie Mastzellstabilisatoren, Antihistaminika und Benetzungsmittel kommen zum Einsatz. Bei einer begleitenden persistierenden Keratitis sollten Verbandslinsen verwendet werden.

Verlauf

Die Conjunctivitis vernalis ist eine sich selbst begrenzende Erkrankung, die 5-10 Jahre dauert. Bei schweren Verläufen kommt es zu Epithelschäden der Hornhaut mit nachfolgendem Ulkus.

Differenzialdiagnose

Die Differenzialdiagnose der Conjunctivitis vernalis ist selten ein Problem. Eine Verwechslungsmöglichkeit besteht eigentlich nur mit der chronischen atopischen Keratokonjunktivitis (s.u.).

Atopische Keratokonjunktivitis

Vorkommen

Das Krankheitsbild wurde 1953 erstmals von Hogan beschrieben. Die atopische Keratokonjunktivitis tritt gewöhnlich gegen Ende des 2. Lebensjahrzehnts auf und besteht viele Jahre fort, selbst dann, wenn die atopische Dermatitis bereits abgeheilt ist.

Krankheitsbild

Die atopische Keratokonjunktivitis tritt in jedem Fall bilateral auf; ihre Symptome sind Jucken, Brennen, Tränenfluss und eine wässrige bis schlei-

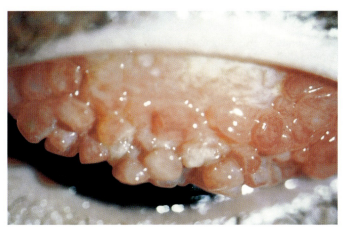

Abb. 3.**63** **Conjuncitivis vernalis.**
Papilläre Hypertrophie (Pflastersteine) der tarsalen Bindehaut des Oberlids.

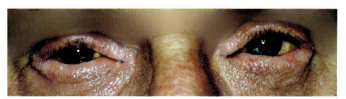

Abb. 3.**64** **Atopische Keratokonjunktivitis.** Schrumpfung der Binde- und der Lidhaut, insbesondere des Lidrands, Wimpernausfall.

mig-weiße Absonderung. Die papillären Hypertrophien und Hyperämien der Bindehaut sind im Gegensatz zur Conjunctivitis vernalis nicht so sehr im Oberlid, sondern mehr im Unterlid zu finden. Keratokonus, Keratoglobus, punktförmige epitheliale Keratitis, fleckförmige Trübungen des Limbus, Vernarbungen und Schrumpfung der Bindehaut und tiefe Hornhautvaskularisation sind gehäuft zu beobachten (Abb. 3.**64**). Bei Patienten mit atopischer Dermatitis werden hartnäckige Oberlidekzeme, Lidrandentzündungen und eine typische Katarakt (Cataracta syndermatotica) beobachtet.

Ätiologie
Allergene wurden trotz intensiver Testung nicht gefunden. IgE ist im Serum erhöht, und es sind Defekte im zellgebundenen Immunsystem nachweisbar.

Spezielle Untersuchungen
Zu den klinischen Symptomen kommen eine positive Familienanamnese (Atopie), eine Erhöhung von IgE nicht nur im Serum, sondern auch in der Tränenflüssigkeit und der Nachweis von eosinophilen Granulozyten hinzu.

Therapie
Eine Lokaltherapie für Allergiker sollte eigentlich auf Konservierungsstoffe verzichten. Bedauerlicherweise sind zahlreiche antiallergische Substanzen nur konserviert verfügbar.

Der chronische Verlauf der atopischen Keratokonjunktivitis, verbunden mit der Empfindlichkeit atopischer Patienten gegenüber bestimmten Infekten (Staphylococcus aureus, Herpes simplex), gestalten die Therapie mit Kortikosteroiden schwierig. In neuerer Zeit werden Immunsuppressiva (lokal wie auch systemisch) angewandt.

---- MERKE ----
Empfohlen werden sollte in Kombination zur Lokaltherapie in allen Fällen die konsequente Lidkantenpflege.

Verlauf
Ist eine Kataraktextraktion erforderlich, verläuft diese meist kompliziert, da bei 22 % der Patienten mit Netzhautablösungen gerechnet werden muss. Hornhauttransplantationen haben bei vaskularisierter Wirtshornhaut und wegen Symblepharonbildung und falscher Zusammensetzung des Tränenfilms eine schlechte Prognose.

Differenzialdiagnose
Eine Verwechslung mit der Conjunctivitis vernalis ist möglich (s. S. 145 f).

Riesenpapillenkonjunktivitis, makropapilläre Konjunktivitis

Vorkommen
Seit 1974 wird dieses Krankheitsbild vermehrt bei 2-10 % der Kontaktlinsenträger beobachtet. Eine Prädisposition bei allergischer Disposition (Atopie) ist von Bedeutung.

Krankheitsbild
Es treten Juckreiz und ein vermehrt klares Exsudat der Bindehaut auf, das ein Verschwommensehen hervorruft. Die Kontaktlinse passt nicht mehr; sie wird beim Lidschlag unter das Oberlid mit hochgezogen, weil die tarsale Bindehaut die typischen Riesenpapillen aufweist (Abb. 3.**65**).

Ätiologie
Als Allergen kommen Polymere der Kontaktlinse, Ablagerungen auf der Kontaktlinsenoberfläche und Chemikalien der Kontaktlinsenflüssigkeit infrage.

Spezielle Untersuchungen
Spezielle Untersuchungen zur Diagnosestellung entfallen, da das Krankheitsbild nur im Zusammenhang mit dem Tragen von Kontaktlinsen auftritt.

Therapie
Es ist leicht, die Krankheit zu behandeln, indem die Kontaktlinse rechtzeitig entfernt wird. Manchmal

Allergien des Ohres

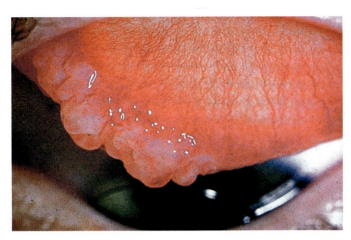

Abb. 3.**65** Riesenpapillenkonjunktivitis bei Kontaktlinsenträgern.

hilft auch der Wechsel der Kontaktlinse (anderes Material) oder der Wechsel der Kontaktlinsenspülflüssigkeit oder des Benetzungsmittels. Die Patienten sind über den adäquaten Umgang mit den Linsen aufzuklären.

An den Augenlidern können immunpathogenetisch Urtikaria und Quincke-Ödem als Reaktionen vom Frühtyp (Typ-I-Reaktion) und das Kontaktekzem als Reaktion vom Spättyp (Typ-IV-Reaktion) unterschieden werden.
Eine sehr starke Rotfärbung und gelbliches Sekret der Konjunktiva lässt auf eine bakterielle Konjunktivitis schließen, wohingegen ein eher milchiges Aussehen mit wässriger Sekretion und Juckreiz auf eine

---- FAZIT ----

allergische Konjunktivitis hinweist. Neben der allergischen Konjunktivitis vom Heuschnupfentyp wird heute aufgrund der zunehmenden Anwendung von Augenmedikamenten vermehrt die allergische Kontaktdermatokonjunktivitis beobachtet. Zu den Sonderformen der Konjunktivitis zählen die Conjunctivitis vernalis, die atopische Keratokonjunktivitis und die Riesenpapillenkonjunktivitis.

Allergien des Ohres

W. Heppt und T. Hildenbrand

Allergien des Ohres manifestieren sich im Bereich des äußeren Ohres oder des Mittelohrs. Eine Beteiligung des Innenohrs wird zwar in einigen Artikeln postuliert, konnte bisher aber nicht bewiesen werden.

Ohrmuschel und Gehörgang

---- MERKE ----

Bei allergischen Reaktionen des äußeren Ohres, d. h. der Ohrmuschel und des Gehörgangs, handelt es sich überwiegend um eine allergische Kontaktdermatitis, d. h. eine T-Zell-vermittelte Typ-IV-Reaktion nach Coombs und Gell.

Klinisch findet man bei der akuten allergischen Reaktion eine ausgeprägte Hautrötung, Papulovesikel und Juckreiz (Abb. 3.**66**). Die Bläschen sind recht kurzlebig. Nach ihrem Platzen kommt es zunächst zu einem nässenden Ekzem; das Eintrocknen des Exsudats führt zur Krustenbildung. Wird die Allergenzufuhr unterbrochen, kommt es in der Folge zur Abschuppung und Abheilung. Bei andauernder Exposition entwickelt sich ein chronisches Ekzem mit Schuppung, Lichenifikation, Hyperkeratosen und Rhagaden.

Differenzialdiagnostisch müssen das toxische Kontaktekzem und andere ekzematöse Krankheitsbilder, wie die atopische Dermatitis, die Pso-

3 Allergologische Krankheitsbilder – Ohr

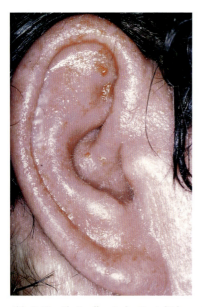

Abb. 3.**66** Akute allergische Kontaktdermatitis der Ohrmuschel auf Wollwachsalkohole in Sonnencreme.

Tab. 3.**43** Häufige Kontaktallergene des äußeren Ohres.

Auslöser	Enthaltenes Kontaktallergen
Otologika	
• Cerumenex	Ölsäure, Propylenglykol
• Ciloxan	Ciprofloxacin, Benzalkoniumchlorid
• Jellin, Jellin Neomycin	Cetylalkohol, Stearylalkohol, Benzoesäure, Paraffin, Propylenglykol, Neomycin
• Otalgan	Phenazon, Prokain, Glyzerol
• Otobacid	Cinchocain, Glyzerol
• Otosporin	Polymyxin, Neomycin, Cetostearylalkohol, Benzoesäure
• Panotile Cipro	Ciprofloxacin, Polysorbat
• Polyspectran HC	Polymyxin, Bacitracin, Paraffin, Wollwachsalkohol
• Volon A Creme	Propylenglykol, Polysorbat
Haarshampoo	Konservierungsstoffe (z. B. Kathon CG, Methyldibromoglutaronitril, Parabenmix)
Ohrringe	Nickel
Sonnencremes und lokale Pflegemittel	Wollwachsalkohole, Konservierungsstoffe, UV-Blocker
Ohrstöpsel, Kopfhörer	Kunststoffe, Gummibestandteile, Acrylat

riasis vulgaris und das seborrhoische Ekzem, abgegrenzt werden.

Häufige Kontaktallergene sind in Tab. 3.**43** zusammengefasst (vgl. auch Tab. 7.**8**, S. 404 f.).

Eine sorgfältige Anamnese kann Hinweise auf das Vorliegen eines allergischen Geschehens und die möglichen auslösenden Substanzen liefern. Die Diagnose der allergischen Kontaktdermatitis wird mithilfe des Fotopatch-Tests und des Epikutantests gestellt (s. S. 192 ff).

--- MERKE ---

Die wichtigste Therapiemaßnahme bei der allergischen Kontaktdermatitis stellt die konsequente Allergenkarenz dar.

Im akuten Stadium bei nässenden Exanthemen werden zur Lokaltherapie wässrige Lösungen, Lotionen und Cremes angewandt (Prinzip „feucht auf feucht"). Bei chronischen Verläufen kommen fettende Salben zur Anwendung. Sowohl im akuten als auch im chronischen Stadium ist eine Therapie mit steroidhaltigen Externa sinnvoll. Die lokale Therapie mit Steroiden ist in der Regel ausreichend. Generell gilt, dass die Wirkpotenz des angewandten Steroids an den Schweregrad und die Lokalisation des Ekzems anzupassen ist. Bei einer Langzeittherapie sollten Präparate mit einem geringen Risiko für eine Hautatrophie verwendet werden (z. B. Methylprednisolonaceponat oder Mometasonfuorat). Gereinigte Teerauszüge besitzen eine antiphlogistische Wirkung und kommen vor allem bei chronischen Ekzemen und zur Nachbehandlung infrage. Hydratisierende Pflegepräparate zur Nachbehandlung müssen auf den individuellen Hautzustand abgestimmt sein; sie fördern die Regeneration der Hautbarriere und dienen der Rezidivprophylaxe.

Bei chronischen Verläufen kann es durch rezidivierende Superinfektionen mit Bakterien oder Pilzen zu einer Stenose des Gehörgangs kommen, was mitunter eine operative Gehörgangsrevision notwendig machen kann (Abb. 3.**67**).

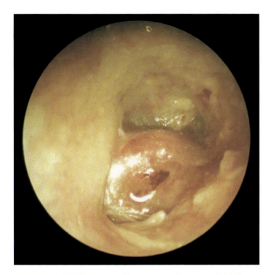

Abb. 3.**67** PIMF (postinflammatorische meatale Fibrose) bei Patientin mit Kontaktallergie auf Neomycin, Polymyxin und Benzalkoniumchlorid (Inhaltsstoffe von Otologika).

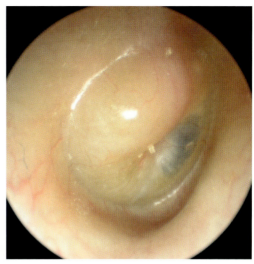

Abb. 3.**68** Paukenerguss eines 9-jährigen Jungen mit starker Milbensensibilisierung.

Mittelohr

Der Paukenerguss (Abb. 3.**68**) ist die häufigste Mittelohrerkrankung im Kindesalter. Wenngleich in klinischen Studien gezeigt werden konnte, dass das Risiko einer Tubenventilationsstörung bei Patienten mit allergischer Rhinitis erhöht ist, ist der genaue Pathomechanismus noch ungeklärt. Es wird kontrovers diskutiert, ob der Paukenerguss direkte Folge einer allergischen Reaktion der Mittelohrschleimhaut ist oder sekundär durch eine gestörte Funktion der Tube bei allergischer Rhinitis entsteht. Nach dem Konzept des Global Airway könnte man davon ausgehen, dass sowohl das Mittelohr als auch die mit respiratorischem Epithel ausgekleidete Tuba auditiva an der allergischen Reaktion der oberen Atemwege beteiligt ist. Hiermit vereinbar sind Studienergebnisse, nach denen sich bei Atopikern höhere Konzentration von Eosinophilen, T-Lymphozyten und IL-4-mRNA-positiven Zellen sowohl in der Schleimhaut des Nasenrachens als auch in der Ergussflüssigkeit des Mittelohrs fanden. Zusätzlich waren die ECP-Spiegel im Mittelohrsekret erhöht. Allerdings konnte eine erhöhte Prävalenz von Paukenergüssen nur bei Kindern mit atopischer Dermatitis, nicht aber bei Kindern mit Asthma und allergischer Rhinitis festgestellt werden. Dennoch erscheint es nach klinischer Erfahrung sinnvoll, bei Kindern mit rezidivierenden Paukenergüssen neben Anamnese, klinischer Untersuchung (Otoskopie, Nasenracheninspektion) und Hörtest eine Allergiediagnostik durchzuführen.

Die Therapie des Paukenergusses besteht in der zeitlich begrenzten Gabe abschwellender Nasentropfen und in Tubenventilationsübungen (Otovent Nasenballon, Valsalva-Versuch). Bei chronischen therapieresistenten Verläufen ist die operative Therapie (Adenotomie, Parazentese, ggf. Paukendrainageneinlage) indiziert. Liegt eine allergische Genese nahe, bieten sich Antihistaminika und topische Steroide als Einzel- oder Kombinationstherapie an. In ausgeprägten, therapieresistenten Fällen ist auch der Einsatz eines Leukotrienantagonisten (Montelukast) zu diskutieren. Bei eindeutig nachgewiesenen Inhalationsallergien ist neben der Allergenkarenz zweifelsohne auch die Durchführung einer spezifischen Immuntherapie sinnvoll.

Innenohr

Ein Zusammenhang zwischen einer klinisch relevanten Sensibilisierung und Innenohrerkrankungen wurde von einigen Autoren postuliert, ist jedoch bis heute nicht bewiesen.

Studien, in denen bei Patienten mit Morbus Menière eine hohe Prävalenz von Inhalationsallergien gefunden wurde oder nach Immuntherapie Veränderungen in den Hörprüfungen nachweisbar waren, sind aufgrund der kleinen Fallzahl kritisch zu werten. Differenzialdiagnostisch sind bei progredienten Schwerhörigkeiten neben vielfältigen hereditären und erworbenen Ursachen auch Autoimmunerkrankungen abzugrenzen, bei denen Autoantikörper gegen kochleäre Antigene eine Rolle spielen.

FAZIT

Allergien des Ohres betreffen äußeres Ohr oder Mittelohr. Eine Beteiligung des Innenohrs konnte bisher nicht überzeugend bewiesen werden.
Bei allergischen Reaktionen des äußeren Ohres, d. h. der Ohrmuschel und des Gehörgangs, handelt es sich in den meisten Fällen um eine allergische Kontaktdermatitis, deren Behandlung neben der Lokaltherapie vor allem in der konsequenten Allergenkarenz besteht. Obwohl es Hinweise gibt, dass das Risiko einer Tubenventilationsstörung bei Patienten mit allergischer Rhinitis erhöht ist, ist der genaue Pathomechanismus von Paukenergüssen bei Allergikern noch ungeklärt. Therapieformen des Paukenergusses sind die zeitlich begrenzte Gabe abschwellender Nasentropfen, Tubenventilationsübungen (Otovent, Valsalva) und die Operation (Adentomie, Paraeentese, ggf. Paukendrainage indiziert.

Insektengiftallergie

F. Ruëff und B. Przybilla

Umschriebene Hautreaktionen im Bereich einer Stichstelle können durch zahlreiche Insektenarten ausgelöst werden. Ihnen liegt ein toxischer oder allergischer Mechanismus zugrunde. Von erheblich größerer Bedeutung sind IgE-vermittelte, systemische anaphylaktische Reaktionen (Anaphylaxie), für die in unserem geografischen Bereich fast immer Stiche von Apis mellifera (Honigbiene; im Folgenden als Biene bezeichnet; Abb. 3.**69**) oder Vespa vulgaris bzw. Vespa germanica (im Folgenden als Wespe bezeichnet; Abb. 3.**70** u. Abb. 3.**71**) verantwortlich sind. Selten werden solche Reaktionen durch andere Hymenopteren (Hummeln, Hornissen, Ameisen) und nur sehr selten durch andere stechende Insekten (Mücken, Bremsen) ausgelöst.

In der Allgemeinbevölkerung lässt sich bei Erwachsenen bei bis zu 25% und bei Kindern bei bis zu 50% der Betroffenen eine Insektengiftsensibilisierung nachweisen. Bei bis zu 5% der Bevölkerung tritt im Laufe des Lebens eine systemische anaphylaktische Reaktion auf einen Hymenopterenstich auf. Tödlich verlaufende Stichreaktionen sind selten: Für Deutschland sind bis zu 40 Todesfälle pro Jahr dokumentiert; die tatsächliche Häufigkeit dürfte allerdings erheblich höher sein.

Hymenopterengifte
Bei einem Bienenstich werden durchschnittlich 140 µg, bei einem Wespenstich etwa 3-10µg Gift (Tro-

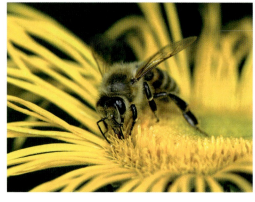

Abb. 3.**69** Honigbiene (Apis mellifera; Arbeiterin).

ckengewicht) abgegeben. Hymenopterengifte enthalten biogene Amine, Peptide und Proteine. Zytotoxische und neurotoxische Effekte werden vor allem durch Peptide und Phospholipasen vermittelt.

Das wichtigste Allergen im Bienengift ist die Phospholipase A2; weiter von Bedeutung sind Hyaluronidase und saure Phosphatase, seltener andere Giftbestandteile. Hauptallergene in Vespidengiften sind Phospholipasen, Hyaluronidase und Antigen 5. Grundsätzlich ist nicht von einer Kreuzreaktivität zwischen Bienen- und Wespengift auszugehen, in einzelnen Fällen kann diese aber bestehen. Auch kann eine Kreuzreaktivität zwischen Insektengiften

Insektengiftallergie

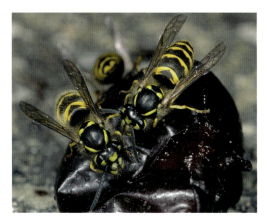

Abb. 3.**70** Arbeiterinnen der gemeinen Wespe (Vespula vulgaris).

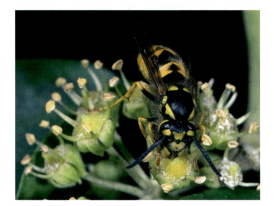

Abb. 3.**71** Deutsche Wespe (Vespula germanica; Arbeiterin).

und können mit einem Erysipel oder – zumindest retrospektiv – auch mit einer protrahiert verlaufenden anaphylaktischen Reaktion verwechselt werden.

— MERKE —

Bei ungünstiger Lokalisation, vor allem im Bereich der oberen Luftwege, kann auch ein einzelner Stich über eine verstärkte örtliche Schwellung ein gefährliches Zustandsbild auslösen.

Sehr selten werden lebensbedrohliche Allgemeinreaktionen durch die systemische toxische Wirkung einer sehr großen Anzahl von Stichen verursacht. Während nach Berichten bei Erwachsenen mehrere Hundert Stiche ohne Folgeschäden überstanden wurden, können bei Kleinkindern bereits wenige Dutzend Stiche bedeutsame systemische toxische Reaktionen auslösen. Die systemische Giftwirkung kann Rhabdomyolyse, Hämolyse, zerebrale Symptome, Niereninsuffizienz und Leberparenchymschäden auslösen und damit letztlich zum Tode führen.

In den allermeisten Fällen stellen systemische Reaktionen auf Hymenopterenstiche allergische,

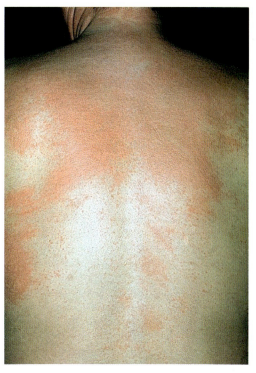

Abb. 3.**72** Flush nach Hymenopterenstich.

und den Kohlenhydratseitenketten mancher Aeroallergene, beispielsweise von Rapspollen, bestehen.

Klinisches Bild

Zwar unerwünschte, aber obligat zu erwartende Wirkungen von Bienen- oder Wespengift sind Schmerz, Juckreiz oder Brennen an der Stichstelle, verursacht durch toxisch wirkende Giftbestandteile. Ausgedehnte und häufig längerfristig persistierende örtliche Reaktionen sind vermutlich allergischer, allerdings nicht unbedingt IgE-vermittelter Natur. Gerade Kinder entwickeln im Rahmen solch ausgeprägter örtlicher Reaktionen nicht selten auch Krankheitsgefühl, Schüttelfrost und Fieber (Systemic inflammatory Response Syndrome; SIRS). Vermutlich werden diese Reaktionen über eine systemische Wirkung proinflammatorischer Zytokine ausgelöst

3 Allergologische Krankheitsbilder

Tab. 3.44 Schweregradskala zur Klassifizierung anaphylaktischer Reaktionen (nach Ring u. Meßmer).

Grad [1]	Haut	Gastrointestinaltrakt	Respirationstrakt	Herz-Kreislauf-System
I	• Juckreiz • Urtikaria • Flush			
II		• Nausea	• Dyspnö • Rhinorrhö	• Tachykardie ($\Delta > 20$/min) • Hypotension ($\Delta > 20$ mm Hg systolisch)
III		• Erbrechen • Defäkation	• Bronchospasmus • Zyanose	• Schock, Bewusstlosigkeit
IV			• Atemstillstand	• Herz-/Kreislaufstillstand

[1] Die Klassifizierung erfolgt nach dem schwersten Symptom. Es können fakultativ Symptome niedrigerer Schweregrade vorkommen.

IgE-vermittelte Reaktionen vom Soforttyp dar (Abb. 3.**72**). Eine gängige Einteilung der Schweregrade anaphylaktischer Reaktionen zeigt Tab. 3.**44**.

Die Symptome systemischer anaphylaktischer Reaktionen setzen einige Minuten nach dem Stich ein; längere Intervalle kommen gelegentlich vor. Im Allgemeinen klingen Soforttypreaktionen ohne Folgen ab. Selten kommt es infolge einer Hypoxie zu bleibenden zentralnervösen Störungen oder gar einem Myokardinfarkt.

MERKE

Anaphylaktische Reaktionen in der Schwangerschaft können zum Abort oder zur Hirnschädigung der Leibesfrucht führen.

Unklar ist die Pathogenese seltener, „ungewöhnlicher" Stichreaktionen, wie Serumkrankheit, Nephropathie oder thrombozytopenischer Purpura.

Diagnose

Anamnese
Durch die Anamnese werden Art und Ausprägungsgrad der Symptome erfasst und der Reaktionstyp analysiert. Die Angaben des Patienten zum ursächlichen Insekt sind allerdings häufig unzuverlässig; insbesondere kann der Verbleib des Stachels (Bienen lassen ihn eher in der Haut zurück als Wespen) nicht zur sicheren Unterscheidung herangezogen werden. Weiter ist wichtig, wann die Reaktionen nach dem Stich auftraten, welche Behandlung erfolgte und ob nachfolgende Stiche vertragen wurden. Konkurrierende Auslöser, wie Nahrungs- oder Arzneimittel, sind zu berücksichtigen. Daneben müssen die Risikofaktoren einer Insektenstichanaphylaxie (Tab. 3.**45**) erfasst werden.

Hauttest
Nach der Anamnese folgt der Hauttest, der, wie die Bestimmung der spezifischen IgE-Antikörper, wegen einer möglichen Refraktärphase erst 1-2 Wochen nach dem Stich, dann aber möglichst umgehend vorgenommen werden sollte. Bei Patienten mit schweren Stichreaktionen (≥ Schweregrad III; s. Tab. 3.**44**) sollte der Hauttest stationär in Notfallbereitschaft vorgenommen werden.

Beim Hauttest wird diejenige Insektengiftkonzentration bestimmt, die zum Auftreten einer mindestens einfach-positiven Reaktion (Quaddelgröße im Prick-Test > 3 mm, im Intradermaltest > 5 mm) führt. Im Prick-Test wird mit 0,01 µg/ml begonnen und jeweils um eine Zehnerpotenz gesteigert, bis 100 µg/ml bzw. bei bestimmten Testextrakten bis 300 µg/ml; kommt es dabei zu keiner Reaktion, wird zusätzlich mit 1,0 µg/ml intradermal getestet. Ist der Intradermaltest mit 1 µg/l positiv, wird zur Ermittlung der Reaktionsschwelle im Intradermaltest mit niedrigeren Konzentrationen getestet, bis die Konzentration ermittelt ist, die keine Testreaktion mehr auslöst. Ausschließlich intradermale Tests (initial 100- bis 1000-fach niedrigere Konzentrationen) sind möglich, für den Patienten jedoch stärker belastend.

Tab. 3.**45** Risikofaktoren bei Insektengiftallergie.

Besondere Exposition:
- Imkerei, Imker in der Nachbarschaft
- Beruf wie Lebensmittelverkäufer, Feuerwehrmann, Waldarbeiter, Landwirt, Gärtner, Getränkeausfahrer
- Freizeitaktivitäten wie Gärtnerei, Schwimmen, Tennis, Radfahren, Golf
- Motorradfahren

Individuelles Risiko schwerer Reaktionen:
- schwere Stichreaktion (≥ Schweregrad III, Asthma) in der Vorgeschichte
- höheres Lebensalter (> 40 Jahre)
- kardiovaskuläre Erkrankungen
- Asthma
- basal erhöhte Konzentration der Serumtryptase
- Mastozytose
- Behandlung mit ACE-Hemmern
- Allergie gegen Wespengift

MERKE

Falls der Hauttest unauffällig ist, wird er wiederholt. Wenn dabei ein von niedermolekularen Substanzen befreites Präparat verwendet wird, soll die Wiederholung mit einem weniger „aufgereinigten" Präparat vorgenommen werden.

In-Vitro-Tests
Der wichtigste In-Vitro-Test ist die Bestimmung der spezifischen IgE-Antikörper im Serum gegen Insektengifte. Der Nachweis spezifischer IgG-Antikörper kann zwar auf einen Antigenkontakt hinweisen; in der Diagnostik einer anaphylaktischen Reaktion ist eine routinemäßige Bestimmung der insektengiftspezifischen IgG-Antikörper jedoch nicht erforderlich. Insbesondere dürfen IgG-Antikörper nicht als schützende Antikörper angesehen werden. Gelingt der Nachweis spezifischer IgE-Antikörper gegen Insektengift im Serum nicht, werden spezifische IgE-Antikörper, gegen Insektengiftkomponenten getestet. Sind auch diese nicht nachweisbar, so können Tests eingesetzt werden, bei denen periphere Blutleukozyten des Patienten mit dem verdächtigen Allergen inkubiert werden. Gemessen wird die dadurch induzierte Histamin- oder Sulfidoleukotrienfreisetzung oder die Hochregulierung von Aktivierungsmarkern (Basophilenaktivierungstest).

Bereits eine basal erhöhte Serumtryptase – auch Nachweis einer Mastozytose – ist ein Risikofaktor für besonders schwere Stichreaktionen, wie auch die Häufigkeit systemischer Nebenwirkungen bei Durchführung einer Hyposensibilisierung. Zumindestens bei Patienten mit Reaktionen vom Schweregrad II oder höher (s. Tab. 3.**44**) sollte daher eine Bestimmung der Serumtryptase erfolgen, evtl. auch grundsätzlich bei allen Patienten mit Insektenstichanaphylaxie.

Provokationstests
Eine diagnostische Stichprovokation (Abb. 3.**73**) wird bei nicht hyposensibilisierten Patienten nicht empfohlen. Zum einen ist sie mit einem bedeutsamen Risiko schwerer Reaktionen belastet, zum anderen hat das Ausbleiben einer systemischen Provokationsreaktion keinen diagnostischen Aussagewert in Bezug auf Folgestiche.

Hinweise zur Interpretation der Testergebnisse
Bei der Interpretation der Testergebnisse ist Folgendes zu beachten:
- Reaktionen auf Hymenopterengifte im Hauttest oder hymenopterengiftspezifische IgE-Antikörper im Serum finden sich auch in der Normalbevölkerung; ihr alleiniger Nachweis führt nicht zur Diagnose einer Allergie.
- Besteht eine atopische Diathese (Hauttestreaktionen auf Aeroallergene und/oder das Vorliegen atopischer Erkrankungen), finden sich im Hauttest gegen Hymenopterengifte häufig niedrigere Reaktionsschwellen und im Serum höhere Konzentrationen an spezifischen IgE-Antikörpern.
- Bei Wespengiftallergie sind im Serum niedrigere Konzentrationen an spezifischen IgE-Antikörpern als bei Bienengiftallergie festzustellen.

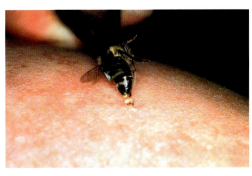

Abb. 3.**73** Diagnostische Stichprovokation mit Biene bei einem Patienten unter Erhaltungstherapie mit Bienengift.

- Die Stichreaktion führt kurzfristig zu einem Verbrauch der gegen das ursächliche Insektengift gerichteten spezifischen IgE-Antikörper. Innerhalb einiger Tage kommt es dann zu einem Anstieg der Konzentration im Serum. Im weiteren Verlauf nimmt die Konzentration der spezifischen IgE-Antikörper wieder ab, manchmal bereits innerhalb von wenigen Wochen unter die Nachweisgrenze! Entsprechend kann sich auch die Hauttestreaktivität ändern. Somit kann vor allem die wiederholte Bestimmung von insektengiftspezifischen IgE-Antikörpern nach einer Stichreaktion eine zusätzliche Information in Bezug auf das krankheitsursächliche Insekt geben.
- In Einzelfällen ist der Nachweis von spezifischem IgE gegen Insektengift und Giftkomponenten im Serum trotz systemischer anaphylaktischer Reaktion nicht möglich. Besteht bei Betrachtung aller Umstände eine dringende Indikation zu einer Insektengifthyposensibilisierung und sind die Hauttests ebenfalls unauffällig oder nicht eindeutig, sind zelluläre Tests vorzunehmen.

Therapie

Symptomatische Therapie
Aktuelle Stichreaktionen sind symptomatisch zu behandeln. Verstärkte Lokalreaktionen werden möglichst umgehend mit Glukokortikosteroidexterna und kühlenden Umschlägen behandelt. Bei sehr ausgeprägten örtlichen Reaktionen kann, ebenso wie bei schweren „ungewöhnlichen" Stichreaktionen, eine systemische Glukokortikosteroidgabe angezeigt sein, die ggf. auch prophylaktisch nach einem neuerlichen Stich indiziert ist.

Notfallmaßnahmen
Bei systemischen anaphylaktischen Reaktionen erfolgt die Therapie nach den bekannten notfallmedizinischen Grundsätzen.

> **MERKE**
>
> Dabei ist zu beachten, dass anaphylaktische Reaktionen biphasisch verlaufen und nach vorübergehender Besserung einige Stunden später wieder neu auftreten können. Eine ausreichend lange Nachbeobachtungszeit ist aus diesem Grund erforderlich.

Prophylaxe
Auch bei Insektengiftallergie kommt den Karenzmaßnahmen eine wesentliche Bedeutung zu. Der Patient sollte ein Merkblatt mit Hinweisen zur Expositionsprophylaxe erhalten (Tab. 3.**46**). Darüber hinaus ist bei Patienten mit systemischen anaphylaktischen Reaktionen eine Notfallapotheke zu rezeptieren, die Tropflösungen eines schnell wirksamen Antihistaminikums und eines Glukokortikosteroids sowie ein β-Mimetikum zur Inhalation und/oder Adrenalin zur Injektion enthält. Wird Adrenalin zur Selbstinjektion verordnet, ist der Patient in der Anwendung zu schulen. Diese Schulung ist regelmäßig zu wiederholen.
Wichtig ist die Information über das Verhalten bei einem neuerlichen Stich:

Hyposensibilisierung

> **MERKE**
>
> Grundsätzlich ist eine Hyposensibilisierung bei allen Patienten mit IgE-vermittelter systemischer anaphylaktischer Reaktion auf einen Bienen- oder Wespenstich (evtl. auch Hummel- oder Hornissenstich) angezeigt.

Durch die europäische Leitlinie ist zwar gedeckt, nur Patienten mit schwereren Reaktionen (≥ Schweregrad II) einer Hyposensibilisierung zuzuführen. Allerdings konnte lediglich für Kinder mit ausschließlich auf die Haut beschränkten, systemischen anaphylaktischen Reaktionen (Schweregrad I) gezeigt werden, dass bei neuerlichen Stichen eine Zunahme des Schweregrads unwahrscheinlich ist. Bei erwachsenen Patienten ist bei späteren Stichen mit einer Steigerung des Schweregrads zu rechnen, sodass wir grundsätzlich im Erwachsenenalter die Hyposensibilisierung auch bei leichten systemischen Reaktionen empfehlen.

Gesteigerte örtliche oder „ungewöhnliche" Reaktionen stellen keine Indikation für eine Hyposensibilisierung dar.

Vor Beginn einer Hyposensibilisierung sind β-Blocker (auch Augentropfen!) und ACE-Hemmer abzusetzen. Bei dringlicher Indikation für einen β-Blocker ist die Behandlung fortzusetzen, es sollte aber ein kardioselektiver Wirkstoff gegeben werden. Sofern innere Erkrankungen vorliegen, sollen diese möglichst optimal eingestellt sein.

Bei der Indikationsstellung sind die allgemeinen Regeln der Hyposensibilisierungsbehandlung zu beachten. Da die Hymenopterengiftallergie eine potenziell lebensbedrohliche Erkrankung ist, muss die Nutzen-Risiko-Abwägung besonders sorgfältig erfolgen. Vor allem bei älteren Menschen und bei Patienten mit kardiovaskulären Erkrankungen ist das Erreichen einer sicheren Schutzwirkung

Insektengiftallergie

Tab. 3.46 Hinweise zur Expositionsprophylaxe bei Insektengiftallergie.

- Repellenzien (chemische Insektenabwehrmittel) bieten keinen sicheren Schutz!
- Verzehr von Speisen oder Getränken im Freien, Obst- und Blumenpflücken, Aufenthalt im Bereich von Abfallkörben, Mülleimern, Tiergehegen oder Fallobst sowie Verwendung von Parfüm oder parfümierten Kosmetika vermeiden.
- Die Haut durch Kleidung weitgehend bedeckt halten (zumindest bei Gartenarbeiten). Beim Motorradfahren Helm, Handschuhe und Motorradkleidung der Haut dicht anliegend tragen.
- Lose sitzende, leichte Kleidungsstücke, leuchtende Muster oder dunkle Farben sind ungünstig; weiß, grün oder hellbraun bevorzugen.
- Schweiß lockt Insekten an, körperliche Anstrengung bedeutet also erhöhtes Risiko.
- Wohnungsfenster tagsüber geschlossen halten oder Insektennetze anbringen. Abends kein Licht bei geöffneten Fenstern.
- Bienen- oder Wespennester und deren Einzugsbereich meiden! Nester in der Nähe eines ständigen Aufenthalts sollen durch Imker bzw. die Feuerwehr entfernt werden.
- Bei Annäherung von Insekten oder in Nestnähe alle hastigen oder schlagenden Bewegungen vermeiden. Nester keinesfalls erschüttern; nicht in ein Flugloch hauchen.
- Insekten nicht von Futterquellen verscheuchen, insbesondere nicht mit hektischen Bewegungen.
- Bei einem Angriff von Bienen oder Wespen den Kopf mit Armen oder Kleidung schützen! Rückzug darf nicht hektisch, sondern muss ganz langsam erfolgen.
- Im Gegensatz zu Bienen oder Wespen fliegen Hornissen auch in der Nacht!
- Jede Panik ist zu vermeiden.
- Ein in der Haut verbliebener Stachel ist durch Kratzen ohne Ausdrücken des anhängenden Giftsacks rasch zu entfernen.
- Personen in der Umgebung sind auf die Notfallsituation hinzuweisen und um Hilfe zu bitten.
- Antihistaminikum- und Glukokortikosteroidzubereitungen werden eingenommen. Hyposensibilisierte Patienten, bei denen eine Schutzwirkung durch Stichprovokation nachgewiesen ist, brauchen diese Präparate nur dann zu verwenden, wenn sich wider Erwarten Symptome zeigen.
- Adrenalin ist erst bei Eintreten von über Hautsymptome hinausreichenden Beschwerden einzusetzen.
- Eine geeignete Lagerung ist bei Kreislaufsymptomen wichtig.
- Jeder nicht hyposensibilisierte Patient sowie jeder Patient mit erneuten systemischen Symptomen muss unverzüglich ärztlicher Betreuung zugeführt werden.

besonders wichtig. Bei Frauen im gebärfähigen Alter ist die Hyposensibilisierung vor Eintritt einer Schwangerschaft zu beginnen und darf, sofern sie gut vertragen wird, auch während der Schwangerschaft fortgesetzt werden.

Zur Behandlung stehen wässrige und an Aluminiumhydroxid adsorbierte Bienen- oder Wespengiftzubereitungen zur Verfügung. Die übliche Erhaltungsdosis ist 100 µg Hymenopterengift/4 Wochen. Die Wirksamkeit der Behandlung ist dosisabhängig. Bei besonders hohem Expositionsrisiko (s. Tab. 3.**45**) oder sehr schweren Reaktionen und besonders dann, wenn eine Bienengiftallergie besteht, kann die Erhaltungsdosis von Beginn an auf 200 µg/4 Wochen festgesetzt werden.

Für die Steigerungsphase der Behandlung gibt es verschiedene Therapieschemata, unter denen die stationär durchgeführte Schnellhyposensibilisierung eine Reihe von Vorteilen besitzt. Unter Sicherheitsvorkehrungen kann sie auch während der Flugzeit der Insekten vorgenommen werden; sie führt rasch zu einer Schutzwirkung, ist insgesamt zeitlich weniger belastend als ambulante Verfahren und erlaubt bei Nebenwirkungen eine rasche Therapie. Bei konventioneller Hyposensibilisierung wird die Erhaltungsdosis erst nach einigen Monaten erreicht.

Bestehen sowohl eine Bienen- als auch eine Wespengiftallergie oder kann nicht entschieden werden, ob ein Bienen- oder Wespenstich für eine systemische Reaktion verantwortlich war, ist mit beiden Insektengiften zu behandeln. Aufgrund der Ähnlichkeit der Gifte wird im Allgemeinen bei Reaktion auf einen Hornissenstich eine Behandlung mit Wespengift, bei Reaktion auf Hummelstich eine Therapie mit Bienengift vorgenommen.

MERKE

Wichtige Nebenwirkungen der Hyposensibilisierung sind vor allem systemische anaphylaktische Reaktionen während der Steigerungsphase.

Sie verlaufen meist mild und sind bei geeigneter Versorgung des Patienten unproblematisch. Patienten, die wiederholt systemische anaphylaktische Reaktionen während der Hyposensibilisierung entwickeln, sind bei späteren Stichen besonders gefährdet. Um gerade auch bei diesen Patienten eine Schutzwirkung zu erreichen, gibt es verschiedene Optionen: Wurde der Patient bislang mit einem weniger „aufgereinigten" Präparat behandelt, kann zunächst versucht werden, auf eine von niedermolekularen Substanzen befreite Zubereitung zu wechseln. Auch ein Wechsel des Protokolls der Dosissteigerung ist oft hilfreich. Von der Prämedikation mit einem H_1-blockierenden Antihistaminikum sind nur Effekte auf örtliche und leichte systemische Reaktionen zu erwarten.

Kommt es wiederholt zu systemischen anaphylaktischen Reaktionen, kann die Durchführbarkeit der Therapie infrage gestellt sein. In diesen Fällen sind begünstigende Faktoren für Nebenwirkungen, wie Begleitsensibilisierungen, Fokalinfekte, Schilddrüsenerkrankungen, erhöhte Spiegel für Serumtryptase, Mastzellvermehrungen und die Einnahme während der Hyposensibilisierung nicht erlaubter Medikamente (z. B. β-Blocker), auszuschließen. Liegen solche Faktoren nicht vor oder können sie nicht eliminiert werden, hat es sich bewährt, für einige Monate die tolerierte Höchstdosis (sofern diese mindestens 50 µg beträgt) in verkürztem Abstand (z. B. alle 14 Tage) zu verabreichen und dann unter Begleittherapie mit einem H_1-Antihistaminikum die weitere Steigerung nach einem Rush-Protokoll zu versuchen. Wird dies toleriert, wird die Erhaltungsdosis unmittelbar auf 200 µg Insektengift erhöht.

In diesem Zusammenhang sind Berichte interessant, die gezeigt haben, dass bei Patienten mit wiederholten systemischen Reaktionen während Insektengifthyposensibilisierung durch eine Vorbehandlung mit dem Anti-IgE-Antikörper Omalizumab eine Verträglichkeit der Behandlung und dann auch ein Eintreten der Schutzwirkung erzielt werden kann. Da Omalizumab für diese Indikation zurzeit nicht zugelassen ist, muss die Behandlung im Rahmen eines Heilversuchs erfolgen und die Kostenübernahme durch den zuständigen Krankenversicherungsträger beantragt werden.

Immunologisch kommt es im Verlauf der Hyposensibilisierung zunächst zu einem Anstieg der Hauttestreaktivität und der Konzentration spezifischer Serum-IgE-Antikörper, langfristig zum gegenteiligen Effekt. Dem gegenüber steigen die spezifischen IgG-Antikörper, zunächst bevorzugt IgG1-, später IgG4-Antikörper, an. Diese Befunde erlauben jedoch keine Bewertung des Hyposensibilisierungserfolgs. Verlaufskontrollen der Hauttests und der spezifischen Antikörperspiegel sind aber dennoch angezeigt, um ungewöhnliche Verläufe zu erfassen.

> **MERKE**
> Der Behandlungserfolg kann nur anhand der Reaktion auf einen neuerlichen Stich überprüft werden.

Zweckmäßig ist ein Stichprovokationstest mit einem lebenden Insekt; die Reaktion auf einen neuerlichen akzidentellen Stich („Feldstich") ist weniger aussagekräftig. Durch Stichprovokationstests ist belegt, dass die Hyposensibilisierung bei 80-100% der behandelten Patienten mit systemischen anaphylaktischen Reaktionen in der Anamnese zu einem vollständigen Schutz führt. Kommt es erneut zu einer systemischen Reaktion, kann durch Steigerung der Erhaltungsdosis auf 200 µg Hymenopterengift/4 Wochen (ggf. auch höher!) der Therapieerfolg erreicht werden.

> **MERKE**
> Auch nach vertragener Stichprovokation sollen Stiche möglichst vermieden werden. Sicherheitshalber wird empfohlen, zur Insektenflugzeit das Notfallset weiter mitzuführen. Es muss allerdings nur dann angewendet werden, falls es wider Erwarten zu systemischen Reaktionen nach einem Stich kommen sollte.

Ein Ziel der Hyposensibilisierung ist das Erzeugen einer klinischen Toleranz gegenüber dem zur Behandlung verwendeten Allergen über die eigentliche Behandlungsdauer hinaus. Allerdings kann nicht davon ausgegangen werden, dass die Schutzwirkung bei allen Patienten tatsächlich lebenslang anhält. Mittlerweile liegen mehrere Studien vor, in denen Langzeiteffekte 1-5 Jahre nach Ende der Behandlung durch eine Stichprovokation überprüft wurden. Zwar war die überwiegende Mehrzahl der Patienten weiterhin geschützt; bei etwa 10-20% der Patienten, vor allem Bienengiftallergikern, traten aber erneut systemische Stichreaktionen auf.

Ein sicherer Schutz vor erneuter Stichanaphylaxie kann demzufolge nur durch eine fortgesetzte Behandlung erreicht werden.

> **MERKE**
> Für alle Patienten gilt daher, dass die Beendigung der Hyposensibilisierung eine individuelle Entscheidung darstellt und dabei besondere Risikofaktoren berücksichtigt werden müssen.

Da bei Patienten mit Mastozytose tödliche Stichreaktionen nach Absetzen der Hyposensibilisierung auftraten, ist bei diesen die Behandlung lebenslang vorzunehmen. Ebenso ist auch bei Patienten mit stark erhöhter Insektenexposition oder besonderen individuellen Risikofaktoren eine dauerhafte Behandlung angezeigt. Derzeit in Diskussion ist, ob bei diesen Patienten nicht eine Verlängerung des Injektionsintervalls auf 3 Monate möglich ist. Bislang liegen zur Verträglichkeit und Wirksamkeit eines derart verlängerten Injektionsintervalls noch keine ausreichenden Daten vor.

Wenn keine besonderen Risikofaktoren vorliegen und die Hyposensibilisierung sowie ein Stich durch das krankheitsursächliche Insekt ohne systemische Reaktion vertragen wurden, kann die Behandlung frühestens nach 3, besser nach 5 Jahren beendet werden. Sind diese Bedingungen nicht erfüllt, wird so lange behandelt, bis Hauttestreaktionen und spezifische Serum-IgE-Antikörper gegenüber Hymenopterengiften nicht mehr nachweisbar sind.

Kommt es nach Beendigung der Hymenopterengifthyposensibilisierung erneut zu systemischen anaphylaktischen Stichreaktionen, so wird eine neuerliche Hyposensibilisierung erforderlich, die dann sicherheitshalber lebenslang vorgenommen werden sollte.

FAZIT

Bei bis zu 5% der Bevölkerung tritt im Lauf des Lebens eine systemische anaphylaktische Reaktion auf einen Hymenopterenstich auf. In den allermeisten Fällen handelt es sich bei systemischen Hymenopterenstichreaktionen um IgE-vermittelte allergische Reaktionen vom Soforttyp.
Durch die Anamnese sind der Reaktionstyp zu erfassen und das auslösende Insekt zu identifizieren. Beim Hauttest wird diejenige Insektengiftkonzentration bestimmt, die zum Auftreten einer mindestens einfach-positiven Reaktion führt. Der wichtigste In-Vitro-Test ist die Bestimmung der spezifischen IgE-Antikörper im Serum. Gelingt der Nachweis spezifischer IgE-Antikörper im Serum nicht, sind zelluläre Tests einzusetzen, bei denen periphere Blutleukozyten des Patienten mit dem Allergen inkubiert werden.
Die Behandlung basiert auf Karenz, symptomatischer Therapie („Nofallset") und Hyposensibilisierung. Grundsätzlich besteht die Indikation zur Hyposensibilisierung bei allen Patienten mit IgE-vermittelter, systemischer anaphylaktischer Reaktion auf einen Hymenopterenstich. Die übliche Erhaltungsdosis ist 100 µg Hymenopterengift/4 Wochen. Bei besonderen Risikofaktoren und besonders dann, wenn eine Bienengiftallergie besteht, kann die Erhaltungsdosis von Anfang an auf 200 µg/4 Wochen festgesetzt werden. Nebenwirkungen der Hyposensibilisierung sind vor allem systemische anaphylaktische Reaktionen während der Steigerungsphase. Sie verlaufen meist mild und sind bei geeigneter Versorgung des Patienten unproblematisch. Die Wirksamkeit der Behandlung kann nur durch eine Stichprovokation überprüft werden. Die Hyposensibilisierung führt bei 80-100% der behandelten Patienten zu einem vollständigen Schutz. Kommt es erneut zu einer systemischen Reaktion, kann durch Steigerung der Erhaltungsdosis ein Therapieerfolg erzielt werden. Wenn keine besonderen Risikofaktoren vorliegen und wenn die Hyposensibilisierung sowie ein Stich durch das krankheitsursächliche Insekt ohne systemische Reaktion vertragen wurden, kann die Behandlung nach 3-5 Jahren beendet werden. Auch nach Behandlungsende ist die überwiegende Mehrzahl der Patienten geschützt. Bei etwa 10-20% der Patienten muss jedoch erneut mit einer systemischen Stichreaktion gerechnet werden. Ein sicherer Schutz vor erneuter Stichanaphylaxie kann demnach nur durch fortgesetzte Behandlung erreicht werden. Für alle Patienten gilt daher, dass die Beendigung der Hyposensibilisierung eine individuelle Entscheidung darstellt und dabei besondere Risikofaktoren berücksichtigt werden müssen.

Allergien im Kindesalter

J. Kühr und U. Wahn

Für den Pädiater haben sich allergische Erkrankungen in den letzten Jahrzehnten als eine in Klinik und Praxis weit verbreitete Problematik herausgestellt. Dabei sind es fast ausschließlich atopische Erkrankungen in ihrer unterschiedlichen Manifestation, die den Kinderarzt beschäftigen und die inzwischen zu den häufigsten chronischen Krankheitsbildern in der pädiatrischen Altersgruppe gehören. Die ab 2003 in Deutschland erhobenen Daten aus Querschnittsuntersuchungen verdeutlichen, dass sich die Lebenszeitprävalenzen von Asthma, Heuschnupfen und Neurodermitis annähernd auf dem Niveau der letzten 20 Jahre gehalten haben (Abb. 3.**74**). Neueste Daten aus der International Study of Asthma and Allergies in Childhood zeigen im Vergleich zu den Ergebnissen 10 Jahre zuvor keinen weltweit einheitlichen Häufigkeitstrend.

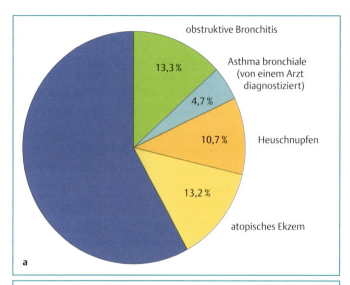

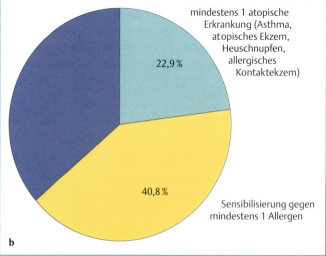

Abb. 3.**74a u. b** **Prävalenz allergischer Erkrankungen** (Kamtsiuris et al. 2007, Schlaud et al. 2007).
a Lebenszeitprävalenzen von Asthma, obstruktiver Bronchitis, Heuschnupfen und atopischem Ekzem bei 17 641 Kindern und Jugendlichen (2003-2006).
b Punktprävalenz (3- bis 17-Jährige) der Sensibilisierung auf mindestens 1 von 20 Umweltallergenen.

Krankheitsverlauf

Der natürliche Verlauf der Atopieerkrankung ist dadurch gekennzeichnet, dass sich Krankheitssymptome nahezu nie schon bei Geburt manifestieren. Unterschiedliche klinische Symptome treten in bestimmten Entwicklungsphasen auf, persistieren eine Zeit lang und zeigen dann oft eine Tendenz zur Remission (Abb. 3.75). Dies gilt insbesondere für das atopische Ekzem sowie für die sich früh manifestierenden spezifischen Sensibilisierungen gegen Nahrungsmittelallergene, deren Spontanverlauf sich von dem des Erwachsenenalters grundlegend unterscheidet.

> **MERKE**
>
> In der Regel steht am Anfang einer „Atopikerkarriere" die Entwicklung eines atopischen Ekzems, welches sich mit oder ohne gleichzeitiges Auftreten einer Nahrungsmittelallergie manifestieren kann.

Der beim Säugling auftretende sog. Milchschorf (Crusta lactea) stellt eine flächenhafte Krusten- und Schuppenbildung insbesondere am behaarten Schädel dar, die auch beim seborrhoischen Ekzem vorkommt und daher nicht atopiespezifisch ist. Die Periodenprävalenz des atopischen Ekzems ist am höchsten während des 1.-4. Lebensjahrs, während mit zunehmendem Alter das allergisch geprägte Asthma bronchiale sowie zwischen dem 5. und 20. Lebensjahr die allergische Rhinitis ihr Prävalenzmaximum erreicht (Abb. 3.75).

Einflussfaktoren

Genetische Prädisposition

> **MERKE**
>
> Zu den wichtigsten, den Krankheitsverlauf bestimmenden Einflussfaktoren gehört die genetische Prädisposition eines Kindes.

Seit vielen Jahrzehnten ist bekannt, dass die Häufigkeit atopischer Erkrankungen durch die Atopiebelastung in der Familie mitbestimmt wird. Aus den in den 1970er- und 1980er-Jahren veröffentlichten Untersuchungen von Kjellman und Mitarbeitern wurde deutlich, dass die Wahrscheinlichkeit, atopisch zu erkranken, für ein Neugeborenes etwa bei 40-50 % liegt, wenn ein Verwandter 1. Grades ebenfalls Atopiker ist. Sind 2 Verwandte 1. Grades als Atopiker einzuordnen, so erhöht sich die Wahrscheinlichkeit der Krankheitsmanifestation für das Kind auf 70 %.

Da die Erhöhung der IgE-Konzentration im Serum eines der wesentlichen Merkmale der Atopie darstellt, hat sich das Interesse auf die genetische Regulation dieses Immunglobulins konzentriert. Die überschießende IgE-Antikörperproduktion wird ohne Zweifel genetisch determiniert. Dabei scheint die allergenspezifische IgE-Antikörperantwort unabhängig von der globalen Steuerung des Gesamt-IgE-Spiegels zu erfolgen. Molekularbiologische Untersuchungen zeigen einen Zusammenhang zwischen genetischen Markern auf dem 5. Chromosom innerhalb des IL-/Zytokin-Gen-Clusters und der Konzentration des Gesamt-IgE im Serum. Ergebnisse einer anderen Arbeitsgruppe, die das Gen für die Gesamt-IgE-Synthese auf dem

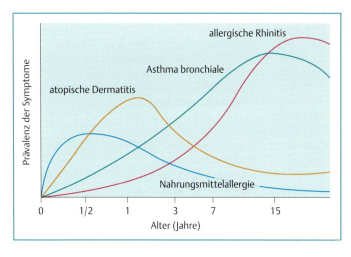

Abb. 3.75 **Der natürliche Krankheitsverlauf der Atopieerkrankung im Kindes- und Jugendalter.**

11. Chromosom vermuten ließen, wurden zum Teil durch spätere Untersuchungen nicht bestätigt.

Die über Immune-Response-Gene vermittelte erhöhte Reagibilität ist offensichtlich an das HLA-System gekoppelt. So zeigen 95% aller Personen, die IgE-Antikörper gegen Amb 5, ein Majorallergen aus Ragweed-Pollen produzieren, den HLA-Typ DR 2/Dw 2, gegenüber 22% derjenigen Ragweed-Allergiker, die gegen dieses Allergen keine Antikörper bilden.

Auf der Grundlage der genetischen Befunde ergibt sich für den Pädiater die Frage nach der frühzeitigen Atopieprädiktion für noch gesunde Neugeborene, die jedoch als Risikopatienten einzuordnen sind. In der Tat zeigte sich, dass diejenigen Neugeborenen, bei denen bereits zum Zeitpunkt der Geburt erhöhte IgE-Konzentrationen im Blut der Nabelschnur festgestellt wurden (> 0,9 kU/l), in den darauffolgenden Jahren ein erhöhtes Sensibilisierungs- und Erkrankungsrisiko aufwiesen. Allerdings ist die prädiktive Wertigkeit dieses Befunds, ebenso wie die der Familienanamnese, nicht genau genug, um allein auf diesen Prädiktoren präventive Maßnahmen aufzubauen. Damit war gleichzeitig klar, dass ein allgemeines neonatales Atopie-Screening, etwa im Sinne einer generellen IgE-Bestimmung aus dem Nabelschnurblut, abzulehnen ist.

Determinanten der Umwelt
Es sind keineswegs allein genetische Einflussfaktoren, die den Krankheitsverlauf der Atopiekrankheit gleichsam schicksalhaft bestimmen. Inzwischen haben sich zahlreiche Befunde ergeben, die deutlich machen, dass auch Determinanten des Lebensstils und der Umwelt die Allergikerkarriere im Kindesalter wesentlich mitbeeinflussen. Kinder in Westdeutschland haben häufiger allergische Sensibilisierungen als altersgleiche Kinder in Ostdeutschland. Vom Robert-Koch-Institut veröffentlichte Daten zur Situation rund 15 Jahre nach der deutschen Wiedervereinigung zeigen den erwarteten Annäherungstrend der Allergieprävalenzen in Ost- und Westdeutschland.

Mehrere Studien fanden ein mit der Zahl älterer Geschwister abnehmendes Sensibilisierungsrisiko. Die In-Utero-Exposition gegenüber immunogenen Stoffen und immunmodulatorische mütterliche Effekte auf den Feten sind wahrscheinlich die frühesten Umwelteinflüsse, die allergiefördernd oder auch -protektiv sein können. Postnatal dürften Auswirkungen im Sinne des sog. Farmeffekts, eine Exposition gegenüber organischen Stäuben im ländlichen Milieu, bereits in den ersten Lebensmonaten einsetzen. Eine wichtige immunmodulatorische Komponente des Staubes sind Lipopolysaccharide, die aus der Wand gramnegativer Bakterien stammt. Lipopolysaccharide vermögen im Komplex mit Liganden den TLR-4 zu aktivieren und möglicherweise über diesen Signalweg der Allergieentwicklung entgegenzuwirken. Physiologische Prozesse, die eine natürliche Toleranz gegenüber Umweltantigenen ermöglichen, schließen neben Th1- und Th2-Lymphozyten ihr Zusammenspiel mit antigenspezifischen regulatorischen T-Zellen ein. Als bedeutender Faktor für die Allergieentstehung wurde die Exposition gegenüber dem Allergen in Nahrung und Umwelt ermittelt. So zeigte sich, dass die bereits in den ersten Lebenswochen mit Kuhmilch ernährten Risikokinder häufiger spezifisch gegen Nahrungsmittel sensibilisiert sind und nahrungsmittelbezogene allergische Reaktionen der Haut entwickeln als Säuglinge, die über 4-6 Monate vollständig gestillt wurden. Für die Entwicklung einer Sensibilisierung gegen Umweltallergene scheinen ähnliche Beziehungen zu gelten. Diejenigen Kinder, die im häuslichen Bereich verstärkt gegenüber Innenraumallergenen (Hausstaubmilben, Haustieren) exponiert sind, zeigen nicht nur häufiger Zeichen der spezifischen Sensibilisierung, sondern auch frühzeitiger und häufiger allergische Atemwegserkrankungen, wie Asthma bronchiale.

Die Rolle adjuvanter Umweltfaktoren für die Allergieentwicklung im Kindesalter kann bis heute nicht abschließend eingeschätzt werden. Vermutlich sind Schadstoffe der Außenluft (SO_2, NO_2) in ihrer sensibilisierungsfördernden Bedeutung eher überschätzt worden; zur Rolle des Ozons als Adjuvans für eine Sensibilisierung liegen bisher keine abschließenden Befunde vor. In Innenräumen ist die passive Tabakrauchexposition als adjuvanter Faktor am intensivsten untersucht worden. Zahlreiche Studien sprechen für einen sensibilisierungsfördernden Einfluss.

Allergische Manifestationen im Kindesalter

Atopisches Ekzem – Prodromalstadium allergischer Atemwegssymptome
Im Allgemeinen manifestiert sich das atopische Ekzem bereits im Säuglingsalter (s. Abb. 3.**75**). Vor allem bei Kindern mit familiärer Atopiebelastung können ekzematöse Hautveränderungen schon in den ersten 3 Lebensmonaten auftreten. Prädilekti-

onsstellen der oft akut nässenden, verkrustenden und meist stark juckenden Herde sind die konvexen Gesichts- und Körperbereiche, wie Stirn, Kinn und Wangen sowie die Nacken-Hals-Partie, später die Gelenkbeugen (Abb. 3.**76**). Im Kindergarten- und Schulalter sind die Handrücken oft und hartnäckig befallen; im Laufe der Jahre verliert das Ekzem seinen akut-entzündlichen Charakter, ist von seiner Morphe her eher chronisch und zunehmend durch Lichenifizierung sowie in der Adoleszenz durch prominente, harte Prurigoknötchen charakterisiert. Der Krankheitsverlauf kann durch Infektionen (Staphylococcus aureus, Herpes) und durch Reaktionen auf Nahrungsmittelallergene (Ei, Milch usw.) kompliziert werden.

Differenzialdiagnostisch sind vor allem die Skabies sowie Immundefizienzsyndrome, wie die Ataxia teleangiectatica oder das Wiskott-Aldrich-Syndrom (Thrombopenie!), abzugrenzen.

Nahrungsmittelallergie
Die im Säuglingsalter auftretenden Nahrungsmittelallergien haben einen sehr ähnlichen natürlichen Verlauf wie das atopische Ekzem des Säuglings. Sie richten sich fast ausschließlich gegen natürliche Proteine aus der Nahrung und weit weniger gegen Zusatzstoffe. In Deutschland dominieren hierbei Hühnerei und Kuhmilch. Reaktionen umfassen Erscheinungen an der Haut (periorale Urtikaria, Quincke-Ödem, Ekzemschub), der Atemwege (Asthma bronchiale) sowie des Magen-Darm-Trakts (Erbrechen, Durchfall, Kolik). Eine Sensibilisierung sowie eine Auslösung allergischer Symptome kann auch gegen Proteine aus der mütterlichen Diät, die über die Muttermilch dem Kind zugeführt wurden, erfolgen. Die diagnostische Abklärung von infantilen Nahrungsmittelallergien gehört zu den aufwendigsten und anspruchsvollsten Aufgaben der pädiatrischen Allergologie.

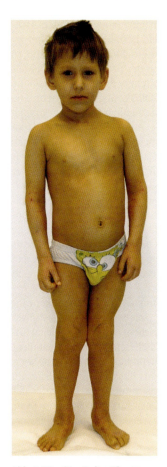

Abb. 3.**76** **Atopisches Ekzem.**

> **MERKE**
>
> Für den Fall einer notwendigen diätetischen Intervention kann in der Regel davon ausgegangen werden, dass es sich um eine auf 2-6 Jahre limitierte Diät handelt, da in den meisten Fällen mit Einschulung eine klinische Toleranz gegenüber früher bedeutsamen Allergenen eingetreten ist.

Hier unterscheiden sich die natürlichen Krankheitsverläufe infantiler Nahrungsmittelallergien grundsätzlich von später auftretenden Sensibilisierungen gegen Nahrungsmittel (Nüsse, Fisch usw.).

Allergische Rhinokonjunktivitis
Die Sensibilisierung gegen Inhalationsallergene aus dem Innenraum- bzw. Außenluftmilieu erfordert längere Zeit als die gegen Nahrungsmittel. Eine allergische Rhinokonjunktivitis im Säuglingsalter ist eine extreme Rarität. Spezifische Antikörper gegen Pollen, Tierepithelien oder Hausstaubmilben lassen sich zwar in zunehmender Frequenz zwischen dem 1. und 4. Geburtstag nachweisen, allergische Rhinitis- und Augensymptome treten aber zumeist erst zwischen dem 3. und 7. Geburtstag auf. Sie nehmen dann allerdings an Schwere zu und gehen mit einer Verbreiterung des Allergenspektrums einher.

Allergisch geprägtes Asthma bronchiale des Kindes
Im Säuglingsalter auftretende asthmatische Symptome (Husten, pfeifende Atmung, Tachypnoe) sind kaum von den charakteristischen klinischen Sym-

ptomen eines sich später manifestierenden Asthmas zu unterscheiden. Dennoch scheinen bezüglich der Pathogenese erhebliche Unterschiede zu bestehen. Das Asthma des Säuglings zeigt keinerlei Bezüge zur atopischen Familienamnese und zu spezifischen Sensibilisierungen. Vielmehr sind Asthmasymptome im Säuglingsalter eng gekoppelt an bestimmte virale Atemwegsinfektionen (vor allem Respiratory syncytial [RS-]Virus). Zwischen dem 3. und 6. Lebensjahr spielen virale Infekte als Triggerfaktoren von Asthmaepisoden zwar immer noch eine große Rolle, doch kommt den inzwischen manifest gewordenen allergischen Sensibilisierungen als Wegbereiter einer generellen bronchialen Hyperreagibilität zunehmend Bedeutung zu. Hingegen verliert sich bei Kindern ohne Sensibilisierung die Symptomatik oft im Schulalter. Ein solch günstigerer Verlauf kann im Einzelfall nicht vorhergesagt werden.

Die traditionelle Einteilung asthmakranker Kinder in Patienten mit „Infektasthma", „Belastungsasthma" oder „allergischem Asthma" ist eher artifiziell und wird der pädiatrischen Wirklichkeit nicht gerecht. Vielmehr scheint das Maß der Atemwegshyperreagibilität beim allergisch sensibilisierten Patienten nachdrücklich durch die Intensität der Allergenexposition beeinflusst zu werden (Abb. 3.**77**). Ein auf diese Weise hyperreagibel gewordenes Kind reagiert ganz spezifisch asthmatisch auf Trigger, wie körperliche Belastung und virale Infektionen, die bei anderen Patienten lediglich Symptome der oberen Luftwege auslösen.

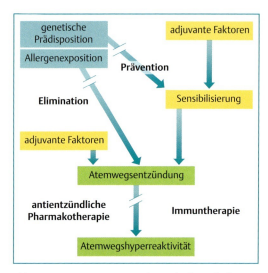

Abb. 3.**77 Konzept zur Entstehung der bronchialen Hyperreagibilität.**

Anaphylaxie

> **MERKE**
>
> Unter Anaphylaxie versteht man eine akute systemische Reaktion mit Symptomen einer allergischen Sofortreaktion, die den ganzen Organismus erfassen kann und je nach Schweregrad mit unterschiedlichen Symptomen einhergeht.

Besonderheiten der Allergiediagnostik

Anamnese

Beim Säugling und Kleinkind ist es oft schwierig, das potenziell lebensbedrohliche Ereignis gegen andere allergische Reaktionsformen abzugrenzen. Daher sind standardisierte Anamnesefragebögen, vorhandene Notfalldokumentationen und in unklaren Situationen die Messung der Serumtryptase oder der Histaminausschüttung hilfreich. Die häufigsten Auslöser im Kindesalter sind Nahrungsmittel, Insektengifte und im Rahmen der Immuntherapie ärztlich verabreichte Allergene. Gerade bei Kindern werden Reaktionen nach Nahrungsmittelaufnahme durch den Augmentationsfaktor körperliche Anstrengung verstärkt.

In-Vitro-Testung

Im Gegensatz zur allergologischen Diagnostik bei Schulkindern und Erwachsenen ist bis zum Alter von 4 Jahren in der Regel einer In-Vitro-Testung (s. Kapitel 4) der Vorzug zu geben. Dabei hat sich das Gesamt-IgE nicht als tauglicher Parameter für ein Atopie-Screening erwiesen; stattdessen kann ein Multiallergensuchtest (z. B. Phadiatop) als Entscheidungshilfe bei der differenzialdiagnostischen Abklärung einer etwaigen allergischen Genese von Beschwerden der Atemwege oder des Gastrointestinaltrakts verwendet werden. Multiallergentests stehen für kindliche Nahrungsmittel sowie für eine Palette von Inhalationsallergenen zur Verfügung und scheinen ein gut brauchbares Instrument im Rahmen der ökonomisch vertretbaren Stufendiagnostik insbesondere für den nicht spezialisierten Untersucher darzustellen. Beispielsweise findet sich im Säuglingsalter ein früher Altersgipfel der Kuhmilchproteinintoleranz, ohne dass notwendigerweise eine Allergie vorliegt. Nur falls eine diagnostische Eliminationsdiät mit extensiv hydrolysierter Formulanahrung oder Aminosäurenformula zur Besserung führt, ist eine weitere allergologische In-Vitro- und In-Vivo-Diagnostik nötig. Bei nachgewiesener Sensibilisierung in Zusammenhang mit klarer Anamnese oder positivem Kuhmilchprovokationstest erfolgt eine (therapeutische) Diät für 6-12 Monate. Die Bestimmung allergenspezifischer IgE-Antikörper sollte möglichst zielorientiert erfolgen, wobei in den ersten 2 Krankheitsjahren naturgemäß die wichtigsten Nahrungsmittelallergene (Ei, Milch, Soja, Weizen usw.), zwischen dem 3. und 5. Lebensjahr die wichtigsten Inhalationsallergene aus Innenraum und Außenluft (Hausstaubmilbe, Katze, Hund, Birkenpollen, Graspollen) im Vordergrund stehen.

Hauttestung

--- MERKE ---
Hauttestungen können zwar auch beim Säugling schon durchgeführt werden, jedoch ist die in der Regel unangemessene Traumatisierung der Patienten bei deutlich geringerer Hautreagibilität zu berücksichtigen.

Für die meisten pädiatrischen Allergologen stellt der Hauttest ein Diagnostikum der 2. Wahl dar, welches möglichst gezielt und hinsichtlich der Zahl der Testungen in begrenztem Umfang verwendet werden sollte. Im Allgemeinen können etwa 15-20 Hauttestungen die meisten pädiatrisch allergologischen Fragestellungen angemessen beantworten.

Provokationstests
Provokationstests bei Kindern werden eingesetzt, wenn durch Anamnese, Hauttestungen und die Analyse auf spezifische IgE-Antikörper keine Klärung erreicht wird. Bei Verdacht auf Nahrungsmittelallergien sind oft gezielte Provokationstestungen, ggf. sogar als doppelblind-plazebokontrollierte Provokation, erforderlich, um über die Notwendigkeit einer diätetischen Therapie zu entscheiden. Für eine orale Provokationstestung bei Verdacht auf Nahrungsmittelallergie empfiehlt sich eine vorgeschaltete Diät. Falls hierauf eine Besserung resultiert, schließt sich eine orale Provokation an. Erbringt die offene Provokation eine Sofortreaktion, kann eine Diät etabliert werden. Falls eine Spätreaktion nachweisbar ist und sich dies in der doppelblind-plazebokontrollierten Testung bestätigt, ist ebenso eine Diät statthaft.

Bei Verdacht auf Insektengiftallergie ist in besonderen Fällen eine Stichprovokation unter stationärer Kontrolle gerechtfertigt, zur Vermeidung überflüssiger Hyposensibilisierungen bei fraglicher Indikationsstellung. Bei Doppelsensibilisierungen scheint die IgE-Immunantwort auf rekombinante Antigene zusätzliche Informationen zu liefern.

Spezielle Therapieempfehlungen
Atopisches Ekzem
Die Behandlung orientiert sich an einem Stufenschema (Abb. 3.**78**). Noch stärker als beim Erwachsenen müssen bei der Behandlung des atopischen Ekzems im Säuglings- und Kindesalter Allergene aus der Nahrung und Umwelt als potenzielle Triggerfaktoren für das atopische Ekzem bei der Behandlung berücksichtigt werden. Vor allem bei mittelschweren und schweren Verlaufsformen des Ekzems ist daher neben einer professionellen Hautpflege und antiinflammatorischen Lokalbehandlung die gezielte Allergenelimination im Falle klinisch aktueller Sensibilisierungen ebenso erforderlich wie die gezielte Therapie von Superinfektionen. Der Behandlungserfolg steht und fällt mit dem optimalen Wissensstand von Eltern und Patienten. In der sog. Neurodermitisschulung wird u. a. handlungsrelevantes Wissen über Auslöser und deren Meidung, Therapieelemente, Selbstwahrnehmung und Juckreizbewältigung vermittelt (www.neurodermitisschulung.de).

Nahrungsmittelallergie
Unabhängig davon, ob sich die in den ersten 2 Lebensjahren manifest gewordene Nahrungsmittelallergie am Gastrointestinaltrakt, in den oberen oder unteren Atemwegen oder an der Haut manifestiert, ist eine diätetische Intervention in aller Regel nur für einige Jahre erforderlich. Die Indikation zur Diät ergibt sich aus einer durch Provokationstestung als klinisch aktuell gesicherten Nahrungsmittelallergie. Bei der Elimination einzelner Nahrungskomponenten ist dafür Sorge zu tragen, dass nutritive Defizite Wachstum und Entwicklung eines Kindes nicht gefährden (www.gpaev.de; www.dgkj.de/faltblaetter.html).

Allergische Rhinitis
Die Therapie der saisonalen oder ganzjährig auftretenden allergischen Rhinitis unterscheidet sich kaum von der des Erwachsenen. Zur symptomatischen Behandlung kann auf topische *Kortikosteroide* (Budesonid, Beclometason) zurückgegriffen werden, deren gute therapeutische Breite auch im Kindesalter einen Einsatz rechtfertigt. Bei einer Dosierung von bis zu 800 µg/Tag ist auch bei einer längerfristigen Therapie in aller Regel nicht mit

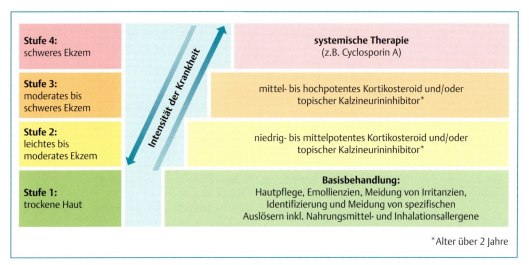

Abb. 3.78 Algorithmus zum therapeutischen Vorgehen bei atopischem Ekzem im Kindesalter.

Nebennierenrinden-Suppressionserscheinungen oder negativen Auswirkungen auf das Wachstum zu rechnen. Höhere Tagesdosierungen sollten insbesondere bei einer gleichzeitig durchgeführten topischen Steroidbehandlung der unteren Atemwege allerdings sorgfältig überwacht werden, ggf. unter Zuhilfenahme endokrinologischer Spezialuntersuchungen. Die Behandlung mit topischen Kortikosteroiden kann durch altersentsprechende Applikationsformen (Tropfen, Sirup) mit nicht sedierenden *Antihistaminika* (Loratadin, Cetirizin) nötigenfalls ergänzt werden. Die Behandlung mit topischen Antihistaminika stellt eine nicht steroidale Therapiealternative für milde Verlaufsformen dar; die topische Applikation von DNCG im Bereich der Nase hat keine überzeugenden Therapieresultate erbracht.

Die Indikation zur *Hyposensibilisierung* ergibt sich in aller Regel bei Pollenallergien (Sensibilisierung durch Frühblüher oder Gramineen) sowie bei Hausstaubmilbenallergien. In besonderen Fällen kann auch eine Hyposensibilisierung mit Allergenextrakten von Haustieren (Katze, Hund) gerechtfertigt sein. In jedem Falle sind alle Möglichkeiten der Allergenelimination auszuschöpfen. Die Einleitung einer Hyposensibilisierung sollte eine mindestens 2-jährige Symptomatik voraussetzen und wegen der mit der Therapie verbundenen Traumatisierung der Kinder nicht vor dem 7. Lebensjahr erfolgen.

MERKE

Die sublinguale Hyposensibilisierung ist wegen der atraumatischen Applikationsweise zwar für Kinder vorteilhaft, jedoch konnten Metaanalysen der vorhandenen kontrollierten Studien für Kinder keinen konsistenten Therapieeffekt darstellen. Wegen dieses Mangels ist die sublinguale Behandlung nicht als vergleichbare Alternative zur subkutan verabreichten Behandlung zu sehen.

Allergisches Asthma
Ein größerer Prozentsatz atopischer Kinder entwickelt zumindest zeitweise auch asthmatische Symptome, insbesondere gekoppelt mit Sensibilisierungen gegen Innenraumallergene (Hausstaubmilben, Tiere). Die Behandlungsstrategie umfasst in diesem Fall neben einer konsequenten Reduktion der häuslichen Allergenexposition (Matratzenüberzüge usw.) in Einzelfällen eine spezifische Hyposensibilisierungsbehandlung, die in der Regel erst nach dem 6. Lebensjahr indiziert ist.

Das Schwergewicht der Behandlung liegt auf einer konsequenten antiinflammatorischen Langzeittherapie, die nach den Empfehlungen der nationalen pädiatrischen S3-Leitlinie erfolgen sollte. Die medikamentöse Stufentherapie (vgl. Tab. 3.**7**) beginnt mit einem inhalativ applizierten β-Mimetikum. Erweist sich diese Therapie allein als nicht ausreichend, so ist zusätzlich auf den Stufen 2, 3 und 4 ein inhalierbares Kortikosteroid in niedriger, mittlerer bzw. hoher Tagesdosis einsetzbar. Hierzu alternativ kann auf Stufe 2 ein bis zu 8 Wochen dauernder Versuch mit Montelukast oder einem Cromon erfolgen. Wenn auf Stufe 3 und 4 der Kortikosteroideffekt trotz versuchsweiser Dosiserhöhung nicht ausreicht, stehen als zusätzliche medikamentöse Optionen Montelukast, Formoterol oder ein retardiertes Theophyllinderivat zur Verfügung. Systemisch wirksame Kortikosteroide setzt der pädiatrische Experte nur nach strengsten Anwendungsrichtlinien ein. Der praktische Einsatz pharmakologischer Schritte muss sich stets an der Erreichung des Zieles der Symptomkontrolle orientieren. Hierfür kann ein steigerndes („Step-up-") oder ein reduzierendes („Step-down"-) Konzept zugrunde gelegt werden (Abb. 3.**79**). Zur Objektivierung des Therapieerfolgs kann ab dem Vorschulalter die Peak-Flow-Messung dokumentiert werden (Abb. 3.**80**).

Ein wichtiges Problem in der Langzeitbehandlung des Asthma bronchiale bei Säuglingen und Kleinkindern ist die richtige Wahl der Applikationsform. In Abhängigkeit vom Einzelfall ist auf Druckvernebler, Pulverinhalationen bzw. Dosieraerosole bei gleichzeitiger Verwendung von Spacer-Systemen zurückzugreifen. Für Säuglinge haben sich speziell niedervolumige Spacer-Systeme in Kombination mit Atemmasken bewährt. Ziel der Therapie des kindlichen Asthmas ist die Gewährleistung eines ungestörten Nachtschlafs sowie das Erreichen einer altersentsprechenden körperlichen Belastbarkeit bei Spiel und Sport. Die Auffassung, dass eine frühe ununterbrochene Kortikosteroidbehandlung ein Remodelling der Bronchien verhindert, dadurch verlaufsmodifizierend wirkt und einer Intervalltherapie überlegen ist, lässt sich nach neueren Erkenntnissen nicht mehr halten. Daher sind Dosisreduktionen (Tapering) und Therapiepausen nicht nur erlaubt, sondern sogar zu empfehlen. Zur Verlaufsbeurteilung sind reproduzierbare differenziertere Analysen der Lungenfunktion zumeist nicht vor dem 6. Lebensjahr möglich; oft gelingt es jedoch im Vorschulalter den Langzeitverlauf mithilfe des Peak-Flowmeters angemessen zu überwachen.

Der Erfolg einer Langzeittherapie des kindlichen Asthma bronchiale wird wesentlich mitbestimmt durch das Maß an Komanagement der betroffenen Patienten. Hier haben sich standardisierte und kindgerechte Asthmaschulungsprogramme bewährt (www.asthmaschulung.de).

Insektengiftallergie und Anaphylaxie
Bei generalisierten Reaktionen auf Bienen- und Wespenstiche ergibt sich die Indikation zur Hyposensibilisierung im Kindesalter insofern in modifizierter Weise gegenüber Erwachsenen, als milde Allgemeinreaktionen (Schweregrad 1-2 nach Müller) im Kindesalter eine oft günstige Langzeitprognose haben. In Zweifelsfällen mag eine sequenzielle Stichprovokation unter stationärer Kontrolle dazu beitragen, dass unnötige Hyposensibilisierungen vermieden werden. Im Rahmen der Hyposensibilisierung von Insektengiftallergikern liegt ein besonders hohes Risiko potenziell lebensbedrohlicher Anaphylaxiereaktionen vor. Es gelten die allgemeinen Empfehlungen zur Behandlung anaphylaktischer Reaktionen, die eine entsprechende personelle und apparative Ausrüstung der tätigen Einrichtung voraussetzt, wie auch den frühzeitigen Einsatz lebensrettender Medikamente. Letzteres umfasst insbesondere unverzüglich verfügbares Epinephrin, ein Antihistaminikum und ein Kortikosteroid.

MERKE

Dem schwersten Verlauf einer Anaphylaxie nach Hyposensibilisierung wird durch subtile Beobachtung und frühzeitige Wahrnehmung von oft unspezifischen Anzeichen, die Kinder in diesem Rahmen präsentieren, vorgebeugt. Auch ein milder Symptombeginn kann nach wenigen Minuten von einer schweren Anaphylaxie gefolgt werden.

Präventive Strategien

Primäre Allergieprävention vor und nach der Geburt des Kindes
Als Maßnahme der primären Allergieprävention sollten vor allem Familien mit eindeutig erhöhtem Atopierisiko bereits vor der Geburt ihres Kindes auf die Möglichkeiten präventiver Maßnahmen hingewiesen werden. Da ein Effekt nicht nachgewiesen wurde, wird der Mutter weder für die Schwangerschaft noch für die Stillzeit eine Diät empfohlen. Bereits während der Schwangerschaft sollten die Möglichkeiten genutzt werden, ein „hypoallergenes Heim" einzurichten. Gute Belüftung, niedrige Luftfeuchtigkeit und der Verzicht auf Teppichböden sind dabei wesentliche Elemente. Im Hinblick auf Haustierhaltung ist die Empfehlungslage weniger stringent, da epidemiologische Studien teilweise eine Reduktion des Allergierisikos in Familien mit Haustierhaltung zeigten.

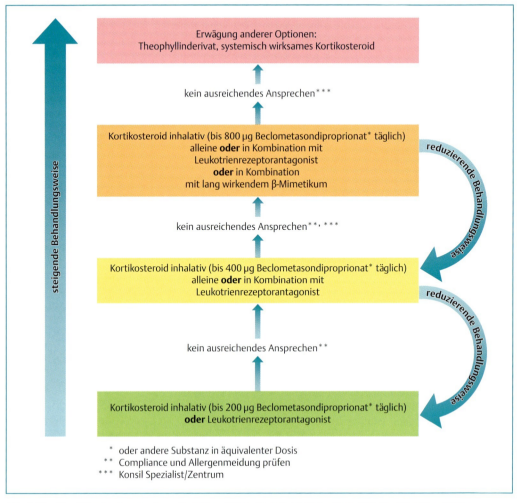

Abb. 3.**79** Algorithmus zur symptompräventiven Behandlung bei Asthma bronchiale im Alter über 2 Jahre.

Nach Geburt eines Kindes mit erhöhtem Atopierisiko sollte auf die Notwendigkeit des ausschließlichen Stillens über mindestens 4 und maximal 6 Monate unter Vermeidung jeglicher Zufütterung von Kuhmilch hingewiesen werden. Bei nicht oder teilgestillten Säuglingen wird anstelle der Muttermilch die ausschließliche Verwendung von Hydrolysatnahrung empfohlen. Die auf dem Markt erhältlichen hypoallergenen „Säuglingsformelnahrungen" sind untereinander keineswegs vergleichbar, umfassen sie doch sowohl partiell als auch stark hydrolysierte Produkte. Da der Hydrolysegrad allein nicht den prophylaktischen Wert ausdrückt, sollten Produkte auf Kasein- oder Molkebasis zum Einsatz kommen, deren Effektivität in kontrollierten Studien nachgewiesen wurde. Erste vielversprechende Ergebnisse des präventiven Effekts von Probiotika, wie Lactobacillus acidophilus, als Nahrungszusatz im Säuglingsalter haben sich in nachfolgenden kontrollierten Studien zum Teil nicht bestätigt. Die Beikostfütterung (alle Arten von Zufütterung außer Milch) sollte frühestens im 5. Lebensmonat erfolgen. Derzeit fehlen Daten, die den prophylaktischen Wert diätetischer Maßnahmen im 2. Lebenshalbjahr belegen.

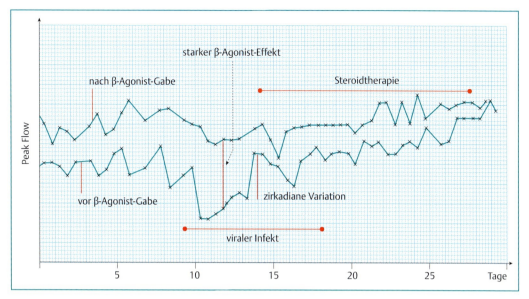

Abb. 3.80 Peak-Flow-Werte (y-Achse) bei Asthma im Behandlungsverlauf.

MERKE

Angesichts der Tatsache, dass die passive Tabakrauchexposition möglicherweise als Adjuvans für allergische Sensibilisierungen eingeschätzt werden muss, ist das Rauchen in Atopikerfamilien zu vermeiden.

Sekundäre Allergieprävention

Als sekundärpräventive Maßnahme bei Anaphylaxiegefahr ist eine ausführliche Aufklärung von Eltern und Patienten über die Entstehungsweise (Auslöser, Verlauf) und das Notfallverhalten unter Einschluss von Kindergarten, Schule und Freizeitbereich zu sehen. Hierzu gehört auch die Etablierung eines dem Alter angemessenen Notfallsets. Damit auch Kinder die entscheidenden Schritte zur Behandlung selbst einleiten können, ist ein altersgerechtes Training zu absolvieren. Ein vorbehaltloses Verordnen von Notfallmedikamenten allein wird der Komplexität eines möglichen Ereignisses nicht gerecht.

FAZIT

Gemäß dem natürlichen Verlauf der Atopieerkrankung treten verschiedene klinische Symptome in bestimmten Entwicklungsphasen auf, persistieren eine Zeit lang und zeigen dann oft eine Tendenz zur Remission. In der Regel beginnt die Erkrankung mit der Entwicklung eines atopischen Ekzems, welches mit oder ohne gleichzeitiges Auftreten einer Nahrungsmittelallergie manifest werden kann. In zunehmendem Alter kann das allergisch geprägte Asthma bronchiale sowie zwischen dem 5. und 20. Lebensjahr die allergische Rhinitis hinzukommen. Beeinflusst wird der Krankheitsverlauf vor allem durch die genetische Prädisposition des Kindes, jedoch spielen auch Faktoren des Lebensstils und der Umwelt eine wichtige Rolle.
Im Gegensatz zur allergologischen Diagnostik bei Schulkindern und Erwachsenen ist bis zum Alter von 4 Jahren in der Regel einer In-Vitro-Testung vor der traumatisierenden Hauttestung der Vorzug zu geben. Wichtige Eckpfeiler der Therapie sind die medikamentöse Behandlung, die Allergenkarenz und die Hyposensibilisierung; dazu kommen Maßnahmen der Allergieprävention.

Literatur

Allergische Rhinokonjunktivitis

Baiardini I, Braido F, Tarantini F et al.; GA²LEN. ARIA-suggested drugs for allergic rhinitis: what impact on quality of life? A GA²LEN review. Allergy 2008; 63(6): 660–669

Bergmann K-C, Wolf H. Effect of pollen-specific sublingual immunotherapy on oral allergy syndrome. An observational study. WAO Journal 2008: 79–84

Bousquet J, Khaltaev N, Cruz AA et al. World Health Organization; GA²LEN; AllerGen. Allergic Rhinitis and its Impact on Asthma (ARIA) 2008 update (in collaboration with the World Health Organization, GA²LEN and AllerGen). Allergy 2008; 63 (Suppl. 86): 8–160

Burgess JA, Walters EH, Byrnes GB et al. Childhood allergic rhinitis predicts asthma incidence and persistence to middle age: a longitudinal study. J Allergy Clin Immunol 2007; 120(4): 863–869

Deutsche Gesellschaft für Allergologie und klinische Immunologie (DGAI), Deutsche Dermatologische Gesellschaft (DDG). Leitlinie „Allergische Rhinokonjunktivitis". Allergologie 2003; 26(4): 147–162

Jacobsen L, Niggemann B, Dreborg S et al. (The PAT investigator group). Specific immunotherapy has long-term preventive effect of seasonal and perennial asthma: 10-year follow-up on the PAT study. Allergy 2007; 62(8): 943–948

Kleine-Tebbe J, Bachert C, Bergmann K et al. Aktueller Stellenwert der sublingualen Immuntherapie bei allergischen Krankheiten. Allergo J 2007; 16: 492–500

Klimek L. Früherkennung allergischer Erkrankungen. Laryngorhinootologie 2008; Suppl. 1: 32–53

Möller C, Dreborg S, Ferdousi HA et al. Pollen immunotherapy reduces the development of asthma in children with seasonal rhinoconjunctivitis (the PAT-study). J Allergy Clin Immunol 2002; 109(2): 251–256

Larynxödem, Laryngitis, Vocal Cord Dysfunction, Laryngospasmus

Blitzer A, Brin MF, Stewart CF. Botulinum toxin management of spasmodic dysphonia (laryngeal dystonia): a 12-year experience in more than 900 patients. Laryngoscope 1998;108(10): 1435–1441

Christopher KL, Wood RP 2nd, Eckert RC et al. Vocal-cord dysfunction presenting as asthma. N Engl J Med 1983; 308(26): 1566–1570

Hamdan AL, Sibai A, Youssef M et al. The use of a screening questionnaire to determine the incidence of allergic rhinitis in singers with dysphonia. Arch Otolaryngol Head Neck Surg 2006; 132(5): 547–549

Jackson-Menaldi CA, Dzul AI, Holland RW. Allergies and vocal fold edema: a preliminary report. J Voice 1999; 13(1): 113–122

Jain S, Bandi V, Zimmerman J et al. Incidence of vocal cord dysfunction in patients presenting to emergency room with acute asthma exacerbation. Chest 1999; 116 (Suppl. 4): 243S

Kenn K, Hess MM. Vocal Cord Dysfunction: Eine wichtige Differenzialdiagnose zum Asthma bronchiale. Dtsch Arztebl 2008; 105(41): 699

Williams AJ, Baghat MS, Stableforth DE et al. Dysphonia caused by inhaled steroids: recognition of a characteristic laryngeal abnormality. Thorax 1983; 38(11): 813–821

Williamson IJ, Matusiewicz SP, Brown PH et al. Frequency of voice problems and cough in patients using pressurized aerosol inhaled steroid preparations. Eur Respir J 1995; 8(4): 590–592

Wood RP 2nd, Milgrom H. Vocal cord dysfunction. J Allergy Clin Immunol 1996; 98(3): 481–485

Asthma bronchiale

Apter AJ. Advances in adult asthma diagnosis and treatment and health outcomes, education, delivery, and quality in 2008. J Allergy Clin Immunol 2009; 123: 35–40

Buhl R, Berdel D, Criée CP et al. Leitlinie zur Diagnostik und Therapie von Patienten mit Asthma. Pneumologie 2006; 60: 139–177

Busse WW, Lemanske RF. Asthma. N Engl J Med 2001; 344: 350–362

Diamant Z, Boot JD, Virchow JC. Summing up 100 years of asthma. Respir Med 2007; 101: 378–388

Global Initiative for Asthma. Global strategy for asthma management and prevention. 2008 (http://www. Ginasthma.com)

Hasford J, Virchow JC. Excess mortality in patients with asthma on long-acting beta2-agonists. Eur Respir J 2006; 28: 900–902

Roesner D, Virchow JC. Basisdiagnostik bei Verdacht auf allergisches Asthma. MMW Fortschr Med 2007; 149: 36–38

Stevenson DD. Aspirin sensitivity and desensitization for asthma and sinusitis. Curr Allergy Asthma Rep 2009; 9: 155–163

Virchow JC jr., Prasse A, Luttmann W et al. Intrinsic Asthma: Fakt oder Fiktion? Atemw Lungenkrkh 1997; 23: 573–579

Virchow JC. Intrinsic asthma. In: Busse WW, Hogate ST, eds. Asthma and rhinitis. Oxford: Blackwell Scientific Publications; 2000: 1355–1378

Walker C, Bode E, Boer L et al. Allergic and nonallergic asthmatics have distinct patterns of T-cell activation and cytokine production in peripheral blood and bronchoalveolar lavage. Am Rev Respir Dis 1992; 146: 109–115

Exogen-allergische Alveolitis

Girard M, Lacasse Y, Cormier Y. Hypersensitivity pneumonitis. Allergy 2009: 64: 322–334

Hargreave FE, Pepys J. Allergic respiratory reactions in bird fanciers provoked by allergen inhalation provocation tests. Relation to clinical features and allergic mechanisms. J Allergy Clin Immunol 1972; 50: 157–173

Mohr LC. Hypersensitivity pneumonitis. Curr Opin Pulm Med 2004; 10: 401–411

Pepys J. Farmers' lung and extrinsic allergic alveolitis. Practitioner 1987; 231: 487–492

Selman M. Hypersensitivity pneumonitis. In: Schwarz MI, King TE, eds. Interstitial lung disease. Hamilton: BC Decker; 1998: 393–422

Allergische bronchopulmonale Aspergillose

Agarwal R. Allergic bronchopulmonary aspergillosis. Chest 2009; 135: 805–826

Greenberger PA. Allergic bronchopulmonary Aspergillosis. J Allergy Clin Immunol 2002; 110: 685–692

Menz G. Die allergische bronchopulmonale Aspergillose. Internist Prax 2007; 47: 477–485

Riscili BR, Wood KL. Noninvasive pulmonary Aspergillus infections. Clin Chest Med 2009; 30: 315–335

Tillie-Leblond I, Tonnel AB. Allergic bronchopulmonary aspergillosis. Allergy 2005; 60: 1004–1013

Allergische Kontaktdermatitis

Brasch J, Becker D, Aberer W et al. Leitlinie „Kontaktekzem". 2007; AWMF Reg.-Nr. 013/055

Europäische Gemeinschaft. Richtlinie 94/27/EG des Europäischen Parlamentes und des Rates vom 30.06.1994 zur zwölften Änderung der Richtlinie 76/769/EWG zur Angleichung der Rechts- und Verwaltungsvorschriften der Mitgliedsstaaten für Beschränkungen des Inverkehrbringens und der Verwendung gewisser gefährlicher Stoffe und Zubereitungen. Amtsblatt der Europäischen Gemeinschaft (ABI EG) 1994; Nr. L 188: 1

Frosch PJ, Menne T, Lepoittevin JP, Rycroft RJG, eds. Contact Dermatitis. 4th ed. Berlin: Springer; 2006

Niebuhr M, Kapp A, Werfel T. Severe hematogenous contact dermatitis after oral nickel exposition. Hautarzt 2009; 60 (2): 128–130

Schnuch A, Aberer W, Agathos M et al. für die Deutsche Kontaktallergie-Gruppe. Leitlinie „Durchführung des Epikutantests mit Kontaktallergenen". 2007; AWMF Reg.-Nr. 013/018

Schnuch A, Uter W, Geier J et al. Überwachung der Kontaktallergie: zur „Wächterfunktion" des IVDK. Allergo J 2005; 14: 618–629

Thyssen JP, Linneberg A, Menne T et al. The epidemiology of contact allergy in the general population – prevalence and main findings. Contact Dermatitis 2007; 57: 287–299

Werfel T, Kapp A. Atopic and allergic contact dermatitis. In: Holgate ST, Church MK, Lichtenstein LM, eds. Allergy. 4th ed. Oxford, UK: Clinical Publishing; 2006

Atopische Dermatitis

Akkoc T, de Koning PJ, Rückert B et al. Increased activation-induced cell death of high IFN-gamma-producing T(H)1 cells as a mechanism of T(H)2 predominance in atopic diseases. J Allergy Clin Immunol 2008; 121: 652–658

Bilsborough J, Leung DYM, Maurer M et al. IL-31 is associated with cutaneous lymphocyte antigen-positive skin homing T cells in patients with atopic dermatitis. J Allergy Clin Immunol 2006; 117: 418–425

Chien YH, Hwu WL, Chiang BL. The genetics of atopic dermatitis. Clinic Rev Immunol 2003; 33: 178–190

Henzgen M, Ballmer-Weber BK, Erdmann S et al. S1-Leitlinie: Vorgehen bei vermuteter Nahrungsmittelallergie bei atopischer Dematitis. Allergologie 2008; 31: 333–342

Hinz T, Staudacher A, Bieber T. Neues in der Pathophysiologie der atopischen Dermatitis. Hautarzt 2006; 57: 567–570

Howell MD. The role of human beta defensins and cathelicidins in atopic dermatitis. Curr Opin Allergy Clin Immunol 2007; 7: 413–417

Hubiche T, Ged C, Benard A et al. Analysis of SPINK 5, KLK 7 and FLG genotypes in a French atopic dermatitis cohort. Acta Derm Venereol 2007; 87: 499–505

Kapp A. Atopic dermatitis – the skin manifestation of atopy. Clin Exp Allergy 1995; 25: 210–219

Koga C, Kabashima K, Shiraishi N et al. Possible pathogenetic role of Th17 cells for atopic dermatitis. J Invest Dermatol 2008; doi:10.1038/jid.2008.111

Muche-Borowski C, Kopp M, Reese I, Sitter H et al. S3-Leitlinie Allergieprävention. Allergo J 2009; 18: 332–341; Deutsches Ärzteblatt 2009; 39: 625–631

Niebuhr M, Langnickel J, Draing C et al. Dysregulation of toll-like receptor-2 (TLR-2)-induced effects in monocytes from patients with atopic dermatitis: impact of the TLR-2 R753Q polymorphism. Allergy 2008; 63: 728–734

Novak N, Kruse S, Potreck J et al. Single nucleotide polymorphisms of the IL 18 gene are associated with atopic eczema. J Allergy Clin Immunol 2005; 115: 828–833

Ong PY, Ohtake T, Brandt C et al. Endogenous antimicrobial peptides and skin infections in atopic dermatitis. N Engl J Med 2002; 347: 1151–1160

Pène J, Chevalier S, Preisser L et al. Chronically inflamed human tissues are infiltrated by highly differentiated Th17 lymphocytes. J Immunol 2008; 180: 7423–7430

Rajka G. Essential aspects of atopic eczema. Berlin: Springer; 1990

Ring J, Przybilla B, Ruzicka T. Handbook of atopic eczema. 2nd ed. Berlin: Springer; 2006

Sonkoly E, Muller A, Lauerma AI et al. IL-31: a new link between T cells and pruritus in atopic skin inflammation. J Allergy Clin Immunol 2006; 117: 411–417

Toda M, Leung DY, Molet S et al. Polarized in vivo expression of IL-11 and IL-17 between acute and chronic skin lesions. J Allergy Clin Immunol 2003; 111: 875–881

Vasipoulos Y, Cork MJ, Murphy R et al. Genetic association between an AACC insertion in the 3'UTR of the stratum corneum chymotryptic enzyme gene and atopic dermatitis. J Invest Dermatol 2004; 123: 62–66

Vickery BP. Skin barrier function in atopic dermatitis. Curr Opin Pediatr 2007; 19: 89–93

Weidinger S, Rümmler L, Klopp N et al. Association study of mast cell chymase polymorphism with atopy. Allergy 2005; 60: 1256–1261

Werfel T, Kapp A. Zytokine als Mediatoren allergischer Organreaktionen. Allergologie 1997; 20: 546–550
Werfel T. Atopische Dermatitis visuell (CD-ROM). Stuttgart: Thieme; 2005
Werfel T, Kapp A. Atopic dermatitis and allergic contact dermatitis. In: Holgate ST, Church MK, Lichtenstein LM, eds. Allergy. 3rd ed. London: Mosby; 2006: 107–128
Werfel T, Aberer W, Augustin M et al. S2 Leitlinie Neurodermitis. J Dtsch Dermatol Ges 2009; Suppl 1: S1–S46

Urtikaria und Angioödem
Bork K, Meng G, Staubach P et al. Hereditary angioedema: new findings concerning symptoms, affected organs, and course. Am J Med 2006; 119: 267–274
Kaplan AP, Greaves MW. Angioedema. J Am Acad Dermatol 2005; 53: 373–388
Kontou-Fili K, Borici-Mazi R, Kapp A et al. Physical urticaria: classification and diagnostic guidelines. An EAACI position paper. Allergy 1997; 52: 504–513
Wedi B, Wagner S, Werfel T et al. Prevalence of Helicobacter pylori-associated gastritis in chronic urticaria. Int Arch Allergy Immunol 1998; 116: 288–294
Wedi B, Novacovic V, Koerner M et al. Chronic urticaria serum induces histamine release, leukotriene production, and basophil CD63 surface expression – inhibitory effects ofanti-inflammatory drugs. J Allergy Clin Immunol 2000; 105: 552–560
Wedi B, Kapp A. Helicobacter pylori infection in skin diseases: a critical appraisal. Am J Clin Dermatol 2002; 3: 273–282
Wedi B, Kapp A. Chronic urticaria: assessment of current treatment. Exp Rev Clin Immunol 2005; 1: 459–473
Wedi B, Kapp A. Diagnostik bei Urtikaria. Allergo J 2006a; 15: 205–210
Wedi B, Kapp A. Evidenzbasierte Therapie bei Urtikaria. Dtsch Med Wochenschr 2006b; 131: 1601–1604
Wedi B, Kapp A. Evidenz-basierte Therapie der chronischen Urtikaria. J Dtsch Dermatol Ges 2007a; 5: 146–157
Wedi B, Kapp A. Urticaria and angioedema. In: Mahmoudi M, ed. Allergy and asthma: practical diagnosis and management. Lange Medical Books. New York: Mcgraw-Hill Professional Publishing; 2007b
Wedi B. Therapy of urticaria. In: Zuberbier T, Grattan C, Maurer M, eds. Urticaria and Angioedema. Berlin Heidelberg: Springer, 2010: 129–39
Wieczorek D, Raap U, Kapp A et al. Moderne Diagnostik und Therapie der Urtikaria. Hautarzt 2007; 58: 302–307
Zuberbier T, Asero R, Bindslev-Jensen C, Walter CG, Wedi B et al. EAACI/GA(2)LEN/EDF/WAO guideline: management of urticaria. Allergy 2009; 64: 1427–43
Zuberbier T, Asero R, Bindslev-Jensen C, Walter CG, Wedi B et al. EAACI/GA(2)LEN/EDF/WAO guideline: definition, classification and diagnosis of urticaria. Allergy 2009; 64:1417–26

Immunkomplex-/Hypersensitivitätsvaskulitis
Braun GS, Horster S, Wagner KS et al. Cryoglobulinaemic vasculitis: classification and clinical and therapeutic aspects. Postgrad Med J 2007; 83: 87–94
Brown NA, Carter JD. Urticarial vasculitis. Curr Rheumatol Rep 2007; 9: 312–319
Carlson JA, Chen KR. Cutaneous vasculitis update: small vessel neutrophilic vasculitis syndromes. Am J Dermatopathol 2006; 28: 486–506
Carlson JA, Cavaliere LF, Grant-Kels JM. Cutaneous vasculitis: diagnosis and management. Clin Dermatol 2006; 24: 414–429
Dillon MJ. Henoch-Schonlein purpura: recent advances. Clin Exp Rheumatol 2007; 25: S66–S68
Doyle MK, Cuellar ML. Drug-induced vasculitis. Expert Opin Drug Saf 2003; 2: 401–409
Kaufmann J, Hein G, Stein G. Hypersensitivitätsvaskulitis. Med Klin 2003; 98: 19–29
Sais G, Vidaller A, Jucgla A et al. Prognostic factors in leukocytoclastic vasculitis. Arch Dermatol 1998; 134: 309–315
Sunderkotter C, Roth J, Bonsmann G. Leukozytoklastische Vaskulitis. Hautarzt 2004; 55: 759–785
Sunderkotter C, Sindrilaru A. Clinical classification of vasculitis. Eur J Dermatol 2006; 16: 114–124

Arzneimittelallergien und andere unerwünschte Arzneimittelreaktionen
Barbaud A, Trechot P, Reichert-Penetrat S et al. The use of skin testing in the investigation of cutaneous adverse drug reactions. Brit J Dermatol 1998; 139: 49–58
Blanca M, Romano A, Torres MJ et al. Update on the evaluation of hypersensitivity reactions to betalactams. Allergy 2009; 64(2): 183–193
Boston Collaborative Drug Surveillance Program 2008
Chung WH, Hung SI, Yang JY et al. Granulysin is a key mediator for disseminated keratinocyte death in Stevens-Johnson syndrome and toxic epidermal necrolysis. Nat Med 2008; 14(12): 1343–1350
French LE. Toxic epidermal necrolysis and Stevens Johnson syndrome: our current understanding. Allergol Intern 2006; 55: 9–16
Greenberger PA. Drug allergy. J All Clin Immunol 2006; 117: 464–470
Halevy S, Ghislain PD, Mockenhaupt M et al. Allopurinol is the most common cause of Stevens-Johnson syndrome and toxic epidermal necrolysis in Europe and Israel. J Am Acad Dermatol 2008; 58(1): 25–32
Jäger L, Merk HF. Arzneimittel-Allergie. Stuttgart: G. Fischer; 1996
Mockenhaupt M, Viboud C, Dunant A et al. Stevens-Johnson syndrome and toxic epidermal necrolysis: Assessment of medication risks with emphasis on recently marketed drugs. The EuroSCAR-study. J Invest Dermatol 2008; 128: 35–44

Merk HF. Allergische Arzneimittelreaktionen der Haut: Epidemiologie, Klinik und Pathogenese. Allergo J 2006; 15: 476–491

Merk HF. Arzneimittel bedingte Anaphylaxie. Allergo J 2009; 18: 444–454

Merk HF, Ott H. Allergie-Taschenbuch. Berlin: ABW; 2008

Mockenhaupt M. Schwere Reaktionen der Haut. Hautarzt 2005; 56: 24–31

Pichler WJ, Tilch J. The lymphocyte transformation test in the diagnosis of drug hypersensitivity. Allergy 2004; 59: 809–820

Przybilla B, Aberer W, Bircher AJ et al. Allergological approach to drug hypersensitivity reactions. J Dtsch Dermatol Ges 2008; 6(3): 240–243

Romano A, Guenant-Rodriquez RM, Viola M et al. Cross-reactivity and tolerability of cephalosporins in patients with immediate hypersensitivity to penicillins. Ann Intern Med 2004; 141: 16–22

Sanderson JP, Naisbitt DJ, Park BK. Role of bioactivation in drug-induced hypersensitivity reactions. AAPS J 2006; 8(1): E55–E64

Shiohara T, Iijima M, Ikezawa Z et al. The diagnosis of a DRESS syndrome has been sufficiently established on the basis of typical clinical features and viral reactivations. Br J Dermatol 2007; 156: 1045–1092

Torres MJ, Blanca M, Fernandez J et al. for the European Network for Drug Allergy (ENDA) and the EAACI interest group on drug hypersensitivity. Diagnosis of immediate allergic reactions to beta-lactam antibiotics. Allergy 2003; 58(10): 961-972

Allergien der Zahnheilkunde

Aberer W, Holub H, Strohal R et al. Palladium in dental alloys – the dermatologists responsibility to warn? Contact Derm 1993; 28: 163–163

Alanko K, Susitaival P, Jolanki R et al. Occupational skin diseases among dental nurses. Contact Derm 2004; 50: 77–82

Bishara SE. Oral lesions caused by an orthodontic retainer: a case report. Am J Orthod Dentofacial Orthop 1995; 108: 115–117

Bousquet J, Michel FB. Allergy to formaldehyde and ethyleneoxide. Clin Rev Allergy 1991; 9: 357–370

Braun JJ, Zana H, Purohit A et al. Anaphylactic reactions to formaldehyde in root canal sealant after endodontic treatment: four cases of anaphylactic shock and three of generalized urticaria. Allergy 2003; 58: 1210–1215

Brehler R, Panzer B, Forck G et al. Quecksilbersensibilisierung bei Amalgamfüllungen. Dtsch Med Wschr 1993; 118: 451–456

Klaschka F, Galandi ME. Allergie und Zahnheilkunde aus dermatologischer Sicht. Dtsch Zahnärztl Z 1985; 40: 364–371

Koch P, Bahmer FA. Oral lesions and symptoms related to metals used in dental restorations: a clinical, allergological, and histologic study. J Am Acad Dermatol 1999; 41: 422–430

Laeijendecker R, van Joost T. Oral manifestation of gold allergy. J Am Dermatol 1994; 30: 205–209

Lindmaier A, Lindmayr H. Probleme mit Zahnprothesen und Zahnfüllungsmaterialien: Epicutantestergebnisse, Konsequenzen und Nachbeobachtungen. H+G Z Hautkr 1989; 64: 24–30

Loidl H, Pape D, Miethke R. Die Bedeutung von Allergien für kieferorthopädische Behandlungen. Prakt Kieferorthop 1993; 7: 263–268

Lutz H, Enzmann H, Heppt W. Diagnostik beruflich-inhalativer Kontaktallergie mit HNO-Manifestation. Allergologie 1993; 16: 198–202

Merk HF, Schwickerrath H, Goca I. Aufbrennfähige Dentallegierungen im Epikutantest. H+G 1993; 68(10): 646–649

Reunala T, Alenius H, Turjanmaa K et al. Latex allergy and skin. Curr Opin Allergy Clin Immunol 2004; 4: 397–401

Silva de BD, Doherty VR. Nickel allergy from orthodontic appliances. Contact Derm 2000; 42: 102–103

Sockanathan S, Setterfield J, Wakelin S. Oral lichenoid reaction due to chromate/cobalt in dental prosthesis. Contact Derm 2003; 48: 342–343

Vaii Loon LAJ, Elsas PW, van Joost T et al. Test battery for metal allergy in dentistry. Contact Derm 1986; 14: 158–161

Vamnes JS, Morken T, Helland S et al. Dental gold alloys and contact hypersensitivity. Contact Derm 2000; 42: 128–133

Van Hoogstraten IMW, Lenter H, Boss C et al. Oral induction of tolerance to nickel sensitization in mice. J Invest Dermatol 1993; 101: 26–31

Veien NK, Hattel T, Laurberg T. Systemically aggravated contact dermatitis caused by aluminium in toothpaste. Contact Derm 1993; 28: 199–200

Wannenmacher E. Die Prothese als schädigender Faktor durch Reizwirkung auf die Schleimhaut. Dtsch Zahnärztl Z 1954; 9: 89–104

Wichelhaus A. Kraft-und Unterdruckmessungen bei Anwendung der elastischen Mundvorhofplatte. Prakt Kieferorthop 1992; 6: 259–268

Wichelhaus A, Culum T, Sander FG. Untersuchungen zur Oberflächenzusammensetzung kieferorthopädischer Legierungen unter besonderer Berücksichtigung des Nickelanteils. Inf Orthod Kieferorthop 1997; 1: 51–69

Wrangsjo K, Swartling C, Meding B. Occupational dermatitis in dental personnel. Contact dermatitis with special reference to (meth)acrylates in 174 patients. Contact Derm 2001; 45: 158–163

Allergien von Mundhöhle und Rachen

Bergmann K-C, Wolf H. Effect of pollen-specific sublingual immunotherapy on oral allergy syndrome. An observational study. WAO Journal 2008: 79–84

Bousquet J, Khaltaev N, Cruz AA et al. Allergic rhinitis and its impact on asthma (ARIA). 2008 update (in collaboration with the World Health Organization, GA²LEN and AllerGen). Allergy 2008; 63 (Suppl. 86): 8–160

Bucher X, Pichler WJ, Dahinden CA et al. Effect of tree pollen specific, subcutaneous immunotherapy on the oral allergy syndrome to apple and hazelnut. Allergy 2004; 59(12): 1272–1276

Bush RK. Approach to patients with symptoms of food allergy. Am J Med 2008; 121(5): 376–378

Cengel S, Akyol MU. The role of topical nasal steroids in the treatment of children with otitis media with effusion and/or adenoid hypertrophy. Pediatrics 1995; 95(3): 355–364

Demain JG, Goetz DW. Pediatric adenoidal hypertrophy and nasal airway obstruction: reduction with aqueous nasal beclomethasone. Int J Pediatr Otorhinolaryngol 2006; 70(4): 639–645

Fokkens WJ, Vinke JG, De Jong SS et al. Differences in cellular infiltrates in the adenoid of allergic children compared with age- and gender-matched controls. Clin Exp Allergy 1998; 28(2): 187–195

Georgalas C, Thomas K, Owens C et al. Medical treatment for rhinosinusitis associated with adenoidal hypertrophy in children: an evaluation of clinical response and changes on magnetic resonance imaging. Ann Otol Rhinol Laryngol 2005; 114(8): 638–644

Kanerva L, Rantanen T, Aalto-Korte K et al. A multicenter study of patch test reactions with dental screening series. Am J Contact Dermat 2001; 12(2): 83–87

Koch P, Bahmer FA. Oral lesions and symptoms related to metals used in dental restorations: a clinical, allergological, and histologic study. J Am Acad Dermatol 1999; 41(3 Pt. 1): 422–430

Marcucci F, Frati F, Sensi L et al. Evaluation of food-pollen cross-reactivity by nose-mouth cross-challenge in pollinosis with oral allergy syndrome. Allergy 2005; 60(4): 501–505

Nguyen LH, Manoukian JJ, Sobol SE et al. Similar allergic inflammation in the middle ear and the upper airway: evidence linking otitis media with effusion to the united airways concept. J Allergy Clin Immunol 2004; 114(5): 1110–1115

Reimann S, Worm M, Sterry W et al. Pollenassoziierte Nahrungsmittelallergien – Orales Allergie-Syndrom. Zeitschrift für Hautkrankheiten 2000; 75: 8–16

Vinke JG, Fokken WJ. The role of the adenoid in allergic sensitisation. Int J Pediatr Otorhinolaryngol 1999; 49 (Suppl. 1): S145–S149

Intestinale Allergie

American Gastroenterological Association. Position statement: guidelines for the evaluation of food allergies. Gastroenterology 2001; 120: 1023–1025

Bhat K, Harper A, Gorard DA. Perceived food and drug allergies in functional and organic gastrointestinal disorders. Aliment Pharmacol Ther 2002; 16: 969–973

Bischoff SC, Mayer J, Wedemeyer J et al. Colonoscopic allergen provocation (COLAP): a new diagnostic approach for gastrointestinal food allergy. Gut 1997; 40: 745–753

Bischoff S, Crowe SE. Gastrointestinal food allergy: new insights into pathophysiology and clinical perspectives. Gastroenterology 2005; 128: 1089–1113

Bischoff SC. Nahrungsmittelunverträglichkeiten. Gastroenterologie Up2date 2006; 2: 133–148

Bischoff SC, Gebhardt T. Alterations of the mucosal immune system in IBD. Role of neuroimmune cells (mast cells, eosinophils and neurophysiology). In: Blumberg RS, Neurath MF, eds. Immune mechanisms in inflammatory bowel disease, AEMB. Vol. 579. New York: Springer Science + Business Media; 2006: 177–208

Bischoff SC. Role of mast cells in allergic and non-allergic immune responses: comparison of human and murine data. Nat Rev Immunol 2007; 7: 93–104

Bischoff SC, Ulmer FA. Eosinophils and allergic diseases of the gastrointestinal tract. Best Pract Res Clin Gastroenterol 2008; 22: 455–479

Bjorksten B. The epidemiology of food allergy. Curr Opin Allergy Clin Immunol 2001; 1: 225–227

Blumer N, Herz U, Wegmann M et al. Prenatal lipopolysaccharide-exposure prevents allergic sensitization and airway inflammation, but not airway responsiveness in a murine model of experimental asthma. Clin Exp Allergy 2005; 35(3): 397–402

Bock SA, Munoz-Furlong A, Sampson HA. Fatalities due to anaphylactic reactions to foods. J Allergy Clin Immunol 2001; 107: 191–193

Brandtzaeg PE. Current understanding of gastrointestinal immunoregulation and its relation to food allergy. Ann NY Acad Sci 2002; 964: 13–45

Chong SU, Worm M, Zuberbier T. Role of adverse reactions to food in urticaria and exercise-induced anaphylaxis. Int Arch Allergy Immunol 2002; 129: 19–26

Condemi JJ. Allergic reactions to natural rubber latex at home, to rubber products, and to cross-reacting foods. J Allergy Clin Immunol 2002; 110: S107–S110

Edwards AM. Oral sodium cromoglycate: its use in the management of food allergy. Clin Exp Allergy 1995; 25 (Suppl. 1): 31–33 (review)

Fasano A, Catassi C. Current approaches to diagnosis and treatment of celiac disease: an evolving spectrum. Gastroenterology 2001; 120: 636–651

Grundy J, Matthews S, Bateman B et al. Rising prevalence of allergy to peanut in children: data from 2 sequential cohorts. J Allergy Clin Immunol 2002; 110: 784–789

Iacono G, Cavataio F, Montalto G et al. Intolerance of cow's milk and chronic constipation in children. N Engl J Med 1998; 339: 1100–1104

Jansen SC, van Dusseldorp M, Bottema KC et al. Intolerance to dietary biogenic amines: a review. Ann Allergy Asthma Immunol 2003; 91: 233–240

Lembcke B. Breath tests in intestinal diseases and functional gastrointestinal diagnosis. Schweiz Rundsch Med Prax 1997; 86: 1060–1067

Lepp US, Ehlers I, Erdmann S et al. (Arbeitsgruppe „Nahrungsmittelallergie" der DGAI). Therapiemöglichkeiten bei der IgE-vermittelten Nahrungsmittel-Allergie. Positionspapier der Arbeitsgruppe Nahrungsmittel-Allergie der Deutschen Gesellschaft für Allergologie und klinische Immunologie (DGAI) und des Ärzteverbandes Deutscher Allergologen (ÄDA). Allergo J 2002; 11: 156–162

Leung DY, Bieber T. Atopic dermatitis. Lancet 2003; 361: 151–160

Majamaa H, Laine S, Miettinen A. Eosinophil protein X and eosinophil cationic protein as indicators of intestinal inflammation in infants with atopic eczema and food allergy. Clin Exp Allergy 1999; 29: 1502–1506

Nowak-Wegrzyn A, Conover-Walker MK, Wood RA. Food-allergic reactions in schools and preschools. Arch Pediatr Adolesc Med 2001; 155: 790–795

Read NW. Food and hypersensitivity in functional dyspepsia. Gut 2002; 51 (Suppl. 1): i50–i53

Ring J, Fuchs T, Schulze-Werninghaus G, Hrsg. Weißbuch Allergie in Deutschland. 2. Aufl. München: Urban und Vogel; 2004

Roberts G, Patel N, Levi-Schaffer F et al. Food allergy as a risk factor for life-threatening asthma in childhood: a case-controlled study. J Allergy Clin Immunol 2003; 112: 168–174

Rodriguez J, Crespo JF. Clinical features of cross-reactivity of food allergy caused by fruits. Curr Opin Allergy Clin Immunol 2002; 2: 233–238

Rook GA, Brunet LR. Microbes, immunoregulation, and the gut. Gut 2005; 54: 317–320

Rothenberg ME. Eosinophilic gastrointestinal disorders (EGID). J Allergy Clin Immunol 2004; 113: 11–28

Schäfer T, Bohler E, Ruhdorfer S et al. Epidemiology of food allergy/food intolerance in adults: associations with other manifestations of atopy. Allergy 2001; 56: 1172–1179

Sicherer SH. Clinical aspects of gastrointestinal food allergy in childhood. Pediatrics 2003; 111: 1609–1616

Simren M, Stotzer PO. Use and abuse of hydrogen breath tests. Gut 2006; 55: 297–303

Suarez FL, Savaiano DA, Levitt MD. Review article: the treatment of lactose intolerance. Aliment Pharmacol Ther 1995; 9: 589–597

Valenta R. The future of antigen-specific immunotherapy of allergy. Nat Rev Immunol 2002; 2: 446–453

Vieths S, Scheurer S, Ballmer-Weber B. Current understanding of cross-reactivity of food allergens and pollen. Ann NY Acad Sci 2002; 964: 47–68

Wehkamp J, Fellermann K, Herrlinger KR et al. Mechanisms of disease: defensins in gastrointestinal diseases. Nat Clin Pract Gastroenterol Hepatol 2005; 2: 406–415

Werfel T, Niggemann B. Weißbuch: Nahrungsmittelallergie. 3. Aufl. München: Urban & Vogel; 2010

Williams RM, Bienenstock J, Stead RH. Mast cells: the neuroimmune connection. Chem Immunol 1995; 61: 208–235

Wood JD, Alpers DH, Andrews PL. Fundamentals of neurogastroenterology. Gut 1999; 45: II6–II16

Young E, Stoneham MD, Petruckevitch A et al. A population study of food intolerance. Lancet 1994; 343: 1127–1130

Zuberbier T, Edenharter G, Worm M et al. Prevalence of adverse reactions to food in Germany – a population study. Allergy 2004; 59: 338–345

Allergien des Auges

Abelson MB, Madiwale N, Weston JH. Conjunctival eosinophils in allergic ocular disease. Arch Ophthalmol 1983; 101: 555–563

Augustin AJ. Augenheilkunde: Allergische Konjunktivitiden. Heidelberg: Springer; 2007: 216–218

Ballow M, Donshik PC, Mendelson L et al. IgG specific antibodies to eye grass and ragweed pollen antigens in the tear secretion of patients with vernal conjunctivitis. Am J Ophthalmol 1983; 95: 161–170

Ben Ezra D. Guidelines on the diagnosis and treatment of conjunctivitis. Ocular Immunol Inflammation 1994; 2 (Suppl.): 17–26

Bielory L, Katelaris CH, Lightman S et al. Treating the ocular component of allergic rhinoconjunctivitis and related eye disorders. Med Gen Med 2007; 9: 35

Chandler JW, Gillette TE. Immunologic defense mechanism of the ocular surface. Ophthalmology 1983; 90 (6): 585–591

Foster CS, Calonge M. Atopic keratoconjunctivitis. Ophthalmology 1990; 95: 444–454

Friedlaender MH. Conjunctivitis of allergic origin: clinical presentation and differentialdiagnosis. Surv Ophthalmol 1993; 38: 105–114

Gronemeyer U. Allergische Reaktionen des äußeren Auges. In: Fuchs E, Schulz KH, Hrsg. Manuale allergologicum. Deisenhofen: Dustri; 1988a

Gronemeyer U. Der konjunktivale Provokationstest (CPT). In: Fuchs E, Schulz KH, Hrsg. Manuale allergologicum. Deisenhofen: Dustri; 1988b

Hogan MJ. Atopic keratoconjunctivitis. Am J Ophthalmol 1953; 36: 937

Messmer EM. Ocular allergies. Hautarzt 2005; 56: 983–1000

Seamone CD, Jackson WB. Immunology of the external eye. In: Tasman W, Jaeger EA, eds. Duane's Clinical Ophthalmology. Philadelphia: Lippincott; 1995: 4/2, 1–52

Smolin G, O'Connor GR. Immunologie des Auges. Stuttgart: Enke; 1984

Allergien des Ohres

Balatsouras DG, Eliopoulos P, Rallis E et al. Improvement of otitis media with effusion after treatment of asthma with leukotriene antagonists in children with co-existing disease. Drugs Exp Clin Res 2005; 31 (Suppl.): 7–10

Caffarelli C, Savini E, Giordano S et al. Atopy in children with otitis media with effusion. Clin Exp Allergy 1998; 28(5): 591–596

Cengel S, Akyol MU. The role of topical nasal steroids in the treatment of children with effusion and/or adenoid hypertrophy. Int J Pediatr Otorhinolaryngol 2006; 70(4): 639–645

Cutler JL, Labadie RF. Effects of ototopical antihistamine on otitis media in an allergic rat. Laryngoscope 2008; 118(2): 283–387

Derebery MJ, Berliner KI. Allergy and Ménière's disease. Curr Allergy Asthma Rep 2007; 7(6): 451–456

Deutsche Dermatologische Gesellschaft (DDG). Leitlinie „Kontaktekzem". 2006

Doyle WJ. The link between allergic rhinitis and otitis media. Curr Opin Allergy Clin Immunol 2002; 2(1): 21–25

Griffin GH, Flynn C, Bailey RE et al. Antihistamines and/or decongestants for otitis media with effusion OME in children. Cochrane Database Syst Rev 2006; 18(4): CD003423

Hurst DS, Venge P. Evidence of eosinophil, neutrophil, and mast-cell mediators in the effusion of OME patients with and without atopy. Allergy 2000; 55(5): 435–441

Lazo-Sáenz JG, Galván-Aguilera AA, Martínez-Ordaz VA et al. Eustachian tube dysfunction in allergic rhinitis. Otolaryngol Head Neck Surg 2005; 132(4): 626–629

Nguyen LH, Manoukian JJ, Sobol SE et al. Similar allergic inflammation in the middle ear and the upper airway: evidence linking otitis media with effusion to the united airways concept. J Allergy Clin Immunol 2004; 114(5): 1110–1115

Pelikan Z. The role of nasal allergy in chronic secretory otitis media. Ann Allergy Asthma Immunol 2007; 99(5): 401–407

Wright ED, Hurst D, Miotto D et al. Increased expression of major basic protein (MBP) and interleukin-5 (IL-5) in middle ear biopsy specimens from atopic patients with persistent otitis media with effusion. Otolaryngol Head Neck Surg 2000; 123(5): 533–538

Insektengiftallergie

Bilo BM, Ruëff F, Mosbech H et al. & the EAACI Interest Group on Insect Venom Hypersensitivity. Diagnosis of Hymenoptera venom allergy. Allergy 2005; 60: 1339–1349

Bonifazi F, Jutel M, Biló BM et al. & the EAACI Interest Group on Insect Venom Hypersensitivity. Prevention and treatment of Hymenoptera venom allergy: guidelines for clinical practice. Allergy 2005; 60: 1459–1470

Golden DBK, Kagey-Sobotka A, Valentine MD et al. Dose dependence of Hymenoptera venom immunotherapy. J Allergy Clin Immunol 1981; 67: 370–374

Golden DBK, Kwiterovich KA, Kagey-Sobotka A et al. Discontinuing venom immunotherapy: outcome after five years. J Allergy Clin Immunol 1996; 97: 579–587

Müller U, Helbling A, Berchtold E. Immunotherapy with honeybee venom and yellow jacket venom is different regarding efficacy and safety. J Allergy Clin Immunol 1992; 89: 529–535

Müller UR, Johansen N, Petersen AB et al. Hymenoptera venom allergy: analysis of double positivity to honey bee and Vespula venom by estimation of IgE antibodies to species-specific major allergens Api m1 and Ves v5. Allergy 2009; 64: 543–8

Przybilla B, Müller U, Jarisch R et al. Erhöhte basale Serumtryptasekonzentration oder Mastozytose als Risikofaktor der Hymenopterengiftallergie. Leitlinie der Deutschen Gesellschaft für Allergologie und klinische Immunologie. Allergo J 2004a; 13: 440–442

Przybilla B, Ruëff F, Fuchs T et al. Insektengiftallergie. Leitlinie der Deutschen Gesellschaft für Allergologie und klinische Immunologie. Allergo J 2004; 13: 186–190

Ring J, Messmer K. Incidence and severity of anaphylactoid reactions to colloid volume substitutes. Lancet 1977: 1: 466–469

Ring J, Brockow K, Duda D et al. Akuttherapie anaphylaktischer Reaktionen. Leitlinie der Deutschen Gesellschaft für Allergologie und klinische Immunologie (DGAKI), des Ärzteverbandes Deutscher Allergologen (ÄDA), der Gesellschaft für Pädiatrische Allergologie und Umweltmedizin (GPA) und der Deutschen Akademie für Allergologie und Umweltmedizin (DAAU). Allergo J 2007; 16: 420–434

Ruëff F, Przybilla B, Müller U et al. The sting challenge test in Hymenoptera venom allergy. Allergy 1996; 51: 216–225

Ruëff F, Wenderoth A, Przybilla B. Patients still reacting to a sting challenge while receiving Hymenoptera venom immunotherapy are protected by increased venom doses. J Allergy and Clin Immunol 2001; 108: 1027–1032

Ruëff F, Przybilla B, Biló M-B et al. Predictors of severe systemic anaphylactic reactions in Hymenoptera venom allergy: the importance of baseline serum tryptase concentration and concurrent clinical variables. J Allergy Clin Immunol 2009; 124: 1047–54

Ruëff F, Przybilla B, Biló M-B et al. Predictors of side effects during the build-up phase of venom immunotherapy for Hymenoptera venom allergy: the importance of baseline serum tryptase. J Allergy Clin Immunol 2010; 126: 105–111

Schäfer T, Przybilla B. IgE antibodies to hymenoptera venoms are common in the general population and are related to indications of atopy. Allergy 1996; 51: 372–377

Valentine MD, Schuberth KC, Kagey-Sobotka A et al. The value of immunotherapy with venom in children with allergy to insect stings. N Engl J Med 1990; 323: 1601–1603

Van Halteren HK, van der Linden P-WG, Burgers JA et al. Discontinuation of yellow jacket venom immunotherapy: follow-up of 75 patients by means of deliberate sting challenge. J Allergy Clin Immunol 1997; 100: 767–770

Allergie im Kindesalter

Akdis CA, Akdis M, Bieber T et al., European Academy of Allergology and Clinical Immunology/American Academy of Allergy, Asthma and Immunology/PRACTALL Consensus Group. Diagnosis and treatment of atopic dermatitis in children and adults: European Academy of Allergology and Clinical Immunology/American Academy of Allergy, Asthma and Immunology/PRACTALL Consensus Report. Allergy 2006; 61: 969–987

Asher MI, Montefort S, Björkstén B et al., ISAAC Phase Three Study Group. Worldwide time trends in the prevalence of symptoms of asthma, allergic rhinoconjunctivitis, and eczema in childhood: ISAAC Phases One and Three repeat multicountry cross-sectional surveys. Lancet 2006; 368: 733–743

Bacharier LB, Boner A, Carlsen KH et al., European Pediatric Asthma Group. Diagnosis and treatment of asthma in childhood: a PRACTALL consensus report. Allergy 2008; 63: 5–34

Bateman ED, Hurd SS, Barnes PJ et al. Global strategy for asthma management and prevention: GINA executive summary. Eur Respir J 2008; 31: 143–178

Greer FR, Sicherer SH, Burks AW, American Academy of Pediatrics Committee on Nutrition, American Academy of Pediatrics Section on Allergy and Immunology: Effects of early nutritional interventions on the development of atopic disease in infants and children: the role of maternal dietary restriction, breastfeeding, timing of introduction of complementary foods, and hydrolyzed formulas. Pediatrics 2008; 121: 183–191

Illi S, von Mutius E, Lau S et al., Multicentre Allergy Study (MAS) group. Perennial allergen sensitisation early in life and chronic asthma in children: a birth cohort study. Lancet 2006; 368: 763–770

Kamtsiuris P, Atzpodien K, Ellert U et al. Prevalence of somatic diseases in German children and adolescents. Results of the German Health Interview and Examination Survey for Children and Adolescents (KiGGS). Bundesgesundheitsblatt Gesundheitsforschung Gesundheitsschutz 2007; 50: 686–700

Kleine-Tebbe J, Bergmann KC, Friedrichs F et al. Die spezifische Immuntherapie (Hyposensibilisierung) bei IgE-vermittelten allergischen Erkrankungen. Allergo J 2006; 15: 56–74

Muraro A, Roberts G, Clark A et al., EAACI Task Force on Anaphylaxis in Children: The management of anaphylaxis in childhood: position paper of the European academy of allergology and clinical immunology. Allergy 2007; 62: 857–871

Nationale Versorgungsleitlinien von BÄK-AWMF-KBV. Leitlinie „NVL Asthma". 2010; AWMF Reg. -Nr. nvl/002

Schlaud M, Atzpodien K, Thierfelder W. Allergic diseases. Results from the German Health Interview and Examination Survey for Children and Adolescents (KiGGS). Bundesgesundheitsblatt Gesundheitsforschung Gesundheitsschutz 2007; 50: 701–710

Staab D, Diepgen TL, Fartasch M et al. Age related, structured educational programmes for the management of atopic dermatitis in children and adolescents: multicentre, randomised controlled trial. BMJ 2006; 332: 933–938

Umetsu DT, DeKruyff RH. The regulation of allergy and asthma. Immunol Reviews 2006; 212: 238–255

4 Diagnostik allergischer Erkrankungen

Anamnese

B. Hauswald und A. Kühn

Die gründliche allergologische Anamnese ist die Grundlage der Diagnostik allergischer Erkrankungen und damit einer erfolgreichen Therapie. Sie dient dazu, eine Verdachtsdiagnose zu stellen, relevante Allergene zu selektieren und eine Aussage über den Sensibilisierungsgrad und die Schwere der Erkrankung zu treffen. Trotz ihrer herausragenden Bedeutung wird sie oft oberflächlich, unter Zeitdruck oder unvollständig erhoben. Ein zu hohes Patientenaufkommen sowie eine schlechte allergologische Ausbildung zählen zu den Hauptkritikpunkten. Während die Anamnese bei monovalenten Pollenallergien relativ leicht unter Zuhilfenahme eines Pollenkalenders oder Wochenprotokolls der Pollenimmissionsmessungen zu erheben ist, ist dies bei polyvalenten Allergien und seltenen Allergenen mitunter sehr schwierig.

Anamnesetechnik

Schriftlicher Fragebogen

Der Einsatz eines schriftlichen Fragebogens hilft, relevante Fragenkomplexe, wie die Jetzt-, die Eigen-, die Familien-, die Berufs- und die Hobbyanamnese, nicht zu übersehen. Die Antworten erfolgen entweder quantitativ oder in Form standardisierter Antwortmöglichkeiten (Multiple Choice). Naturgemäß hängt die Qualität der ärztlichen Anamnese von der Erfahrung des Arztes ab, die Qualität eines Fragebogens davon, wie präzise und verständlich die Fragen und wie standardisiert die Antwortmöglichkeiten sind.

Interview

Beim *unstrukturierten Interview* beschreibt der Patient auf die Frage „Welche Beschwerden führen Sie zu uns?" häufig wenig relevante Ereignisse und Symptome, die nicht unmittelbar mit der allergischen Erkrankung in Beziehung stehen, aber dennoch einen Eindruck über den persönlichen Stellenwert der Erkrankung und die psychosoziale Situation zulassen. In dem sich anschließenden *strukturierten (systematischen) Interview* wird der Arzt das Gespräch nach bewährtem Muster (Tab. 4.1) auf krankheits- und allergiespezifische Fragen richten und einen ausgefüllten Fragebogen (Abb. 4.1) hinzuziehen.

Spezielle Allergieanamnese

Die spezielle Allergieanamnese sollte nach einem standardisierten, auf das jeweilige Fachgebiet zugeschnittenen Bogen, wie dem „Dresdner Allergiefragebogen" HNO (s. Abb. 4.1), erfolgen und die Familien-, die Eigen- und die Jetzt-Anamnese umfassen.
- *Familienanamnese:* Diese gibt Auskunft über bereits bekannte allergische Erkrankungen des atopischen Formenkreises, wie Rhinitis allergica, allergisches Asthma bronchiale oder atopisches Ekzem. Wenn eine familiäre Belastung vorliegt, potenziert sich das Allergierisiko. Weisen beide Elternteile eine Allergie auf, beträgt die Allergiewahrscheinlichkeit der Kinder 60-80 %, bei nur einem betroffenen Elternteil 30-40 %. Das Risiko einer Erstmanifestation einer Allergie ohne familiäre Belastung beträgt 15-20 %.
- *Eigenanamnese:* Diese gibt Auskunft über bereits vorhandene Erkrankungen des atopischen Formenkreises (Ekzeme, Neurodermitis, Asthma usw.) und andere allergische Erkrankungen. Sie informiert über den Zeitpunkt des Beschwerdeeintritts, begleitende Atemwegserkrankungen und stattgehabte operative Eingriffe (Adenotomie, Tonsillektomie, Nasennebenhöhlenoperationen). Aktuell und im Bedarfsfall eingenommene Medikamente sind nicht nur für die Differenzialdiagnose, sondern auch für die Durchführung der Allergiediagnostik von Bedeutung.
- *Jetzt-Anamnese:* Diese beinhaltet neben der Symptombeschreibung Fragen nach beschwer-

4 Diagnostik allergischer Erkrankungen

Tab. 4.1 Strukturiertes Interview für die Allergieanamnese.

Jetzt-Anamnese

- Hauptsymptome:
  - Rhinitis (wässrig, grün-gelb), Niesreiz, Juckreiz, nasale Obstruktion
  - Trockenheit, Sinusitis
  - Konjunktivitis
  - Asthma, Bronchitis, bronchiale Hyperreaktivität
  - gastrointestinale Beschwerden
  - Hauterscheinungen
- Expositionsbedingungen
  - Zusammenhang zwischen Symptomen und Exposition
  - örtlich
  - tageszeitlich
  - jahreszeitlich
- besondere Wünsche und Vorstellungen des Patienten
- Sonstiges

Eigenanamnese

- Kinderkrankheiten
- bekannte Allergien, Ekzeme, Atemwegskrankheiten, Nahrungsmittelunverträglichkeiten
- bisherige Diagnostik und Therapie
- sonstige Krankheiten
- Operationen, Unfälle
- Beruf, Hobbys
- Wohnverhältnisse, Haustiere
- Medikamente
- Sonstiges

Familienanamnese

- Allergien
- Rhinokonjunktivitis
- Asthma
- Ekzeme
- Sonstiges

deauslösenden Situationen, im Besonderen nach jahreszeitlichen, tageszeitlichen und örtlichen Zusammenhängen. Liegt der Verdacht auf eine perenniale Allergie vor, muss vor allem nach dem Wohnmilieu (feuchte Wände, Ungeziefer, Wohneinrichtung usw.), der Haltung von Haustieren und nach Hobbys gefragt werden. Die genaue Arbeitsplatzanamnese gibt bei vielen Berufen, wie Bäckern und Müllern (Mehlstauballergie), Floristen (häufig Zyklame), Tierärzten und -pflegern (Haare und Hautschuppen der Tiere) oder Holzarbeitern (exotische Hölzer), wichtige Aufschlüsse über klinisch relevante Allergenquellen. Besondere Beachtung bei Arzneimittelunverträglichkeiten verdient die Abgrenzung allergischer und nicht allergischer Reaktionen (s. Kapitel 6, S. 312 ff), bei Pollenallergikern das Erkennen von nahrungsmittelassoziierten Kreuzallergien (s. Kapitel 7). Bei der Suche nach saisonalen Allergiequellen sind neben Pollen Milben und Schimmelpilze zu berücksichtigen, da auch sie jahreszeitlich abhängige Beschwerdemaxima besitzen.

MERKE

Wenig beachtet, jedoch nicht zu vernachlässigen ist das sog. stress- bzw. sportbedingte Allergiesyndrom (SAS), welches mit einer allgemein gesteigerten allergischen Reaktionslage einhergeht.

Kasuistiken

Fall 1

Anamnese

Ein 8-jähriger Junge wird von seinen Eltern infolge perennialer, rezidivierender Infekte der oberen Atemwege, Mundatmung und nächtlichem Schnarchen vorgestellt. Vor 4 Jahren wurde eine Adenotomie, vor 2 Jahren eine Readenotomie durchgeführt. Postoperativ trat jeweils kurzfristige Beschwerdebesserung ein. Zwischen Kinder- und HNO-Arzt wird eine erneute Readenotomie diskutiert. Familien- und Eigenanamnese für allergische oder andere immunologische Erkrankungen sind leer. Eine bereits durchgeführte Allergiestandarddiagnostik war unauffällig. Die Familie wohnt im 2. Stock eines Mehrfamilienhauses in der Innenstadt. Es gibt keine Haustiere; der jüngere Bruder ist gesund.

Diagnostik

- HNO-Status mit Nasenmuschelhyperplasie, klarer Nasensekretion; keine Rezidivadenoide
- Prick-Übersichtstest ohne Reaktion
- ++ Prick-Reaktion auf Acarus siro
- nasaler Provokationstest auf Acarus siro positiv

Diagnose: chronisch perenniale allergische Rhinitis (Vorratsmilben!)

Therapie und Verlauf

Unter einer Haussanierung mit Encasing der Kinderbetten und einer topischen Therapie mit Steroiden bildete sich die Beschwerdesymptomatik rasch fast vollständig zurück.

Anamnese 4

Dresdner Allergiefragebogen HNO

Name, Vorname: .... Geb. am: ....
Anschrift: .... Tel.: ....
.... E-Mail: ....
Erlernter Beruf: .... Krankenkasse: ....
Jetzige Tätigkeit: .... Überweisung: ....
Hobbys: .... Untersuch. Arzt: ....

Welche allergischen Erkrankungen sind in der Familie bekannt?
Heuschnupfen, Asthma bronchiale, allergische Hauterkrankung
(Zutreffendes bitte ankreuzen und ausfüllen - auch bei Gesundheit)

- ☐ Vater ....
- ☐ Mutter ....
- ☐ Geschwister ....
- ☐ Kinder ....

Zur eigenen Krankheitsgeschichte:

☐ Heuschnupfen		☐ Bluthochdruck	
☐ Hautekzem		☐ Diabetes	
☐ Asthma		☐ Operationen	....
☐ Riechstörung		☐ Blutungsneigung	
☐ Schmeckstörung		☐ Medikamente	....
☐ Krampfleiden		☐ Sonstiges	....

Eigene allergische Beschwerden:

Seit ca. .... Jahren, erstmals aufgetreten im .... Lebensalter.

- ☐ Nase ist zu   ☐ Atembeschwerden
- ☐ Nase läuft   ☐ Hauterscheinungen
- ☐ Niesen/Niesattacken   ☐ Gaumenjucken
- ☐ Augenentzündung   ☐ Magen-Darm-Beschwerden

Wann treten die allergischen Beschwerden auf?

- ☐ **saisonal**   von .... bis ....
- ☐ **Hauptbeschwerden**   von .... bis ....
- ☐ **ganzjährig**
- ☐ morgens   ☐ tagsüber   ☐ abends   ☐ nachts

Wo treten die Beschwerden auf?

- ☐ in der Wohnung   ☐ beim Saubermachen
- ☐ im Bett   ☐ in feuchten Räumen
- ☐ in der Natur   ☐ in trockenen Räumen
- ☐ Wechsel warm/kalt   ☐ Sonstiges:

Abb. 4.1   **Allergiefragebogen der Dresdner Univ.-HNO-Klinik.**

Abb. 4.1   Fortsetzung ▶

4 Diagnostik allergischer Erkrankungen

Die allergischen Beschwerden treten auf nach Kontakt mit:

- ☐ Pollen:
  - ☐ Frühblüher (Haselnuss, Erle, Birke)
  - ☐ Mittelblüher (Gräser, Roggen)
  - ☐ Spätblüher (Beifuss, Brennnessel)
- ☐ Hausstaubmilben
- ☐ Bettfedern
- ☐ Schimmelpilzen (im Juli bis September bei feuchtem Wetter)
- ☐ Tiere (Katzen, Hund, Pferd, Meerschweinchen, Wellensittich)
- ☐ Insekten (Wespe, Biene)
- ☐ Blumen (Alpenveilchen, Primel, Chrysantheme)
- ☐ Mehl (Weizen, Roggen)
- ☐ Holzstaub
- ☐ Waschmittel, Spray, Kosmetik, Formalin, Gummi, Latex, Modeschmuck, Fischfutter, Konservierungsstoffe in Nahrungs- oder Arzneimitteln
- ☐ Asperin (ASS) – Allergie oder Unverträglichkeit (Intoleranz)

Die allergischen Beschwerden treten auf nach Aufnahme/Einnahme von:

- ☐ Äpfeln, Nüssen,(Haselnuss, Erdnuss), Sellerie, Möhren, Tomaten, Schokolade, Erdbeere, Kiwi, Kernobst, Steinobst, Karotten, Paprika, Milch, Käse, Fisch, Wein, Bier, Gewürzen (Majoran, Oregano, Pfeffer), Wein (Rotwein, Weißwein), Soja
- ☐ Konservierungsstoffen, Farbstoffen
- ☐ Schmerzmitteln (Aspirin), Antibiotika (Sulfonamide, Penicillin), Kontrastmittel (Jod)
- ☐ Blutdruckmittel (Obsidan, Corinfar, Lopirin), Beloc-Zok

Frühere Allergietestung: wann: wo: wie: ☐ Haut ☐ Blut ☐ Nase

Frühere Hyposensibilisierung: .... von .... bis ....
.... von .... bis ....

Bisherige Medikamente:

- ☐ Nasentropfen: Otrivin, Imidin, Olynth, Rhinog-Dexa 0,02 % C N SR, Vividrin, Coldastop, Flutide Nasetten
- ☐ Nasenspray: Nasonex, Rhinisan, Syntaris, Lomupren, Irtan, Allergodil, Livocab, Beclomet Nasal Aqua, Dexa Rhino-Spray
- ☐ Augentropfen: Zaditen optha (sine), Opticrom, Irtan, Livocab, Prothanon
- ☐ Tabletten, Aerius, Lisino, Xusal, Zyrtec, Ebastel,
  Tropfen, Spritzen: Telfast, Tavegil, Fenistil, Prednisolon, Betamethason, Celestamine, Kenalog-Spritzen (Volon-A- oder Kenalog-Spritzen), Singulair
- ☐ Sonstige: ....

Abb. 4.1 **Fortsetzung.**

Kommentar

Die Anamnese des Patienten ist typisch für eine chronische Typ-I-Sensibilisierung im Kindesalter. Hierfür kommen als Allergene speziell Milben und Schimmelpilze in Betracht. Positive Reaktionen auf Vorratsmilben werden häufig übersehen.

Fall 2

Anamnese

Ein 38-jähriger Patient mit bekannter Beifußallergie stellt sich im Frühjahr vor. Er beklagt seit Herbst letzten Jahres attackenförmige Niesanfälle, Rhinitis und Bronchitis vor allem in den Abendstunden; der Lungenfacharzt habe ein beginnendes Asthma festgestellt. Erstmalig traten die Beschwerden im Urlaub beim Angeln auf. Die häusliche Situation ist seit Jahren unverändert; der Patient wohnt in einem Mehrfamilienhaus am Stadtrand im 1. Stock. Er führt seine Beschwerden auf eine vor einem ½ Jahr neu installierte Klimaanlage zurück.

Diagnostik
- Prick-Übersicht +++ auf Beifuß (wie bekannt)
- Scratch-Test auf Haus- und Bürostäube, Material aus Klimaanlage, Aquariumwasser negativ
- positiver Scratch-Test auf Aquariumfutter
- CAP- Radioallergosorbenttest Klasse 6 auf rote Mückenlarve

Diagnose: allergische Sensibilisierung auf rote Mückenlarve

Therapie und Verlauf
Statt des Abschaffens des Aquariums übertrug der Patient die Fischfütterung mit mückenlarvenfreiem Fischfutter auf seine Frau. Hierdurch besserten sich die rhinologischen Symptome deutlich, und die antiasthmatische Therapie konnte eingestellt werden.

Kommentar
Die Erstsymptomatik im Urlaub und die akuten allergischen Beschwerden sprachen gegen eine Schimmelpilzsensibilisierung (Klimaanlage). Da im Fischfutter eine Vielzahl von Substanzen auch weitere Sensibilisierungen hervorrufen können, wäre das Abschaffen des Aquariums die sinnvollste Maßnahme gewesen.

---- FAZIT ----

Die Anamnese ist unverzichtbar dafür, eine Verdachtsdiagnose zu stellen, relevante Allergene zu selektieren und eine Aussage über den Sensibilisierungsgrad und die Schwere der Erkrankung zu treffen. Allgemeine Anamnesetechniken sind schriftliche Fragebögen, unstrukturierte und strukturierte Interviews. Die spezielle Allergieanamnese sollte nach einem standardisierten, auf das jeweilige Fachgebiet zugeschnittenen Fragebogen erfolgen und neben der Jetzt-Anamnese auch die Familien- und Eigenanamnese umfassen.

Allergenidentifikation und Extraktherstellung

L. Vogel und S. Vieths

Als Allergene werden Moleküle bezeichnet, die für die Auslösung der allergischen Sensibilisierung und der allergischen Reaktion verantwortlich sind. Bei allergischen Sofortreaktionen (Typ-I-Reaktionen) sind die auslösenden Allergene überwiegend Proteine oder Glykoproteine mit Molekulargewichten über 5000 Da. Die Diagnose „Allergie" erfolgt auf der Basis einer gründlichen Anamnese in der Regel durch Hauttests und die Bestimmung allergenspezifischer IgE-Antikörper im Blut der Patienten. Dazu werden auch heute noch in der Mehrzahl der Fälle Extrakte natürlicher, allergieauslösender Materialien verwendet. Viele Allergene stehen heute in hoch reiner, rekombinanter Form zur Verfügung und können bereits für die In-Vitro-Diagnostik eingesetzt werden. Es ist zu erwarten, dass sich diese Entwicklung weiter fortsetzt und die simultane Testung von zahlreichen Allergenen auf sog. Protein-Biochips weiter an Bedeutung gewinnt.

Die häufigsten Allergien sind die gegen Pollen (Gräser, Bäume und Kräuter), gefolgt von Milben, Tierepithelien, Insektengiften sowie Schimmelpilzen. Allergien gegen Nahrungsmittel sind weniger häufig, gewinnen aber immer mehr an Bedeutung. Dies gilt vor allem für die pollenassoziierten Nahrungsmittelallergien.

---- MERKE ----

Extrakte sollten die wichtigsten, im Idealfall alle für Patienten relevante Allergene einer Allergenquelle enthalten. Sie müssen in gleicher Qualität reproduzierbar, d. h. mit gleicher allergener Potenz hergestellt werden können. Dafür sind die Allergenquelle, die Extraktionsbedingungen und die Stabilität von herausragender Bedeutung.

Hinsichtlich der Stabilität ist vor allem die Wechselwirkung der einzelnen Komponenten im Extrakt zu berücksichtigen. Sind beispielsweise Proteasen vorhanden, ist dafür Sorge zu tragen, dass sie nicht zum Abbau der Allergene führen können. Deshalb werden den Extrakten, die zur Diagnostik und Therapie von Allergien verwendet werden, im Allgemeinen Konservierungsstoffe und Stabilisatoren beigefügt.

Identifizierung von Allergenen

Beim ersten Kontakt mit einem Allergen wird bei entsprechend prädisponierten Personen die Bildung von allergenspezifischem IgE induziert. Dieses IgE ist im Blut nachzuweisen und bindet über spezifische Rezeptoren (FcεR) auch an basophile Granulozyten im Blut sowie an Mastzellen im Gewebe. Bei erneutem Allergenkontakt mit demselben oder einem strukturell verwandten (kreuzreagierenden) Allergen kommt es zum Kontakt mit zellgebundenen IgE-Antikörpern. Sind mindestens 2 Bindungsstellen (Epitope) auf dem Allergen vorhanden, werden die rezeptorgebundenen IgE-Moleküle vernetzt und ein Signal im Zellinneren initiiert. Am Ende der Signalkaskade steht die Ausschüttung entzündungsfördernder Mediatoren, die für die vielfältigen Symptome verantwortlich sind.

Die Spezifität des IgE für bestimmte Proteine macht man sich bei der Identifikation von Allergenen zunutze (Abb. 4.2). Trennt man die Komponenten des Extrakts elektrophoretisch, z. B. in einer Natriumdodecylsulfat-Polyacrylamidgelelektrophorese (SDS-PAGE), auf und überträgt die Proteine auf eine Membran, können die reaktiven Moleküle mithilfe der allergenspezifischen IgE-Antikörper sichtbar gemacht werden (Western-Blotting oder Immunoblotting). Die weitere biochemische Charakterisierung durch Bestimmung der physikalischen Eigenschaften, wie Molekulargewicht und isoelektrischer Punkt, sowie die Proteinesequenzierung und Strukturaufklärung liefern wertvolle Hinweise auf die Identität der gefundenen Allergene. Endgültiges Ziel ist die Bereitstellung des reinen Proteins, entweder durch Aufreinigung aus der natürlichen Quelle oder durch Herstellung mittels molekularbiologischer Methoden.

Herstellung von Allergenextrakten

Bei Allergenextrakten handelt es sich zum überwiegenden Teil um wässrige Auszüge natürlicher Quellen (Abb. 4.3). Hierfür werden Puffer, wie phosphatgepufferte NaCl-Lösung (PBS), karbonathaltige Lösungen (NaHCO$_3$- oder Coca-Lösung), Tris-Hydroyxmethyl-aminomethan-NaCl-Lösung (TBS) oder Ammoniumkarbonatlösung verwendet. Letztere hat den Vorteil, dass sich das Extraktionsmittel bei der Gefriertrocknung zu NH_3 und CO_2 zersetzt und verflüchtigt. Dadurch kann das Lyophilisat bei der Rekonstitution in einem beliebigen Puffer aufgenommen werden.

Das Ausgangsmaterial kann vor der Extraktion entfettet werden, um zum einen Probleme bei der späteren Handhabung zu reduzieren und zum anderen eine Abreicherung von möglicherweise vorhandenen fettlöslichen Komponenten, wie Pestiziden, zu erreichen. Anschließend werden die Extrakte im Allgemeinen dialysiert, um niedermolekulare und nicht allergene Komponenten zu entfernen. Solche Stammextrakte werden oftmals als Intermediärprodukte in gefriergetrockneter Form gelagert, da auf diese Weise die Stabilität über Monate, meist sogar über Jahre hinweg erhalten werden kann. Bei Lagerung in gelöster Form werden zur Stabilisierung und Konservierung bei Intermediär- und Endprodukten u. a. Glyzerin und/oder Phenol zugesetzt. Die gewünschten Endprodukte, z. B. Provokationslösungen, werden durch Verdünnung konfektioniert. Zur Verwendung als Therapieextrakt werden die Intermediärprodukte oftmals chemisch modifiziert (z. B. durch Behandlung mit Glutaraldehyd oder Formaldehyd), adsorbiert (an Aluminiumhydroxid oder Tyrosin) oder in Liposomen oder Mikrosphären eingeschlossen.

> **MERKE**
>
> Besonderheiten bei der Extraktherstellung gibt es vor allem bei Nahrungsmitteln und Schimmelpilzen. Aufgrund der insbesondere bei diesen Präparaten hohen endogenen Enzymaktivitäten, die zum Abbau der relevanten Allergene führen können, ist es problematisch, stabile Extrakte herzustellen.

Insbesondere endogene Polyphenoloxidase führt in Extrakten zur Oxidation von Pflanzenphenolen zu Chinonen, die dann im Weiteren mit Proteinen chemisch reagieren und diese dadurch denaturieren können. Dies erklärt, warum in der Diagnostik von Allergien gegen derartige Lebensmittel Prick-zu-Prick-Tests mit Frischmaterial durchgeführt werden. Ein in den letzten Jahren entwickeltes und heute gängiges Verfahren ist die Tieftemperaturextraktion, die zuerst für die Herstellung von Apfelextrakten beschrieben wurde. Wegen des hohen Aufwands wird dieses Verfahren für die industrielle Herstellung von Extrakten aber nicht eingesetzt.

Allergenidentifikation und Extraktherstellung 4

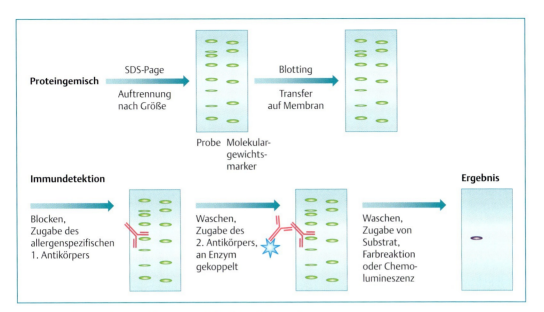

Abb. 4.2　Schematische Darstellung von SDS-PAGE und Immunoblotting.

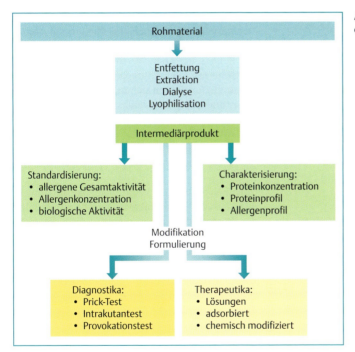

Abb. 4.3　Ablaufschema der Allergenextraktherstellung.

Qualitätskontrolle von Allergenextrakten

Die Qualitätskontrolle der Allergenextrakte, die in der Diagnose und Therapie verwendet werden, hat einen hohen Stellenwert. Die Methoden dafür wurden in den letzten Jahren stetig erweitert und verfeinert (Tab. 4.2). Die Analyse der Extrakte erfolgt zum einen mit biochemischen und immunologischen Methoden, wie SDS-PAGE, „Crossed" Immunelektrophorese (CIE), Rocket-Immunelektrophorese (RIE), Western-Blotting

183

Tab. 4.2 Methoden zur Charakterisierung von Allergenextrakten.

Methode	erfasste Charakteristika
SDS-PAGE, IEF	Proteinprofil, Gleichförmigkeit der Extraktion
Bradford, Lowry, Mikrokjeldahl	Proteingehalt
Perjodatoxidation, Schiff-Reaktion	Kohlenhydratgehalt
Western Blotting, Immunelektrophoresen	immunologische Charakterisierung
Western Blotting, ELISA mit monoklonalen Antikörpern oder polyklonalen Antiseren	Nachweis und/oder Bestimmung einzelner Allergene
Massenspektrometrie	Gleichförmigkeit des Proteinprofils, Identifizierung und Quantifizierung einzelner Allergene
IgE-Inhibition	allergene Gesamtaktivität nach Arzneibuchmonografie
Hauttest, Mediatorfreisetzungstest	biologische Aktivität

SDS-PAGE = Natriumdodecylsulfat-Polyacrylamid-gelelektrophorese
IEF = isoelektrische Fokussierung
ELISA = Enzyme-linked Immunosorbent Assay

und Enzymimmunoassays (ELISA, CAP [Methode zur Quantifizierung von IgE], Radioimmuno Assay [RIA]). Zum anderen wird die biologische Aktivität beispielsweise durch zelluläre Assays (Mediatorfreisetzungstest) bestimmt.

Überprüfung des Proteinprofils

Wesentliches Merkmal für die reproduzierbare Extraktion des Ausgangsmaterials ist das durch die SDS-PAGE erhaltene Proteinprofil. Dessen Überprüfung gewährleistet, dass das Bandenmuster von Charge zu Charge so konstant wie möglich gehalten wird. Gewisse biologische Variationen sind beispielsweise durch unterschiedliche Wachstumsbedingungen der Pflanzen von Jahr zu Jahr dennoch nicht auszuschließen. Andere Möglichkeiten der biochemischen Charakterisierung sind die isoelektrische Fokussierung (Bestimmung des isoelektrischen Punktes der im Extrakt enthaltenen Proteine) und die Massenspektrometrie (Bestimmung von Molmassen einzelner Proteine bzw. Allergene im Extrakt, Identifikation von Allergenen im Extrakt mittels „Peptide Mass Fingerprinting").

Überprüfung des Allergenprofils

Ein weiteres wichtiges Merkmal der Extrakte ist das Allergenprofil. Mit ihm soll sichergestellt werden, dass alle relevanten Allergene vorhanden sind. Geeignete Methoden hierfür sind Immunoblots unter Verwendung von Patientenseren, die die entsprechenden allergenspezifischen IgE-Antikörper enthalten, oder ELISA-Verfahren. Da immer mehr Proteine in gereinigter oder rekombinanter Form verfügbar sind, können auf diese Weise sogar Einzelallergene im Extrakt nachgewiesen und quantifiziert werden. In diesem Zusammenhang ist auch die Massenspektrometrie zu erwähnen, die in Zukunft wohl eine wichtige Rolle in der Charakterisierung und Qualitätskontrolle von Allergenpräparationen spielen wird. Mit ihrer Hilfe lassen sich nicht nur Proteine qualitativ und quantitativ höchst präzise nachweisen, sondern auch einzelne Isoformen von Allergenen detektieren.

Bestimmung der biologischen Aktivität

Um die Sicherheit und Wirksamkeit bei der Anwendung der Allergenextrakte zu gewährleisten, muss die allergene Gesamtaktivität bzw. die biologische Aktivität der Präparationen gemessen werden. Zu diesem Zweck wird der IgE-Inhibitionstest eingesetzt. Das Allergikerserum bzw. ein Pool-Serum wird mit steigenden Mengen des Allergenextrakts oder eines Einzelallergens versetzt und nach Inkubation das residuale, nicht komplexierte IgE mittels ELISA bestimmt. Durch Vergleich mit einem Standardpräparat kann so auf die Anwesenheit oder Abwesenheit der relevanten Allergene geschlossen sowie deren Gesamtaktivität abgeschätzt werden. IgE-Inhibitionstests können, wie andere Festphasenimmuntests (z. B. ELISA), mit einem Variationskoeffizienten von ca. 15 % oder weniger durchgeführt werden, weisen also eine relativ hohe Präzision auf.

Vergleich mit In-House-Referenzpräparationen

Die Methoden der Qualitätskontrolle bilden die Basis für die Standardisierung der Allergenextrakte. In Ermangelung von internationalen Standards werden zu diesem Zweck „In-House"-Referenzpräparationen verwendet. Diese sollen möglichst biologisch, d.h. im Hauttest, standardisiert sein. Dazu gibt es verschiedene Methoden, die entweder den Prick-Test (nordische Methode) oder den Intrakutantest (US-amerikanische Methode) einsetzen und die Hautreaktionen in einer nach bestimmten Vorgaben charakterisierten Patientengruppe quantitativ erfassen. Bei den meisten zugelassenen therapeutischen Allergenextrakten ist die In-House-Referenzpräparation biologisch standardisiert.

Verwendung von Pool-Seren

Die „In-House"-Referenzpräparation dient dann als Referenz, um mit einem Pool aus Allergikerseren die allergene Gesamtaktivität von Produktionschargen eines Allergenextrakts zu messen und eine einheitliche Aktivität einzustellen. Kriterien für die Zusammenstellung von Pool-Seren sind in regulatorischen Dokumenten festgelegt:
- Die Serumspender müssen gegen das Ausgangsmaterial allergisch sein.
- Es darf keine spezifische Immuntherapie gegen das jeweilige allergene Material durchgeführt worden sein.
- Das im Pool vorhandene IgE muss die relevanten Allergene erkennen.
- IgE-Antikörper gegen kreuzreaktive Kohlenhydratepitope sollten möglichst ausgeschlossen werden.
- Geografische Unterschiede im Sensibilisierungsmuster sind bei der Zusammenstellung des Pools zu berücksichtigen.
- Es müssen rechtzeitig neue Seren zur Herstellung des Pool-Serums bereitgestellt werden, die dem vorangegangenen Pool vergleichbar sind.

Die Bestrebungen der letzten Jahre gehen dahin, Einzelallergene als Referenzmaterialien und Standards zu etablieren, um auf dieser Basis die Allergenextrakte zu standardisieren. Ein Beispiel dafür ist das Projekt „CREATE" (Development of certified Reference Materials for allergenic Products and Validation of Methods for their Quantification), aus dem sich wertvolle Erkenntnisse ergeben haben, durch das aber auch Limitationen deutlich geworden sind. Für die Zukunft sind durch den Einsatz gereinigter Allergene wertvolle Ergänzungen zu den bestehenden Verfahren zu erwarten.

FAZIT

Allergene sind die Auslöser allergischer Erkrankungen unterschiedlichster Symptome. Zur Identifikation der auslösenden Allergenträger (z.B. Pollen oder Hausstaubmilben) und für die Herstellung von Immuntherapeutika werden Extrakte hoher Qualität benötigt. Es sind im Allgemeinen wässrige Lösungen, die die verschiedensten allergenen und nicht allergenen Komponenten enthalten. Eine genaue Charakterisierung und die Sicherstellung der Gleichförmigkeit von Charge zu Charge sind deshalb von entscheidender Bedeutung für die Qualität, Wirksamkeit und Sicherheit solcher Produkte. Bei therapeutischer Zielsetzung werden die Intermediärprodukte häufig physikalisch (durch Adsorption) oder chemisch (durch Vernetzung) modifiziert. Derzeit stehen sowohl für die Diagnose als auch für die Therapie der meisten Allergien entsprechende hochwertige Extrakte zur Verfügung.

Hauttestung

K. Wichmann, T. Werfel und A. Kapp

Hauttests stellen in der allergologischen Diagnostik ein wichtiges Instrument zur Aufdeckung spezifischer Sensibilisierungen dar und sollten gezielt nach der allergologischen Anamnese durchgeführt werden. Ein blindes Screening mit Testblöcken ist nicht sinnvoll. Der englische Arzt Charles H. Blackley beschrieb 1873 erstmals einen Scratch-Test mit Pollen.

> **MERKE**
>
> Alle Hauttestungen bergen die Gefahr, allergische Symptome auszulösen; der Patient ist hierüber zuvor aufzuklären.

Insbesondere bei Testungen zur Aufdeckung einer Sensibilisierung vom Soforttyp kann es zu schweren Reaktionen bis hin zur Anaphylaxie kommen. Aus diesem Grund dürfen derartige Tests nur in Anwesenheit entsprechend geschulter Ärzte durchgeführt werden. Eine Notfallapotheke muss griffbereit sein.

Die nachfolgend aufgeführten Hauttests unterscheiden sich prinzipiell durch die Art der Allergenapplikation sowie durch die unterschiedliche Eindringtiefe der Allergene (Abb. 4.**4** bis Abb. 4.**9**) und werden in Abhängigkeit von Art und Ausprägung der vermuteten Sensibilisierung eingesetzt. Reib-, Scratch-, Prick- und Intrakutantest haben in der allergologischen Diagnostik jeweils einen definierten Stellenwert. Tab. 4.**3** stellt die diagnostische Sensitivität dem Risiko systemischer Nebenwirkungen gegenüber. Natürlich ist dieses Risiko vom individuellen Sensibilisierungsgrad gegenüber dem speziellen Allergen abhängig. So kann beispielsweise Penizillin bei Sensibilisierungen vom Soforttyp ein ausgesprochen „aggressives" Allergen darstellen, sodass Hauttests mit Penizillindeterminanten nur bei fehlendem In-Vitro-Nachweis von penizillinspezifischem IgE durchgeführt werden sollten.

> **MERKE**
>
> Als absolute Kontraindikationen für eine Hauttestung gelten Infektionen der Haut im Testareal und akute allergische Symptome zum Testzeitpunkt.

Relative Kontraindikationen sind Hauterkrankungen am Testort, z. B.:
- akute oder chronische Ekzeme
- entzündliche Hauterkrankungen

Tab. 4.**3** Vergleich von Hauttests zur Aufdeckung einer Sensibilisierung vom Soforttyp.

	Sensitivität	Risiko
Reibtest	+	+
Scratch-Test	+	++
Prick-Test	++	++
Intrakutantest	+++	+++

- Urtikaria
- Schwangerschaft
- Erkrankungen mit Beeinträchtigung des Allgemeinempfindens
- interkurrierende Infekte
- Impfungen
- akute entzündliche Erkrankungen
- klinisch sehr schwere Reaktion mit Zustand nach anaphylaktischem Schock

Eine generelle Umstellung der Medikation bei Einnahme von β-Blockern oder ACE-Hemmern ist nach Empfehlungen des Ärzteverbands Deutscher Allergologen (ÄDA) aus dem Jahre 2002 und der aktuellen Leitlinie der Deutschen Gesellschaft für Allergologie und klinische Immunologie (DGAKI) von 2006 nicht mehr erforderlich.

Reibtest

Der Reibtest findet Anwendung, wenn eine hochgradige Sensibilisierung oder eine Sensibilisierung vom Soforttyp gegen einen Stoff vermutet wird, mit dem wenig „Testerfahrung" besteht, und In-Vitro-Tests nicht zur Verfügung stehen. Ein Vorteil des Reibtests besteht darin, dass spezielle Extrakte nicht erforderlich sind. Das native Allergen (z. B. Tierhaare, Nahrungsmittel, Arzneimittel) wird auf der Innenseite des Unterarms 8- bis 10-mal kräftig gerieben. Nach 2-3 min entwickeln sich zunächst kleine, häufig perifollikulär lokalisierte Urtikae, die innerhalb von 20 min konfluieren können (Abb. 4.**4**). Um eine mechanisch ausgelöste Reaktion auszuschließen, wird eine Kontrolle mit einem in 0,9 % NaCl-Lösung getränkten Gazebausch durchgeführt. Ein modifizierter Reibtest kann nach vorherigem Hautschichtabriss (Abrisstest) durchgeführt werden, wodurch stärkere Reaktionen erzielt werden können.

Scratch-Test

Beim Scratch-Test (Ritztest, Skarifikationstest) wird die Haut der Innenseite der Unterarme mit einer Impflanzette über die Länge von 1 cm leicht angeritzt, wobei es nicht zu Blutaustritten kommen soll (s. Abb. 4.**5** und Abb. 4.**6**). Anschließend werden die Allergene in nativer Form aufgetragen. Liegen die Allergene als Pulver vor, sollten sie zusammen mit einigen Tropfen 0,9 %iger NaCl-Lösung aufgetragen werden. Der Test wird bei Patienten mit anamnestisch hohem Sensibilisierungs-

Hauttestung 4

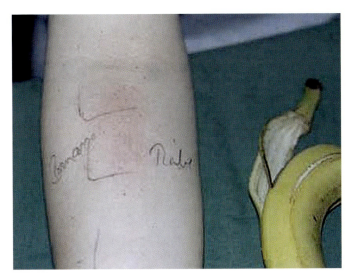

Abb. 4.**4** Positive Reaktion im Reibtest auf Banane.

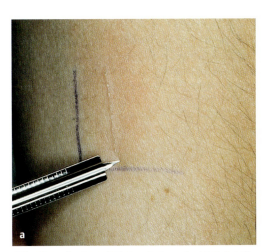

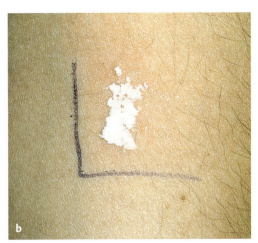

Abb. 4.**5a u. b** **Scratch-Test. a** Anritzen der Haut. **b** Auftragen einer in NaCl gelösten Allergenpräparation.

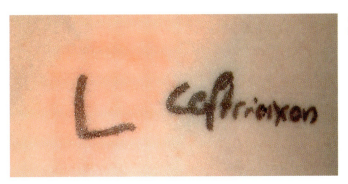

Abb. 4.**6** Positive Reaktion im Scratch-Test auf Ceftriaxon.

grad sicherheitshalber vor Durchführung anderer Hauttests empfohlen. Er wird in der Untersuchung von Arzneimittelüberempfindlichkeiten und in der Diagnostik von Nahrungsmittelallergien eingesetzt; allerdings verliert er zugunsten des Prick-Tests immer mehr an Bedeutung, da er wegen der Traumatisierung der Haut vermehrt zu falsch-positiven Ergebnissen führt. Es wird wie beim Prick-Test die Quaddel- bzw. Erythemreaktion bewertet (Abb. 4.**5**; s. auch Tab. 4.**8**). In der Diagnostik von verzögert einsetzenden Reaktionen sind Ablesungen nach 6 und 24 h notwendig.

Prick-Test

Allergenextrakte
Bei der Prick-Testung, die erstmals 1950 von Sir Thomas Lewis beschrieben worden ist, werden in der Regel kommerzielle Allergenextrakte eingesetzt. Die Grundanforderungen, die an derartige Allergenextrakte gestellt werden, sind:
1. spezifische Wirksamkeit
2. Beinhaltung aller relevanten Allergenfraktionen
3. konstante (zeitbegrenzte) Wirksamkeit
4. Sterilität
5. Chargenreproduzierbarkeit
6. fehlende unspezifische Wirkung (z. B. durch Histamingehalt)

Diese Anforderungen sind aus methodischen Gründen allerdings nur begrenzt realisierbar. Tab. 4.4 führt – ohne Anspruch auf Vollständigkeit! – die Anbieter von diagnostischen Allergenextrakten auf. Übersichten über zugelassene Präparate sind über das Paul-Ehrlich-Institut (www.pei.de) erhältlich.

Die Konzentrationen sollten vorzugsweise in biologisch relevanten Einheiten unter Vermerk des Gehalts von Majorallergenen angegeben werden.

Die meisten Hersteller geben allerdings Konzentrationen in willkürlichen Maßeinheiten (Gewicht/Volumen, Protein-Stickstoff-Einheiten [PNU]) an, sodass die zurzeit auf dem Markt angebotenen Lösungen nicht miteinander verglichen werden können.

Die für eine Sensibilisierung relevanten Proteine sind in der Regel in physiologischer Lösung löslich. Für deren Extraktion werden verschiedene Flüssigkeiten benutzt (z. B. Alkohol, phosphatgepufferte NaCl-Lösung, Glyzerin-NaCl-Lösung). In derartigen Extrakten sind bis zu 80 verschiedene Allergene nachgewiesen worden. Prick-Test-Lösungen enthalten meist 0,2–0,5 % Phenol als antimikrobiellen Zusatz. Auch Glyzerin in einer Konzentration von 50 % oder mehr wird zur Verhinderung von mikrobiellem Wachstum verwendet. Da Extrakte in stärkeren Verdünnungen ihre Aktivität durch Adsorption der aktiven Komponente an die Oberfläche der Gefäße verlieren, wird den Lösungen meist noch humanes Serumalbumin zugesetzt.

Beeinflussung des Reaktionserfolgs
Der Reaktionserfolg bei Hauttestungen sowie die Ausprägungsstärke sind abhängig von zuvor eingenommenen Medikamenten (Tab. 4.**5**), von der Qualität des Allergenextrakts sowie vom Applikationsort. So gilt die Rückenhaut als reaktionsfreudiger als die Haut am Arm oder am Oberschenkel.

> **MERKE**
>
> Prick-Testungen sollten dennoch generell am Unterarm vorgenommen werden, um bei gesteigerter Lokalreaktion bzw. bei drohenden systemischen Nebenwirkungen durch Abschnürbinde sowie ggf. durch Um- und Unterspritzung mit Adrenalin eine weitere Allergenabsorption verringern zu können.

Tab. 4.4 Anbieter von diagnostischen Testextrakten.

Name	Ort	Telefon	Internet
Alk-Abello	22880 Wedel	04103/7017-0	www.alk-abello.de
Allergopharma	21465 Reinbek	040/72765-0	www.allergopharma.de
Bencard Allergie	80992 München	089/36811-0	www.bencard-allergie.de
HAL-Allergie	20591 Düsseldorf	0211/97765-0	www.hal-allergie.de
Leti Pharma	58453 Witten	02302/202860	www.leti.de
Stallergenes	47475 Kamp-Lintfort	02842/9040-0	www.stallergenes.de

Tab. 4.5 Hemmender Einfluss von Pharmaka auf Hauttestergebnisse.

Medikation	Applikation	Sofortreaktion	Spätreaktion	Gefordertes freies Intervall
Antihistaminika	innerlich	+	-	5 Tage *
	äußerlich	+	-	1 Tag
Psychopharmaka mit Antihistamineffekt	innerlich	+	-	5 Tage
β-Adrenergika	innerlich	+	-	1 Tag
Theophyllin	innerlich	-	-	-
Glukokortikoide				
• Langzeit, hoch dosiert	innerlich	+	+	3 Wochen
• Langzeit, < 20 mg Prednisolon	innerlich	+/-	+	3 Wochen
• Kurzzeit, hoch dosiert	innerlich	+/-	+	1 Woche
• Kurzzeit, < 50 mg Prednisolon	innerlich	+/-	-	3 Tage
• Kortikoidexterna	äußerlich	-	+/-	1 Woche für Epikutantest
Cromoglykat, Nedocromil	topisch	-	-	-
Zyklooxygenasehemmer	innerlich	-	-	-

* gefordertes freies Intervall bei Astemizol: 4 Wochen

Die Qualität von Extrakten variiert sehr stark. Während qualitativ hochwertige Inhalations- und Wespengiftallergenextrakte auf dem Markt sind, bestehen derzeit noch Probleme bei der Herstellung von guten Extrakten aus einigen Nahrungsmitteln. Bei anamnestischen Hinweisen und negativen Hauttestergebnissen sollte daher auf die Untersuchung von nativen Nahrungsmitteln mit Reib-, Scratch- (s.o.) oder Prick-zu-Prick-Test, bei dem die Prick-Lanzette zuerst in das Nahrungsmittel und dann in die Haut gestochen wird, ausgewichen werden.

Für die Praxis hat sich die Zusammenstellung von Prick-Test-Lösungen in Blöcken bewährt. Tab. 4.**6** zeigt den in der Klinik für Dermatologie, Allergologie und Venerologie der Medizinischen Hochschule Hannover üblichen Allergenblock zur Abklärung einer atopischen Diathese; Tab. 4.**7** gibt eine beispielhafte Zusammenstellung von perennialen Allergenen inklusive der Schimmelpilze.

Durchführung

Der Prick-Test (s. Abb. 4.**7**) wird folgendermaßen durchgeführt: Nach Entfettung der Haut an der Innenseite des Unterarms mit Alkohol oder mit Seife und Wasser werden die Testorte markiert. Ein Tropfen der Testlösung wird auf die Hautoberfläche aufgetragen. Mit einer für die Prick-Testung entwickelten genormten Stahllanzette mit einer Spitze von 1 mm wird die Haut oberflächlich angestochen. Die Spitze der Lanzette wird dabei senkrecht durch die Testlösung hindurch für etwa 1 s in die Haut gestochen. Dieses Vorgehen wird an allen Teststellen wiederholt. Zur Kontrolle sind eine Testung mit 0,9%iger NaCl-Lösung und eine Testung mit Histaminchlorid (10 mg/ml) parallel durchzuführen. Im positiven Fall kommt es im Prick- wie auch im unten dargestellten Intrakutantest zur Ausbildung einer Quaddel, die nach 15-25 min ihr Maximum erreicht. Diese juckende Quaddel hat meist eine rosa Farbe und einen im Hautniveau liegenden roten Hof (Abb. 4.**8**). Im Allgemeinen sind die Testreaktionen spätestens nach 1-2 h völ-

Tab. 4.6 Atopie-Screening.

Nr.	Allergenbezeichnung
1	Birke
2	Erle
3	Hasel
4	Lieschgras
5	Roggen
6	Beifuß
7	Glaskraut (Parietaria)
8	Ragweed (Ambrosia)
9	Cladosporium herbarum
10	Alternaria tenuis
11	Aspergillus fumigatus
12	Dermatophagoides pteronissinus
13	Dermatophagoides farinae
14	Katzenepithelien
15	Hundeepithelien

Tab. 4.7 Perenniale Allergene.

Nr.	Allergenbezeichnung
1	Dermatophagoides pteronissinus
2	Dermatophagoides farinae
3	Acarus siro
4	Lepidoglyphus destructor
5	Tyrophagus putrescentiae
6	Fusarium moniliforme
7	Mucor mucedo
8	Penicillium notatum

lig abgeklungen. Manchmal tritt ein entzündlich gerötetes, teigiges Ödem mit maximaler Ausprägung nach 6-8 h auf. Diese Spätphasereaktion ist in der Regel mit einer Immigration und Aktivierung eosinophiler Granulozyten assoziiert. Vom Zytokinspektrum und den beteiligten Zellpopulationen her bestehen große Parallelen mit der Spätphasereaktion beim allergischen Asthma bronchiale. Selten ist nach Prick-Testung, häufiger dagegen nach Intrakutantestung mit wenig standardisierten Extrakten eine Spätreaktion nach 24-48 h an der Teststelle zu beobachten, die einer zellvermittelten Reaktion vom Spättyp (Typ IV nach Coombs und Gell; s. Tab. 2.1) entspricht.

Bewertung der Testergebnisse
Es gibt keine allgemein standardisierten Bewertungsgrößen für Prick-Test-Reaktionen. Bei normaler Histaminempfindlichkeit bewerten wir Quaddeln und Erythem, wie in Tab. 4.8 vorgeschlagen, nach ihrem Durchmesser.

Bei falsch-positiver NaCl-Kontrolle liegt meist ein positiver Dermografismus vor. Der Test ist dann zu diesem Zeitpunkt nicht auswertbar. Da diese Phänomene infektassoziiert auftreten können, kann der Test nach einigen Wochen versuchsweise wiederholt werden. Alternativ kann eine Intrakutantestung durchgeführt werden, die trotz positivem Dermografismus häufig verwertbare Ergebnisse liefert. Bei Fehlen der Histaminreaktion sind die übrigen negativen Testreaktionen als falschnegativ zu bewerten. Gegebenenfalls ist auf die In-Vitro-Diagnostik (Radioallergosorbenttest) auszuweichen. Ursachen dafür können alternativ sein:
- Anwendung von topischen Kortikosteroiden oder Kalzineurininhibitoren
- UV-B-Bestrahlung im Testareal
- systemische Einnahme von Antihistaminika
- systemische Einnahme von trizyklischen Antidepressiva (z. B. Doxepin)

Intrakutantest

Allergenextrakte
Der Allergengehalt kommerzieller Extrakte für Intrakutantestungen ist meist 1:10 bis 1:100 gegenüber dem von Prick-Test-Lösungen verdünnt. Inhalative Allergene werden üblicherweise im Vergleich zur Prick-Test-Lösung in einer Verdünnung von 1:100 eingesetzt; bei Medikamenten ist die Verdünnung präparatabhängig und schwankt zwischen 1:10 und 1:1000. Konservierungsstoffe sind diesen Lösungen üblicherweise nicht zugesetzt.

Durchführung
Zwischen 0,02 und 0,05 ml der Allergenextrakte werden nach Säuberung der Haut mit einem alkoholgetränkten Tupfer mittels Tuberkulinspritze und kurzer, abgeschrägter Kanüle der Stärke 18

Hauttestung 4

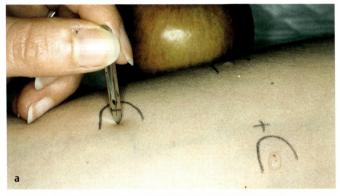
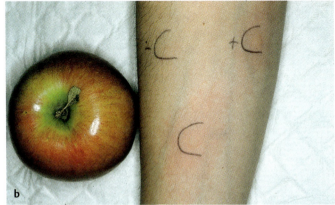
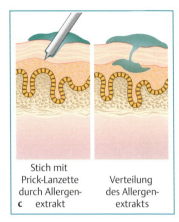

Abb. 4.**7a-c** **Prick-Test. a** Stich mit der Lanzette. **b** Positive Reaktion auf Apfel. **c** Testprinzip.

Tab. 4.**8** Beurteilung von Prick- und Intrakutantestreaktionen.

	Pricktest (mm Durchmesser)		Intrakutantest (mm Durchmesser)	
Beurteilung	**Quaddel**	**Erythem**	**Quaddel**	**Erythem**
Ø	< 2	< 3	< 3	< 5
+	2-3	3-5	3-5	5-10
++	3	6-10	6-10	11-20
+++	4-6	11-20	11-15	21-40
++++	> 6	> 20	> 15	> 40
	Pseudopodien		Pseudopodien	

oder 20 streng intrakutan in die Innenseite des Unterarms injiziert (s. Abb. 4.**9**). Wie bei der Prick-Testung wird 0,9%ige NaCl-Lösung als Negativkontrolle und Histaminlösung (1 mg/ml) als Positivkontrolle mitgeführt (Abb. 4.**10**).

Bewertung der Testergebnisse
Zur Bewertung der Teststärke s. Tab. 4.**8**. Intrakutantests sind schwieriger als Prick-Tests zu beurteilen – mögliche Fehler bei der Durchführung und Beurteilung von Intrakutantests sind:

- falsch-positive Beurteilung, da Teststellen zu eng benachbart
- falsch-positive Beurteilung, da injiziertes Volumen zu groß (> 0,05 ml)
- falsch-positives Ergebnis, da Testkonzentration zu hoch
- falsch-positive „Reaktion" durch zusätzliche Injektion von Luft
- falsch-negatives Ergebnis, da subkutane Injektion
- falsch-positive Beurteilung, da intrakutane Blutung als positiv bewertet
- systemische Reaktion, da zu viele Tests zur selben Zeit durchgeführt

Wie in Tab. 4.3 dargestellt, ist der Intrakutantest der sensitivste, aber auch der risikoreichste Hauttest dieser Gruppe. Außerdem ist seine Spezifität deutlich geringer als die des Prick-Tests. Er wird meist im Rahmen der Diagnostik von IgE-vermittelten Medikamentenüberempfindlichkeiten oder Insektengiftallergien eingesetzt, wenn der zuvor durchgeführte Prick-Test negativ war. Die Gefahr einer iatrogenen Sensibilisierung des Patienten durch den Test ist höher als beim Prick-Test, jedoch insgesamt relativ gering.

Epikutantest

Der Epikutantest (Patch-Test) wurde 1895 durch J. Jadassohn beschrieben.

> **MERKE**
>
> Er ist die Testmethode der Wahl in der Diagnostik der allergischen Kontaktdermatitis und -stomatitis und wird – allerdings mit einer geringeren Sensitivität – auch in der Diagnostik von Arzneimittelexanthemen eingesetzt.

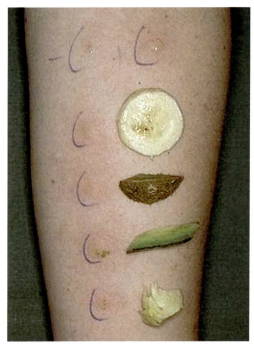

Abb. 4.8 **Positive Reaktion im Prick-Test nach 20 min auf verschiedene Nahrungsmittel (Prick-zu-Prick).**

Der Epikutantest ist nicht geeignet, um die Entwicklung eines allergischen Kontaktekzems vor-

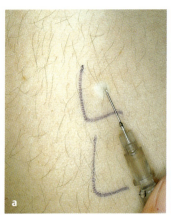
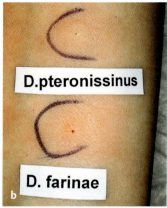
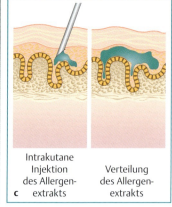

c Intrakutane Injektion des Allergenextrakts — Verteilung des Allergenextrakts

Abb. 4.9a-c **Intrakutantest.**
a Einbringen der Allergene in die Haut. b Positives Ergebnis auf Hausstaubmilbenextrakte. c Testprinzip.

Hauttestung 4

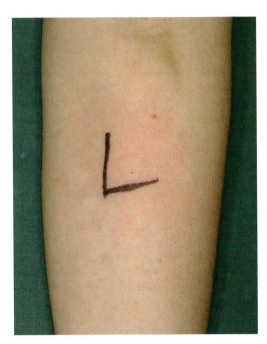

Abb. 4.10 **Positive Reaktion im Intrakutantest nach 20 min auf Histamin (1 mg/ml) (Positivkontrolle).**

in der Regel von den kommerziellen Anbietern berücksichtigt. Die Läppchen werden entweder auf Aluminiumfolie, in Aluminiumkammern oder auf Dünnschichtfolien aufgebracht. Alternativ können Systeme verwendet werden, in denen vom Hersteller bereits Testsubstanzen in die Absorptionsschicht des Testpflasters eingearbeitet wurden. Die Testpflaster sollten nach Empfehlung der DKG 24 oder 48 h, nach Empfehlung der ICDRG 48 h auf dem Rücken belassen werden. In neueren Untersuchungen wurde kein Unterschied der Sensitivität oder Spezifität für den Epikutantest bei Belassung der Testpflaster über 24 oder 48 h festgestellt. Nach Entfernung der Testpflaster werden die entsprechenden Teststellen markiert. Die Testreaktion wird nach 48 und 72 h abgelesen. Zwischen Abnahme der Pflaster und der 1. Ablesung sollten mindestens 20-30 min liegen, damit in dieser Zeit unspezifische Rötungen abklingen können. Deutet sich erst nach 72 h eine schwache Testreaktion an, ist eine weitere Ablesung nach 96 h unbedingt empfehlenswert. In besonderen Fällen können weitere Ablesungen nach 1 oder 2 Wochen sinnvoll sein.

herzusagen, z. B. bei Prothesenmaterial. Aus praktischen Gründen testen wir keine Kinder unter 8 Jahren, da diese die Belassung der Testpflaster über 24-48 h häufig nicht tolerieren. Außerdem ist die allergische Kontaktdermatitis bis zum 14. Lebensjahr ohnehin eine seltene Erkrankung, während atopische und nicht-allergische irritative Ekzeme in dieser Altersgruppe eindeutig häufiger zu finden sind. Epikutantestungen sollten bei Schwangeren und in der Stillperiode aus Sicherheitsgründen nicht durchgeführt werden, obwohl bei derartig niedrigen Testkonzentrationen und -mengen eine Fruchtschädigung höchst unwahrscheinlich ist.

Durchführung

Das Allergen wird beim geschlossenen Epikutantest (s. Abb. 4.11) in einer zuvor angesetzten Verdünnung in einer indifferenten Grundlage (meist Vaseline oder Wasser) auf einem Läppchen auf der Rückenhaut befestigt. Am Tag der Pflasteraufbringung sollen keine Externa am Rücken angewendet werden. Die Testbedingungen sind für die häufigsten Allergene durch Arbeitsgruppen wie die International Contact Dermatitis Research Group (ICDRG) oder die DKG gründlich untersucht worden. Die entsprechenden Empfehlungen werden

Bewertung der Testergebnisse

> **MERKE**
>
> Die Ablesung von Epikutantestreaktionen erfordert Übung und soll nur von entsprechend ausgebildeten Ärzten durchgeführt werden (Abb. 4.**12**).

Die unterschiedlichen Intensitätsgrade von Testreaktionen zeigt Tab. 4.**9**. Bei hochgradiger Allergie, bei Stoffen mit starkem Irritations- oder Sensibilisierungsvermögen oder bei Verdacht auf eine Kontakturtikaria (s. Kapitel 3, S. 87 ff) kann die offene Epikutantestung am Oberarm oder Rücken indiziert sein. Der offene Epikutantest ist weit weniger empfindlich als der geschlossene Test. Ein negativer offener Epikutantest schließt somit eine Sensibilisierung nicht aus.

Bei relativ harten, festen Testmaterialien kann der sog. *Abrisstest* indiziert sein, bei dem das Stratum corneum mittels übereinander gelegter Tesafilmabrisse verdünnt wird. Die relativ schlechte Standardisierbarkeit dieses Verfahrens limitiert allerdings seine praktische Aussagekraft.

Wichtig ist die Abgrenzung von irritativen oder toxischen Reaktionen. Diese kann bisweilen schwierig sein. Toxische Reaktionen sind charakteristischerweise scharf begrenzt und erreichen ihr

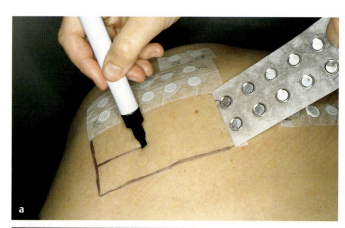

Abb. 4.**11a-c Epikutantest**.
a Abnehmen der Testpflaster nach 48 h Applikation kommerzieller Allergenpräparationen und Markieren der Testfelder. **b** Europäische Standardreihe; positives Ergebnis auf Standard 7 (Nickelsulfat), Eigenfärbung von Standard 2 (PPD). **c** Testprinzip.

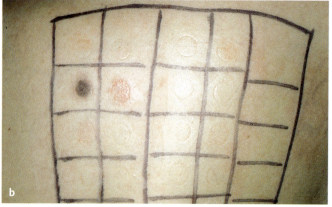

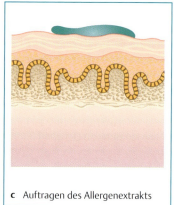

c Auftragen des Allergenextrakts

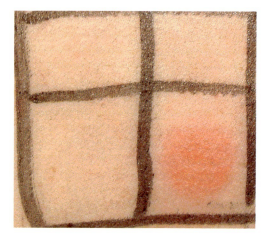

Abb. 4.**12   Positive Reaktion im Epikutantest auf Nickel-(II)-sulfat nach 72 h.**

Maximum früher, sodass während des Ablesezeitraums meist eine Decrescendo-Reaktion sichtbar wird. Leider gibt es jedoch auch allergische Reaktionen mit relativ scharfer Begrenzung (häufig z. B. auf Isothiazolonderivate wie Kathon CG) und mit frühem Maximum, sodass diese Kriterien nicht sehr sicher sind.

Der Epikutantest ist mit den Problemen von falsch-negativen und falsch-positiven Testreaktionen behaftet. Falsch-negative Testreaktionen sind nicht selten auf eine schlechte Fixierung der Testpflaster zurückzuführen. Eine Immunsuppression durch UV-Licht kann ebenfalls zu falsch-negativen Reaktionen führen, sodass eine Testung frühestens 4 Wochen nach einem Urlaub mit entsprechender UV-Exposition bzw. nach UV-Strahlentherapie empfohlen wird. Die Beeinflussung der Spätreaktionen durch Medikamente ist in Tab. 4.**5** zusammengefasst. Antihistaminika sind im Gegensatz zum Prick-Test kein Störfaktor für einen Epikutantest. Falsch-negative Testergebnisse sind sehr sel-

Hauttestung 4

Tab. 4.9 Bewertung von Epikutantestreaktionen nach Empfehlungen der ICDRG.

Symbol	Morphe
-	keine Reaktion
(+)	Erythem, kein Infiltrat
+	Erythem, Infiltrat, evtl. diskrete Papeln
++	Erythem, Infiltrat, Papel, Vesikel
+++	Erythem, Infiltrat, konfluierende Vesikel
ir	verschiedene Veränderungen (Seifeneffekte, Vesikel, Blase, Nekrose)
nt	in einem Testblock enthaltenes, aber nicht getestetes Allergen

Tab. 4.10 Standardblock für die Epikutantestung (DKG 1).

Nr.	Substanz	Konzentration	Vehikel
1	Kaliumdichromat	0,5 %	Vaseline
2	Thiuram-Mix	1,0 %	Vaseline
3	Kobalt-(II)-chlorid, $6 \times H_2O$	1,0 %	Vaseline
4	Perubalsam	25,0 %	Vaseline
5	Kolophonium	20,0 %	Vaseline
6	N-Isopropyl-N'-phenyl-p-phenylendiamin	0,1 %	Vaseline
7	Wollwachsalkohole	30 %	Vaseline
8	Mercapto-Mix ohne MBT	1,0 %	Vaseline
9	Epoxidharz	1,0 %	Vaseline
10	Nickel-(II)-sulfat, $6 \times H_2O$	5,0 %	Vaseline
11	p-tert.-Butylphenol-Formaldehydharz	1,0 %	Vaseline
12	Formaldehyd	1,0 %	Aqua
13	Duftstoff-Mix	8,0 %	Vaseline
14	Terpentin	10,0 %	Vaseline
15	(Chlor-)Methylisothiazolinon	100,0 ppm	Aqua
16	Paraben-Mix	16,0 %	Vaseline
17	Cetylstearylalkohol	20,0 %	Vaseline
18	Zink-diethyldithiocarbamat	1,0 %	Vaseline
19	Dibromdicyanobutan	0,2 %	Vaseline
20	Propolis	10,0 %	Vaseline
21	Bufexamac	5,0 %	Vaseline
22	Compositae-Mix	5,0 %	Vaseline
23	Mercaptobenzothiazol	2,0 %	Vaseline
24	Lyral	5,0 %	Vaseline
25	Duftstoff-Mix II	14,0 %	Vaseline
26	Bronopol	0,5 %	Vaseline

ten auf einen primären oder sekundären Immundefekt zurückzuführen.

Falsch-positive Testreaktionen können durch Irritationsfaktoren, wie z. B. Pflasterreizung, oder bei einer noch floriden Ekzemerkrankung entstehen. Der zeitliche Abstand zwischen der Abheilung von ekzematösen Hautveränderungen am Testort und einer Epikutantestung soll mindestens 3 Wochen betragen. Bei mehr als 5 gleichzeitigen Testreaktionen muss an ein sog. „Angry-Back-Syndrom" gedacht werden. Eine getrennte einzelne Nachtestung von relevanten Allergenen ist dann notwendig. Kommt es zu schwachen Testreaktionen direkt neben einer sehr heftigen Reaktion, ist auch in diesem Fall eine falsch-positive Reaktion in Betracht zu ziehen und eine entsprechende Nachtestung sinnvoll. Selten kommt eine vom Patienten induzierte artifizielle Testreaktion (z. B. bei Begutachtungen) in Betracht.

Testsubstanzen
Die wichtigsten Allergene werden zweckmäßigerweise in Testblöcken zusammengefasst. Der Standardblock enthält die derzeit 26 häufigsten Allergene, die für über 80 % aller Kontaktdermatitiden verantwortlich sind. Tab. 4.10 zeigt den Standardblock gemäß gültiger DKG-Empfehlung mit den entsprechenden Testkonzentrationen und Vehikeln (Stand 11.08.2010). Für Kinder gibt es einen abweichenden Standardblock (Tab. 4.11), der sich an den in diesem Patientenkollektiv vornehmlich zu findenden Sensibilisierungen orientiert. Unter anderem aufgrund von Modetrends, Zunahme von Piercings und Tatoos

und Verwendung von Duftstoffen im jüngeren Alter ist es zu einer gesteigerten Sensibilisierungsrate vor allem bei Jugendlichen gekommen.

Die Auswahl von Testblöcken, die ständig vorrätig gehalten werden, wird natürlich dem speziellen Bedarf der jeweiligen allergologischen Praxis bzw. Abteilung angepasst werden. Mögliche Testblöcke sind:
- Antimykotika
- aromatische p-Aminoverbindungen
- Aufschlüsselung des Duftstoffmixes und des Duftstoffmixes II
- Bauhauptgewerbe
- Dentalmetalle
- Desinfektionsmittel
- Externainhaltsstoffe
- Friseurstoffe
- Gummireihe
- industrielle Biozide
- Konservierungsstoffe, z.B. in Externa
- Kortikosteroide
- Kühlschmierstoffe (aktuell und historisch)
- Kunstharze/Kleber
- Leder und Schuhe
- Leder- und Textilfarben
- Lokalanästhetika
- Ophthalmika
- Pflanzeninhaltsstoffe
- topische Antibiotika
- weitere Arznei- und Riechstoffe
- Zahntechnikerhauptreihe

Die Auswahl der zu testenden Substanzen richtet sich nach der sorgfältig erhobenen Anamnese. Im HNO-Bereich muss beispielsweise in der Diagnostik von Gehörgangsekzemen stets an die Sensibilisierung gegenüber Inhaltsstoffen in angewendeten Externa gedacht werden, sodass im Einzelfall neben dem Standardblock die Blöcke Antimykotika, Externainhaltsstoffe, Konservierungsstoffe z.B. in Externa, Kortikosteroide, topische Antibiotika, weitere Arzneistoffe und weitere Riechstoffe von praktischer Relevanz sein können. Unabhängig von der Anamnese wird empfohlen, nach Indikationsstellung die Standardreihe bei jedem Patienten mitzutesten, da Sensibilisierungen gegenüber diesen Substanzen häufiger auch bei unauffälliger Anamnese nachweisbar sind. Da es erforderlich ist, die Standardreihe anzupassen, werden von der DKG regelmäßig Empfehlungen veröffentlicht (http://www.ivdk.gwdg.de/dkg).

Tab. 4.11 Standardblock (Kinder) für die Epikutantestung (DKG 42).

Nr.	Substanz	Konzentration	Vehikel
1	Nickel-(II)-sulfat, 6 × H_2O	5,0 %	Vaseline
2	Thiuram-Mix	1,0 %	Vaseline
3	Kolophonium	20,0 %	Vaseline
4	Duftstoff-Mix	8,0 %	Vaseline
5	Mercapto-Mix ohne MBT	1,0 %	Vaseline
6	Duftstoff-Mix II	14,0 %	Vaseline
7	Mercaptobenzothiazol	2,0 %	Vaseline
8	Bufexamac	5,0 %	Vaseline
9	Dibromdicyanobutan	0,2 %	Vaseline
10	Neomycinsulfat	20,0 %	Vaseline
11	(Chlor-)Methylisothiazolinon	100 ppm	Aqua
12	Compositae-Mix	5,0 %	Vaseline

Um eine Irritabilität der Haut zum Testzeitpunkt zu erfassen, wird das Mitführen des obligaten Irritans Natriumlaurylsulfat 0,25 %ig in Aqua empfohlen. Ein Erythem nach 24- bis 48-stündiger okklusiver Applikation auf dem Rücken zeigt eine unspezifische erhöhte Hautempfindlichkeit an. Dies muss bei der Interpretation von weiteren positiven Epikutantestreaktionen auf Kontaktallergene, insbesondere von Erythemen oder einfach positiven Reaktionen, berücksichtigt werden.

Ein alltägliches Problem sind vom Patienten mitgebrachte und als Auslöser verdächtigte Substanzen, deren Inhaltsstoffe oder Zusätze nicht in vorhandenen Testblöcken enthalten sind.

―――― MERKE ――――

Von der Testung derartiger Individualsubstanzen ist generell abzuraten, wenn die Inhaltsstoffe nicht vollständig bekannt sind.

Toxische Hautreaktionen als gravierendste Nebenwirkung des Epikutantests können die Folge von Testungen mit Stoffen sein, die sich im Nachhinein als hautschädigend herausgestellt haben. Bei bekannten Inhaltsstoffen kann eine Epikutantestung nach dem oben beschriebenen Prozedere nur dann durchgeführt werden, wenn eine Hautreizung ausgeschlossen ist. Dies ist z. B. bei fast allen extern angewendeten Arzneimitteln oder Kosmetika der Fall. Ansonsten empfiehlt sich eine offene Epikutantestung in Gebrauchskonzentrationen bzw. bei Detergenzien in höheren Verdünnungen. Eine positive Testreaktion auf Individualsubstanzen ist nur dann verwertbar, wenn bei gesunden Freiwilligen keine derartigen Reaktionen nachweisbar sind.

Komplikationen und Nebenwirkungen
Vor der Epikutantestung muss eine Aufklärung über die möglichen Folgen und Nebenwirkungen des Tests erfolgen. Die wichtigsten sind:
- irritative Reizung durch Testsubstanzen
- juckende, positive Testreaktionen bis hin zur Blasenbildung
- streuende Ekzemmorphen bzw. Aufflammen der vorbestehenden Ekzemerkrankung

Eine weitere mögliche Komplikation des Epikutantests ist die Sensibilisierung durch den Test. Verschiedene Untersuchungen haben gezeigt, dass bei Verwendung der heute üblichen Testsubstanzen Sensibilisierungen nur sehr selten auftreten. Es gibt jedoch stark sensibilisierende Stoffe, die nach einmaligem Aufbringen auf die Haut eine Sensibilisierung induzieren. Hierzu gehören einige Pflanzenallergene (z. B. Primin in zu hoher Testkonzentration), sodass bei einer Testung von mitgebrachten Pflanzen die jeweils empfohlenen Testbedingungen zu berücksichtigen sind (s. hierzu z. B. Hausen 1988).

Allergiepass
Nur eindeutig positive Reaktionen (+, ++, +++, vgl. Tab. 4.**9**) werden in den Allergiepass eingetragen.

> **MERKE**
> Derartige Eintragungen haben nicht selten schwerwiegende Konsequenzen für weitere Behandlungen oder auch berufliche Einsatzmöglichkeiten des Patienten, sodass die Ausstellung eines Allergiepasses auch für Kontaktallergene eine verantwortungsvolle ärztliche Maßnahme darstellt!

Varianten des Epikutantests
Abschließend seien kurz 3 Varianten des Epikutantests dargestellt, die in der Praxis des allergologisch tätigen Nichtdermatologen aus praktischen Gründen selten eine Rolle spielen werden, jedoch zur Vervollständigung der Diagnostik im Einzelfall von praktischer Relevanz sein können.
- Der *Scratch-Patch-Test* stellt eine Sonderform des Epikutantests dar, der jedoch nur noch, wahrscheinlich aus historischen Gründen, im deutschsprachigen Raum bei der Diagnostik der Arzneiexantheme eingesetzt wird. Dazu werden nach Durchführung eines Scratch-Tests die Testareale mit Aluminiumkammern und Pflaster für 48 h zugeklebt. Die Ablesung erfolgt nach 48 h.
- Der *Foto-Patch-Test* wird bei klinischem Verdacht auf ein fotoallergisches Kontaktekzem eingesetzt. Hierbei werden 2 Proben der verdächtigen Substanz auf die Rückenhaut aufgebracht. Nach 24 h werden die Pflaster auf 1 Seite entfernt. Die Teststellen werden mit UV-Strahlen – in der Regel UV-A – bestrahlt. Die Dosis muss dabei unterhalb der zuvor bestimmten Erythemdosis liegen und beträgt in der Regel zwischen 5 und 15 J/cm^2. Nach 48 h werden die Pflaster von den unbelichteten Teststellen entfernt. Die Ablesung erfolgt auf der belichteten Seite nach 20 min und 48 und 72 h und auf der unbelichteten Seite nach 48 und 72 h, entsprechend dem konventionellen Epikutantest. Ergeben sich positive Testreaktionen auf beiden Rückenseiten, spricht dies für eine lichtunabhängige Reaktion. Bei Testreaktionen nur im bestrahlten Feld besteht der Verdacht auf eine fotoallergische Reaktion.
- Der *Atopie-Patch-Test* befindet sich in allergologischen Fachabteilungen derzeit in Erprobung. Er wurde bislang in Studien über Umweltallergene (Atopene) bei Patienten mit atopischer Dermatitis eingesetzt. Hierbei werden Allergenextrakte von Inhalationsallergenen, wie Hausstaubmilben, Pollen oder Tierepithelien oder auch Nahrungsmittelallergenen, in einem geeigneten Vehikel auf dem Rücken epikutan getestet (Abb. 4.**13**). Verbindliche Empfehlungen über die Testmodalitäten können für die Praxis noch nicht gegeben werden. Da die Studienlage uneinheitlich ist, bleibt die diagnostische Wertigkeit abzuwarten.

4 Diagnostik allergischer Erkrankungen

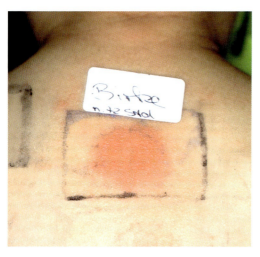

Abb. 4.13 **Positive Reaktion im Atopie-Patch-Test auf Birkenpollenextrakt.**

Der Prick-Test gilt als Test der Wahl zum Nachweis von Sensibilisierungen vom Soforttyp gegenüber Inhalationsallergenen. Zur Diagnostik von Nahrungsmittelallergenen stehen bislang leider nicht genügend stabile Testsubstanzen zur Verfügung, sodass oft auf den Prick-zu-Prick-Test mit nativen Nahrungsmitteln ausgewichen werden muss.

Der Reibtest unter Einsatz von nativen Allergenen kommt zum Einsatz, wenn eine hochgradige Sensibilisierung oder eine Sensibilisierung vom Soforttyp gegen einen Stoff vermutet wird, mit dem wenig „Testerfahrung" besteht, und In-Vitro-Tests nicht zur Verfügung stehen. Der Scratch-Test wird zur Untersuchung von Arzneimittelüberempfindlichkeiten und in der Diagnostik von Nahrungsmittelallergien eingesetzt; allerdings hat er zugunsten des bevorzugt eingesetzten Prick-Tests immer mehr an Bedeutung verloren.

Der Intrakutantest ist der empfindlichste, aber auch der risikoreichste Hauttest dieser Gruppe. Außerdem ist seine Spezifität deutlich geringer als die des Prick-Tests.

Der Epikutantest ist die Testmethode der Wahl in der Diagnostik der allergischen Kontaktdermatitis und -stomatitis und wird – allerdings mit einer geringeren Sensitivität – auch in der Diagnostik von Arzneimittelexanthemen eingesetzt.

FAZIT

Hauttests sind ein wichtiges Instrument zur Aufdeckung spezifischer Sensibilisierungen. Als absolute Kontraindikationen für eine Hauttestung gelten Infektionen der Haut im Testareal und akute allergische Symptome zum Testzeitpunkt.

Nasaler Provokationstest

H. Riechelmann und B. Hauswald

Der nasale Provokationstest ist die Referenzmethode für die Diagnose IgE-vermittelter Allergien der oberen Atemwege. Er kann auch bei nicht allergischen Erkrankungen der oberen Atemwege, wie dem Analgetikaintoleranzsyndrom, der hyperreflektorischen Rhinopathie oder bei arbeitsmedizinischen Fragestellungen eingesetzt werden. Die Reaktion der Nasenschleimhaut auf das vermutete Pathogen kann direkt am erkrankten Organ erfasst werden. Dies erklärt die hohe diagnostische Aussagekraft dieses Verfahrens. Da obere und untere Atemwege eine funktionelle Einheit bilden und pathophysiologisch oft gleichsinnig reagieren, liefert der nasale Provokationstest auch Hinweise auf mögliche Ursachen von Erkrankungen der unteren Atemwege.

MERKE

Der nasale Provokationstest ist die Referenzmethode für die Diagnose der allergischen Rhinitis.

IgE-vermittelte Allergien der oberen Atemwege sind die häufigste Indikation für den nasalen Provokationstest. Die Anamnese dokumentiert Art, Häufigkeit, Dauer, mögliches saisonales Auftreten und Intensität der Krankheitssymptome. Oft finden sich anamnestische Hinweise auf eine allergische Genese der Erkrankung und das Spektrum möglicher krankheitsrelevanter Allergene. Ein positiver Hauttest oder der Nachweis von allergenspezifischem IgE im Serum belegt dann, dass eine Immunantwort auf ein Allergen stattgefunden hat. Dies ist jedoch nicht gleichbedeutend mit dem

Nachweis, dass die geklagten Beschwerden auch tatsächlich durch die positiv getesteten Allergene bedingt sind. In mehreren Untersuchungen an gesunden Studenten ohne allergische Symptome zeigten sich bei 25-35 % der Untersuchten positive Hauttestergebnisse gegen Inhalationsallergene. Es kann sich bei einem positiven Hauttest oder IgE-Nachweis also auch um eine unspezifische Sensibilisierung ohne direkten Krankheitsbezug handeln.

Insbesondere bei persistierender Rhinitis kommen zahlreiche nicht allergische Ursachen infrage. Es ist mit einer erheblichen Rate falsch-positiver Ergebnisse zu rechnen, wenn bei persistierender Rhinitis die Allergiediagnose lediglich auf der Anamnese und einem positiven Befund im Hauttest oder im Serum beruht. So wurde eine positive Hautreaktion auf Hausstaubmilben in einer repräsentativen dänischen Studie bei 15 % der Bevölkerung nachgewiesen, während die Prävalenz der persistierenden allergischen Rhinitis in europäischen Ländern lediglich auf etwa 2-4 % geschätzt wird. Andererseits schließt ein negativer Hauttest oder der fehlende Nachweis des serumspezifischen IgE eine nasale Allergie nicht aus. Es kann zu einer lokalen, auf die Nasenschleimhaut begrenzten IgE-Bildung mit nasalen Allergiesymptomen kommen, auch bei negativem Hauttest und fehlenden spezifischen IgE-Antikörpern im Serum. Deswegen sollte bei klinischem Verdacht auf eine persistierende allergische Rhinitis auch bei negativem Hauttestergebnis ein nasaler Provokationstest durchgeführt werden.

---- MERKE ----

Bei intermittierender (saisonaler) allergischer Rhinitis reichen Anamnese und Hauttest für die Diagnose einer allergischen Rhinitis oft aus; bei persistierender (perennialer) allergischer Rhinitis ist zur Diagnosesicherung jedoch im Regelfall ein Provokationstest erforderlich.

Demnach ist es das Ziel des nasalen Provokationstests mit Allergenen, Patienten mit einer klinisch aktuellen Sensibilisierung (Allergie) gegen inhalative Allergene von solchen Patienten zu trennen, die zwar eine Sensibilisierung, aber unter natürlichen Expositionsbedingungen keine Symptome aufweisen (klinisch stumme Sensibilisierung). Im Einzelfall wird der Test auch eingesetzt, um bei negativem Hauttest bzw. fehlendem serologischem Nachweis allergenspezifischer IgE-Antikörper eine Reaktion der Nasenschleimhaut auf ein vermutetes Allergen aufzuzeigen.

Definition

Der nasale Provokationstest (NPT) reproduziert die Reaktion der Nasenschleimhaut auf einen inhalierbaren Stoff aus der Umwelt unter kontrollierten Bedingungen. Dabei wird die vermutete krankheits- oder symptomauslösende Substanz auf die Nasenschleimhaut gebracht und die resultierende klinische Reaktion erfasst. Neben Allergenen können bei speziellen Fragestellungen Irritanzien, Pharmaka und Entzündungsmediatoren eingesetzt werden. Gelegentlich stammen die Testsubstanzen aus dem umwelt- und arbeitsmedizinischen Bereich. Als Reaktion auf die Exposition werden die typischen nasalen Symptome Obstruktion und Hypersekretion sowie Juckreiz und Niesen aufgezeichnet. Daneben werden okulare, kutane, bronchiale und systemische Reaktionen registriert. Die Veränderung der nasalen Luftdurchgängigkeit nach Allergenapplikation wird mittels aktiver anteriorer Rhinomanometrie erfasst. Hierzu wird die Abnahme des nasalen Flows (Volumenstrom [cm^3/s]) bei einer transnasalen Druckdifferenz von 150 Pa auf der initial besser durchgängigen Nasenseite objektiviert. Es gelten die jeweiligen Werte bei Inspiration.

---- MERKE ----

Beim nasalen Provokationstest wird unter reproduzierbaren Bedingungen ein Stoff auf die Nasenschleimhaut aufgebracht und die anschließende individuelle Reaktion erfasst.

Nasaler Provokationstest mit Inhalationsallergenen

Inhalationsallergene sind Stoffe (meist Proteine), die in luftgetragenen, inhalierbaren Allergenträgern, wie Pollen, Pilzsporen, Milbenkot oder Tierepithelien, vorkommen und eine IgE-Antwort auslösen (s. auch Kapitel 7). Manche Allergene können an luftgetragene Partikel adsorbieren und dann inhaliert werden. Luftgetragene, inhalierbare Stoffe treten entweder gasförmig, als Flüssigkeitströpfchen oder als Feststoffpartikel auf. Tröpfchen und Partikel von einem Durchmesser unter 100 µm sedimentieren nur langsam und sind für längere Zeit luftgetragen. Häufige Allergenträger haben Partikelgrößen zwischen 5 und 35 µm. Bei nasaler Inhalation werden sie überwiegend nasal deponiert.

Indikationen und Kontraindikationen

Der nasale Provokationstest mit Inhalationsallergenen ist nach Anamnese, Hauttest und dem evtl.

erfolgten Nachweis des allergenspezifischen IgE im Serum *indiziert*, wenn Folgendes zutrifft:
- Diese Untersuchungstechniken zeigten keine übereinstimmenden Ergebnisse.
- Es wurde eine Sensibilisierung gegen inhalative Allergene nachgewiesen, aber es bleibt unklar, ob die Sensibilisierung auch für die klinischen Symptome verantwortlich ist. Dies ist z. B. bei persistierender Rhinitis der Fall, bei der neben Allergenen auch zahlreiche nicht allergische Faktoren krankheitsursächlich sein können.
- Es liegen Sensibilisierungen gegen mehrere saisonale Allergene vor, deren zeitliche Zuordnung zur Symptomatik aufgrund von Überschneidungen im Pollenflug nicht eindeutig gelingt.
- Die Relevanz beruflicher Allergene im Falle von Umschulungen oder Begutachtungen ist nachzuweisen.
- Im Ausnahmefall: als Hilfsmittel in der Diagnostik des allergischen Asthma bronchiale.
- Der Verdacht auf allergische Rhinitis besteht trotz negativem Hauttest und fehlendem allergenspezifischem IgE-Nachweis weiter.

Kontraindikationen für den nasalen Provokationstest umfassen:
- akute entzündliche Erkrankungen der Nase oder der Nasennebenhöhlen
- akute allergische Reaktionen vom Soforttyp an anderen Manifestationsorganen
- schwere Allgemeinerkrankungen
- Anwendung von Medikamenten, die das Risiko für Unverträglichkeitsreaktionen erhöhen oder mit der Behandlung einer Unverträglichkeitsreaktion interferieren (dies gilt z. B. für die Behandlung mit β-Blockern)
- Schutzimpfungen innerhalb 1 Woche vor dem Test

Besondere *Vorsicht* ist geboten bei:
- vermutetem hohem Sensibilisierungsgrad
- medikamentös unzureichend eingestelltem Asthma bronchiale
- Vorliegen einer Schwangerschaft
- Kleinkindern
- Allgemeinerkrankungen
- Testung mit unstandarisierten Allergenextrakten

Technische Schwierigkeiten bei der Durchführung ergeben sich bei Vorliegen einer Choanalatresie, einer Septumperforation oder von Nasenpolypen. Diese Veränderungen sollen vor Durchführung des nasalen Provokationstests durch eine (möglichst endoskopische) Inspektion der Nasenhaupthöhlen ausgeschlossen werden.

MERKE

Vor einem nasalen Provokationstest sollte eine Inspektion der inneren Nase möglichst mit einem Endoskop erfolgen.

Allergenlösungen und -mengen

Als Testlösungen dienen isotone, gepufferte Lösungen mit neutralem pH-Wert und Konservierungsmittelzusatz. Lyophilisate werden nach Angaben des Herstellers rekonstituiert. Die Allergenlösungen werden im Kühlschrank bei ca. 4 °C aufbewahrt. Die Haltbarkeit der Testlösungen beträgt bei sachgerechter Lagerung üblicherweise ca. 6 Monate. Das Datum der Rekonstitution soll auf dem Behältnis gut sichtbar angegeben sein. Vor Applikation muss die Allergenlösung auf Raumtemperatur gebracht werden. Die für die jeweiligen Pollen, Sporen oder Tierart klinisch relevanten Allergene sollen in reproduzierbarer Menge und Relation enthalten sein. Die Allergenmenge soll ausreichen, um bei einem klinisch relevant Erkrankten eine deutlich feststellbare Reaktion auszulösen.

MERKE

Die beim nasalen Provokationstest eingesetzten Allergenmengen sind vielfach höher als die an einem Tag inhalierte Menge bei natürlicher Allergenexposition.

Die Allergenkonzentration soll in den Testlösungen gängiger Inhalationsallergene biologisch standardisiert sein. Derzeit werden mehrere Verfahren zur biologischen Standardisierung durchgeführt, die einen Vergleich der Allergenkonzentrationen unterschiedlicher Hersteller erschweren. Die früher übliche Standardisierung nach Gewicht/Volumen, Noon-Einheiten oder Protein-Stickstoff-Einheiten ist nicht mehr zeitgemäß. Die von der WHO empfohlene Standardisierung nach µg Majorallergen/ml sollte rasch umgesetzt werden. Das EU-geförderte CREATE-Projekt ist ein wichtiger Schritt in diese Richtung.

Für den nasalen Provokationstest werden für eine Nasenseite 50-100 µl Testlösung als Spray oder Tropfen appliziert. Üblicherweise ist die Konzentration einer Allergenlösung zur nasalen Allergenprovokation in etwa 10-fach niedriger als die jeweilige

Prick-Test-Lösung. Verdünnte Prick-Test-Lösungen sind zur nasalen Provokationstestung jedoch ungeeignet, da sie oft Glyzerin enthalten, das lokal irritierend wirken kann. Bei negativem Ergebnis des nasalen Provokationstests und weiter bestehendem klinischem Verdacht auf nasale Allergie soll die Testung mit Testlösung in Prick-Test-Konzentration wiederholt werden. Bei weiterhin negativem Ausfall kann die Reaktionsfähigkeit der Nasenschleimhaut mit 50 µl einer 4 mg/ml Histamindihydrochlorid enthaltenden Lösung in einer zur Anwendung an der Nase geeigneten Galenik (pH-Wert: 6-7) überprüft werden. Erst bei einer Konzentration von 4 mg/ml zeigen alle Normalprobanden eine deutliche, messbare Zunahme des nasalen Atemwiderstands.

> **MERKE**
>
> Prick-Test-Lösungen sind auch nach Verdünnung nicht für den nasalen Provokationstest geeignet.

Praktische Durchführung mit Allergenen

Die „Richtlinien für die Durchführung von nasalen Provokationstests mit Allergenen bei Erkrankungen der oberen Luftwege" setzten 1990 einen Standard für die Diagnostik allergischer Erkrankungen in Deutschland. Eine Aktualisierung dieser Richtlinien erfolgte 2003. Diese ist Grundlage des in Abb. 4.14 beschriebenen praktischen Vorgehens. International liegt bisher keine vergleichbar standardisierte klinische Handlungsgrundlage vor.

Der nasale Provokationstest beschränkt sich auf den Nachweis einer allergischen Sofortreaktion; eine Spätphasenreaktion wird nicht erfasst. Der Patient soll sich vor der Testung 15 min an das Raumklima adaptieren. Der Testraum darf nicht mit Allergenen kontaminiert sein („Probesprühstöße" bei Pumpsprays gegen eine Kompresse oder unter dem Abzug). Bei der Terminvergabe für die Testung sollte der Patient nach seiner gegenwärtigen Medikation gefragt und auf notwendige Karenzfristen (s. S. 205) hingewiesen werden. Vor der Allergengabe ist eine Testung auf unspezifische Hyperreaktivität der Nasenschleimhaut durch Applikation einer Kontrolllösung (in der Regel isotonische NaCl-Lösung mit Konservierungsmittelzusatz) durchzuführen.

> **MERKE**
>
> Der nasale Provokationstest ist placebokontrolliert. Eine unspezifische Reaktion auf das Lösemittel wird durch die Applikation von allergenfreier Kontrolllösung erfasst.

Für die tägliche Praxis eignet sich ein Pumpdosierspray, das eine möglichst genau definierte Allergenmenge pro Sprühstoß abgibt. Vor der Allergenapplikation muss sich der Untersucher durch einen Probesprühstoß davon überzeugen, dass die Verneblerkammer mit Lösung gefüllt ist und der Sprayapplikator eine regelrechte Aerosolmenge abgibt. Der Sprühkopf wird in das Nasenloch der weiteren Nasenseite eingeführt und der Sprayapplikator nach lateral oben in Richtung medialem Lidwinkel gehalten. Um eine Verschleppung von Allergen in die unteren Atemwege zu vermeiden, soll der Patient vor der Applikation tief einatmen, die Luft anhalten und nach der Applikation durch die Nase ausatmen. Es werden 1-2 Sprühstöße appliziert, mit dem Ziel, die untere und mittlere Nasenmuschel zu benetzen. Alternativ kann die Allergenlösung in Tropfenform (Eppendorf-Pipette) eingebracht werden. Der Gebrauch von Wattestäbchen ist obsolet; aufwendigere Techniken, wie die Erzeugung von Allergennebeln oder die Exposition von Probanden in Provokationskammern, werden selten eingesetzt.

> **MERKE**
>
> Es werden 1-2 Spraystöße auf der weiteren Nasenseite verabreicht. Vor Applikation soll der Patient einatmen, während der Applikation die Luft anhalten und nach der Applikation ausatmen.

Für den nasalen Provokationstest im klinischen Alltag genügt in der Regel eine einzige Allergenkonzentration, wobei die Zielsetzung in einer qualitativen („positiv", „nicht beurteilbar", „negativ") und nicht in der quantitativen Bewertung besteht. Titrationsprovokationen sind für die Beurteilung der veränderten Reaktivität der Nasenschleimhaut vor und nach antiallergischer Therapie sinnvoll. Grundsätzlich wird die weitere Nasenseite einseitig provoziert. Um eventuelle Fehlbeurteilungen durch den Nasenzyklus zu vermeiden, wird die nicht provozierte Seite ebenfalls rhinomanometrisch gemessen. Eine Beeinflussung durch den Nasenzyklus liegt vor, wenn der nasale Flow auf der Testseite abfällt, der Gesamtflow durch beide Nasenseiten aber nur unwesentlich abnimmt (weniger als 10 % Abnahme). Der nasale Provokationstest kann übrigens auch beidseitig durchgeführt werden (beidseitige Allergenapplikation). Dies ist in mehreren europäischen Ländern üblich. Die beidseitige Allergenapplikation ist jedoch nicht so gut standardisiert wie die einseitige.

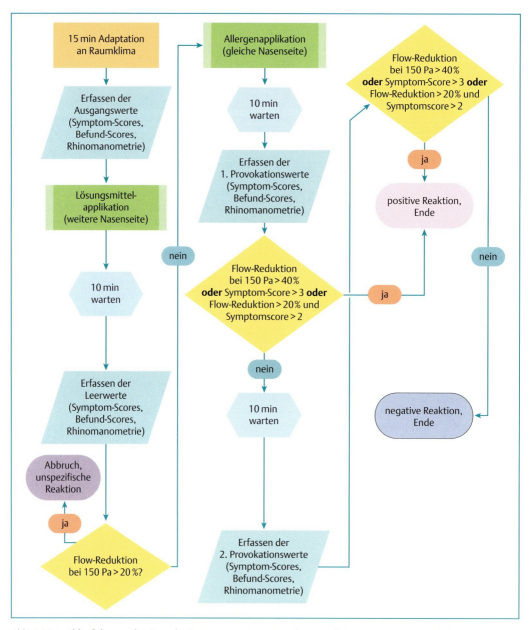

Abb. 4.**14a** **Ablauf der nasalen Provokationstestung.** Bewertungskriterien für Symptom-Scores s. Tab. 4.**12** (Riechelmann et al. 2003).

Klinisch werden die nasale Irritation, die nasale Sekretion, mögliche Fernsymptome und die nasale Obstruktion erfasst (Tab. 4.**12**). Die nasale Irritation wird durch Zählen des Niesens ermittelt, die Bewertung der nasalen Sekretion erfolgt durch Untersucherbeurteilung bei der vorderen Rhinoskopie, die Beurteilung von Fernsymptomen nach Patientenangaben und Untersucherurteil. Die Veränderung der nasalen Obstruktion wird mithilfe der aktiven anterioren Rhinomanometrie ermittelt (Abb. 4.**14b**). Die klinische Reaktion zeigt nicht in jedem Falle alle genannten Symptome, sondern

Nasaler Provokationstest

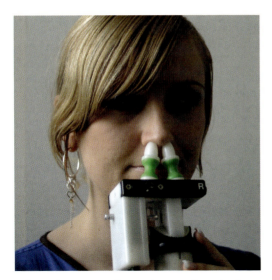

Abb. 4.**14b** **Messung des nasalen Atemflows durch aktive anteriore Rhinomanometrie,** bei nasaler Provokation auch mittels Nasenolive möglich.

Tab. 4.**12** Bewertungskriterien für Symptom-Scores.

Sekretion	kein Sekret	0 Punkte
	wenig Sekret	1 Punkt
	viel Sekret	2 Punkte
Irritation	0-2 × Niesen	0 Punkte
	3-5 × Niesen	1 Punkt
	> 5 × Niesen	2 Punkte
Fernsymptome	keine Fernsymptome	0 Punkte
	Tränenfluss und/oder Gaumenjucken und/oder Ohrenjucken	1 Punkt
	Konjunktivitis und/oder Chemosis und/oder Urtikaria und/oder Husten und/oder Luftnot	2 Punkte

kann vornehmlich aus Sekretion und Irritation oder aus Obstruktion bestehen. Im Zweifelsfall soll der Test wiederholt werden.

MERKE

Der nasale Provokationstest ist positiv, wenn eine der folgenden Bedingungen erfüllt ist:
a. Es setzen ausgeprägte Symptome ein (Symptom-Score > 3, auch bei unveränderter Rhinomanometrie).
b. Der rhinomanometrisch gemessene Flow nimmt um mehr als 40 % ab (auch ohne weitere Symptome).
c. Es treten geringere Symptome auf (Symptom-Score > 2), und der nasale Volumenstrom nimmt geringer ab (> 20 %).

Fehlermöglichkeiten bei der Erfassung der nasalen Reaktion durch die Rhinomanometrie bestehen zum einen in der Technik: Nasenadapter und Gesichtsmaske müssen luftdicht schließen, und der Mund des Probanden muss während der Messung geschlossen sein. Fehlermöglichkeiten ergeben sich aber auch durch das Vorliegen einer Septumperforation, einer Choanalatresie oder von beweglichen Gewebeteilen, wie etwa Nasenpolypen. Zur Vermeidung solcher Fehler sind die vorherige endoskopische Inspektion der Nase und ein entsprechendes Training des Untersuchers Voraussetzung.

Die Übertragbarkeit von Provokationstestergebnissen an der Nase auf die Bronchien ist nicht ausreichend validiert. Ein nasaler und ein bronchialer Provokationstest mit Allergenen führt nicht regelhaft zu gleichsinnigen Ergebnissen. Liegen bei nachgewiesener Sensibilisierung allergische Symptome sowohl von der Nase als auch von den Bronchien zum gleichen Zeitpunkt vor, so scheint man bei positivem Provokationstestergebnis an der Nase auf eine Provokation der Lunge verzichten zu können.

Die Berechnung der prozentualen Flow-Reduktion bei einer transnasalen Druckdifferenz von 150 Pa erfolgt nach der Formel:

$$\Delta Flow\ [\%] = [(Flow_{prä} - Flow_{post})/Flow_{prä}] \times -100$$

oder alternativ:

$$\Delta Flow\ [\%] = (Flow_{post}/Flow_{prä} - 1) \times 100$$

Eine Flow-Reduktion ist am negativen Vorzeichen erkennbar, eine Flow-Zunahme am positiven Vorzeichen. Die Prozentangaben beziehen sich auf den nach Lösungsmittelgabe erhaltenen Messwert (Leerwert). Bei einseitiger Provokation werden nur die prozentualen Änderungen auf der provozierten Seite für die Bewertung herangezogen, bei beidseitiger Provokation der beidseitige Gesamt-Flow.

Nasaler Provokationstest mit Azetylsalizylsäure

Referenzverfahren zum Nachweis einer Analgetikaintoleranz ist die orale, einfach-blinde, plazebokontrollierte Provokation über 2 Tage mit einer kumulativen Gesamtdosis von 500-1000 mg. Bei Patienten mit schwerem Asthma oder anderen Kontraindikationen gegen eine orale Aspirinprovokation kann zum Nachweis von azetylsalizylsäureinduziertem Asthma oder azetylsalizylsäureinduzierter Rhinosinusitis ein einfach-blinder, plazebokontrollierter nasaler Provokationstest mit Lysinazetylsalizylat (Aspirin i.v., Bayer Vital, Leverkusen) durchgeführt werden. Das Präparat wird als 1 g weißes Pulver (entspricht 500 mg Aspirin) in einer Durchstechflasche mit 5 ml isotonischer NaCl-Lösung aufgelöst. Im Folgenden wird das Vorgehen nach der „EAACI/ GA^{2}LEN guideline: aspirin provocation tests for diagnosis of aspirin hypersensitivity" in gering modifizierter Form wiedergegeben. Hierbei werden zunächst die Ausgangswerte für Nasensymptome und den rhinomanometrischen Flow erfasst. Dann werden beidseits als Kontrolle zum Ausschluss einer unspezifischen Hyperreaktivität 80 µl isotonische NaCl-Lösung mit einer Eppendorf-Pipette auf die untere Nasenmuschel aufgebracht. Nach 15 min werden die Symptome und die rhinomanometrischen Werte kontrolliert. Bei Auftreten von Symptomen oder einer Flow-Abnahme von mehr als 20 % wird die Untersuchung wegen unspezifischer Reaktion abgebrochen. Anderenfalls werden beidseits 80 µl der Azetylsalizylsäurelösung mit einer Eppendorf-Pipette bei nach hinten geneigtem Kopf auf die untere Nasenmuschel aufgebracht. Dies entspricht einer applizierten Gesamtdosis von 16 mg Aspirin. Symptom-Scores und rhinomanometrischer Flow werden nach 15, 30, 60 und 120 min kontrolliert. Wenn sich eine Reaktion erst nach ca. 120 min abzeichnet, soll nach 180 min nochmals gemessen werden. Die Bewertung erfolgt wie beim nasalen Provokationstest mit Inhalationsallergenen. Demnach muss bei beidseitiger Testung für eine Positivwertung der beidseitige nasale Flow um mindestens 40 % abfallen.

MERKE

Die nasale Azetylsalizylsäureprovokation wird beidseitig durchgeführt und ausgewertet. Sie kann ambulant durchgeführt werden.

Nasaler Provokationstest bei nasaler Hyperreaktivität

Eine überdurchschnittlich starke Reizbeantwortung auf normalerweise pathophysiologisch unbedeutende Reizformen physikalischer, chemischer oder pharmakologischer Art wird als nasale Hyperreaktivität bezeichnet. Zur Diagnostik sind spezifische und unspezifische Provokationstests einsetzbar. Die nasale Applikation von Histamindihydrochlorid in aufsteigender Konzentration (0-8 mg/ml) führte zu einer positiven Reaktion bei der Mehrzahl gesunder Probanden ab 4 mg/ml in sitzender und ab 2 mg/ml in liegender Position. Die Bewertung erfolgte anhand der beschriebenen Symptom-Scores und der Veränderung des Nasenatemwiderstands. Bei Vorliegen einer nasalen Hyperreaktivität fanden sich positive Reaktionen ab 0,25-0,5 mg/ml Histamindihydrochlorid. Als Grenzwert für die nasale Provokation wurde 1 mg/ml Histamindihydrochlorid vorgeschlagen. Obwohl es durch die nasale Provokation mit Histamindihydrochlorid grundsätzlich gelang, Patientengruppen von einem Normalkollektiv zu differenzieren, fanden sich in allen Untersuchungen deutliche Überschneidungen zwischen den Gruppen. Wegen der unzureichenden Trennschärfe zwischen „normal" und „pathologisch" haben sich diese Testverfahren nicht durchgesetzt.

Häufige Ursachen für falsche Ergebnisse

Falsche Ergebnisse können Folge einer veränderten Reaktionslage der Nasenschleimhaut oder durch Fehler bei der Rhinomanometrie bedingt sein. Typische Ursachen *falsch-positiver Ergebnisse* umfassen:
- Nasenzyklusphänomene
- nasale Hyperreaktivität
- falsch temperierte Allergenlösungen
- vorhergehende Allergenexposition (Nasal Priming)
- Exposition mit schleimhautreizenden Stoffen
- Raumluftkontamination mit Allergenen

Häufige Ursachen *falsch-negativer Ergebnisse* sind:
- vorherige Medikamenteneinnahme
- zu geringer nasaler Flow schon bei Beginn der Messung
- falsche, zu gering konzentrierte oder unbrauchbare Testlösungen (Haltbarkeitsdatum abgelaufen)
- Zustand nach Operation der Nase mit Defizit schwellfähigen Gewebes

Karenzfristen

Antiallergische Medikation, immunsuppressive Therapie und Einnahme von Psychopharmaka sind häufige Ursache eines falsch-negativen nasalen Provokationstests. Bei der Terminplanung eines solchen soll der Patient deshalb auf adäquate Karenzfristen hingewiesen werden. Gelegentlich ist es erforderlich, mögliche nachteilige Folgen einer Therapieunterbrechung mit dem behandelnden Arzt abzuklären. Gängige Karenzfristen vor nasalem Provokationstest sind in Tab. 4.**13** aufgeführt.

FAZIT

Der nasale Provokationstest ist die Referenzmethode für die Diagnose IgE-vermittelter Allergien der oberen Atemwege, z. B. der persistierenden (perennialen) allergischen Rhinitis. Er reproduziert die Reaktion der Nasenschleimhaut auf einen inhalierbaren Stoff aus der Umwelt unter kontrollierten Bedingungen.
Üblicherweise ist die Konzentration einer Allergenlösung zur nasalen Allergenprovokation in etwa 10-fach niedriger als die jeweilige Prick-Test-Lösung. Der nasale Provokationstest wird mit einem Pumpdosierspray durchgeführt und ist placebokontrolliert. Eine unspezifische Reaktion auf das Lösemittel wird durch die Applikation von allergenfreier Kontrolllösung festgestellt.
Klinisch werden die nasale Irritation, die nasale Sekretion, mögliche Fernsymptome und die nasale Obstruktion erfasst. Zu beachten ist, dass antiallergische Medikation, immunsuppressive Therapie und Einnahme von Psychopharmaka häufige Ursachen eines falsch-negativen nasalen Provokationstests sind.

Tab. 4.**13** Karenzfristen unterschiedlicher Medikamente vor nasalem Provokationstest. Das Absetzen oraler Steroide oder trizyklischer Antidepressiva kann den Patienten gefährden. Es wird empfohlen, vor dem Absetzen Rücksprache mit dem behandelnden Arzt zu nehmen. Grundsätzlich ist die allergische Sofortreaktion auch unter Steroidtherapie auslösbar; sie kann aber nach längerfristiger Therapie abgeschwächt sein.

Arzneimittel	Karenzfrist
DNCG, Nedocromil	3 Tage
Kortikosteroide	
• nasal	7 Tage
• oral	7 Tage
Antihistaminika	
• nasal	3 Tage
• oral	3 Tage
α-Adrenergika (nasal)	1 Tag
inhalierte Bronchospasmolytika	keine
trizyklische Psychopharmaka	3 Tage

Bronchialer Provokationstest

J. C. Virchow

Eigenschaften und Indikationen von Provokationstests

Inhalative Provokationstests (Abb. 4.**15**) sind geeignet, Art und Schweregrad einer bronchialen Hyperreagibilität zu erfassen. Bei der spezifischen bronchialen Hyperreagibilität handelt es sich dabei um den Nachweis einer erworbenen Bereitschaft der Atemwege, auf inhalierte Allergene mit Bronchokonstriktion zu reagieren, bei der unspezifischen bronchialen Hyperreagibilität um den Nachweis einer Reaktion auf nicht immunologisch aktive Atemwegsirritanzien, wie Nebel, kalte Luft, Dämpfe oder Gerüche. Da bronchiale Provokationen das Risiko einer überschießenden Bronchokonstriktion bis hin zu schweren Atemnotsanfällen, auch mit Todesfolge, bergen, müssen bei jeder inhalativen Provokation bestimmte Voraussetzungen erfüllt sein:
- Erfahrung des Untersuchers mit inhalativen Provokationen
- Expertise in der Therapie schwerer Asthmaanfälle
- praktische Kenntnisse in der Notfallversorgung oder unmittelbare Verfügbarkeit intensiv-medizinischer Maßnahmen
- Notfallausrüstung zur Ersttherapie pulmonaler Notfälle
- ausreichende personelle Ausstattung

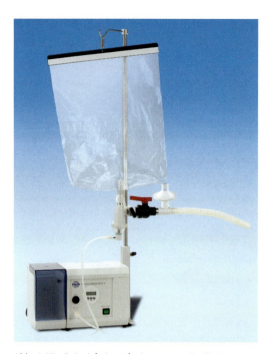

Abb. 4.**15** **Beispiel eines dosisgenauen Geräts zur Durchführung inhalativer Provokationen mit unspezifischen pharmakodynamischen Substanzen nach der Reservoirmethode** (Pari Provocation Test II; mit freundl. Genehmigung der Fa. PARI GmbH, Starnberg).

wie der zystischen Fibrose oder der chronisch-obstruktiven Lungenerkrankung, messtechnisch eine gesteigerte bronchiale Reagibilität vorliegen.

― MERKE ―

Differenzialdiagnostisch wichtig bei der Beurteilung einer bronchialen Provokation ist die Abgrenzung postinfektiöser Zustände; nach viralen oder bakteriellen Infekten der Atemwege kommt es, wenn auch oft subklinisch, zu einer gesteigerten bronchialen Hyperreagibilität. Die daraus resultierende positive, unspezifische bronchiale Provokation darf nicht mit Asthma verwechselt werden.

Schließlich kann die Prämedikation das Ergebnis einer inhalativen Provokation verändern. Kurz wirksame β_2-Agonisten sind vor jeder inhalativen Provokation mindestens 4h, lang wirksame β_2-Agonisten mindestens 12h vorher abzusetzen, vorzugsweise länger, um nicht aufgrund der bronchoprotektiven Wirkung dieser Substanzen zu einem falsch-negativen Ergebnis zu gelangen. Bei subklinischem Asthma kann der Einsatz von β-Blockern eine bronchiale Hyperreagibilität manifest werden lassen.

Messgrößen der bronchialen Provokation
Gemessen wird in einer bronchialen Provokation der Abfall der FEV_1 im Vergleich zum Ausgangswert. In Abhängigkeit von der Konzentration oder der Dosis der verwendeten bronchoaktiven Substanz wird als Maß für die Reaktion eine PC20-FEV_1 oder PD20-FEV_1 angegeben. Hierunter versteht man die Provokationskonzentration (PC) oder Provokationsdosis (PD), bei der sich ein Abfall der FEV_1 von 20% ergibt. Mitarbeitsunabhängige Lungenfunktionsparameter, wie der Atemwiderstand (R_{aw}) und die funktionelle Residualkapazität oder die aus ihnen abgeleitete spezifische Resistance (sR_{aw}) und die spezifische Conductance (sG_{aw}) erhöhen die Sicherheit der diagnostischen Aussage. Sie sind bei fehlender Compliance der Patienten und im Rahmen arbeitsmedizinischer, gutachterlicher Fragestellungen einzusetzen. Ein R_{aw}-Anstieg bzw. eine Abnahme der sG_{aw} um 200% zum Ausgangswert werden hierbei als klinisch signifikant angesehen. Tab. 4.**14** enthält eine Zusammenstellung der Richtwerte für einen positiven inhalativen Provokationstest.

Wichtige Einflussgrößen
Verschiedene Faktoren können die Reaktion der Atemwege auf spezifische und unspezifische Atemwegsreize und somit das Ergebnis der Provokation beeinflussen. Physikalisch ist hier in erster Linie die Atemwegsgeometrie zu nennen. Da der Durchmesser der Atemwege etwaige Änderungen im Atemwegswiderstand exponentiell beeinflusst, neigen kleine oder bereits verengte Atemwege eher dazu, eine relevante Obstruktion zu entwickeln als große Atemwege. Entsprechend ist die Reaktion auf bronchoaktive Substanzen bei kleinen (z. B. bei Kindern) oder engen Atemwegen (z. B. bei Patienten mit Bronchiolitis oder höhergradiger chronisch-obstruktiver Lungenerkrankung) ausgeprägter als bei normalen Atemwegen Erwachsener. Bei einer pulmonalen Stauung, bei der die Atemwegsschleimhaut Flüssigkeit einlagert, kann eine bronchiale Hyperreagibilität vorgetäuscht werden, die lediglich durch die ödematös veränderte Atemwegsgeometrie bedingt ist. Folglich kann auch bei anderen entzündlichen Erkrankungen,

Tab. 4.14 Richtwerte für einen positiven inhalativen Provokationstest bei Kindern und Erwachsenen.

Messgrößen	Erwachsene	Kinder
$FEV1$	−20 %	−20 %
Raw	+100 % (und > 110,6 kPa/l·s)	+100 %
sRaw	+100 % (und > 112,0 kPa/l·s)	+100 %
sGaw	−40 %	−40 %

FEV_1 = Einsekundenkapazität
R_{aw} = Atemwiderstand
sR_{aw} = spezifische Resistance
sG_{aw} = spezifische Conductance

Indikationen und Kontraindikationen

Indikationen der bronchialen Provokation sind neben der Abklärung der Hyperreagibilität der Atemwege anamnestisch anfallsweise Atemnot ohne aktuelles klinisches oder lungenfunktionsanalytisches Korrelat, persistierender Husten, wenn andere Ursachen ausgeschlossen sind, Belastungsdyspnoe sowie gutachterliche, arbeitsmedizinische und wissenschaftliche Fragestellungen. Da die inhalative Allergenprovokation das Risiko einer anhaltenden Verschlechterung der Atemwegsfunktion birgt und nach einer positiven inhalativen Provokation die bronchiale Hyperreagibilität auch gegenüber unspezifischen Atemwegsirritanzien, wie Nebel und kalter Luft, zunehmen kann, wird die Indikation zur spezifischen inhalativen Provokation mit Allergenen heute selten gestellt. Domäne der spezifischen Allergenprovokation ist gegenwärtig die Beantwortung gutachterlicher Fragestellungen, bei der die klinische Relevanz einer Sensibilisierung eindeutig nachzuweisen ist, wie z. B. bei der berufsgenossenschaftlich veranlassten Abklärung eines Bäckerasthmas.

Eine *Kontraindikation* für eine bronchiale Provokation besteht, wenn der FEV_1-Wert < 70 % des Sollwerts beträgt; einerseits, weil bei einem weiteren FEV_1-Abfall während der Provokation mit einer unzumutbaren, den Patienten gefährdenden Verschlechterung zu rechnen ist, andererseits, weil die vorbestehende Bronchokonstriktion zu einem falsch-positiven Ergebnis führen könnte. Weitere Kontraindikationen sind schwere kardiale Erkrankungen, die Einnahme von β-Blockern, Atemwegsobstruktionen bereits auf das Lösungsmittel oder Schwangerschaft.

Formen des bronchialen Provokationstests

Inhalative Allergenprovokation

Die inhalative Allergenprovokation ist geeignet, bei ambivalenten Ergebnissen von Hauttest und In-Vitro-Diagnostik die klinische Relevanz einer Sensibilisierung für die unteren Atemwege zu beurteilen. Für eine Testung infrage kommen ausschließlich Patienten, die spontan, d. h. ohne bronchialerweiternde Theapie, als Ausgangswert eine normale oder fast normale Lungenfunktion (FEV_1 > 70 % vom Sollwert) aufweisen.

> **MERKE**
> Bronchodilatatoren sind mindestens 12 h vor Inhalation zu pausieren, da sie zu einem falsch-negativen Ergebnis führen können.

Nach Dokumentation der Ausgangslungenfunktion inhalieren Patienten schrittweise ansteigende Dosen eines spezifischen Allergens. In Abhängigkeit von der Anamnese (Schweregrad der Reaktion) sowie von Ergebnissen von Hauttest und/oder spezifischer IgE-Bestimmung muss der Allergenextrakt ausreichend verdünnt werden, um eine Gefährdung des Patienten durch eine überschießende Bronchialobstruktion auszuschließen. Im Verlauf der Testung erfolgen Inhalationen in eskalierender Konzentration. Nach jeder Steigerung wird die Lungenfunktion nach 5, 10, 15 und 30 min gemessen. Tritt nach 30 min kein Abfall ein, wird die Dosis weiter gesteigert. Wird die maximale Konzentration erreicht, ohne dass ein relevanter Abfall der FEV_1 notiert wird, erfolgen weitere Lungenfunktionsmessungen stündlich bis 10 h nach Provokationsende, um eine isolierte Spätreaktion aufzuzeichnen. Die Untersuchung ist zeitintensiv, da immer nur 1 Allergen pro Tag getestet werden kann. Kumulative Allergentestungen mit verschiedenen, sequenziell verabreichten Allergenen am gleichen Tag sind nicht sinnvoll. Bei einer positiven inhalativen Allergenprovokation fällt üblicherweise die Lungenfunktion rasch innerhalb von wenigen Minuten ab (allergische Frühreaktion), um sich innerhalb der nächsten 60 min wieder zu erholen. In der Mehrzahl der Fälle wird dies dann von einem protrahierteren, 2. Abfall der Lungenfunktion etwa 6-10 h nach Provokation gefolgt (allergische Spätreaktion).

Zusammenfassend ist die inhalative Allergenprovokation, vereinzelt auch als spezifische Provokation bezeichnet, heute eine selten angewandte Methode zur Diagnostik spezifischer Sensibilisierungen.

---- MERKE ----

Bei der Indikationsstellung generell zu beachten ist, dass eine positive inhalative Provokation nicht nur mit einer passageren Einschränkung der Lungenfunktion einhergeht, sondern auch zu einer lang anhaltenden Verschlechterung der bronchialen Hyperreagibilität führen kann.

Unspezifische bronchiale Provokation

Die unspezifische bronchiale Hyperreagibilität ist ein klinisches Charakteristikum des Asthma bronchiale. Die Patienten berichten über Atemnotanfälle bzw. eine Verschlechterung des Asthmas nach Kontakt mit unspezifischen Atemwegsirritanzien, wie Nebel, kalter Luft, Zigarettenrauch, scharfen Gerüchen oder Abgasen, aber auch bei psychischen Affekten, wie Freude, Lachen, Leid oder Erschrecken. Die Pathogenese der bronchialen Hyperreagibilität beim Asthma ist multifaktoriell. Wurde bis vor einigen Jahren vor allem die eosinophile Entzündung als wesentliche, den Schweregrad bestimmende Ursache angesehen, hat in den letzten Jahren die Bedeutung neuronaler Mechanismen an Interesse gewonnen. Neben einer entzündlichen und möglicherweise auf inhalative Glukokortikosteroide reversiblen Komponente der bronchialen Hyperreagibilität tragen strukturelle Veränderungen der Bronchien (strukturelles Remodeling) und eine durch neuronales Remodeling verursachte Modulation des autonomen Nervensystems zur partiellen Therapierefraktärität der bronchialen Hyperreagibilität bei.

Zum Nachweis einer unspezifischen bronchialen Hyperreagibilität kommen verschiedene Verfahren zur Anwendung:
- Die pharmakologische Provokation kann mit sog. *direkten Stimuli* der glatten Muskulatur, wie Histamin, Metacholin (Abb. 4.**16**), Azetylcholin oder Carbachol erfolgen.
- Darüber hinaus kann mittels sog. *indirekter Stimuli*, die die Aktivierung zwischengeschalteter Strukturen, beispielsweise der Mastzellen, erfor-

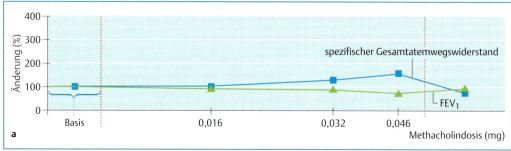

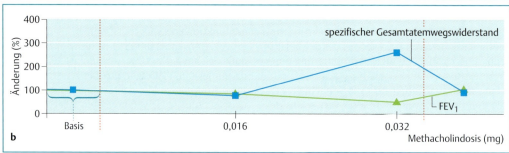

Abb. 4.**16a u. b** **Unspezifischer bronchialer Reaktionstest. a** Leichte bronchiale Hyperreagibilität mit signifikantem Abfall der FEV_1 (> 20 %) und Anstieg des Atemwegswiderstands nach Inhalation von 0,046 mg Metacholin. **b** Mittelschwere bronchiale Hyperreagibilität mit signifikantem Abfall der FEV_1 (> 20 %) und signifikantem Anstieg des Atemwegswiderstands (> 250 %) nach Inhalation von 0,032 mg Metacholin.

Bronchialer Provokationstest

dern, provoziert werden. Im Speziellen sind dies Adenosin, körperliche Belastung und Kaltluft.

> **MERKE**
>
> Charakteristisch für Asthma ist, dass bei steigender Konzentration der eingesetzten Stimuli kein Plateau-Effekt auftritt, d. h. die Bronchien verengen sich kontinuierlich weiter bis zur kritischen oder gar letalen Obstruktion. Im Unterschied hierzu entwickeln normale Atemwege keine oder nur eine angedeutete Verengung, die sich trotz steigender Dosis nicht wesentlich verstärkt (Plateau-Effekt).

Die Domäne der unspezifischen bronchialen Provokation ist daher der Nachweis einer gesteigerten Obstruktionsneigung, insbesondere, wenn die Lungenfunktion im anfallsfreien Intervall unauffällig ist. Eine positive bronchiale Provokation kann somit in Verbindung mit einer typischen Anamnese und nach Ausschluss anderer Ursachen (z. B. einer postinfektiösen bronchialen Hyperreagibilität) den Verdacht auf ein Asthma bronchiale bestätigen.

Das Vorgehen bei unspezifischer Provokation unterscheidet sich dabei nicht wesentlich von der spezifischen Allergenprovokation, nur dass hier ansteigende Konzentrationen von Methacholin oder Histamin verwendet werden. Die Obstruktion setzt wenige Minuten nach Inhalation ein und hält, im Gegensatz zur Allergenwirkung, nur ca. 20 min an. Wird mit entsprechend niedriger Konzentration der Provokationssubstanz begonnen und diese vorsichtig gesteigert, ist die unspezifische Provokation eine – in geübter Hand – vergleichsweise sichere und aussagekräftige Bereicherung der Asthmadiagnostik, die bei jedem Patienten mit Verdacht auf Asthma und normaler oder fast normaler Lungenfunktion erfolgen sollte. Bei eingeschränkter Lungenfunktion (FEV_1 < 70 % vom Sollwert) ist eine bronchiale Provokation nicht indiziert. Stattdessen sollte der Verdacht auf ein Asthma mittels eines Bronchospasmolysetests erhärtet werden.

> **MERKE**
>
> Einschrittprovokationen, bei denen nur eine Dosisstufe geprüft wird, sind aus Gründen der Patientensicherheit, der unzureichenden Sensitivität und der mangelnden Spezifität abzulehnen.

Belastungsprovokation bei anstrengungsinduzierter Bronchokonstriktion

Kinder und junge Erwachsene mit Asthma berichten oft über Atemnotanfälle, die während oder direkt nach körperlicher Belastung auftreten. Dies wurde früher als Exercise-induced-Asthma bezeichnet. Der Begriff „Exercise-induced-Asthma" wird heute nicht mehr favorisiert, da er suggerierte, dass körperliche Anstrengung Asthma verursachen kann. Exakt betrachtet ist die anstrengungsinduzierte Bronchokonstriktion hingegen kein eigenständiges Krankheitsbild. Sie kann bei jedem Asthma auftreten, vorausgesetzt, die körperliche Belastung ist entsprechend stark. Die Neigung zur anstrengungsinduzierten Bronchokonstriktion entsteht pathophysiologisch wohl auf dem Boden der oben beschriebenen bronchialen Hyperreagibilität. Klinisch typisch ist eine zunehmende Atemwegsobstruktion mit oder ohne Husten bei oder in direktem Anschluss an eine submaximale körperliche Belastung. Die pathophysiologisch angeschuldigten Mechanismen, die indirekt zur Bronchialobstruktion führen, konzentrieren sich auf die Abkühlung und Austrocknung der Atemwege durch die anstrengungsinduzierte Hyperventilation. Eine Verschiebung des mukosalen osmotischen Gleichgewichts ist die Folge. Dementsprechend lässt sich die anstrengungsinduzierte Bronchokonstriktion bei warmen Temperaturen und in wasserdampfgesättigter Atmosphäre, beispielsweise im Schwimmbad, nicht auslösen. Dass manche, vor allem ältere Patienten nicht mehr über anstrengungsinduzierte Bronchokonstriktion klagen, mag an der unzureichenden Belastung dieser Patienten liegen, die dann nicht ausreicht, das Beschwerdebild auszulösen.

Bei submaximaler Belastung (approximative Kenngröße: 6 min Dauerlauf unter submaximaler Anstrengung) kommt es bei der anstrengungsinduzierten Bronchokonstriktion in der Mehrzahl der Fälle in den ersten Minuten nach Beendigung der Anstrengung zunächst sogar zu einer geringgradigen Bronchodilatation, die dann aber innerhalb weniger Minuten in eine manifeste Bronchialobstruktion übergeht. Nach ca. 60 min klingt sie üblicherweise wieder ab. Als Provokationstests haben sich Laufbandergometerbelastungen unter EKG-Kontrolle bewährt. Die anstrengungsinduzierte Bronchokonstriktion lässt sich im Sitzen oder im Liegen deutlich schlechter auslösen. Alternativ kommen situative Feldbelastungen (Rennen im Treppenhaus, im Freien usw.) in Betracht.

> **MERKE**
>
> Wichtig ist auch hier, eine normale Ausgangslungenfunktion (> 70 % vom Sollwert) zu dokumentieren und auf bronchoprotektive Medikamente ausreichend lange zu verzichten, um falsch-negative Ergebnisse zu vermeiden.

Durch wiederholte Belastungen bis zur Auslösung der anstrengungsinduzierten Bronchokonstriktion lassen sich nach durchschnittlich 2-4 Anläufen Anfälle von anstrengungsinduzierter Bronchokonstriktion vermeiden, was dafür spricht, dass die zugrunde liegenden Mechanismen vorübergehend erschöpfbar sind.

Kaltluftprovokation

Anamnestisch berichten Patienten mit Asthma darüber, dass eine Bronchialobstruktion durch Inhalation kalter Luft ausgelöst werden kann. Im Labor lässt sich dies durch Geräte, die eine isokapnische Kaltluftprovokation erlauben (Eliminierung von CO_2 bei gleichzeitiger Abkühlung der Inspirationsluft), nachstellen. Diese Testung ist zwar physiologisch und pharmakafrei, jedoch nicht weniger belastend, da die Hyperventilation der kalten Luft pharyngeale und tracheale Reizungen verursacht. Das methodische Vorgehen hinsichtlich der Dokumentation der Lungenfunktion unterscheidet sich nicht von anderen, o.g. Verfahren. Ähnlich der anstrengungsinduzierten Bronchokonstriktion klingt die Atemwegsobstruktion, die durch Kaltluft ausgelöst wird, durchschnittlich erst nach 60 min wieder ab.

Provokation mit hypotonen und hypertonen NaCl-Lösungen

Zur Verifizierung einer bronchialen Hyperreagibilität bietet sich alternativ die Provokation entweder mit einer hypotonen oder einer hypertonen NaCl-Lösung an. Patienten mit einer bronchialen Hyperreagibilität reagieren hier, anders als gesunde Kontrollpersonen, leichter mit einer Obstruktion. Da sich die Methode, ähnlich der Kaltluftprovokation, schlecht quantifizieren lässt, konnte sie sich in der Routinediagnostik jedoch nicht durchsetzen.

Analgetikaprovokation

Etwa 5-10 % aller Asthmatiker vor allem mit intrinsischem Asthma erleiden bei der Einnahme NSAID, die die COX-1 hemmen, schwere bronchospastische Krisen. Für diese Idiosynkrasie, deren pathogenetische Ursachen bis heute im Dunkeln liegen, wurde bislang der Begriff „analgetika- bzw. aspirinindiziertes-Asthma" verwendet. Der Begriff suggeriert, dass die Erkrankung nur durch die Einnahme von Aspirin oder anderen COX-1-Hemmern, wie Indomethacin, Piroxicam, Metamizol oder Ibuprofen, ausgelöst wird. Tatsächlich leiden diese Patienten unter einem schweren, oft progredienten Asthma, das auch ohne Einnahme von Aspirin besteht, sich aber bei Einnahme eines COX-1-Hemmers dramatisch verschlechtert. Deshalb wird heute der Begriff „Aspirin-exacerbated respiratory Disease" bevorzugt.

Zur Provokation und damit letztlich zur Diagnosesicherung einer Aspirin-exacerbated respiratory Disease stehen die inhalative Provokation mit Lysinazetylsalizylsäure oder die orale Provokation mit Azetylsalizylsäure zur Verfügung. Erstere ist sicherer und besser verträglich, erfordert aber pneumologische Expertise. Inhaliert werden ansteigende Verdoppelungsdosen von Lysinazetylsalizylsäure, beginnend mit 2,5 mg. Wenn Lungenfunktionsmessungen 15 und 30 min nach Inhalation einen Abfall der FEV_1 dokumentieren, wird die Inhalation unterbrochen und, sofern eine adaptive Desaktivierung geplant ist, am nächsten Tag mit der zuletzt tolerierten Dosis fortgesetzt. Dosen über 50 mg werden dann oral eingenommen. Alternativ wird die orale Provokation eingesetzt (s. Kapitel 6, S. 312 ff).

Konjunktivale Provokation

---FAZIT---

Mithilfe von inhalativen Provokationstests können Art und Schweregrad einer bronchialen Hyperreagibilität bestimmt werden. Man unterscheidet die spezifische bronchiale Hyperreagibilität, die erworbene Bereitschaft der Atemwege, auf inhalierte Allergene mit Bronchokonstriktion zu reagieren, von der unspezifischen, die eine Reaktion auf nicht immunologisch aktive Atemwegsirritanzien, wie Nebel, kalte Luft, Dämpfe oder Gerüche, darstellt.
Gemessen wird in einer bronchialen Provokation der Abfall der FEV_1 im Vergleich zum Ausgangswert. Man unterscheidet folgende Provokationstests:
- inhalative Allergenprovokation (Nachweis einer spezifischen bronchialen Hyperreagibilität; selten angewendet)
- unspezifische bronchiale Provokation (durch direkte oder indirekte Stimuli)
- Belastungsprovokation bei anstrengungsinduzierter Bronchokonstriktion
- Kaltluftprovokation und Provokation mit hypotonen und hypertonen NaCl-Lösungen (schlecht quantifizierbar)
- Analgetikaprovokation (inhalativ mit Lysinazetylsalizylsäure, oral mit Azetylsalizylsäure)

Bei der Durchführung der verschiedenen Tests ist das Risiko einer überschießenden Bronchokonstriktion bis hin zu schweren Atemnotsanfällen, auch mit Todesfolge, zu beachten.

Konjunktivale Provokation

T. Hildenbrand

Mit dem konjunktivalen Provokationstest wird die konjunktivale Reaktion auf einen allergischen Stimulus geprüft.

Indikationen und Kontraindikationen

---MERKE---

Im Gegensatz zum nasalen Provokationstest ist der zeitliche und apparative Aufwand des konjunktivalen Provokationstests geringer.

Indikationen sind:
- Der konjunktivale Provokationstest ist bei einer vermuteten allergischen Rhinokonjunktivitis indiziert, wenn Anamnese, Hauttests und die spezifische IgE-Bestimmung keine übereinstimmenden Ergebnisse liefern. In diesen Fällen kommen der nasale und der konjunktivale Provokationstest als Bestätigungstests infrage.
- Zusätzlich dient der konjunktivale Provokationstest der Bestimmung der klinischen Relevanz einer nachgewiesenen Sensibilisierung, wenn dies durch die Anamnese nicht eindeutig nachzuvollziehen ist.
- Aufgrund der hohen Konkordanz der Ergebnisse kann er zum Nachweis einer allergischen Rhinitis eingesetzt werden, wenn der nasale Provokationstest kontraindiziert oder aus anderen Gründen nicht durchführbar ist.
- Der konjunktivale Provokationstest ist zudem für die Gewinnung von Entzündungszellen und Mediatoren geeignet, die in der Pathogenese der allergischen Entzündung eine Rolle spielen. Die Gewinnung dieser Zellen ist durch die direkte Zugänglichkeit der Tränenflüssigkeit einfach und sicher durchführbar.
- Außerdem kann die Wirksamkeit von Medikamenten, welche die allergische Reaktion unterdrücken sollen, getestet werden. Dazu werden diese vor der Allergenprovokation in den Bindehautsack eingebracht.

Der konjunktivale Provokationstest ist bei allen Erkrankungen des Auges außer bei Refraktionsanomalien und allergischer Konjunktivitis *kontraindiziert*. Dies gilt auch für Kontaktlinsenträger.

---MERKE---

Die Testung sollte generell im beschwerdefreien Intervall durchgeführt werden.

Ähnlich wie beim nasalen Provokationstest muss auch beim konjunktivalen Provokationstest eine Karenzfrist für Medikamente eingehalten werden, die die allergische Reaktion beeinflussen.

4 Diagnostik allergischer Erkrankungen

Praktische Durchführung
Zunächst wird ein Tropfen der Kontrolllösung in den unteren Bindehautsack des einen Auges gegeben. Kommt es nach 10 min zu keiner Reaktion, wird in gleicher Weise ein Tropfen der 1:10 verdünnten Allergenlösung in den Bindehautsack des anderen Auges gegeben. Die Beurteilung erfolgt nach 10-15 min. Kommt es zu keiner Reaktion, wird die nächst höhere Konzentration der Allergenlösung getestet. Wenn eine Reaktion auch bei der Endkonzentration ausbleibt, ist von einem negativen Testergebnis auszugehen.

Um bei positivem Ergebnis das Fortschreiten der allergischen Reaktion und damit das Auftreten ausgeprägter Beschwerden des Patienten zu vermeiden, können die Augen mit physiologischer NaCl-Lösung gespült und topische Antihistaminika oder Stereoide verabreicht werden.

Beurteilung
Das erste Symptom der allergischen Reaktion ist der Juckreiz. Nach Gronemeyer wird die allergische Reaktion des Auges in 4 Stadien unterteilt (Tab. 4.**15**).
Von einer positiven Reaktion spricht man bei Erreichen der Stadien II-III (Abb. 4.**17**).

Der konjunktivale Provokationstest ist ein einfach durchzuführender Test mit reproduzierbaren Ergebnissen. Das Ergebnis des konjunktivalen Provokationstests stimmt in bis zu 90% der Fälle mit dem Ergebnis des nasalen Provokationstests überein. Eine Korrelation zwischen der Ausprägung des Testergebnisses und der Schwere der saisonalen allergischen Symptome, der Lebensqualität und dem Gebrauch der Notfallmedikation konnte in Studien nicht gezeigt werden.

Die Patienten bewerten die subjektive Beeinträchtigung durch den konjunktivalen Provokationstest ähnlich wie die durch den nasalen Provokationstest. Die einzige Möglichkeit, die Testreaktion zu objektivieren besteht in der Fotodokumentation vor und nach der Provokation.

---- *FAZIT* ----

Der konjunktivale Provokationstest ist zeitlich und apparativ weniger aufwendig als der nasale; er ist einfach durchzuführen und liefert reproduzierbare Ergebnisse, die in bis zu 90% der Fälle mit dem Ergebnis des nasalen Provokationstests übereinstimmen. Fotoaufnahmen vor und nach der Provokation können zur Dokumentation eingesetzt werden.

Tab. 4.**15** Stadien der allergischen Reaktion des Auges (nach Gronemeyer).

Stadium	Reaktion
0	keine Reaktion
I	Juckreiz, Fremdkörpergefühl, Rötung
II	wie Stadium I, zusätzlich Tränenfluss, Injektion der Conjunctiva bulbi
III	wie Stadium II, zusätzlich Rötung der Conjunctiva tarsi, Blepharospasmus
IV	wie Stadium III, zusätzlich Lidschwellung, Chemosis

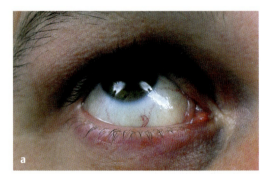
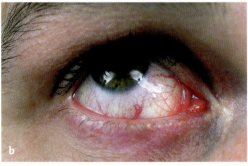

Abb. 4.**17a u. b   Konjunktivale Provokation. a** Negative Reaktion auf die Leerkontrolle. **b** Positive Reaktion auf Gräserpollen.

Orale und intestinale Provokation

S. C. Bischoff

Die Diagnostik intestinaler Allergien auf Nahrungsmittel oder andere Antigene gestaltet sich besonders schwierig, da bislang keine Laborparameter zur Verfügung stehen, die eine Sicherung der Diagnose erlauben. Etwa ⅓ der Bevölkerung glaubt, an nahrungsmittelabhängigen Beschwerden zu leiden, was die Notwendigkeit einer zuverlässigen Diagnostik unterstreicht. Die klassischen allergologischen Verfahren, wie Hauttests oder Messung von Gesamt-IgE bzw. spezifischem IgE im Serum, sind nicht geeignet, die Verdachtsdiagnose „intestinale Allergie" zu bestätigen. Deshalb galt die Beschwerdebesserung nach gezielter Eliminationsdiät sowie die positive Reaktion nach Reexposition lange Zeit als einziger Beweis einer Nahrungsmittelallergie. Inzwischen basiert die Diagnose nicht nur auf zeitaufwendigen diätetischen Maßnahmen, sondern auf einer Kombination von Verfahren (Labortests, bildgebenden Verfahren, Provokationstests usw.). Zu den intestinalen Provokationen zählen:
- Suchdiät im Anschluss an eine Eliminationsdiät
- klassischer oraler Provokationstest mittels doppelblinder, placebokontrollierter oraler Provokation
- koloskopischer Allergenprovokationstest

Allergensuchkost

Die Allergensuchkost beruht auf verschiedenen Stufen. Die initiale „allergenarme" Kost besteht aus Nahrungsmitteln, die erfahrungsgemäß extrem selten Allergien auslösen. Dies sind vor allem Reis und Kartoffeln. Erstes Ziel ist es, mit dieser Diät die intestinalen Beschwerden des Patienten zu beseitigen. Voraussetzung für die Fortführung der Allergensuchkost ist, dass es nach dieser 1. Stufe zu einem erkennbaren Rückgang der Symptome kommt. Anschließend werden schrittweise einzelne Nahrungsmittelgruppen zugesetzt (Milchprodukte, Ei, Getreideprodukte, Obst, Gemüse, Fleisch, Fisch, Gewürze, Zusatzstoffe usw.; Abb. 4.**18**). Jede Stufe sollte mindestens 3 Tage lang durchgeführt werden, um auch allergische Spätreaktionen zu erfassen. Durch Protokollieren der Beschwerden in einem Tagebuch können auftretende Beschwerden bestimmten Nahrungsmitteln zugeordnet werden.

Eliminationsdiät

Die Nahrungsmittel, die nach Durchführung der Allergensuchkost oder anderer diagnostischer Verfahren (Radioallergosorbenttest, Provokationen) als klinisch relevante Allergene ermittelt wurden, werden bei Aufstellen einer Eliminationsdiät gezielt aus der normalen Ernährung herausgenommen.

> **MERKE**
>
> Zur Absicherung der Diagnose kann ein Reexpositionsversuch durchgeführt werden, der in Anbetracht möglicher anaphylaktischer Reaktionen jedoch besonderer Vorsicht bedarf.

Trotz der Aussagekraft der Such- und Eliminationsdiät sind diätetischen Maßnahmen in der täglichen Praxis Grenzen gesetzt. Korrekt durchgeführt, sind sie sehr aufwendig und sollten unter stationären Bedingungen erfolgen. Allergensuchkost und Eliminationsdiät sind für mindestens 2-3 Wochen einzuhalten und erfordern die engmaschige Betreuung durch Fachpersonal, wie allergologisch geschulte Gastroenterologen und Diätassistentinnen. Dabei ist darauf zu achten, das erkannte Nahrungsmittelallergen möglichst vollständig zu meiden und dem Patienten dennoch eine ausgewogene Diät anzubieten. Strenge, einseitige Diäten, beispielsweise mit Elimination von wichtigen Grundnahrungsmitteln, werden auch von kooperativen Patienten meist nur eine begrenzte Zeit toleriert. Erschwerend kommt hinzu, dass vom Patienten ein detailliertes Monitoring von Nahrungsaufnahme und Beschwerden über einen langen Zeitraum gefordert wird.

Oraler Provokationstest

Als „goldener Standard" in der Diagnostik von Nahrungsmittelallergien gilt die doppelblinde, placebokontrollierte orale Provokation mit äußerlich und, soweit möglich, geschmacklich neutralen Testkapseln oder Testnahrungen, die eine bestimmte Nahrungsmittelsubstanz oder ein Placebo enthalten. Der Test beginnt, ähnlich wie die Allergensuchkost, mit einer allergenarmen Diät. Danach werden nach einem bestimmten Schema

4 Diagnostik allergischer Erkrankungen

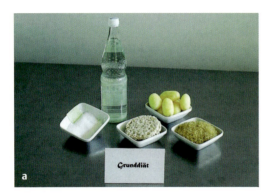
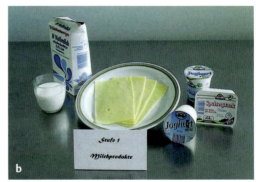
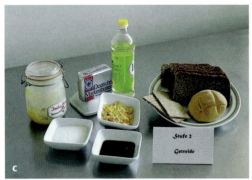
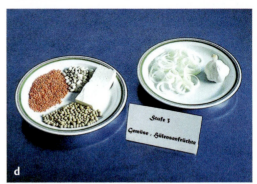
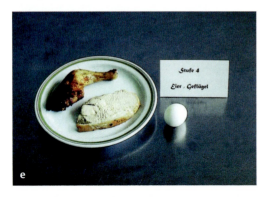
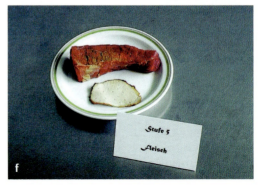
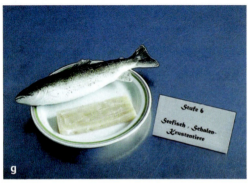
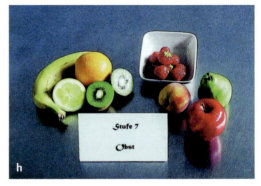

Abb. 4.**18a–h** Vorschlag einer abgestuften Allergensuchkost.

Orale und intestinale Provokation 4

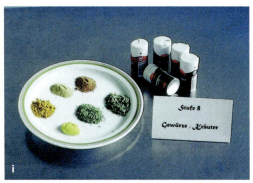
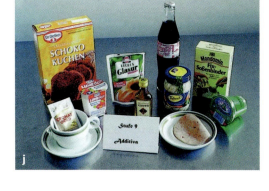

Abb. 4.18i-j   Fortsetzung.

Verum und Placebo verabreicht. Die Symptome müssen sorgfältig registriert und vom Patienten in einem Tagebuch aufgezeichnet werden.

> **MERKE**
> Insbesondere bei Patienten mit anaphylaktischen Reaktionen in der Vorgeschichte muss der Test unter stationären Bedingungen erfolgen.

Bei der praktischen Durchführung ergibt sich eine Vielzahl von Schwierigkeiten. Der Test ist nicht nur zeitaufwendig und teuer, er birgt auch die Gefahr einer schweren Anaphylaxie. Ein wesentlicher Nachteil besteht darin, dass man bei der Auswertung auf die subjektiven Angaben des Patienten angewiesen ist, sodass der Test trotz der doppelblinden, placebokontrollierten Durchführung schließlich nicht vollkommen objektiv ist. Die weder sicht- noch messbaren Reaktionen, wie Schmerz, Kolik, Meteorismus usw., können kaum standardisiert werden, die Unterscheidung zwischen unspezifischer Symptomenvielfalt und spezifischer Allergenreaktion ist oft nicht möglich. Erschwerend kommt hinzu, dass der Zeitraum zwischen Provokation und Reaktion nicht eindeutig definiert ist, das Auftreten der klinischen Symptomatik individuell variiert (Minuten bis Tage) und von der Art des gegebenen Antigens abhängt.

> **MERKE**
> Falsch-negative Ergebnisse können daraus resultieren, dass der Test gewöhnlich unter stationären Bedingungen erfolgt und in diesem Umfeld Kofaktoren, wie Stress oder körperliche Anstrengung, fehlen.

Intestinale Provokation

Zu den intestinalen Provokationen im weiteren Sinne zählen neben der Suchdiät im Anschluss an eine Eliminationsdiät und dem klassischen oralen Provokationstest mittels doppelblinder, placebokontrollierter oraler Provokation auch der koloskopische Allergenprovokationstest. Im Folgenden soll auf den koloskopischen Allergenprovokationstest näher eingegangen werden, der klinisch evaluiert wurde und in Fällen von intestinaler Allergie eine sinnvolle Ergänzung bzw. Alternative zum doppelblinden, placebokontrollierten oralen Provokationstest darstellt.

Vor- und Nachteile

Grund für die Entwicklung des koloskopischen Allergenprovokationstests war, dass auch die doppelblinde, placebokontrollierte orale Provokation Schwächen aufweist, insbesondere, wenn es um die Abklärung einer Nahrungsmittelallergie mit gastrointestinaler Manifestation geht. Das Readout dieses Tests ist hinsichtlich gastrointestinaler Symptome kaum standardisiert und validiert; d. h. es handelt sich eher um einen subjektiven als um einen objektiven Test. Zudem wird keine immunologische Reaktion verifiziert, d. h. der Test prüft Nahrungsmittelunverträglichkeiten, aber nicht Nahrungsmittelallergien (Tab. 4.**16**).

Indikationen

Einige Versuche wurden unternommen, ein gastrointestinales Äquivalent des Allergiehauttests bzw. des nasalen oder bronchialen Provokationstests zu entwickeln, indem Nahrungsallergene in die Magen- oder Darmmukosa appliziert und Reaktionen, wie Schleimhautrötung oder -schwellung, erfasst wurden. Dieser Ansatz wurde bereits in

Tab. 4.16 Vor- und Nachteile der oralen Provokation (doppelblinde, placebokontrollierte orale Provokation).

Vorteile der oralen Provokation	Nachteile der oralen Provokation (= Vorteile der intestinalen Provokation)
• kein Surrogatparameter • objektiver Parameter (wenn verblindet durchgeführt) • evaluiert und standardisiert (für Patienten mit Hautreaktionen)	• kein Beleg für Allergie, sondern nur für Unverträglichkeit • Anaphylaxierisiko • subjektiv und nicht standardisiert (für Patienten mit gastrointestinalen Symptomen)

den 1930er-Jahren konzipiert und danach in Form von gastralen, duodenalen und zuletzt kolonischen Provokationen weiterentwickelt. Insbesondere die koloskopische Allergenprovokation ist als lokales Testverfahren in klinischen Studien validiert worden und bietet bei gastroenterologischen Patienten eine Alternative zu oralen Provokationstests. Indikation ist der aufgrund von Anamnese, Hauttests, Laborbefunden und/oder offenen Provokationen begründete Verdacht auf eine Nahrungsmittelallergie mit gastrointestinaler Symptomatik und fehlenden validierten Möglichkeiten, diesen Verdacht anderweitig zu bestätigen oder zu verwerfen.

Trotz der Vorteile eines lokalen Testverfahrens wird der koloskopische Allergenprovokationstest nur begrenzt im klinischen Alltag eingesetzt. Gründe hierfür sind der hohe Aufwand und die Notwendigkeit einer endoskopischen Expertise. Andererseits stellen Endoskopie und Histologie die Grundlage für die Diagnostik anderer immunologischer Reaktionen des Gastrointestinaltrakts, wie Zöliakie, durch Nahrungsproteine induzierte Gastroenteropathien bei Kindern oder eosinophile Gastroenteritis, dar.

Durchführung

Beim koloskopischen Allergenprovokationstest werden die zu testenden Allergene unter Sicht in die Darmschleimhaut injiziert und die Reaktion endoskopisch kontrolliert. Im Unterschied zu Provokationsversuchen an der Magenschleimhaut erwies sich das Vorgehen am Kolon als zuverlässiger und spezifischer. Als Teststelle eignet sich im Vergleich zu den übrigen Darmabschnitten vor allem das Zökum, da die Peristaltik in diesem Abschnitt relativ gering ist und die Technik der Provokation nur wenig beeinträchtigt. Die Allergene werden mit einer feinen Nadel in die Mukosa des Zökums injiziert. Bei den Allergenen handelt es sich um 3 lösliche Nahrungsmittelallergenextrakte in flüssiger Form, die anhand der Anamnese des Patienten und der Ergebnisse des Radioallergosorbenttests ausgewählt werden. Als Negativkontrolle dient 0,9%iges NaCl, als Positivkontrolle Histamin.

Beurteilung der Testergebnisse

Eine positive Schleimhautreaktion zeichnet sich bereits nach 5–15 min ab. Ähnlich wie beim Hauttest kann man eine Rötung oder Schwellung beobachten und semiquantitativ beurteilen (Abb. 4.19).

Zur Absicherung des makroskopischen Befunds können aus den Injektionsstellen Biopsien entnommen werden, um die Anzahl und den Aktivierungsgrad von Mastzellen und eosinophilen Granulozyten zu bestimmen. Sie beweisen das Vorhandensein einer Frühreaktion. Im Gegensatz hierzu sind aufgrund des Testablaufs verzögerte Reaktionen nach Stunden bis Tagen nicht nachweisbar.

FAZIT

Inzwischen basiert die Diagnose „intestinale Allergie" nicht nur auf zeitaufwendigen diätetischen Maßnahmen, sondern zudem auf einer Kombination von Verfahren (Labortests, bildgebenden Verfahren, Provokationstests usw.). Zu den intestinalen Provokationen gehören die vom Patienten eine hohe Compliance erfordernde Suchdiät im Anschluss an eine Eliminationsdiät und der klassische orale Provokationstest mittels doppelblinder, placebokontrollierter oraler Provokation, der nicht nur zeitaufwendig und teuer ist, sondern auch das Risiko einer schweren Anaphylaxie birgt. Der koloskopische Allergenprovokationstest als 3. Eckpfeiler der intestinalen Provokation bietet dagegen einige Vorteile, wird aber wegen des ebenfalls hohen Aufwands und der Erfordernis endoskopischer Erfahrung des Untersuchers im klinischen Alltag nur begrenzt eingesetzt.

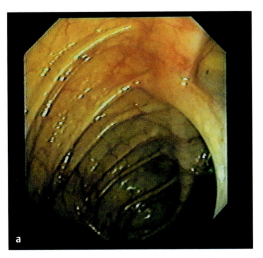
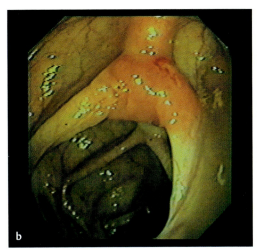

Abb. 4.**19a u. b** **Koloskopische Allergenprovokation (COLAP-Test). a** Negative Kontrollreaktion. **b** Positive Schleimhautreaktion auf Allergenprovokation.

In-Vitro-Diagnostik

G. Rasp und W. Heppt

Die „Diagnostik im Reagenzglas" spielt in der Allergologie eine wichtige Rolle. Sie hilft bei unklaren Sensibilisierungen, kann bei Kindern als Screening-Verfahren eingesetzt werden und erlaubt bei hochgradigen Allergikern oder bestehenden Kontraindikationen gegen herkömmliche Haut- und Provokationstests eine diagnostische Aussage. Auch in der Therapie- und Verlaufskontrolle allergischer Erkrankungen besitzt sie einen festen Stellenwert. Am häufigsten sind die Bestimmungen des Gesamt-IgE- und des spezifischen IgE-Spiegels, seltener IgG-Bestimmungen im Serum bzw. Plasma. Verfahren, welche bei Allergikern die zelluläre Immunreaktion nachweisen, sind der Histamin-Release Assay, der Basophilendegranulationstest, der zelluläre Allergenstimulationstest und der Lymphozytentransformationstest. Die Bestimmung der Entzündungsmediatoren ECP, Histamin und Tryptase (mastzellspezifisch), die sowohl im Blut als auch im Sekret möglich ist, spielt einerseits bei der Therapie- und Verlaufskontrolle, andererseits als diagnostischer Parameter eine Rolle. Um die Messungen abrechnen zu können, wird bei der gesetzlichen Krankenversicherung eine O-III-Genehmigung benötigt. Abb. 4.**20** gibt eine Übersicht über Möglichkeiten der In-Vitro-Diagnostik von Allergien.

Immunglobulinbestimmung

Mit der Entdeckung von IgE im Jahr 1967 war es erstmalig möglich, das immunologische Korrelat der bis dahin als Reagine bezeichneten Antikörper darzustellen. IgE ist ein monomerer Antikörper, der aus 4 Ketten besteht. Im Gegensatz zu IgG besteht das Fc-Fragment aus 3 Untereinheiten (Abb. 4.**21**). Seine biologische Wirkung bei allergischen Erkrankungen entfaltet das IgE vor allem durch seine Interaktion mit dem zellständigen Rezeptor für das Fc-Fragment, dem hoch affinen FcεR1 (Abb. 4.**22**).

Gesamt-IgE

Durchführung

Der Spiegel von Gesamt-IgE lässt sich im Serum einfach bestimmen. Hierzu werden heute meist enzymbasierte oder fluoreszenzmarkierte Testverfahren angewendet. Mögliche Testphasen sind Schwämme, Magnetpartikel oder Papierträger; auch beschichtete Flächen oder Mikrotiterplatten kommen zum Einsatz. All diesen Verfahren gemeinsam ist die Verwendung von Antikörpern gegen IgE und damit der Nachweis mit einem sekundären markierten Antikörper. Damit lassen

4 Diagnostik allergischer Erkrankungen

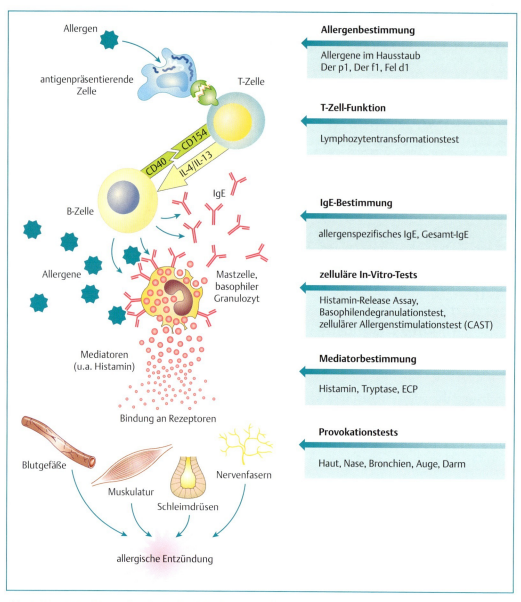

Abb. 4.20 **In-Vitro-Diagnostik allergischer Erkankungen** (DGAKI et al. 2009; Grafik: J. Kleine-Tebbe).

sich in einem geeignet eingestellten Messbereich die Gesamt-IgE-Spiegel im Serum bestimmen.

Auswertung der Messergebnisse
Durch Kalibrierung des Referenzsystems gegen einen WHO-Standard können den Probenmesswerten entsprechende Einheiten (IU/ml) zugeteilt werden. Der Gesamt-IgE-Spiegel zeigt einen altersabhängigen Verlauf mit einem Anstieg bis zur Jugend und einem dann folgenden Abfall. Die Werte liegen zwischen 1 und 100 IU/ml.

MERKE

Da sich die Ergebnisse von Normalkollektiven und Allergikern stark überlappen, ist der diagnostische Wert der Bestimmung des Gesamt-IgE-Spiegels begrenzt.

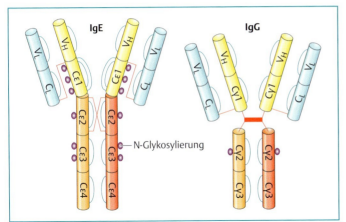

Abb. 4.**21** **Struktur der Moleküle von IgE und IgG** (nach Gould).

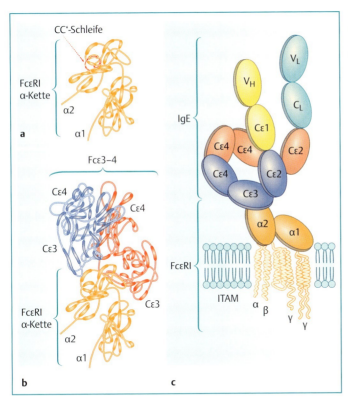

Abb. 4.**22a-c** **IgE. a** und **b** Struktur von IgE. **c** Bindung an den membranständigen, hoch affinen Fcε-Rezeptor 1 (nach Gould).

Hinzu kommt, dass Erhöhungen des Gesamt-IgE nicht nur bei allergischen Erkrankungen, sondern auch bei Infektionen mit Parasiten, bronchopulmonalen Prozessen (Aspergillose, exogen-allergische Alveolitis, Churg-Strauss-Syndrom, Wegener-Granulomatose), Immunkrankheiten (Hyper-IgE-Syndrom, T-Zell-Defekte) und Neoplasien (Myelome, Leukämien) vorkommen. Vor allem bei Parasitosen und dem Hyper-IgE-Syndrom besteht zusätzlich eine ausgeprägte Eosinophilie.

Unter den allergischen Erkrankungen findet man die höchsten Gesamt-IgE-Werte bei der atopischen Dermatitis (bis > 10 000 IU/ml). Bei Werten über 20 000 IU/ml ist ein Immundefekt auszuschließen.

Stehen Patienten unter einer Medikation mit Anti-IgE (Omalizumab), ist die herkömmliche Messung des Gesamt-IgE verfälscht. In diesen Fällen steht ein Assay zum Nachweis des freien totalen IgE zur Verfügung.

Spezifisches IgE

Die Einführung des sog. Radioallergosorbenttests ermöglichte erstmalig eine spezifische IgE-Bestimmung. Mit der Weiterentwicklung dieser Tests bis hin zur Verwendung rekombinanter Allergene wurde die quantitative Bestimmung von allergenspezifischem IgE zu einem zuverlässigen Verfahren.

Indikationen

> **MERKE**
>
> Die Sensitivität der spezifischen IgE-Bestimmung wird nach den aktuellen Leitlinien für nasale Allergien mit 75% angegeben, wobei die Art des Allergens von Bedeutung ist.

In einer detaillierten Untersuchung von Pastorello (1995) zeigte sich hinsichtlich der Unterscheidung zwischen asymptomatischen und symptomatischen Patienten die spezifische IgE-Bestimmung den Hauttests überlegen. Dies galt für die Gesamtheit der Allergene genauso wie für saisonale Allergene und Milben. Der Cut-off-Wert für den hier verwendeten CAP-Test liegt für saisonale Allergene bei 11 kU/l und für Milben bei 8 kU/l. Damit ergibt sich für den klinischen Alltag ein guter Arbeitswert. In einer groß angelegten Untersuchung von Söderstrom (2003) zeigten sich für die wesentlichen Allergene Sensitivitäten und Spezifitäten um 90%.

Zu den *Indikationen* der spezifischen IgE-Bestimmung gehören heute Schwierigkeiten oder Gefährdungen bei Durchführung der konventionellen Provokationstestung und die Erfordernis von Zusatzinformationen zur Abschätzung des Sensibilisierunggrads beispielsweise im Rahmen einer Immuntherapie (Tab. 4.**17**).

Durchführung

Bei der spezifischen IgE-Bestimmung werden an eine feste Phase gekoppelte Allergene oder Flüssigallergene mit Immunglobulinen inkubiert und nach Entfernung der nicht gebundenen Immunglobuline die gebundenen mit markierten (radioaktiv, fluoreszenz-, enzymbasiert) Anti-IgE-Antikörpern nachgewiesen (Abb. 4.**23**). Je nach verwendeter Markierung erfolgt die Detektion der gebundenen, markierten Anti-IgE-Antikörper durch Messung von Radioaktivität, Fluoreszenz oder Farbreaktion. Durch Vergleich mit Eichkurven bekannter IgE-Mengen können die Ergebnisse quantifiziert werden. Da die Referenzwerte von den speziellen Testsystemen bestimmt und nicht allgemein gültig international standardisiert sind, ist eine echte, vergleichbare Quantifizierung spezifischer IgE-Werte bis heute nicht gegeben. Interne Qualitätskontrollen der Hersteller stellen heute lediglich die Vergleichbarkeit der Testergebnisse zwischen Testlabors sicher. Tab. 4.**18** zeigt eine Übersicht der Testmethoden zur Bestimmung von allergenspezifischen IgE-Antikörpern nach der aktuellen AWMF-Leitlinie (Nr. 061/017) der DGAKI.

Auswertung der Messergebnisse

Bei der Auswertung der Befunde ist wichtig, dass auch bei der Bestimmung des spezifischen IgE-Spiegels ein Referenzsystem zur Ermittlung des Sensibilisierungsgrads parallel zur Probe mitgemessen wird. Es ist meistens in Klassen von 1-4, 1-5 oder 1-6 eingeteilt. Das Referenzsystem wird durch Verdünnen von hochtitrigen Gräser- oder Birkenpollenallergikerseren oder anderer Seren mit einem hohen Gesamt-IgE-Spiegel hergestellt. Wird ein auf Gesamt-IgE-Basis erstelltes Referenz-

Tab. 4.17 Auswahl von Indikationen zur Bestimmung von spezifischem IgE.

Probleme bei der Durchführung der Hauttestung
- Säuglinge, Kleinkinder
- Gravidität
- Herz-Kreislauf-Erkrankungen
- vasomotorische Dysregulation
- Hauterkrankungen
- Urticaria factitia
- Immunsuppressiva
- fehlende Karenz von Antiallergika
- fehlende Verfügbarkeit von Allergenen
- hochgradige Sensibilisierungen
- Gefahr von anaphylaktischen Reaktionen

Zusätzliche diagnostische Information
- Diskrepanz zwischen Anamnese und Hauttest
- Abschätzung des Sensibilisierungsgrads z. B. bei Immuntherapien

In-Vitro-Diagnostik

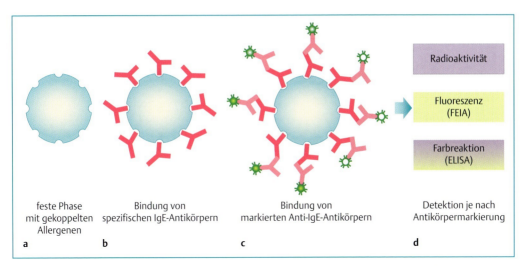

Abb. 4.23a-d Prinzip der spezifischen-IgE Bestimmung. An eine feste Phase gekoppelte Allergene (**a**) werden mit Serum inkubiert und binden an spezifische Immunglobuline (**b**). Nach Entfernung der nicht gebundenen Antikörper werden die gebundenen mit markierten Anti-IgE-Antikörpern nachgewiesen (**c**). Die Detektion (**d**) erfolgt, je nach verwendeter Markierung, durch Messung von Radioaktivität (RAST = Radioallergosorbenttest), Fluoreszenz (FEIA = Fluorescence-Enzyme-Immuno-Assay) oder Farbreaktion (ELISA=Enzyme-Linked-Immuno-Sorbent-Assay).

system eingesetzt, kann das Ergebnis in Klassen und in IU/ml ausgedrückt werden. Bei den nicht über Gesamt-IgE eingestellten Referenzsystemen erfolgt die Auswertung in Klassen und in Einheiten/ml. So stehen die Klassen 4-6 für „sehr hoch allergisch", Klasse 3 für „hoch allergisch", Klasse 2 für „allergisch" und Ergebnisse unter Klasse 1 für „schwach allergisch".

> **MERKE**
>
> Der Ausdruck „allergisch" ist allerdings nicht ganz zutreffend, da die Basis zur Auswertung das IgE darstellt. Deshalb sollte man einen Klasse-4-Wert besser als sehr hohen spezifischen IgE-Spiegel interpretieren.

Von Bedeutung bei der Befundinterpretation, speziell bei Pollenallergikern, ist die mögliche Existenz von *Anti-CCD-IgE-Antikörpern*. An ihr Vorhandensein ist besonders bei Diskrepanz zwischen Hauttest und Serologie sowie bei positiven Reaktionen gegenüber vielen verschiedenen pflanzlichen Inhalations- und Nahrungsmittelallergenen, Hymenopterengiften (Bienen- und Vespidengift) oder Latex zu denken, wenn keine klinische Relevanz besteht. Mit CCD (Cross-reactive Carbohydrate Determinants) bezeichnet man kreuzreaktive Kohlenhydratdeterminanten, die bei vielen Allergenen (Glykoproteinen) pflanzlichen Ursprungs eine Rolle spielen. Der In-Vitro-Nachweis von Anti-CCD-IgE-Antikörpern ist über CCD-haltige Antigene, wie Meerrettichperoxidase oder Bromelain, möglich.

Andere Immunglobuline (IgG, IgA)

Immunglobuline der Klasse IgG4 haben sich in der Allergologie vor allem zur Erfolgskontrolle einer Immuntherapie bewährt, auch wenn sie nicht immer mit der Klinik korrelieren. Daneben ist der Nachweis spezifischer IgG-Antikörper zur Bestätigung einer Typ-III-Reaktion bei der exogen-allergischen Alveolitis und der Vaskulitis von diagnostischer Bedeutung; zum Nachweis einer Glutensensibilisierung werden spezifische IgA-Antikörper bestimmt. Sind Immunglobuline der Klasse G und der Subklassen 1-4 vermindert, ist dies speziell im HNO-Bereich pathognomonisch für einen chronischen Infekt. Ebenso können reduzierte IgA-Spiegel Infekte provozieren.

4 Diagnostik allergischer Erkrankungen

Tab. 4.18 Testmethoden zur Bestimmung von allergenspezifischen IgE-Antikörpern nach der aktuellen AWMF-Leitlinie (Nr. 061/017) der DGAKI, Stand 8/2009.

Anbieter, Ort, Internetadresse	Name (Art) des Assays	Allergene	Feste/flüssige Phase	Markierung	Detektionssystem	Standardkurve (Einheiten)
Adaltis, Freiburg www.adaltis.com	ALLERgen	div	Flüssigallergene	aIgE-HRP	Fotometrie (405/450 nm)	Kalibrierung an interner Standardkurve (LU-Klassen)
ADL-Matritech GmbH, Freiburg www.matritech.de	RA-Allergenpanel	div	Zellulose	aIgE-HRP	Chemilumineszenz	Standardkurve mit Kalibrierung am WHO-IgE-Standard (IU/ml)
Allergopharma, Reinbek www.allergopharma.de	Allervance (EIA)	eig	CNBr-aktivierte Papierscheiben	aIgE-AP	Fotometrie (405 nm)	Standardkurve mit Kalibrierung am WHO-IgE-Standard (IU/ml)
	Allergodip (EIA-Streifentest)	eig	patentiertes Trägermaterial	aIgE-AP	Farbreaktion (chromogen)	semiquantitativ (visuell, Klassen), kalibriert auf EAST-Basis (Klassen 1-4)
Artu Biologicals, Hamburg www.artu-biologicals.de	IGEVAC Fastcheck, identisch mit FastCheck POC Allergy	div	Nitrozellulose	aIgE-AP	Farbreaktion (chromogen)	qualitativ
Dr. Fooke, Neuss www.fooke-labs.de	Fooke-EAST (EIA)	eig	CNBr-aktivierte Papierscheiben	aIgE-AP	Fotometrie (405 nm)	Standardkurve mit Kalibrierung am WHO-IgE-Standard (IU/ml)
	Allerg-O-Liq (EIA)	eig	aIgE an der Festphase und biotinylierte Flüssigallergene	S	Fotometrie (450/620 nm)	Standardkurve mit Kalibrierung am WHO-IgE-Standard (IU/ml)
	ALFA Seasonal Screen/ALFA Perennial Screen	eig	Lateral Flow	aIgE-Farbstoff	Farbanreicherung	qualitativ

Tab. 4.18 Fortsetzung.

Anbieter, Ort, Internetadresse	Name (Art) des Assays	Allergene	Feste/flüssige Phase	Markierung	Detektionssystem	Standardkurve (Einheiten)
DST, Schwerin www.dst-diagnostic.com	FastCheck POC Allergy (Streifentest)	div	Nitrozellulose	aIgE-AP	Farbreaktion (chromogen)	qualitativ
Euroimmun, Lübeck www.euroimmun.de	LAS Liquid Allergen System	div	Flüssigallergene	aIgE-AP	Fotometrie (450/620 nm)	Standardkurve mit Kalibrierung am WHO-IgE-Standard (IU/ml)
Euroimmun, Lübeck www.euroimmun.de	EUROLINE (EIA-Streifentest)	div	Nitrozellulose	aIgE-PO	Farbreaktion (chromogen)	semiquantitativ (visuell, Klassen)
	Allercoat 6 (EIA)	div	CNBr-aktivierte Papierscheiben	aIgE-AP	Fotometrie (405 nm)	Standardkurve mit Kalibrierung am WHO-IgE-Standard (IU/ml)
HAL Allergie, Düsseldorf www.hal-allergie.de	ACTI.TIP (EIA)	div	Polystyrolkugeln	aIgE-PO	Fotometrie (405 nm)	Referenz mit 1- oder 3-Punkt-Kalibration (AU/ml)
Hycor Biomedical, Kassel www.hycorbiomedical.com	HYTEC (EIA)	div	CNBr-aktivierte Papierscheiben	aIgE-AP	Fotometrie (405 nm)	Standardkurve mit Kalibrierung am WHO-IgE-Standard (IU/ml)
Intex, Weil a. Rhein www.intex-diagnostika.com.de	Allergoset (EIA-Streifentest)	div	Nitrozellulose	aIgE-PO	Farbreaktion (chromogen)	semiquantitativ (visuell, Klassen)
MEDIWISS Analytic GmbH www.mediwiss-analytic.de	AllergyScreen	div	Nitrozellulose	aIgE-B, SAP	Farbreaktion (chromogen)	semiquantitativ (visuell, Klassen)
Milenia Biotech, Bad Nauheim www.milenia-biotec.de	PolyCheck System (EIA-Streifentest)	div	Nitrozellulose	aIgE-B, SAP	Farbreaktion, Scanner-Auswertung	Referenzkurve mit konjugiertem Rinderalbumin (kU/l)

Tab. 4.18 Fortsetzung.

Anbieter, Ort, Internetadresse	Name (Art) des Assays	Allergene	Feste/flüssige Phase	Markierung	Detektionssystem	Standardkurve (Einheiten)
Phadia, Freiburg www.phadia.com	ImmunoCAP (FEIA)	eig	CNBr-aktivierte Zellulose (ImmunoCAP)	aIgE-βG	Fluorofotometer	Standardkurve mit Kalibrierung am WHO-IgE-Standard (kU/l)
	ImmunoCAP ISAC (FIA)	div	Microchip	aIgE-Fluoreszenzfarbstoff	Fluoreszenzmessung (Laser-Scanner)	semiquantitativ, In-House-Referenzserum mit 1-Punkt-Kalibration (ISU)
R-Biopharm, Darmstadt www.r-biopharm.com	Ridascreen (EAST)	div	CNBr-aktivierte Papierscheiben	aIgE-AP	Fotometrie (405 nm)	Standardkurve mit Kalibrierung am WHO-IgE-Standard (IU/ml)
	Rida Allergy-Screen (EIA-Streifentest)	div	Nitrozellulose	aIgE-B, SAP	Farbreaktion (chromogen)	semiquantitativ (visuell, Klassen)
Siemens Medical Solutions Diagnostic GmbH, Bad Nauheim www.medical.siemens.de	Immunlite 2000 3gAllergy TM (EIA)	div	Flüssigallergene	aIgE-AP	Chemilumineszenz	am WHO-IgE-Standard (kU/l)

AE = Acridiniumester
AP = alkalische Phosphatase
aIgE = Anti-IgE-Antikörper
B = Biotin
CNBr = Cyanobromid
G = Galaktosidase
div = diverse Hersteller
eig = eigene Herstellung
HRP = Meerrettichperoxidase (Horseradish Peroxidase)
IgE = Gesamt-Serum-IgE
PO = Peroxidase
S = Streptavidin
SAP = Streptavidin-alkalische Phosphatase

In-Vitro-Diagnostik 4

Zelluläre Tests

Histamin-Release-Test, Basophilenaktivierung, Basophilendegranulationstest

> **MERKE**
>
> Die Inkubation von Vollblut mit steigenden Allergenkonzentrationen und einer Positivkontrolle durch Anti-IgE hat den großen Vorteil, eine Provokation des Patienten zu vermeiden und beispielsweise vital bedrohliche Schockzustände nach Medikamenteneinnahme risikoarm abzuklären.

Der beim *Histaminfreisetzungstest* wichtige Parameter ist das aus den Granula basophiler Granulozyten freigesetzte präformierte Histamin, welches mit dem Gesamthistamingehalt in Korrelation gesetzt wird. Für Inhalationsallergien sind die Sensitivität und die Spezifität des Histaminfreisetzungstests akzeptabel, allerdings der IgE-Bestimmung unterlegen; für komplexere Fragestellungen, wie Nahrungsmittel- oder Medikamentenallergien, ist der Test eher ungeeignet.

Eine Erweiterung der Methodik ist der Nachweis der *Basophilenaktivierung* in der Durchflusszytometrie (Flow Cytometry).

Der *Basophilendegranulationstest*, bei dem basophile Granulozyten mit Allergenen inkubiert und anschließend gefärbt werden, ist aufgrund seiner großen Streubreite heute nicht mehr von klinischer Relevanz.

Leukotrienfreisetzungstest (CAST)

Der Nachweis von Leukotrienen und deren Abbauprodukten steht seit langem, speziell bei der Aspirinintoleranz und bei Nasenpolypen, im Fokus. Im zellulären Allergenstimulationstest (CAST) wird die Freisetzung von Sulfidoleukotrienen nach Basophilenaktivierung und anschließender Allergeninkubation gemessen. Da die freigesetzten Metaboliten LTC_4, LTD_4 und LTE_4 von verschiedenen Zelltypen, wie Basophilen, Eosinophilen oder Mastzellen, stammen können, sind erhöhte Leukotrienspiegel nicht nur bei Allergien, sondern auch bei anderen Immunreaktionen, wie Pseudoallergien, anzutreffen.

Lymphozytentransformationstest

Der Lymphozytentransformationstest (Synonym: Lymphozytenstimulationstest) beruht auf der Kultivierung und Exposition von Lymphozyten aus dem Vollblut. Nach der über 5-tägigen Kultivierung mit Testantigenen (z. B. Medikamenten) wird die Einbaurate von tritiummarkiertem Thymidin (3H-Thymidin) gemessen und somit die antigeninduzierte Lymphozytenvermehrung im Vergleich zur spontanen Proliferation (Leerwert) ermittelt. Neuere Verfahren setzen auch ELISA-Systeme oder die Durchflusszytometrie ein. Derzeit wird der Lymphozytentransformationstest zum Nachweis von Medikamentenallergien und der Sensibilisierung gegen Beryllium empfohlen. Die höchste Treffsicherheit besteht 2 Wochen bis 3 Monate nach der klinischen Reaktion; SI-Werte (Quotient aus Einbau im Testansatz zu Einbau in der Leerkontrolle) unter 2 sind negativ, solche zwischen 2 und 3 grenzwertig und ab 3 positiv.

Entzündungsmediatoren

Eosinophiles kationisches Protein (ECP)

Neben dem direkten Nachweis von eosinophilen Granulozyten im Blut und im Sekret (Nase, Bronchien) steht mit der Bestimmung von ECP eine einfache Methode zum Nachweis der Eosinophilenaktivierung zur Verfügung. Ihr Nachweis gelingt auch in der Haut beispielsweise von Patienten mit atopischer Dermatitis. Da die Aktivierung nicht spezifisch für allergische Erkrankungen ist, kann sie jedoch auch nur als weiterer Baustein in der Allergiediagnostik gewertet werden. Die ECP-Bestimmung eignet sich zur Beurteilung des Schweregrads einer allergischen Erkrankung und zum Therapie-Monitoring.

Histamin

Histamin kann als zentraler Mediator der allergischen Soforttypreaktion betrachtet werden und wird hauptsächlich von Mastzellen und basophilen Granulozyten freigesetzt. Als Nachweisverfahren dienen meist Immunoassays. Die Bestimmung von Histamin im Plasma ist aufgrund der kurzen Halbwertszeit und des labilen Zustands sehr aufwendig, weshalb der Bestimmung der stabileren Histaminmetaboliten im Sammelurin oft der Vorzug gegeben wird. Aufgrund der selbst bei anaphlyaktischen Reaktionen und systemischer Mastozytose teilweise inkonsistenten Befunde und der Überlagerung durch andere Histaminquellen, wie Mikroorganismen oder Nahrungsmittel, ist die Histaminbestimmung kein Standardverfahren der Allergiediagnostik.

Diaminooxydase

Auch die Bestimmung der Diaminooxydase zählt nicht zu den Standardverfahren in der Allergiediagnostik. Das natürliche Stoffwechselenzym ist für den Abbau von Histamin zuständig. Eine Verringerung der Konzentration von Diaminooxydase kann die Wirkung endogenen oder exogen zugeführten Histamins verstärken. Der Nachweis erfolgt im Vollblut, der Referenzbereich beträgt 6,7-22,0 IU/ml. Relevant ist die Diaminooxydasebestimmung in der Diagnostik unklarer Reizzustände, vor allem bei Unverträglichkeit von histaminreichen Nahrungsmitteln (Tab. 4.**19**).

Tab. 4.**19** Darstellung Histamin-vermittelter Symptome (nach Maintz u. Novak).

Zielorgan	Direktwirkung von Histamin (Rezeptoren)	Dadurch ausgelöste Symptome

ZNS	• Neurotransmitterfreisetzung (H_3)	• Schwindel
		• Kopfschmerzen
		• Übelkeit, Erbrechen
		• Beeinflussung des zirkadianen Rhythmus und des Erwachens
		• Beeinflussung von:
		  – Körpertemperatur
		  – Nahrungsaufnahme
		  – Bewegung
		  – Lernvermögen
		  – Gedächtnis

Herz-Kreislauf-System	• Vasodilatation ($H_{1/2}$) • Tachykardie, Arrhythmie ($H_{1/2}$)	• Schwindel • Hypotonie, Hypertension • Arrhythmie • Anaphylaxie
Haut	• Vasodilatation ($H_{1/2}$) • Stimulation der nozizeptiven Nervenfasern (H_1) • Erhöhung der endothelialen Permeabilität ($H_{1/2}$)	• Pruritus • Flush • Urtikaria
Respiratorisches System	• Erhöhung der endothelialen Permeabilität ($H_{1/2}$) • Verstärkung der Schleimsekretion (H_1)	• „verstopfte" Nase, Rhinorrhö, Niesen • Bronchokonstriktion, Dyspnoe
Uterus	• Anstieg des Östrogenspiegels (H_1) • Konstriktion der glatten Muskulatur (H_1)	• Dysmenorrhö
Gastrointestinaltrakt	• Konstriktion der glatten Muskulatur (H_1) Verstärkung der Magensäuresekretion (H_2)	• Diarrhö • Bauchschmerzen, Krämpfe • Meteorismus
Leukozyten	• Hemmung (H_2)	
Knochenmark	• Regulation der Hämatopoese (H_4) • Erhöhung der cGMP- und cAMP-Spiegel	• Mastzellsekretion

Tryptase

Eine Alternative zur Histaminbestimmung stellt der Nachweis des Mastzellmarkers Tryptase dar. Da Tryptase stabiler als Histamin ist, ist der Nachweis leichter möglich. Die Tryptasebestimmung im Serum wird heute bei der Mastozytosediagnostik eingesetzt und zur Verlaufskontrolle von anaphylaktischen bzw. anaphylaktoiden Ereignissen eingesetzt; von eher wissenschaftlichem Wert ist der Nachweis in Sekreten zur Beurteilung der Mastzellaktivierung.

FAZIT

Die häufigste In-Vitro-Allergiediagnostik ist die IgE-Bestimmung im Blut. Während Erhöhungen des Gesamt-IgE nicht nur bei allergischen Erkrankungen, sondern auch bei Infektionen, chronischen Entzündungen und Autoimmunkrankheiten vorkommen, wird durch den Nachweis erhöhter, allergenspezifischer IgE-Antikörper eine IgE-vermittelte, spezifische Sensibilisierung festgestellt. Zur Beurteilung ihrer klinischen Relevanz und Aktualität bedarf es der Zusatzinformationen von Anamnese und Provokationstests. Generell ist die spezifische IgE-Bestimmung nach Ansicht der Autoren durch den zweifelsfreien Nachweis der molekularen Genese einer allergischen Erkrankung eine wichtige qualitätssichernde Maßnahme, ungeachtet der Tatsache, dass sie in Leitlinien nicht zwingend gefordert ist. Andere Immunglobuline dienen zur Erfolgskontrolle bei Immuntherapien (IgG4), zur Bestätigung einer Typ-III-Reaktion, wie der allergischen Alveolitis (IgG), und zum Nachweis einer Glutensensibilisierung (IgA).

Histamin-Release Assay, Basophilendegranulationstest, zellulärer Allergenstimulationstest und Lymphozytentransformationstest sind Methoden zum Nachweis der zellulären Immunreaktion bei Allergien, aber auch bei Pseudoallergien. Klassisches Einsatzfeld ist u. a. die Diagnostik von Medikamentenunverträglichkeiten. Die Bestimmung der Entzündungsmediatoren ECP, Histamin und Tryptase (mastzellspezifisch) erfolgt bei allergischen Erkrankungen vornehmlich zur Therapie- und Verlaufskontrolle allergischer Erkrankungen.

Zytologie der Nasenschleimhaut

W. Heppt

Die Zytologie der Nasenschleimhaut ermöglicht eine Abgrenzung der allergischen Rhinitis von anderen Entzündungsformen. Sie ist einfach durchführbar, für den Patienten nicht belastend und schnell verfügbar. Für die Routinediagnostik bedient man sich einfacher Standardfärbungen, für wissenschaftliche Fragestellungen immunhistochemischer Methoden. Eine Sonderform stellt die Vitalzytologie zur Diagnostik primärer und sekundärer Ziliendyskinesien dar.

Aufbau der normalen Nasenschleimhaut

Die Nasenschleimhaut besitzt in ihrem zentralen Anteil, der Pars respiratoria (= untere, mittlere Muschel und korrespondierende Septumabschnitte) ein mehrreihiges *Flimmerepithel*. Die 3-5 Kernreihen werden von folgenden Zellen gebildet (Abb. 4.**24**):
- Flimmerzellen
- nicht zilientragende, hoch prismatische Zellen
- Becherzellen (intraepitheliale Schleimproduzenten)
- Basalzellen (regenerationsfähige Reservezellschicht)
- Intermediärzellen (Zwischenformen zwischen Basalzellen und hoch prismatischen Zellen)

Alle Zellen sind an der Basalmembran verankert. Im Unterschied zur Pars respiratoria der Nasenschleimhaut findet man im Nasenvorhof (Pars vestibularis) und im Nasenrachen (Pars nasalis pharyngis) Plattenepithel, in den Übergangsbereichen Übergangsepithel. Obere Muschel- und Septumregionen besitzen Sinnesepithel (Pars olfactoria).

Die *Submukosa* der Nasenschleimhaut besteht aus Bindegewebsfasern und einer amorphen extrazellulären Grundsubstanz. Sie beinhaltet seromuköse Drüsen und, speziell im vorderen Nasenabschnitt, sekretionsstarke seröse Drüsen. Daneben findet man Vertreter der zellulären Immunabwehr, meist lymphomonozytäre Zellen, Bindegewebs-

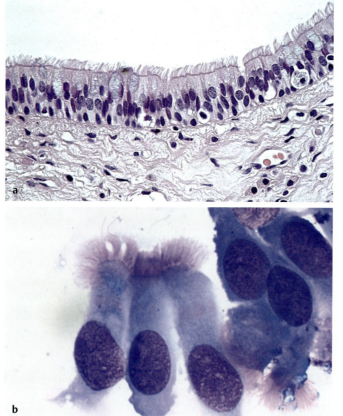

Abb. 4.**24a u. b** Normale Nasenschleimhaut mit mehrreihigem Flimmerepithel. **a** Histologie (HE-Färbung, × 250) **b** Zytologie (Pappenheim, × 1000).

zellen, ein weit verzweigtes Nervensystem sowie ein komplexes Gefäßsystem, bestehend aus kleinen Arterien und Venen, Kapillaren, Sinusoiden und arteriovenösen Anastomosen. Der Sekretfilm der Mukosa setzt sich aus folgenden Bestandteilen zusammen:
- Schleim der serösen und seromukösen Drüsen sowie der Becherzellen
- Plasmatranssudat
- Tränenflüssigkeit
- kondensierte Exspirationsluft
- zelluläre Bestandteile
- sezernierte Proteine

Der Wasseranteil beträgt etwa 95%, 2-3% sind Mukoproteine, 1-2% Elektrolyte. Im Nasensekret finden sich reichlich neutrophile Granulozyten als Verteter der unspezifischen Abwehr, in weit geringerem Ausmaß lymphomonozytäre Zellen, eosinophile und basophile Granulozyten.

Technik der Zytologie

> **MERKE**
>
> Zytologische Untersuchungen der Nasenschleimhaut beruhen auf dem Prinzip der Exfoliativzytologie, d. h. es werden nur oberhalb der Basalmembran gelegene Epithelien, Immunzellen und Nasensekret untersucht.

Das zellhaltige Sekret wird ohne Lokalanästhesie mithilfe einer Kürette, Bürste oder Lavage gewonnen und nach konventionellen oder immunzytochemischen Techniken aufgearbeitet (Abb. 4.**25**). Für die Routine eignet sich die Zellsammlung mittels Ohrküretten oder weicher Nylonbürsten aus dem mittleren Anteil der unteren Nasenmuschel, da diese Region gut zugänglich ist und bei Normalpersonen konstant mehrreihiges Flimmerepithel aufweist. Eine Lokalanästhesie vor Gewinnung des

Zellmaterials ist nicht erforderlich. Das Sekret wird auf Objektträger ausgestrichen, luftgetrocknet und zur Routinediagnostik nach konventionellen Techniken, beispielsweise einer einfachen Differenzialblutbildfärbung nach Pappenheim, bearbeitet. Die Auswertung sollte standardisiert erfolgen und Veränderungen im Bereich von Oberflächenepithel, zellulärer Immunabwehr und Nasensekret erfassen.

> **MERKE**
>
> Die Zellgewinnung durch Nasal-Lavage ist aufwendiger, jedoch besser standardisiert und deshalb zur Bearbeitung wissenschaftlicher Fragestellungen vorzuziehen.

Die bei Kindern teilweise angewandte Schneuztechnik wird aufgrund der fehlenden Reproduzierbarkeit und Standardisierung nicht empfohlen.

Im Unterschied zur konventionellen Zytologie sind zur differenzierteren Beurteilung von Immunzellen spezielle Fixierungen und Färbemethoden erforderlich. Metachromatische Zellen, d.h. basophile Granulozyten und Mastzellen, lassen sich besonders gut nach mehrstündiger Methanol- oder Formaldehydfixierung mit Toluidinblau färben. Für immunzytochemische Untersuchungen, bei denen mono- oder polyklonale Antikörper zur Zellcharakterisierung eingesetzt werden, eignet sich die Alkaline-Phosphatase-(APAAP-)Methode nach vorheriger Azetonfixierung. Eingesetzt wird diese Technik beispielsweise zum Nachweis IgE-positiver Zellen durch Antihuman-IgE-Antikörper, aktivierter Eosinophiler durch den monoklonalen Antikörper EG2 (Abb. 4.**26**) oder von Mastzellen durch einen Tryptase-Antikörper.

Zytologie bei allergischer Rhinitis

Die Zytologie der Nasenschleimhaut liefert bei der saisonalen und perennialen allergischen Rhinitis sowie beim positiven nasalen Provokationstest auf Inhalationsallergene charakteristische Befunde (Tab. 4.**20**), die jedoch erst im Kontext mit der Anamnese und anderen Untersuchungsergebnissen beweisend sind.

Bei Patienten mit symptomatischer *saisonaler allergischer Rhinitis* dominieren Becherzellen, eosinophile Granulozyten, weniger metachromatische Zellen (Basophile, Mastzellen) das Zellbild (Abb. 4.**27a**); außerhalb der Saison findet man einen Normalbefund (Abb. 4.**27b**). *Perenniale allergische Typ-I-Sensibilisierungen*, beispielsweise gegen Hausstaubmilben oder Schimmelpilze, können im Frühstadium der Erkrankung ähnliche Zellbilder wie bei der saisonalen allergischen Rhinitis aufweisen. Im chronischen Stadium ist der Ausstrich nicht

Tab. 4.**20** Zytologie der Nasenschleimhaut bei saisonaler und perennialer allergischer Rhinitis sowie bei positiver nasaler Allergenprovokation.

Saisonale allergische Rhinitis (intrasaisonal)	Perenniale allergische Rhinitis	Positive nasale Allergenprovokation
• Becherzellvermehrung (> 20% der Epithelzellen) • Eosinophilie (> 10% der Leukozyten oder Eosinophilennester) • Metachromatenvermehrung (Basophile und Mastzellen > 1% der Leukozyten)	• initial: Zellbild wie saisonale allergische Rhinitis • chronisch: Becher-, Basalzellhyperplasie (jeweils > 20% der Epithelzellen), vereinzelt Plattenepithelien, Eosinophilie (> 10% der Leukozyten oder Eosinophilennester), Basophile und Mastzellen > 1% der Leukozyten • selten Charcot-Leyden-Kristalle (bei chronischer, starker Eosinophilie)	• Frühphase (10-30 min nach Allergengabe): keine zytologischen Veränderungen • Spätphase (4-12h nach Allergengabe): bei 40-60% der Patienten Anstieg eosinophiler Granulozyten im Vergleich zum Ausgangsbefund (> 10% der Leukozyten)

4 Diagnostik allergischer Erkrankungen

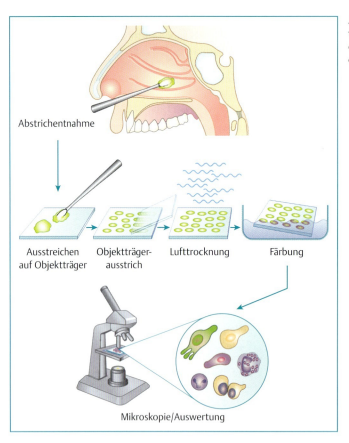

Abb. 4.**25** Anfertigung und Auswertung eines zytologischen Präparats der Nasenschleimhaut in der Routinediagnostik.

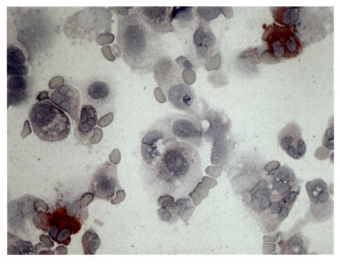

Abb. 4.**26** Zytologie der Nasenschleimhaut eines symptomatischen Pollenallergikers mit Vermehrung aktivierter EG2-positiver eosinophiler Granulozyten (Immunzytochemie, × 400).

Zytologie der Nasenschleimhaut

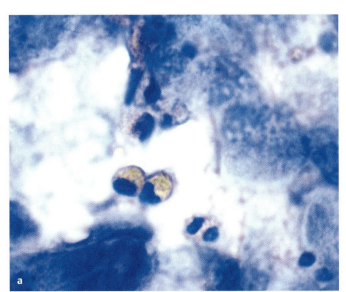
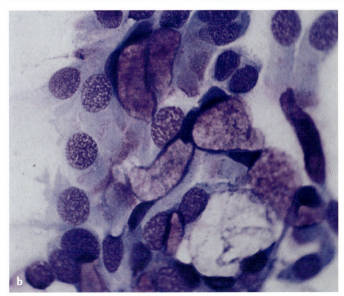

Abb. 4.**27 a u. b** **Zytologie der Nasenschleimhaut eines Birkenpollenallergikers. a** Eosinophilie während der Saison (Pappenheim, × 600). **b** Normalbefund extrasaisonal (im Bild Flimmer- und Becherzellen; Pappenheim, × 600).

nur durch eine Eosinophilie und eine Zunahme von Becherzellen geprägt, sondern häufig durch eine Epithelmetaplasie mit Vermehrung von Basalzellen und Plattenepithelien (Abb. 4.**28a**). Besteht eine ausgeprägte Eosinophilie über einen längeren Zeitraum, kann man vereinzelt Ansammlungen von Charcot-Leyden-Kristallen antreffen. Durch Zellzerfall aus eosinophilen Granula freigesetzte Metallionen, insbesondere Zink, bilden Kristallisationskerne und erzeugen mit Lysophospholipase die typischen farblosen, bipyramidalen Kristalle (Abb. 4.**28b**).

Die Zellbilder bei positiver nasaler Provokation sind vom Untersuchungszeitpunkt abhängig. In der Frühphase der allergischen Soforttypreaktion (10-30 min nach Allergengabe) sind keine Veränderungen erkennbar. Dagegen ist in der Spätphase, 4-12 h nach positiver nasaler Provoktion, ein Anstieg eosinophiler Granulozyten zu verzeichnen. Dieser Eosinophileneinstrom wird üblicherweise jedoch nicht diagnostisch genutzt, da die Patienten zu diesem Zeitpunkt die Praxis bereits verlassen haben.

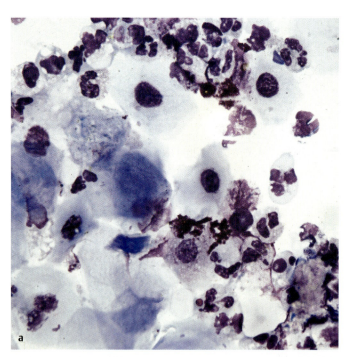

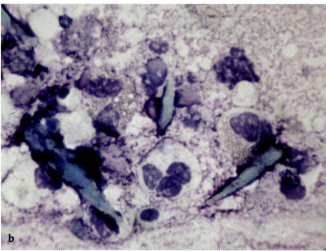

Abb. 4.**28a u. b** **Zytologie der Nasenschleimhaut bei perennialer allergischer Rhinitis. a** Plattenepithelmetaplasie bei langjähriger Milbenallergie und Privinismus (Pappenheim, × 400). **b** Eosinophilie mit Charcot-Leyden-Kristallen bei ausgeprägter Aspergillus-Sensibilisierung (Pappenheim, × 1000).

Zytologische Therapie- und Verlaufskontrolle bei Allergikern

Therapiekontrolle

Zytologische Veränderungen unter medikamentöser antiallergischer Therapie und spezifischer Immuntherapie stellen objektive Parameter zur Überprüfung des Behandlungserfolgs und Planung des weiteren therapeutischen Prozedere dar. Topisch und systemisch wirksame Glukokortikoide führen zu einer Hemmung der gesamten Entzündungsreaktion, bei Allergikern an der Reduktion von Mastzellen und eosinophilen Granulozyten in der Zytologie erkennbar. Im Gegensatz hierzu kommt es bei Anwendung topischer Mastzellstabilisatoren und topisch oder systemisch wirksamer Antihistaminika meist zu keinen zytologisch nachweisbaren Zellverschiebungen. Lediglich langfristig ist ein Rückgang der für Allergiker typischen Epithelveränderungen nachweisbar. Eine erfolgreiche spezifische Immuntherapie führt bei Allergikern im zytologischen Abstrich zu einer Reduktion der Eosinophilen, Becherzellen und Mastzellen während der Allergenexposition. Bei perennialen Allergien kommt es langfristig zu einem Rückgang der Epithelveränderungen.

Verlaufskontrolle

Die zytologische Untersuchung der Nasenschleimhaut gibt Aufschluss über den aktuellen Stand der Erkrankung und erlaubt eine Aussage über ihre Prognose. So weist eine als Folge der epitheltoxischen Wirkung diverser Entzündungsmediatoren entstandene Plattenepithelmetaplasie bei perennialer allergischer Rhinitis auf ein chronisches Krankheitsbild hin und ist hinsichtlich der Prognose wesentlich ungünstiger zu bewerten als die bei Pollenallergikern während der Saison passager auftretende Becherzellhyperplasie. Das Ausmaß der Erhöhung von Entzündungszellen, speziell von eosinophilen Granulozyten und Mastzellen, lässt auf die Aktivität der Rhinitis schließen und korreliert vielfach mit der Beschwerdesymptomatik. Auch Sekretveränderungen und Kristallbildungen sind prognostisch bedeutsam. Findet man bei Allergikern in der Zytologie Charcot-Leyden-Kristalle, ist dies ein Hinweis auf eine lang andauernde, starke Eosinophilenerhöhung als Zeichen einer chronisch-unbehandelten Rhinitis.

> **MERKE**
>
> Wichtig bei der Beurteilung zytologischer Befunde von Allergikern ist, dass das Krankheitsbild häufig durch bakterielle oder virale Superinfektionen und die Einnahme topischer Rhinologika, wie abschwellender Nasentropfen oder Glukokortikosteroide, überlagert ist.

Zytologische Differenzialdiagnosen

Wichtige Rhinitisformen, die von der allergischen Rhinitis abzugrenzen sind, teilweise aber auch mit ihr kombiniert auftreten, sind die bakterielle, die virale, die chronisch atrophe und die pseudoallergische Rhinitis.

- *Bakterielle Rhinitis* (Abb. 4.**29a**): Diese ist im zytologischen Abstrich durch Mischkolonien von Bakterien, eine starke Vermehrung neutrophiler Granulozyten sowie durch intraleukozytäre und intraepitheliale Einschlusskörper gekennzeichnet. Daneben fallen eine ausgeprägte Epitheldegeneration und, speziell bei chronischen Formen, eine Vermehrung von Monozyten und Makrophagen auf.
- *Virale Rhinitis* (Abb. 4.**29b**): Im Unterschied hierzu ist die virale Rhinitis durch eine lymphomonozytäre Infiltration gekennzeichnet. Richtungsweisend für die virale Genese sind daneben mehrkernige Riesenzellen, Einschlusskörper mit Hofbildung und Zeichen der Flimmerzelldegeneration, wie Zilienverlust, zentrale Zytoplasmaeinschnürung oder Zytolyse.
- *Chronisch atrophe Rhinitis:* Diese kann kongenital bedingt oder Folge einer inhalativ-toxischen Belastung sein. Man findet sie bei Rauchern und Industriearbeitern, aber auch bei Patienten mit chronischem Abusus abschwellender Nasentropfen (Rhinitis medicamentosa). Zytologische Zeichen der Epithelschädigung sind im Anfangsstadium die gering bis mittelgradig ausgeprägte Flimmerzelldegeneration, im weiteren Verlauf eine Basalzellvermehrung und Plattenepithelmetaplasie. Hinzu kommen im chronischen Stadium eine lymphomonozytäre Infiltration, reichlich zäh fadenziehendes Sekret sowie eine Vermehrung von Bakterien. Nicht selten findet man bei chronischen Formen auch Erythrozyten.
- *Pseudoallergische und chronisch polypöse eosinophile Rhinosinusitis:* Von der allergischen Rhinitis am schwierigsten abzugrenzen sind pseudoallergische (z. B. Aspirinintoleranz) und chronisch polypöse, eosinophile Rhinosinusitisformen. Beide Krankheitsbilder gehen mit einer Vermehrung eosinophiler Granulozyten und allergieähnlichen Flimmerzellveränderungen, wie einer Becherzell- und Basalzellvermehrung, einher. Einziges, allerdings schwer zu quantifizierendes Unterscheidungskriterium ist die bei der pseudoallergischen und chronisch polypösen, eosinophilen Rhinosinusitis deutlich stärker ausgeprägte Eosinophilie.

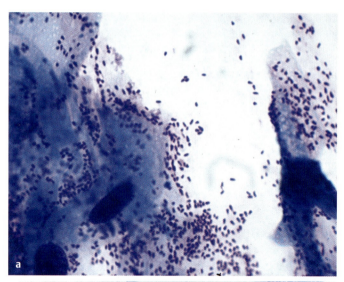
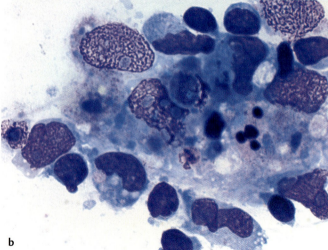

Abb. 4.**29a u. b Mikrobielle Rhinitisformen. a** Mischkolonien von Bakterien bei akuter bakterieller Rhinitis (Pappenheim, × 400). **b** Akute virale Rhinitis mit lymphomonozytärer Infiltration und ausgeprägter Flimmerzelldegeneration (Pappenheim, × 1000).

FAZIT

Die konventionelle Zytologie der Nasenschleimhaut ist für die Diagnose und Differenzialdiagnose der allergischen Rhinitis ein wertvolles Verfahren. Sie erlaubt darüber hinaus eine Beurteilung des Therapie- und Krankheitsverlaufs und ist somit auch von prognostischem Wert. Beweisende Aussagekraft gewinnt die Zytologie der Nasenschleimhaut allerdings erst im Kontext mit der übrigen allergologischen Diagnostik.

Literatur

Anamnese

Bergmann RL, Wahn U. Die allergologische Anamnese. In: Wahn U, Seger R, Wahn V, Hrsg. Pädiatrische Allergologie und Immunologie. Stuttgart: Fischer; 1994

Dirksen A. Clinical vs paraclinical data in allergy. Dan Med Bul 1982; 29 (Suppl. 2): 15–20

Hauswald B. Der aktuelle Stand der Diagnostik und Therapie der allergischen Rhinitis. Bd. 52/11. Bern: Hans Huber; 1995

Kastenbauer E, Rasp G. Diagnostik der allergischen Erkrankungen. In: Naumann HH, Helms J, Herberhold C, Kastenbauer E, Hrsg. Oto-Rhino-Laryngologie in Klinik und Praxis. Bd. II. Stuttgart: Thieme; 1992

Ring J. Angewandte Allergologie. München: MMV; 1992

Schultze-Werninghaus G. Anamnese. In: Fuchs E, Schulz KH, Hrsg. Manuale allergologicum. Bd. I. Deisenhofen; Dustri; 1988

Allergenidentifikation und Extraktherstellung

Becker WM, Vogel L, Vieths S. Standardization of allergen extracts for immunotherapy: Where do we stand? Curr Opinion Allergy Clin Immunol 2006; 6: 470–475

Bergmann K-C, Albrecht G, Fischer P. Atemwegsallergiker in Deutschland. Ergebnisse der Studie „Allergy – Living & Learning". Allergologie 2002; 25: 137–146

Council of Europe. Monograph on allergen products. European Pharmacopoeia. 6th ed. Strasbourg: Council of Europe; 2008; 1063

D'Amato G, Cecchi L, Bonini S et al. Allergenic pollen and pollen allergy in Europe. Allergy 2007; 62: 976–990

European Medicines Agency, Committee for Medicinal Products for Human Use (CHMP). Guideline on allergen products: production and quality issues. 2008; EMEA/CHMP/BWP/304831/2007

Kaul S, Lüttkopf D, Kastner B et al. Mediator release assays based on human or murine immunoglobulin E in allergen standardization. Clin Exp Allergy 2007; 37: 141–150

Nordic Council on Medicines. Registration of allergen preparations. Nordic guidelines. Vol. 23. 2nd ed. Uppsala: NLN Publication 1989; 1–34

Reuter A, Lüttkopf D, Vieths S. New frontiers in allergen standardization. Clin Exp Allergy 2009; 39: 307–309

Turkeltaub PC. Biological standardization. Arb Paul Ehrlich Inst Bundesamt Sera Impfstoffe Frankf A M 1997; 91: 145–156

Van Ree R, Chapman M, Ferreira F et al. The CREATE project: development of certified reference materials for allergenic products and validation of methods for their quantification. Allergy 2008; 63: 310–326

Vieths S, Schöning B, Brockmann S et al. Allergy to fruits and vegetables: a low-temperature method for the extraction of plant-tissues – characterization of the allergenic preparations. Deutsche Lebensmittelrundschau 1992; 88: 273–279

Hauttestung

Belsito DV. The reproducibility of patch testing: new and old systems. In: Burgdorf WHC, Katz SI, eds. Dermatology, progress and perspectives. New York: Parthenon; 1993; 878–881

Bernstein IL, Li JT, Bernstein DI et al. Allergy diagnostic testing: an update practice parameter. J All Asth Immunol 2008; 100: 1–148

Brasch J, Becker D, Aberer W et al. Kontaktekzem. Allergo J 2007; 3: 176–185

Fischer T, Kihlmann I. Patch testing technique. J Am Acad Dermatol 1989; 21: 830–832

Fisher AA. Contact dermatitis. 4th ed. Philadelphia: Lea & Febiger; 1995

Fregert S. Manual of contact dermatitis. On behalf of the International Contact Dermatitis Research Group and the North American Contact Dermatitis Group. 2nd ed. Copenhagen: Munksgaard Publishers; 1981

Fuchs T, Gutgesell C. Epikutantest. In: Schultze-Werninghaus G, Fuchs T, Bachert C, Wahn U, Hrsg. Manuale allergicum. Deisenhofen: Dustri-Verlag Dr. Karl Feistle; 2004: 511–572

Hausen BM. Allergiepflanzen, Pflanzenallergene. Landsberg: Ecomed; 1988

Hausen BM. Lexikon der Kontaktallergene. Landsberg: Ecomed; 1992

Henzgen M, Ballmer-Weber BK, Erdmann S et al. Hauttestungen mit Nahrungsmittelallergenen. Leitlinien der Deutschen Gesellschaft für Allergologie und klinische Immunologie (DGAKI), des Ärzteverbandes Deutscher Allergologen (ÄDA), der Gesellschaft für Pädiatrische Allergologie (GPA) und der Schweizerischen Gesellschaft für Allergologie. Allergo J 2008; 5: 401–406

Lau-Schadendorf S, Wahn U. Allergene, Allergennachweis. In: Wahn U, Seger R, Wahn V. Pädiatrische Allergologie und Immunologie. Stuttgart: G. Fischer; 1994: 117–123

Platts-Mills TAE, Chapman MD. Allergen standardization. J Allergy Clin Immunol 1991; 87: 621–625

Przybilla B, Aberer W, Bircher AJ et al. Allergologische Diagnostik von Überempfindlichkeitsreaktionen auf Arzneimittel. Allergo J 2008; 1: 90–94

Rueëff F, Pzybilla B. Hauttests zur Diagnose der Soforttyp-Allergie. In: Schultze-Werninghaus G, Fuchs T, Bachert C, Wahn U, Hrsg. Manuale allergicum. München-Orlando: Dustri-Verlag Dr. Karl Feistle; 2004: 491–510

Schnuch A, Aberer W, Agathos M et al. Durchführung des Epikutantests mit Kontakt-Allergenen. Leitlinien der Deutschen Dermatologischen Gesellschaft (DDG) und der Deutschen Gesellschaft für Allergologie und Immunologie (DGAKI). Allergologie 2002; 25: 613–616

Nasaler Provokationstest

Airaksinen L, Tuomi T, Vanhanen M et al. Use of nasal provocation test in the diagnostics of occupational rhinitis. Rhinology 2007; 45: 40–46

Bachert C, Berdel D, Enzmann H et al. Richtlinien für die Durchführung von nasalen Provokationstests mit Allergenen bei Erkrankungen der oberen Luftwege. Allergologie 1990; 2: 53–55

Bonini S, Rasi G, Brusasco V et al. Nonspecific provocation of target organs in allergic diseases: EAACI-GALEN consensus report. Allergy 2007; 62: 683–694

Druce HM, Schumacher MJ. Nasal provocation challenge. The Committee on Upper Airway Allergy. J Allergy Clin Immunol 1990; 86: 261–264

Fokkens WJ, Vinke JG, KleinJan A. Local IgE production in the nasal mucosa: a review. Am J Rhinol 2000; 14: 299–303

Goldschmidt O, Mösges R, Klimek L et al. Die Reaktion der Nasenschleimhaut bei gesunden Probanden auf Histaminprovokation. Allergologie 1998; 21: 141–149

Melillo G, Bonini S, Cocco G et al. EAACI provocation tests with allergens. Report prepared by the European Academy of Allergology and Clinical Immunology Subcommittee on provocation tests with allergens. Allergy 1997; 52: 1–35

Nielsen NH, Svendsen UG, Madsen F et al. Allergen skin test reactivity in an unselected Danish population. The Glostrup Allergy Study, Denmark. Allergy 1994; 49: 86–91

Nizankowska-Mogilnicka E, Bochenek G, Mastalerz L et al. EAACI/GA²LEN guideline: aspirin provocation tests for diagnosis of aspirin hypersensitivity. Allergy 2007; 62: 1111–1118

Olive-Perez A. The nasal provocation test in the diagnosis of allergic rhinitis. II. Comparison with other diagnostic tests. Rhinology 1988; 26: 175–181

Riechelmann H, Klimek L, Mann W. Objective measures of nasal function. Curr Op Otolaryngol Head Neck Surg 1995; 3: 207–213

Riechelmann H. Klinische Differenzialdiagnose der chronischen Rhinopathie. Allergo J 2001; 10: 386–395

Riechelmann H, Mewes T, Weschta M et al. Nasal allergen provocation with Dermatophagoides pteronyssinus in patients with chronic rhinitis referred to a rhinologic surgical center. Ann Allergy Asthma Immunol 2002; 88: 624–631

Riechelmann H, Bachert C, Goldschmidt O et al. Durchführung des nasalen Provokationstests bei Erkrankungen der oberen Atemwege. Positionspapier der Deutschen Gesellschaft fur Allergologie und klinische Immunologie (Sektion HNO), gemeinsam mit der Arbeitsgemeinschaft Klinische Immunologie. Laryngo Rhino Otol 2003; 82: 183–188

Rondon C, Romero JJ, Lopez S et al. Local IgE production and positive nasal provocation test in patients with persistent nonallergic rhinitis. J Allergy Clin Immunol 2007; 119: 899–905

Scadding GK, Richards DH, Price MJ. Patient and physician perspectives on the impact and management of perennial and seasonal allergic rhinitis. Clin Otolaryngol 2000; 25: 551–557

Settipane RJ, Hagy GW, Settipane GA. Long-term risk factors for developing asthma and allergic rhinitis: a 23-year follow-up study of college students. Allergy Proc 1994; 15: 21–25

van Ree R, Aalberse RC. Specific IgE without clinical allergy (editorial; comment). J Allergy Clin Immunol 1999; 103: 1000–1001

van Ree R. The CREATE project: an introduction. Arb Paul Ehrlich Inst Bundesamt Sera Impfstoffe Frankf A M 2006: 71–74

Clement PA, Stoop AP, Kaufman L. Histamine threshold and nasal hyperreactivity in non specific allergic rhinopathy. Rhinology 1985; 23: 35–42

Bronchiale Provokation

Aas K. The bronchial provocation test. Springfield: Thomas; 1975

Cockcroft DW, Davis BE. Mechanisms of airway hyperresponsiveness. J Allergy Clin Immunol 2006; 118 (3): 551–559

Cockcroft DW, Davis BE. Direct and indirect challenges in the clinical assessment of asthma. Ann Allergy Asthma Immunol 2009; 103 (5): 363–369

Gonsior E, Henzgen M, Jörres RA et al. Leitlinie für die Durchführung bronchialer Provokationstests. Pneumologie 2002; 56: 187–198

Joos GF, O'Connor B, Anderson SD et al., ERS Task Force. Indirect airway challenges. Eur Respir J 2003; 21 (6): 1050–1068

O'Byrne PM. Allergen-induced airway hyperresponsiveness. J Allergy Clin Immunol 1988; 81: 119–127

Konjunktivale Provokation

Bonini S, Bonini S, Berruto A et al. Conjunctival provocation test as a model for the study of allergy and inflammation in humans. Int Arch Allergy Appl Immunol 1989; 88 (1–2): 144–148 (review)

Friedlaender MH. Conjunctival provocation testing: overview of recent clinical trials in ocular allergy. Curr Opin Allergy Clin Immunol 2002; 2 (5): 413–417 (review)

Langhanki L, Tesche S, Grundmann T. Die klinische Wertigkeit des konjunktivalen Provokationstests zur Bestimmung der Allergenpathogenität. HNO Informationen 2004

Möller C, Dreborg S. The precision of the conjunctival provocation test. Allergy 1985; 40 (Suppl. 4): 68–69

Radcliffe MJ, Lewith GT, Prescott P et al. Do skin prick test and conjunctival provocation tests predict severity in seasonal allergic rhinoconjunctivitis? Clin Exp Allergy 2006; 36 (12): 1488–1493

Riechelmann H, Epple B, Gropper G. Comparison of conjunctival and nasal provocation test in allergic rhinitis to house dust mite. Int Arch Allergy Immunol 2003; 130 (1): 51–59

Orale und intestinale Provokation

Bagnato GF, Di Cesare, Caruso RA et al. Gastric mucosal mast cells in atopic subjects. Allergy 1995; 50: 322–327

Bischoff S, Crowe SE. Gastrointestinal food allergy: new insights into pathophysiology and clinical perspectives. Gastroenterology 2005; 128: 1089–1113

Bock SA. Food challenges in the diagnosis of food hypersensitivity. In: De Weck AL, Sampson HA, eds. Intestinal immunology and food allergy. New York: Raven Press; 1995: 105–117

Monro J. Food families and rotation diets. In: Brostoff J, Challacombe SJ, eds. Food allergy and intolerance. London: Baillère Tindall; 1987: 303–343

Reimann HJ, Lewin J. Gastric mucosal reactions in patients with food allergy. Am J Gastroenterol 1988; 83: 1212–1219

Sampson HA. Immunologically mediated food allergy: the importance of food challenge procedures. Ann Allergy 1988; 60: 262–269

In-Vitro-Diagnostik

Ahlstedt S, Murray CS. In vitro diagnosis of allergy: How to interpret IgE antibody results in clinical practice. Prim Care Resp J 2006; 15: 228–236

Crockard AD, Ennis M. Basophil histamine release tests in the diagnosis of allergy and asthma. Clin Exp Allergy 2001; 31: 345–350

Demoly P, Lebel B, Arnoux B. Progress in diagnosis of allergy in vitro. Allergen-induced mediator release tests. Allergy 2003; 58: 553–558

Deutsche Gesellschaft für Allergologie und klinische Immunologie (DGAKI), gemeinsam mit dem Ärzteverband deutscher Allergologen (ÄDA), der Gesellschaft für pädiatrische Allergologie und der Deutschen Dermatologischen Gesellschaft. In-Vitro-Allergiediagnostik. AWMF-Leitlinie 8/2009 Nr. 061/017

Ebo DG, Hagendorens MM, Bridts CH et al. In vitro allergy diagnosis: Should we follow the flow? Clin Exp Allergy 2004; 34: 332–339

Galli SJ, Tsai M, Piliponsky AM. The development of allergic inflammation. Nature 2008; 454: 445–454

Gould HJ, Sutton BJ. IgE in allergy and asthma today. Nat Rev Immunol 2008; 8 (3): 205–217

Hamilton RG, Franklin Adkinson N jr. In vitro assays for the diagnosis of IgE-mediated disorders. J Allergy Clin Immunol 2004; 114 (2): 213–225

Hamilton RG. Accuracy of US Food and Drug Administration-cleared IgE antibody assays in the presence of anti-IgE (omalizumab). J Allergy Clin Immunol 2006; 117: 759–766

Hammar E, Berglund A, Hedin A et al. An immunoassay for histamine based on monoclonal antibodies. J Immunol Methods 1990; 128: 51–58

Ishizaka K, Ishizaka T, Hornbrook MM. Physiochemical properties of reagenic antibody: V correlation of reaginic activity with γε globulin antibody. J Immunol 1966; 97: 840–853

Jappe U, Raulf-Heimsoth M. Kreuzreagierende Kohlenhydratdeterminanten (cross-reactive carbohydrate determinants, CCD). Allergo 2008; 31: 82–90

Johansson SG, Bennich H. Immunological studies of an atypical myeloma immunoglobulin. Immunology 1967; 13: 381–394

Jordan TR, Rasp G, Pfrogner E et al. An approach of immunoneurological aspects in nasal allergic late phase. Allergy Asthma Proc 2005; 26 (5): 382–390

Kramer MF, Jordan TR, Pfrogner E et al. Humoral mucosal immunity in allergic rhinitis. Laryngorhinootologie 2005; 84 (7): 503–510

Laffer S, Valenta R, Vrtala S et al. Complementary DNA cloning of the major allergen Phl p I from timothy grass (Phleum pratense); recombinant Phl p I inhibits IgE binding to group I allergens from eight different grass species. J Allergy Clin Immunol 1994; 94 (4): 689–698

Maintz L, Novak N. Histamine and histamine intolerance. Am J Clin Nutr 2007; 85 (5): 1185–1196

Mari A. Skin test with a timothy grass („Phleum pratense") pollen extract vs. IgE to a timothy extract vs. IgE to rPhl p 1, rPhl p 2, nPhl p 4, rPhl p 5, rPhl p 6, rPhl p 7, rPhl p 11, and rPhl p 12: epidemiological and diagnostic data. Clin Exp Allergy 2003; 33: 43–51

Pastorello EA, Incorvaia C, Ortolani C et al. Studies on the relationship between the level of specific IgE antibodies and the clinical expression of allergy: I. Definition of levels distinguishing patients with symptomatic from patients with asymptomatic allergy to common aeroallergens. J Allergy Clin Immunol 1995; 96 (5 Pt. 1): 580–587

Raulf-Heimsoth M, Jappe U, Yeang HY et al. Relevance of carbohydrate determinanats in differentiating tru latex allergy from asymptomatic IgE reactivity. Allergy Clin Immunol Int: J World Allergy Org 2007; 103–105

Robert-Koch-Institut, Kommission „Methoden und Qualitätssicherung in der Umweltmedizin". Qualitätssicherung beim Lymphozytentransformationstest – Addendum zum LTT-Papier der RKI-Kommission „Methoden und Qualitätssicherung in der Umweltmedizin" Bundesgesundheitsblatt 2008; 51: 1070–1076

Söderstrom L, Kober A, Ahlstedt S et al. A further evaluation of the clinical use of specific IgE antibody testing in allergic diseases. Allergy 2003; 58: 921–928

Thórarinsdóttir HK, Lúdvíksson BR, Víkingsdóttir T et al. Childhood levels of immunoglobulins and mannan-binding lectin in relation to infections and allergy. Scand J Immunol 2005; 61 (5): 466–474

Vieths S, Jankiewicz A, Wuthrich B et al. Immunoblot study of IgE binding allergens in celery roots. Ann Allergy Asthma Immunol 1995; 75: 48–55

Wallace DV, Dykewicz MS Bernstein DI et al. The diagnosis and management of rhinitis: An updated practice parameter. J Allergy Clin Immunol 2008; 122: S1–S84

Wide L, Bennich H, Johansson SGO. Diagnosis of allergy by an in vitro tests for allergen-specific IgE antibodies. Lancet 1967; 2: 1105–1107

Wolfowicz CB, HuangFu T, Chua KY. Expression and immunogenicity of the major house dust mite allergen Der p 1 following DNA immunization. Vaccine 2003; 21 (11–12): 1195–1204

Zytologie der Nasenschleimhaut

Barbato A, Frischer T, Kuehni CE et al. Primary ciliary dyskinesia: a consensus statement on diagnostic and treatment approaches in children. Eur Respir J 2009; 34(6): 1264–1276

Bentley AM, Jacobson MR, Cumberworth V et al. Immunhistology of the nasal mucosa in seasonal allergic rhinitis: increases in activated eosinophils and epithelial mast cells. J Allergy Clin Immunol 1992; 89: 877–883

Canakcioglu S, Tahamiler R, Saritzali G et al. Evaluation of nasal cytology in subjects with chronic rhinitis: a 7-year study. Am J Otolaryngol 2009; 30(5): 312–317

Gelardi M, Fiorella ML, Leo G et al. Cytology in the diagnosis of rhinosinusitis. Pediatr Allergy Immunol 2007; 18 (Suppl. 18): 50–52

Heppt W, Hrsg. Zytologie der Nasenschleimhaut. Ein praktischer Leitfaden zur Rhinitisdiagnostik. Heidelberg: Springer; 1995

Klysik M. Ciliary syndromes and treatment. Pathol Res Pract 2008; 204(2): 77–88

Kountakis SE, Arango P, Bradley D et al. Molecular and cellular staging for the severity of chronic rhinosinusitis. Laryngoscope 2004; 114(11): 1895–1905

Miri S, Farid R, Akbari H et al. Prevalence of allergic rhinitis and nasal smear eosinophilia in 11- to 15 yr-old children in Shiraz. Pediatr Allergy Immunol 2006; 17(7): 519–523

Proctor DF. The upper airways. I. Nasal physiology and defense of the lungs. Am Rev Respir Dis 1977; 115(1): 97–129

Quirce S, Lemière C, de Blay F et al. Noninvasive methods for assessment of airway inflammation in occupational settings. Allergy 2009; 124(2): 371–376

Romeis B. Mikroskopische Technik. München: Urban & Schwarzenberg; 1989

Stannard WA, Chilvers MA, Rutman AR et al. Diagnostic testing of patients suspected of primary ciliary dyskinesia. Am J Respir Crit Care Med 2010; 181(4): 307–314

Tai PC, Spry CFJ, Peterson C et al. Monoclonal antibodies distinguish storage and secreted forms of eosinophil-cationic protein. Nature 1984; 309: 182

Van Cauwenberge P, Sys L, De Belder T et al. Anatomy and physiology of the nose and the paranasal sinuses. Immunol Allergy Clin North Am 2004; 24(1): 1–17

5 Therapie allergischer Erkrankungen

Allergenkarenz

L. Klimek und M. Spielhaupter

Definition und Stellenwert

Allergenkarenz bedeutet, nach einer Sensibilisierung den Kontakt mit dem auslösenden Allergen zu vermeiden. Es handelt sich also um eine Maßnahme der Sekundärprävention (Primärprävention = Vermeidung der Sensibilisierung).

> **MERKE**
>
> Eine völlige Karenz des auslösenden Allergens stellt die beste Behandlungsform bei allergischen Erkrankungen dar.

In diesem Beitrag werden im Wesentlichen individuelle Karenzmaßnahmen behandelt. Die einzelnen Möglichkeiten differieren dabei erheblich, je nach Art und Anzahl der vorhandenen Sensibilisierungen. Darüber hinaus kann aber auch eine Allergenelimination im öffentlichen Bereich (Kindergarten, Schule, Arbeitsplatz, öffentliche Gebäude usw.) notwendig werden.

Bei Allergien gegen ubiquitär vorkommende Allergene oder Polyallergien ist eine 100%ige Karenz normalerweise nicht erreichbar. Dagegen sollte bei einer Monoallergie gegen vermeidbare Allergene (z. B. Nahrungsmittelallergie auf Hummer) eine suffiziente Karenz nicht schwer fallen. Grundsätzlich ist es immer sinnvoll, eine möglichst umfassende Allergenkarenz anzustreben. Das bedeutet, dass auch eine Karenz gegen ein Teilspektrum betroffener Allergene oder eine Reduktion der Expositionsmenge wichtig ist.

Zu Art und Vorkommen der einzelnen Allergengruppen s. Kapitel 7.

Voraussetzungen

Voraussetzung für eine effektive Allergenkarenz ist die genaue Kenntnis des individuellen Sensibilisierungsspektrums des Patienten. Dem Arzt sollte das Vorkommen dieser Allergene generell sowie in der speziellen Umgebung des Patienten (umfassende Anamnese) bekannt sein. Gelegentlich ist auch einmal ein Hausbesuch notwendig. Wichtige Voraussetzungen für effektive Karenzmaßnahmen sind also:

- umfassende Anamnese (wichtigstes Diagnostikum)
- kompetente Allergiediagnostik
- gezielte Selbstbeobachtung des Patienten (Allergietagebuch)
- genaue Kenntnisse des Arztes über Art, Vorkommen und Eigenschaften der entsprechenden Allergene, ggf. Kenntnisse von deren Wirtsorganismen
- gezielte Weitergabe dieser Information an den Patienten und entsprechende (praktikable) Handlungsempfehlungen: Aufklärung und Schulung des Patienten und wichtiger Bezugspersonen
- Allergiepass

Wichtig ist, den Patienten auch über Karenzmaßnahmen gegenüber Atemwegs- und Hautirritanzien sowie Umweltschadstoffen aufzuklären (z. B. Zigarettenrauch).

Durchführung

Pollen

Eine vollständige Allergenkarenz von Pollen ist wegen deren ubiquitären Vorkommens nicht zu erreichen. Daher ist es notwendig, durch entsprechendes Verhalten die Pollenbelastung zumindest zu reduzieren. Allergenquellen sollten nach Möglichkeit lokalisiert und vermieden werden (z. B. Roggenfeld am Ortsrand, Birkenallee auf dem Weg zur Arbeit).

Wohnbereich

Fenster und Türen sind zur Zeit des größten Pollenflugs geschlossen zu halten. Pollenfilter in Klimaanlagen können bei ausreichender Kapazität der Anlage sehr wirkungsvoll sein. Wichtig ist die regelmäßige Wartung der Anlage, da sich sonst die

Filter zusetzen oder bei Defekten sogar vermehrt Aeroallergene in die Raumluft geblasen werden können. Auch für ein Pollenschutzgitter, welches als feinmaschiges Netz vor das Fenster geklebt wird, wurde eine Reduktion der Pollen in den Innenräumen gezeigt.

Reinigungsmaßnahmen im Haushalt sind zum Teil in der Lage, absedimentierte Pollen zu entfernen und somit eine Aufwirbelung und erneute Luftbelastung zu vermeiden. Nach Möglichkeit sollte feuchten Reinigungsmaßnahmen der Vorzug gegeben werden. Staubsaugen ist nur dann empfehlenswert, wenn das Gerät über entsprechende Filter und technische Ausstattung verfügt.

Auto

Bei Autofahrten sollten die Fenster geschlossen bleiben. Sinnvoll ist, Pollenfilter in die Innenraumluftzufuhr einbauen zu lassen. Heute verfügen bereits viele Mittelklasse- und Kleinwagen über eine entsprechende Ausstattung. Wichtig ist wiederum der Filterwechsel gemäß den Herstellerangaben.

Freizeit und Urlaub

Sport oder andere körperliche Anstrengung im Freien sollte zur Zeit des höchsten Pollenflugs vermieden werden.

Die Urlaubsplanung sollte nach Möglichkeit so ausgerichtet werden, dass in der Zeit des höchsten Pollenflugs am Heimatort in einer anderen Klimazone Urlaub gemacht wird.
- So blühen in Nordeuropa Gräser, Bäume und Getreide generell später als in Mitteleuropa.
- Birkenpollen treten in Skandinavien oft in hohen Konzentrationen auf. In Südwesteuropa, im südlichen Mittelmeerraum und auf den Kanarischen Inseln sind Birkenpollen dagegen kaum nachweisbar.
- Im Hochgebirge besteht ab ca. 1500-1800 m eine deutlich geringere und zeitlich kürzere Pollenbelastung als im Flachland (in den Alpen unterschiedlich, je nach klimatischen Gegebenheiten, z. B. Vergleich Alpensüd- und -nordseite). Die Gräserblüte dauert selten deutlich länger als 2 Wochen, kann jedoch intensiv sein. Ab Anfang Juli kann man in den Alpen oberhalb von 2000 m mit Pollenfreiheit rechnen.
- Küstenlandschaften sind dann empfehlenswert, wenn überwiegend Seewinde herrschen. In Europa sind die Nordseeküsten sowie die französische, spanische und portugiesische Atlantikküste (weniger Ostsee) durch ihre geografische Lage als pollenarm einzustufen (weite Wasserflächen in nordwestlicher Richtung bei überwiegenden Winden aus Nordwest). Im europäischen Mittelmeerraum ist küstennah eine geringe Gräser- und Birkenpollenbelastung zu finden. Entsprechendes gilt für küstennahe Inseln.

MERKE

Bei allen Küstenlandschaften sind jedoch regionale Besonderheiten zu beachten, die bei entsprechenden Klimaverhältnissen zeitweise sogar zu stärkerer Pollenbelastung als im Binnenland führen können (küstennahe Birkenwälder, Gräser-/Kräuterwiesen u. a.). Auf hoher See besteht in der Regel keine messbare Pollenbelastung.

Tageszeit

Während trotz der o.g. Maßnahmen eine vollständige Allergenkarenz tagsüber in der Regel nicht möglich ist, sind die Aussichten hierfür nachts durchaus gegeben. Wichtig ist, das Einschleppen von Pollen ins Schlafzimmer zu vermeiden: Tageskleidung ist außerhalb des Schlafzimmers zu wechseln und aufzubewahren und das Schlafzimmer tagsüber geschlossen zu halten. Vor dem Schlafengehen ist zu duschen und das Haar zu waschen, um alle anhaftenden Pollen wegzuspülen.

Pollenfluginformation

In Tageszeitungen, Radio oder Lokalfernsehen sowie im Internet sind heute vielfach Pollenflugvorhersagen zu finden bzw. abzurufen, welche aufgrund phänologischer (Pflanzenbeobachtung) und meteorologischer Daten und anhand der Messungen von Pollenfallen erstellt werden (Tab. 5.1).

Tab. 5.1 Nützliche Internetadressen und Anschriften für Pollenfluginformationen.

Allgemeine Informationen
Stiftung Deutscher Polleninformationsdienst
Geschäftsstelle
Charitéplatz 1
10117 Berlin
Telefon: ++49/30/450-518006
Telefax: ++49/30/450-518988
E-Mail: pollenstiftung@t-online.de

Internetadressen
http:\\www.pollenstiftung.de
http:\\www.allergiezentrum.org
http:\\www.wetter.com
http:\\www.adiz.de

Milben

Milben gehören zu den natürlichen Bewohnern von Innenräumen. Sie leben vor allem im Hausstaub, insbesondere im Staub textiler Materialien, und ernähren sich vorwiegend von Bestandteilen, die sich auch im Hausstaub sammeln:
- menschlichen und tierischen Hautschuppen
- Pollen
- Pilzen und Bakterien
- pflanzlichen Fasern, wie Wolle, Federn usw.

Milben gehören zu den Spinnentieren. Sie sind sehr klein und mit bloßem Auge nicht zu erkennen. Je nach Milbenart sind sie zwischen 0,1 und 0,8 mm groß. Zu ihrer Vermehrung und Allergenproduktion benötigen die Milben bestimmte ökologische Voraussetzungen. Neben der Sicherstellung von Nahrung stellen vor allem Luftfeuchtigkeit und Temperatur wichtige Faktoren dar. In der normalen häuslichen Umgebung finden die Milben mehr als ausreichend Futter. Der Mensch verliert täglich ca. 1,5 g Hautschuppen, genug, um davon 1,5 Mio. Milben satt zu bekommen. Die Nahrung stellt eigentlich nie einen begrenzenden Faktor dar. Hausstaubmilben lieben es warm und feucht. Optimale Klimaverhältnisse sind gegeben, wenn die relative Feuchtigkeit um 70 % und die mittlere Temperatur etwa 25 °C beträgt. Unter diesen Bedingungen können sich die Milben gut entwickeln; sie werden sich rasch vermehren und entsprechend hohe Allergenmengen produzieren.

Ziel der Karenzmaßnahmen ist, die Milbenzahl weitgehend zu reduzieren und ungünstige Lebensbedingungen für die verbleibenden Milben zu schaffen. Entsprechend internationaler Empfehlungen sollte eine Milbenallergenkonzentration von < 2 µg/g Staub erreicht werden, um eine Sensibilisierung zu verhindern, bzw. < 10 µg/g Staub, um Symptome bei Rhinitis allergica und allergischem Asthma zu vermeiden.

Es empfiehlt sich folgendes Vorgehen:
- Nachweis einer signifikanten Milben-/Milbenallergenbelastung (z. B. mithilfe der Guaninmethode)
- Abtöten vorhandener Milben
- Reinigung von Milbenallergen
- Verhinderung des Kontakts mit Milbenallergen
- Schaffung ungünstiger Lebensbedingungen für Milben

Nachweis einer Milbenbelastung

Eine signifikante Milbenallergenbelastung nachzuweisen, ist relativ einfach möglich geworden, z. B. durch die Guaninmethode (Acarex-Test). Da die Wohnraumsanierung (Austausch von Mobiliar, Teppichen, Textilien, bauliche Maßnahmen) erhebliche finanzielle Aufwendungen erfordern kann, sollte jeder Sanierung der Nachweis einer signifikanten Milbenbelastung der Wohnung vorausgehen.

Abtöten vorhandener Milben

Bei den die Milben abtötenden Verfahren (Tab. 5.**2**) sind in den letzten Jahren Fortschritte erzielt worden. Akarizide werden zum Teil mit Reinigungsmitteln zum Auswaschen der Allergene kombiniert. Zur bioziden Oberflächenbehandlung wurden Mittel für Fußböden, Wände (Anstrichfarbe), Teppichböden, Polstermöbel, Wohntextilien u. a. entwickelt. Diese sind jedoch nicht in jedem Fall sinnvoll: Eine wirksame Reduktion der Milbenallergenbelastung durch Akarizide wird zwar durch Behandlung von Teppichböden und Polstermöbeln erreicht, nicht jedoch bei Matratzen, Oberbetten und Kopfkissen. Daher sollte eine akarizide Behandlung von Teppichen und Polstermöbeln (ca. alle 4 Monate) mit milben- und allergendichten Bezügen auf Matratzen, Oberbetten und Kopfkissen kombiniert werden.

Reinigung von Milbenallergen

Die gründliche Reinigung der betreffenden Textilien ist grundsätzlich empfehlenswert. Mechanische Reinigungsverfahren (Staubsaugen, Wischen, Ausklopfen, Kehren) bewirken eine Allergenreduktion durch Entfernung von Kotbestandteilen und toten Milbenkörpern. Die lebende Milbenpopulation wird hierdurch jedoch nur unzureichend reduziert. Dies liegt u. a. daran, dass Milben sich in den tiefen Abschnitten der textilen Fasern aufhalten und sich an diesen festklammern können.

> **MERKE**
>
> Man sollte sich also dessen bewusst sein, dass durch Reinigungsmaßnahmen allein keine vollständige Elimination von Milbenallergen (bei Vorhandensein lebender Milben) möglich ist.

- *Staubsauger:* Diese sollten Feinstaubfilter zur Rückhaltung der eingesaugten Allergene erhalten; die Filter müssen entsprechend den Herstellerangaben regelmäßig gewechselt werden. Die

Tab. 5.2 Akarizide und Allergene denaturierende Produkte (Auswahl).

Handels-name	Wirkstoff	Anwendungs-art
Acardust	Esbiol, Piperonyl-butoxid	Aerosolspray
Acarosan	Benzylbenzoat	• Schaum: Matratzen, Polster • Feuchtpulver: Teppiche
Actomite	Bioallethrin, Piperonylbutoxid	Aerosolspray
Actelic 50	Pirimiphos-Methyl	Spray: Teppiche, Polster
Allerbiocid	Benzylbenzoat, Tanninsäure	Aerosolspray
Allergy Control	Tanninsäure	Spray: Teppiche, Matratzen
Aller-search	Tanninsäure, Benzylalkohol	Spray
Artilin 3A	Deltamethrin	Farbe: Wände, Holzflächen
Banamite	Tanninsäure	Spray
Con-ex	Benzylbenzoat	Waschsubstanz
DP1	Tanninsäure	Spray
Dust Mite Patrol	d-Phenothrin	Pulver
Paragerm AK	Benzoesäure, Terpineol, Salothymol, Chlorphenol	Aerosolspray
Tre-san	Benzylbenzoat, Tanninsäure	Pumpspray: Teppiche
Tymasil	Benzalkonium-chlorid, Natamycin	Aerosolspray

Abluftführung des Staubsaugergebläses sollte nach oben gerichtet sein, um den verbliebenen Staub nicht aufzuwirbeln. Die beste Alternative ist der Einbau einer zentralen Staubsaugeranlage. Aus dem Staubsauger austretender Feinstaub gelangt damit nicht wieder in den Raum, sondern wird nach draußen oder über ein zentrales Absauggaggregat in einen Sammelbehälter (z. B. im Keller) geleitet. Entsprechende Systeme werden kommerziell angeboten.
- *Textilien:* Bettwäsche und Kleidung sollte bei > 60 °C etwa 60 min lang gewaschen oder trocken gereinigt werden, da dann zusätzlich zur Reinigung die Milben abgetötet werden. Alternativ können Kleidungsstücke (z. B. Wollsachen) trocken für 2 h bei 60 °C im Wäschetrockner behandelt und anschließend in kalter oder lauwarmer Waschlauge gewaschen werden. Kleidungsstücke, die für diese Behandlung nicht geeignet sind, können bei niedrigeren Temperaturen (z. B. 30 °C) in Waschlauge mit kommerziell erhältlichen Waschzusätzen (z. B. Benzylbenzoat) gereinigt werden.
- *Kuscheltiere:* Für diese empfiehlt sich die identische Behandlung, und auch die Aufbewahrung über Nacht im Tiefkühlfach (-20 °C über mindestens 5 h) wird empfohlen.
- *Gardinen und Vorhänge:* Entgegen älteren Empfehlungen brauchen diese nicht entfernt zu werden.

Verhinderung des Kontakts mit Milbenallergen

Milben- und milbenallergendichte Bezüge umschließen Matratze, Decke und Kissen vollständig (sog. „Encasing"). Es handelt sich dabei um impermeable Membranen, in der Regel aus Polyurethan, Polytetrafluoroäthylen oder Polyäthylen. Ohne erkennbare Nachteile lässt sich mit deren Hilfe die Hausstaubmilbenallergen-Konzentration in der Einatemluft innerhalb weniger Tage um bis zu 98 % verringern; Symptome und Medikamentenverbrauch werden minimiert. Im Bereich des „Ökosystems Bett" sind milbendichte Bezüge die wirksamste Methode, die Milbenallergenexposition zu reduzieren. Im Folgenden wird eine Auswahl von Herstellern milben- und allergendichter Bezüge aufgelistet:
- ACb-Bezug „Perfect" Novo, Encasing (Dr. Beckmann)
- Allergocover Matratzenbezug, Encasing (Allergopharma)
- Allcon Protect Matratzenbezug, Encasing (Allcon)
- ALLERGIKA-light Matratzenbezug, Encasing (Illa Healthcare)
- Allergosan Matratzenbezug, Encasing (Pro Silicon)

- AmbaTex N Encasing, Matratzenbezug (Amba-Gate)
- Pulmanova Anti-Allergie-Matratzenbezug, Encasing (Medi-Tech)
- Dureta Matratzenschutzbezug, Encasing (Dureta)
- SachMed Matratzenbezug, Encasing (SachMed)
- Sleep Safe Matratzenbezug, Encasing (Printex)

Folgenden Ansprüchen sollten die Bezüge genügen:
- Sie dürfen sowohl für lebende Milben als auch für Teile abgestorbener Milbenkörper und für das Hausstaubmilbenallergen selbst nicht penetrierbar sein. Die Porengröße muss daher bei 0,5 µm liegen.
- Alle vorhandenen Nähte müssen verschweißt oder vernäht sein und dürfen ebenfalls maximal Porengrößen von 0,5 µm zulassen.
- Auch Verschlüsse in Form von Reiß-, Gleit- oder Klettverschlüssen müssen entsprechend dicht sein; Nähte und Verschlüsse müssen mehrmaliges Waschen vertragen und dauerhafte Funktionalität aufweisen.
- Die Bezüge müssen die Matratze vollständig umschließen; sog. „Spannbezüge" erfüllen diesen Zweck nicht.
- Sie müssen für Wasserdampf durchlässig sein, um unnötiges Schwitzen des Patienten zu vermeiden.
- Auch Kopfkissen, Oberbett und Decken müssen bezogen werden, bei Doppelbetten auch die Bettelemente des Partners.

Schaffung ungünstiger Lebensbedingungen für Milben

Die Schaffung ungünstiger Lebensbedingungen für die Milben ist dauerhaft oft die erfolgreichste Methode. Eine Verringerung der relativen *Luftfeuchtigkeit* erreicht man ohne nennenswerte Einschränkungen der Lebensqualität durch ein umfassendes baubiologisches Konzept, das jedoch aus recht einfachen Maßnahmen bestehen kann. Hierzu gehören regelmäßiges Lüften, Beseitigung von Feuchtigkeitsquellen und andere Maßnahmen.

Die *Raumtemperatur* sollte weitest möglich reduziert werden. Zumindest im Schlafzimmer sollte die Temperatur tagsüber ca. 15 °C betragen.

Die Verwendung *synthetischer Materialien* zur Milbenreduktion kann heute nicht mehr generell empfohlen werden. Milben ernähren sich nicht von der Textilfaser, sondern von menschlichen Biomaterialien, wie Hautschuppen und Haaren, die sich unabhängig vom textilen Material anreichern. Lediglich die Oberflächenbeschaffenheit hat einen Einfluss. So zeigen glatte Bezüge (Leder, Kunststoff) Vorteile.

Die *Art der Raumheizung* beeinflusst ebenfalls den Milbenallergengehalt in Wohnräumen. In fußbodenbeheizten Räumen besteht bodennah eine deutlich geringere Luftfeuchtigkeit und höhere Temperatur als in anders geheizten Räumen (thermische Aufwirbelung). Besonders ungünstig sind ungleichmäßig beheizte Räume, z.B. durch Öfen, aber auch durch Heizungen mit Gebläse (Nachtspeicheröfen).

Latex

Die Einführung ungepuderter, latexallergenreduzierter Handschuhe wurde von einer interdisziplinären deutschen Expertengruppe gefordert, und ihre Wirksamkeit konnte eindrucksvoll bewiesen werden: Nur 5-8% der Latexallergiker reagierten mit einem positivem spezifischen Provokationstest auf den Extrakt ungepuderter allergenarmer Handschuhe, im Vergleich zu 62% bei konventionellen Handschuhen. Wie schwierig es ist, einen unteren Grenzwert für den Proteingehalt von Latexprodukten festzulegen, belegt die Studie von Süssmann und Beezhold (1997): Selbst bei nur 50 µg Protein/g Handschuh reagierten noch 58% der Latexallergiker positiv auf einen spezifischen Provokationstest mit einem entsprechenden Handschuhextrakt.

Primäre und sekundäre Prävention bei Hochrisikopatienten

Eine primäre Latexprophylaxe wird für Hochrisikopatienten (Spina bifida) gefordert. Nach Einführung von latexfreien Operationen für alle Spinabifida-Patienten sank die Rate neu sensibilisierter Kinder auch bei Mehrfachoperationen ganz erheblich.

Die Prophylaxe muss neben den sterilen und unsterilen Handschuhen vor allem im Bereich des Anästhesiematerials akribisch betrieben werden und erfordert nahezu detektivisches Forschen nach verborgenen Latexteilen in Beatmungs-, Narkoseapparaten und Zubehör. Wegen der Allergenbelastung der Raumluft mit an Puderstaub gebundenen Latexproteinen sollten elektive Eingriffe an Risikopatienten oder bereits Sensibilisierten möglichst gleich zu Beginn eines Operationstags vorgenommen werden. Sensibilisierte Patienten reagieren

5 Therapie allergischer Erkrankungen

bereits auf geringe Spuren von Latexstaub in der Raumluft.

Listen mit latexfreien Handschuhen und anderen latexfreien Artikeln sind veröffentlicht. In Tab. 5.**3** wird dargestellt, welche Produkte von den Anästhesisten und Kinderchirurgen der Universitätsklinik Mainz bei latexfreien Operationen von Kindern mit Spina bifida verwendet wurden.

Die Gestaltung einer latexfreien Umgebung stellt neben der Verwendung von Inkontinenzprodukten ohne Latex den 2. wesentlichen Pfeiler in der Latexprophylaxe dar. Hierbei muss vor allem der Auswahl der Handschuhe besondere Sorgfalt gewidmet werden. Tragekomfort und Tastsinn werden bei Ersatzprodukten von den Nutzern oft noch negativ beurteilt.

> **MERKE**
> Für die Operationen und Pflege von Spina-bifida-Kindern sollten nur latexfreie Produkte verwendet werden.

Tab. 5.**3** Latexfreies Narkosezubehör.

Artikel	Hersteller	Material
Beatmungsschläuche	DAR, Siemens, Dräger-IPS (transparent)	Silikon
Einmalschläuche	B + P	Silikon
Beatmungsbeutel	DAR, Laerdal, Dräger, Rüsch, Dahlhausen	Silikon
Ambu-Beutel	Dahlhausen	Silikon
Beatmungsmasken	Kendal (weiß), Rendell-Baker (weiß), Rüsch (weiß)	Silikon
CPAP-Maske	B + P	Silikon
Beatmungsgerät	Siemens Servoventilator (-B, -C, -300)	Silikon/ eloxiertes Aluminium
Tuben	Einmaltuben: Mallinkroth, Kygon, Woodbridge	Silikon/ Weichteilsilikon
Güdeltubus	Mallinkroth (weiß)	Silikon/ Weichteilsilikon
EKG-Aufkleber	Chiro Med	
EKG-Kabel	Siemens, Dräger	
pCO$_2$-Schlauch	Siemens, Dräger	PVC
SO$_2$-Sensoren	Nellcor: D-25, D-20, R-15, Oxicliq A, ADH-P/I Klebestreifen, DS-100A	

Allgemeine Maßnahmen der Prävention

Der allgemeinen Prävention gilt die Forderung nach Handschuhen mit einem möglichst geringen Gehalt an Latexallergen. Der Allergengehalt von Latexhandschuhen ist in verschiedenen Arbeiten und den Empfehlungen der Berufsgenossenschaften publiziert, welche auch Tabellen geeigneter steriler und nicht steriler Handschuhe enthalten.

Latexfreie Produkte

> **MERKE**
> Eine Auflistung latexfreier Medizinprodukte findet sich in der Erlanger Liste naturlatexfreier Produkte: http:\\www.pflege.zkv.med.uni-erlangen.de/pflegeforum/latex/verzeichnis.htm.

Im Alltag sollten Latexallergiker bestimmte Produkte meiden und durch latexfreie Produkte ersetzen:
- *Babyartikel/Spielzeug:* Beruhigungsschnuller und Breisauger sind auch aus Silikon erhältlich. Beim Kauf von Spielzeug muss der Latexgehalt von Ballons, Weichgummibällen, Gummienten, Bällen oder mit Klebeband umwickelten Schlägern bedacht werden; hier stehen als Ausweichmöglichkeit z. B. Lederbälle oder Folienballons zur Verfügung.
- *Schule/Freizeit:* Auch normale Radiergummis, Bastelbedarf, Klebstoffe, Karnevalsmasken und -schminke enthalten oft Latex; hier sollte auf die Kennzeichnung „Vinyl" oder „Silikon" geachtet werden.
- *Haushalt/Wohnung*: Haushaltshandschuhe sind für Latexallergiker aus Nitril, Neopren, Vinyl oder Kopolymer erhältlich. In der Wohnungseinrichtung ist auf Gummimatten, Teppichgummierungen oder Schaumgummi zu achten, welche Latex enthalten können.

Allergenkarenz 5

- *Kleidung*: Beim Kauf von Kleidung aus elastischen Stoffen, Windeln oder Unterwäsche sollten keine gummihaltigen Gewebe gewählt werden; Stoffe mit z. B. „Lycra" oder Spandex" hingegen sind verträglich.
- *Empfängnisverhütung*: Latexfreie Kondome und Scheidendiaphragmata sind erhältlich.

Pilze

Bei den Pilzen sind hinsichtlich Karenzmaßnahmen die extramuralen von den intramuralen Pilzen zu unterscheiden (s. Kapitel 7). Während die intramuralen Pilze vielfach Karenzmaßnahmen, wie die zur Milbensanierung aufgeführten Verfahren, erfordern (Feuchtigkeitsreduktion u. a.), sind zur Karenz von extramuralen Pilzallergenen Maßnahmen erforderlich, die denen bei Pollenallergie ähneln.

Im Innenraumbereich lässt sich Pilzbefall auf Baumaterialien nur schwer dauerhaft beseitigen; in der Regel müssen Tapeten, Putz und Fugen tief entfernt werden. Die Pilzsanierung mit konzentrierten Fungiziden bringt oft nur kurzfristige Erfolge.

Wichtigster Schritt der Sanierung ist deshalb die Ursachenbeseitigung. Hierzu gehört eine ausreichende *Lüftung* gerade an Stellen, die durch Möbel unzugänglich sind. Es sollte auch versucht werden, „vernünftige" *Kondensationspunkte* im Raum zu schaffen, was vor der Ära der Doppelverglasung durch die Fensterscheiben geschah. In jedem Fall ist darauf zu achten, dass die relative Luftfeuchtigkeit im Raum einen Wert von 60 % nicht übersteigt und je nach Raumnutzung und Feuchtebelastung großflächig stoßweise gelüftet wird.

In *Nassräumen* sollten möglichst keine Holzverschalungen angebracht werden, ebenso keine zellulosehaltigen Wandtapezierungen.

Klimaanlagen können bei Pilzwachstum in den Filtersystemen und Sporulation auf der Reinluftseite zu Allergenquellen werden.

Alle Sanierungsmaßnahmen setzen die eindeutige Diagnosestellung voraus; ihr Aufwand muss in sinnvollem Verhältnis zu der zu erwartenden Symptomreduktion stehen.

> **MERKE**
> Durch die Sanierungsmaßnahmen dürfen nicht neue Allergen- oder Schadstoffquellen entstehen (z. B. toxische Belastung durch Fungizide, die zur Beseitigung von Schimmelpilzen Anwendung finden).

Tierallergene

Bei den Tierallergenen sind die Allergien auf Haustierallergene von besonderer Bedeutung und Problematik (Katze, Meerschweinchen u. a.).

Die Entfernung des entsprechenden Tieres aus dem Haushalt des allergischen Patienten sollte generell empfohlen werden. Auf den ersten Blick scheint hierdurch Allergenkarenz einfach möglich zu sein. Sehr häufig treten jedoch Compliance-Probleme auf. Insbesondere bei betroffenen Kindern entwickeln sich regelmäßig erhebliche psychosoziale Spannungen durch die Abschaffung des Tieres. Zudem wird die Allergenbelastung meist erst langfristig ausreichend gesenkt.

> **MERKE**
> So kann besonders das häusliche Milieu auch nach Entfernung des Tieres noch auf Jahre hinaus mit Allergenen kontaminiert sein. Dies gilt besonders für Katzenallergene, wo nach Entfernung der Katze oft erst nach 1 Jahr die Konzentration des Majorallergens Fel d 1 in der Luft von Innenräumen deutlich abfällt.

Vielfach findet der Kontakt mit Tierallergenen im außerhäuslichen Bereich, beispielsweise in Kindergärten oder Schulen, statt. Hier kann die Konzentration eingeschleppter Allergene sogar höhere Werte erreichen als im häuslichen Milieu. Auch kann die Allergenexposition durch das Vorhandensein von Allergenen in Tierfellen, Tierhaarteppichmaterialien, Mantelfütterungen, Echtpelzspieltieren, Polsterfüllungen u. a. fortgesetzt werden. Patienten mit bekannter Pferdehaarsensibilisierung sind trotz Pferdekarenz nicht beschwerdefrei, weil sie – meist ohne es zu wissen – auf einer Rosshaarmatratze schlafen. Handelt es sich um eine Wendematratze mit einer Rosshaarauflage für den Sommer und einer Schafwollauflage für den Winter, können saisonal betonte Beschwerdebilder auftreten.

Bei Allergien auf Federn, die als Füllmaterialien Verwendung finden, müssen auch die Bettmaterialien des Partners ausgetauscht werden, ebenso Sofakissen mit Federfüllungen u. a. Sie lassen sich heute problemlos durch synthetische Stoffe ersetzen. Es ist sinnvoll, vor der kostenintensiven Neuanschaffung alternativer Materialien den erwarteten Erfolg durch einen zeitlich begrenzten Austausch (ca. 14 Tage) zu überprüfen.

Insektengifte

Prinzipiell können alle Arten von Insektengiften Allergien hervorrufen. Bedeutsam ist besonders das Gift von Wespen, aber auch dasjenige von Bienen und Hornissen. Gefährlich sind diese durch folgende Eigenschaften:
- hohe Allergenpotenz
- invasive Applikation

> **MERKE**
>
> Sinnvoll sind alle Maßnahmen, die den Kontakt zum entsprechenden Insekt bzw. die Reizung zum Stich vermeiden (Vermeidung von Abfallbehältern im Freien, nicht nach Insekten schlagen usw.).

Insekten sind für olfaktorische Verlockungen empfänglich und „fliegen" auf bestimmte Parfums, Deodorants, Rasierwasser. Insektenabweisende Sprays o.Ä. (kommerziell erhältlich) können dagegen eine gewisse Schutzwirkung entfalten. Auch die Kleidung kann „insektengerecht" gewählt werden, um von diesen nicht mit einer blühenden Sommerblume verwechselt zu werden.

Das Barfußgehen auf Wiese oder Rasen sollte vermieden, Flaschen, Gläser und Getränkedosen im Freien abgedeckt werden. Das Eindringen der Insekten ins Haus ist möglichst zu vermeiden (Insektengitter vor Türen und Fenstern). Unter Moskitonetzen zu schlafen, kann für besonders gefährdete Personen sinnvoll sein.

Nahrungsmittel

Die Karenzmöglichkeiten bei Nahrungmittelallergien weisen extreme Unterschiede auf, je nach Art des Allergens und nach Lebensgewohnheiten des Patienten. Eine Allergie auf seltene Nahrungsmittel ist in diesem Zusammenhang anders zu bewerten als eine Allergie auf Grundnahrungsmittel, wie Hühnereiweiß- oder Kuhmilchprotein.

Sowohl die Diagnostik als auch die Therapie von Nahrungsmittelallergien basieren neben der Anamnese im Wesentlichen auf diätetischer Intervention. Prinzipiell bestehen 3 verschiedene Diätformen:
- diagnostische (kurzfristige) Eliminationsdiät mit gezielter oraler Allergenprovokation
- therapeutische (langfristige) Eliminationsdiät
- präventive Diät von Neugeborenen und Säuglingen

Eine Auflistung von detaillierten Diätplänen würde den Rahmen dieser Übersicht sprengen. Es gibt viele mehr oder weniger gute Patientenratgeber und Diätkochbücher.

Das Vermeiden offensichtlicher Allergene mit eindeutigem Beschwerdezusammenhang (Zungenbrennen, pharyngealer Juckreiz, Rhinorrhö nach Genuss von Erdbeeren, verschiedenen Apfelsorten u.a.) fällt normalerweise nicht schwer.

Versteckte Allergene, Kreuzallergien

Wichtig für den Patienten sind Informationen über das Vorkommen versteckter Allergene:
- Kuhmilchproteine und Hühnereiweiß in Wurst, Fertigprodukten u.a.
- Soja in Backprodukten, Süßwaren u.a.
- Guar (Quellmittel in Joghurt, Fertigpuddings, Soßen, Softeis, Brot u.a.)
- Gewürze
- Schimmelpilze (Käse, Rotwein u.a.; für die großtechnologische Herstellung von Nahrungsmitteln [Fruchtsäften, Apfelmus usw.] werden häufig Schimmelpilzenzyme vor allem von Aspergillusarten verwendet)
- verschiedenste Pollenarten in Honig
- Lebensmittelzusatzstoffe (Konservierungsmittel u.a.; werden nach EG-Recht durchnummeriert [E-Nummern] und können somit, zumindest zum Teil, identifiziert werden)

> **MERKE**
>
> Versteckte Allergene zu erkennen, ist extrem schwierig und oft unmöglich. Für den Nahrungsmittelallergiker ist es daher wichtig, „seinen" Bäcker, „seinen" Winzer, „seine" Gerichte in „seinem" Restaurant herauszufinden, von denen er weiß, dass er diese verträgt.

Kantinenkost ist in der Regel nicht geeignet, aber auch hier können bestimmte Gerichte, falls immer identisch zubereitet, empfohlen werden. Der Patient ist darauf hinzuweisen, dass vielfältige Kreuzallergien (s. Tab. 3.**39** und Tab. 3.**41**) zwischen Nahrungsmitteln und Pollen existieren. Für eine vollständige Allergenkarenz bei Pollenallergien ist daher jeweils auch die Vermeidung assoziierter Nahrungsmittelallergene notwendig.

Ist die herkömmliche Diagnostik negativ, empfiehlt sich eine mindestens 4-wöchige pseudoallergenarme Kost (Tab. 5.**4**), bei der auch einige Lebensmittel, die natürliche Pseudoallergene enthalten, gemieden werden. Sollte sich auch hierunter keine Besserung der Beschwerden einstellen, ist die Durchführung einer strengeren oligoallerge-

Tab. 5.4 Beispiel einer pseudoallergenarmen Diät (modifiziert nach Zuberbier).

Generell verboten:
Alle Nahrungsmittel, die Konservierungsstoffe, Farbstoffe und Antioxidanzien enthalten. Verdacht besteht bei allen industriell verarbeiteten Lebensmitteln.

	Erlaubt	Verboten
Grundnahrungsstoffe	Brot, Brötchen ohne Konservierungsmittel, Grieß, Hirse, Kartoffeln, Reis, Hartweizennudeln (ohne Ei), Reiswaffeln (nur aus Reis und Salz!)	alle übrigen Nahrungsmittel (z. B. Nudelprodukte, Eiernudeln, Kuchen, Pommes frites)
Fette	Butter, Pflanzenöle	alle übrigen Fette (Margarine, Mayonnaise usw.)
Milchprodukte	Frischmilch, frische Sahne (ohne Carrageen), Quark, Naturjoghurt, Frischkäse (ungewürzt), wenig junger Gouda	alle übrigen Milchprodukte
tierische Nahrungsmittel	frisches Fleisch, frisches Gehacktes (ungewürzt), Bratenaufschnitt (selbst hergestellt)	alle verarbeiteten tierischen Nahrungsmittel, Eier, Fisch, Schalentiere
Gemüse	alle Gemüsesorten außer den Verbotenen; erlaubt sind z. B. Salat (gut waschen!), Möhren, Zucchini, Rosenkohl, Weißkohl, Chinakohl, Broccoli, Spargel	Artischocken, Erbsen, Pilze, Rhabarber, Spinat, Tomaten und Tomatenprodukte, Oliven, Paprika
Obst	keines	alle Obstsorten und Obstprodukte (auch getrocknetes Obst, wie Rosinen)
Gewürze	Salz, Zucker, Schnittlauch, Zwiebeln	alle übrigen Gewürze, Knoblauch, Kräuter
Süßigkeiten	keine	alle Süßigkeiten, auch Kaugummi und Süßstoff
Getränke	Milch, Mineralwasser, Kaffee, schwarzer Tee (unaromatisiert)	alle übrigen Getränke, auch Kräutertees und Alkoholika
Brotbeläge	Honig und die in den vorhergehenden Spalten genannten Produkte	alle nicht genannten Brotbeläge

nen Basisdiät über weitere 5–7 Tage zu empfehlen, wie für IgE-vermittelte Reaktionen vorgeschlagen (s. Kapitel 4, S. 213 ff).

Bei ambulanter Diät ist die Gefahr von Diätfehlern groß. Ideal, aber in der Praxis nicht immer durchführbar, ist eine eingehende Beratung durch eine Ernährungsfachkraft. Auf jeden Fall sollten die verwendeten Lebensmittel vom Patienten täglich in einem *Nahrungsmittelprotokoll* dokumentiert werden, sodass Diätfehler weitgehend ausgeschlossen werden können. Während der Diät sollte, soweit möglich, jede medikamentöse Symptomsuppression (beispielsweise durch Antihistaminika oder Glukokortikosteroide) unterbleiben. Während der Diät ist der Schweregrad der allergischen Reaktionen täglich (d. h. in der Regel vom Patienten selbst) zu ermitteln und in ein Tagebuch einzutragen.

5 Therapie allergischer Erkrankungen

Primärprävention

Im Neugeborenen- und Säuglingsalter werden Karenzdiäten auch unter dem Aspekt einer Primärprävention empfohlen. Insbesondere für Säuglinge sind zahlreiche Fertigprodukte, sog. „hypoallergene Nahrungen", auf dem Markt. Diese Nahrungen unterscheiden sich allerdings in hohem Maße hinsichtlich Proteinzusammensetzung, Hydrolysegrad und allergener Restaktivität. Eine unkritische Anwendung ist daher nicht empfehlenswert. Unstrittig erscheint dagegen die präventive Bedeutung des Stillens über 6 Monate unter Vermeidung jeglicher Zufütterung von Kuhmilch und Breikost.

Medikamente

Der Begriff „Arzneimittelunverträglichkeit" umfasst alle unerwünschten Reaktionen auf Arzneimittel allergischer und nicht allergischer Natur. Vorhersehbare Reaktionen treten bei ansonsten gesunden Patienten auf. Sie sind von der Dosis des Medikaments abhängig und durch bekannte Arzneimittelwirkungen zu erklären. Unvorhersehbare Überempfindlichkeitsreaktionen kommen dagegen nur bei besonders dazu veranlagten Personen vor. Hierzu zählt auch die Medikamentenallergie. Sie wird durch eine überschießende Abwehrreaktion des Immunsystems auf das Medikament selbst oder ein im Körper entstandenes Abbauprodukt des Medikaments verursacht. Bei Kindern und Jugendlichen treten die meisten Überempfindlichkeitsreaktionen auf Medikamente in Form von Hautausschlägen im Rahmen einer antibiotischen Behandlung in Erscheinung. Der häufigste Auslöser ist das Amoxicillin. Diese Hautausschläge sind jedoch in der Regel harmlos.

> **MERKE**
>
> Jede in Zusammenhang mit der Anwendung von Arzneimitteln beobachtete Überempfindlichkeitsreaktion muss ausreichend geklärt werden, um den Auslöser zu identifizieren. Eine Unterlassung kann schwere Reaktionen bei erneuter Exposition des Patienten zur Folge haben oder zu einer ungerechtfertigten Einschränkung der Therapiemöglichkeiten führen.

Die abschließende Beurteilung der Befunde muss neben dem Haut-, dem In-Vitro- und dem Provokationstest insbesondere die Anamnese berücksichtigen. Ein sicherer Ausschluss einer Arzneiüberempfindlichkeit kann auch bei Anwendung aller verfügbaren Testverfahren manchmal nicht möglich sein.

Das Ergebnis der Gesamtbeurteilung wird mit dem Patienten ausführlich besprochen und in einem *Allergiepass* dokumentiert. In diesem werden der Reaktionstyp und die nicht vertragenen Substanzen mit Hinweis auf mögliche Kreuzreaktionen genannt. Potenzielle Ausweichsubstanzen sollten mit dem Vermerk versehen werden, dass deren Verträglichkeit nicht gewährleistet werden kann. Auch Hinweise zu einer möglichen Pharmakoprophylaxe von Überempfindlichkeitsreaktionen (z. B. Prämedikation bei Gabe von Röntgenkontrastmitteln oder bei operativen Eingriffen in Allgemeinanästhesie) und zur Toleranzinduktion sollten nicht fehlen. Wurde eine Medikamentenallergie festgestellt, ist der Betroffene über Art und Risiken der Allergie aufzuklären, ebenso über mögliche Kreuzreaktionen mit anderen Medikamenten und Stoffen. Gerade bei Medikamentenallergien sollte der Patient den Allergiepass ständig bei sich tragen.

Das Allergierisiko ist in Abhängigkeit von der *Verabreichungsform* eines Medikaments unterschiedlich hoch. Das geringste Risiko besteht bei Tabletten, Saft oder Tropfen (oral). Es steigt bei Verabreichung in die Vene (i.v.), in die Muskulatur (i.m.), in und unter die Haut (intra- und subkutan) bis zur örtlichen Anwendung stetig an. Gerade bei örtlicher Anwendung ist besonders kritisch darauf zu achten, ob ein Medikament ein hohes Sensibilisierungsrisiko besitzt, wie bestimmte Penizilline und Sulfonamide. Aus diesem Grund weicht man bei Hautinfektionen eher auf desinfizierende Substanzen aus oder führt eine systemische Behandlung durch.

Penizillinallergie

Penizilline gehören zu den am häufigsten verordneten Antibiotika. Zugleich zählen sie zu den wichtigsten Arzneimittelallergenen. Penizilline sind für 20–55 % aller allergischen Medikamentennebenwirkungen und für 55–90 % aller Antibiotikanebenwirkungen verantwortlich. Aufgrund des langjährigen und weit verbreiteten Einsatzes zählen die Penizilline zu den allergologisch am besten untersuchten Substanzen. Pathogenetisch wurden klinische Reaktionen, die auf allen 4 immunpathologischen Mechanismen nach Coombs und Gell basieren, beschrieben (Tab. 5.**5**; vgl. auch Tab. 2.**1**).

Tab. 5.5 Immunpathologische Mechanismen von verzögerten Reaktionen auf Penizilline.

Klassifikation nach Coombs u. Gell	Art der Immunantwort	Immunpathologisches Charakteristikum	Klinische Symptomatik
Typ II	IgG und Fc-Rezeptor (FcR)	FcR-abhängige Zelldestruktion	Blutzelldyskrasie
Typ III	IgG und Komplement oder FcR	Immunkomplexablagerung	Vaskulitis
Typ IVa	Th1 (IFN-γ)	Monozytenaktivierung	Ekzem
Typ IVb	Th2 (IL-5 und IL-4)	eosinophile Entzündung	makulopapulöse und pustulöse Exantheme
Typ IVc	zytotoxische T-Zellen	CD4- oder CD8-mediierte Killerzellaktivierung	makulopapulöse, bullöse und pustulöse Exantheme
Typ IVd	T-Zellen (IL-8)	Neutrophilenanlockung und -aktivierung	pustulöse Exantheme

Molekülstruktur
Penizilline gehören zu den niedermolekularen Substanzen mit einem Molekulargewicht von 350 Da. Die Ausgangssubstanz für die Synthese der verschiedenen Penizilline ist die 6-Aminopenizillansäure, die aus einem β-Laktam- und einem Thiazolidinringsystem, dem selber keine nennenswerte antibakterielle Wirkung zugeschrieben wird, besteht. Ausgehend von dieser Grundstruktur wurden durch Substitution an der 6-ständigen Aminogruppe des β-Laktam-Rings die verschiedenen Penizilline entwickelt. Über eine Säureamidbindung werden unterschiedliche Seitenketten mit der 6-Aminopenizillansäure verbunden. Bei der Substitution mit Phenylessigsäure erhält man das Benzylpenizillin G; durch zusätzliche Einführung einer Aminogruppe am Benzylrest entsteht das α-Aminobenzylpenizillin (Ampicillin) und hiervon ausgehend durch eine zusätzliche Hydroxygruppe in para-Stellung des Benzolrings das α-Amino-p-Hydroxybenzylpenizillin (Amoxicillin). Der Struktur des Substituenten scheint demnach nicht nur für das antibakterielle Wirkprofil der verschiedenen Penizilline, sondern auch hinsichtlich der Allergieauslösung entscheidende Bedeutung zuzukommen.

Das Penizillinmolekül ist ein Hapten und muss, damit es als Vollantigen wirksam werden kann, zuvor eine kovalente Bindung mit einem Plasmaprotein eingehen. Diese Bindung entsteht bei der Metabolisierung des Penizillins, die zu über 90 % durch die Öffnung des β-Lactamrings erfolgt. Damit wird eine kovalente Bindung an Proteine in Form der Penizilloylgruppe möglich. Das Penizilloyl (PPL) wird als *„Majorallergen"* oder Hauptdeterminante bezeichnet. Etwa 5 % der Moleküle werden über andere Wege abgebaut; dabei entstehen u. a. Penizilloat, Penilloat, Penizillenat, Penizilloinsäure, Penizillanyl, Penamaldat, Penaldat und D-Penizillamin. Diese Abbauprodukte gelten als *Minorallergene* oder Nebendeterminanten; ihre Wertigkeit als Allergene beim Menschen ist im Einzelnen aber unsicher. Einige Metabolite sind instabil und noch nicht eindeutig identifiziert. In kommerziellen Testlösungen sind sie in der sog. „Minor determinant Mixture" (MDM) in unterschiedlicher Zusammensetzung enthalten. Die Mehrzahl der Antikörper ist gegen die Penizilloyldeterminante gerichtet. Für die bedrohlichen klinischen Manifestationen (Schock) scheinen die Nebendeterminanten jedoch bedeutsamer zu sein, wenngleich vereinzelt auch anaphylaktische Reaktionen durch Penizilloylsensibilisierungen beschrieben wurden. Offensichtlich entstehen die Minorallergene wesentlich rascher aus dem Penizillin als die Penizilloylverbindungen; zum Teil liegen sie präformiert vor.

Während bei den natürlichen Penizillinen Determinanten dominieren, die den Kern einbeziehen, scheinen bei den halbsynthetischen Penizillinen und Zephalosporinen die *Seitenketten* eine größere Rolle zu spielen. „Seitenkettenallergien" sind vor allem bei den IgE-vermittelten Soforttypallergien von Bedeutung. Sie richten sich damit nicht gegen die allen Penizillinantibiotika gemeinsamen Ringstrukturen. Die halbsynthetischen Penizilline (also z. B. Aminopenizilline, penizillinasefeste Penizilline) unterscheiden sich von den natürlichen Penizillinen in den Seitenketten. Aus ihnen können ebenfalls, in unterschiedlichem Ausmaß, die immunogenen Penizilloylstrukturen entstehen. Kreuzreaktionen schließen die Anwendung dieser Präparate bei Penizillinallergie meist aus. Besonders ausgeprägt sind sie mit Ampicillin (bis 30%). Andererseits kann sich die Sensibilisierung auch auf die Seitenketten beschränken, wie isolierte Allergien durch Ampicillin oder Amoxicillin, die recht häufig auftreten, zeigen.

Die Struktur der Seitenketten erklärt, neben dem gemeinsamen β-Laktam-Ring, auch einen Teil der *Kreuzreaktionen* zwischen Penizillinen und Zephalosporinen. So sind zwischen Penizillinen und Zephalosporinen der 1. und 2. Generation Kreuzreaktivitäten bis zu 14,6% (Cefamandol) beschrieben. Die Benzylseitenkette von Penizillin G und von Cefamandol ist nahezu identisch. Exakt identisch sind die Seitenketten von Amoxicillin und Cefadroxil, ebenso wie die von Ampicillin und Cefalexin und Cefaclor. Bei den Zephalosporinen handelt es sich dabei ausnahmslos um solche der 1. Generation.

Im Gegensatz dazu sind Kreuzreaktionen zwischen Penizillinen und Zephalosporinen der 3. Generation ausgesprochen selten. Konkrete Angaben liegen für Ceftazidim vor. Hier fanden sich bei 521 penizillinallergischen Patienten bei 2,7% allergische Reaktionen; bei 3427 Patienten ohne anamnestische Penizillinallergie traten bei 1,7% allergische Reaktionen auf.

> **MERKE**
> Zephalosporine der 3. Generation können vorsichtig als Alternative bei Penizillinallergie eingesetzt werden.

Allergene Wirkungsweise

Die *natürlichen Penizilline (Penizillin G und V)* lösen am häufigsten allergische Reaktionen vom Soforttyp aus. Sie manifestieren sich nach vorheriger Sensibilisierung meistens wenige Minuten nach Medikamenteneinnahme als urtikarielle Exantheme, teilweise mit Angioödemen, zum Teil begleitet von lebensbedrohlichen respiratorischen und kardiovaskulären Symptomen. Lediglich in 10% der Fälle zeigen sich verzögerte Reaktionen in Form polymorpher Exantheme, wie z. B. makulopapulöse. Serumkrankheitsartige Symptome werden in ca. 2-4% der Fälle beobachtet. Diese Nebenwirkungen treten nach parenteraler Gabe häufiger auf als nach oraler Applikation und nach Penizillin G häufiger als nach Penizillin V. Nach oraler Einnahme sind schwere anaphylaktische Reaktionen zwar auch beschrieben, jedoch nur in seltenen Fällen.

Aminopenizilline (Ampicillin, Amoxicillin) verursachen dagegen vermehrt verzögert auftretende Reaktionen in Form von makulopapulösen und morbilliformen Exanthemen. Sie entwickeln sich ohne wesentlichen Juckreiz etwa ab dem 5.-14. Tag der Behandlung, in Einzelfällen nach bis zu 3 Monaten sowie nach vorheriger Sensibilisierung und Reexposition innerhalb von 72 h, und können mehr als 1 Woche nach Absetzen persistieren. Besonders häufig (bis 100% der Fälle) scheinen sie während einer gleichzeitigen infektiösen Mononukleose, Zytomegalie und lymphatischen Leukämie aufzutreten. Die Exantheme treten bei Reexposition nur unregelmäßig in Erscheinung und sind in der Regel harmlos. Vereinzelt kann es aber auch zu schweren Hautveränderungen kommen. Bei Schleimhautbefall, bullösen Dermatosen oder bei Fieber mit Beteiligung innerer Organe (sog. Hypersensitivitätssyndrom) werden Reaktionen vom verzögerten Typ sogar lebensbedrohlich. Im Gegensatz zu Penizillin G sind die Reaktionen nach Aminopenizillin abhängig von der Medikamentendosis und der Dauer der Anwendung.

Cloxacilline weisen eine Kreuzreaktion mit Penizillinen auf, rufen aber im Gegensatz zu Ampizillin keine charakteristischen Exantheme hervor. *Flucloxacillin* löst selten eine primäre Penizillinallergie aus. Bei *Piperacillin* sind verzögert auftretende makulopapulöse Exantheme beschrieben.

Kosmetika

Nach einer geltenden EU-Richtlinie muss die Kosmetikindustrie ihre Kunden über alle Inhaltsstoffe und alle bekannt gewordenen, unerwünschten Nebenwirkungen informieren – dies allerdings nur auf Nachfrage.

Verzeichnis aller Firmenadressen

Will sich ein Konsument über ein Kosmetikprodukt informieren, so findet er auf der Verpackung den Namen und die Adresse des Herstellers. An dieses Unternehmen kann er seine Frage schriftlich, telefonisch und in den meisten Fällen auch über eine

Firmen-Website stellen. Auf Kosmetikprodukten sind alle Bestandteile – absteigend nach Gewichtsanteilen – angeführt.

Um Konsumenten den Zugang zu Produktinformationen zu erleichtern, hat die Kosmetikindustrie ein öffentlich zugängliches, zentrales Verzeichnis aller Unternehmen eingerichtet, die in der EU kosmetische Erzeugnisse auf den Markt bringen (http://www.european-cosmetics.info/site/index.cfm?SID=14075&OBJ=14115&LG=5). Entscheidend ist, dass es für Konsumenten erstmals möglich ist, die genaue Zusammensetzung eines Kosmetikprodukts zu erfahren. Der Hersteller ist zur Auskunft verpflichtet. So ist in der Informationsleitlinie ausdrücklich vermerkt, dass sich der Hersteller nicht auf Geschäftsgeheimnisse oder auf Rechte auf geistiges Eigentum berufen darf, um diese Informationspflicht zu umgehen.

Zu den unerwünschten Nebenwirkungen, die in Zusammenhang mit Kosmetika immer wieder genannt werden, zählen Hautreizungen, allergische Atemwegsreaktionen, kosmetische Akne, fototoxische Wirkungen und Juckreiz bis hin zum anaphylaktischen Schock. Der Hersteller muss auf Nachfrage zu einem Kosmetikum nicht nur über die Zusammensetzung, sondern auch über die Art und Häufigkeit unerwünschter Nebenwirkungen Auskunft geben und quantitative Angaben über Stoffe darlegen, die laut Kosmetikrichtlinie als „gefährlich" eingestuft werden. Ein Stoff gilt dann als „gefährlich", wenn er explosionsgefährlich, brandfördernd, leicht entzündlich, giftig, gesundheitsschädlich, reizend oder ätzend ist.

Duftstoffe

Duftstoffe sind die häufigsten Auslöser für Allergien in Kosmetika. Es gibt etwa ½ Mio. Duftstoffallergiker in Deutschland. Im Kosmetik- und Waschmittelbereich sind kaum noch Produkte ohne Duftstoffe zu finden. Die 26 Duftstoffe, die vom Scientific Committee on cosmetic Products and Non-Food Products (SCCNFP) als besonders sensibilisierend erachtet wurden, müssen seit 2003 (mit der 7. Änderung der Europäischen Kosmetikrichtlinie) ab einer bestimmten Konzentration angegeben werden. Stoffe in Kosmetika, die auf der Haut bleiben, sind ab einer Konzentration von 0,001 % kennzeichnungspflichtig, in Kosmetika, die abgewaschen werden, ab einer Konzentration von 0,01 %. Eine Auflistung der Stoffe findet sich auf der Seite des Europäischen Verbraucherzentrums (http://www.evz.de/UNIQ124994055721400/doc996A.html). Die Kennzeichnungspflicht ist zunächst eine positive Entscheidung, denn sie könnte dazu führen, dass die Hersteller nicht mehr die Duftstoffe mit dem höchsten allergenen Potenzial, sondern andere verwenden. Problematisch ist jedoch, dass das Sensibilisierungspotenzial dieser neuen Stoffe noch nicht bekannt ist.

Berufsallergosen

Besondere Bedeutung kommt der Frage der Allergenkarenz bei Berufsallergosen zu. Ein Wechsel von Tätigkeitsschwerpunkten, Einsatzort oder sogar des Berufs einschließlich der erforderlichen Umschulmaßnahmen können notwendig werden (Berufskrankheitenverordnung beachten).

FAZIT

Unter Allergenkarenz versteht man, nach einer Sensibilisierung den Kontakt mit dem auslösenden Allergen zu vermeiden. Eine völlige Karenz des auslösenden Allergens stellt die beste Behandlungsform bei allergischen Erkrankungen dar. Bei bestimmten Allergenen ist dies meist machbar (Medikamenten-, Kosmetika-, Tier-, Latexallergien), bei anderen gestaltet sich die Allergenkarenz aufgrund des ubiquitären Vorkommens jedoch äußerst schwierig (Pollen-, Milben-, Pilz-, Grundnahrungsmittelallergien). Voraussetzung für jede effektive Allergenkarenz ist die genaue Kenntnis des individuellen Sensibilisierungsspektrums des Patienten sowie des Vorkommens der entsprechenden Allergene generell sowie in der speziellen Umgebung des Patienten.

Medikamentöse Therapie

S. Espenschied, H.-P. Böhne-Lampert und W. Heppt

Die Therapie allergischer Erkrankungen basiert auf den 3 Säulen Allergenkarenz, medikamentöse Therapie und Immuntherapie. Führt eine primär anzustrebende Allergenkarenz nicht zum gewünschten Erfolg, sollte frühzeitig eine antiallergische symptomatische Therapie gestartet werden. Die Auswahl der Medikamente richtet sich vor allem nach der Beschwerdeart und -qualität sowie der Pathophysiologie der Erkrankung. Ihr Einsatz erfolgt im Sinne einer prophylaktischen oder symptomatischen Gabe. Grundlegende Wirkprinzipien der medikamentösen Therapie sind (Abb. 5.**1**):
- unspezifische Reduktion der Reizantwort an Endorganen (abschwellende Nasentropfen)
- spezifischer Rezeptorantagonismus (Antihistaminika, Leukotrienrezeptorantagonisten)
- Hemmung der Entzündungsreaktion durch Verminderung des Zelleinstroms von Entzündungszellen
- Freisetzung von Mediatoren (Anti-IgE-Antikörper, Kortikosteroide, Mastzellstabilisatoren, Antihistaminika)

Sowohl die klassischen Antiallergika – Antihistaminika, Kortikosteroide und Mastzellstabilisatoren – als auch die neueren Antiallergika – Leukotrienrezeptorantagonisten und Anti-IgE-Antikörper – blockieren die allergische Entzündungsreaktion in verschiedenen Phasen. Bei der Auswahl der geeigneten Antiallergika sollten neben der Lokalisation auch die Schwere und Dauer der Erkrankung, die Präferenz des Patienten sowie die Effektivität, Verfügbarkeit und die Kosten des Präparats Berücksichtigung finden.

> **MERKE**
>
> Jedem Patienten sollte man aus den verschiedenen, zur Verfügung stehenden Medikamenten ein eigens zugeschnittenes Therapiekonzept nach o.g. Gesichtspunkten zukommen lassen.

Antiallergische Medikamente

Antihistaminika

Einteilung und Nebenwirkungen

Antihistaminika (Tab. 5.**6**) sind Wirkstoffe, die die Wirkung des Histamins durch Blockade der Histaminrezeptoren abschwächen oder aufheben. Je nach Selektivität für die 4 verschiedenen Histaminrezeptoren werden diese in H_1-, H_2-, H_3- und H_4-Antihistaminika unterteilt. Lediglich die H_1-Antihistaminika (ggf. in Kombination mit H_2-Antihistaminika) besitzen derzeit eine therapeutische Bedeutung in der Behandlung allergischer Beschwerden und Symptome. Aufgrund der unterschiedlich starken ZNS-Gängigkeit dieser Substanzen und der daraus resultierenden, zentralnervös sedierenden Wirkung wurden die H_1-Antihistaminika während ihrer Entwicklung in Präparate der 1., 2. und 3. Generation unterteilt. Dabei unterscheiden sich die Präparate der 1. Generation im Bezug auf die zentrale Wirkung wesentlich von denen der 2. und 3. Generation.
- H_1-*Antihistaminika der 1. Generation:* Die stark sedierenden H_1-Antihistaminika der 1. Generation sind bereits seit den 1930er-Jahren bekannt. Sie sind heute jedoch nur noch als Antiallergika in der Notfallbehandlung anaphylaktischer Reaktionen von Bedeutung. Hier ist neben einer antiallergischen die rasche sedierende Wirkung erwünscht.
- H_1-*Antihistaminika der 2. Generation:* Seit den 1980er-Jahren ersetzen Antihistaminika der 2. Generation die erstgenannten Substanzen. Kennzeichen der 2. Generation ist eine geringere bzw. fehlende Sedierung und eine höhere Rezeptorspezifität. Die antientzündlichen Effekte dieser Wirkstoffe sind von der Stärke des H_1-Rezeptorantagonismus abhängig und treten durchaus bei physiologischen Dosierungen auf. Sie zeichnen sich durch einen guten Effekt auf die nasalen und nicht nasalen Symptome der durch saisonale und perenniale Allergene bedingten allergischen Rhinokonjunktivitis aus. Bei nasaler Obstruktion sind sie jedoch weniger effektiv. Da die Verstoffwechselung der Antihistaminika Zytochrom-P450-abhängig ist, kann es bei einer Hemmung dieses Enzyms zu einer Wirkstoffku-

Medikamentöse Therapie 5

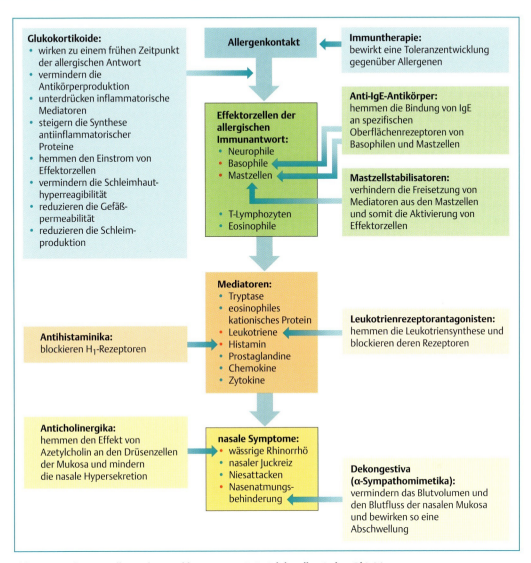

Abb. 5.1   Einfluss antiallergischer Medikamente am Beispiel der allergischen Rhinitis.

mulation kommen. Bei Terfenadin und Astemizol zeigten sich dabei kardiale Nebenwirkungen (Herzrhythmusstörungen, Torsades de Pointes); Astemizol wurde daraufhin in Deutschland vom Markt genommen.
- H_1-Antihistaminika der 3. Generation: Die neuesten Präparate, Antihistaminika der 3. Generation, zeichnen sich durch eine noch höhere Rezeptorbindungsaffinität aus. Klinische Effekte finden sich auch auf die nasale Obstruktion und die Symptome eines gleichzeitig bei allergischer Rhinitis bestehenden Asthma bronchiale. Die Wirkung tritt schnell ein und hält über 24 h an. Klassische Nebenwirkungen, wie Sedierung, Beeinträchtigung der psychomotorischen Leistungen, kardiotoxische Effekte, anticholinerge Wirkung, Gewichtszunahme, Leber- oder Nierentoxizität finden sich bei den Histaminrezeptorantagonisten der neuen Generation nicht. Neben den topischen Glukokortikosteroiden gehören sie zu den Therapeutika der 1. Wahl bei intermittierender und persistierender allergischer Rhinitis. Die häufigste Anwendungsform ist die systemische; weniger verbreitet sind

5 Therapie allergischer Erkrankungen

Tab. 5.6 H1Antihistaminika.

INN	Handelsname	Darreichungsform	Bioverfügbarkeit (%)	HWZ (h)	Wirkeintritt	Wirkdauer (h)	Tagesdosis
1. Generation							
Clemastin	Tavegil	Tabletten/Saft	> 90	35-40	2 h	10-12	2 × 1 mg
		Ampullen					1 × 2 mg
		Gel					mehrmals täglich
Dimetinden	Fenistil	Dragees/Tabletten/Saft	74	6	30 min	8-10	3 × 1-2 mg
		Ampullen					1-2 × 4 mg
		Gel					3 × täglich
2. Generation							
Azelastin	Allergodil	Tabletten	82	20	4 h	8	2 × 2 mg
	Vividrin akut	Augentropfen			3 min	8	2 × 1 Tropfen
		Nasenspray					
Cetirizin	Zyrtec, Reactine u. a.	Tabletten/Saft/Lösung	70-90	7	20 min	24	1 × 10 mg
Ebastin	Ebastel, Ebastin, Kestine	Tabletten	> 90	15-19	1-4 h	24	1 × 10-20 mg
Loratadin	Lorano, Lisino u. a.	Tabletten/Saft	-	3-20	1-3 h	24-48	1 × 10 mg
Mizolastin	Mizollen, Zolim	Tabletten	-	13	1 h	24	1 × 10 mg
3. Generation							
Desloratadin	Aerius	Tabletten/Schmelztabletten/Saft/Lösung	-	27	-	-	1 × 5 mg
Fexofenadin	Telfast u. a.	Tabletten	-	11-15	1-3 h	12-24	1 × 120-180 mg
Levocabastin	Livocab	Augentropfen	30-60	33-40	15 min	4	3 × 1 Tropfen
	Livostin	Nasenspray	60-80		30 min	12-24	3 × 2 Sprühstöße
Levocetirizin	Xusal, Xyzall, Sopra	Tabletten/Saft/Lösung	> 85	7	1 h	bis 32 h	1 × 5 mg

INN = International nonproprietary Names
HWZ = Halbwertszeit

topische Präparate für die Anwendung an der Nase und am Auge. Da diese gut verträglich sind und innerhalb von 15 min Wirkung zeigen, sind sie als Bedarfsmedikament einzusetzen.

Indikationen

Indikationen von Antihistaminika sind:
- allergische Rhinitis und Rhinokonjunktivitis (systemisch und topisch)
- systemische Mastozytose (systemisch)
- anaphylaktische Reaktion (systemisch, Präparate der 1. Generation)
- chronische Urtikaria (systemisch und topisch)

Glukokortikoide

Wirkprinzipien

Glukokortikoide zählen in ihrer natürlichen Form zu den Kortikoiden, den Steroidhormonen der Nebennierenrinde. Das physiologisch wichtigste Glukokortikoid ist Kortisol (= Hydrokortison). Neben ihren vielfältigen Wirkungen spielen die Entzündungshemmung und die Immunsuppression der Glukokortikoide eine besondere Rolle. In sehr viel höheren Dosen pharmakologisch angewendet hemmen sie, wie auch die synthetischen Glukokortikoide, die Proteinsynthese, vermindern die Antikörperproduktion des Immunsystems und unterdrücken Entzündungsvorgänge. Die antiallergische Wirkung beruht auf folgenden Effekten:
- der Veränderung der Genexpression von Entzündungszellen durch Bindung an intrazelluläre Rezeptorproteine
- der Hemmung der Synthese inflammatorischer Mediatoren (z. B. Zytokine, Prostaglandine, Leukotriene)
- der Steigerung der Synthese antiinflammatorischer Proteine (z. B. Lipocortin-1, adrenerge β-Rezeptoren)
- der Hemmung des Einstroms von Eosinophilen, Mastzellen, Basophilen, Lymphozyten oder Makrophagen
- der Verminderung der Schleimhauthyperreagibilität und der Reduktion der Gefäßpermeabilität und Schleimproduktion

Glukokortikoide, systemisch eingesetzt (Tab. 5.**7**), wirken hemmend auf die Früh- und Spätphase der allergischen Sofortreaktion. Zwei Wirkprinzipien müssen dabei unterschieden werden:
- eine direkt spezifische Wirkung am zytoplasmatischen Glukokortikoidrezeptor durch Dysregulation der Proteinbiosynthese, die erst Stunden nach der Erstapplikation eintritt
- ein rezeptorunabhängiger Mechanismus mit schnellem Wirkungseintritt

Die allergische Sofortreaktion wird dabei innerhalb von 5-10 min nach Applikation über eine Membranstabilisierung der Effektorzelle beeinflusst. Um eine solche Reaktion zu erzielen, bedarf es einer hoch dosierten parenteralen oder topischen Anwendung. Zur Vermeidung von Nebenwirkungen ist beim Einsatz topischer Glukokortikoide eine schlechte systemische Bioverfügbarkeit und eine kurze Eliminationshalbwertszeit erwünscht. Umgekehrt strebt man bei der systemischen Anwendung eine möglichst hohe Bioverfügbarkeit an, um eine möglichst exakte Dosierung zu erzielen.

> **MERKE**
>
> Wenn möglich, sollte die topische Applikation der systemischen Gabe vorgezogen werden.

Indikationen und Nebenwirkungen

Indikationen von Glukokortikoiden sind:
- allergische Rhinitis und Rhinokonjunktivitis
- allergisches Asthma bronchiale
- anaphylaktische Reaktionen
- Urtikaria, schweres Arzneimittelexanthem, schweres Ekzem
- atopisches Ekzem und andere chronische Ekzeme

Indikationen für eine *systemische Applikation* von Glukokortikoiden sind neben der ausgeprägten Symptomlage die Anstoßtherapie und lebensbedrohliche Situationen. Die in der breiten Bevölkerung gefürchteten Kortikoidnebenwirkungen sind in der Regel erst bei der systemischen Gabe hoher Dosen über einen längeren Zeitraum, mindestens von 7-14 Tagen, zu erwarten. Dennoch sind die Patienten auch über mögliche Unverträglichkeiten bei der kurzfristigen Einnahme eines Glukokortikoids zu informieren.

Um Nebenwirkungen (s. Tab. 5.**13**) vorzubeugen, sollte zunächst zu einer *topischen Anwendung* geraten werden. Bei dieser Art der Applikation findet man beim Einsatz moderner systemischer Präparate eine geringe Bioverfügbarkeit mit kurzen Eliminationshalbwertszeiten. Bestimmte Grenzdosen müssen dabei unbedingt eingehalten werden. Kommen hohe Initialdosen bei einer

5 Therapie allergischer Erkrankungen

Tab. 5.7 Systemisch wirksame Glukokortikoide.

INN	Handelsname	Darreichungsform	relative entzündungshemmende Wirkung, bezogen auf Hydrokortison =1	Wirkdauer (HWZ) (h)	Tagesdosis (mg)
Hydrocortison	Hydrocortison	i.v., Tabletten	1	8-12 (1-2)	30-200
Prednison	Decortin	Tabletten	4		5-10
		Suppositorium		(1,7-3)	
Prednisolon	Decortin H	i.v., Tabletten	4	12-36 (2,2)	5-10
Methylprednisolon	Urbason	i.v., Tabletten	5	(2-3)	8-80
Cloprednol	Syntestan	Tabletten	5	(2)	
Triamcinolon	Delphicort, Volon u.a.	i.v., Tabletten, Kristallsuspension	5	12-36 (2-3)	2-6
Dexamethason	Fortecortin u.a.	i.v., Tabletten	25-30	36-72 (2-5)	0,5-1,5
Betamethason	Celestamin, Celestan	i.v., Tabletten, Kristallsuspension	30	36-72 (6)	0,5-5

INN = International nonproprietary Names
HWZ = Halbwertszeit

Kurzzeittherapie zum Einsatz, sollte ein ausschleichendes Dosierungsschema gewählt werden. Bei einer Langzeittherapie bedarf es einer Erhaltungsdosis unter der Cushing-Schwelle. Um den zirkadianen Rhythmus der Kortisolsekretion so wenig wie möglich zu beeinflussen, ist die Einnahme des Glukokortikoids in den Morgenstunden zu empfehlen.

Rhinologika und Ophthalmika
Zur Behandlung der allergischen Rhinitis stellen die topischen Steroide (Tab. 5.8) neben den oralen Antihistaminika heute die Mittel der 1. Wahl dar. Bei mäßiger bis schwerer Symptomatik wirken diese Präparate besonders auf die nasale Obstruktion (Tab. 5.9). Die modernen topischen Steroide (Budesonid, Flunisolid, Fluocortinbutylester, Triamcinolonacetonid, Fluticasonpropionat, Mometasonfuroat) zeichnen sich in erster Linie durch eine gegenüber den klassischen Steroiden (Betamethason, Dexamethason, Hydrokortison, Prednisolon, Methylprednisolon) verbesserte Schleimhautpenetration und höhere Affinität zum intrazellulären Steroidrezeptor aus, bei geringer Bioverfügbarkeit und sehr niedrigem Risiko systemischer Nebenwirkungen. Patienten sollten über die Notwendigkeit einer regelmäßigen Anwendung und über einen verzögerten Wirkungseintritt nach Beginn der Therapie informiert werden:
- *bei intermittierenden Allergien:* Wirkungseintritt nach ca. 3-4 Tagen
- *bei persistierenden Allergien:* Wirkungseintritt erst nach ca. 2 Wochen

Führt eine lokale Therapie nicht zum Ziel, empfiehlt sich bei schweren Rhinitisformen und ausgeprägter nasaler Obstruktion die orale Glukokortikoidgabe. Bei Kindern, Schwangeren und Patienten mit bekannten Kontraindikationen ist die orale Therapieform jedoch zu vermeiden.

Medikamentöse Therapie

Tab. 5.8 Glukokortikoide: Rhinologika.

INN	Handelsname	Darreichungsform	HWZ (h)	Tagesdosis
Dexamethason	Dexa-Rhinospray N sine	Nasenspray	3-5	3-4 × 2 Hübe/Nasenöffnung
	Solupen sine Dexa Siozwo	Nasensalbe		3-4 × 1 cm Salbenstrang/Nasenöffnung
Beclometason	Beclomet, Beconase, Livocab u. a.	Nasenspray	3	2-4 × 1 Hub/Nasenöffnung
Budesonid	Budes, Budapp, Pulmicort	Nasenspray	2-3	2 × 1 Hub/Nasenöffnung
Flunisolid	Syntaris	Nasenspray	1-2	2-3 × 2 Hübe/Nasenöffnung
Triamcinolonacetonid	Rhinisan, Nasacort u. a.	Nasenspray	2-3	1-2 × 2 Hübe/Nasenöffnung
Fluticason	Flutide Nasal, Avamys, Flutica-Teva	Nasenspray	8	1-2 × 2 Hübe/Nasenöffnung
Mometason	Nasonex	Nasenspray	6	1 × 2-4 Hübe/Nasenöffnung

INN = International nonproprietary Names
HWZ = Halbwertszeit

Tab. 5.9 Symptomorientierter Einsatz von Antiallergika bei der Rhinokonjunktivitis.

	Nasenatmungsbehinderung	Rhinorrhö	Niesattacken	Niesreiz	Augensymptome	Entzündung
orale Antihistaminika						
• sedierend	+/-	+	+	+	+	?
• nicht/kaum sedierend	+/-	+	+	+	+	+/-
intranasale Antihistaminika	+/-	+	+	+	?	+/-
Dekongestiva	+	?	?	?	?	?
intranasale Kortikoide	+	+	+	+	+/-	+
orale Kortikoide	+	+	+	+/-	+	+
intranasale Cromone	+/-	+/-	+/-	+/-	?	+/-
intranasale Anticholinergika	?	+	?	?	?	?
Leukotrienrezeptorantagonisten	+	+	+/-	+/-	+/-	+

+   = signifikante Verbesserung
+/- = geringfügige Verbesserung
?   = fragliche Verbesserung

5 Therapie allergischer Erkrankungen

> **MERKE**
>
> Depot-Präparate oder Retard-Tabletten sollten generell nicht zum Einsatz kommen, da sie kaum steuerbar sind und die endogene Kortisolsekretion der Nebennierenrinde supprimieren.

Da in vielen Fällen eine Kombination aus allergischer Rhinitis und Konjunktivitis besteht, sollten neben der topischen Behandlung der Nasenschleimhaut auch die Konjunktivitissymptome Rötung, Juckreiz und Tränenfluss der Augen topisch mit Glukokortikoiden behandelt werden (Tab. 5.**10**).

Inhalative Antiasthmatika

Die lungenwirksamen inhalativen Glukokortikoide (Tab. 5.**11**) bewirken neben der bereits oben beschriebenen antiinflammatorischen Wirkung eine Verbesserung des Ansprechens bronchodilatatorischer Medikamente. Eine deutliche Besserung asthmatischer Beschwerden kann, je nach Schweregrad, bereits mit einer Dosis von 20-60 mg Prednisolonäquivalent pro Tag erreicht werden. Bei einem akuten Asthmaanfall sollten initial 100-250 mg Prednisolonäquivalent i.v. verabreicht werden. Als Nebenwirkung bei der

Tab. 5.**10** Glukokortikoide: Ophthalmika.

INN	Handelsname	Darreichungsform	HWZ (h)	Tagesdosis
Dexamethason	Isopto-Dex, Dexa-sine, DexaposSpersadex u. a.	Augentropfen, Augensalbe	3-5	4-6 × 1 Tropfen
Fluorometholon	Fluoro-Ophthal, Fluoropos, Efflumidex	Augentropfen	2	2-4 × 1-2 Tropfen
Prednisolon	Inflanefran, Predni-POS, Ultracortenol	Augentropfen, Augensalbe	2,5	2-6 × 1-2 Tropfen
Hydrokortison	Hydrocortison-POS, Ficortril	Augensalbe	1,5	2-3 × 1 cm Salbenstrang
Rimexolon	Vexol	Augentropfen	1-2	4 × 1 Tropfen
Loteprednol	Lotemax	Augentropfen	3	4 × 1-2 Tropfen

INN = International nonproprietary Names
HWZ = Halbwertszeit

Tab. 5.**11** Glukokortikoide: inhalative Antiasthmatika.

INN	Handelsname	Darreichungsform	HWZ (h)	Tagesdosis (mg)
Beclometason	Sanasthmax, Junik, Ventolair u. a.	Dosieraerosol, einzeldosierte Pulver	3	2 × 0,2-0,5
Budesonid	Budecort, Pulmicort, Symbiocort u. a.	Dosieraerosol, einzeldosierte Pulver	3	2 × 0,2-0,4
Fluticason	Flutide, Atemur	Dosieraerosol, einzeldosierte Pulver	3	2 × 0,25-0,5
Ciclesonid	Alvesco	Dosieraerosol	45 min	1 × 0,16
Mometason	Asmanex	einzeldosierte Pulver	6	1-2 × 0,2

INN = International nonproprietary Names
HWZ = Halbwertszeit

Inhalation von Glukokortikoiden findet man häufiger neben Heiserkeit (Vocal Cord Dysfunction) eine Soorinfektion in Mund und Rachen (s. Tab. 5.**13**). Ähnlich wie bei der allergischen Rhinitis sollte auch bei der Glukokortikoiddauertherapie pulmonaler Allergien den inhalativen Präparaten gegenüber den oralen Glukokortikoiden der Vorzug gegeben werden.

Externa
Chronische Ekzeme, speziell das atopische Ekzem, stellen eine klassische Indikation für den Einsatz topischer Glukokortikoide an der Haut dar. Je nach Eindringtiefe und Penetration der einzelnen Hautschichten unterteilt man die verschiedenen Substanzen in 4 Klassen (Tab. 5.**12**). Diese Klassifizierung orientiert sich am Auftreten unerwünschter lokaler Reaktionen, insbesondere bei längerer Anwendung.

MERKE

Prinzipiell sollten topische Glukokortikoide an der Haut nur kurzfristig eingesetzt werden. Werden mehr als 20 % der Körperoberfläche mit stark wirksamen Glukokortikoiden behandelt, ist mit systemischen Nebenwirkungen zu rechnen (Tab. 5.**13**).

Gleiches gilt für die Therapie entzündeter Hautpartien und intertriginöser Areale, da hier eine erhöhte Resorption besteht. Generell sollte bei Ekzemen eine frühzeitige topische Kortikoidtherapie eingeleitet werden, diese dann jedoch, je nach Befund, wieder zügig beendet und auf eine geeignete Hautpflege umgestellt werden. Die verschiedenen Formen der Urtikaria, das schwere Arzneimittelexanthem und ausgeprägte Ekzemformen sind Indikationen für die Verabreichung systemischer Glukokortikoide. Am häufigsten werden nicht fluorierte Glukokortikoide, wie Prednisolon oder Methylprednisolon, in niedriger (20-60 mg) oder höherer Dosierung (80-100 mg) eingesetzt. Gegen Ende der Therapie sollte auch hier ein geeignetes ausschleichendes Dosierungsschema zum Einsatz kommen.

Mastzellstabilisatoren

Wirkungsweise
Als Mastzellstabilisatoren wirken DNCG und Nedocromil-Natrium über eine Stabilisierung der Mastzellmembran und eine Hemmung der Freisetzung von Entzündungsmediatoren. Nedocromil besitzt im Vergleich zu DNCG eine höhere klinische Wirksamkeit und in vitro eine größere antiallergische und antiinflammatorische Wirkung. Es verhindert nicht nur die Freisetzung von Mediatoren aus Mastzellen der Mukosa, sondern auch die Aktivierung von Eosinophilen, Neutrophilen und Makrophagen sowie die Akkumulation von Mastzellen und Eosinophilen in der Nasenschleimhaut. Hierdurch wird nicht nur die Früh-, sondern auch die Spätphase der allergischen Entzündungsreaktion gehemmt. Da Cromone kaum enteral resorbiert werden (zu ca. 1 %), stehen sie nur als topisch applizierbare Präparate zur Verfügung. Die maximale Wirkung der Cromoglicinsäure tritt erst nach 2-4 Wochen ein. Daher eignet sich die Substanz zur Prophylaxe des schwachen allergischen Asthma bronchiale und zur Prophylaxe bzw. Therapie der leichtgradigen allergischen Rhinokonjunktivitis, nicht jedoch zur Behandlung allergischer Beschwerden in der Akutphase. Um eine Wirkung zu erzielen, müssen manche Präparate (DNCG) bis zu 4 × täglich angewendet werden, was eine hohe Compliance erfordert (Tab. 5.**14**). Grund dafür ist die kurze Wirkdauer von nur 2-3 h.

MERKE

Im Vergleich zu topischen bzw. oralen Antihistaminika und topischen Glukokortikosteroiden haben Cromone eine nur schwache Wirkung.

Nebenwirkungen
Nebenwirkungen sind selten; gelegentlich finden sich lokales Brennen, Epistaxis, Niesreiz, Kopfschmerzen, Geschmacksirritationen oder Übelkeit.

Indikationen
Indikationen von Mastzellstabilisatoren sind:
- schwaches allergisches Asthma bronchiale
- allergische Rhinokonjunktivitis

Dekongestiva

Wirkungsweise
In Form von abschwellenden Nasentropfen (z. B. Xylometazolin, Naphazolin oder Oxymetazolin; Tab. 5.**15**) bewirken die α-Sympathomimetika über die Stimulation adrenerger $α_1$- und $α_2$-Rezeptoren an den Gefäßen der Nasenschleimhaut eine Verminderung des Blutvolumens und des Blutflusses und führen hierdurch zu einer raschen Reduktion der nasalen Obstruktion. Verglichen mit kortiko-

Tab. 5.12 Glukokortikoide: Externa.

INN	Handelsname	Darreichungsform	Konzentrationsbereich (%)
Klasse 1 (schwache Wirkung)			
Hydrokortison	Alfason, Ebenol, Linolacort u. a.	Creme, Salbe, Lotion, Lösung	0,5-1,0
Prednisolon	Linola-H N u. a.	Creme, Salbe	0,25-0,4
Klasse 2 (mittelstarke Wirkung)			
Clobetasonbutyrat	Emovate	Creme, Salbe	0,05
Aclometason	Delonal	Creme, Salbe	0,05
Flumetason	Cerson, Locacorten, Locasalen	Creme, Salbe, Lösung	0,02
Triamcinolonacetonid	Volon A, Delphicort u. a.	Creme, Salbe, Lotion, Lösung	0,025-0,1
Fluprederniden	Decoderm	Creme, Salbe, Paste, Tinktur	0,05-0,1
Klasse 3 (starke Wirkung)			
Methylprednisolon	Advantan	Creme, Salbe, Fettsalbe, Lösung, Milch	0,1
Prednicarbat	Dermatop u. a.	Creme, Salbe, Fettsalbe, Lösung	0,25
Desoximetason	Topisolon	Salbe, Fettsalbe	0,25
Fluocinolon	Jellin u. a.	Creme, Salbe, Lösung	0,025-0,05
Mometason	Ecural, Elocon	Salbe, Fettcreme	0,1
Betamethason	Celestan V	Creme, Salbe, Gel, Lösung	0,05-0,1
Diflorason	Florone crinale	Lösung	0,01
Fluocinonid	Topsym	Creme, Salbe, Lösung	0,05
Amcinonid	Amciderm	Creme, Salbe, Fettsalbe, Lotion	0,1
Difluocortolon	Nerisona	Creme, Salbe, Fettsalbe	0,1
Klasse 4 (sehr starke Wirkung)			
Clobetasol	Dermoxin u. a.	Creme, Salbe, Fettsalbe, Lösung, Lotion	0,05

INN = International nonproprietary Names

Tab. 5.13 Nebenwirkungen der Glukokortikoide.

	Kurzfristige Therapie	Langfristige Therapie
systemisch	• Steroidakne • Hypertonie, Flush • Glaukom • gastroduodenales Ulkus • Katarakt, Depression, Psychose, Striae	• Nebennierenrindensuppression • Cushing-Syndrom • Steroiddiabetes • Osteoporose • Wachstumshemmung • Immunsuppression
topisch		
• Nase	• Brennen • Trockenheit • Niesanfälle	• Epistaxis und Verkrustung • Septumperforationen • Geruchs- und Geschmacksstörung
• Lunge		• Soorinfektion • Heiserkeit • Schleimhautatrophien • Osteoporose
• Auge		Katarakt, Glaukom
• äußere Haut		Hautatrophien

Tab. 5.14 Mastzellstabilisatoren.

INN	Handelsname	Darreichungsform	Bioverfügbarkeit (%)	HWZ	Wirkeintritt	Wirkdauer	Tagesdosis
Cromoglicinsäure (DNCG)	Allergo Comod, Intal, Lomupren, Opticrom, Allergoval u. a.	Kapseln	1	80 min	15 min		
		Augentropfen	0,03				4 × 1 Tropfen
		Nasenspray	7				
		Dosieraerosol	8				
Nedocromil	Irtan	Augentropfen	2-3	1,5-3 h	1 Woche		2-4 × 1 Tropfen
	Tilade	Dosieraerosol	2-9				
Lodoxamid-Trometamol	Alomide	Augentropfen		8 h	3 Tage		4 × 1 Tropfen
Olopatadin	Opatanol	Augentropfen		3 h	30 min	8 h	2 × 1 Tropfen
Epinastin	Relestat	Augentropfen		12 h	3-5 min	8 h	2 × 1 Tropfen
Ketotifen	Ketotifen-Heumann, Ketotifen-ratio, Zaditen u. a.	Tabletten/Kapseln/Lösung/Sirup/Augentropfen	80	20 h	8-12 Wochen!	< 12 h	

INN = International nonproprietary Names
HWZ = Halbwertszeit

Tab. 5.15 Dekongestiva (α-Sympathomimetika).

INN	Handelsname	Darreichungsform	Bioverfügbarkeit	HWZ (h)	Wirkeintritt (min)	Wirkdauer (h)	Tagesdosis
Oxymetazolin	Nasivin u. a.	Nasentropfen	gut	5-8	5-10	< 12	2-3 × 1-2 Tropfen
		Nasenspray					2-3 × 1 Hub
Xylometazolin	Otriven, Olynth u. a.	Nasentropfen	gut		5-10	6-8	2-3 × 1 Tropfen
		Nasenspray					2-3 × 1 Hub
		Nasengel					2-3 × 1 Tropfen
Tramazolin	Rhinospray, Ellatun	Nasenspray, Nasentropfen			5	8-10	3 × 1 Hub

INN = International nonproprietary Names
HWZ = Halbwertszeit

idhaltigen Rhinologika werden andere Symptome der allergischen Rhinitis nicht beeinflusst. Steht bei Rhinitikern die nasale Obstruktion im Vordergrund, sind Dekongestiva zu Beginn der Behandlung und als Begleittherapie zu topischen Kortikoiden für einen kurzen Zeitraum (maximal 10-14 Tage) indiziert.

Nebenwirkungen
Orale, systemisch wirkende Dekongestiva (z. B. Pseudoephedrin, Phenylpropanolamin) sind bei der allergischen Rhinitis im Erwachsenenalter möglich, haben jedoch häufig Nebenwirkungen, wie Tachykardie, Unruhe, Schlaflosigkeit und Hypertonie.

MERKE

Unerwünschte Phänomene der topischen Sprays sind vor allem Rebound-Effekte, die zu einer Dosissteigerung und folglich zu einer Rhinitis medicamentosa führen können (s. Kapitel 6, S. 302).

Häufig enthalten Nasentropfen Konservierungsmittel, die die Mukosa zusätzlich schädigen. Vor allem Benzalkoniumchlorid hat zusätzlich ein nicht zu unterschätzendes sensibilisierendes Potenzial.

Indikationen
Indikationen von Dekongestiva sind:
- allergische Rhinitis und Rhinokonjunktivitis
- akute mikrobielle Rhinitis

$β_2$-Sympathomimetika

Einteilung
Im akuten Stadium eines Asthmaanfalls werden *kurz wirksame $β_2$-Sympathomimetika* (Tab. 5.**16**) inhalativ, oral, subkutan oder i.v. zur raschen Bronchodilatation, Steigerung der mukoziliären Clearance und Hemmung der Freisetzung allergischer Mediatoren aus Mastzellen eingesetzt. Nach Inhalation wirken sie bereits nach wenigen Minuten; ihre Wirkdauer beträgt bis zu 5 h.

Lang wirksame $β_2$-Sympathomimetika sollten bei Asthmatikern eingesetzt werden, die nicht effektiv mittels inhalierbarer Glukokortikoide therapierbar sind. Bei vergleichbar schnellem Wirkeintritt sind diese Präparate aufgrund der langen Wirkdauer von mindestens 12 h besonders gut zur nächtlichen Asthmaanfallsprophylaxe geeignet. Insofern haben sich bei Patienten mit schlechter Asthmakontrolle inhalative Kombinationstherapien, bestehend aus einem Glukokortikoid und einem $β_2$-Sympathomimetikum, wie Fluticason/Salmeterol oder Budesonid/Formoterol, bewährt.

Nebenwirkungen
Potenzielle Nebenwirkungen der $β_2$-Sympathomimetika sind Tachykardie, Tremor, Kopfschmerzen, Muskelkrämpfe und Hypokaliämie.

Tab. 5.16 β2 Sympathomimetika.

INN	Handelsname	Darreichungsform	Bioverfügbarkeit (%)	HWZ (h)	Wirkeintritt	Wirkdauer (h)
kurz wirkend						
Salbutamol	Sultanol u. a.	Dosieraerosol, Inhalationslösung, Tabletten	25	2–7	5–15 min	3-6
Fenoterol	Berotec	Dosieraerosol	1,5	3	5–10 min	3-5
Terbutalin	Bricanyl, Aerodur u. a.	Dosieraerosol	10–15	3–4	5–10 min	3-6
		Kapseln			1–2 h	
		Tabletten				
		Ampullen			30 min	
Reproterol	Bronchospasmin	Ampullen		1–2		4-6
lang wirkend						
Bambuterol	Bambec	Tabletten	10–12	10	2–3 h	24
Clenbuterol	Spiropent	Tabletten, Lösung	100	1 (34) biphasische Elimination	30 min	14
Formoterol	Foradil, Oxis u. a.	Dosieraerosol	65	2–3 (5–8) biphasische Elimination	1–3 min	12
Salmeterol	Aeromax, Serevent	Dosieraerosol		3,5	10–20 min	12

INN = International nonproprietary Names
HWZ = Halbwertszeit

Indikationen

Indikationen von β₂-Sympathomimetika:
- allergisches Asthma bronchiale
- anaphylaktische Reaktionen

Anticholinergika

Wirkungsweise

Anticholinergika (Muskarinrezeptorantagonisten, Parasympatholytika) wirken über eine kompetitive Hemmung der muskarinen cholinergen Rezeptoren sowohl in der Nasenschleimhaut als auch in den Bronchien. Die Substanzgruppe (Ipratropiumbromid, Tiotropiumbromid) zeichnet sich dadurch aus, dass sie nur sehr schwer die Schleimhäute penetriert und dadurch nur topisch zum Einsatz kommen kann. Praktisch bedeutet dies, dass es bei einer inhalativen Anwendung zu einer zeitlich deutlich verzögerten Bronchodilatation kommt (erst nach 30-60 min), was den Einsatz dieses Medikaments bei einer asthmatischen Akutsituation ausschließt. Wendet man Anticholinergika bei der allergischen Rhinitis topisch nasal an, so werden die Azetylcholinrezeptoren der Drüsenzellen in der Nasenschleimhaut gehemmt, und es kommt zu einer kurzfristigen Minderung einer nasalen Hypersekretion.

Nebenwirkungen

Bei einer längeren Anwendung finden sich gehäuft Mundtrockenheit oder trockene Nasenschleimhäute, was dann zu Epistaxis und Borkenbildung in der Nase führen kann.

Indikationen

Die Indikationen von Anticholinergika sind:
- Rhinorrhö bei allergischer und nicht allergischer Rhinitis
- chronisch obstruktive Lungenerkrankung

Leukotrienrezeptorantagonisten

Leukotriene, gebildet aus der Arachidonsäure, sind nicht nur wichtige Mediatoren im lokalen Gewebestoffwechsel, sondern spielen auch an der Entstehung der Entzündungsreaktion bei Asthma bronchiale eine entscheidende Rolle. Speziell die Zysteinylleukotriene (LTC_4, LTD_4, LTE_4) sind für die Inflammation, Bronchokonstriktion und bronchiale Hyperreagibilität verantwortlich. Der Leukotrienrezeptorantagonist Montelukast (Singulair) bindet an den in den Atemwegen vorhandenen $Cys-LT_1$-Rezeptor und verhindert dadurch kompetitiv die Bindung der Zysteinylleukotriene an ihren Rezeptor (Tab. 5.**17**).

Indikationen

Indikationen von Leukotrienrezeptorantagonisten sind:
- Asthma bronchiale
- allergische Rhinitis
- Urtikaria, atopische Dermatitis

Einsatz findet dieses Medikament als ergänzende Therapie bei Patienten mit leichtem bis mittelgradigem Asthma bronchiale, die trotz inhalierbarem Glukokortikoid und bedarfsweiser Anwendung kurz wirksamer $β_2$-Sympathomimetika eine schlechte Symptomkontrolle aufweisen (s. auch Kapitel 3, S. 44). Bei Kindern werden Leukotrienrezeptorantagonisten als Monotherapie in der Asthmastufe 2 empfohlen, wenn inhalierbare Steroide nicht eingesetzt werden können. Bei kindlichem Asthma (Stufe 3-4) wird es gleichfalls ergänzend zu inhalativen Kortikoiden verabreicht. Zugelassen ist es bei Kindern ab 6 Monaten; es wird oral verabreicht. Seit kurzem ist Montelukast auch zur Behandlung der allergischen Rhinitis zugelassen. Ebenfalls wirksam ist die Substanz bei der Urtikaria und der atopischen Dermatitis.

Nebenwirkungen

Als Nebenwirkungen können neben Kopf- und Bauchschmerzen, Husten, Diarrhö, Dyspepsie und Fieber auftreten.

Theophyllin

Wirkungsweise

Als Asthmatherapeutikum wirkt das Medikament durch die Hemmung der Phosphodiesterase mit der Folge einer Erhöhung des intrazellulären zyklischen Adenosinmonophosphat (cAMP). Durch eine Bronchodilatation, durch die Steigerung der mukoziliären Clearance und die Hemmung der Freisetzung von inflammatorischen Mediatoren kommt es zur Verbesserung der Lungenfunktion. In Bezug auf die Bronchodilatation wirkt Theophyllin schwächer als die $β_2$-Sympathomimetika und Anticholinergika.

Indikationen

Indikationen von Theophyllin sind:
- Status asthmaticus
- chronisches Asthma bronchiale
- chronisch-obstruktive Lungenerkrankung

Indiziert ist Theophyllin bei Asthmatikern, die mittels inhalierbarer Glukokortikoide und $β_2$-Sympathomimetika keine ausreichende Symptomkontrolle erfahren.

> **MERKE**
> Theophyllin ist nach wie vor eines der wichtigen Basistherapeutika zur Behandlung des Status asthmaticus und sollte in jedem Notfallkoffer vorhanden sein.

Tab. 5.**17** Leukotrienrezeptorantagonisten.

INN	Handelsname	Darreichungsform	Bioverfügbarkeit (%)	HWZ (h)	Tagesdosis (mg)
Montelukast	Singulair	Tabletten	64	2,7-5,5	1 × 10

INN = International nonproprietary Names
HWZ = Halbwertszeit

Nebenwirkungen

Nebenwirkungen können sein:
- Tremor
- Schlaflosigkeit
- Refluxösophagitis
- Tachyarrhythmien
- Hypokaliämien
- Hyperglykämien
- Krämpfe

Patienten mit koronarer Herzerkrankung oder einer Herzinsuffizienz stellen eine Risikogruppe dar, da Theophyllin schwere Herzrhythmusstörungen auslösen kann. Aufgrund der geringen therapeutischen Breite ist besonders bei Risikopatienten eine Therapiekontrolle durch die Bestimmung des Serumspiegels indiziert.

Anti-IgE-Antikörper

Wirkungsweise

Aufgrund der Schlüsselrolle, die IgE bei der allergischen Früh- und Spätreaktion spielt, bieten sich monoklonale Anti-IgE-Antikörper als Therapieoption an. Der einzige, bisher zur Verfügung stehende Anti-IgE-Antikörper ist Omalizumab (Xolair). Er richtet sich gegen ein Epitop im Fc-Teil von IgE. Omalizumab bildet mit frei zirkulierenden IgE-Antikörpern einen Komplex und verhindert somit die Bindung von IgE an den IgE-Rezeptor der Mastzelle.

Indikationen

Die Zulassung des Wirkstoffs ist als Zusatztherapie auf Patienten ab 12 Jahren mit schwerem, persistierendem allergischem Asthma beschränkt. Gefordert sind ein positiver Hauttest und eine Therapieresistenz trotz inhalativer Glukokortikoid- und β_2-Sympathomimetikatherapie. Ein therapeutischer Nutzen ist nur wahrscheinlich, wenn der Basis-IgE-Wert des Patienten höher als 76 I.E./ml liegt. Da vom Organismus ständig IgE gebildet wird, muss Omalizumab alle 2-4 Wochen subkutan injiziert werden. Dabei richten sich die Dosierung und das Dosierungsintervall nach dem IgE-Basiswert und dem Körpergewicht des Patienten. Die mittlere Eliminationshalbwertszeit liegt bei 26 Tagen.

Nebenwirkungen

Die am häufigsten auftretenden Nebenwirkungen sind Kopfschmerzen und Reaktionen an der Injektionsstelle sowie gelegentlich Schwindel, Müdigkeit, Husten, Pruritus, Gewichtszunahme, Übelkeit und Diarrhö.

> **MERKE**
>
> Angesichts der hohen Therapiekosten, die sich bei einer Dosierungsspanne von 75-375 mg zwischen ca. 260 und ca. 1300 € bewegen, ist eine Anwendung von Omalizumab nur dann gerechtfertigt, wenn alle herkömmlichen Therapiemaßnahmen keinen ausreichenden Erfolg gezeigt haben.

Antiallergische Therapie in der Schwangerschaft und bei Kindern

Kinder

Mittel der Wahl zur Therapie von leichten bis mittelschweren Beschwerden bei allergischer Rhinitis sind ab dem 2. Lebensjahr die nicht sedierenden *Antihistaminika* und *Mastzellstabilisatoren*. Dabei ist den Antihistaminika der Vorzug zu geben, da sie zuverlässiger wirken und aufgrund der nur 1-2 × täglichen Applikation im Vergleich zu 3-4 Applikationen bei den Mastzellstabilisatoren zu einer besseren Compliance führen. Sofern von den Kindern akzeptiert, empfiehlt sich die topische Applikation. Sie hat gegenüber der oralen Gabe den Vorteil, dass mit geringen Wirkstoffmengen pro Sprühstoß therapiert werden kann und damit die Gefahr systemischer Nebenwirkungen praktisch ausgeschlossen ist.

Wenn bei stärkeren Beschwerden *Glukokortikoide* notwendig werden, sollte wegen der bekannten Nebenwirkungen ebenso die topische Applikation bevorzugt werden. Die Dosierungen sind auf jeden Fall mit einem Pädiater abzusprechen.

Leukotrienrezeptorantagonisten können bei Kindern ab 6 Jahren eingesetzt werden, insbesondere bei gleichzeitig vorliegendem Asthma bronchiale.

> **MERKE**
>
> Besondere Vorsicht ist bei der Anwendung von topischen *α-Sympathomimetika* geboten, die bei Überdosierung insbesondere bei Säuglingen und Kleinkindern schnell zu Atemstörungen und komatösen Zuständen führen können.

Schwangerschaft

Allergische Erkrankungen in der Schwangerschaft können in den meisten Fällen mit topischen oder oralen Antihistaminika, Cromoglicinsäure und topischen Glukokortikoiden gut behandelt werden.

Die am besten untersuchten *Antihistaminika* sind Loratadin und Cetirizin. Es konnten im 1. Trimenon keine teratogenen Eigenschaften beobachtet werden. Auch die im 2. und 3. Trimenon bei den älteren sedierenden Antihistaminika beschriebenen Entzugssymptome, wie Zittrigkeit beim Neugeborenen nach lang dauernder Therapie, wurden bisher nicht beschrieben.

Der *Mastzellstabilisator* Cromoglicinsäure zeigte in Studien keine teratogenen oder entwicklungstoxischen Effekte. Somit kann er während der gesamten Schwangerschaft als unbedenklich eingestuft werden.

Bei den topischen *Glukokortikoiden* liegen die meisten Erfahrungen für Budesonid vor, gefolgt von Beclometason und Fluticason. Sie können während der gesamten Schwangerschaft appliziert werden. Eine orale Therapie mit Glukokortikoiden sollte mit Prednison oder Prednisolon erfolgen. Eine Analyse aller bisher veröffentlichen Studien zeigte eine Assoziation zwischen der oralen Therapie im 1. Trimenon und Gaumenspalten mit oder ohne Lippenbeteiligung bei nicht erhöhter Gesamtfehlbildungsrate. Neuere Studien konnten diesen Zusammenhang nicht bestätigen. Dennoch sollte sicherheitshalber in der sensiblen Phase zwischen der 8. und 11. Schwangerschaftswoche eine Dosis von täglich 10 mg nicht überschritten werden. Im 2. und 3. Trimenon kann es in Abhängigkeit von Therapiedauer, Dosis und Indikation zur intrauterinen Wachstumsretardierung (IUGR), zur Frühgeburt sowie zur vorübergehenden Hypoglykämie, Hypotonie und zu Elektrolytstörungen beim Neugeborenen kommen.

Als *Dekongestiva* der Wahl kommen Xylometazolin und Oxymetazolin infrage. Sie zeigten während der gesamten Schwangerschaft keine teratogenen oder fetotoxischen Wirkungen. Die Anwendung sollte prinzipiell auf 8-10 Tage beschränkt bleiben. Bei der Rhinopathia gravidarum kann auch die nasale Anwendung von isotoner Kochsalzlösung eine Verbesserung der Symptomatik herbeiführen.

---- MERKE ----

Der Leukotrienrezeptorantagonist *Montelukast* sowie der Anti-IgE-Antikörper *Omalizumab* sind in der Schwangerschaft nicht anzuwenden, da bisher zu wenige Erfahrungen vorliegen.

Das β_2-*Sympathomimetikum* der Wahl ist in der Asthmatherapie das schnell und kurz wirksame Salbutamol. Umfangreiche Studien im 1. Trimenon ergaben keine Hinweise auf teratogene Wirkungen. Auch im 2. und 3. Trimenon wurden keine negativen Auswirkungen auf den Fetus oder das Neugeborene beobachtet. Allerdings muss in den letzen 2 Tagen vor der Entbindung daran gedacht werden, dass eine tokolytische Wirkung auftreten kann und fetale Hypoglykämien und Tachykardien möglich sind.

Theophyllin kann in der gesamten Schwangerschaft gemäß dem Stufenplan der Asthmatherapie eingesetzt werden. Im 1. Trimenon wurden keine teratogenen Wirkungen gesehen. Erst in der Spätschwangerschaft ist eine Zunahme der fetalen Atembewegungen (ohne klinische Relevanz) beschrieben. Einige Neugeborene zeigten Zittrigkeit, Tachykardie und Erbrechen. Es sollte daher die niedrigste therapeutisch sinnvolle Serumkonzentration, in der Regel 8-12 µg/ml, angestrebt werden.

Tab. **5.18** fasst die in Schwangerschaft und bei Kindern geeigneten antiallergischen Medikamente zusammen.

---- FAZIT ----

Die symptomatische antiallergische Therapie zielt auf die Blockade der allergischen Entzündungsreaktion in verschiedenen Phasen. Heute aufgrund der fehlenden Sedierung und des verbesserten Wirkprofils bevorzugt verwendete *Antihistaminika* der 3. Generation wirken innerhalb weniger Minuten und haben eine Wirkdauer von über 24 h. Sie werden topisch oder systemisch bei histamindominierten allergischen Krankheitsbildern, wie Rhinokonjunktivitis, Asthma und Urtikaria, und bei Allgemeinreaktionen eingesetzt.

Entzündungshemmung und Immunsuppression stehen bei den *Glukokortikoiden* im Vordergrund. Sie hemmen mit verzögertem Wirkeinsatz einerseits die Früh- und Spätphase der allergischen Sofortreaktion, andererseits die zellvermittelte Spätreaktion. Dies erklärt ihr breites Einsatzspektrum von Asthma, Rhinosinusitis und Dermatitis bis hin zur anaphylaktischen Reaktion. Die modernen topischen Steroide für die Atemwege besitzen nur noch ein geringes Risiko systemischer Nebenwirkungen und unterstützen neben der Antiinflammation das

Medikamentöse Therapie

Tab. 5.18 In der Schwangerschaft und bei Kindern einsetzbare antiallergische Medikamente.

	Schwangerschaft	Kinder
Antihistaminika	1. Wahl: Loratadin und Cetirizin	ab 2 Jahren
Kortikoide		
• oral	1. Wahl: Prednison und Prednisolon Erhaltungsdosis zwischen 8. und 11. SSW: maximal 10 mg/Tag	alle Altersstufen
• Rhinologika	1. Wahl: Budesonid, auch Beclometason und Fluticason	ab 4 Jahren
• Ophthalmika	unproblematisch	alle Altersstufen
• inhalative Antiasthmatika	1. Wahl: Budesonid, auch Beclometason und Fluticason	ab 5 Jahren
• Externa	unproblematisch bei kleinflächiger Anwendung	alle Altersstufen
Mastzellstabilisatoren	1. Wahl: Cromoglicinsäure	ab 2 Jahren
Dekongestiva	1. Wahl: Xylometazolin, Oxymetazolin	alle Altersstufen Konzentration beachten!
β2-Sympathomimetika	1. Wahl: Salbutamol	alle Altersstufen
Leukotrienrezeptorantagonisten	nicht verwenden	ab 6 Monaten
Theophyllin	nur bei zwingender Indikation	ab 1 Jahr
Anti-IgE-Antikörper	nicht verwenden	ab 12 Jahren

SSW = Schwangerschaftswoche

Ansprechen bronchodilatatorischer Medikamente. Die Auswahl topischer Steroide zur Therapie von Ekzemen orientiert sich an der Eindringtiefe, der Hautpenetration und der Wirkpotenz.

Mastzellstabilisatoren sind nur topisch applizierbar und besitzen kaum Nebenwirkungen. Mehrmals täglich angewendet tritt ihre maximale Wirkung erst nach 2-4 Wochen ein. Da ihre antiallergische Wirkung schwach ist, kommen sie nur bei leichten allergischen Erkrankungen der Nase und der Lunge zum Einsatz.

Dekongestiva in Form abschwellender Nasentropfen führen über eine Vasokonstriktion zu einer starken Reduktion der nasalen Obstruktion. Wegen der Gefahr einer Rhinitis medicamentosa ist ihre Anwendung auf maximal 10 Tage begrenzt.

Kurz wirksame *β2-Sympathomimetika* werden im akuten Asthmaanfall eingesetzt; sie wirken nach wenigen Minuten; ihre Wirkdauer beträgt bis zu 5 h. Lang wirksame β2-Sympathomimetika mit einer Wirkdauer bis zu 12 h werden bei schlechter Asthmakontrolle mit Glukokortikoiden kombiniert. Die additive Gabe von *Leukotrienrezeptorantagonisten* hat sich bei Patienten mit leicht- bis mittelgradigem Asthma bronchiale und allergischer Rhinitis, aber auch mit Urtikaria und atopischer Dermatitis durchgesetzt.

Die kostenintensive subkutane Injektion der *Anti-IgE-Antikörper* ist als Add-on-Therapie auf das schwere allergische Asthma beschränkt.

Spezifische Immuntherapie

C. Bachert und W. Heppt

Das Ziel der spezifischen Immuntherapie ist das Erreichen einer über die Therapiedauer hinaus anhaltenden Toleranz gegenüber den eingesetzten Allergenen. Die spezifische Immuntherapie verändert damit den Verlauf der Erkrankung und ist als kausale Therapie zu verstehen; sie ist den symptomatischen Therapieansätzen (pharmakologische Therapie) in Wirkstärke und -dauer deutlich überlegen, ihre gesundheitsökonomische Sinnhaftigkeit produktbezogen erwiesen. Bei Kindern scheint die spezifische Immuntherapie zudem teilweise zu einer Verhinderung von Asthma und Neusensibilisierungen zu führen.

Die spezifische Immuntherapie wird heute unterteilt in die subkutane und die sublinguale Immuntherapie; intranasale oder orale Applikationsformen sind klinisch nicht effektiv. Die Ansprüche an die Studien zum Nachweis des Therapieeffekts und der Verträglichkeit sind in den letzten Jahren ständig gestiegen und mit den Voraussetzungen für die Zulassung ähnlicher Präparate noch vor wenigen Jahren nicht vergleichbar. Heute liegen für viele Produkte keine Studien mit ausreichend großen Patientengruppen und hohen Standards bei der Durchführung vor, die den Nachweis der Wirksamkeit tatsächlich erbringen.

> **MERKE**
>
> Daher ist bei der Auswahl eines individuellen Präparats zur spezifischen Immuntherapie – ungeachtet der Applikationsform – darauf zu achten, dass dessen Wirksamkeit in doppel-blinden, placebokontrollierten randomisierten Studien nachgewiesen ist. Die Zulassung durch das Paul-Ehrlich-Institut ersetzt diesen Nachweis besonders bei älteren Präparaten nicht.

Subkutane oder sublinguale Immuntherapie?

Allergenkonzentrationen und -produkte zur subkutanen oder sublingualen Immuntherapie sind aufgrund ihrer heterogenen Zusammensetzung und unterschiedlicher Messmethoden ihrer wirksamen Inhaltsstoffe derzeit nicht vergleichbar. Zur subkutanen Immuntherapie werden nicht-modifizierte Allergene als wässrige oder physikalisch gekoppelte (Semidepot-)Extrakte sowie chemisch modifizierte Extrakte (Allergoide) als Semidepotextrakte eingesetzt. Die vorwiegend unmodifizierten Allergenextrakte zur sublingualen Immuntherapie werden als wässrige Lösungen oder Tabletten angewandt.

Die Wirksamkeit der subkutanen Immuntherapie ist bei der allergischen Rhinokonjunktivitis durch Pollen- und Hausstaubmilbenallergene für einige Präparate in kontrollierten Studien belegt; für Katzen- und Schimmelpilzallergene sind hingegen nur wenige Studien vorhanden. Auch bei kontrolliertem und mildem IgE-vermitteltem allergischem Asthma ist der Nachweis der Wirksamkeit für die subkutane Immuntherapie erbracht. Bei allergischer Rhinitis ist sie besonders indiziert, wenn sich Asthmasymptome entwickeln, bzw. beim Vorliegen von allergischer Rhinitis und Asthma. Während der Therapie ist die Pharmakotherapie in der Regel nicht überflüssig, sondern nach Bedarf fortzusetzen. Die Reduktion von Neusensibilisierungen und ein vermindertes Asthmarisiko sprechen dafür, die Indikation zum Therapiebeginn im Kindes- und Jugendalter früh zu stellen. Die Therapie sollte über 3 Jahre durchgeführt werden. Kinder zeigen eine gute Verträglichkeit und profitieren besonders von den immunmodulatorischen Effekten der subkutanen Immuntherapie; allerdings ist die Anzahl verfügbarer Studien dazu bei Kindern gering.

Die Wirksamkeit der sublingualen Immuntherapie ist bei der allergischen Rhinokonjunktivitis durch Gräserpollenallergene in neueren, großen kontrollierten Studien belegt, insbesondere für die Tablettenpräparate. Diese Studien bestätigen eine Reduktion der Symptom- und Medikations-Scores ähnlich denen unter subkutaner Immuntherapie. Der Nachweis der Wirksamkeit der sublingualen Immuntherapie wurde jüngst auch bei Kindern erbracht; für Hausstaubmilben, Birke und andere Allergene sind Studien in der Durchführung. Die Wirksamkeit der sublingualen Immuntherapie bei allergischem Asthma ist bisher jedoch nur unzureichend belegt.

Indikation und Kontraindikation

Eine Indikation zur subkutanen Immuntherapie besteht für Kinder und Erwachsene bei nachgewiesener IgE-vermittelter Sensibilisierung mit korrespondierenden klinischen Symptomen durch Allergene, bei denen eine Karenz nicht möglich oder nicht ausreichend und ein geeigneter, wirksamer Extrakt vorhanden ist (Tab. 5.**19**). Die Injektionen zur subkutanen Immuntherapie werden von einem Arzt durchgeführt, der mit dieser Therapie Erfahrung hat und für einen allergologischen Zwischenfall vorbereitet ist. Die Aufklärung des Patienten mit Dokumentation ist erforderlich. Auch für die präsaisonale subkutane Kurzzeitimmuntherapie ist vereinzelt die Wirksamkeit dokumentiert; allerdings sollte eine Kurzzeittherapie angesichts der geringen kumulativen Dosis nur dann durchgeführt werden, wenn nur wenig Zeit vor der Saison verbleibt.

Bei systemischen Reaktionen durch eine Hymenopterengiftallergie (Biene, Wespe) ist die subkutane Immuntherapie ausgezeichnet wirksam und sollte mindestens über 3-5 Jahre durchgeführt werden, bei manchen Patienten auch lebenslang.

Die gleiche Indikation wie für die subkutane Immuntherapie gilt auch für die sublinguale Therapie. Die sublinguale Immuntherapie mit Pollenallergenen ist bei Erwachsenen und Kindern mit allergischer Rhinokonjunktivitis mit wirksamen Produkten indiziert, insbesondere dann, wenn eine subkutane Immuntherapie nicht infrage kommt. Für Hausstaubmilben oder andere Allergenquellen bzw. allergisches Asthma durch Inhalationsallergene sind weitere Studien abzuwarten.

Die Effektivität der spezifischen Immuntherapie hängt von der kumulativen Dosis jedes einzelnen klinisch relevanten Allergens ab; Studien mit Kombinationen von Allergenen sind älter und nur sehr vereinzelt vorhanden.

> **MERKE**
>
> Aus diesem Grund wird die Therapie mit einzelnen Allergenen empfohlen (dies gilt auch für Gräser); die Mischung unterschiedlicher Allergengruppen ist zu vermeiden. Saisonale und ganzjährige Allergene werden grundsätzlich nicht in einem Extrakt gemischt.

Die Therapie des oralen Allergiesyndroms bzw. des atopischen Ekzems ist bisher nur unzureichend belegt. Allerdings stellt das atopische Ekzem keine Kontraindikation zur spezifischen Immuntherapie bei behandlungsbedürftigen allergischen Atemwegsbeschwerden dar.

Die Kontraindikationen (Tab. 5.**19**) müssen individuell berücksichtigt werden. Im Vordergrund stehen ein unkontrolliertes bzw. mittel- und schwergradig persistierendes Asthma, kardiovaskuläre Erkrankungen oder die Medikation mit β-Blockern mit erhöhtem Risiko von Nebenwirkungen nach Adrenalingabe sowie die unzureichende Compliance. Patienten mit einer chronischen Erkrankung der Mundschleimhaut sind für die sublinguale Immuntherapie nicht geeignet. In der Schwangerschaft ist die Fortsetzung der sub-

Tab. 5.**19** Indikationen und Kontraindikationen zur subkutanen und sublingualen Immuntherapie.

Indikationen	Kontraindikationen
• Nachweis einer IgE-vermittelten Sensibilisierung und eindeutiger Zusammenhang mit klinischer Symptomatik (ggf. Provokationstestung bei perennialen Allergenen) • Verfügbarkeit von standardisierten, qualitativ hochwertigen Allergenextrakten • Wirksamkeitsnachweis der geplanten spezifischen Immuntherapie für die Indikation und das Alter • Allergenkarenz nicht möglich oder nicht ausreichend	• teil- oder unkontrolliertes bzw. mittel- und schwergradig persistierendes Asthma mit einer FEV_1 unter 70 % des Sollwerts trotz adäquater Pharmakotherapie • kardiovaskuläre Erkrankung mit erhöhtem Risiko von Nebenwirkungen nach Adrenalingabe (außer bei Insektengiftallergie) • Behandlung mit β-Blockern (lokal, systemisch; auch ACE-Hemmer bei subkutaner Immuntherapie Insektengift) • schwere Autoimmunerkrankungen, Immundefekte, Immunsuppression • maligne neoplastische Erkrankung mit aktuellem Krankheitswert • unzureichende Compliance

kutanen Immuntherapie bei lebensbedrohlicher Insektengiftallergie und guter Verträglichkeit ratsam, bei Aeroallergenen mit deutlich reduzierter Dosis (z. B. 1/10) möglich.

Nebenwirkungen

Das Auftreten schwerer, potenziell lebensbedrohlicher systemischer Reaktionen bei der subkutanen Immuntherapie ist möglich, aber bei Einhaltung aller Sicherheitsmaßnahmen sehr selten. Das Paul-Ehrlich-Institut berichtete für den Zeitraum 1991-2000 über eine Inzidenz von 0,002-0,0076 % (bezogen auf Injektionen) bei nicht modifizierten Allergenextrakten und von 0,005-0,01 % bei chemisch modifizierten Allergenextrakten (Allergoiden). Schwere Reaktionen treten bevorzugt als heftige bronchiale Obstruktion, seltener als anaphylaktischer Schock auf; die gleichzeitige Gabe von β-Blockern, die unangemessene Dosissteigerung (z. B. trotz unerwünschter Begleitreaktionen bei der letzten Injektion), die Nichteinhaltung der Wartezeit von mindestens 30 min und anschließende Kreislaufbelastungen sind Gründe dafür.

> **MERKE**
>
> Eine ausreichende Compliance der Patienten ist daher bei der subkutanen Immuntherapie dringend einzufordern!

Die meisten unerwünschten Reaktionen sind leicht bis mittelschwer und lassen sich gut behandeln. Bei gesteigerten Lokalreaktionen (> 10 cm Durchmesser der Rötung und/oder Schwellung) an der Injektionsstelle verbietet sich eine Dosissteigerung bei der nächsten Injektion. Granulome sind am ehesten durch zu oberflächliche Injektionen verursacht und stellen Fremdkörperreaktionen dar. Das Risiko und die Folgen unerwünschter systemischer Reaktionen können durch Schulung des Personals, durch Befragung der Patienten vor der nächsten Injektion, durch Beachtung der Sicherheitsstandards und durch die Vorbereitung auf rasche Notfallmaßnahmen wirksam vermindert werden.

Abgesehen von sehr häufig bis häufig auftretenden (bei bis zu 70 % der Patienten), dosisabhängigen unerwünschten lokalen Symptomen im Mund- und Rachenraum sind systemische Reaktionen vorwiegend leichterer Ausprägung nach einer sublingualen Immuntherapie bisher sehr selten beschrieben worden. Lokale Schleimhautreaktionen lassen meist mit der Therapiedauer nach; der Patient sollte die 1. Dosis unter Aufsicht des Arztes einnehmen, der ihn auf diese „normale" Nebenwirkung sowie Alarmzeichen hinweisen sollte.

> **MERKE**
>
> Die sublinguale Immuntherapie zeigt im Hinblick auf anaphylaktische oder andere nicht lebensbedrohliche Reaktionen sowie schwere systemische Reaktionen ein deutlich besseres Sicherheitsprofil als die subkutane Immuntherapie. Allerdings sollten die gleichen Kontraindikationen und Vorsichtsmaßnahmen wie bei der subkutanen Immuntherapie eingehalten werden; auch ist die sublinguale Immuntherapie nicht geeignet bei schweren Reaktionen nach subkutaner Immuntherapie, da die Allergene zu Hause ohne ärztliche Aufsicht verabreicht werden.

Immunologische Wirkmechanismen

Der Wirkmechanismus der Immuntherapie (Abb. 5.**2**) ist in den letzten Jahren weiter aufgeklärt worden; allerdings gibt es nach wie vor keinen Prädiktions- oder Erfolgsparameter für individuelle Patienten. Die immunologischen Veränderungen unter einer spezifischen Immuntherapie umfassen die Funktion der allergenspezifischen T-Zellen (Stimulierung der regulatorischen T-Zellen und Umorientierung der T-Helferzellen von Th2 nach Th1), die verstärkte Produktion von allergenspezifischem IgG, insbesondere von IgG_4-Antikörpern, und die Hemmung der Mastzellen, Basophilen und Eosinophilen. Zudem wird der Anstieg des allergenspezifischen IgE unter Allergenexposition verhindert. Insbesondere die Effekte der spezifischen Immuntherapie auf IgE- und IgG-Veränderungen sind Jahre nach der Therapie noch nachweisbar.

Praktisches Vorgehen bei der Durchführung

Spezifische Immuntherapie

Für die Indikationsstellung zur spezifischen Immuntherapie und die Durchführung der subkutanen Immuntherapie sind eine allergologische Weiterbildung und eingehende Erfahrungen notwendig, insbesondere in der Notfallbehandlung unerwünschter Reaktionen bis hin zum anaphylaktischen Schock oder schweren Asthmaanfall.

5 Spezifische Immuntherapie

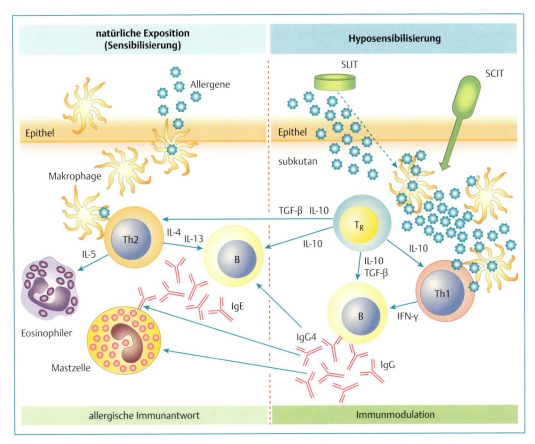

Abb. 5.2 Vorstellungen zum Wirkmechanismus der spezifischen subkutanen (SCIT) und sublingualen Immuntherapie (SLIT).

Patienten müssen vor der Einleitung jeder spezifischen Immuntherapie über deren Durchführung, die Art und Dauer der Behandlung, die erwarteten Wirkungen, die Risiken sowie mögliche Alternativen aufgeklärt werden. Bei Graspollenallergikern (und ggf. anderen Allergenen in der Zukunft) sollte über subkutane und sublinguale Immuntherapie als Therapieoption aufgeklärt werden; der Patient sollte an der Entscheidung beteiligt und die Aufklärung dokumentiert werden.

Die wesentlichen, für die Symptome des Patienten ursächlichen Allergene müssen erfragt bzw. durch Provokationstestung ermittelt werden (s. Kapitel 4). Dies ist insbesondere bei ganzjährigen Allergenen von Bedeutung, da die Anamnese oft nicht eindeutig ist und der Hauttest hier positiv, jedoch ohne klinische Relevanz sein kann. Wie oben ausgeführt, sollte die spezifische Immuntherapie mit einzelnen Allergenen (die Gräser zählen hier als 1 Allergen) durchgeführt werden, denn Mischungen vermindern die Erfolgsaussichten (kumulative Dosis bleibt zu niedrig) oder verhindern das Erreichen der Höchstdosis durch Reaktionen gegen andere Allergene in derselben Lösung. Unter Umständen sind Prioritäten festzulegen; es kann auch ein 2. Allergen nach überstandener Aufdosierung einer subkutanen Immuntherapie alternierend am anderen Arm injiziert werden (mindestens 15 min zwischen den Injektionen!). Auch Kombinationen von subkutaner und sublingualer Immuntherapie sind möglich.

Parallel zur spezifischen Immuntherapie soll die Pharmakotherapie bei Symptomen fortgesetzt werden; Allergenbelastungen sind, wo möglich, einzuschränken. Die spezifische Immuntherapie sollte innerhalb von spätestens 2 Jahren Erfolg zeigen (durch Befragung des Patienten zu evaluieren). Anderenfalls müssen die gewählten Allergene

5 Therapie allergischer Erkrankungen

bzw. die verwendeten Produkte überdacht werden (Provokationstest notwendig? Wirksamkeit des Produkts nachgewiesen?).

Subkutane Immuntherapie

Vor jeder Injektion muss der Patient nach aktuellen allergischen oder anderen relevanten Symptomen (Fieber, Allgemeinbefinden), dem Zeitpunkt und der Verträglichkeit der letzten Injektion, bestehenden Infekten, veränderter Medikamenteneinnahme und Impfungen aktiv (!) gefragt werden. Bei Asthmatikern empfiehlt sich eine Peak-Flow-Messung.

> **MERKE**
>
> Die Verwechslung von Präparaten kann lebensgefährlich sein; lautes Vorlesen von Allergenpräparat und Patientennamen vor der Injektion sind ratsam.

Die streng subkutane Injektion nach wiederholter Aspiration eine Handbreite über dem Olekranon an der Streckseite der Oberarme ist eine ärztliche Tätigkeit.

Nach der Injektion muss der Patient mindestens 30 min unter Kontrolle bleiben und eventuelle Symptome direkt mitteilen. Vor dem Verlassen der Praxis sollte die Injektionsstelle nochmals kontrolliert werden; die Verträglichkeit wird dokumentiert. Körperliche Belastungen sind im Anschluss an die Injektion für den Rest des Tages zu vermeiden.

Die Injektionsabstände sind gemäß Herstellerinformationen einzuhalten; für saisonale Allergene wird die Therapie klassischerweise ausreichend früh präsaisonal begonnen. Man unterscheidet die Steigerungsphase von der Erhaltungsphase, in der die Injektionsabstände je nach Herstellerinformation bis auf 8 Wochen vergrößert werden können. Eine Therapiedauer von 3 Jahren hat sich allgemein durchgesetzt, individuell kann davon aber abgewichen werden (z. B. bei noch bestehenden Restbeschwerden). Abweichende Schemata (z. B. Beginn der Therapie in der Saison, ganzjährige Durchführung auch in der Saison mit voller Dosis usw.) sind nur für Geübte geeignet, ebenso wie Cluster- oder Rush-Steigerungsschemata mit mehreren Injektionen am ersten Behandlungstag.

Bei Benutzung einer neuen Charge sollte die Dosis vorsichtshalber reduziert werden, ebenso bei Überschreiten der Injektionsintervalle (s. Herstellerinformation).

Sublinguale Immuntherapie

Im Gegensatz zur subkutanen wird die sublinguale Immuntherapie vom Patienten zu Hause durchgeführt; lediglich die 1. Dosis sollte unter Aufsicht eines allergologisch erfahrenen Arztes eingenommen werden. Die Tropfen oder Tabletten werden nach Herstellerinformation 1 x täglich sublingual appliziert und über 3 min dort behalten. Bei sich schnell auflösenden Tabletten ist die Applikation sicherer als bei Tropfen, insbesondere bei Kindern, die die Tropfen anderenfalls zu schnell schlucken. Der Kontakt der Allergene mit der Haut oder den Augen des Patienten (aber auch der applizierenden Mutter!) ist zu vermeiden. Aufdosierungen sind je nach Hersteller bei einigen Tropfen- und Tablettenpräparaten vorgesehen, bei manchen entfällt dies. Hier wird die gleiche Dosis täglich verabreicht und nur bei Infekten des Respirationstrakts, chirurgischen Eingriffen in der Mundhöhle, bei akuter Gastroenteritis oder bei Asthmaexazerbationen unterbrochen. Je nach Präparat wird die Therapie jeweils prä- und kosaisonal (Oralair) bzw. ganzjährig über 3 Jahre (Grazax) empfohlen. Der Patient bzw. auch die Betreuungsperson sollte zur Überprüfung der Wirksamkeit, Verträglichkeit und Compliance in regelmäßigen Abständen (3 Monate) vom behandelnden Arzt einbestellt werden. Die Einhaltung der Compliance kann dabei durch die Zahl der eingenommenen Tabletten überprüft werden.

Spezifische Immuntherapie bei Kindern

Wie zuvor dargestellt, kann eine spezifische Immuntherapie im Kindesalter die Häufigkeit der Entstehung eines Asthma reduzieren. Dies würde sowohl für die subkutane als auch für die sublinguale Immuntherapie in randomisierten offenen Studien gezeigt. Auch die Anzahl von Neusensibilisierungen kann vermindert werden. Zudem sprechen Kinder aufgrund der kürzeren Erkrankungsdauer und der Plastizität des Immunsystems besser als Erwachsene auf die spezifische Immuntherapie an und vertragen diese auch besser. Die Rate von systemischen Reaktionen liegt unter 0,1 % der Injektionen. Eine frühzeitige Intervention bei manifester allergischer Rhinitis ist also angezeigt, bevor sich ein Asthma entwickelt, spätestens jedoch bei den ersten pulmonalen Symptomen. Die Indikation kann bei entsprechender Reife des Kindes ab dem 5. Lebensjahr bzw. ab dem Schulalter gestellt werden. Bei potenziell lebensbedrohlicher

Insektengiftallergie ist sie altersunabhängig. Die Durchführung einer spezifischen Immuntherapie unterscheidet sich nicht von der bei Erwachsenen.

Die sublinguale Immuntherapie wurde bei Kindern bis vor wenigen Jahren negativ bewertet, da geeignete Studien und wohl auch wirksame Präparate fehlten. Neuerdings wurden 2 unabhängige, ausreichend große Studien mit Tablettenprodukten zur Behandlung der Rhinokonjunktivitis mit begleitendem Asthma bei Kindern publiziert, die eine klinisch relevante und signifikante Minderung von Symptomen und Medikamentenverbrauch nachwiesen. Damit gilt bei Kindern für diese Produkte die gleiche Indikationsstellung wie bei Erwachsenen.

FAZIT

Die spezifische Immuntherapie verändert den Verlauf der allergischen Erkrankung und ist damit den symptomatischen Therapieansätzen deutlich überlegen. Sie wird unterteilt in die subkutane und die sublinguale Immuntherapie.

Die subkutane Immuntherapie ist besonders bei der allergischen Rhinokonjunktivitis sowie bei kontrolliertem, mildem, allergischem Asthma wirksam, wenn Pollen- und Milbenallergene die Auslöser sind. Sie wirkt bei der allergischen Rhinitis der Entwicklung von Asthmasymptomen entgegen. Die sublinguale Immuntherapie hat sich speziell bei der allergischen Rhinokonjunktivitis durch Gräserpollenallergene als effektiv erwiesen. Wird die spezifische Immuntherapie im Kindesalter begonnen, kann sowohl das Risiko der Asthmaentstehung als auch von Neusensibilisierungen verringert werden.

Die Indikation zur subkutanen oder sublingualen Immuntherapie ist die IgE-vermittelte Sensibilisierung mit korrespondierenden klinischen Symptomen durch Allergene, bei denen eine Karenz nicht möglich oder nicht ausreichend und ein geeigneter, wirksamer Extrakt vorhanden ist. Schwere, lebensbedrohliche systemische Reaktionen sind bei der subkutanen Immuntherapie sehr selten, bei der sublingualen Immuntherapie bislang nicht berichtet worden.

Therapie des anaphylaktischen Schocks

K. Brockow und J. Ring

Die Anaphylaxie, der Notfall der allergischen Sofortreaktion, erfasst den ganzen Organismus und geht, je nach Schweregrad, mit unterschiedlichen Symptomen einher. Die Symptomatik anaphylaktischer Reaktionen setzt plötzlich ein und kann rasch fortschreiten. Bei einer akuten urtikariellen Reaktion auf einen bekannten Auslöser ist die weitere Entwicklung nicht absehbar. Deshalb werden in deutschsprachigen Ländern die akute generalisierte Urtikaria, Flush oder Pruritus auf typische Auslöser als Form der Anaphylaxie angesehen. Die therapeutischen Maßnahmen richten sich nach der Intensität der klinischen Symptomatik der Anaphylaxie (Abb. 5.**3**), die sich in bekannten Schweregradskalen von I-IV leicht und schnell erfassen lässt (s. Tab. 3.**44**).

MERKE

Eine verzögerte Erkennung der Vorzeichen der Anaphylaxie kann durch schnelle Entwicklung hin zu Atemwegsobstruktion und Kreislaufstillstand zum Tod führen.

Im Kindesalter sind in der Behandlung der Anaphylaxie die reduzierten Medikamentendosierungen zu berücksichtigen.

Allgemeine Sofortmaßnahmen

Die wesentlichen Grundsätze der Sofortbehandlung anaphylaktischer Reaktionen wurden in einer Leitlinie der DGAKI von der Arbeitsgruppe „Anaphylaxie" 2007 aktualisiert.

5 Therapie allergischer Erkrankungen

> **MERKE**
>
> Wichtigster Schritt zur Einleitung der geeigneten Therapie ist das rechtzeitige Erkennen der Anaphylaxie.

Verschiedene Differenzialdiagnosen können mit Anaphylaxie verwechselt werden und umgekehrt (z. B. „Atemnot" durch Glottisödem mit „Asthma" oder „kardiovaskulärer Schock" mit „Herzinfarkt" usw.). Die Anamnese und Symptome einer Anaphylaxie sind jedoch in der Mehrzahl der Fälle eindeutig (typischer Auslöser, Urtikaria mit oder ohne Beteiligung weiterer Organsysteme).

Die grobe Orientierung über den Allgemeinzustand und die wichtigsten Vitalfunktionen des Patienten stehen am Anfang. Die Beteiligung der Organsysteme Haut, Gastrointestinaltrakt, Respirationstrakt und Herz-Kreislauf-System wird untersucht. Am Anfang stehen dabei die Überprüfung von Bewusstsein (Ansprechen, Schmerzreiz, z. B. Kneifen in die Nasenscheidewand), Atemfunktion (selbstständige Atmung, Atemnot) und des Kreislaufsystems (Puls, Blutdruck).

Falls möglich, ist die Zufuhr des mutmaßlichen Auslösers zu beenden (z. B. Infusionen, Bienenstachel). Es muss sofort Hilfe herbeigerufen werden, ohne dass der Patient unbeobachtet bleibt, um die Behandlung zu unterstützen (Hilfskräfte, ggf. Notarzt holen). Zu den Basismaßnahmen bei Anaphylaxie zählen eine geeignete Lagerung (bei Kreislaufreaktionen flach, Trendelenburg, bei Atemnot halb-sitzend) und das Anlegen mindestens eines möglichst großlumigen venösen Zugangs zur Applikation von Volumen (initial am besten kristalloide Lösungen, z. B. Ringer-Lösung). Bei pulmonalen oder kardiovaskulären Reaktionen ist die Applikation von Sauerstoff notwendig. Ist die Atemfunktion eingeschränkt, gibt man 10–15 l Sauerstoff pro Minute. In Tab. 5.**20** ist die notwendige Notfallausrüstung zur Behandlung anaphylaktischer Reaktionen, die in jeder allergologischen Sprechstunde empfohlen wird, aufgeführt. Bei Atem- oder Kreislaufstillstand muss die sofortige und sachgemäße Reanimation entsprechend den interdisziplinären Empfehlungen der Bundesärztekammer zur kardiopulmonalen Reanimation eingeleitet werden.

Tab. 5.20 Notfallausrüstung zur Behandlung von Zwischenfällen in der allergologischen Praxis.

- Stethoskop, Blutdruckmessgerät und -manschetten
- Stauschlauch, Spritzen, Venenverweilkanülen, Infusionssysteme
- Sauerstoffflasche mit Maske und Vernebler
- Guedel-Tubus, Beatmungsbeutel und -masken, Sauerstoff-Reservoir
- Absaugvorrichtung, Intubationsbesteck (mit Laryngoskop, Tuben)
- Adrenalin 1:1000 zur Injektion
- H_1- und H_2-Antihistaminika zur i.v. Injektion
- Infusionslösungen (physiologische NaCl-/Elektrolytlösungen, kolloidale Lösungen)
- Glukokortikoid zur i.v. Injektion
- Bronchodilatator (rasch wirksames β_2-Mimetikum zur Inhalation)
- automatisierter externer Defibrillator (AED)

Notfallmedikamente

Adrenalin

Intramuskuläre Applikation

Der anaphylaktische Notfall außerhalb des Krankenhauses und der Arztpraxis wird am häufigsten durch Nahrungsmittel oder Insektenstiche ausgelöst. In dieser Situation, aber ebenso in der Praxis oder im Krankenhaus bei Patienten ohne etablierten venösen Zugang, ist bei einer schwereren anaphylaktischen Reaktion (ab Stadium II–III) die sofortige Applikation von 0,3–0,5 mg Adrenalin i.m. (bei Kindern 0,1 mg/10 kg Körpergewicht) in die Außenseite des Oberschenkels die medikamentöse Therapie der 1. Wahl. Bei Bedarf (z. B. fehlende Kreislaufstabilisierung, persistierende Atemnot) kann diese Therapie nach 5 min wiederholt werden.

> **MERKE**
>
> Die i.m. Applikation von Adrenalin ist rascher wirksam als die subkutane, welche nicht mehr angewendet werden sollte!

Gegenüber der i.v. Applikation ist das Risiko schwerer kardialer Nebenwirkungen ganz erheblich geringer. Zudem wird keine Zeit mit dem im Schock nicht immer einfachen Erstellen eines venösen Zugangs verloren.

Therapie des anaphylaktischen Schocks

Intravenöse Applikation
Bei bereits etabliertem venösem Zugang im Krankenhaus oder in der Arztpraxis kommt die i.v. Applikation infrage (Dosierung: s. i.m. Gabe). Allerdings darf diese wegen der Gefahr kardialer Nebenwirkungen nie unverdünnt im Bolus erfolgen. Empfohlen wird die Verdünnung von 1 mg Adrenalin in 10 ml NaCl 0,9 %, d. h. eine Lösung von 1:10 000. Diese wird milliliterweise unter ständiger Kreislauf- und Pulskontrolle in Abhängigkeit von Wirkung und Nebenwirkungen appliziert. Alternativ kann eine Ampulle Adrenalin (1 mg) auch in eine 100-ml-Infusionsflasche gespritzt und als Dauerinfusion gegeben werden.

Inhalative Applikation
Die Verordnung von Adrenalinfertigpräparaten zur Inhalation ist u. a. durch den Rückzug von Adrenalinaerosolen auf dem deutschen Markt infolge der Fluorchlorkohlenwasserstoff-Verordnung erschwert. Das heute in Deutschland zur Verfügung stehende Adrenalinpräparat zur Inhalation (Infektokrupp) ist nicht zur Therapie der Anaphylaxie zugelassen und muss entweder umgefüllt oder mit einem Sprühaufsatz versehen werden. Untersuchungen haben gezeigt, dass ein systemisch wirksamer Serumspiegel erst nach 10-30 korrekt durchgeführten Inhalationen erreicht wird, wozu kaum jemand befähigt war. Die Inhalation von Adrenalin durch Adrenalininhalatoren oder über das Befeuchter-Reservoir wirkt sich aber zweifellos auf die Atemnot günstig aus und ist dafür bei pulmonaler Symptomatik im Stadium II und III das Mittel der 1. Wahl. Es werden, je nach klinischem Ansprechen, 0,5-5 ml Adrenalin inhaliert. Bei ausschließlicher Bronchokonstriktion können alternativ zu inhalierbaren Adrenalinpräparaten auch die zur Asthmatherapie verwendeten β_2-Mimetika als Dosieraerosol eingesetzt werden. Es ist jedoch zu berücksichtigen, dass in der Notfallsituation die richtige Anwendung von Dosieraerosolen mit Deposition des Wirkstoffs in den Bronchien ohne Inhalierhilfe oder Maskenbeatmung zumeist misslingt.

Parenterale Applikation
Steht die kardiovaskuläre Symptomatik im Vordergrund, sollte Adrenalin parenteral verabreicht werden (i.m.; bei schon installiertem venösem Zugang langsam und unter Monitoring i.v.). Die eindeutige Indikation zur Gabe von Adrenalin besteht ab Stadium III, jedoch kann der Einsatz auch bei zunehmender Symptomatik im Stadium II indiziert sein, insbesondere außerhalb des Krankenhauses. Die Dosierung richtet sich nach dem erwünschten Effekt (Blutdruckstabilisierung, Orthopnoe). Vorsicht und Aufmerksamkeit erfordert der Einsatz von Adrenalin insbesondere bei Patienten mit koronarer Herzerkrankung oder Arrhythmie, denn Adrenalin kann zu einer akuten Koronarinsuffizienz bis hin zum Myokardinfarkt bzw. Kammerflimmern führen. Andererseits gibt es jedoch oft keine therapeutische Alternative zur Gabe von Adrenalin und Volumen. Bei Kindern wird Adrenalin zumeist sehr gut vertragen, da normalerweise keine kardialen Vorerkrankungen vorliegen.

> **MERKE**
>
> Obwohl andere Katecholamine, wie Dopamin und Noradrenalin, oder Kombinationen mit Vasopressin teilweise günstige Wirkprofile aufweisen, sind diese aufgrund des strikt erforderlichen Puls- und Blutdruck-Monitorings nicht für die Feldsituation außerhalb von Notarztwagen, Notfallambulanzen oder Intensivstationen geeignet.

Volumengabe
Ein wesentlicher Aspekt der kardiovaskulären Symptome der Anaphylaxie ist die Plasmaexsudation und daraus resultierend eine relative Hypovolämie. Die symptomatische Therapie besteht deshalb in einer adäquaten Volumengabe. *Elektrolytlösungen* oder *physiologische NaCl-Lösung* werden initial gegeben, obwohl sie nur kurzfristig im Intravasalraum bleiben. Schwere anaphylaktische Reaktionen erfordern gelegentlich die Zufuhr größerer Mengen Flüssigkeit. Dies ist nur über entsprechend große oder mehrere i.v. Zugänge zu erreichen. Schweregrade III bzw. IV der Anaphylaxie können innerhalb kürzester Zeit eine Zufuhr von 2-3 l erfordern. Im Kindesalter werden initial 10-20 ml/kg Körpergewicht appliziert, bei nicht ausreichender Wirkung mehr.

Bei fehlender Stabilisierung des Kreislaufs werden aufgrund der Extravasation von Elektrolytlösungen häufig zusätzlich höher molekulare Lösungen gegeben. *Hydroxyäthylstärke* (HES), besonders mittelmolekulare (Hydroxyäthylstärke 6 % 200/0,5), galt bisher für die Therapie des anaphylaktischen Schocks als Volumenersatzmittel der 1. Wahl. Um Ablagerungen im retikuloendothelialen System zu vermeiden, lag schon bisher die empfohlene Höchstmenge für Hydroxyäthylstärke 200/0,5 bei 20-30 ml/kg Körpergewicht und Tag, d. h. bei ca. 1,5 l beim Erwachsenen.

Gelatinelösungen werden wegen ihrer histaminfreisetzenden Potenz und Dextrane aufgrund der zumeist notwendigen Vorbehandlung mit niedermolekularem Dextranhapten in der Therapie der Anaphylaxie zurückhaltender betrachtet. Bei mit den o.g. Präparaten nicht zu kontrollierendem Blutdruckabfall werden auch hypertone, hyperonkotische Lösungen oder mittelmolekulare Hydroxyäthylstärke 130/0,4 in 6%-iger Lösung gegeben.

Antihistaminika

Histamin ist der wesentliche Mediator der allergischen Reaktion. Der Einsatz von Antihistaminika bei Anaphylaxie ist darum bereits ab Stadium I indiziert. Die alleinige Behandlung mit H_1-*Antihistaminika* reicht jedoch bei fortschreitender Symptomatik von Grad-II-Reaktionen nicht aus. Antihistaminika haben einen langsamen Wirkungseintritt (ca. 10-30 min bei i.v. Gabe; s. S. 254), besitzen aber ein günstiges Nutzen-/Nebenwirkungsprofil und eine große therapeutische Breite. Zur i.v. Applikation in der Akuttherapie der Anaphylaxie sind nur die klassischen sedierenden Antihistaminika Dimetinden und Clemastin verfügbar.

MERKE

Die Infusion oder Injektion von Antihistaminika sollte langsam erfolgen, um keinen Blutdruckabfall hervorzurufen.

Erfahrungen über die Wirkung von oral gegebenen, nicht sedierenden Antihistaminika liegen in weit geringerem Maße vor.

Die Rolle einer Therapie mit H_2-*Antihistaminika*, wie Ranitidin und Cimetidin, bei Anaphylaxie wird diskutiert. Mehrere Fallberichte legen eine verstärkte Wirkung einer Kombination von H_1- und H_2-Antihistaminika im Vergleich zu H_1-Antihistaminika allein in der Anaphylaxiebehandlung nahe. Ranitidin wird in einer Dosierung von 1 mg/kg bei Erwachsenen in einer Infusion über 10-15 min empfohlen. Bei Kindern ist dieses Präparat allerdings offiziell nicht zugelassen; es wurden Mengen zwischen 12,5 und 50 mg angewendet. Alternativ kann Cimetidin bei Erwachsenen in einer Dosierung von 4 mg/kg langsam i.v. injiziert werden; bei Kindern mit Anaphylaxie wurden keine Dosisangaben etabliert.

Glukokortikosteroide

Glukokortikoide nehmen in den Empfehlungen zur Therapie anaphylaktischer Reaktionen traditionell einen festen Platz ein, obwohl zu ihrer Anwendung in dieser Indikation keine systematischen klinischen Studien vorliegen. Aufgrund des langsamen Eintritts ihrer Wirkungen spielen sie jedoch in der akuten Phase einer anaphylaktischen Reaktion nur eine untergeordnete Rolle. Durch ihre antientzündliche Wirkung sind sie aber effektiv bei der Behandlung von Asthma und wirken protrahierten oder biphasischen anaphylaktischen Reaktionen entgegen.

Zur Prävention eines biphasischen oder protrahierten Verlaufs einer Anaphylaxie werden unterschiedlich hohe Dosen empfohlen (1-2 mg/kg Methylprednisolon alle 6 h bzw. 125 oder 250-500 mg als einmalige Gabe). Es wurde über eine unspezifische membranstabilisierende Wirkung berichtet, die hohe Glukokortikoiddosen (500-1000 mg) erfordert und bereits innerhalb von 10-30 min nach Zufuhr einsetzt.

Theophyllin

Für die kardiovaskulären Reaktionen besitzt Theophyllin nur einen untergeordneten Stellenwert. Theophyllin ist für die Therapie der asthmatischen Bronchokonstriktion zwar hilfreich, wird jedoch für anaphylaktische Reaktionen auch aufgrund der geringen therapeutischen Breite nicht mehr primär empfohlen.

Kalzium

Kalzium besitzt keinen Stellenwert in der Therapie der Anaphylaxie.

Algorithmus

Ein Algorithmus zum stadiengerechten therapeutischen Vorgehen bei anaphylaktischen Reaktionen ist in Abb. 5.**3** gegeben.

Notfallset

Jeder Patient nach anaphylaktischer Reaktion muss ein Notfallmedikament verschrieben bekommen, um sich bei beginnender Symptomatik selbst behandeln zu können. Der Gebrauch des Notfallsets ersetzt jedoch nicht die sofortige ärztliche Konsul-

Therapie des anaphylaktischen Schocks 5

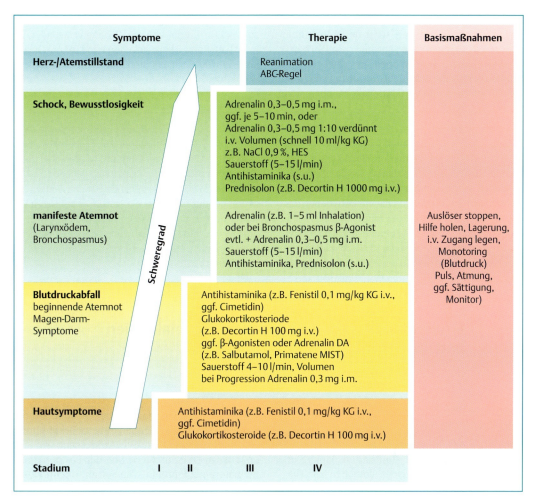

Abb. 5.3 **Sofortmaßnahmen bei anaphylaktischen/anaphylaktoiden Reaktionen bei Erwachsenen in Abhängigkeit vom Schweregrad** (Ring et al. 2007).

tation. Wichtig ist auch die Unterweisung in der richtigen Anwendung der Notfallmedikamente. Zurzeit werden gerade von der Arbeitsgruppe Anaphylaxie Training und Education (AGATE) Schulungsprogramme für Patienten mit Anaphylaxie erarbeitet. Eine Kombination aus Antihistaminikum, Glukokortikosteroid und Adrenalininjektor, bei Patienten mit Asthma oder respiratorischen Reaktionen auch mit inhalativem β_2-Mimetikum, hat sich in der Praxis bewährt.

> **MERKE**
>
> Beispiel eines Notfallsets:
> - *Dimetinden* (Fenistil 1 OP): Bei Bedarf die Hälfte austrinken (bei Kindern: 15 Tropfen).
> - *Betamethason* (Celestamine N 0,5 liquidum 1 OP): Bei Bedarf ganz austrinken (Alternative bei Kindern: Prednison [Rectodelt 100 mg] Zäpfchen).
> - *Adrenalin* (Anapen oder Fastjekt Autoinjektor 1 OP): Bei Bedarf in den seitlichen vorderen Oberschenkel applizieren (Bei Kindern zwischen 15 und 30 kg: Anapen junior oder Fastjekt junior Autoinjektor 1 OP).

Für die Selbstmedikation von Patienten mit anaphylaktischen Reaktionen steht der Adrenalininjektor als „Fastject" (im Ausland „EpiPen" bzw. „EpiPen Junior") oder Anapen zur Verfügung. Im Kindesalter ist die adäquate Dosierung durch die Fertiginjektoren häufig nicht exakt möglich, denn es stehen jeweils nur 2 Dosen mit 0,15 mg (wird zumeist für Kinder von ca. 10-25 kg verwendet, ist jedoch erst ab 15 kg zugelassen) und 0,3 mg (zugelassen für Erwachsene und Kinder über 30 kg) zur Verfügung.

FAZIT

Wichtig ist, die Vorzeichen der Anaphylaxie frühzeitig zu erkennen, denn durch schnelle Entwicklung hin zu Atemwegsobstruktion und Kreislaufstillstand kann sie zum Tod führen. Zu den Erstmaßnahmen gehört nach der groben Orientierung über den Allgemeinzustand und die Vitalfunktionen des Patienten das Entfernen des mutmaßlichen Auslösers und eine geeignete Lagerung, je nach Zustand auch die Sauerstoffgabe oder die Reanimation.
Es sollte mindestens ein venöser Zugang gelegt werden. Therapie der ersten Wahl sind die Gabe von Adrenalin und die Volumensubstitution sowie die Verabreichung von Antihistaminika. Glukokortikoide entfalten ihre Wirkung nur langsam, werden aber zur Verhinderung protrahierter Reaktionen gegeben.
Jeder Patient, der bereits einmal eine anaphylaktische Reaktion gezeigt hat, muss ein Notfallset bei sich tragen, mit dem er sich bei ersten Anzeichen selbst behandeln kann, in dessen Benutzung er aber eingewiesen werden muss. Hierfür werden Schulungsprogramme von der AGATE erarbeitet.

Ernährungstherapie bei Nahrungsmittelallergien und -intoleranzen

K. Feuser, V. Frick und S. C. Bischoff

Diagnose von Nahrungsmittelallergien und -intoleranzen

Von der DGAKI in Zusammenarbeit mit dem ÄDA sowie von der EAACI liegen Positionspapiere und Leitlinien für das praktische Vorgehen zur Diagnostik und Therapie von Nahrungsmittelallergien vor. Basis der Diagnostik bildet eine sorgfältig erhobene Anamnese, mit der folgende Sachverhalte ermittelt werden sollen:
- Welche Nahrungsmittel bedingten die Symptomatik?
- In welchen Mengen wurden diese Nahrungsmittel verzehrt?
- Welche Zeitspanne lag zwischen der Aufnahme der Nahrungsmittel und dem Auftreten der Symptome?
- Welche Symptome traten auf?
- Beeinflussten mögliche Begleitfaktoren, wie z. B. körperliche Anstrengung, Medikamenteneinnahme oder Alkoholgenuss, das Auftreten der Symptome?

Da kein Test die Verdachtsdiagnose der Nahrungsmittelallergie eindeutig bestätigen kann, ist eine sorgfältige Ausschlussdiagnostik erforderlich, die bei Erwachsenen umfangreicher ausfällt als bei Kindern (Tab. 5.**21**). Allergiehauttests, Bestimmung von spezifischem IgE im Serum, Messung von IgE-unabhängigen Parametern, wie der Eosinophilenmediatoren ECP und EPX im Serum und im Fäzes, sowie Allergenprovokationstests dienen entweder dem Nachweis der Unverträglichkeit bestimmter Nahrungsmittel oder der Bestimmung des immunologischen Mechanismus (Abb. 5.**4**).
Für die Diagnose von Nahrungsmittelintoleranzen stehen weniger objektive, validierte Testverfahren

Tab. 5.**21** Ausschlussdiagnostik bei Nahrungsmittelallergien (Bischoff 2006).

Erwachsene	• Nahrungsmittelintoleranzen • Sprue, Morbus Whipple, chronisch-entzündliche Darmerkrankungen • Reflux, Gastritis, Ulkus • Infektionen • Tumoren
Kinder	• Infektionen • Zöliakie

Ernährungstherapie bei Nahrungsmittelallergien und -intoleranzen

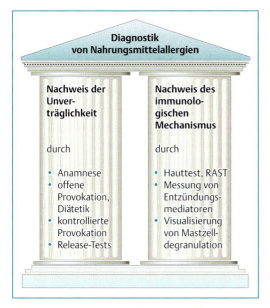

Abb. 5.4 **Anforderungen an die Diagnostik von Nahrungsmittelallergien** (Bischoff 2006).

zur Verfügung. Aus diesem Grund nehmen die Anamnese, Eliminationsdiäten und insbesondere die Provokationsverfahren bei der Diagnosestellung einen höheren Stellenwert ein. Im Fall von Kohlenhydratmalabsorptionen kann die Bestätigung der Verdachtsdiagnose zusätzlich über Atemtestverfahren erfolgen. Des Weiteren besteht die Möglichkeit, Enzymaktivitäten und Polymorphismen für enzymkodierende Gene zu bestimmen.

MERKE

Die Diagnostik von Nahrungsmittelallergien und -intoleranzen sollte möglichst leitlinienorientiert erfolgen. Die Ausschlussdiagnostik ist obligatorischer Bestandteil der Abklärung von nahrungsmittelbedingten Allergien und Intoleranzen.

Diagnostische Kostformen

Oligoallergene Basisdiät

Ist eine Zuordnung der Krankheitserscheinung durch eine umfassende Anamnese sowie In-Vivo- und In-Vitro-Untersuchungen nicht möglich, wird empfohlen, den Patienten auf eine oligoallergene Basisdiät umzustellen. Bei Säuglingen besteht diese aus einem extensiv hydrolysierten Eiweißpräparat, bei Kindern und Erwachsenen aus einer

Tab. 5.22 Beispiel eines oligoallergenen Diätplans (Quelle: Niggemann et al. 2006).

Getreide	Reis
Fleisch	Pute, Lamm
Gemüse	Blumenkohl, Brokkoli, Gurke
Fett	raffinierte Pflanzenöle, milchfreie Margarine
Getränke	Mineralwasser, schwarzer Tee
Gewürze	Salz, Zucker

Auswahl an Nahrungsmitteln, die nur in seltenen Fällen allergieauslösend sind (Tab. 5.22). Die einzelnen Bestandteile werden individuell festgelegt und können frei kombiniert werden. Erwachsene können bei nicht interpretierbaren Ergebnissen auf noch strengere Formen einer oligoallergenen Basisdiät umgestellt werden. Beispielsweise können eine bis zu 5-tägige „Teepause" oder eine „Kartoffel-Reis-Wasser-Diät" indiziert sein. Diese Diätformen sollten nur über einen kurzen Zeitraum durchgeführt werden, da ein Risiko für eine qualitative wie auch eine quantitative nutritive Unterversorgung besteht. Kommt es im Verlauf der Diät nicht zu einer Verbesserung des klinischen Bildes, ist es unwahrscheinlich, dass eine Nahrungsmittelallergie verantwortlich für die Ausbildung der Symptome ist. Tritt unter der oligoallergenen Basisdiät eine Besserung des klinischen Bildes auf, schließen sich orale Provokationstestungen an.

Orale Provokationstests

Orale Provokationstests sind die letzte Stufe der Allergiediagnostik und können offen, einfach- oder doppel-blind durchgeführt werden. Die doppelblind placebokontrollierte Nahrungsmittelprovokation gilt als Goldstandard, da sie die Erwartungshaltung der Betroffenen ausschließt und daher die zuverlässigste und objektivste Provokationsform ist. Aufgrund ihres zeitaufwendigen und personalintensiven Charakters wird sie nicht bei jedem Patienten mit Verdacht auf Nahrungsmittelallergie durchgeführt. Allerdings sollte zur Erfassung des Einflusses einer Nahrungsmittelsensibilisierung auf eine chronisch verlaufende Krankheit (z. B. atopische Dermatitis) oder bei Vorliegen einer Diskrepanz zwischen der Anamnese und den

Ergebnissen der diagnostischen Testverfahren eine doppel-blinde placebokontrollierte Nahrungsmittelprovokation erfolgen.

Vorbereitende Eliminationsdiät

Besteht ein Verdacht gegen ein Nahrungsmittel, wird dieses durch eine Eliminationsdiät gezielt vom Speiseplan eliminiert. Die Eliminationsdiät erfolgt über einen Zeitraum von mindestens 7 Tagen und kann, nach entsprechender Beratung, bereits zu Hause begonnen werden. Im Anschluss an die Eliminationsdiät erfolgt die orale Provokation durch eine allergologisch qualifizierte Fachkraft.

Einnahme von Medikamenten

Die Einnahme von Medikamenten kann die Reaktion während der Provokation beeinflussen. Aus diesem Grund sollten Antihistaminika mindestens 72 h zuvor abgesetzt werden. Ist ein Verzicht auf externe Glukokortikoide nicht realisierbar, ist die Applikation eines schwachen Glukokortikoids 1 × täglich möglich. Durch diese Gabe werden keine klinisch relevanten Reaktionen verhindert.

Applikationsform der Nahrungsmittel

Die doppel-blinde, placebokontrollierte Provokation erfolgt am besten in Form von Flüssigkeiten. Für diese Art der Testung sind flüssige Nahrungsmittel geeignet, oder solche, die in Flüssigkeiten gelöst werden können (z. B. Weizenprotein oder lyophilisierte Nahrungsmittel). Feste Nahrungsmittel können in pürierter Form in Breie untergerührt werden oder müssen ggf. offen getestet werden. Bei Nahrungsmitteln mit einem starken Eigengeschmack ist eine Maskierung schwierig. In solchen Fällen ist eine offene Provokation meist unumgänglich. Der Nachteil offener Provokationstests ist, dass das Empfinden des Patienten Einfluss auf das Ergebnis nimmt und somit das Testverfahren als subjektiv einzustufen ist. Allergene können auch in Form von Kapseln verabreicht werden. Durch diese Applikation kann allerdings kein orales Allergiesyndrom ausgelöst werden, da die Ummantelung der Kapsel erst im Magen bzw. Darm aufgelöst wird. Weitere Nachteile sind, dass nur geringe Mengen von Nahrungsmitteln in eine Kapsel gefüllt werden können und diese Art der Provokation für Säuglinge und Kleinkinder nicht geeignet ist.

Eliminationsdiät als therapeutische Kostform

Grundlage für die Behandlung von Nahrungsmittelallergien und -intoleranzen ist die permanente Karenz des beschwerdenauslösenden Nahrungsmittelinhaltsstoffs.

---- MERKE ----

Diese Karenz ist von besonderer Bedeutung, wenn die Aufnahme bestimmter Lebensmittel bzw. Lebensmittelinhaltsstoffe zu lebensbedrohlichen, anaphylaktischen Reaktionen führen kann. Bei Erdnussallergien beispielsweise kann die Aufnahme von geringsten Allergenspuren zu gravierenden Reaktionen führen.

Die vollständige Eliminierung von Nahrungsmittelinhaltsstoffen, die in selten verzehrten Nahrungsmitteln enthalten sind oder ausschließlich in bewusst konsumierten Lebensmitteln vorkommen, wie z. B. Hummer oder Fisch, fällt den meisten Betroffenen relativ leicht. Bei Grundnahrungsmitteln, wie Milch, Getreide oder Eiern, aber auch bei Unverträglichkeiten gegenüber Nüssen und Gewürzen ist die Durchführung einer vollständigen Eliminationsdiät deutlich schwieriger. Der Konsum von sog. *Convencience-Produkten* ist für die Betroffenen problematisch und bedarf einer Schulung hinsichtlich des Lesens von Etiketten und des Verstehens und Erkennens versteckter bzw. kreuzreagierender Allergene. Seit dem 26.11.2007 ist die neue, derzeit aktuelle *Richtlinie 2007/68/EG* in Kraft getreten, die den Konsum von verarbeiteten Lebensmitteln für Allergiker erleichtert. In dieser Richtlinie werden 14 Produktgruppen aufgeführt, die auf der Etikettierung von Lebensmitteln angegeben werden müssen, da sie bei empfindlichen Personen wahrscheinlich unerwünschte Reaktionen hervorrufen (Tab. 5.**23**).

Eine weitere Ursache für versteckte Allergene sind *Kontaminationen*. So können bei der aufeinanderfolgenden Nutzung von Produktionsanlagen Spuren eines Nahrungsmittels auf verschiedene Produkte übertragen werden. Aber auch Besteck und Geschirr mit Rückständen von allergenen Lebensmitteln können bei Nahrungsmittelallergikern zur allergischen Reaktion führen.

Tab. 5.23 Auswahl an Zutaten, die nach Richtlinie 2007/68/EG auf Etikettierungen aufgeführt werden müssen.

1	glutenhaltige Getreide (Weizen, Roggen, Gerste, Hafer, Dinkel, Kamut oder Hybridstämme) und daraus gewonnene Erzeugnisse
2	Krebstiere und daraus gewonnene Produkte
3	Eier und daraus gewonnene Erzeugnisse
4	Fisch und daraus gewonnene Erzeugnisse
5	Erdnüsse und daraus gewonnene Erzeugnisse
6	Sojabohnen und daraus gewonnene Erzeugnisse
7	Milch und daraus gewonnene Erzeugnisse (einschließlich Laktose)
8	Schalenfrüchte, d.h. Mandeln, Haselnüsse, Walnüsse, Cashewnüsse, Pekannüsse, Paranüsse, Pistazien, Makadamianüsse und Queenslandnüsse und daraus gewonnene Erzeugnisse
9	Sellerie und daraus gewonnene Erzeugnisse
10	Senf und daraus gewonnene Erzeugnisse
11	Sesamsamen und daraus gewonnene Erzeugnisse
12	Schwefeldioxid und Sulfite in Konzentrationen von mehr als 10 mg/kg oder 10 mg/l, ausgedrückt als SO_2
13	Lupinen und daraus gewonnene Erzeugnisse
14	Weichtiere und daraus gewonnene Erzeugnisse

MERKE

Müssen bei einer Eliminationsdiät Grundnahrungsmittel gemieden werden, ist darauf zu achten, dass keine Unterversorgung mit lebensnotwendigen Vitaminen, Mengen- oder Spurenelementen entsteht.

Beispielsweise muss bei einer Milchkarenz im Fall von Kuhmilchallergie auf eine ausreichende Kalziumzufuhr und besonders bei Kindern auch auf eine bedarfsgerechte Eiweißzufuhr geachtet werden. Durch den Konsum von Sojaprodukten, Fisch, Eiern, Hülsenfrüchten, kalziumreichem Mineralwasser und mit Kalzium angereicherten Fruchtsäften, Reis- und Haferdrinks können Mangelerscheinungen vermieden werden, solange keine Sensibilisierung für diese Nahrungsmittel besteht.

Selten besteht die Indikation zur Meidung klinisch relevanter *Kontaktallergene*. Sie setzt voraus, dass ein im Epikutantest positives Allergen bei oraler Provokation eine kutane Reaktion hervorruft. Gelegentlich ist dieses Phänomen bei Nickelallergikern zu beobachten. Die dann erforderliche nickelarme Diät beinhaltet, nickelhaltige Lebensmittel (Abb. 5.**5**), wie Kakao, Nüsse, Vollkornprodukte und schwarzen Tee, zu meiden und nickelarmes Kochgeschirr (Emaille, Glaskeramik, Glas usw.) zu verwenden.

Eine Einweisung und Schulung durch ausgebildete Beratungskräfte ist für die korrekte Durchführung der Eliminationsdiät erforderlich.

MERKE

Es ist nicht ausreichend, für die Diätanweisung ein Verbot für die allergieauslösenden Nahrungsmittel auszusprechen. Es müssen Alternativen aufgezeigt werden, damit eine bedarfsgerechte Ernährung gewährleistet ist.

Präventive Kostformen

Liegt eine Prädisposition seitens der Eltern vor, wird Folgendes empfohlen:
- Die Kinder sollten über 4-6 Monate (wenn möglich) ausschließlich gestillt werden.
- In den ersten Lebenstagen vor Einschießen der Muttermilch sollten keine Kuhmilchprodukte zugefüttert werden.
- Der Säugling sollte mit hypoallergenen Produkten gefüttert werden, falls das Stillen nicht über 4-6 Monate erfolgen kann.
- Das Zufüttern über Beikost sollte möglichst spät erfolgen (etwa ab dem 6. Monat).
- Die Aufnahme von Hühnerei, Fisch, Nüssen und Erdnüssen sollte konsequent während des 1. Lebensjahrs vermieden werden.

Die Einfuhr der Beikost wird in der Fachliteratur kontrovers diskutiert: Die EAACI empfiehlt für Risikokinder keine Einfuhr der Beikost vor dem 6. Lebensmonat. Die American Academy of Pediatrics (AAP) und das American College of Allergy, Asthma and Immunology (ACAAI) empfehlen für

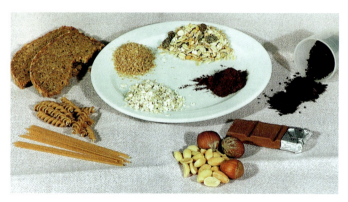

Abb. 5.**5** **Nickelreiche Lebensmittel:** Vollkornbrot, Vollkornnudeln, Kleie, Hafervollkornflocken, Müsli, Erdnüsse, Haselnüsse, Kakao, Schokolade, schwarzer Tee.

die Ernährung von Kindern aus Hochrisikofamilien dagegen, dass Kuhmilchprodukte innerhalb des 1. Lebensjahrs gänzlich vermieden werden, Hühnerei erst nach dem 2. Lebensjahr eingeführt wird und Fisch, Nüsse und Erdnüsse erst nach dem 3. Lebensjahr gegeben werden.

Die Modulation der bakteriellen Darmflora mittels *Probiotika* ist ein weiterer primärpräventiver Ansatz. Verschiedene Studien weisen auf einen Zusammenhang zwischen der Aufnahme von Probiotika und der Entwicklung von allergischen Erkrankungen bei Risikokindern hin. Als probiotisch bezeichnete Lebensmittel enthalten Mikroorganismen, meistens Laktobazillen oder Bifidobakterien, die die Passage durch den Magen in einem nennenswerten Anteil teilungsfähig überwinden und sich im Dünndarm, teilweise auch im Dickdarm ansiedeln und dort einen günstigen Effekt auf die Darmflora sowie die menschliche Gesundheit haben sollen. Beispielsweise reduzierte die Aufnahme von Lactobacillus GG bei Müttern während der Schwangerschaft und unmittelbar danach die Prävalenz der nahrungsinduzierten atopischen Dermatitis bei ihren Kindern noch bis 7 Jahre nach der Geburt.

FAZIT

Die oligoallergene Basisdiät besteht bei Säuglingen aus einem extensiv hydrolysierten Eiweißpräparat, bei Kindern und Erwachsenen aus einer Auswahl an Nahrungsmitteln, die nur in seltenen Fällen allergieauslösend sind. Sie soll eine Besserung der Symptome herbeiführen. Im Anschluss folgen dann orale Provokationstests, möglichst doppel-blind und placebokontrolliert, um die allergen wirkenden Nahrungsmittel herauszufiltern.

Die Therapie der Nahrungsmittelallergie bzw. –intoleranz besteht vor allem in der Karenz der ermittelten Allergene. Dabei ist auf versteckte Allergene und Kontaminationen zu achten. Eine Schulung des Patienten durch ausgebildete Beratungskräfte ist unerlässlich.
Zeigen die Eltern eines Kindes Nahrungsmittelallergien bzw. –intoleranzen, kann das Kind präventiv auf hypoallergene Kost gesetzt werden.

Allergie und Psychosomatik

U. Gieler, V. Niemeier und J. Kupfer

Einführung in die Psychoallergologie

Allergie und Psyche hängen ebenso eng zusammen, wie die Haut insgesamt durch die gemeinsame Entwicklung aus dem Ektoderm mit dem ZNS verbunden ist. Und so, wie sich in der Allergologie die Therapie auf die Elimination oder Toleranzentwicklung fokussiert, wird in der Psychotherapie versucht, den eigenen neurotischen Prozessen gegenüber mehr Toleranz zu entwickeln und diese im Alltagsleben möglichst zu eliminieren und zu sublimieren.

Stress besitzt einen nachhaltigen Einfluss auf allergische Reaktionen. Dies ist in zahlreichen

Studien sowohl im Tierexperiment als auch bei Menschen gezeigt worden. Bereits in den 1960er-Jahren arbeitete die Arbeitsgruppe um Black an Studien, die letztlich den Einfluss von psychischen Aspekten auf die Allergiereaktion nachwiesen. In den 1990er-Jahren zeigten Bienenstock und Djuric, dass Stress neuroendokrine Reaktionen in der Haut auslösen kann. Diese Studien sind inzwischen vielfach bestätigt.

Das biopsychosoziale Krankheitskonzept in der Allergologie

___ MERKE ___

Aus Sicht der Psychosomatik geht man heute von dem „biopsychosozialen" Krankheitskonzept aus. Dies bedeutet, dass jede körperliche Erkrankung ätiologische Faktoren in biologisch-genetischer Hinsicht hat, psychologische Faktoren den Verlauf der Erkrankung beeinflussen und soziologische Aspekte ebenfalls das Krankheitsgeschehen mitbestimmen.

Gerade bei Allergien ist – zumindest hinsichtlich der Neurodermitis – bekannt, dass es nahezu die einzige Volkskrankheit ist, die vor allem in höheren Sozialschichten vorkommt (Abb. 5.**6**).

Fall 1

Eine 48-jährige Büroangestellte mit spanischer Herkunft entwickelte kurz nach dem Unfalltod ihres jüngsten Sohnes ein Ekzem, das sich lediglich am Hals und an beiden Ohren manifestierte und mit typischen Symptomen eines allergischen Kontaktekzems darstellte. Die nach Aufsuchen von Hautärzten durchgeführten Epikutantestungen unter Berücksichtigung von Frisör- und Duftstoffen ergaben keine positiven Reaktionen. Die topische Lokaltherapie mit Kortikoiden war immer wieder wirksam, führte jedoch nie zu einer längerfristigen Symptomfreiheit. In der allergologischen Anamnese berichtete sie über atopische Erkrankungen der Mutter und eines Bruders. Die Patientin schilderte, dass das Ekzem immer wieder unter psychischen Konfliktsituationen auftrat. Bei der psychodermatologischen Evaluation ergab sich, dass die Patientin als Kind immer wieder von den Eltern vernachlässigt und abgelehnt worden war. Die Flucht in eine Ehe mit einem cholerischen Geschäftsmann ging nach der Geburt von 2 Söhnen wieder auseinander, und mit ihrem jetzigen Lebenspartner versuchte sie, sich ein neues Leben zu gestalten. Sie wurde hierbei immer wieder von alten Erfahrungen aus der traumatischen Kindheit eingeholt, die ihr Alpträume und depressive Zustände bescherten. Ihr durchaus liebevoller Partner konnte dies nicht stabilisieren. Als es zu einem kurzen Kontakt dieses Partners mit einer anderen Frau kam, brach für die Patientin eine Welt zusammen; sie fühlte sich wieder an die Ablehnung aus ihrer Kindheit erinnert. Hinzu kam kurze Zeit später der tödliche Autounfall ihres Sohnes. Die Patientin machte sich als Mutter immer wieder Vorwürfe, ihn nicht von der Fahrt abgehalten zu haben. Eigentlich hatte sie ihn überreden wollen, an diesem Tag über Nacht zu bleiben. Das Ekzem, das einige Tage nach dem Tod des Sohnes erstmals auftrat, drückte fast symbolisch aus, dass es ihr den Hals zuschnürte und sie keinen Lebenswillen mehr hatte. Selbst nach einigen Jahren war der Tod ihres Sohnes immer präsent, als wenn es erst gestern geschehen wäre. Das Ekzem regulierte förmlich die psychische Anspannung, da sie weder mit ihrem Partner, von dem sie sich enttäuscht fühlte, noch mit dem anderen Sohn, der die Ereignisse am liebsten verdrängte, wirklich verstanden fühlte.

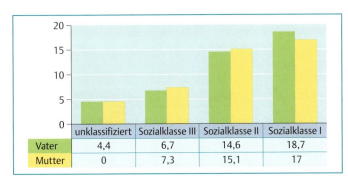

Abb. 5.**6** **Lebensstilfaktoren bei Neurodermitis** (Werner et al. 2002). Einschulkinderstudie Hannover mit n = 4219; 10,5 % der Kinder hatten Neurodermitis.

	unklassifiziert	Sozialklasse III	Sozialklasse II	Sozialklasse I
Vater	4,4	6,7	14,6	18,7
Mutter	0	7,3	15,1	17

Die genetisch determinierte atopische Disposition der Familie machte das Ekzem möglich, das in einer dramatischen psychischen Belastungssituation („Life-Event") auftrat und durch die schwierige soziale Situation in die Arbeitsunfähigkeit führte.

Soziale Aspekte allergischer Erkrankungen

Der Einfluss psychosozialer Faktoren auf Allergien ist in vielen Studien untersucht worden. Trennungen der Eltern oder Scheidungen sind deutliche Prädiktoren für eine atopische Entwicklung. In einer prospektiven Studie bei 90 Asthmakindern konnte gezeigt werden, dass besonders negative Life-Events (Verlusterlebnisse, Wohnortwechsel, Scheidung der Eltern) auf dem Boden von bereits vorhandenen chronischen Stressfaktoren (Schulprobleme, Krankheit der Eltern u. a.) zu gehäuften Asthmaattacken führen.

Die sozial negative Potenz von allergischen Erkrankungen wird auch bei der Betrachtung der Leistungsfähigkeit deutlich. So konnte in einer Studie bei 1834 Schülern in 13 britischen Schulen im Alter von 15-17 Jahren bei den Halbjahresprüfungen im Winter und Sommer gezeigt werden, dass 38-43 % der Schüler an den Examenstagen Symptome einer allergischen Rhinitis hatten. Zwischen 9 und 23 % wandten eine Medikation an. Schüler mit Rhinitis hatten mit einer Odds-Ratio von 1,43 signifikant schlechtere Prüfungsergebnisse als Gesunde! Je schwerer die Rhinitissymptome waren, umso schlechter gestalteten sich die Prüfungsergebnisse.

Auch für Asthma sind ähnliche Korrelationen zu psychosozialen Aspekten gezeigt worden. Gustafsson und Mitarbeiter stellten in einer Fragebogenstudie bei Asthmakindern klare Korrelationen zwischen Asthma und einer Erhöhung von psychosozialen Problemen in der Familie fest.

Indikationen zur Psychotherapie bei Allergiepatienten

Indikationen zur Psychotherapie bei Allergiepatienten bestehen, wenn im Rahmen der psychologischen Evaluation eine relevante psychosomatische Komorbidität vorliegt. Diese ist immer dann zu diagnostizieren, wenn die Patienten von sich aus oder auf Nachfrage berichten, dass über das aus der klinischen Erfahrung mit anderen Patienten bekannte Maß hinaus Probleme im Tagesablauf und in der Alltagsbewältigung vorliegen. So wird z. B. ein Patient mit Wespengiftallergie immer über Ängste vor einem nächsten Stich berichten und auch sein Notfallset mit sich tragen, wodurch er sich in gewisser Weise eingeschränkt fühlt. Ein Patient mit Angststörung berichtet dagegen über panikartige Zustände, sobald er eine Wespe sieht, oder darüber, dass er ständig besorgt sei, ob er das Notfallset auch in der Tasche bei sich hat. Familienfeiern würden aus der Sorge heraus, es könnte eine Wespe stechen, gemieden. In diesem Fall wäre immer eine klare Indikation für eine Psychotherapie gegeben.

> **MERKE**
>
> Generell gilt, dass bei vorliegender Komorbidität mit Angststörungen, sozialer Phobie, Depressionen und somatoformen Störungen eine psychosomatische Fach- oder Mitbehandlung indiziert ist.

Diagnostik

In der allergologischen Diagnostik gibt es differenzialdiagnostisch Probleme hinsichtlich der Einordnung psychosomatischer Symptome (Abb. 5.7). Nach den derzeitigen epidemiologischen Daten sind psychische Störungen in der repräsentativen Gesamtbevölkerung mit insgesamt 20 % sehr häufig, sodass auch bei Allergiepatienten von einer hohen Komorbidität auszugehen ist. Außerdem sind bei Allergiepatienten besondere Coping-Probleme zu berücksichtigen, die durch die intensive Diagnostik und Beratung über Eliminationsmaß-

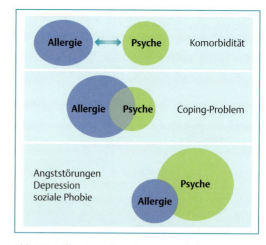

Abb. 5.7 **Allergie und Psyche – Komorbidität, Coping oder primär psychisches Problem?**

Allergie und Psychosomatik 5

nahmen verursacht werden und eine spezielle psychosomatische Grundversorgung oder auch die Indikation zur Psychotherapie erforderlich machen können. Stehen psychische Aspekte im Vordergrund (z. B. bei den somatoformen Reaktionen, wie dem klinischen Ökosyndrom), ist eine intensive Begleitung und Indikation zu einer psychosomatischen Therapie notwendig!
Bei Allergien sind im Wesentlichen 4 psychosomatische Störungen bedeutsam:
- Angst und Panikstörungen
- Depressionen
- somatoforme Störungen
- paranoide Störungen

Angst

> **MERKE**
>
> Die Kenntnis der Angstsymptome ist für den allergologisch tätigen Arzt wichtig, da sie anaphylaktoiden Reaktionen sehr ähneln können.

Tab. 5.**24** zeigt, wie vergleichbar die Symptome bis auf den Kreislaufkollaps sind.
Dass Angststörungen oder Panikattacken häufig mit allergischer Symptomatik assoziiert sind, untermauern diverse Studien, wie die von Buske-Kirschbaum oder die von Schmid-Traub und Bamler, die Typ-I- und Typ-IV-Allergien deutlich häufiger bei Angststörungen als bei Gesunden fanden (Abb. 5.**8**).

Fall 2
Ein Fallbeispiel, in dem sich eine Angstreaktion nach einer allergologisch nachgewiesenen Bienengiftallergie entwickelte, soll dies verdeutlichen.
 Eine 53-jährige Patientin berichtet, seit einigen Monaten unter anfallsartig auftretendem „Herzrasen" zu leiden, begleitet von Angst, Übelkeit, Zittern am ganzen Körper, Schwindel mit der Furcht, zur Seite zu kippen, und dem Gefühl, als ob Strom durch den Körper ziehe. Die geklagten Symptome würden mehrfach pro Woche auftreten und zwischen einer ½ h bis zu 2 Tagen anhalten. Die Patientin bringt das Auftreten der Beschwerden mit einem Ereignis in Zusammenhang, als sie auf eine Biene getreten war und in der Folge Herzrasen, Übelkeit und Schwindel entwickelt hatte und eine Nacht im Krankenhaus überwacht werden musste. Im Anschluss wurde eine Bienengiftsensibilisierung diagnostiziert. Die daraufhin durchgeführte Hyposensibilisierung war ebenfalls mit entsprechenden Symptomen verbunden. Bereits 2-mal habe sie den Notarzt alarmiert, da diese „Attacke" mit einem Engegefühl und Druck auf der Brust, wie bei einem Herzinfarkt, einhergegangen sei. Eine umfangreiche kardiologische Abklärung erbrachte keinerlei pathologischen Befund. Die Patientin berichtet, aus Angst vor der nächsten Attacke seit 3 Monaten kein Auto mehr zu fahren.

Tab. 5.**24** Körperliche Symptome bei Panikstörung und anaphylaktoiden Reaktionen.

Symptome bei Panikstörung	Symptome bei anaphylaktoiden Reaktionen
- plötzlich auftretendes Herzklopfen und -rasen - Brustschmerz - Erstickungsgefühl - Atemnot - Schwindel - Zittern - Hitzewallungen oder Kälteschauer - Entfremdungs- und Unwirklichkeitsgefühle - Todesangst - Angst, wahnsinnig zu werden - Angst vor Kontrollverlust	- Herzrasen - Brustschmerz - Erstickungsgefühl - Atemnot - Schwindel - Zittern - Hitzewallungen - pelziges Gefühl der Zunge - Kratzen im Hals - Todesangst - Nesselsucht (Urtikaria) - Angst vor Kontrollverlust - *Blutdruckabfall und Herzstillstand*

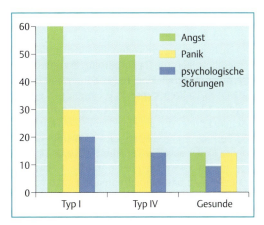

Abb. 5.**8** Psychologische Zusammenhänge zwischen Angststörungen (Panikattacken) und allergischen Reaktionen (Schmid-Traub u. Bamler 1979).

Zu ihrer Mutter bestünde im Gegensatz zum Vater ein gespanntes Verhältnis. Sie sei dominant und streng und habe sich sehr in die Erziehung ihrer 2 Kinder eingemischt. Auch gebe es ständig Streitereien wegen finanzieller Angelegenheiten, sodass die Patientin den Kontakt zu den Eltern und zu ihrer Schwester seit 15 Jahren vollständig abgebrochen hat. Sie ist seit 35 Jahren verheiratet und hat eine gemeinsame, jetzt 34-jährige Tochter und 2 Söhne. Der jüngste Sohn sei an einem Hirntumor verstorben. Danach sei ihr Mann an einer Depression und krampfartigen, anfallsartigen Beschwerden erkrankt, die zur Erwerbsunfähigkeit führten. Der andere Sohn sei im Alter von 15 Jahren psychiatrisch erkrankt und im betreuten Wohnen untergebracht. Er lebe in der Nachbarschaft ihrer Eltern und werde durch die Mutter gegen sie beeinflusst. Ihre eigene Tätigkeit als Arbeiterin habe die Patientin wegen Rückenproblemen aufgeben müssen. Sie wirkt ängstlich und hilflos.

Obwohl die nachgewiesene Bienengiftallergie behandelt wurde, stellte sich nach der Therapie eine Generalisierung der Angst ein, die laut Aussage der Patientin auch in verschiedenen anderen Situationen ohne Bienenkontakt auftrete. Es handelt sich hierbei um eine somatoforme Angst, die durch die Allergie zwar letztlich ausgelöst, die ihre Wurzeln aber offensichtlich in der familiären Vorgeschichte hat. Durch latente Ängste und verdrängte Wut gegen die Mutter kam es zum Auftreten von Angst- und Panikattacken ähnlich dem klinischen Bild einer Hymenopterenallergie.

Depression

Depressionen sind bei allergischen Erkrankungen nicht häufiger zu finden als sonst in der Allgemeinbevölkerung. Da chronische Erkrankungen allerdings generell eine hohe Komorbiditätsrate aufweisen, sollten depressive Symptome erfragt werden. So fand sich bei 758 Patienten mit allergischen Handekzemen eine Depressionsrate von 9%. Bei 743 erwachsenen Patienten mit Asthma konnte Eisner sogar in 18% der Fälle eine Depression finden. Diese korrelierte mit dem Schweregrad des Asthmas. Bei Patienten mit Asthma und zusätzlicher Depression war auch die Lebensqualität geringer, und es bestand ein höheres Risiko eines Krankenhausaufenthalts (Odds-Ratio: 1,34). Nützliche Fragen, die bei der Anamneseerhebung eine Depression aufdecken können, sind: „Was hat die Allergie in Ihrem Leben verändert?" oder „Haben Sie durch die Allergie Einschränkungen in ihrer Lebensqualität erfahren?".

Somatoforme Störungen

Somatoforme Störungen stellen Befindlichkeitsstörungen des Körpers dar, bei denen keine objektiv verifizierbaren medizinischen Erkrankungen bestehen. So klagen Patienten über allergische Reaktionen, ohne dass sich trotz intensiver allergologischer Diagnostik Hinweise für eine allergische Erkrankung ergeben. Die Patienten sind davon überzeugt, allergisch zu reagieren, und fordern immer weitere Diagnostik ein. Sie wechseln häufig die Ärzte („Doctor (S-)Hopping"), da sie sich nicht verstanden fühlen und den Eindruck haben, man nehme sie nicht ernst, habe eine Fehldiagnose gestellt oder fälschlicherweise kein auslösendes Allergen gefunden.

Vorsicht ist beispielsweise bei einer von Patientinnen angenommenen Spermaallergie geboten, die häufig eine somatoforme Reaktion darstellt. In der Literatur sind nur ca. 50 Fälle einer echten Spermaallergie zu finden, die bereits beim 1. Spermakontakt auftritt. Nicht selten handelt es sich eher um eine Reaktion auf Erdnüsse, Penizillin oder Cola im Sperma.

> **MERKE**
>
> Berechtigter Verdacht auf eine somatoforme Störung ergibt sich bei der Vorlage von Allergiepässen, auf denen eine Vielzahl allergischer Reaktionen dokumentiert ist, selbst wenn diese, wie im vorliegenden Fall, von einem Allergologen stammen (Abb. 5.**9**).

Tab. 5.**25** zeigt einen Vergleich der üblichen anamnestischen Angaben bei Allergie bzw. somatoformer Störung.

Zur Abklärung bei Verdacht auf eine somatoforme Störung empfiehlt sich die Anwendung eines Symptomtagebuchs, in das der Patient seine Reaktionen einträgt, und durch das kontrolliert werden kann, ob es sich eher um eine allergologische Reaktion z. B. durch Nahrungsmittel oder um eine psychische Reaktion handelt (Tab. 5.**26**).

Allergie und Psychosomatik 5

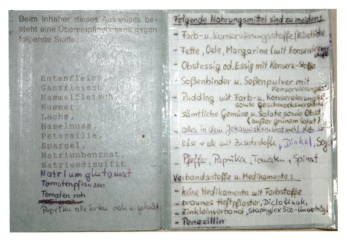

Abb. 5.9 **Allergiepass einer Patientin mit Prurigo simplex subacuta,** bei der angeblich eine durch allergische Nahrungsmittelreaktionen entstandene Hautveränderung dokumentiert wurde.

Tab. 5.**25** Anamnestische Angaben bei Allergie und somatoformer Störung.

Allergie	Somatoforme Störung
• Allergen in Anamnese wird spezifisch beschrieben • Ängste werden real und situationsangemessen dargestellt • Patient gibt von sich aus auch die Möglichkeit der Stressreaktion an • Patient kann mit negativem Allergietest umgehen • keine Konflikte erkennbar, keine Korrelation mit zeitlichen Situationen • keine psychischen Symptome (Depression oder Angst) eruierbar • Möglichkeit einer Psychotherapie würde akzeptiert	• Allergen nicht eruierbar, Symptome unspezifisch • Ängste werden unrealistisch oder kaum nachvollziehbar dargestellt • Patient ist auf Allergie fixiert und kann sich psychologische Faktoren kaum vorstellen • Patient möchte weitere Tests, da er sicher ist, allergisch zu sein • Konflikte sind erfassbar, zeitliche Korrelation mit Symptomen ist möglich • Symptome der Depression und/oder Angst eruierbar • Psychotherapie wird eher abgelehnt, Forderung nach weiteren Tests

Tab. 5.**26** Beschwerdetagebuch zur Abklärung einer somatoformen allergischen Reaktion.

Wie und wann haben sich heute meine Beschwerden verändert?					
Zeit	Situation/Ereignis	subjektive Einschätzung der Beschwerden von 0-10	wahrgenommene Körperreaktion	Gedanken, Überlegung	Gefühl/Empfindung

Paranoide Erkrankungen mit allergologischen Aspekten

Paranoide Erkrankungen sind bei Allergikern eher selten und treten nur mit einer epidemiologischen Zufallswahrscheinlichkeit auf. Sie gehen mit Wahnvorstellungen und Allergenvermutungen einher, die nicht als real, sondern als psychotisch angesehen werden müssen (Beispiel: Partikel in der Haut seien von Fremden eingebracht und lösten ständig eine Allergie aus, die zu einer Schlafstörung führe). Bei entsprechendem Verdacht sollte eine psychiatrische Konsultation erfolgen. Lehnt der Patient dies ab, kann der Versuch unternommen werden, selbst ein Neuroleptikum in niedrigst möglicher Dosierung zu rezeptieren.

Therapiemöglichkeiten

Abb. 5.**10** zeigt einen Algorithmus für die psychosomatische Behandlung von Allergikern. Die in der allergologischen Anamnese erhobenen psychischen Probleme sollten durch gezielte Fragebögen oder eine fachärztliche Mitbeurteilung abgesichert werden.

Hilft Psychotherapie bei Allergien?

Es bleibt die entscheidende Frage, ob Psychotherapie bei Allergien kausal helfen kann. Die Antwort ist ein bedingtes „Ja", da noch nicht genügend Studien vorliegen, jedoch die vorhandenen praktisch alle positive Effekte zeigen, insbesondere natürlich bei den Patienten mit psychischer Komorbidität.

Langewitz konnte bei ⅓ der behandelten Patienten durch eine Imagination in eine allergenarme Umwelt (Skihang) eine Besserung der Symptome erzielen; Zachariae und Mitarbeiter wiesen unter verschiedenen emotionalen Reaktionen eine signifikante Veränderung der Erythemreaktion nach. Nach Untersuchungen bei Erdnussallergikern scheint selbst eine Toleranzinduktion möglich.

Psychosomatische Therapieformen

Im deutschen kassenärztlichen Versorgungsystem stehen bei Allergikern folgende Therapieverfahren zur psychosomatischen Mitbehandlung zur Verfügung:
- *Selbsthilfe* (z.B. Deutscher Neurodermitis-Bund Hamburg [DAAB] usw.): Selbsthilfe ist immer dann indiziert, wenn Allergiepatienten ein Informationsbedürfnis haben, ihre Erkrankungen mit anderen Betroffenen kommunizieren möchten oder sich selbst aktiv in den Behandlungsprozess einschalten möchten.
- *Psychosomatische Grundversorgung* (vom Allergologen selbst während der Behandlung durchgeführt): Sind die psychosomatischen Probleme eher leicht und lehnt der Patient andere Behand-

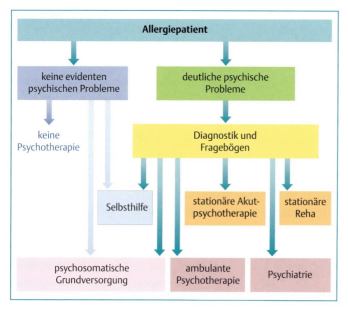

Abb. 5.**10** Psychosomatische Therapieindikationen bei Allergiepatienten.

lungen ab oder müssen Compliance und Coping des Patienten verbessert werden, sollte dies am besten im Rahmen der psychosomatischen Grundversorgung erfolgen. Schwierige Patienten können dann in einer Balint-Gruppe vorgestellt und bearbeitet werden.

- *Ambulante Psychotherapie:* Bei bestehender Indikation werden Patienten zum psychologischen oder ärztlichen Psychotherapeuten, der im Antragsverfahren eine Psychotherapie zu Lasten der Krankenkassen durchführen darf, überwiesen.
- *Stationäre Akutpsychotherapie in Krankenhäusern der Maximalversorgung oder in Akutbereichen von Rehabilitationskliniken:* Die Indikation besteht bei schwerwiegenden Diagnosen bzw. wenn abzusehen ist, dass Patienten ambulant nicht erfolgreich psychotherapierbar sind (z. B. bei Nahrungsmittelintoleranzen mit beginnender Anorexie durch Elimination vieler Nahrungsmittel).
- *Rehabilitationspsychosomatik:* Liegt eine Rehabilitationsindikation vor und benötigt der Patient eine berufliche Wiedereingliederung, steht eine sozialmedizinische Fragestellung im Vordergrund (Frisörekzeme mit Angstsymptomen) oder sind die ambulanten Behandlungsversuche erschöpft, sollte eine Indikation zur psychosomatischen Behandlung in speziellen rehabilitativen Kliniken mit allergologischer Fachkompetenz gestellt werden.
- *Psychiatrische Behandlung:* Liegt eine psychiatrische Erkrankung mit paranoiden Entwicklungen, Suizidalität oder Suchtaspekten vor, ist eine psychiatrische Behandlung die Behandlungsmethode der Wahl.

Ausbildung in psychosomatischer Grundversorgung und Psychotherapie

Jeder Allergologe wird im Rahmen seiner Weiterbildung mit Problempatienten konfrontiert und erwirbt im Verlauf der klinischen Ausbildung Erfahrungen im Umgang mit ihnen. Dieser Prozess ist jedoch unsystematisch und abhängig von persönlichen Ambitionen und Vorbildern. Eine systematische Weiterbildung in der Psychosomatik kann folgendermaßen erfolgen:

- *Psychosomatische Grundversorgung:* Die psychosomatische Grundversorgung kann bei allen Landesärztekammern in Deutschland erworben werden; sie beinhaltet 80 h Weiterbildung, von denen mindestens 20 h als theoretische Weiterbildung in dafür anerkannten Kursen oder auf Kongressen für Psychosomatik bzw. Psychotherapie absolviert werden. Außerdem ist die Mitarbeit in einer Balint-Gruppe mit 15 Doppelstunden (= 30 h) und ebenfalls die Teilnahme an der sog. Interaktionsdiagnostik von 15 Doppelstunden (= 30 h) zu absolvieren. Die Kurse und Balint-Gruppen können bei der Landesärztekammer bzw. bei hierfür akkreditierten Psychotherapie-Weiterbildungsinstituten durchgeführt werden. Bei der zuständigen Krankenversicherung kann dann die Anerkennung zur Durchführung der psychosomatischen Grundversorgung beantragt werden. Klinisch basiert die psychosomatische Grundversorgung dann auf 20-minütigen Gesprächen mit den Patienten zum Zweck der Diagnostik und Psychotherapie.
- *Fachgebundene Psychotherapie:* Die fachgebundene Psychotherapie ist eine ca. 3-jährige Weiterbildung, die in einem von der Landesärztekammer zugelassenen Weiterbildungsinstitut durchgeführt werden muss und mit einem Abschlusszeugnis beendet wird. Inhaltlich sind neben ca. 120 h Theorie in Psychosomatik bzw. Psychotherapie (je nach Landesärztekammer unterschiedliche Stundenkontingente) eine Selbsterfahrung, eine Balint-Gruppe und ca. 3-5 selbstständig durchgeführte Psychotherapien unter regelmäßiger Supervision zu absolvieren. Die fachgebundene Psychotherapie ist speziell für Fachärzte aller Fachrichtungen etabliert worden, die zusätzlich zu ihrer Facharztweiterbildung eine Anerkennung zur Durchführung selbstständiger Psychotherapie im Kassenantragsverfahren anstreben. Der Abschluss wird von der Krankenversicherung als Berechtigung zur Durchführung der sog. Richtlinienpsychotherapie (25-50 h) anerkannt. Hierbei können Patienten behandelt werden, bei denen im Rahmen einer allergischen Erkrankung eine psychosomatische Diagnose im Sinne einer psychischen Störung gestellt wird.

> **FAZIT**
>
> Das „biopsychosoziale" Krankheitskonzept geht davon aus, dass jede körperliche Erkrankung biologisch-genetisch bedingt ist und im Verlauf von psychologischen Faktoren und soziologischen Aspekten beeinflusst wird. So sind z. B. Trennungen der Eltern oder Scheidungen deutliche Prädiktoren für eine atopische Entwicklung.
>
> Eine Psychotherapie ist bei denjenigen Allergiepatienten indiziert, bei denen eine relevante psychosomatische Komorbidität mit Angststörungen, sozialer Phobie, Depressionen und somatoformen Störungen vorliegt. Obwohl noch nicht genügend Studien darüber vorliegen, deuten die existierenden darauf hin, dass Psychotherapie bei Allergien kausal helfen kann. Zu den psychosomatischen Therapieformen zählen dabei Selbsthilfe, psychosomatische Grundversorgung, ambulante Psychotherapie, stationäre Akutpsychotherapie, Rehabilitatiospsychosomatik und psychiatrische Behandlung.

Akupunktur und Homöopathie

K.-H. Friese

Die Behandlung von Allergien hat in den letzten Jahren deutliche Fortschritte gemacht und besitzt mit den Antihistaminika der jüngsten Generation, den lokalen Steroiden und den modernen Formen der Hyposensibilisierung wirksame Therapeutika. Dennoch gibt es gerade bei polyvalenten Allergikern und multiplen Organmanifestationen häufig therapeutische Schwierigkeiten, die bei den Patienten den Wunsch nach alternativen Behandlungsmöglichkeiten wecken.

Die alternative Behandlung von Allergien ist mittlerweile weit verbreitet, wissenschaftlich aber nur wenig erforscht. Teile der landläufig zu den alternativen Verfahren hinzugerechneten Diagnose- und Therapiemodalitäten sind mehr als fragwürdig. Hierzu gehören beispielsweise der Allergietest mittels Pendelung oder die Bioresonanz, die hauptsächlich von Scientologen propagiert wird. Der wissenschaftliche Nachweis ist bei beiden Verfahren völlig misslungen. Besser sieht es bei der Homöopathie und der Akupunktur aus. Beide Verfahren sind bei Allergien zwar nicht als Monotherapie geeignet, jedoch sinnvoll additiv einzusetzen. Mit der Akupunktur können allergische Symptome, wie verstopfte Nase und Asthma, zumindest positiv beeinflusst werden, wenngleich die Behandlung sehr aufwendig ist und viel Zeit in Anspruch nimmt.

Die *Homöopathie* ist ein Verfahren, das der Hyposensibilisierung zum Teil nicht ganz unähnlich ist. Es werden Stoffe zugeführt, auf die der Patient eigentlich negativ reagiert, die in kleinsten Dosen jedoch eine positive Wirkung entfalten. Wissenschaftliche Untersuchungen der homöopathischen Allergiebehandlung liegen, verglichen mit den Akupunkturstudien, allerdings nur vereinzelt vor und sind wenig fundiert.

> **MERKE**
>
> In der Allergiediagnostik sind auch bei Verwendung alternativer Behandlungsmethoden zwingend die etablierten, standardisierten Testverfahren einzusetzen.

Dazu gehören die Anamnese, der Prick-Test, die nasale Provokation und der Radioallergosorbenttest. Alternative Allergietests, wie Elektroakupunktur nach Voll, Kinesiologie oder aber das Pendeln, sind entschieden abzulehnen. Sie entbehren jeder rationalen Grundlage. Auch der gern verwendete Test auf IgG-4 ist für die Allergiediagnostik praktisch nicht geeignet.

Akupunktur

Traditionelle chinesische Medizin

Der Ursprung der traditionellen chinesischen Medizin reicht ca. 4000 Jahre zurück. Sie beschreibt die Funktionen des menschlichen Organismus als einen dynamisch-periodischen Prozess, der Ähnlichkeit mit dem Zyklus der Jahreszeiten aufweist (5-Wandlungsphasen-Modell). In den Wandlungsphasen sind 2 „Organe" als Speicherungs- und

Hohlorgan zusammengefasst, z.B. die Leber als Speicher und die Gallenblase als Hohlorgan. Der Zustand einer Organfunktion lässt sich ferner anhand von 8 Leitkriterien weiter differenzieren. Diese sind:
- Yin – Yang
- außen – innen
- Fülle – Leere
- Hitze – Kälte

Für ein ganzheitliches Verständnis der allergischen Erkrankungen ist der Funktionskreis von Magen – Milz – Pankreas bedeutsam. Er wird umschrieben mit der pathologisch-psychischen Haltung des Grübelns, des Bindegewebes als Körperstruktur und des Mundes als sog. Öffnungsorgan. Das gemeinsame Prinzip der aufgezählten Charakteristika kann als „das in der Mitte stehende" angesehen werden, das zwischen fremd und eigen zu entscheiden hat. Therapeutisch ist daraus für den ordnungstherapeutischen Ansatz abzuleiten, dass „die Mitte zu finden" für den Betroffenen von großer Bedeutung sein kann und ein Ausgleich von egoistischen und altruistischen Idealen anzustreben ist.

Für allergische Erkrankungen des HNO-Bereichs wird letztlich ein Mangel von Abwehrenergie im Lungen- und Nierenfunktionskreis angesehen (Abb. 5.**11**), ferner ein Aufstau der Energiebeschaffenheit „Wind" im Bereich der Schleimhäute des oberen Atmungstrakts. Die verminderte Abwehrenergie kann das Eindringen der Qualität „Wind" nicht verhindern, sodass es zu deren Aufstau kommt. Die energetische Verbindung zwischen dem Nierenfunktionskreis und dem HNO-Gebiet wird durch die Energieleitbahn des Lenkergefäßes bewerkstelligt. Eine ausgeprägte Schwäche der Abwehrenergie im Nierenfunktionskreis im Vergleich zum Lungenfunktionskreis hat eine perenniale allergische Tendenz zur Folge, während die Schwäche des Lungenfunktionskreises eher eine saisonale Allergie hervorruft. Für die Manifestation der allergischen Beschwerden ist schließlich das Eindringen der Qualität „Wind" im Lungenmeridian zuständig, über dessen verbundenen Meridian des Dickdarms die Nähe zu Kopf und Hals offensichtlich ist. Kennzeichnend für den Einfluss von Wind und Kälte sind die klinischen Manifestationen Niesreiz, reichlich wässrige Nasensekretion, Behinderung der Nasenluftpassage und leichter Kopfschmerz (Abb. 5.**11**).

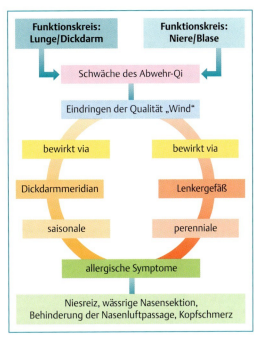

Abb. 5.**11** **Pathogenese allergischer Symptome in der traditionellen chinesischen Medizin** (nach Bischko).

Körperakupunktur bei allergischer Rhinitis

Die Akupunkturpunkte zur Behandlung *allergischer Manifestationen im Kopf-Hals-Bereich* sind:
- Bl 12
- Bl 13
- Lu 7
- Di 20
- Bitong und Yintang (beides lokale Punkte, wirksam gegen Niesreiz)
- Lg 23 und Gb 20 (beide zur Ausleitung des Windeinflusses)

Werden die Einflüsse durch *Wind und Hitze* ausgelöst und bestehen die klinischen Manifestationen in Niesreiz, trüber Nasensekretion, Begleitpharyngitis, Begleitkonjunktivitis und Durst, sind die wichtigsten Punkte:
- Bl 12
- Bl 13
- Di 4
- Di 11
- Di 20
- Bitong und Yintang

5 Therapie allergischer Erkrankungen

> **MERKE**
>
> Typisch für die Akupunktur ist, dass die Beschwerden während der Behandlung meistens deutlich gebessert werden, nach 1-2 Wochen allerdings wieder zunehmen, sodass die Behandlung wiederholt werden muss.

Zur *Intervallbehandlung* der saisonalen allergischen Beschwerden eignen sich ferner:
- LG 4
- KG 4
- Bl 23
- Ni 3
- BL 13
- LG 12
- LG 23
- LG 24
- Gb 20
- LG 20
- LG 14
- Dü 3
- Bl 62

Für *perenniale allergische Erkrankungen* sind die wichtigsten Punkte:
- Bl 13
- LG 12
- KG 12
- Ma 36
- Lu 7
- Lu 9
- Di 4
- Di 20
- LG 23

Die Abkürzungen erklären sich folgendermaßen:
- Lg = Lenkergefäß
- KG = Konzeptionsgefäß
- Ni = Niere
- Bl = Blase
- Le = Leber
- Gb = Gallenblase
- He = Herz
- Dü = Dünndarm
- M/P = Milz/Pankreas
- Ma = Magen
- LU = Lunge
- Di = Dickdarm

Abb. 5.**12** zeigt die Meridiane von Lunge und Dickdarm.

Akupunktur von Mikrosystemen

Aus der modernen Physik nicht linearer Systeme ist bekannt, dass komplexe Strukturen, so auch biologische Organismen, das Phänomen der Selbstähnlichkeit aufweisen. Kleinste Teile einer großen Gesamtheit gleichen in Form und Aufbau dem Gesamtsystem. Gleiches ist funktionell von den als Mikrosystemen bezeichneten Akupunktursystemen im Bereich einzelner Körperteile bekannt (Abb. 5.**13**). Ihre Wirkung ist im Vergleich zur Körperakupunktur schneller, allerdings auch weniger anhaltend und deshalb mehr auf die Ausschaltung aktueller Störeinflüsse gerichtet. Konstitutionelle Aspekte treten bei der Behandlung von Mikrosystemen in der Praxis in den Hintergrund.

Für die allergischen Erkrankungen des Kopf- und Halsbereichs kommen die Ohrpunkte P 22, 51, 55 (Shen men), 78 (Allergiepunkt), 13 (adrenokortikotropes Hormon [ACTH] Nebenniere) und 16 (Naseninneres) zur Anwendung (s. Abb. 5.**13a**). In der Mundakupunktur kommen vorwiegend die Punkte des Retromolargebiets in Betracht, da sie eine Stimulation des Lymphabflusses gewährleisten (Abb. 5.**13b**).

In erster Linie zur Behandlung symptomatischer Beschwerden und weniger zur Allgemeinbehandlung der allergischen Diathese geeignet ist die Schädelakupunktur nach Yamamoto (Abb. 5.**13c**). Bei ihr kommen Punkte der Respirationszone (A) in Betracht, die vom Haaransatz aus beidseits ca. 1 Finger breit von der Meridianlinie entfernt, im Bereich der Stirn abwärts tastend lokalisiert und mit tangential eingeführter Nadel bis zum Periost genadelt werden.

Homöopathie

Therapie im symptomfreien Stadium

> **MERKE**
>
> In der klassischen Homöopathie ist es eigentlich nicht üblich, im symptomfreien Stadium zu behandeln. Bei Allergikern hat sich eine prophylaktische homöopathische Behandlung jedoch durchaus bewährt.

Der Autor selbst führt routinemäßig eine Behandlung mit Injektionen von Acidum formicicum D_{200} (DHU) durch. Die vom Arzt persönlich vorzunehmenden 3 Injektionen werden i.v. im Abstand von

Akupunktur und Homöopathie 5

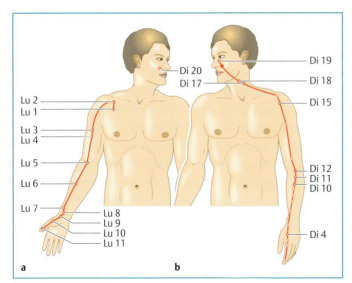

Abb. 5.**12a u. b** **Meridiane von Lunge und Dickdarm** (nach Bischko). **a** Lunge. **b** Dickdarm.

2 Wochen verabreicht, sodass die Behandlung etwa 2-4 Wochen vor der erwarteten Symptomatik beendet ist. Konkret heißt dies, dass man bei Frühblüherallergien Ende Dezember, bei Gräser- und Getreideallergien Mitte März mit dieser Behandlung beginnt. Ist eine antibiotische Behandlung, aus welchen Gründen auch immer, in dem Jahr vorausgegangen, gibt man für 4 Wochen Okoubaka D_3 (3 × 5 Globuli täglich).

Ansonsten wird gelegentlich zusätzlich im symptomfreien Stadium, im Abstand von mindestens 4 Wochen zu den Injektionen, ein Konstitutionsmittel als eine D_{200}-Formulierung verabreicht. Häufig angezeigt sind hierbei Lycopodium, Lachesis, Natrium muriaticum oder Arsenicum album. Bei Allergien aller Art eignet sich außerdem die einmalige Gabe von Tuberkulinum D_{200}. Hierzu ist eine klassische homöopathische Anamnese erforderlich.

Therapie im symptomatischen Stadium

Sind allergische Symptome, wie Schnupfen, Niesreiz, Kribbeln im Hals, rote geschwollene Augen, Juckreiz in den Ohren oder Hustenreiz, vorhanden, sollte zunächst eine weitgehende Allergenkarenz versucht werden. Die homöopathischen Arzneien, die während des Heuschnupfens eingenommen werden, müssen stets individuell dosiert werden. Die Dosierung hängt insbesondere auch von der Wetterlage ab. Eine Selbstmedikation mit homöopathischen Mitteln ist zur Behandlung von akuten Zuständen sehr gut geeignet; es gibt keine Risiken dabei. Es kommen vor allem tiefe Potenzen bis zur D_{30} infrage. Um die Allergien aber grundlegend zu therapieren, sind auch Hochpotenzen (D_{200} und höher) oder LM-Potenzen erforderlich.

Das Hauptmittel ist *Euphrasia* D_2 (Abb. 5.**14**). Die meisten Patienten mit Frühblüherallergie und zum Teil auch mit Gräser- und Getreideallergie leiden unter geröteten Augen, die sehr stark jucken. In diesem Fall verordnet man jede Stunde 5 Globuli Euphrasia D_2, außerdem Euphrasia-Augentropfen (WALA). Findet sich wässriges Sekret mit sehr starkem Niesreiz, wird Allium cepa D_6 ebenfalls, wenn nötig, stündlich, in Form von 5 Globuli verabreicht.

Bei sehr starkem Juckreiz im Hals ohne sonstige Symptomatik wird Wyethia D_6, ggf. auch stündlich, verordnet. Meistens ist mit dem Juckreiz im Hals auch ein starker Juckreiz in den Ohren verbunden, wobei das gleiche Mittel gegeben wird. Ist der Patient relativ blass, der Naseneingang gerötet und besteht ein sehr starker Niesreiz, gibt man Arsenicum album D_{12}, evtl. stündlich 5 Globuli. Steht die Hustensymptomatik im Vordergrund, empfiehlt sich Kalium phosphoricum D_6, ggf. stündlich. Geht der Heuhusten schon mehr in Heuasthma über, helfen Jodum-D_{12}-Globuli, ggf. stündlich 5 Stück. Bei mehr unspezifischer Symptomatik verordnet man Galphimia glauca D_4, evtl. stündlich 5 Globuli. Steht ein Juckreiz in der Nase und in den Augen im Vordergrund, so sind gelegentlich Gaben von Histaminchlorid D_{12} (2 × 5 Globuli täglich) sinnvoll (Tab. 5.**27**).

5 Therapie allergischer Erkrankungen

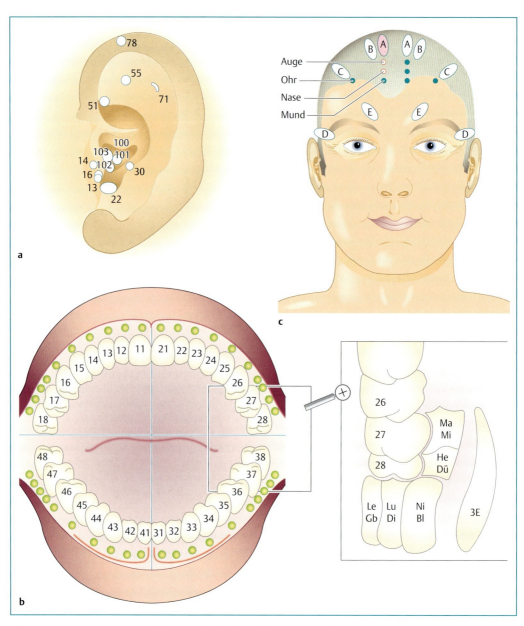

Abb. 5.**13a-c** Somatotopien von Ohr, Mund und Schädel mit relevanten Zonen (nach Hecker).

a Ohr.
13 = Nebenniere
14 = äußere Nase
16 = innere Nase
22 = Endokrinium
30 = Parotis
51 = Vegetativum
55 = Shen-Men
71 = Urtikariazone
78 = Ohrspitze
100 = Herz
101 = Lunge
102 = Bronchus
103 = Trachea

b Mund.
3E = 3-Erwärmer
Ma = Magen
Mi = Milz/Pankreas
He = Herz
Dü = Dünndarm
Ni = Niere
Bl = Blase
Lu = Lunge
Di = Dickdarm
Le = Leber
Gb = Gallenblase

c Schädel.
A = Kopf/Halswirbelsäule
B = Halswirbelsäule/Schulter
C = Schulter/Arm
D = Brustwirbelsäule/Thorax
E = Lendenwirbelsäule/Bein/untere Körperhälfte

Akupunktur und Homöopathie 5

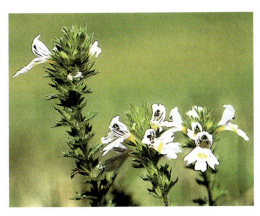

Abb. 5.14 **Euphrasia.**

Tab. 5.27 Homöopathische Behandlung der saisonalen allergischen Rhinitis (Heuschnupfen).

Präventiv (präsaisonal)	Acidum formicicum D_{200} (i.v.)
Augensymptomatik	Euphrasia D_2 (Globuli)
Starker Niesreiz	Allium cepa D_6 (Globuli)
Starker Juckreiz im Hals	Wyethia D_6 (Globuli)
Heuhusten	Kalium phosphoricum D_6 (Globuli)
Heuasthma	Jodum D_{12} (Globuli)
Allgemein	Galphimia glauca D_4 (Globuli)

Tritt im Rahmen der Inhalationsallergie eine begleitende Sinusitis auf – häufig daran erkennbar, dass die Beschwerden mit Ende der Blütezeit persistieren – ist eine differenzierte Therapie einzuleiten. Behandelt wird mit Cinnabaris D_4 und Sinupret oder Umckaloabo, bei länger andauernden Beschwerden mit Kalium bichromicum D_{12}, Luffa D_{12}, Allium cepa D_4 Dil., Sulfur jodatum D_6, ana partes ad 80,0, 3 × 5 Tropfen vor den Mahlzeiten. Eine Antibiotikagabe sollte unbedingt vermieden werden.

Hausstaubmilben- und Schimmelpilzallergien

Bei Hausstaubmilben- und Schimmelpilzallergien stehen primär Karenz- und häusliche Sanierungsmaßnahmen im Vordergrund. Daneben lassen sich die perennialen Beschwerden recht gut homöopathisch behandeln. Als Anfangsmittel wird Tuberkulinum D_{200} einmalig verabreicht. Langfristig wird bei Milben- und Schimmelpilzallergien für 3 Monate mit Kalium arsenicosum D_{12} (2 × 5 Globuli täglich) begonnen, danach die Therapie in Abhängigkeit vom Krankheitsbild mit Kalium arsenicosum D_{30} (5 Globuli pro Woche), anschließend mit Sabadilla D_{30} (5 Globuli pro Woche) fortgesetzt (Tab. 5.**28**).

Tab. 5.**28** Homöopathische Behandlung der perennialen allergischen Rhinitis (Hausstaub-/Milbenallergie).

- Tuberkulinum D_{200} (Globuli)
- Kalium arsenicosum D_{12} (Globuli)
- Sabadilla D_{30} (Globuli)

> **MERKE**
>
> Da bei Milbenallergikern häufig eine den Krankheitsprozess unterhaltende chronische Sinusitis besteht, ist vor Beginn der Behandlung vielfach eine initiale Sinusitistherapie erforderlich.

Tierhaarallergie

Sind bei Tierhaarallergien einfache Karenzmaßnahmen erfolgreich, erübrigt sich eine homöopathische Behandlung. Probleme treten jedoch nahezu regelmäßig bei Katzenallergikern auf, da es wesentlich leichter ist, einem Raucher das Rauchen abzugewöhnen, als einem Katzenallergiker die Katze wegzunehmen. Das Hauptmittel für Katzenallergien ist Pulsatilla. Man gibt hier ausnahmsweise Pulsatilla LM VI (Abb. 5.**15**; 3 Globuli vor dem Frühstück), ebenfalls über Monate.

Die LM-Potenz ist günstig, da sie täglich wiederholt gegeben wird und somit gleichzeitig akut wie auch als Hochpotenz langfristig wirkt. Hauptmittel bei Pferdeallergien ist Lachesis. Da die Behandlung längere Zeit in Anspruch nimmt, kommt eine Therapie mit Lachesis LM VI (3 Globuli vor dem Frühstück) infrage. Die Tierhaarallergiebehandlung sollte nicht in Eigenregie durchgeführt werden, sondern in Zusammenarbeit mit entsprechend erfahrenen Ärzten.

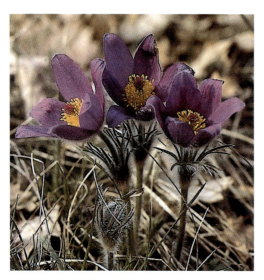

Abb. 5.15 Pulsatilla.

Nahrungsmittelallergie

Nahrungsmittelunverträglichkeiten sind insgesamt sehr häufig; ihre Bedeutung wird augenscheinlich unterschätzt. Beschwerden können nicht nur an der Haut und am Darm, sondern auch im HNO-Bereich auftreten. So kann eine chronische Darmerkrankung eine chronische Nebenhöhlenentzündung unterhalten oder eine chronische Tonsillitis hinweisend auf eine Milchallergie sein. Auch asthmatische Beschwerden können durch Nahrungsmittelallergien unterhalten werden. Nicht zu vergessen sind zahlreiche psychische Erkrankungen, insbesondere Depressionen, die unter Umständen mit einer derartigen Allergie zusammenhängen. Eine Nahrungsmittelkarenz ist aufgrund der Vielzahl und Ubiquität der Allergene häufig nicht möglich. Mit einer homöopathischen Behandlung kann eine Nahrungsmittelallergie sehr günstig beeinflusst werden.

Mittel der Wahl ist *Okoubaka*. Man verordnet im Regelfall für ca. 3 Monate Okoubaka D_3 (3 × 5 Globuli täglich), anschließend Okoubaka D_4 (3 × 5 Globuli täglich), dann für 3 Monate Okoubaka-D_6-Globuli (3 × 5 Globuli täglich), darauf folgend für 3 Monate Okoubaka D_{12} (2 × 5 Globuli täglich) und zuletzt für ein ½ Jahr Okoubaka D_{30} (5 Globuli sonntags vor dem Frühstück).

Bereits während der Behandlung können die Patienten häufig die zunächst verbotenen Nahrungsmittel wieder zu sich nehmen. Speziell bei der Milchallergie hat sich eine Behandlung mit Aethusa cynapium D_4 (3 × 5 Globuli täglich) für 3 Monate, anschließend Aethusa cynapium D_6 (3 × 5 Globuli täglich), dann Aethusa cynapium D_{12} (2 × 5 Globuli täglich für 6 Wochen) und zum Schluss Aethusa cynapium D_{30} für 6 Monate (5 Globuli sonntags vor dem Frühstück) bewährt. Nach der Behandlung kann wieder versucht werden, Milch zu trinken. Bei Symptomfreiheit kann davon ausgegangen werden, dass die Milchallergie beherrscht ist; ansonsten muss weiterhin eine Milchkarenz durchgeführt werden. Auch bei der Nahrungsmittelallergie sind Zwischengaben von Tuberkulinum D_{200} günstig (Tab. 5.29).

Tab. 5.29 Homöopathische Behandlung der Nahrungsmittelallergien.

Nahrungsmittelallergie allgemein	Okoubaka D_3 (Globuli)
Allergie gegen Kuhmilch	Aethusa cynapium D_4 (Globuli)

Nickelallergie

Die Behandlung einer Nickelallergie mit homöopathischen Mitteln ist relativ einfach. Sie erfolgt in der Gabe von Arsenicum jodatum D_{12} (2 × 5 Globuli täglich) für ca. 3 Monate, anschließend Arsenicum jodatum D_{30} (5 Globuli sonntags vor dem Frühstück) für 6 Monate. Ein Therapieversuch mit Arsenicum jodatum ist bei Nickelallergikern auch dann sinnvoll, wenn belastete Zahnfüllmaterialien für Lokalsymptome der Mundschleimhaut verantwortlich gemacht werden.

Asthma bronchiale

> **MERKE**
>
> Beginnt man bei einem Patienten mit Asthma bronchiale eine homöopathische Behandlung, darf keinesfalls schlagartig die schulmedizinische Medikation abgesetzt werden. Dies könnte zu einem Status asthmaticus mit infaustem Ausgang führen.

Aus diesem Grund ist die homöopathische Begleittherapie bei Asthmatikern nur von erfahrenen, auch in der Asthmatherapie versierten Ärzten durchzuführen. Besonders bewährt hat sich Acidum sulfuricum D_{12} (3 × 5 Globuli täglich), über Monate gegeben. Häufig sind auch Konstitutionsmittel zu verabreichen. Hinweisend auf die Art des Konstitutionsmittels ist die Uhrzeit, zu der die Anfälle typischerweise auftreten.

Sinusitis

Die bei Inhalationsallergien häufige Begleitsinusitis ist in der überwiegenden Mehrzahl allergischer und nicht bakterieller Genese. Insofern erübrigt sich eine antibiotische Therapie.

Günstig ist die Gabe von Cinnabaris D_4 und zusätzlich Sinupret. Beide Präparate ergänzen sich gut hinsichtlich ihrer Inhaltsstoffe. Bei bakterieller oder viraler Beteiligung empfiehlt sich die zusätzliche Gabe von Umckaloabo. Eine chronische Nasennebenhöhlenentzündung kann mit Kalium bichromicum D_{12}, Luffa D_{12}, Allium cepa D_4 Dil., Sulfur jodatum D_6, ana partes ad 80,0, 3 × 5 Tropfen vor den Mahlzeiten behandelt, werden.

FAZIT

Da es bei polyvalenten Allergikern und multiplen Organmanifestationen oft therapeutische Schwierigkeiten gibt, wird gerade dort der Ruf nach alternativen Therapieoptionen laut. Viele angepriesene alternative Therapieverfahren entbehren jedoch eines wissenschaftlichen Fundaments. Besser sieht es bei der Homöopathie und der Akupunktur aus: Beide Verfahren eignen sich als Ergänzung zur schulmedizinischen Therapie.
Mit der Akupunktur können allergische Symptome, wie verstopfte Nase und Asthma, zumindest positiv beeinflusst werden; es stehen dazu die Methoden der Körperakupunktur und der Akupunktur von Mikrosystemen zur Verfügung. Der wissenschaftliche Nachweis der Wirkung einer homöopathischen Allergiebehandlung liegt bis jetzt nur vereinzelt vor; trotzdem hat sich bei Allergikern zusätzlich zur Therapie im symptomatischen Stadium eine prophylaktische homöopathische Behandlung durchaus bewährt.

Literatur

Allergenkarenz

Bischoff E, Schirmacher W. Farbnachweis für allergenhaltigen Hausstaub. 1. Mitteilung. Allergologie 1984; 7: 446–449

Bischoff E, Schirmacher W. Farbnachweis für allergenhaltigen Hausstaub. 2. Mitteilung. Allergologie 1985; 8: 36–38

Bischoff E, Krause-Michel B, Nolte D. Zur Bekämpfung der Hausstaubmilden in Haushalten von Patienten mit Milbenasthma. 2. Mitteilung. Allergologie 1987; 10: 473–478

Ehnert B, Lau-Schadendorf S, Weber A et al. Reducing domestic exposure to dust mite allergen reduces bronchial hyperreactivity in sensitive children with asthma. J Allergy Clin Immunol 1992; 90: 135–138

Fiedler HP, Hrsg. Blaue Liste. Inhaltsstoffe kosmetischer Mittel. 2. Aufl.. Aulendorf: ECV - Editio Cantor; 1993

Fuchs T. Gummi und Allergie. München/Deisenhofen: Dustri; 1995: 1–247

Fuckerieder K. Der Graspollengehalt der Luft in Mitteleuropa. UBA-Berichte 9/76. Berlin: Selbstverlag UBA; 1976

Jorde W, Schata M, Wilden J. Zur Diagnostik von Nahrungsmittelallergien. Ärztezeitschrift für Naturheilverfahren 1990: 507–510

Jorde W, Schata M. Nahrungsmittelallergien in der Allgemeinpraxis. Der Allgemeinarzt 1992; 14: 959–973

Koorsgaard J: Preventive measures in mite asthma. A controlled trial. Allergy 1983; 38: 93–102

Mertens G. Latexallergien als Problem in Gesundheitsberufen. Informationsblätter der Berufsgenossenschaft für Gesundheit und Wohlfahrtspflege 1997: 1–4

Platts-Mills TAE, Chapman MD. Dust mites: Immunology, allergic disease, and environmental control. J Allergy Clin Immunol 1987; 80: 755–775

Platts-Mills TAE, Thomas WR, Aalberse RC et al. Dust mite allergen and asthma: report of a second international workshop. UCB Allergy Institute; 1991: 11–29

Platts-Mills TAE, Solomon WR. Aerobiology and inhalant allergens. In: Middleton E, Reed CE, Ellis EF, Adkinson NF, Yunginger JW, Busse WW, eds. Allergy: Principles and Practice. St. Louis: Mosby; 1993

Pohl C, Wahn U. Die Rolle von Diäten in der Vorbeugung und Behandlung allergischer Erkrankungen. In: Wahn U, Seger R, Wahn V, Hrsg. Pädiatrische Allergologie und Immunologie. Stuttgart: G. Fischer; 1994: 194–197

Puls KE. Der Einfluß von Witterung und Wetter auf Blütenanlage, Pollenfreisetzung und Pollenflug. Königswinter: Vorträge und Berichte des 1. europäischen Pollenflug-Symposiums; 20.–21.03.1987

Rugo E, Wahl R, Wahn U. How allergenic are hypoallergenic infant formulae ? Clin Exp Allergy 1992; 22: 635–639

Schober G: Möglichkeiten der Hausstaubmilbenreduzierung bei der Wohnungssanierung. In: Jorde W, Hrsg. Mönchengladbacher Allergie Seminar. Bd. 6. München/Deisenhofen: Dustri; 1994: 66–77

Sussman GL, Beezhold DH. Determining the allergenic potential of latex gloves. Surgical Services Management 1997; 3 (2): 35–41

von Wahl PG. Methoden der Pollenbestimmung. Königswinter: Vorträge und Berichte des 1. europäischen Pollenflug-Symposiums; 20.–21.03.1987

von Wahl PG, Kersten W. Pollenflugvorhersage in Deutschland. Teil I: Aerobiologische Aspekte. Allergo J 1995; 4: 172–176

Wood RA, Chapman MD, Adkinson NF et al. The effect of cat removal on allergen content in household-dust samples. J Allergy Clin Immunol 1989; 83: 730–734

Zuberbier T, Chantraine-Hess S, Hartmann K et al. Pseudoallergen-free diet in the treatment of chronic urticaria. Acta Derm Venereol (Stockh.) 1995; 75: 484–487

Medikamentöse Therapie allergischer Erkrankungen
Bousquet J, Khaltaev N, Cruz AA et al. World Health Organization; GA²LEN; AllerGen. Allergic Rhinitis and its Impact on Asthma (ARIA) 2008 update (in collaboration with the World Health Organization, GA²LEN and AllerGen). Allergy 2008; 63 (Suppl. 86): 8–160
Gloor M, Thoma K, Fluhr J. Dermatologische Externatherapie unter besonderer Berücksichtigung der Magistralrezeptur. Berlin: Springer; 2000
Klasco RK, ed. DRUGDEX System. Greenwood Village, Colorado: Thomson Reuters; 2009
Marple BF, Fornadley JA, Patel AA et al. Keys to successful management of patients with allergic rhinitis: focus on patient confidence, compliance, and satisfaction. Otolaryngol Head Neck Surg 2007; 136 (Suppl. 6): 107–124
Mutschler E. Arzneimittelwirkungen, Lehrbuch der Pharmakologie und Toxikologie. Stuttgart: Wissenschafliche Verlagsgesellschaft mbH; 2008
Ring J, Brockow K, Duda D et al. Akuttherapie anaphylaktischer Reaktionen. Allergo J 2007; 16: 420–434
Schaefer C, Spielmann H, Vetter K. Arzneiverordnung in Schwangerschaft und Stillzeit. München: Urban & Fischer; 2006

Spezifische Immuntherapie
Akdis M, Akdis CA. Mechanisms of allergen-specific immunotherapy. J Allergy Clin Immunol 2007; 119: 780–791
Bachert C, Gevaert P, van Zele T. Wirksamkeit von Allergoiden zur subkutanen Applikation? Evidenzbewertung anhand klinischer Studien. Allergologie 2009; 32: 83–92
Bufe A, Eberle P, Franke-Beckmann E et al. Safety and efficacy in children of an SQ-standardized grass allergen tablet for sublingual immunotherapy. J Allergy Clin Immunol 2009; 123: 167–173
Calderon MA, Alves B, Jacobson M et al. Allergen injection immunotherapy for seasonal allergic rhinitis. Cochrane Database Syst Rev 2007; CD001936
Dahl R, Kapp A, Colombo G et al. Sublingual grass allergen tablet immunotherapy provides sustained clinical benefit with progressive immunologic changes over 2 years. J Allergy Clin Immunol 2008; 121: 512–518
Deutsche Gesellschaft für Allergologie und klinische Immunologie (DGAKI). Leitlinie „Insektengiftallergie". Allergo J 2004; 13: 186–190
Deutsche Gesellschaft für Allergologie und klinische Immunologie (DGAKI), Ärzteverband Deutscher Allergologen (ÄDA), Gesellschaft für Pädiatrische Allergologie und Umweltmedizin (GPA), Deutsche Akademie für Allergologie und Umweltmedizin (DAAU). Leitlinie „Akuttherapie anaphylaktischer Reaktionen". Allergo J 2007; 16: 420–434
Deutsche Gesellschaft für Allergologie und klinische Immunologie (DGAKI), Ärzteverband Deutscher Allergologen (ÄDA), Gesellschaft für Pädiatrische Allergologie und Umweltmedizin (GPA), Österreichische Gesellschaft für Allergologie und immunologie (ÖGAi), Schweizerische Gesellschaft für Allergologie und immunologie (SGAI). Leitlinie „Die spezifische Immuntherapie (Hyposensibilisierung) bei IgE-vermittelten allergischen Erkrankungen". Allergo J 2009; 18: 508–537
Didier A, Malling HJ, Worm M et al. Optimal dose, efficacy, and safety of once-daily sublingual immunotherapy with a 5-grass pollen tablet for seasonal allergic rhinitis. J Allergy Clin Immunol 2007; 120: 1338–1345
Durham SR, Walker SM, Varga EM et al. Long-term clinical efficacy of grass-pollen immunotherapy. N Engl J Med 1999; 341: 468–475
Durham SR, Yang WH, Pedersen MR et al. Sublingual immunotherapy with once-daily grass allergen tablets: a randomized controlled trial in seasonal allergic rhinoconjunctivitis. J Allergy Clin Immunol 2006; 117: 802–809
Jacobsen L, Niggemann B, Dreborg S et al. Specific immunotherapy has long-term preventive effect of seasonal and perennial asthma: 10-year follow-up on the PAT study. Allergy 2007; 62: 943–948
Novembre E, Galli E, Landi F et al. Coseasonal sublingual immunotherapy reduces the development of asthma in children with allergic rhinoconjunctivitis. J Allergy Clin Immunol 2004; 114: 851–857
Wilson DR, Torres LI, Durham SR. Sublingual immunotherapy for allergic rhinitis. Cochrane Database Syst Rev 2003; CD002893
Wahn U, Tabar A, Kuna P et al. Efficacy and safety of 5-grass-pollen sublingual immunotherapy tablets in pediatric allergic rhinoconjunctivitis. J Allergy Clin Immunol 2009; 123: 160–166

Therapie des anaphylaktischen Schocks
Brockow K, Ring J. Erstmaßnahmen bei Anaphylaxie. MMW Fortschr Med 2001; 143: 32–34
Brockow K, Ring J. Auslöser lebensbedrohlicher und tödlicher Anaphylaxien. MMW Fortschr Med 2006; 148: 28–31
Johansson SG, Bieber T, Dahl R et al. Revised nomenclature for allergy for global use: Report of the Nomenclature Review Committee of the World Allergy Organization, October 2003. J Allergy Clin Immunol 2004; 113: 832–836
Lieberman P, Kemp SF, Oppenheimer J et al., eds. Joint Task Force on Practice Parameters. The diagnosis and management of anaphylaxis: an updated practice parameter. J Allergy Clin Immunol 2005; 115 (Suppl. 3): S483–S523
Ring J, Meßmer K. Incidence and severity of anaphylactoid reactions to colloid volume substitutes. Lancet 1977; 1: 466–469
Ring J. Angewandte Allergologie. München: Urban & Vogel; 2004
Ring J, Brockow K, Behrendt H. History and classification of anaphylaxis. Novartis Found Symp 2004; 257: 6–16
Ring J, Brockow K, Duda D et al. Akuttherapie anaphylaktischer Reaktionen. Allergo J 2007; 16: 420–434

Simons FE, Roberts JR, Gu X et al. Epinephrine absorption in children with a history of anaphylaxis. J Allergy Clin Immunol 1998; 101: 33–37

Simons FE, Gu X, Simons KJ. Epinephrine absorption in adults: intramuscular versus subcutaneous injection. J Allergy Clin Immunol 2001; 108: 871–873

Tryba M, Ahnefeld FW, Barth J et al. Akuttherapie anaphylaktoider Reaktionen. Ergebnisse einer interdisziplinären Konsensuskonferenz. Allergo J 1994, 3: 211–222

Ernährungstherapie bei Nahrungsmittelallergien und -intoleranzen

Ballmer-Weber B, Wüthrich B. Therapie und Prävention. In: Jäger L, Wüthrich B, Ballmer-Weber B, Vieths S, Hrsg. Nahrungsmittelallergien und -intoleranzen. 3. Aufl. München: Urban & Fischer; 2008: 239–250

Bindslev-Jensen C, Ballmer-Weber BK, Bengtsson U et al. Standardization of food challenges in patients with immediate reactions to foods – position paper from the European Academy of Allergology and Clinical Immunology. Allergy 2004; 59 (7): 690–697

Bischoff SC, Crowe SE. Gastrointestinal food allergy: new insights into pathophysiology and clinical perspectives. Gastroenterology 2005; 128: 1089–1113

Bischoff SC. Nahrungsmittelunverträglichkeiten. Gastroenterologie up2date 2006; 2: 133–148

Kalliomäki M, Salminen S, Poussa T. Probiotics and prevention of atopic diesase: 4-year follow-up of a randomised placebo-controlled trial. Lancet 2003; 361: 1869–1871

Kalliomäki M, Salminen S, Poussa T. Probiotics during the first 7 years of life: cumulative risk reduction of eczema in a randomized, placebo-controlled trial. J Allergy Clin Immunol 2007; 119 (4): 1019–1021

Montalto M, Santoro L, D'Onofrio F et al. Adverse reactions to food: allergies and intolerances. Dig Dis 2008; 26: 96–103

Niggemann B, Erdmann S, Fuchs T et al. Standardisierung von oralen Provokationstests bei Nahrungsmittelallergien. Allergo J 2006, 4: 262–270

Richtlinie 2007/68/EG der Kommission vom 27. November 2007 zur Änderung von Anhang IIIa der Richtlinie 2003/13/EG des Europäischen Parlaments und des Rates hinsichtlich bestimmter Lebensmittelzutaten. Amtsblatt der Europäischen Union 2007: L310/11-L310/14

Psychosomatische Therapieansätze

Adams RJ, Wilson DH, Taylor AW et al. Psychological factors and asthma quality of life: a population based study. Thorax 2004; 59: 930–935

Agner T, Andersen KE, Brandao FM et al. Hand eczema severity and quality of life: a cross-sectional, multicentre study of hand eczema patients. Contact Dermatitis 2008; 59: 43–47

Amano H, Negishi I, Akiyama H et al. Psychological stress can trigger atopic dermatitis in NC/Nga mice: an inhibitory effect of corticotropin-releasing factor. Neuropsychopharmacology 2008; 33(3): 566–573

Anderzen I, Arnetz BB, Soderstrom T et al. Stress and sensitization in children: a controlled prospective psychophysiological study of children exposed to international relocation. J Psychosom Res 1997; 43: 259–269

Arck PC, Slominski A, Theoharides TC et al. Neuroimmunology of stress: skin takes center stage. J Invest Dermatol 2006; 126: 1697–1704

Bienenstock J, MacQueen G, Sestini P et al. Mast cell/nerve interactions in vitro and in vivo. Am Rev Resp Dis 1991; 143: 55–58

Black S. Inhibition of immediate-type hypersensitivity response by direct suggestion under hypnosis. Br Med J 1963; 1: 925–929

Black S. Shift in dose-reponse curve of Prausnitz-Küstnerreaction by direct suggestion under hypnosis. Br Med J 1963; 1: 990–992

Black S, Friedman M. Adrenal function and the inhibition of allergic responses under hypnosis. Br Med J 1965; 3: 562–567

Black S, Hymphrey JH, Niven J. Inhibition of Mantoux reaction by direct suggestion under hypnosis. Br Med J 1993; 1: 1649–1652

Bockelbring A, Heinrich J, Schafer I et al. Atopic eczema in children: another harmful sequel of divorce. Allergy 2006; 61: 1397–1402

Bockelbring A, Heinrich J, Sausenthaler S et al. Psychosoziale Lebensereignisse und ihr Einfluss auf die Entwicklung allergischer Erkrankungen im Kindesalter. Allerg J 2009; 18: 276–277

Buske-Kirschbaum A, Jobst S, Wustmann A et al. Attenuated free cortisol to psychosocial stress in children with atopic dermatitis. Psychosom Med 1997; 59: 419–426

Buske-Kirschbaum A, Ebrecht M, Kern S et al. Personality characteristics in chronic and non-chronic allergic conditions. Brain Behav Immun 2008; 22: 762–768

Djuric V, Bienenstock J. Learned sensitivity. Ann Allerg 1993; 71: 5–14

Eisner MD, Katz PP, Lactao G et al. Impact of depressive symptoms on adult asthma outcomes. Ann Allergy Asthma Immunol 2005; 94(5): 566–574

Gustafsson D, Olofsson N, Andersson F et al. Effect of asthma in childhood on psycho-social problems in the family. J Psychosom Res 2002; 53: 1071–1075

Jacobi F, Wittchen HU, Holting C et al. Prevalence, co-morbidity and correlates of mental disorders in the general population: results from the German Health Interview and Examination Survey (GHS). Psychol Med 2004; 34: 597–611

Kelso JM, Connaughton C, Helm RM et al. Psychosomatic peanut allergy. J Allerg Clin Immunol 2003; 111: 650–651

Kupfer J, Niemeier V, Braun A et al. Stress and atopic eczema – the response of Neutrophine Growth Factor and neurotrophins in an experimental situation study. Intern Arch Allergy Immunol 2001; 124: 353–355

Langewitz W, Izakovic J, Wyler J et al. Effect of self-hypnosis on hay-fever symptoms – a randomised controlled intervention study. Psychother Psychosom 2005; 74: 165–172

Montoro J, Mullol J, Jáuregui I et al. Stress and allergy. J Investig Allergol Clin Immunol 2009; 19: 40–47

Pavlovic S, Daniltchenko M, Tobin DJ et al. Further exploring the brain-skin connection: stress worsens dermatitis via substance P-dependent neurogenic inflammation in mice. J Invest Dermatol 2008; 128(2): 434–446

Pavlovic S, Liezmann C, Daniltchenko M et al. Sress protects from allergic sensitisation via Substance-P modified antigen presentation. Exp Dermatol 2008; 17(7): 631

Sandberg S. The role of acute and chronic stress in asthma attacks in children. Lancet 2000; 356: 982–987

Sandberg S, Jarvenpaa S, Penttinen A et al. Asthma exacerbations in children immediately following stressful life events: a Cox's hierarchical regression. Thorax 2004; 59: 1046–1051

Schmidt-Traub S. Zur Psychoimmunologie allergischer Erkrankungen. Allergologie 1993; 16: 134–139

Schmidt-Traub S. Allergische Reaktion und Depression. Allergologie 1995; 18: 13–19

Schmid-Traub S, Bamler KJ. Allergic symptoms and anxiety. Br J Clin Psychol 1997; 3: 51–62

Walker S, Khan-Wasti S, Fletcher M et al. Seasonal allergic rhinitis is associated with a detrimental effect on examination performance in United Kingdom teenagers: case-control study. J Allergy Clin Immunol 2007; 120: 381–387

Werner S, Buser K, Kapp A et al. The incidence of atopic dermatitis in school entrants is associated with individual life-style factors but not with local environmental factors in Hannover, Germany. Br J Dermatol 2002; 147: 95–104

Wright RJ, Cohen RT, Cohen S. The impact of stress on the development and expression of atopy. Curr Opin Allergy Clin Immunol 2005; 5(1): 23–29

Zachariae R, Bjerring KD. Increase and decrease of delayed cutaneous reactions obtained by hypnotic suggestions during sensitization. Allergy 1993; 48: 6–11

Zachariae R, Jörgensen MM, Christensen S et al. Effects of relaxation on the delayed-type hypersensitivity (DTH) reaction to diphenylcyclopropenone (DCP). Allergy 1997; 52: 760–764

Zachariae R, Jörgensen MM, Egekvist H et al. Skin reactions to histamine of healthy subjects after hypnotically induced emotions of sadness, anger, and happiness. Allergy 2001; 56: 734–740

Akupunktur und Homöopathie

Bischko J. Praxis der Akupunktur. Bd. 1. Stuttgart: Haug; 1994

Eissele M, Friese K-H, Notter G et al. Homöopathie für die Kitteltasche. Stuttgart: Deutscher Apotheker Verlag; 2009

Friese K-H. Handbuch der Heuschnupfentherapie. Stuttgart: Sonntag; 2000

Friese K-H. Homöopathie in der HNO-Heilkunde. Stuttgart: Hippokrates; 2005

Hecker H-U, Steveling A, Peuker ET, Hrsg. Ohr-, Schädel-, Mund-, Handakupunktur. Stuttgart: Hippokrates; 2002

Kleijnen J, Knipschild P, Riet G. Clinical trials of homoepathy. BMJ 1991; 302: 316–323

Linde K, Clausius N, Ramirez G et al. Are the clinical effects of homeopathy placebo effects? A meta-analysis of placebo-controlled trials. Lancet 1997; 350: 834–843

Wiesenauer M, Häussler S, Gaus W. Pollinosis-Therapie mit Galphimia glauca. Fortschritte der Medizin 1983; 17: 811–814

Wiesenauer M, Gaus W. Double-blind trial comparing the effectiveness of the homeopathic preparation galphimica potentisation D6, galphimia dilution 10-6 and placebo on pollinosis. Arzneim Forsch Drug Res 1985; 35

Wiesenauer M, Gaus W, Häussler S. Behandlung der Pollinosis mit Galphimia glauca. Allergologie 1990; 10: 359–363

Wiesenauer M, Lüdtke R. A meta-analysis of the homoeopathic treatment of pollinosis with galphimia glauca. Forsch Komplementärmed 1996; 3: 230–234

6 Checkliste der Differenzialdiagnosen

Differenzialdiagnose der Rhinitis

R. K. Weber und W. Heppt

Definition der Rhinitis

Alle Veränderungen der Nasenschleimhaut, die mit den Symptomen der behinderten Nasenatmung, der vermehrten Sekretion, mit Nies- und Juckreiz einhergehen, werden zunächst wenig differenziert als Entzündung (Rhinitis) bezeichnet. Das Reaktionsmuster der Nasenschleimhaut auf verschiedene Erkrankungen oder Schädigungen ist relativ einheitlich und entspricht dem üblichen Entzündungsgeschehen. Für die Diagnosestellung sind deshalb eine präzise Anamneseerhebung sowie die Beobachtung zusätzlicher Symptome und die Erhebung weiterer Befunde notwendig.

Die vermehrte Nasensekretion ist ein vom Patienten beschriebenes Symptom, das nicht immer vom Untersucher objektiviert werden kann. Was ist eine normal feuchte Nase und wo beginnt die vermehrte Sekretion? Entsprechend einer Untersuchung von Mygind und Mitarbeitern wird ein bis zu 4 × tägliches Schnäuzen und 4 × tägliches Niesen als normal angesehen.

Die vermehrte Nasensekretion kann einen wässrigen, schleimigen oder gelblichen (eitrigen, purulenten) Charakter haben. Der Patient kann sie als Sekretion nach vorn mit der Notwendigkeit des Nasehochziehens oder Schnäuzens empfinden oder aber als posteriore Sekretion, die zum ständigen Schlucken und Räuspern veranlasst.

> **MERKE**
>
> Als klassisches Symptom der Rhinitis gilt die wässrige Sekretion, bei der differenzialdiagnostisch alle in diesem Buch behandelten Krankheitsbilder und andere zu berücksichtigen sind.

Der Begriff „eitrig" wird im Folgenden synonym für gelblich oder purulent gewählt. In diesem Zusammenhang ist darauf hinzuweisen, dass eitrige Sekretion den Aspekt der gelblichen Farbe meint, nicht die zwangsläufige Behandlungsbedürftigkeit einer bakteriellen Infektionskrankheit. Die gelbliche Sekretion ist der Ausdruck des Zellzerfalls von neutrophilen Granulozyten in ihrem Abwehrkampf gegen vielfältige Eindringlinge von außen. Die Ursache des Zellzerfalls muss geklärt werden.

Anatomische Deformitäten bedingen üblicherweise zwar nicht die Entstehung einer Rhinitis, können aber z.B. bei der Septumdeviation über das Symptom der Nasenatmungsbehinderung eine wichtige Differenzialdiagnose sein.

Differenzialdiagnose bei beidseitiger Rhinitis

Einteilung der Rhinitisformen nach dem Zeitverlauf

Ein Einteilungskriterium zur Differenzierung verschiedener Rhinitisformen kann der Zeitverlauf sein:
- Die Unterscheidung zwischen saisonalen und perennialen Beschwerden kann klare Hinweise in Richtung allergische Rhinitis und entsprechende auslösende Allergene geben.
- Eine definierte Grenze zwischen akuter und chronischer Rhinitis existiert nicht, kann aber in Analogie zur Rhinosinusitis bei einer Beschwerdedauer von 3 Monaten gezogen werden.

Einteilung der Rhinitisformen nach dem Alter des Patienten

Aus klinischer Sicht ist eine Differenzierung unter Berücksichtigung des Alters des Patienten sehr wertvoll (Tab. 6.1).

Säuglinge

Eine vermehrte Nasensekretion (schleimig, schleimig-eitrig) im Säuglingsalter wird zunächst an eine *Choanalatresie* denken lassen. In Einzelfällen sind auch schon bei Säuglingen große *Adenoide* die Ursache für die dann vor allem schleimig oder schleimig-eitrige Sekretion, abhängig vom aktuellen Entzündungsgrad und Zellzerfall.

6 Checkliste der Differenzialdiagnosen

Tab. 6.1 Algorithmus zur Differenzialdiagnose der Rhinitis. In Abhängigkeit vom Alter sind die wahrscheinlichsten Diagnosen aufgelistet. Immer ist auch an seltene und atypische Befunde und Verläufe zu denken.

Lebensalter	einseitig	beidseitig
Kinder	• Fremdkörper • Choanalatresie	• Adenoide • allergische Rhinitis • virale Rhinitis
Jugendliche	• Choanalpolyp • Septumdeviation	• allergische Rhinitis • nicht allergische Rhinitis • virale Rhinitis
jüngere Erwachsene	• Septumdeviation • chronische Rhinosinusitis • granulomatöse Rhinitis • Tumor • Granuloma pyogenicum • Rhinoliquorrhö	• allergische Rhinitis • nicht allergische Rhinitis • Arbeitsplatzrhinitis • chronische Rhinosinusitis • medikamentöse Rhinitis • virale Rhinitis • Schwangerschaftsrhinitis
ältere Erwachsene	• chronische Rhinosinusitis • Tumor • granulomatöse Rhinitis • Rhinoliquorrhö	• chronische Rhinosinusitis • Arbeitsplatzrhinitis • medikamentöse Rhinitis • nicht allergische Rhinitis • allergische Rhinitis

Kinder

Für die sog. „Rotznase" sind im Kleinkindesalter in erster Linie die Adenoide verantwortlich, seltener bei einseitig schleimig/schleimig-eitriger Sekretion Nasenfremdkörper.
- *Allergische Rhinitis:* Diese manifestiert sich zunehmend ab dem Kindesalter und zeichnet sich durch eine wässrige Nasensekretion aus, die beidseits gleich stark ausgeprägt ist. Gleichzeitig bestehen üblicherweise Juckreiz und Niesattacken, in Abhängigkeit vom auslösenden Allergen, dazu eine mehr oder weniger stark ausgeprägte Nasenatmungsbehinderung sowie konjunktivale Beschwerden.
- *Virale Rhinitiden* (banale Erkältungen): Diese zeichnen sich durch den klassischen Zeitverlauf und die Beidseitigkeit der Beschwerden aus.
- *Bakterielle Rhinitiden* mit dem Hauptsymptom der persistierenden eitrigen Nasensekretion sind meist Teilsymptom einer Rhinosinusitis. Isoliert können sie z.B. bei Ziliendyskinesien oder der Mukoviszidose beobachtet werden. Die Diagnose erfolgt in diesen Fällen mittels elektronenmikroskopischer Untersuchung der Zilienstruktur und dem Schweißtest.

Ältere Kinder/Jugendliche/junge Erwachsene

Beim älteren Kind, bei Jugendlichen und bei jungen Erwachsenen spielt die *nicht allergische Rhinitis* eine zunehmend große Rolle. Diese früher auch als unspezifische Rhinitis bezeichnete Form stellt eine Ausschlussdiagnose dar und ist weder pathogenetisch noch nach ihrem klinischen Bild eindeutig zu definieren. Zu ihren Symptomen zählt neben der wässrigen Nasensekretion und der meist dominierenden Nasenatmungsbehinderung (Abb. 6.1) auch die nasale Hyperreaktivität.

Medikamentöse Rhinitis

Klinisch häufig ist das Krankheitsbild der medikamentösen Rhinitis, welches bei allen Rhinitisbeschwerden generell nachzufragen ist. Es beruht auf einer pathologischen Anschwellung der Nasenschleimhaut mit konsekutiver Nasenatmungsbehinderung, ausgelöst durch die zu lange Einnahme von abschwellenden Nasentropfen. Sowohl abschwellende Nasentropfen als auch der Konservierungsstoff Benzalkoniumchlorid können bei Langzeitanwendung für sich allein eine medikamentöse Rhinitis induzieren, wobei eine einmalige bis zu 10-tägige Anwendung mit und ohne Benzalkoniumchlorid keine medikamentöse

Differenzialdiagnose der Rhinitis 6

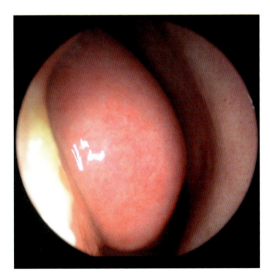

Abb. 6.1 Vergrößerte untere Nasenmuschel rechts mit Nasenatmungsbehinderung und vermehrter wässriger Nasensekretion bei nicht allergischer Rhinitis.

Rhinitis auslöst. Die Therapie der medikamentösen Rhinitis besteht aus der ausführlichen Aufklärung, dem Absetzen der abschwellenden Nasentropfen sowie der Gabe eines topischen Steroids. Führt dies nicht zum Erfolg, ist oft ein vorsichtiger muschelreduzierender Eingriff hilfreich.

Die Bezeichnung „medikamentöse Rhinitis" wird auch verwendet, wenn es durch die Einnahme anderer Medikamente als abschwellender Nasentropfen zur Nebenwirkung einer Nasenatmungsbehinderung kommt. Dies können folgende Medikamente sein:
- Antihypertensiva (z. B. ACE-Hemmer, β-Blocker)
- Phosphodiesterase-5-Hemmer (z. B. Sildenafil)
- Hormone (Östrogene, orale Kontrazeptiva)
- Analgetika (NSAID, Azetylsalizylsäure)
- Psychopharmaka (z. B. Amitryptilin, Chlorpromazin)
- Kokain
- Gabapentin

Arbeitsplatzbedingte Rhinitis
Vor der Annahme einer idiopathischen, nicht allergischen Rhinitis ist das Vorliegen einer arbeitsplatzbedingten Rhinitis (Occupational Rhinitis) zu prüfen, da eine Vielzahl von Substanzen eine irritativ-toxische Rhinitis auslösen kann. Es wird hierbei unterschieden zwischen einer Rhinitis, die durch Ursachen oder Bedingungen am Arbeitsplatz ausgelöst wird, und einer vorbestehenden Rhinitis, die dadurch verstärkt wird. Eine Occupational Rhinitis verlangt den Ausschluss anderer Ursachen einer Rhinitis.

Schwangerschaftsrhinitis
Diese tritt während der letzten 6 oder mehr Wochen der Schwangerschaft auf. Bedingt durch die hohen Hormonspiegel kommt es zu einer Schleimhautschwellung mit resultierender Nasenatmungsbehinderung und begleitender wässriger oder klar-visköser Nasensekretion. Die Rhinitis bildet sich innerhalb von 2 Wochen nach der Geburt vollständig zurück. Als Therapie werden nach einer ausführlichen Aufklärung physikalische Maßnahmen, wie körperliche Übungen oder Erhöhung des Kopfteils des Bettes, Silikon-Stents zur Erweiterung der Nasenklappe und Salzspülungen der Nase empfohlen.

MERKE

Topische Steroide werden nur dann als sinnvoll angesehen, wenn zusätzlich eine medikamentöse oder allergische Rhinitis besteht, wobei auch hier die Indikation zum Einsatz streng zu stellen ist.

Hormoninduzierte Rhinitiden

Hormoninduzierte Rhinitiden kommen, abgesehen von der Schwangerschaft, auch bei der Hypothyreose vor, sind aber insgesamt selten. Bei älteren Menschen ist einerseits eine nasale Hyperreaktivität möglich. Andererseits konnte gezeigt werden, dass der Apoptosemarker Caspase 3 in den Drüsen und im Epithel älterer Patienten vermehrt nachweisbar ist. Hier scheinen verstärkte Zelluntergänge zur Hypofunktion der Drüsen und zu einer verminderten mukoziliaren Clearance zu führen. Eine trockene Nase ist die Folge.

Chronische Rhinosinusitis/Polyposis nasi
Mit zunehmendem Lebensalter gewinnen die chronische Rhinosinusitis und die Polyposis nasi an Bedeutung. Sie verursachen eine vermehrte wässrige und wässrig-schleimige, auch schleimig-eitrige Nasensekretion (Abb. 6.2). Nicht wenige Patienten leiden gleichzeitig unter einem Asthma bronchiale.

Das bisher nicht vollständig verstandene Krankheitsbild der *Analgetikaintoleranz* beginnt ebenso häufig im jungen Erwachsenenalter, vor allem bei Frauen, mit einer wässrigen Rhinitis. Wegweisend in der Diagnostik ist neben der Anamnese die im

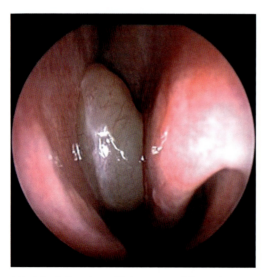

Abb. 6.2 **Polyposis nasi links mit verstärkter wässriger Nasensekretion.**

Nasensekret deutliche Vermehrung eosinophiler Granulozyten.

Das schwer einzuordnende Krankheitsbild der *nicht allergischen Rhinitis mit Eosinophilie* mag eine Anfangsstufe der Analgetikaintoleranz sein. Als Begleitsymptome sind hier die zunehmende Nasenatmungsbehinderung und die Geruchsminderung zu nennen. Nach Jahren der Erkrankungsdauer kann sich das Vollbild der sog. *Samter-Trias* mit Polyposis nasi, Asthma bronchiale und Analgetikaintoleranz entwickeln. Neben der antiinflammatorischen Therapie ist bei der chronischen Rhinosinusitis und Polyposis nasi die operative Entfernung obstruierender Polypen und das Schaffen einer dauerhaften suffizienten Drainage die 2. wichtige Therapiesäule.

Rhinitis bei systemischen Erkrankungen
Eine Reihe systemischer Erkrankungen, wie Vaskulitiden, granulomatöse und Autoimmunerkrankungen, können auch die oberen Atemwege im Sinne einer chronischen Rhinitis oder chronischen Rhinosinusitis mitbefallen. Unter den systemischen Vaskulitiden manifestieren sich die Wegener-Granulomatose und das Churg-Strauss-Syndrom typischerweise im Bereich der Nase und der Nebenhöhlen, seltener die mikroskopische Polyangiitis Polyarteriitis nodosa.

Beim *Morbus Wegener* sind die Nase und die Nasennebenhöhlen bei 60-90 % der Patienten betroffen. Nasenatmungsbehinderung, purulente und blutige Nasensekretion und Geruchsminderung sind typische Erstsymptome. Primär entstehen durch die entzündlichen Infiltrate lokalisierte Verdickungen der Schleimhaut, die als Granulationen imponieren und abhängig von der Epithelbedeckung zu Rhinorrhö, Blutung oder Krustenbildung führen. Die Diagnose erfolgt aus der Zusammenschau von klinischem Befund, Probebiopsie und dem Nachweis spezifischer Antikörper (ANCA-PR3).

Das *Churg-Strauss-Syndrom* ist eine seltene Erkrankung, die Asthmatiker, meist im Alter zwischen 30 und 50 Jahren, betrifft und mit einer Eosinophilie im Blut einhergeht. Nasal können eine allergische Rhinitis, Polyposis nasi und rezidivierende Sinusitiden bestehen. Die Diagnose kann gestellt werden, wenn bei einem Patienten mit einer Vaskulitis 4 der folgenden Kriterien erfüllt sind:
- Asthma
- Eosinophilie: > 10 %
- periphere Neuropathie
- Lungeninfiltrate
- Nasennebenhöhlenbeteiligung
- extravaskuläre Eosinophilie in Biopsien

Die *Sarkoidose* ist eine chronische Multisystemerkrankung unbekannter Ätiologie, die häufig junge und mittelalte Erwachsene betrifft. Histologisch finden sich nicht-verkäsende, epitheloidzellige Granulome. Die Sarkoidose manifestiert sich meist pulmonal, häufig auch in peripheren Lymphknoten; selten (in ca. 1 % der Fälle) ist die Nase mitbetroffen. Initiale Beschwerden sind Nasenatmungsbehinderung, postnasale Sekretion, Krustenbildung und Nasenbluten. Die Schleimhaut zeigt verdickte, gerötete und leicht blutende Areale, die teilweise knötchenförmig imponieren. In fortgeschrittenen Fällen kann es zu Nekrosen des Septums (Septumperforation, Sattelnase) oder des harten Gaumens kommen. Die Diagnosestellung erfolgt meist mittels Probebiopsie, ACE-Bestimmung im Serum und Galliumszintigrafie.

Nicht selten findet sich eine weiche, leicht blutende, gelblich-rötliche Raumforderung im vorderen Nasenabschnitt, meist gestielt am Nasenseptum, die als Differenzialdiagnose bei einseitiger Nasenatmungsbehinderung, Nasensekretion oder Nasenbluten zu bedenken ist: das *pyogene Granulom* (Synonym: blutender Septumpolyp). Es stellt überschießendes Granulationsgewebe dar, möglicherweise aufgrund einer lokalen Infektion, welches sich jenseits der Schleimhautgrenze tumorförmig vorwölbt. Typisches Aussehen und Lokalisation sowie der Nachweis eines lokalen Traumas machen die Diagnose wahrscheinlich, die histologisch nach Exzision bestätigt wird.

Als *atrophische Rhinitis* (Abb. 6.**3**) wird eine chronische Erkrankung der Nasenhöhle bezeichnet, die mit einer progressiven Atrophie der Schleimhaut, massiver nasaler Krustenbildung mit Fötor und einer Erweiterung des Raumes der Nasenhöhle bei paradoxer Nasenatmungsbehinderung einhergeht. Zusätzlich besteht häufig eine Riechminderung bis hin zur Anosmie. Der Knochen der Nasenmuscheln kann ebenfalls atroph werden. Es werden folgende Formen unterschieden:

- *primäre Form:* teilweise auch als Ozäna bezeichnet; Ätiologie unbekannt; ist häufiger mit der Infektion durch Klebsiella ozaena (aber auch Staphylococcus aureus, Proteus mirabilis oder Escherichia coli) assoziiert oder auch durch Ernährungsfaktoren ausgelöst
- *sekundäre Form:* nach ausgedehnten endonasalen Operationen mit zu reichlicher Resektion von Muschelgewebe oder nach Bestrahlung

Die Diagnose kann aufgrund der Anamnese in Verbindung mit dem typischen endoskopischen Befund und ggf. mit einem CT vergleichsweise leicht gestellt werden.

Als *Rhinitis sicca anterior* werden Entzündungen im vordersten Nasenabschnitt, im Wesentlichen im Nasenvorhof, bezeichnet, die mit Krustenbildung, Juckreiz und einem Irritationsgefühl, bei stärkerer Krustenentwicklung auch einer Nasenatmungsbehinderung einhergehen. Die Schleimhaut ist teilweise erosiv verändert; bei längerer Dauer findet sich eine Verdickung und Schuppung im Sinne eines Ekzems. Ursache ist meist die wiederholte mechanische Läsion durch den bohrenden Finger oder Wattestäbchen.

> **MERKE**
>
> Bei allen unklaren granulomatösen oder ulzerierenden Läsionen, die nicht innerhalb von 1-2 Wochen abheilen, sind durch Probenahme ein tumoröses oder spezifisches entzündliches Geschehen oder eine Systemerkrankung auszuschließen.

Differenzialdiagnose bei einseitiger Rhinitis

Maligne Tumoren

Bei einseitiger Nasenatmungsbehinderung oder Nasensekretion muss insbesondere im höheren Erwachsenenalter immer ein maligner Tumor ausgeschlossen werden. Hier sind vor allem das Adenokarzinom (häufiger bei Schreinern, Rauchern; Abb. 6.**4**), das Plattenepithelkarzinom (häufiger bei Rauchern) und das Aesthesioneuroblastom zu nennen.

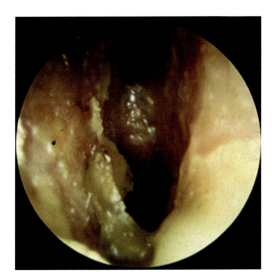

Abb. 6.**3** **Atrophische Rhinitis nach Bestrahlung.** Symptome: Nasenatmungsbehinderung, Krustenbildung.

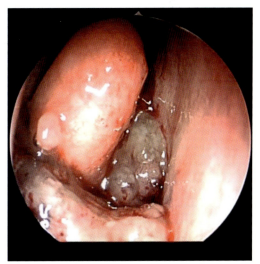

Abb. 6.**4** **Adenokarzinom der Nasenhöhle.** Symptome: Nasenatmungsbehinderung, gelbliche Nasensekretion.

6 Checkliste der Differenzialdiagnosen

Benigne Tumoren
Der häufigste benigne Tumor ist das invertierte Papillom (häufiger bei Rauchern), das meist im Bereich der ostiomeatalen Einheit entsteht und von dort in Richtung Kieferhöhle, Siebbein und Nasenhaupthöhle wächst. Endoskopisch imponiert typischerweise eine maulbeerartige Oberfläche. Allerdings kann eine vorgeschaltete ödematös-polypöse Entzündung den direkten endoskopischen Blick auf das Papillom verlegen.

Fremdkörper
Bei einseitiger Rhinitis mit schleimiger und/oder eitriger Sekretion muss neben einem Tumor immer auch an einen Fremdkörper gedacht werden.

Choanalatresie
In seltenen Fällen kommt auch im Erwachsenenalter eine Choanalatresie in Betracht.

Entzündliche Krankheitsbilder
Auch eine Vielzahl entzündlicher Krankheitsbilder kann eine einseitige Nasenatmungsbehinderung oder vermehrte Nasensekretion verursachen. Hierzu zählen die einseitige Rhinitis und der Choanalpolyp, die dentogene Sinusitis und das Aspergillom der Kieferhöhle.

Rhinoliquorrhö
Eine einseitige wässrige Nasensekretion muss an eine Rhinoliquorrhö denken lassen, insbesondere wenn ein Schädelunfall oder eine Operation der Nasennebenhöhlen vorausgegangen ist. In diesen Fällen sind eine Ausschlussdiagnostik mittels Dünnschicht-CT und die Bestimmung des liquorspezifischen β-Trace-Proteins im Nasensekret erforderlich. In unklaren Fällen ist die Fluoresceinprobe mit intrathekaler Gabe von Natrium-Fluorescein-Lösung und nachfolgender Nasenendoskopie unter Verwendung eines Blaulichtfilters, in Einzelfällen sogar die operative Darstellung der Schädelbasis indiziert.

Nasenspülung mit Salzlösung
Bei Patienten nach Nasennebenhöhlenoperationen ist daran zu denken, dass eine einseitige wässrige Rhinitis auch durch die postoperative Nasenspülung mit Salzlösung verursacht sein kann.

Unverzichtbare Basisdiagnostik

Als unverzichtbare Basisdiagnostik zur weiteren differenzialdiagnostischen Eingrenzung ist in allen Fällen und in jedem Lebensalter neben der sorgfältigen Anamnese die beidseitige Endoskopie der Nasenhaupthöhle und des Nasenrachens zu nennen (Tab. 6.2). Diese sollte im abgeschwollenen Zustand durchgeführt werden, damit alle Strukturen ausreichend gut beurteilt werden können. Die weitere Diagnostik hängt vom endoskopischen Befund und vom klinischen Bild ab.

Tab. 6.2 Weiterführende diagnostische Maßnahmen bei unklarer Rhinitis.

- Rhinomanometrie
- Langzeitrhinomanometrie
- Allergiediagnostik
- mikrobiologischer Abstrich
- CT
- Diagnostik einer (Pseudo-)Rhinoliquorrhö
- Probeexzisionen
- Zytologie der Nasenschleimhaut
- Testung auf Analgetikaintoleranz
- Zilienfunktionsdiagnostik

FAZIT

Alle Veränderungen der Nasenschleimhaut, die mit den Symptomen der behinderten Nasenatmung, mit vermehrter Sekretion, mit Nies- und Juckreiz einhergehen, werden als Entzündung (Rhinitis) bezeichnet. Neben der allergischen Rhinitis kommen differenzialdiagnostisch verschiedene Formen der nicht allergischen Rhinitis infrage.
Im Kindesalter ist an Adenoide, mit zunehmendem Lebensalter an die chronische Rhinosinusitis und Polyposis nasi als Differenzialdiagnosen zu denken. Bei einseitiger Nasenatmungsbehinderung oder Nasensekretion muss immer ein tumoröses Geschehen ausgeschlossen werden, insbesondere im höheren Erwachsenenalter. Ebenso besteht die Möglichkeit einer dentogenen Genese. Bei einseitiger wässriger Sekretion muss eine Liquorrhö ausgeschlossen werden.
Für die Diagnostik der Rhinitis ist die Endoskopie von Nasenhöhlen und -rachen vor und nach Abschwellen unverzichtbar. Sie steht vor einer weitergehenden bildgebenden Diagnostik.

Rhinosinusitis

C. Bachert

Entzündungen der Nase und ihrer Nebenhöhlen treten in der Regel gemeinsam auf oder folgen einander, weshalb man heute den Begriff „Rhinosinusitis" verwendet. Die akute, meist postvirale Rhinosinusitis ist mit einer Inzidenz von ca. 8 Mio. Fällen pro Jahr eine häufige Erkrankung in Deutschland. Die chronischen Formen weisen eine Prävalenz von ca. 6-8 % auf und sind oft mit Erkrankungen der unteren Atemwege, wie Asthma, allergischer bronchopulmonaler Aspergillose (s. Kapitel 3) und chronisch-obstruktiver Lungenkrankheit, kombiniert. Es ist in den letzten Jahren gelungen, die Pathophysiologie dieser Erkrankungen weiter aufzuklären. Dabei wird deutlich, dass unter dem Begriff „chronische Rhinosinusitis (CRS)" eine Reihe von Krankheitsbildern zusammengefasst werden, die grob in chronische Rhinosinusitis mit oder ohne Nasenpolypen eingeteilt werden (CRSwNP und CRSsNP). Tatsächlich sind innerhalb dieser Gruppen weitere pathophysiologische Entitäten zu vermuten. Die Rhinosinusitis verursacht eine deutliche Einschränkung der Lebensqualität der Betroffenen und beträchtliche Kosten für das Gesundheitssystem.

Akute Rhinosinusitis

Pathogenese
Infolge der Infektion mit Rhino-, Adeno oder Picornaviren über ICAM-1, einen epithelialen Adhäsionsrezeptor, kommt es zur Freisetzung von proentzündlichen Zytokinen, wie IL-1 und TNF; neutrophile Granulozyten werden vorwiegend durch IL-8 angelockt und aktiviert. Die lokalen Schmerzen sind vornehmlich bradykininvermittelt; Histamin spielt keine Rolle bei der Symptomgeneration.

Klinik und Diagnose
Eine unkomplizierte virale Rhinitis (Upper Respiratory Tract Infection, URTI) führt in der Regel nicht nur zur Rhinitis, sondern in den meisten Fällen auch zur Sinusitis, wie computertomografische Studien nachgewiesen haben. Nach der viralen Infektion folgt häufig eine postvirale Entzündung, die mit typischen Beschwerden einhergeht. Die Symptome der akuten Rhinosinusitis umfassen:

- Nasenverstopfung
- Sekretfluss
- postnasale Sekret-Drainage
- Gesichts- und Kopfschmerzen
- Hyposmie
- manchmal Husten, Fieber, Zahn- und Ohrenschmerzen
- allgemeines Krankheitsgefühl

Nur ein geringer Anteil (< 4 %) der viralen Infektionen wird nach 5-10 Tagen durch eine bakterielle Sinusitis kompliziert. Typisch hierfür sind starke, lokalisierte Schmerzen sowie das Auftreten von Fieber. Die akute Rhinosinusitis beginnt plötzlich und kann bei Erwachsenen bis zu 8 Wochen dauern. Sie heilt üblicherweise ohne Folgen ab. Bei Kindern wird die akute Rhinosinusitis in eine schwere und eine nicht schwere Form unterteilt, abhängig vom Schweregrad der Allgemeinsymptome und vom Vorliegen von Komplikationen.

In der täglichen Praxis wird die Diagnose einer akuten Rhinosinusitis klinisch unter Einbeziehung der Inspektion von Nase und Gesichtsweichteilen gestellt; die Mehrzahl dieser Erkrankungen wird durch den Allgemeinarzt behandelt. Bei Verdacht auf eine akute Stirnhöhlenentzündung kann eine Röntgenaufnahme indiziert sein; ansonsten sind bildgebende Verfahren, wie die CT, auf Komplikationen zu beschränken und die Indikation zu ihrer Durchführung vom Facharzt zu stellen. Eine Endoskopie der Nasenhaupthöhle kann – nach Abschwellung der Nase – im Akutstadium hilfreich sein, die Diagnose einer bakteriellen akuten Rhinosinusitis (Eiterfluss aus dem mittleren Nasengang) zu stellen.

> **MERKE**
>
> Nasenabstriche, selbst aus dem mittleren Nasengang, sind meistens kontaminiert und demzufolge wenig aussagekräftig.

Bei Erwachsenen wie auch bei Kindern mit akuter bakterieller akuter Rhinosinusitis handelt es sich vorwiegend um Infektionen durch Streptococcus pneumoniae, Haemophilus influenzae, und Moraxella catarrhalis.

Komplikationen der akuten bakteriellen Sinusitis

Komplikationen einer bakteriellen Sinusitis sind selten und treten meist bei Kindern und Jugendlichen als orbitale Komplikationen einer Infektion der Siebbeinzellen oder der Stirnhöhle auf. Das 1. Zeichen ist typischerweise eine Rötung und Schwellung des oberen Augenlids (Zellulitis), die sich zu einem subperiostalen Abszess, einem intraorbitalen oder Augenlidabszess oder einer orbitalen Phlegmone entwickeln kann (Abb. 6.**5**). Während eine Zellulitis noch antibiotisch behandelt werden kann, ist ein manifester Abszess schnellstens chirurgisch zu drainieren, um einer Erblindung zuvorzukommen. Eine absolute Operationsindikation besteht auch, wenn sich bei Erwachsenen im Rahmen eines Empyems der Stirnhöhle eine Meningitis, ein Hirnabszess oder eine sinugene Osteomyelitis entwickelt.

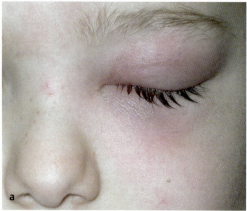

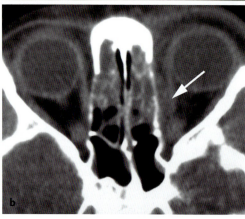

Abb. 6.**5a u. b** Orbitale Komplikation einer akuten Sinusitis ethmoidalis bei einem 5-jährigen Jungen. **a** Klinisches Bild. **b** Lokalisierter subperiostaler Abszess in der linken Orbita (Pfeil).

Management und Behandlung

Krankheitsepisoden von 5-10 Tagen sind im Rahmen eines viralen Schnupfens normal; tritt eine Verschlechterung der Symptome oder eine Beschwerdepersistenz über 10 Tage hinaus auf, kann von einer postviralen akuten Rhinosinusitis ausgegangen werden (Abb. 6.**6**). Da die überwiegende Zahl der Fälle von akuter Rhinosinusitis nicht bakteriell, sondern viral verursacht ist, ist die Indikation für ein Antibiotikum generell nicht gegeben. Dagegen haben neuere Studien gezeigt, dass die lokale antientzündliche Therapie mit topischen Glukokortikosteriden über die Dauer von 2-3 Wochen zu einer signifikanten Besserung der Symptome und der Lebensqualität ohne vermehrtes Risiko von Rezidiven oder Komplikationen führt. Die kurzfristige Gabe von abschwellenden Nasentropfen und Analgetika kann zur symptomatischen Behandlung erwogen werden.

Liegen Zeichen einer schweren, bakteriellen akuten Rhinosinusitis vor, wird in der Regel mit einem Penizillin- oder Zephalosporinpräparat, ggf. einem Kombinationspräparat, wie Amoxicillin mit Clavulansäure, therapiert.

MERKE

Gerade bei rezidivierenden Infekten ist dabei die örtliche Resistenzlage zu beachten. Es gilt, die Frequenz von Antibiotikaresistenzen, die mit der Verordnungshäufigkeit von Antibiotika korreliert, nicht durch ungezielte Gabe von Antibiotika weiter zu erhöhen.

Bei drohenden oder manifesten Komplikationen ist die sofortige Behandlung durch einen Facharzt angezeigt, die neben der Antibiose auch operative Maßnahmen umfassen kann.

Chronische Rhinosinusitis

Chronische Rhinosinusitis ohne Nasenpolypen (CRSsNP)

Pathogenese

Die Pathogenese der CRSsNP liegt noch weitgehend im Dunkeln. Neuere Untersuchungen haben allerdings gezeigt, dass es sich um eine durch Th1-Lymphozyten vermittelte neutrophile Entzündung mit erhöhtem TGF-β handelt, was zum fibrösen Umbau der Schleimhaut führt. Man geht davon aus, dass dieser Umbau im ostiomeatalen Komplex, der Schlüsselstelle für Ventilation und

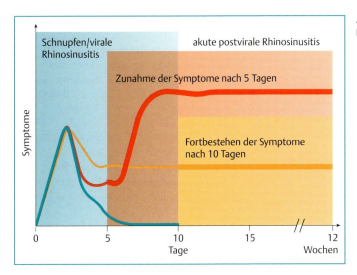

Abb. 6.**6** Verlauf der akuten viralen Rhinosinusitis.

Drainage der Nebenhöhlen, beginnt, und dann sekundär andere Nebenhöhlen erfasst. Die Rolle der Bakterien bei der Entstehung der CRSsNP ist eher fraglich. Bei chronischer maxillärer Sinusitis sind anaerobe und aerobe Bakterien allein oder gemeinsam vorherrschend, vor allem Staphylococcus aureus, koagulasenegative Staphylokokken, Pseudomonas aeruginosa und Anaerobier. Eine perenniale allergische (und nicht allergische) Rhinitis kann zur Entstehung einer CRSsNP prädisponieren. Pilzinfektionen sind sehr selten und können mit oder ohne Immunreaktion der Schleimhäute einhergehen (Myzetom versus allergische Schimmelpilzsinusitis).

Klinik und Diagnose
Bei der CRSsNP sind die Symptome im Allgemeinen die gleichen wie die einer akuten Erkrankung, allerdings meist weniger stark ausgeprägt. Ihre Symptome können diffus (Nasenverstopfung und Sekretion in den Hals) oder lokalisiert auftreten (Kopfschmerzen bei isolierter Sphenoiditis oder Stirnhöhlenentzündung). Die chronische Rhinosinusitis dauert bei Erwachsenen länger als 12 Wochen. Sie zeigt persistente Schleimhautschwellungen in der CT und häufig auch bei der nasalen Endoskopie, weshalb beide Verfahren zur Diagnosestellung unabdingbar sind.

> **MERKE**
> Wichtig ist, dass das CT nach adäquater medizinischer Behandlung und nicht während eines viralen Infekts erfolgt.

Das CT dient der präoperativen Evaluation der beteiligten Nebenhöhlen, dem Ausschluss von Tumoren, Meningozelen oder Mukozelen und hilft bei der Entschlüsselung anatomischer Anomalien.

Wichtige Differenzialdiagnosen einer chronischen Sinusitis sind Migräne, Spannungs-, Cluster- und Rebound-Kopfschmerzen, atypische Gesichtsschmerzen und Akkomodationsstörungen, weshalb neurologische und ophthalmologische Untersuchungen indiziert sind. Eine einseitige Nasenobstruktion, möglicherweise mit Schmerzen oder blutigem Sekret, weist auf eine Tumorerkrankung hin. Bei chronischem Verschluss der Stirnhöhle kann es zur Entwicklung einer Pyomukozele kommen.

Management und Behandlung
Die Diagnose wird nach einer 6- bis 8-wöchigen erfolglosen Behandlung mit topischen Glukokortikosteroiden und Antibiotika anhand einer Endoskopie und eines CT gestellt, das zugleich die Operationsplanung zulässt. Unter den Antibiotika eignen sich wegen ihrer antientzündlichen Effekte für eine Langzeitbehandlung vor allem Makrolidantibiotika in niedriger Dosierung. Allerdings gibt es bislang keinen Nachweis einer wirklich operationssparenden Arzneimitteltherapie bei CRSsNP. Der operative Eingriff basiert auf der Erweiterung der Belüftungswege und der Beseitigung des Entzündungsherds. Minimalinvasive endoskopische, teilweise mikroskopische Techniken gewährleisten eine hohe Erfolgsquote bei niedriger Komplikationsrate. Von wesentlicher Bedeutung ist die postoperative Nachsorge, die die Behandlung mit

topischen Glukokortikosteroiden und im Bedarfsfall mit Antibiotika einschließt. Antimykotika werden nur bei der allergischen Schimmelpilzsinusitis oder bei invasiven Formen der Sinusmykosis eingesetzt.

Chronische Rhinosinusitis mit Nasenpolypen (CRSwNP)

Pathogenese

Nasenpolypen repräsentieren ödematöse halbdurchsichtige Schleimhautmassen in den Nasen- und den Nasennebenhöhlen, die die Nase völlig verlegen können. Ein Kennzeichen der bilateralen Polyposis nasi bei Erwachsenen ist die hohe Zahl von Eosinophilen in der Schleimhaut, die bei etwa 70-90% der Kaukasier, interessanterweise weniger häufig bei asiatischen Patienten, gefunden wird. Komorbiditäten, wie Asthma und Aspirinempfindlichkeit, sind in Europa und den USA, nicht aber in Asien häufig.

Das Stroma von Polypen wird hauptsächlich durch das Ödem und „leere" pseudozystische Formationen charakterisiert, um die sich EG^{2+} (aktivierte Eosinophile), aber auch T-Lymphozyten und Plasmazellen scharen. Es hat sich erwiesen, dass IL-5 ein Schlüsselzytokin darstellt, das die Eosinophilen aktiviert und deren Apoptose verhindert. Die Behandlung der Nasenpolypen mit humanisierten Anti-IL-5-Antikörpern hat die Rolle des Zytokins bestätigt. Kürzlich konnten wir zeigen, dass ein Defizit an T-regulatorischen Zellen und Zytokinen (TGF-β) offenbar wesentlich an der Persistenz der Entzündung beteiligt ist. Vor allem Th2-Lymphozyten expandieren unter diesen Bedingungen und orchestrieren die durch Eosinophile charakterisierte Entzündung und die Bildung von IgE (Abb. 6.**7**).

Rolle von Staphylococcus-aureus-Enterotoxinen

Nasenpolypen sind besonders häufig durch Staphylococcus aureus kolonisiert; dieser Keim kann unter bestimmten Bedingungen Enterotoxine freisetzen, die als Superantigene wirken und T-Zellen massiv und unspezifisch aktivieren. Daraus resultiert eine Amplifikation der Entzündung mit stark erhöhten Konzentrationen von IL-5, ECP und Eotaxin. Zusätzlich sind die Gewebe-IgE-Konzentrationen deutlich erhöht (Werte bis 5000 kU/l sind keine Seltenheit). Dabei handelt es sich um eine multiklonale IgE-Produktion, wie sie für die atopische Dermatitis bekannt ist.

Diese Befunde suggerieren, dass die Eradikation von Staphylococcus aureus ein wirksames Mittel zur Therapie der schweren Polyposis bei einer Subgruppe von Patienten darstellen kann. Eine Proof-of-Concept-Studie mit Doxycyclin wurde kürzlich erfolgreich durchgeführt.

Klinik und Diagnose

Die Prävalenz der Nasenpolypen in der allgemeinen Bevölkerung wird auf 2-4% geschätzt; Pati-

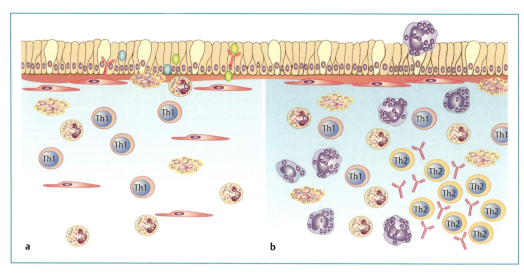

Abb. 6.**7a u. b** Pathogenese der chronischen Rhinosinusitis ohne und mit Polypen. **a** Th1-dominierte (IFN-γ) neutrophile Entzündung mit Fibrose (CRSsNP). **b** Th2-dominierte (IL-5) eosinophile Entzündung mit Ödembildung (CRSwNP).

enten mit Aspirinempfindlichkeit (bis zu 80 % der Patienten!) und nicht allergischem Asthma haben wesentlich häufiger Polypen. Im Kindesalter sind Nasenpolypen vor allem mit Mukoviszidose assoziiert. Die Inzidenz der Polypen ist bei Männern höher als bei Frauen und nimmt nach dem 40. Lebensjahr erheblich zu.

Je nach Umfang der nasalen Polyposis entwickeln Patienten unterschiedliche Symptome und Beschwerden. Typisch ist ein „Schnupfen", der monate- oder jahrelang anhält. Mit der Zeit stellen sich zusätzlich Hyposmie oder Anosmie ein. Da die Anosmie typisch für Nasenpolypen ist und sich hierdurch klar von der CRSsNP unterscheidet, kann sie als Marker für Dauer und Umfang der Krankheit benutzt werden. Kopfschmerzen, ein Hauptsymptom der CRSsNP, sind bei Nasenpolypen dagegen selten. Patienten berichten jedoch oft auch über eine verstopfte Nase und Sekretfluss nach alkoholischen Getränken.

> **MERKE**
>
> Weil Nasenpolypen Teil einer systemischen Erkrankung sein können, sind Krankheitsbilder, wie Asthma, Aspirin-exacerbated respiratory Disease, Churg-Strauss-Syndrom und Mukoviszidose (bei Kindern) differenzialdiagnostisch zu berücksichtigen.

Die Diagnose „Polyposis nasi" wird endoskopisch gestellt und durch die CT ergänzt, wenn eine Operation geplant bzw. ein Papillom, eine Mykose oder ein Tumor (Biopsie!) ausgeschlossen werden sollen. Riechprüfung, Prick-Test mit inhalativen Allergenen, Blutbild (Eosinophilie) und Gesamt-IgE im Serum können zusätzliche Informationen verschaffen.

Management und Behandlung

Bei Erstdiagnose werden die Patienten mit topischen Glukokortikosteroiden in zunächst hoher, später reduzierter Dosierung behandelt. Bestehen bereits eine völlige Verlegung der Nasenatmung, ein Geruchsverlust oder ein Begleitasthma, müssen in der Regel bereits initial orale Glukokortikosteroide in absteigender Dosierung als Anstoßtherapie gegeben werden. Wie in einer eigenen, plazebokontrollierten doppelblinden Studie kürzlich gezeigt werden konnte, kann Doxycyclin in niedriger Dosierung als Langzeittherapie die Steroidgabe unterstützen. Doxycyclin hat neben der antibiotischen Wirkung (gegen Staphylococcus aureus) auch eine hemmende Wirkung auf Metalloproteasen, die an der Ödembildung beteiligt sind.

Die chirurgischen Maßnahmen reichen von der Entfernung einzelner Nasenpolypen bis zur Pansinusoperation, bei der das gesamte Polypengewebe entfernt wird. Da die Polyposis nasi eine chronische Krankheit mit hoher Rückfallrate darstellt, sollte ein chirurgisches Overtreatment vermieden werden.

> **MERKE**
>
> Im Anschluss an die Operation ist besonders auf die Nachbehandlung mit topischen Glukokortikosteroiden, bei Bedarf mit Antibiotika und oralen Glukokortikosteroiden, zu achten.

Topische Kortikosteroide reduzieren die Rezidivquote, können aber auch die schweren Formen der Polyposis nicht unter Kontrolle halten. Bei schweren Krankheitsverläufen, besonders bei Aspirin-exacerbated respiratory Disease, ist auch der Einsatz von Leukotrienantagonisten eine Therapieoption.

> **FAZIT**
>
> Bei der akuten, meist postviralen Rhinosinusitis handelt es sich um eine häufige Erkrankung. Aus einer unkomplizierten viralen Rhinitis entwickelt sich meist nicht nur eine Rhinitis, sondern fast immer auch eine Sinusitis. An die virale Infektion schließt sich oft eine postvirale Entzündung an.
>
> Die chronischen Formen sind oft mit Erkrankungen der unteren Atemwege vergesellschaftet. Unter dem Begriff „chronische Rhinosinusitis" wird eine Reihe von Krankheitsbildern zusammengefasst, die grob in chronische Rhinosinusitis mit oder ohne Nasenpolypen unterteilt werden.
>
> Bei der chronischen Rhinosinusitis ohne Nasenpolypen gleichen die Symptome meist denen einer akuten Erkrankung, allerdings in der Regel weniger stark ausgeprägt. Es konnte bisher keine operationssparende Arzneimitteltherapie gefunden werden; beim operativen Eingriff werden die Ostien erweitert, die Schleimhaut aber weitgehend gespart.
>
> Nasenpolypen sind ödematöse Schleimhautmassen

in den Nasen- und den Nasennebenhöhlen, die die Nase vollständig verlegen können. Sie sind besonders häufig durch Staphylococcus aureus besiedelt. Typisch für die chronische Rhinosinusitis mit Nasenpolypen sind Geruchsverlust, verstopfte Nase und oft zähe Sekretion, die jahrelang anhalten. Die Behandlung erfolgt mit topischen Glukokortikosteroiden; beim operativen Eingriff soll möglichst das gesamte Polypengewebe entfernt werden. Neue therapeutische Ansätze sind wünschenswert.

Azetylsalizylsäureintoleranz und andere unerwünschte Arzneimittelwirkungen

H. Merk und R. Weber

Die Haut und der Respirationstrakt sind besondere Ziel- und Signalorgane unerwünschter Arzneimittelreaktionen. Allergische Reaktionen, wie IgE-abhängige Soforttyp- und Spättypreaktionen, z. B. Arzneimittelexanthem und bullöse Reaktionen, sind bereits im Kapitel 3 (S. 102 ff) erwähnt. Hier sollen zunächst aktuelle Krankheitsbilder an der Haut, hervorgerufen durch neue Medikamente, wie die Biologics, und Intoleranzreaktionen, verursacht durch ACE-Hemmer, sowie die Analgetikaintoleranz diskutiert werden. Im Anschluss folgt eine Darstellung der Azetylsalizylsäuredesaktivierung bei Patienten mit aspirininduzierter Erkrankung der Atemwege.

Unerwünschte Reaktionen auf Biologika

Wie Intoleranzreaktionen auf NSAID lassen sich viele der unerwünschten Hautmanifestationen der Biologika mit ihrem pharmakologischen Wirkungsmechanismus erklären. Anaphylaktische Reaktionen sind bei Cetuximab (anti-Epidermal-Growth-Factor-Receptor [anti-EGFR]) und Omalizumab, aber auch Infliximab, Rituximab, Interferon, Basiliximab und Trastuzumab bekannt.

Interessant ist die Studienlage zu Cetuximab, einem chimär humanisierten, murinen IgG-1-monoklonalen Antikörper, der mit dem Epidermal Growth Factor (EGF) bindet und zur Behandlung von Karzinomen eingesetzt wird. In einzelnen Regionen der USA sind anaphylaktische Reaktionen auf Cetuximab besonders häufig – in Tennessee etwa bei 22% aller Patienten. Untersuchungen zeigten, dass diese Reaktion IgE-vermittelt ist und die von dieser Reaktion betroffenen Patienten zumeist bereits vor der Behandlung spezifisches IgE gegen das Disaccharid Galactose-α-1,3-Galactose haben. Dieses Disaccharid ist Bestandteil der Fab-Region der schweren Ketten von Cetuximab und kommt gleichzeitig gebunden an Proteine bei den meisten Säugern, nicht aber beim Menschen vor. Die Tatsache, dass einzelne Menschen nicht nur IgG-, sondern auch IgE-Antikörper gegen dieses Disaccharid besitzen, was mit allergischen Reaktionen beim Genuss von Schweine-, Rind- und Lammfleisch verbunden ist, erklärt, warum eine IgE-abhängige Reaktion auf Cetuximab schon bei der 1. Behandlung auftreten kann. Die in bestimmten Gegenden der USA unterschiedliche Häufung anaphylaktischer Reaktionen auf Cetuximab korreliert mit der Häufigkeit des Vorkommens von spezifischen IgE-Antikörpern gegen Galactose-α-1,3-Galactose und stellt somit ein Beispiel dafür dar, wie eine besondere Risikogruppe nun vor Exposition mit dem Medikament erfasst werden kann. Darüber hinaus lenkt es die Aufmerksamkeit erneut auf die mögliche Bedeutung von IgE-Antikörpern gegen Polysaccharide, die aus dem Bereich der Nahrungsmittel- und Insektengiftallergie schon länger bekannt ist.

Die vielfältigen Reaktionen der Haut auf EGFR-Inhibitoren sind in Tab. 6.**3** zusammengefasst. Die vergleichsweise häufige, mit EGFR-Inhibitoren verbundene Pustulose wird stadienabhängig mit Glukokortikoiden, Tetrazyklin, Clindamycin und topisch angewendeten Kalzineurinantagonisten behandelt.

Analgetikaintoleranz

Gleiche Symptome allergischer Erkrankungen, wie Urtikaria, Angioödem, Rhinitis, Asthma oder Anaphylaxie, ohne Beteiligung von IgE-abhängigen Reaktionen werden als „pseudoallergische Reaktionen" bezeichnet. Ein lange bekanntes Beispiel ist die Analgetikaintoleranz, eine Reaktion auf NSAID, wie Aspirin. Patienten mit diesem Krankheits-

Tab. 6.3 Spektrum der dermatologischen unerwünschten Arzneimittelwirkungen auf EGFR-Inhibitoren (Treudler 2009).

Unerwünschte Arzneimittelwirkung	Beschreibung	Häufigkeit (%)	Zeitverlauf
papulopustulöses Exanthem	monomorphes Exanthem, makulopapulös, follikulär, pustulös, gelegentlich Juckreiz bzw. Spannungsgefühl	60-80	Beginn: Woche 1-3 Maximum: Woche 3-5 Besserung innerhalb von 4 Wochen nach Therapieende, kann aber bei Fortsetzung der Therapie kommen und gehen
Paronychie und Rhagaden	schmerzhafte periunguale Granulation oder Granuloma-pyogenicum-artige Veränderungen, zudem Erythem, Schwellung, Rhagaden der seitlichen Nägel und/oder der distalen Fingerkuppen	6-12	Beginn: nach 2-4 Monaten Beschwerden persistieren über Monate auch nach Therapieende
Haarveränderungen	Alopezie und lockigeres, feineres und brüchigeres Haar am Kopf und den Extremitäten, zudem Trichomegalie und Locken der Wimpern und Augenbrauen sowie Hypertrichose des Gesichts	5-6	Beginn: variabel nach 7-10 Wochen bis Monaten
Xerosis und Pruritus	diffuses feines Abschilfern	4-35	Beginn: nach dem Exanthem
pseudoallergische Reaktionen	Flush, Urtikaria, Anaphylaxie	2-3	während der ersten Tage
Mukositis	milde Schleimhautentzündung, Stomatitis, Aphten	2-36	während der Behandlung, nicht dosis- oder zeitbezogen

bild reagieren potenziell auf alle NSAID mit den genannten Symptomen allergischer Erkrankungen. Als Syndrom wurde das Auftreten von aspirininduziertem Asthma, Rhinitis, und chronisch hyperplastischer eosinophiler Sinusitis (CHES) beschrieben. Dieser Krankheitskomplex wird auch als durch Aspirin ausgelöste respiratorische Erkrankung bezeichnet.

Inzidenz

Die Häufigkeit einer Aspirintoleranz wird in der Literatur in Abhängigkeit von der Art der epidemiologischen Untersuchung unterschiedlich angegeben. Man kann davon ausgehen, dass bei etwa 2,5 % der Gesamtbevölkerung eine Aspirintoleranz besteht, aber bei rund 10 % der Asthmatiker und bei 25 % der Patienten mit chronischer Urtikaria. Legt man den epidemiologischen Daten Aspirinexpositionen zugrunde, liegt eine durch Aspirin ausgelöste respiratorische Erkrankung bei 21 % der Erwachsenen mit Asthma, bei 5 % der Kinder mit Asthma und bei 30-40 % der Patienten mit Nasenpolypen vor.

Allergologische Differenzialdiagnose

Differenzialdiagnostisch muss bei der Analgetikaintoleranz an eine Pyrazolonallergie gedacht werden, bei der sich IgE-Antikörper nachweisen lassen. Auch das NSAID Diclofenac kann klassische allergische Reaktionen verursachen. Verantwortlich hierfür ist die Sensibilisierung auf ein Chinonimminderivat von Diclofenac, welches durch Metabolisierung über Cytochrom-P450-3-A4 entsteht. Liegt anstatt einer Pseudoallergie eine Allergie vor, hat dies therapeutische Konsequenzen: Während ein Patient mit einer echten Allergie auf Diclofenac und chemisch ähnliche Verbindungen diese speziellen Stoffe meiden muss, besteht bei einer Analgetikaintoleranz „nur" eine erhöhte Gefährdung bei Einnahme eines Medikaments dieser pharmakologischen Gruppe.

Pathophysiologie

Die Intoleranzreaktion ist eine IgE-unabhängige Erkrankung, die an die pharmakologische Wirkungscharakteristik der betroffenen Arzneimittelfamilie gebunden ist. Die Intoleranzreaktion auf NSAID wird auf die Hemmung der COX-I durch Analgetika mit folgender verstärkter Metabolisierung der Arachidonsäure durch Leukotriensynthetasen erklärt. Dies führt zur Bildung der Leukotriene LTA_4, LTB_4 und LTC_4 (Abb. 6.**8**). Sowohl bei Asthma bronchiale als auch bei Urtikaria, Angioödem und Anaphylaxiereaktionen ließ sich eine vermehrte LTE_4-Ausscheidung bei Patienten mit einer Analgetikaintoleranz nachweisen, auch wenn zuvor keine Aspirineinnahme erfolgte. Dieser Befund unterstützt die Vermutung, dass dieser eine veränderte Metabolisierung der Arachidonsäure mit vermehrter Leukotrienbildung zugrunde liegt. Nach Untersuchungen bei Patienten mit aspirininduziertem Asthma geht man als Ursache für den unterschiedlichen Leukotrienmetabolismus von einem Polymorphismus in der Promotor-Region des LTC_4-Synthetase-Gens aus. Nach Entwicklung eines Assays zur Bestimmung dieses Polymorphismus mit schnellem Probendurchlauf zeigten eigene Untersuchungen bei Patienten mit einer im Provokationstest nachgewiesenen Urtikariareaktion auf Aspirin im Vergleich zu einem Urtikariakontrollkollektiv ohne Aspirinreaktion keinen Unterschied bezüglich des Polymorphismus. Dieser Befund kann einerseits dafür sprechen, dass ein solcher Zusammenhang nicht besteht; andererseits ist aber auch denkbar, dass bei Patienten mit einer Analgetikaintoleranz mehrere Polymorphismen auftreten können, wie die Hochregulierung des Rezeptors für Cysteinleukotrien I oder die Niederregulation von Lipoxinen oder dem Prostaglandin PGE_2, die antagonistisch zu Leukotrienen wirken. Schließlich besteht die Möglichkeit, dass Rezeptoren für diese Substanzen, wie die Prostanoidrezeptoren EP_2 und EP_3 aufgrund von Polymorphismen geringer exprimiert sind. Erst die Erfassung aller möglichen Polymorphismen könnte es in der Zukunft ermöglichen, ein Risikoprofil für Analgetika zu erstellen.

Diagnose und Management

Der Nachweis einer Analgetikaintoleranz erfolgt über nasale Inhalation oder eine orale Exposition in dafür qualifizierten Einrichtungen. Vorausgehen muss eine sorgfältige Anamnese, die auch eine mögliche Gefährdung des Patienten durch die Exposition abschätzen lässt. Ergänzend wird ein Hauttest durchgeführt, um eine allergische Sensibilisierung nicht zu übersehen. In-Vitro-Untersuchungen, wie der Basophilenaktivierungstest, sind noch nicht endgültig evaluiert.

Bei Patienten mit einer Analgetikaintoleranz werden zumeist COX-2-Inhibitoren, wie Etoricoxib (Arcoxia), vertragen; Gleiches gilt für Nabumeton und Meloxicam.

> **MERKE**
>
> Da es jedoch einzelne Fälle gibt, bei denen auch COX-2-Hemmer nicht toleriert wurden, muss, bevor eine Substanz im Allergiepass als Ersatzmittel deklariert wird, eine Exposition mit dieser Substanz erfolgen.

Paracetamol wird häufig als mögliche Ausweichsubstanz genannt. Es bindet vornehmlich an die COX-3 und hemmt weniger COX-1, was einerseits die Gefahr einer Analgetikaintoleranz reduziert, andererseits aber auch eine geringere antiphlogistische Wirkung bedingt. Untersuchungen zu möglichen Kreuzreaktionen ergaben, dass bei Gabe von weniger als 1000 mg bei ca. 5 % der Patienten Kreuzreaktionen vorliegen. Gibt man mehr als 1000 mg Paracetamol, muss man mit einer Kreuzreaktion bei ⅓ der Patienten rechnen. Aus diesem Grunde ist auch eine Paracetamolexposition vor der Empfehlung als Ersatzmittel durchzuführen. Bei Patienten, bei denen eine Thromboseprophylaxe mit Aspirin vorgesehen ist, stehen als Ersatzmittel Clopidogrel (Plavix) oder Iscover zur Verfügung. Schließlich wurden Empfehlungen für eine Aspirindesensibilisierung gegeben (s. S. 317). Sie ist bei der respiratorischen Form der Analgetikaintoleranz indiziert, während sie bei Urtikariareaktionen geringeren Erfolg zeigte.

Angioödeme durch Medikamente

Ohne vorherige immunologisch erklärbare Sensibilisierungen können vor allem NSAID, ACE- und Angiotensin-1 (AT-I-)Rezeptor-Antagonisten Angioödeme auslösen.

6 Azetylsalizylsäureintoleranz und andere unerwünschte Arzneimittelwirkungen

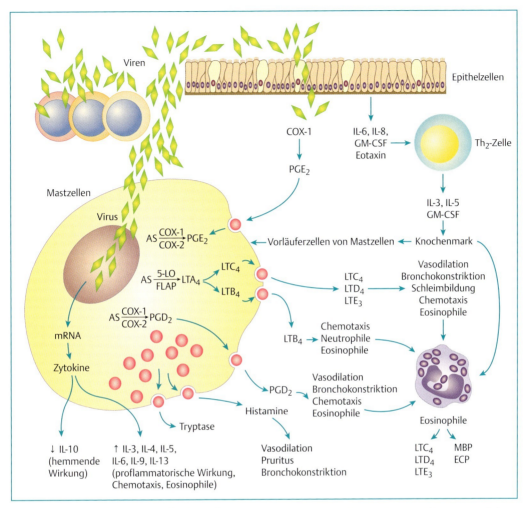

Abb. 6.8 **Pathophysiologie zur Analgetikaintoleranz** (Stevenson 2009). Mit einem Virus infizierte Atemwegsepithelien starten die Entzündungskaskade und bilden Zytokine, die T-Helferzellen (Th2) rekrutieren. Über deren Abgabe von IL-3, IL-5 und GM-CSF werden Knochenmarkszellen stimuliert, die als neue Vorläuferzellen von Mastzellen und Eosinophilen ins Entzündungsgebiet wandern. Die Mastzellen werden aktiviert, woraufhin eine Kaskade von Mediatoren freigesetzt wird und die klinischen Effekte an den Endorganen bewirkt. Proinflammatorische Zytokine werden synthetisiert. IL-10, ein Zytokininhibitor, wird reduziert. Während der aspirininduzierten Reaktionen ist der Hemmeffekt von PGE2 unterdrückt, und die inflammatorischen Mediatoren sind stark vermehrt. Die Aspirindesaktivierung tritt ein, wenn PGD2 und PGE2 aufgrund der Hemmung der COX-1 und der COX-2 nicht weiter gebildet werden.

AS = Arachidonsäure
ECP = eosinophiles kationisches Protein
LT = Leukotriene
MBP = Major basic Protein
PG = Prostaglandine
FLAP = 5-Lipoxygenase aktivierendes Protein
5-LO = 5-Lipoxygenase
GM-CSF = Granulocyte Macrophage-Colony Stimulating Factor

6 Checkliste der Differenzialdiagnosen

> **MERKE**
>
> Differenzialdiagnostisch hilfreich ist, dass bei der Intoleranz gegenüber NSAID zumeist Angioödeme und Urtikaria auftreten, während ACE- bzw. AT-I-Antagonisten-bedingte Angioödeme sich ohne Urtikaria manifestieren (Tab. 6.4).

In diesen Fällen steht Bradykinin im Vordergrund. Häufigstes Beispiel für eine derartige Reaktion sind Angioödeme bei Einnahme von ACE-Hemmern (Abb. 6.9). Da das ACE nicht nur die Bildung von Angiotensin fördert, sondern auch Bradykinin metabolisiert und damit inaktiviert, erhöht sich bei Einnahme von ACE-Hemmern die Konzentration von Bradykinin. Die Häufigkeit von dadurch ausgelösten Angioödemen in Deutschland wird mit einer Inzidenz von 1:4000 angegeben, was 0,3 % entspricht. Bei Untersuchungen von 25 000 Enalaprilanwendern lag die Häufigkeit bei 0,68 %, mit einem 4- bis 5-fach erhöhten Risiko bei Afroamerikanern. Letztere Beobachtung lenkt den Verdacht auf pharmakogenetische Besonderheiten, die durch eine verringerte Aktivität des bradykinininaktivierenden Enzyms bedingt sein können. Bis zu 10 % der Patienten, die ACE-Hemmer einnehmen, geben auf Befragung einen verstärkten Hustenreiz an, was als Warnsignal angesehen wird.

> **MERKE**
>
> Da bei Patienten mit hereditärem angioneurotischem Syndrom in jedem Fall bei ACE-Gabe mit Angioödemen gerechnet werden muss, sind derartige Medikamente gegenwärtig bei dieser Patientengruppe absolut kontraindiziert.

Interessanterweise werden bradykininabhängige Angioödeme nicht nur durch ACE-Hemmer, sondern auch durch AT-I-Rezeptor-Antagonisten ausgelöst. Es wird angenommen, dass 8 % der Patienten, die auf ACE-Hemmer reagieren, auch auf AT-I-Rezeptor-Antagonisten Angioödeme entwickeln. Dafür hatte man lange Zeit keine Erklärung. Inzwischen weiß man, dass Angiotensin II sowohl mit AT-I- als auch mit AT-2-Rezeptoren binden kann. Letztere hemmen wiederum ACE. Wenn nun durch Gabe – so wird angenommen – von AT-I-Rezeptor-Antagonisten diese Rezeptoren bereits gebunden sind, kann Angiotensin II vermehrt an AT-II-Rezeptoren binden, wodurch ACE und in Folge der Abbau von Bradykinin gehemmt wird. Diese Hypothese wird durch den zu beobachtenden Bradykininanstieg beispielsweise bei Einnahme des AT-I-Rezeptor-Antagonisten Sartanen gestützt.

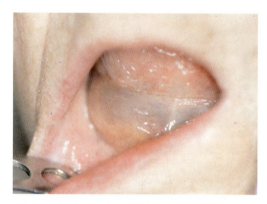

Abb. 6.9 **Angioödem der Mundboden- und Zungenschleimhaut nach Einnahme eines ACE-Hemmers.**

Tab. 6.4 Differenzialdiagnose des medikamenteninduzierten Angioödems.

	Angioödem mit Urtikaria		Angioödem ohne Urtikaria	
Reaktionstyp	Allergie (IgE)	Intoleranz gegenüber NSAID	ACE-Hemmung	hereditäres oder erworbenes angioneurotisches Syndrom
Mediatoren	u. a. Histamin	Leukotriene (AA-Derivate)	Bradykinin	Bradykinin
Ursache	β-Lactam-Antibiotika Sulfonamide Zytostatika (Platinsalze) Cetuximab usw.	Azetylsalizylsäure und andere NSAID	ACE-Hemmer AT-I-Rezeptor-Hemmer	bei C1-IHN-Mangel Reaktion auf ACE-Hemmer regelhaft

Azetylsalizylsäuredesaktivierung bei Patienten mit aspirininduzierter Erkrankung der Atemwege

Patienten mit Analgetikaintoleranz leiden häufig (36-96% der Fälle) an einer chronischen Rhinosinusitis, wobei zudem oft eine Polyposis nasi vorliegt, die in der Allgemeinbevölkerung nur eine Prävalenz von etwa 1-4% besitzt. Beträgt die Prävalenz der Analgetikaintoleranz in der Allgemeinbevölkerung ca. 0,3-0,9%, steigt sie auf bis zu 20% bei schwergradigem Asthma, auf 14-22% bei Polyposis nasi sowie auf 78% bei Kombination von schwergradigem Asthma und Polyposis nasi und auf 60% bei diffuser Rezidivpolyposis nach Operation.

Patienten mit Analgetikaintoleranz haben eine ausgeprägtere chronische Rhinosinusitis als Patienten ohne Analgetikaintoleranz, erleiden häufiger Rezidive und müssen sich öfter Revisionsoperationen unterziehen. Deshalb gehört die Azetylsalizylsäuredesaktivierung in vielen Kliniken zum therapeutischen Repertoir, auch wenn sie im Europäischen Positionspapier in den Empfehlungstabellen nicht berücksichtigt ist.

Die Azetylsalizylsäuredesaktivierung und die tägliche Gabe von Aspirin über Jahre führt zu einer signifikanten Verbesserung der chronischen Rhinosinusitis (bei etwa 70% der Patienten) und des Asthma bronchiale (bei etwa 50% der Patienten). Im Einzelnen kommt es zu folgenden Ergebnissen:
- Reduktion der Anzahl von Nasennebenhöhlenentzündungen im Jahr
- Verbesserung des Geruchsvermögens
- Reduktion notwendiger Nasennebenhöhlen-Revisionsoperationen
- Reduktion notwendiger Medikamente (topische und systemische Steroide)
- Reduktion der Anzahl notwendiger Hospitalisationen wegen Asthma

Die meisten dieser Studien sind in der Arbeitsgruppe um Stevenson entstanden, die die weltweit größte Erfahrung mit der Azetylsalizylsäuredesaktivierung hat.

Diagnose der Analgetikaintoleranz

Die Diagnosesicherung der Analgetikaintoleranz als eine Voraussetzung für die Azetylsalizylsäuredesaktivierung kann nasal, inhalativ oder mittels oraler Provokation erfolgen. Entsprechend der aktuellen EAACI-Richtlinie betragen die Sensitivität bzw. die Spezifität der Provokationsmethoden:
- *oral:* 89 bzw. 93%
- *bronchial:* 77 bzw. 93%
- *nasal:* 80-86% bzw. 92-95%; negativer prädiktiver Wert: 78-89%

Nasale und inhalative Provokation

Hierzu wird Lysin-Azetylsalizylsäure (Aspisol) eingesetzt. Präzise Anleitungen finden sich in den EAACI/GA^{2}LEN-Leitlinien. Die nasale Provokation kann ambulant durchgeführt werden. Die inhalative Provokation wird von manchen Autoren ebenfalls ambulant vorgenommen, während andere Autoren aus Sicherheitsgründen eine stationäre Testung empfehlen, insbesondere eine stationäre Überwachung bei positivem Ausfall.

Indikation für die nasale Provokation sind Patienten mit schwerem Asthma, bei denen eine bronchiale oder orale Provokation kontraindiziert ist. Als Kontraindikationen für eine nasale Provokation gelten Pathologien der Nase, wie eine Septumperforation oder eine ausgeprägte Polyposis nasi.

Oraler Provokationstest

Dies ist der Goldstandard zur Diagnostik der Analgetikaintoleranz, wobei verschiedene Schemata vorliegen, u.a. dasjenige der EACCI/GA^{2}LEN (Tab. 6.**5**) mit einer Dosissteigerung bis 500 mg und das 1- und 2-Tagesschema (bei Hinweisen auf eine starke klinische Reaktion) nach Stevenson (Tab. 6.**6** u. Tab. 6.**7**) mit einer Dosissteigerung bis 650 mg Azetylsalizylsäure.

MERKE

Aufgrund des Risikos nicht nur einer asthmatischen Reaktion, sondern eines Schocks sollte die orale Provokation nur stationär durchgeführt werden.

Als Kontraindikation für einen oralen Provokationstest gilt die Durchführung bei:
- Kindern
- Schwangeren
- $FEV_1 < 70\%$
- schweren Erkrankungen von Herz-Kreislauf-System, Magen-Darm-Trakt, Leber, Niere
- respiratorischen Infekten in den letzten 4 Wochen
- medikamentöser Therapie mit β-Blockern
- anamnestisch schweren *anaphylaktischen Reaktionen* (hier eher nasale Provokation)

Tab. 6.5 Oraler Provokationstest nach EAACI/GA2LEN-Richtlinie (Nizankowska-Mogilnicka et al. 2007).

	Dosis
Tag 1	
08:00 Uhr	Placebo
10:00 Uhr	Placebo
12:00 Uhr	Placebo
Tag 2	
08:00 Uhr	27 mg Azetylsalizylsäure [1]
10:00 Uhr	44 mg Azetylsalizylsäure
12:00 Uhr	117 mg Azetylsalizylsäure
14:00 Uhr	312 mg Azetylsalizylsäure
16:00 Uhr	500 mg Azetylsalizylsäure [2]
18:00 Uhr	Testende

[1] bei anamnestisch schwerer Reaktion auf Azetylsalizylsäure Beginn mit 10 mg Azetylsalizylsäure, dann 17 mg Azetylsalizylsäure, im Anschluss 44 mg Azetylsalizylsäure usw.
[2] optional, wenn Anamnese eindeutig und keine Reaktion bis 500 mg kumulative Dosis

Tab. 6.6 Eintagesschema zur oralen Provokation nach Stevenson im Rahmen der Azetylsalizylsäuredesaktivierung.

Uhrzeit	Dosis
08:00 Uhr	30 mg Azetylsalizylsäure
10:00 Uhr	60 mg Azetylsalizylsäure
12:00 Uhr	100 mg Azetylsalizylsäure
14:00 Uhr	325 mg Azetylsalizylsäure
16:00 Uhr	650 mg Azetylsalizylsäure
18:00 Uhr	Testende

Tab. 6.7 Zweitagesschema zur oralen Provokation nach Stevenson im Rahmen der Azetylsalizylsäuredesaktivierung.

Uhrzeit	Dosis
Tag 1	
08:00 Uhr	30 mg Azetylsalizylsäure
11:00 Uhr	60 mg Azetylsalizylsäure
14:00 Uhr	100 mg Azetylsalizylsäure
17:00 Uhr	Testende
Tag 2	
08:00 Uhr	150 mg Azetylsalizylsäure
11:00 Uhr	325 mg Azetylsalizylsäure
14:00 Uhr	650 mg Azetylsalizylsäure
17:00 Uhr	Testende

Tab. 6.8 Notfallmedikamente für den oralen Provokationstest und die Azetylsalizylsäuredesaktivierung.

- Hydroxyäthylstärke steril 6 %, 500-ml-Durchstechflaschen
- Ringer-Laktat-Lösung, 500-ml-Durchstechflaschen
- Suprareninampullen
- Aqua ad injectabile, 10-ml-Ampullen
- Predinosolon i.v. (Soludecortin), 1000 mg
- Antihistaminikum, z. B. Tavegil (Ampullen)
- β_2-Mimetikum, z. B. Foradil (Dosieraerosol)
- topisches Antihistaminikum für das Auge
- abschwellendes Nasenspray (ohne Konservierungsmittel)
- Epinephrin zur Inhalation (InfectoKrupp Inhal)

Strukturelle Voraussetzungen für die Durchführung eines oralen Provokationstests sind:
- direkte Supervision durch einen Arzt und eine Hilfskraft
- Notfallausrüstung rasch verfügbar (Abb. 6.**10**, Tab. 6.**8**)
- i.v. Zugang (Abb. 6.**11**)

Folgende Medikamente sollten vor Durchführung des oralen Provokationstests abgesetzt werden:

- *kurz wirksame β_2-Agonisten:* 6 h vorher (8 h, wenn möglich)
- *Ipratropiumbromid:* 6 h vorher (8 h)
- *lang wirksame β_2-Agonisten:* 24 h vorher (48 h)
- *lang wirksames Theophyllin:* 24 h vorher (48 h)
- *Tiotropiumbromid:* 24 h vorher (48 h)
- *kurz wirksame Antihistaminika:* 3 Tage vorher
- *Cromolynnatrium:* 8 h vorher
- *Nedocromil:* 24 h vorher
- *Leukotrienrezeptorantagonisten:* > 1 Woche vorher

6 Azetylsalizylsäureintoleranz und andere unerwünschte Arzneimittelwirkungen

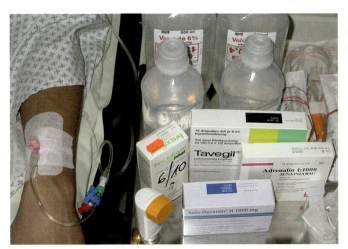

Abb. 6.**10** Medikamentöse Notfallausrüstung bei Azetylsalizylsäuredesaktivierung.

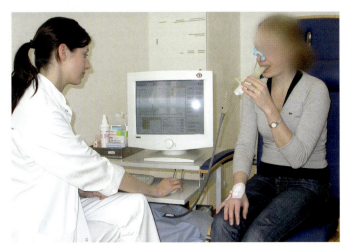

Abb. 6.**11** Untersuchung der bronchialen Reaktion mittels FEV_1-Messung und der nasalen Reaktion mittels aktiver anteriorer Rhinomanometrie.

> **MERKE**
>
> Wenn eine Therapie mit oralen Steroiden notwendig ist, sollte die Dosis 10 mg Prednisolon nicht übersteigen.

In einer Studie von Stevenson aus dem Jahre 1996 hatten insgesamt 86 % aller Patienten mit einer anamnestischen Asthmaattacke nach Azetylsalizylsäureeinnahme einen positiven oralen Provokationstest, 89 %, wenn eine solche Attacke mindestens 2-mal vorkam, 80 % bei einmaliger Attacke. Andersherum bedeutet dies, dass in ca. 15 % der Fälle die orale Azetylsalizylsäureprovokation negativ ausfallen kann, auch wenn die Anamnese positiv ist. Dagegen war der orale Provokationstest zu 100 % in den Fällen positiv, in denen aufgrund einer Azetylsalizylsäureeinnahme eine Intensivbehandlung nötig war. In diesen Fällen ist nach Stevenson eine rein anamnestische Diagnose möglich. Weiterhin fand Stevenson bei 5 von 12 Patienten mit Asthma, Pansinusitis und Nasenpolypen einen positiven oralen Provokationstest, obwohl eine Analgetikaintoleranz anamnestisch nicht bekannt war.

In der weltweit größten Untersuchung an 420 Patienten von Hope und Mitarbeitern aus dem Jahre 2009 reagierten 75 % der Patienten bei einer Provokationsdosis von 45-60 mg Azetylsalizylsäure, dagegen nur 3 % nach 150 oder 325 mg. Davon reagierten 89,5 % bronchial und 98,1 % nasookulär. Weitere 9 % erlitten einen FEV_1-Abfall von > 30 %, 20 % von 21-30 % und 18 % von 10-20 %. Als Risikofaktoren für eine stärkere Reaktion wurden in der multivarianten Analyse keine Leukotrienrezeptorantagonisten-Medikation, ein FEV_1 < 80 % sowie eine vorhergehende asthmabezogene Notfallaufnahmebehandlung ermittelt. Nur 1 von 26 Patienten ohne diese Risikofaktoren erlitt eine moderate Reaktion mit einem FEV_1-Abfall zwischen 21 und 30 %.

Gründe für eine negativ ausfallende Provokation können sein:
- falsches nicht steroidales Analgetikum
- fehlende Summationsfaktoren (physischer oder psychischer Stress, Infektionskrankheit, Alkohol, Nahrungsmittel und andere Arzneimittel; Intoleranzsymptome treten nur nach gleichzeitiger Exposition gegenüber mehreren Triggerfaktoren auf)
- Gesamtdosis zu niedrig
- Provokationsdauer zu kurz
- Induktion einer spezifischen Toleranz durch ansteigende Provokationsdosen wie bei der therapeutischen Toleranzinduktion induziert
- unsichere bzw. nicht reproduzierbare Resorption des Analgetikums aus dem Magen-Darm-Trakt

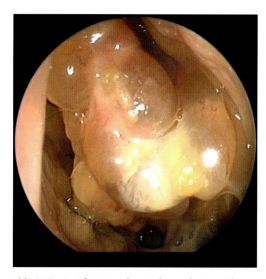

Abb. 6.**12** Rezidiv einer chronischen polypösen Rhinosinusitis (Malm 2) mit Nasenatmungsbehinderung und Geruchsminderung und stark beeinträchtigender vermehrter Nasensekretion trotz topischer nasaler Steroide.

— MERKE —
Der Vorteil des oralen Provokationstests besteht darin, dass die orale Provokation sofort in die Therapie, die Azetylsalizylsäuredesaktivierung, weitergeführt werden kann.

Indikationen und Kontraindikationen

Indikationen

Die Indikation zur Azetylsalizylsäuredesaktivierung ist bisher nicht klar definiert. Manche Autoren empfehlen primär eine Azetylsalizylsäuredesaktivierung nach operativer Therapie der Nasennebenhöhlenerkrankung (chronische Rhinosinusitis ohne Polypen) bei Azetylsalizylsäuretrias. Da der postoperative Verlauf jedoch nicht sicher vorhersehbar ist, die Rezidivrate zwar hoch ist, aber nicht 100 % beträgt und Beschwerden und Befund nicht klar korrelieren, empfehlen wir eine Azetylsalizylsäuredesaktivierung erst bei Rezidivpolyposis bei Patienten mit Asthma und/oder Analgetikaintoleranz und/oder eosinophiler Entzündung, wenn die Standardtherapie nicht erfolgreich war (Abb. 6.**12**). Diese beinhaltet grundsätzlich folgende Schritte:
- korrekte Durchführung einer Nasennebenhöhlenoperation (ggf. auch einer Revisionsoperation) mit Realisierung der zur erreichenden Ziele optimale Drainage, vollständige Entfernung der Polyposis sowie vollständige Entfernung etwaiger Schleimansammlungen
- topische nasale Kortisontherapie mit einem modernen Präparat (2 × täglich 2 Sprühstöße)
- tägliche Nasenspülung
- ggf. 3–4 kurzfristige systemische Kortisongaben pro Jahr

Nach Williams und Wössner besteht die Indikation zur Azetylsalizylsäuredesaktivierung bei Patienten mit folgenden Symptomen:
- persistierende Symptome trotz medikamentöser Therapie (intranasale Steroide, Leukotrien-Modifyer, ggf. Antirefluxtherapie)
- moderates bis schweres Asthma und/oder Nichtansprechen nasaler Symptome
- aggressive Polyposis nasi
- tägliche oder häufiger systemische Steroidgabe
- zusätzliche Indikation für eine Aspirinmedikation (z. B. vonseiten des Kardiologen oder Neurologen)

Die Indikation zur Azetylsalizylsäuredesaktivierung wird derzeit vorwiegend klinisch gestellt (klinischer Verlauf der Erkrankung, anamnestischer Hinweis auf Analgetikaintoleranz und ggf. Ergebnis des Provokationstests). Bis heute hat sich keines der verfügbaren In-Vitro-Testverfahren (z. B.

Azetylsalizylsäureintoleranz und andere unerwünschte Arzneimittelwirkungen

Cellular Activation Stimulation Test, funktioneller Eikosanoidtest) als Goldstandard durchgesetzt.

Kontraindikationen

Kontraindikationen für die Azetylsalizylsäuredesaktivierung sind:
- *absolute Kontraindikation:* Schwangerschaft
- *relative/temporäre Kontraindikation:*
  - akute Infektionskrankheiten, Entzündungen, Fieber
  - instabiles Asthma bronchiale mit $FEV_1 < 70\%$, PEV (exspiratorischer Spitzenfluss) $< 80\%$, R_{AW} (Atemwegswiderstand) $> 0{,}35$
  - Medikamenteneinnahme (β-Blocker, systemisch und lokal; ACE-Hemmer sind eine relative Kontraindikation bei Patienten mit aspirininduzierter Urtikaria/Angioödem, da sie die Reaktionsschwelle erniedrigen)
  - schwere Erkrankungen von Herz-Kreislauf-System, Magen-Darm-Trakt, Leber, Niere
  - Mastozytose
  - mangelnde Compliance

Durchführung

Die Azetylsalizylsäuredesaktivierung oder orale Toleranzinduktion ist bisher nicht standardisiert; es existieren verschiedene Empfehlungen.

Als *Vorbehandlung* vor der Azetylsalizylsäuredesaktivierung wird empfohlen:
- Montelukast 1-2 × 10 mg täglich für mindestens 1 Woche (nicht hingegen bei aspirininduzierter Urtikaria/Angioödem)
- Optimierung der Asthmatherapie (inhalative Steroide, lokale β-Agonisten)
- ggf. orale Kortisontherapie bei erniedrigtem FEV_1 bzw. Verdopplung der Kortisondosis
- bei ausgeprägter Polyposis Nebenhöhlenoperation durchführen, da die Polyposis durch die Aspirintherapie nicht beseitigt werden kann
- Weglassen von Antihistaminika, um eine Maskierung etwaiger Komplikationen zu vermeiden (48 h); bei aspirininduzierter Urtikaria/Angioödem kann dies ggf. sinnvoll sein

Folgende *strukturelle Voraussetzungen* sollten erfüllt sein:
- Patienteneinverständnis mit sorgfältiger Information, mündlichem und schriftlichem Einverständnis
- Überprüfung der Indikation und Kontraindikationen der Azetylsalizylsäuredesaktivierung
- Überprüfung der Anwendungsbeschränkungen, Nebenwirkungen und Wechselwirkungen von NSAID
- vollstationäre Überwachung
- Venenkanüle, Infusion mit einer Ringer-Laktat-Lösung
- Provokationsplan beachten
- Einnahme unter Aufsicht, Wasser nachtrinken
- Dokumentation: Arzt, Uhrzeit, Reaktion mit Latenzzeit und Symptomen

Der Abstand zwischen den einzelnen Azetylsalizylsäuregaben schwankt bei den verschiedenen Schemata meist zwischen 1,5 und 3 h; Trautmann bevorzugt dagegen Intervalle von nur 30-60 min. Aufgrund der Erfahrung an 420 Patienten, bei denen die Reaktion im Durchschnitt 1,7 h nach oraler Einnahme auftrat, empfehlen Hope und Mitarbeiter (Arbeitsgruppe Stevenson) aktuell ein Einnahmeintervall von 3 h.

Der Koautor favorisiert persönlich ein Applikationsintervall von 2,5 h, um einschließlich des Sicherheitsintervalls nach der letzten Tagestestdosis an einem Tag 3 Dosen so applizieren zu können, dass eine Überwachung zur Zeit der personellen Maximalbesetzung im Krankenhaus erfolgen kann.

Als Startdosis wird von manchen Autoren bis zu 3 × am 1. Tag ein Placebo verabreicht, um die Stabilität der FEV1 zu prüfen (Variabilität sollte unter 10 % liegen). Danach erfolgt zunächst die Gabe von Paracetamol (1000 mg). Erst danach wird mit der Azetylsalizylsäuregabe begonnen. Die Anfangsdosis kann nach Stevenson bei sog. Low-Risk-Patienten 40-60 mg betragen; bei High-Risk-Patienten werden 20-30 mg empfohlen.

MERKE

High-Risk-Patienten sind solche, die keine Leukotrienrezeptorantagonisten einnehmen, eine $FEV_1 < 80\%$ haben und in der Anamnese über asthmabedingte Notfallsituationen berichten. Einige Autoren beginnen aus Sicherheitsgründen mit noch niedrigeren Dosen (15 mg, 1-10 % der Enddosis).

Über die notwendige tägliche Azetylsalizylsäuredosierung herrscht bis heute Unklarheit. Die nach der Literatur sehr guten Ergebnisse aus der Arbeitsgruppe Stevenson wurden meist mit Dosen von 2 × 325-650 mg erzielt. Schapowal gab eine Dosis von 500 mg täglich an. In Deutschland werden derzeit zur Dauertherapie häufig 300 mg täglich eingesetzt. Zu bedenken ist, dass die exakte Wahl der Dosis häufig von äußeren Faktoren bestimmt ist, während eine prospektive Titration der optimalen Dosis bisher nicht ausreichend erfolgte.

Die von Gosepath und Mitarbeitern empfohlenen 100 mg täglich sind bisher nicht in einer kontrollierten Studie als wirksam nachgewiesen worden. Vielmehr konnte von der Arbeitsgruppe um Riechelmann aufgezeigt werden, dass mit 300 mg täglich deutlich bessere Ergebnisse erzielt wurden als mit 100 mg. Während bei 100 mg Azetylsalizylsäure in 100 % der Fälle eine Rezidivpolyposis auftrat, war dies bei 300 mg bei keinem Patienten der Fall; zudem verbesserte sich bei 300 mg die Lunge in 5 von 7 Fällen, wobei 3 von 7 Patienten weniger Asthmamedikamente benötigten.

Es ist davon auszugehen, dass die unterschiedlich ausgeprägte individuelle Intoleranz der Patienten eine jeweils unterschiedliche Schwellendosis erfordert, mit der die Toleranz aufrechterhalten und eine therapeutische Wirkung erzielt werden kann. Ob diese Dosis der Dosis entspricht, bei der im Rahmen des oralen Provokationstests eine Reaktion auftritt bzw. wie weit sie darüber liegen muss, ist derzeit nicht geklärt; ebenso wenig ist klar, inwieweit Triggerfaktoren eine Modifikation dieser Dosis erforderlich machen.

In der eigenen Klinik wird für die Dauertherapie eine tägliche Dosis von 300 mg Azetylsalizylsäure in Form der Protect-Version und in einer besser verträglichen abendlichen Gabe gewählt. Wie bei anderen Schemata (Stevenson reduziert von 2 × 650 mg auf 2 × 325 mg Azetylsalizylsäure, Hosemann von 900 mg über 600 mg auf 300 mg Azetylsalizylsäure täglich) ist die Dosis in der Anfangsphase der Desaktivierung erhöht (2 × 300 mg Azetylsalizylsäure protect für 2 Monate).

Gemäß der vorliegenden Literatur sowie eigener Erfahrung und unter Berücksichtigung eigener Strukturen wird folgendes *Schema* der Azetylsalizylsäuredesaktivierung praktiziert:
- Voruntersuchung des Patienten am Freitag mit Überprüfung der Indikation und Kontraindikation sowie Messung des FEV_1.
- Ab Montag bis zum individuellen Endpunkt erfolgt jeweils um 8:30, 11:00 und 13:30 Uhr eine Azetylsalizylsäuregabe in steigender Dosis, wobei bei erhöhtem Risiko mit 10 mg, ansonsten mit 30 mg begonnen wird: 10 mg → 30 mg → 60 mg → 100 mg → 150 mg → 300 mg → 600 mg Azetylsalizylsäure.
- Je nachdem, wie der Patient reagiert, sollten diese Reaktionen früh und aggressiv therapiert werden (Tab. 6.**9**).
- Hat sich die Situation des Patienten innerhalb von 3 h wieder stabilisiert, kann diese Dosis wiederholt werden. Wird sie toleriert, ist die weitere Steigerung möglich.
- Bei länger als 3 h persistierender Abnahme des FEV_1 mit oder ohne andere Symptome Beendigung der Desaktivierung für diesen Tag.
- Am nächsten Tag Beginn mit der gleichen Dosis, auf die sich am Vortag eine Reaktion einstellte.

Tab. 6.**9** Therapie von Reaktionen im Rahmen der Azetylsalizylsäuredesaktivierung (nach Hope).

Art der Reaktion	Therapie	Anmerkung
Schock	Intensivtherapie bzw. Reanimation	Reanimationsteam
bronchial	lokale β-Agonisten	bei Eskalation Intensivierung der Therapie nach klinischem Bild
laryngeal	Epinephrin zur Inhalation	bei Eskalation Intensivierung der Therapie nach klinischem Bild
konjunktival	topisches Antihistaminikum	bei Eskalation Intensivierung der Therapie nach klinischem Bild
nasal	abschwellendes Nasenspray	bei Eskalation Intensivierung der Therapie nach klinischem Bild
Urtikaria, Angioödem, Hautrötung	i.v. und per os (p.o.) Antihistaminikum	bei Eskalation Intensivierung der Therapie nach klinischem Bild
abdominal	i.v. H_2-Antihistaminikum	bei Eskalation Intensivierung der Therapie nach klinischem Bild

Ein Wiederaufnehmen der Azetylsalizylsäuretherapie nach kurzer Pause (< 48 h), beispielsweise nach einer Operation oder einer kurzfristigen Krankheit, wird als sicher angesehen.

> **MERKE**
>
> Wenn die Azetylsalizylsäureeinnahme für mehr als 48 h unterbrochen wurde, ist eine erneute Desaktivierung durchzuführen, da mit dem Auftreten von Intoleranzreaktionen zu rechnen ist.

Die Verträglichkeit nimmt mit steigender Dosis ab, wobei vor allem gastrointestinale Nebenwirkungen, wie Magenschmerzen oder Blutung, zum Abbruch der Therapie zwingen können. Hiermit muss in 14-20 % der Fälle bei Dosen von 2 × 325-650 mg gerechnet werden.

Der Beginn der Azetylsalizylsäuredesaktivierung bei Patienten mit chronisch-polypöser Sinusitis wird ca. 6 Wochen postoperativ empfohlen. Gleichzeitig mit der täglichen Azetylsalizylsäuregabe wird die Basistherapie mit Applikation eines topischen nasalen Steroids und Nasenspülungen fortgesetzt. Azetylsalizylsäuregabe und Basistherapie erfolgen zeitlich zunächst unbegrenzt; individuell müssen eine Reduktion oder eine Intensivierung der Therapie im Verlauf besprochen werden. Die Desaktivierung ist regelmäßig, z. B. alle 6 Monate, zu kontrollieren. Nach 1 Jahr sollte eine Reevaluation erfolgen und bei fehlender Wirksamkeit die Azetylsalizylsäure abgesetzt werden. Bei klinischem Erfolg ist die Behandlung fortzusetzen, wobei es derzeit keine zeitliche Begrenzung bzw. eine vorgegebene exakte Therapiedauer gibt. Klare Hinweise, unter welchen Bedingungen eine Dosisreduktion unter Aufrechterhaltung der Wirkung möglich ist, sind von künftigen Untersuchungen zu erhoffen.

> **FAZIT**
>
> Arzneimittel können eine Vielzahl von unerwünschten Reaktionen speziell an der Haut und am Respirationstrakt verursachen. Bei Angioödemen ist zwischen histamin-, leukotrien- und bradykininabhängigen Ödemen zu unterscheiden. Pseudoallergische Reaktionen mit Urtikaria, Angioödem, Rhinitis, Asthma oder Anaphylaxie treten bei der Analgetikaintoleranz auf. Die Azetylsalizylsäuredesaktivierung ist ein etabliertes Verfahren in der Therapie von Patienten mit rezidivierender polypöser Rhinosinusitis, Asthma bronchiale und Analgetikaintoleranz. Bei genauer Beachtung von Indikationen, Kontraindikationen und korrekter Durchführung profitieren die meisten Patienten. Bei klinischem Erfolg sollte die Desaktivierung fortgesetzt werden, wobei es derzeit keine zeitliche Begrenzung bzw. exakte Therapiedauer gibt, sodass man theoretisch von einer lebenslangen Einnahme ausgehen muss.

Metallimplantat- und Filler-Unverträglichkeit

P. Thomas, B. Summer, T. Pavicic und G. Feller-Heppt

Metallimplantatallergie

Der Siegeszug der Endoprothetik in der Chirurgie ist ungebrochen. In Deutschland werden jährlich über 150 000 Hüft- und etwa 125 000 Knieendoprothesen implantiert und meist komplikationslos vertragen. Die Skandinavischen Prothesenregister zeigen, dass bei beschwerdenbehafteter Knie- bzw. Hüftendoprothetik mechanische Ursachen oder Infekte im Vordergrund stehen. Bereits in den 1960er-Jahren wurden aber auch allergische Reaktionen auf Implantatmaterialien erwähnt. In den Metalllegierungen enthaltenes Nickel, Chrom oder Kobalt spielen als Auslöser eine wichtige Rolle. Einzelne Berichte weisen auch auf die Möglichkeit allergischer Reaktionen auf Knochenzementbestandteile hin.

Materialien

Metalllegierungen

Für Hüft- wie auch für Knieimplantate werden meist Kobalt-Chrom-Molybdän-basierte Legierungen verwendet, die aus etwa 64 Gew.-% Kobalt, 28 Gew.-% Chrom, 6 Gew.-% Molybdän und etwa 0,5 Gew.-% Nickel bestehen. Tab. 6.**10** zeigt die typische Zusammensetzung einer Kobalt-Chrom-Molybdän-Basislegierung. Einige der Standardimplantatmodelle – speziell Knieendoprothesen – werden auch mit einer Oberflächenbeschichtung angeboten. Diese titan- oder keramikbasierten Beschichtungen sollen die Metallionenfreisetzung und damit das Risiko metallallergischer Reaktionen verringern. Es fehlen aber noch Langzeitbeobachtungen zu deren Wirksamkeit und Stabilität.

Tab. 6.10 Hauptbestandteile von Kobalt-Chrom-Molybdän-Basislegierungen (gemäß Iso-Norm 5832).

Substanz	Maximaler Gewichtsanteil (%)	
	gegossen	geschmiedet
Kohlenstoff	0,35	0,02
Mangan	1,00	0,15
Chrom	30,00	21,00
Nickel	1,00	37,00
Molybdän	7,00	10,50
Eisen	0,75	1,00
Kobalt	Rest	Rest

Tab. 6.11 Hauptbestandteile von Edelstahlimplantaten.

Substanz	Maximaler Gewichtsanteil (%)	
	316	316L
Kohlenstoff	0,08	0,03
Schwefel	0,03	0,03
Phosphor	0,03	0,03
Mangan	2,00	2,00
Chrom	17,00-19,00	17,00-19,00
Nickel	12,00-14,00	12,00-14,00
Molybdän	2,00-3,00	2,00-3,00
Kupfer	0,50	0,50
Eisen	Rest	Rest

Für Osteosynthesen werden bevorzugt Chrom-Nickel-Stähle und Titanmaterialien verwendet. Titanimplantate bestehen entweder aus Reintitan oder aus Legierungen, z.B. mit Aluminium und Vanadium oder Niob. Hoch legierte Chrom-Nickel-Stähle haben als Hauptbestandteil Eisen und weisen darüber hinaus noch Chrom (etwa 18 Gew.%), Nickel (bis zu 33 Gew.%) und Molybdän (etwa 3 Gew.%) auf (Tab. 6.11).

Knochenzemente

Die gängigen Knochenzemente werden durch Mischen einer flüssigen mit einer pulverigen Komponente hergestellt: Für die Polymerisierungsreaktion der methylmethacrylathaltigen Flüssigkeit mit dem durch polymerisierte Polymethylmethacrylat-(PMMA-)Kügelchen enthaltenden Pulver sind als Starter Dibenzoylperoxid, N,N-Dimethyl-p-Toluidin oder 2-(4-[Dimethylamino-]phenyl)-Ethanol zugesetzt. Weiterhin sind Röntgenkontrastgeber (wie Zirkonium), Stabilisatoren, Farbstoffe (wie Kupfer-Chlorophyll-Komplex) und meistens Antibiotika (speziell Gentamicin) enthalten.

Klinische Bilder

Bereits in den 1980er-Jahren wurden speziell bei hautnah an den Extremitäten implantierten Osteosynthesen lokale Ekzeme (Abb. 6.13) sowie rezidivierende, an Erysipel erinnernde Rötungen und Schwellungen mit einer Metallallergie in Verbindung gebracht. Korrosionsabhängig können Ekzeme offensichtlich noch nach Jahren über hautnah verbliebenen Metallfragmenten auftreten. Neben Hauterscheinungen gibt es diverse Berichte über Wundheilungsstörungen und Abstoßungsreaktionen, beispielsweise bei Nickelallergikern nach Stahldraht-Cerclagen oder Metallklammernähten, und über Knochenzementunverträglich-

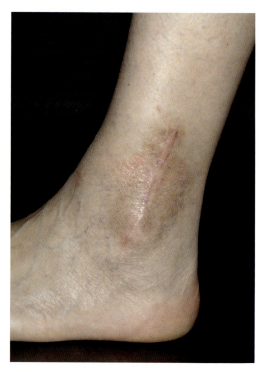

Abb. 6.13 Ekzem nach Osteosynthese.

keit bei Endoprothesen. In einer 2006 veröffentlichten Studie wurden bei allerdings heterogenem Endoprothesengut (Keramik-, Metall-Kunststoff-, Metall-Metall-Paarung) 53 Patienten mit stabilen und 104 Patienten mit gelockerten Hüftprothesen untersucht. Eine Allergie gegen Metalle sowie gegen Knochenzementkomponenten war zwar nicht direkt mit einem Implantatversagen verknüpft, ging aber mit einer signifikant kürzeren 10-Jahres-Implantatüberlebensdauer einher (41,3 versus 50,5%). In der eigenen Klientel fanden sich bei 44 Patienten mit Beschwerden nach Knieendoprothese in 20% Allergien gegen Nickel, in 14% gegen Kobalt und in 7% gegen Chrom. Kommt es zur Revisionsoperation, findet man histologisch periimplantäre lymphohistiozytäre Infiltrationen mit oft fehlender Riesenzell-Fremdkörperantwort.

MERKE

Eine bekannte Überempfindlichkeit ist jedoch nicht zwangsläufig mit postoperativen Problemen kombiniert.

Trotz kutaner Metallallergie können in den Körper eingebrachte Metalle reaktionslos vertragen werden. So berichteten Carlsson und Mitarbeiter, dass von 18 Patienten mit bekannter Metallallergie nur 1 Patient eine allergiebedingte Komplikation (Ekzem durch Stahldraht-Cerclage) entwickelte.

Einen Literaturüberblick über die Metallimplantatallergie gibt die kürzlich erschienene, interdisziplinäre Stellungnahme zum Thema „Implantatallergie" sowie eine Zusammenstellung der Münchner Implantatallergiesprechstunde von Eben und Mitarbeitern.

Vorgehen bei Verdacht auf Metallimplantatallergie

Von orthopädischer Seite sollten bei Verdacht auf Metallimplantatallergie zunächst häufige Auslöser von Komplikationen, wie Fehlstellungen, sonstige mechanische Ursachen, Infekte und muskuläre oder neurale Reizzustände, abgeklärt sein. Zur Allergiediagnostik gehören:
- allergologische Anamnese
- Epikutantest
- histologische Beurteilung der periimplantären Reaktion
- Lymphozytentransformationstest

Der *Lymphozytentransformationstest* (s. Kapitel 4, S. 225) kann zwar ergänzende Information über eine T-zelluläre Metallsensibilisierung liefern, wird allerdings häufig über- oder fehlinterpretiert.

Der *Epikutantest* sollte mit der Standardreihe (enthält Nickel-, Chrom- und Kobaltpräparationen) sowie – falls beim Patienten vorab verwendet – auch mit einer Knochenzementreihe erfolgen. Zu Mangan, Molybdän, Vanadium und Titan fehlen standardisierte Testpräparationen. Dementsprechend können zu diesen Metallen keine Testempfehlungen abgegeben werden. Eine „Titanallergie" ist, sofern sie existiert, extrem selten. Besteht ein entsprechender Verdacht, sollte zunächst eine Allergie auf das in Titanimplantaten möglicherweise vorhandene Nickel ausgeschlossen werden. Die Aussagekraft einer Testung mit „Legierungsplättchen" ist ebenfalls zweifelhaft und wird nicht empfohlen. Auch prophetische Testungen sollten nicht vorgenommen werden.

MERKE

Die klinische Relevanz einer Kontaktallergie muss immer anhand ergänzender Befunde und in Zusammenschau mit dem klinischen Bild gewertet werden.

So sollte bei implantatassoziierten „Ekzemen" auch an alternative Allergieauslöser, wie Bestandteile von Massageöl, Pflege- oder Desinfektionsmitteln, gedacht werden.

Sofern *implantatnahes Gewebe* erhältlich ist, sollte dieses formalinfixiert einer weiteren (immun-)histologischen Untersuchung von entzündlichem Zellinfiltrat (speziell T-zelluläre Entzündung), Fremdkörperreaktion oder infektassoziierten Veränderungen zugeführt werden. Als Beurteilungshilfe für das Reaktionsmuster der Grenzfläche zum Implantat – der Interface-Membran – liegt eine Klassifikation in 4 Reaktionstypen vor (Tab. 6.**12**). Typ I („abriebinduziertes Muster") oder Typ IV („Indifferentzyp mit Infiltrat") sind auch als hypererge Reaktion denkbar.

Filler-Unverträglichkeit

Filler gelten landläufig zwar als sicher und gut verträglich, besitzen jedoch eine Reihe gravierender, potenzieller Nebenwirkungen. Umso verwunderlicher ist es, dass das Wissen um die Qualität und Risiken der Füllpräparate überwiegend nur

Tab. 6.12 Histopathologische Klassifikation der periprothetischen Membran gelockerter Hüft- und Knieendoprothesen (Morawietz et al. 2004).

Typ		Charakteristika
I	abriebinduzierter Typ	Infiltrat aus Makrophagen und multinukleären Riesenzellen, Partikelmaterial, vereinzelt Lymphozyten und Nekrosen
II	infektiöser Typ	„Low-Grade-Infection" mit chronisch granulierender Entzündung (aktivierte Fibroblasten, Gefäßproliferate, Ödem, neutrophile Granulozyten) *oder* abszedierende/phlegmonöse Entzündung
III	Mischtyp	Nebeneinander von abriebinduzierter Fremdkörperreaktion und granulozytenreichem Granulationsgewebe
IV	Indifferenztyp	zellarm, kollagenfaserreich, ohne Fremdkörperreaktion

auf Einzelberichten und kleinen Fallserien beruht. Valide, evidenzbasierte Langzeitstudien fehlen.

Füllmaterialien

Allgemein ist bei Füllmaterialien zwischen permanenten und nicht permanenten zu unterscheiden. Abbaubare Filler können weiter in xenogene (z. B. Hyaluronsäure bakteriellen oder tierischen Ursprungs), autologe (z. B. Eigenfett) und synthetische Produkte (z. B. Polymilchsäure) eingeteilt werden.

MERKE

Grundsätzlich löst jedes Material, das in die Haut eingebracht wird, eine Immunreaktion aus – was zum Teil erwünscht ist.

Entsprechend den histologischen Veränderungen werden Filler in „volumetrische" mit geringem zellulärem Infiltrat und „stimulatorische" mit ausgeprägter zellulärer Reaktion eingeteilt.

Filler-Komplikationen

Um Filler-Komplikation zu vermeiden oder zu behandeln, ist eine genaue Kenntnis von Zusammensetzung, physiologischer Gewebereaktion, Absorptionszeit und Verweildauer im Gewebe unabdingbar.

Prinzipiell unterscheidet man Sofortreaktionen und verzögerte Nebenwirkungen, welche länger als 2 Wochen nach der Injektion persistieren oder erst Wochen oder Jahre später auftreten. Für unerwünschte Ereignisse gibt es 3 mögliche Ursachen:
1. Eigenschaften des verwendeten Präparats
2. Injektions- und Applikationstechnik des Arztes
3. Immunreaktion des Patienten

Erfreulicherweise sind die meisten unerwünschten Reaktionen mild und nur passager. Manche Reaktionen sind allerdings schwerwiegender und bedürfen kurzfristiger Behandlung oder chirurgischer Interventionen. Für die Evaluation von Filler-Unverträglichkeiten werden folgende Kriterien herangezogen:
- klinischer Schweregrad
- ästhetische Relevanz
- sofortiges oder verzögertes Auftreten
- vermutete Ursache (erwartungsgemäß durch den Eingriff selbst gegeben; durch unkorrekte Behandlungstechnik bedingt; Reaktionen auf das Produkt)

Sofortreaktionen versus frühe Nebenwirkungen
Sofortige Reaktionen, wie Schwellungen, Rötungen, Juckreiz oder kleine Einblutungen, sind nach intradermalen oder subkutanen Injektionen normal. Die Intensität des Entzündungsprozesses hängt gewöhnlich vom Ausmaß der Gewebeschädigung ab. Die Erscheinungen klingen normalerweise innerhalb von 1-3 Tagen ab.

MERKE

Wichtig ist, dass Patienten über diese Sofortreaktionen vor der Behandlung aufgeklärt werden.

Auch Hautverfärbungen können am Injektionsort auftreten; Erytheme sind Zeichen des entzündlichen Geschehens, weiße Flecken finden sich bei Überkorrektur und entsprechender Farbe des Füllmaterials. Bläuliche Pigmentierungen sind besonders im Zusammenhang mit der Anwendung von Hyaluronsäurepräparaten berichtet worden. Diese beruhen vermutlich auf Hämosiderinablagerungen nach Gefäßverletzungen oder auf der Lichtreflexion bei zu oberflächlich platzierten Fillern (Tyndall-Effekt). Als Folge unkorrekt durchgeführter Injektionen können Infektionen auftreten.

Im Gegensatz zu den o.g. sofortigen Reaktionen werden länger bestehende, entzündliche oder schmerzhafte Reaktionen als Nebenwirkung klassifiziert. Für fast alle auf dem Markt angebotenen Filler-Substanzen sind in der Literatur solche injektionsabhängigen Nebenwirkungen beschrieben. Die Wahrscheinlichkeit einer derartigen Reaktion hängt vom verwendeten Produkt ab.

Verzögerte (späte) Nebenwirkungen

Späte unerwünschte Reaktionen beruhen entweder auf Behandlungsfehlern oder auf immunologischen (allergischen oder nicht allergischen) Reaktionen auf das eingebrachte Material. Bei den nicht allergischen Reaktionen zeigen verschiedene Füllmaterialen unterschiedliche pathologische Korrelate, die aber immer einem der 4 verschiedenen Fremdkörpergranulomtypen zugeordnet werden können (Tab. 6.13). Klinisch imponieren die späten Nebenwirkungen als persistierende Erytheme, Ödeme, Schwellungen, Juckreiz, Verfärbungen, Induration oder kleine Knötchen bis zu grotesken Granulomen, Ulzerationen und Nekrosen.

Eine Knötchenbildung nach einer Filler-Behandlung kann zahlreiche Ursachen haben. Nicht erythematöse Knötchen können sich sofort nach der Behandlung als Folge einer ungleichmäßigen Verteilung des eingebrachten Materials ausbilden (Abb. 6.14). Sie müssen von der gewöhnlichen Entzündungsreaktion auf die Injektion selbst, welche nach wenigen Tagen verschwindet, oder von einer Infektion abgegrenzt werden. Einzelne oder multiple Knötchen mit lokalen oder systemischen Entzündungszeichen sprechen für eine Infektion.

So genannte Mikronoduli, wie sie bei früheren Behandlungen mit Polymilchsäure nicht selten (bei 44% der Patienten) beobachtet wurden, zeigen

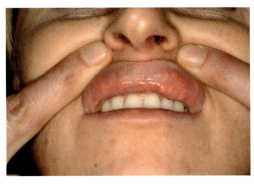

Abb. 6.**14** Materialakkumulation nach Injektion von Kalziumhydroxylapatit (Radiesse) in die Oberlippe.

Tab. 6.**13** Histologische Filler-Granulomtypen.

Klassisches Fremdkörpergranulom (Classic foreign Body Granuloma, CFBG)	
• Typ 1	kleine runde, scheinbar leere, gleich große zystische Räume, die in das Zytoplasma großer Riesenzellen vom FK-Typ eingeschlossen sind; häufig auch Asteroidkörperchen
• Typ 2	multiple kleine, durchsichtig schimmernde, blass-rosa Teilchen leicht unterschiedlicher Größe und polygonaler oder unregelmäßiger Form, nicht doppelbrechend, unregelmäßig verteilt zwischen den feinen Kollagenfibrillen und mit variabel stark ausgeprägtem lymphozytärem Infiltrat
• Typ 3	zahlreiche Riesenzellen mit multiplen, eingeschlossenen transluzenten Teilchen unterschiedlicher Größe (zum Teil sehr klein) und Form (spindelförmig und dornenartig)
Zystischer und Makrophagentyp des Granuloms	„Schweizer-Käse-Muster" mit zahlreichen leeren, runden extrazellulären Mikrozysten unterschiedlicher Größe, die von einer dünnen Kollagenschicht begrenzt und von einem Mix aus vakuolisierten Makrophagen und Riesenzellen umgeben sind

bei etwa ¼ der Patienten eine spontane Resorption nach ausreichend langer Zeit (96 Monate). Bei höherer Verdünnung und tiefer Injektionstechnik treten diese seltener, jedoch nicht weniger problematisch auf. Manche Autoren führen diese Knötchen auf eine vorübergehende granulomatöse Entzündungsreaktion zurück, andere auf eine reaktive Fibrose im Sinne einer Neokollagenese auf das eingebrachte Material.

Fremdkörpergranulome

> **MERKE**
>
> Fremdkörpergranulome sind eine chronische Immunreaktion auf bestimmte Organismen, Fremd- oder Biomaterialien mit dem Ziel, Materialien, die nicht enzymatisch gespalten und phagozytiert werden können, zu isolieren und deren Migration zu verhindern.

Granulome sind durch spezifische Entzündungszellen, modifizierte Makrophagen, mehrkernige Fremkörperriesenzellen und Epitheloidzellen charakterisiert. Je nach Ausmaß der Entzündungsreaktion kann man die Fremdkörperreaktion in 4 Grade einteilen, was eine Charakterisierung verschiedener Filler ermöglicht.

Klinisch imponieren die Fremdkörpergranulome meist als nicht fluktuierende, livide Knötchen oder Knoten unter der Haut (Abb. 6.**15**a). Eine histologische Untersuchung (Abb. 6.**15**b) dient nicht nur der Diagnosesicherung, sondern auch der Bestimmung der Filler-Art, da die Anordnung zystischer, mit den Granulomen assoziierter Räume durch die Größe und die Form der Partikel bestimmt wird.

Die Häufigkeit von Granulomen wird in der Literatur mit zwischen 0,01 und 0,1 % angegeben und hängt von den Eigenschaften des verwendeten Produkts ab. Besonders häufig (bei bis zu 3 % der Betroffenen) werden Granulome nach der Injektion von nicht resorbierbaren Substanzen beobachtet, die Silikone oder Acrylate enthalten. Bei diesen hängt das Risiko zudem von der Oberflächenbeschaffenheit der Mikrosphären ab – je glatter die Oberfläche, desto geringer ist das Risiko einer Granulombildung. Entscheidend ist auch die Injektionsebene – je tiefer die Injektion erfolgt, desto seltener treten Granulome auf. Inzwischen rät die Mehrzahl der wissenschaftlichen Gesellschaften dringend von der Verwendung nicht resorbierbarer Füllmaterialien ab. Trotzdem muss man auch weiterhin mit Nebenwirkungen dieser Substanzen rechnen, da die Produkte in

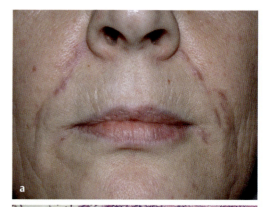
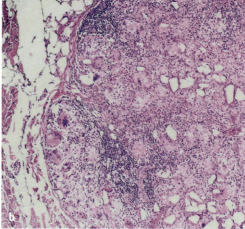

Abb. 6.**15a u. b   Filler-Komplikation nach Dermalive (Hyaluronsäure, Hydroxyethylmethacrylat, Ethylmethacrylat). a** „Filler-Granulome" in Nasolabialfalten und Mundwinkeln 2 Jahre nach Injektion. **b** Im histologischen Präparat finden sich um die bei der Fixierung herausgelösten Filler-Partikel (weiße, polygonale Zonen) Fremdkörperriesenzellen, Makrophagen sowie ein lymphozytäres Infiltrat.

Deutschland noch zugelassen sind. Dies gilt umso mehr, da sich die Knötchen häufig erst nach 2-10 Jahren bilden. Zur Identifizierung der verwendeten Filler-Materialien werden heute chromatografische Analysen in Speziallabors durchgeführt.

Behandlung von Granulomen
Die Behandlung von Granulomen sollte nach einer ausführlichen Anamnese, Diagnostik und Dokumentation einem Stufenplan folgen. Sie richtet sich speziell nach der Art des verwendeten Fillers

Tab. 6.14 Stufentherapie zur Granulombehandlung bei Fillern (nach Feller-Heppt).

Stufe 1	Hyaluronidase zur Behandlung von Knoten nach Hyaluronsäureinjektion	• Injektionslösung: 75 U/0,5 ml NaCl + 1,5 ml Lidocain 1 % mit Adrenalin • pro Knoten Injektion von 5-50 U Hyaluronidase • Therapieansprechen nach 24-72 h; ggf. Reinjektion nach 1 Woche
Stufe 2	topische Immunmodulatoren (Imiquimod: Aldara 5 %, Pimecrolimus: Elidel, Tacrolimus: Protopic 0,1 %) bei oberflächlichen granulomatösen Entzündungen intraläsionale Injektion von Triamcinolon (10 mg/ml) bei Granulomen durch passagere und permanente Filler	• 2 × täglich • Therapie mindestens 14 Tage • Therapiedauer: bei Ansprechen bis zu mehreren Monaten • Therapie initial wöchentlich mit ca. 0,1 ml/Granulom für 4 Wochen • bei Therapieansprechen monatliche Injektionen (3-6 Monate; *cave:* Gewebeatrophie)
Stufe 3	intraläsionale Injektion einer 5-Fluorouracil-Mischung bei Granulomen durch permanente Filler (Dermalive usw.)	• Injektionslösung: 0,8 ml 5-FU 250 mg/ml + 0,1 ml Triamcinolon 10 mg/ml + 0,1 ml Scandicain 1 % • Injektionsvolumen: maximal 1-1,5 ml pro Behandlung • Therapie initial wöchentlich, bei Ansprechen nach 4-6 Wochen vergrößerte Therapieintervalle • Therapiedauer: Monate bis Jahre
Stufe 4	systemische Gabe von Allopurinol bei permanenten Fillern, ggf. in Kombination mit 5-Fluorouracil-Injektionen	• einschleichend 1. und 2. Woche 200 mg/Tag, 3. Woche 400 mg/Tag, 4. Woche 600 mg/Tag • Therapiedauer: je nach Ansprechen bis zu Monaten
Stufe 5	systemische Gabe von Glukokortikosteroiden als Stoßtherapie bei akuten granulomatösen Entzündungen, z. B. nach Polymilchsäure (Sculptra)	• Methylprednisolon 20-80 mg/Tag • Dauer und Dosisreduktion: abhängig von Rückbildungstendenz bis zu 4 Wochen
Stufe 6	chirurgische Exzision als ultima ratio	
optional	Antibiose bei Verdacht auf Sekundärinfektion	z. B. Cefuroxim 500 mg/Tag

sowie nach Ausmaß und Tiefenausdehnung der Granulomformationen (Tab. 6.14).

Die chirurgische Exzision sollte immer als letzte Möglichkeit in Betracht gezogen werden, da bei nicht resorbierbaren Materialien nach der Entfernung makroskopisch sichtbarer Knoten meistens ein mikroskopisch kleiner Rest im Gewebe verbleibt. Dieser kann zur Ausbildung neuer Granulome führen. Zudem müssen die Patienten mit einer Narbenbildung an der Operationsstelle rechnen.

---- FAZIT ----

Um in der Zukunft Patienten und Ärzten genauere Informationen zur Verfügung zu stellen, sollten die Filler-Unverträglichkeiten nicht nur auf freiwilliger Basis gemeldet werden. Bei ihrer Bewertung muss unterschieden werden, ob die Reaktionen auf das Produkt selbst oder auf eine unkorrekte Injektionstechnik zurückzuführen sind. Aus ethischer und medikolegaler Sicht müssen Patienten über das verwendete Produkt, die Injektionstechnik und potenzielle Komplikationen aufgeklärt und diese Informationen ebenso wie Komplikationen in einem Patientenbehandlungspass eingetragen werden. Den Patienten muss bewusst gemacht werden, dass das Risiko von Nebenwirkungen bei bestimmten Produkten höher ist als bei manchen anderen. Um in Zukunft zuverlässige Daten zur Wirksamkeit und Verträglichkeit von Fillern zu erhalten, sind kontrollierte Langzeitstudien nach evidenzbasierten Kriterien in gleichem Maße zu fordern wie die Pflege von sog. Filler-Registern. Für manche Filler-Materialien wird eine Vorabtestung empfohlen bzw. bei bekannter Überempfindlichkeit das Ausweichen auf Alternativen.

Aus allergologischer Sicht sollte bei Metallimplantaten das Material gewählt werden, gegen das bei dem Patienten keine Allergie bekannt ist. Allerdings scheint nur ein Teil der Metallallergiker Komplikationen nach dem Einsatz einer Endoprothese zu entwickeln. Dementsprechend wird in einer kürzlich erschienenen Stellungnahme die individuelle Entscheidung des Operateurs mit dem Patienten im Aufklärungsgespräch betont. Über die Münchner Implantatallergiearbeitsgruppe wurde eine Internetseite für Ärzte und Patienten eingerichtet (http://allergomat.klinikum.uni-muenchen.de). Hier stehen Informationen und Links zu Fachgesellschaften zur Verfügung.

Rezidivierende Angioödeme (Quincke-Ödeme)

K. Bork

Definition

MERKE

Angioödeme (Quincke-Ödeme, angioneurotische Ödeme) sind 1-7 Tage dauernde Ödeme, die in unregelmäßigen Abständen rezidivieren.

Zielorgane sind die Haut, seltener auch die Zunge, Glottis bzw. Larynx, der Magen-Darm-Trakt und noch viel seltener andere Weichteilorgane. Das gleiche klinische Symptom „Angioödem" gehört zu verschiedenen Krankheitsentitäten (Tab. 6.**15** u. Abb. 6.**16**). Am weitaus häufigsten finden sich Angioödeme als Teilbild bzw. Symptom einer Urtikaria. Bei einem anderen Teil der Patienten beruhen rezidivierende Angioödeme auf einem vererbten oder erworbenen C1-Inhibitor-Mangel des Komplementsystems. Besonders bedeutsam ist hiervon das hereditäre Angioödem durch C1-Esterase-Inhibitor- (C1-INH-)Mangel.

Hereditäres Angioödem durch C1-Esterase-Inhibitormangel

Bei dieser Erkrankung konnten bis heute in einzigartiger Weise fast alle pathogenetischen Schritte zwischen dem ursächlichen Gendefekt und dem klinischen Symptom „Angioödem" aufgeklärt werden. Außer den bisher bekannten gibt es neuartige Therapieoptionen, die in verschiedene Stufen der Pathogenese eingreifen. Die Prävalenz des hereditären Angioödems (HAE) durch C1-INH-Mangel (HAE-C1-INH) dürfte bei etwa 1:50 000 liegen.

Das hereditäre Angioödem durch C1-INH-Mangel wird autosomal-dominant vererbt. Das Gen, das

Tab. 6.**15** Angioödemkrankheiten mit und ohne Mangel an C1-INH.

- Hereditäres Angioödem durch C1-INH-Mangel
  - Typ I
  - Typ II
- hereditäres Angioödem mit normalem C1-INH
  - hereditäres Angioödem durch Mutationen im Faktor-XII-Gen
  - hereditäres Angioödem bei unbekannter genetischer Basis
- Angioödeme durch erworbenen Mangel an C1-INH
  - Typ I (mit assoziierten B-Zell-Krankheiten)
  - Typ II (Autoantikörper gegen C1-INH)
- Angioödeme durch ACE-Hemmer oder andere Medikamente
- rezidivierende Angioödeme bei chronischer Urtikaria
- Angioödeme bei akuter allergischer Reaktion
- rezidivierende idiopathische Angioödeme

Rezidivierende Angioödeme (Quincke-Ödeme)

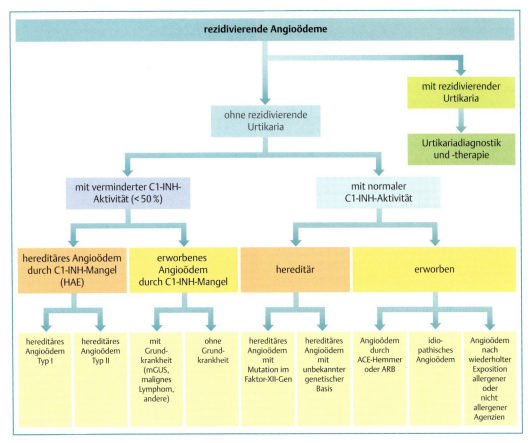

Abb. 6.**16** **Flussdiagramm zur Diagnose rezidivierender Angioödeme.**
C1-INH = C1-Esterase-Inhibitor
mGUS = monoklonale Gammopathie unbestimmter Signifikanz
ACE = Angiotensin Converting Enzyme
ARB = Angiotensin-Rezeptor-Blocker

den C1-INH kodiert, liegt auf dem langen Arm des Chromosoms 11 in der Subregion q12-q13.1 und besteht aus 8 Exons und 7 Introns. Durch neue Techniken zur Erkennung von Mutationen sind inzwischen zahlreiche Mutanten bekannt; bis heute sind es mehr als 200. Patienten mit hereditärem Angioödem Typ I (85% der Patienten) besitzen ein normal exprimiertes C1-INH-Gen und ein abnormales oder deletiertes Gen, das nicht exprimiert wird. Patienten mit einem hereditären Angioödem Typ II besitzen ebenfalls ein normales Gen, das andere Gen ist aber abnormal und wird exprimiert; es führt zur Synthese eines dysfunktionellen C1-INH. Das hereditäre Angioödem Typ II (15% der Patienten) entsteht durch Punktmutationen im C1-INH-Gen. Bei etwa 20% der Patienten liegen Neumutationen vor.

Der C1-INH kontrolliert die spontane Autoaktivierung der 1. Komplementkomponente (C1) ebenso wie aktiviertes C1. Ein Mangel an funktionellem C1-INH führt zu einer Aktivierung der Anfangsphase des Komplementsystems; hieraus folgt eine permanente Verminderung von C4 im Plasma. Heute ist jedoch bekannt, dass nicht die inhibitorische Wirkung des C1-INH auf das Komplementsystem, sondern diejenige auf das Kallikrein-Kinin-System die wesentliche pathogenetische Rolle beim hereditären Angioödem durch C1-INH-Mangel spielt (Abb. 6.**17**). Der C1-INH ist für die Inhibition des größten Teils von Plasmakallikrein und Faktor XIIa verantwortlich und ist hierdurch der wichtigste Regulator der Aktivierung des Kallikrein-Kinin-Systems. Bei akuten Attacken

6 Checkliste der Differenzialdiagnosen

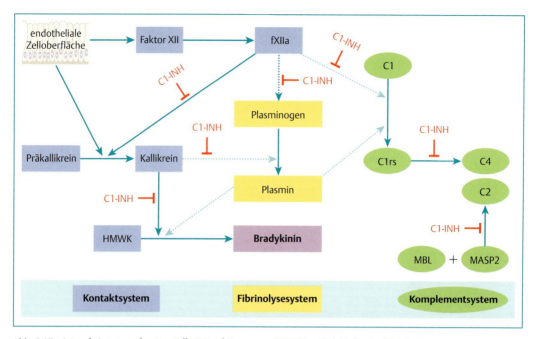

Abb. 6.17 **Interaktionen und potenzielle Interaktionen zwischen Kontakt-, Komplement- und Fibrinolysesystem.**
C1-INH = C1-Esterase-Inhibitor

HMWK = High Molecular Weight Kininogen
fXIIa = aktivierter Gerinnungsfaktor XII
MBL = mannosebindendes Lektin
MASP-1 = mannanbindende lectinassoziierte Serinprotease-1

eines hereditären Angioödems wird Kallikrein durch den Mangel an C1-INH nicht ausreichend inhibiert; es kommt zu einer Aktivierung des Kallikrein-Kinin-Systems (Kontaktsystems), und am Ende der Kaskade entsteht vermehrt Bradykinin, der Hauptmediator der vaskulären Permeabilitätserhöhung und damit der Ödeme des hereditären Angioödems durch C1-INH-Mangel.

Klinische Symptome
Klinisch ist das hereditäre Angioödem durch C1-INH-Mangel durch rezidivierende Schwellungen der Haut, durch Magen-Darm-Attacken sowie durch Ödeme des Larynx und weiterer Organe gekennzeichnet.

Hautschwellungen
Die zumeist prallen, seltener auch weichen, nicht erythematösen, sondern hautfarbenen oder blassen Schwellungen der Haut treten meist an den Extremitäten, seltener im Gesicht (Abb. 6.**18**) oder im Genitalbereich auf. Vor Beginn der Angioödeme kommt es bei einem Teil der Patienten zu gyrierten Erythemen am Stamm, die einige Stunden

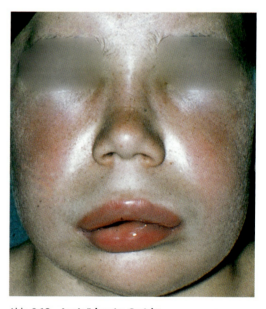

Abb. 6.18 **Angioödem im Gesicht.**

oder sogar Tage andauern können. Weitere Prodromi der peripheren Schwellungen können Spannungsgefühl und Prickeln der Bezirke etwa 1 h vor dem sichtbaren Ödem sein. Die Schwellungen der Haut sind fast nie mit Juckreiz, sondern lediglich mit einem Spannungsgefühl, seltener auch mit Schmerzen verbunden. Sie bestehen durchschnittlich 1-3 Tage, können sich jedoch bereits nach einigen Stunden oder erst nach 7 Tagen zurückbilden. Gesichtsschwellungen bestehen meist länger als Schwellungen der Extremitäten. Eine Urtikaria gehört nicht zu diesem Krankheitsbild.

Magen-Darm-Attacken
Fast alle Patienten weisen außer den Hautschwellungen eine gastrointestinale Symptomatik auf, wobei krampfartige Abdominalschmerzen und Übelkeit am häufigsten sind, Brechreiz und Erbrechen jedoch nicht selten gleichfalls beobachtet werden. Im Verlauf eines solchen Anfalls, der wiederum zumeist 2-7 Tage dauert, kommt es nicht selten zu einem begleitenden Aszites, der sich wenige Tage später wieder vollkommen zurückbildet. Wässrige Diarrhöen durch Flüssigkeitsansammlung im Lumen des ödematösen Darmes sind möglich. Zusammen mit dem begleitenden Aszites können sie zu einem erheblichen Flüssigkeitsverlust und damit einer Hämokonzentration bis hin zum Schock führen. Bei einigen Patienten treten die abdominellen Symptome auch isoliert auf, also ohne Hautsymptome, oder gehen dem Beginn der Hautsymptome um Jahre voraus, was aufgrund der heftigen Schmerzen gelegentlich dazu führte, dass unnötige explorative Laparotomien aufgrund eines vermuteten „akuten Abdomens" bzw. einer Appendizitis vorgenommen wurden.

Larynxödeme
Larynxödeme sind mehr als 100-mal seltener als die Hautschwellungen und Bauchattacken zusammen. Sie entstehen entweder ohne erkennbaren Auslöser oder folgen einer Traumatisierung der Mundhöhle bzw. des Pharynx, insbesondere Zahnoperationen. Todesfälle durch Erstickung kommen immer wieder vor, am ehesten bei Patienten, deren Krankheitsbild nicht diagnostiziert wurde.

Weitere Organe
Zahlreiche weitere Organe können in seltenen Fällen von den Ödemattacken betroffen sein, wie u. a. der weiche Gaumen einschließlich der Uvula sowie die Zunge.

Krankheitsverlauf
Das hereditäre Angioödem manifestiert sich am häufigsten in der 1., häufig aber auch in der 2. Lebensdekade, bei wenigen Patienten auch später. Danach kommt es zu rezidivierenden Ödemattacken, deren Frequenz von Patient zu Patient beträchtlich variiert. Ein Teil der Attacken des hereditären Angioödems wird durch bestimmte Triggerfaktoren ausgelöst, wie durch Traumen (Zahnextraktion!), Druck u.a.. Außerdem werden psychische Stresssituationen (Angst, Ärger, Freude) als Auslöser angegeben. Weitere Auslöser sind Menstruation, Ovulation und Infektionskrankheiten.

---MERKE---
Die Neigung zu Ödemattacken kann massiv durch die Einnahme von ACE-Hemmern verstärkt werden; diese sind beim hereditären Angioödem kontraindiziert.

Auch die Einnahme von AT-II-Rezeptor-Blockern kann die Neigung zu Ödemattacken verstärken, allerdings seltener. In gleicher Weise können sich die Attacken bei Frauen häufen, die östrogenhaltige Antikonzeptiva oder Östrogene als hormonale Substitutionstherapie erhalten.

Diagnostik
Die Laboratoriumsdiagnostik sollte bei klinischem Verdacht folgende Parameter umfassen:
- C1-INH-Konzentration
- C1-INH-Aktivität
- C4
- ggf. C1q
- ggf. CH50
- ggf. Autoantikörper gegen C1-INH

Die Diagnose „hereditäres Angioödem durch C1-INH-Mangel" ergibt sich aus den rezidivierenden Schwellungen der Haut, den abdominellen Schmerzattacken, dem Larynxödem und der positiven Familienanamnese in Verbindung mit den zugehörigen Laborbefunden, also der verminderten C1-INH-Aktivität und (meist) -konzentration sowie dem verminderten C4 im Plasma. Genetische Untersuchungen sind möglich. Familienuntersuchungen, zumindest der nahen Blutsverwandten, sind erforderlich.

Therapie

Das hereditäre Angioödem durch C1-INH-Mangel ist eine komplexe Krankheit, die bei stärkerer Ausprägung vielfältig in das Leben der Betroffenen eingreift. Die medikamentöse Therapie erfolgt bei vielen Patienten gemäß der Natur der Krankheit über viele Jahre, Jahrzehnte oder lebenslang. Therapieziele sind:
- Vermeidung einer Erstickung des Patienten
- Linderung der Symptomatik

Da eine plötzlich (innerhalb von Stunden) eintretende Erstickung des Patienten in jedem Lebensalter erfolgen kann (s.o.) und praktisch immer unvorhergesehen auftritt, ist die Übernahme der Behandlung eines Patienten mit hereditärem Angioödem durch C1-INH-Mangel hoch verantwortungsvoll.

---- **MERKE** ----

Eine umfangreiche, detaillierte Aufklärung des Patienten über die Symptome, insbesondere über die Anfangssymptome, eines Larynxödems ist obligat; ebenso sollte der Patient über einen Plan verfügen, was bei diesen Symptomen zu erfolgen hat. In gleicher Weise sind Familienangehörige über die Erkrankung und die erforderlichen Maßnahmen zu informieren.

Da all dies wichtig und zeitaufwendig ist, ist es ratsam, die Erfahrungen eines Behandlungszentrums für Patienten mit hereditärem Angioödem auszunutzen. Im Idealfall erfolgt die Betreuung eines solchen Patienten wohnortnahe durch den Hausarzt bzw. den behandelnden Arzt in Zusammenarbeit mit einem spezialisierten Behandlungszentrum.

Therapie der akuten Ödemattacken

Geringfügige Schwellungen der Hände und Füße sind nicht behandlungsbedürftig. Gesichtsschwellungen des hereditären Angioödems sollten behandelt werden, da relativ häufig danach ein Larynxödem auftritt. Bei milden Abdominalattacken kann die Behandlung mit krampflösenden Suppositorien ausreichen. Die meisten abdominellen Attacken sind stark schmerzhaft, sodass eine Behandlung mit C1-INH-Konzentrat oder Icatibant erforderlich wird.

---- **MERKE** ----

Patienten mit einem hereditären Angioödem im Kopfbereich mit Ödem des Pharynx oder Larynx sind wegen der drohenden Erstickungsgefahr ein Notfall und sollten unverzüglich stationär behandelt werden.

Die Therapie bei einem Larynxödem richtet sich danach, wie weit das Larynxödem fortgeschritten ist. Bei vital bedrohlicher Dyspnoe sollte unverzüglich eine Intubation, auch unter Benutzung einer Fiberoptik, oder im äußersten Notfall eine Koniotomie erfolgen. Die medikamentöse Therapie der Wahl ist die Behandlung mit einem C1-INH-Konzentrat oder mit Icatibant.

- *C1-INH-Konzentrat:* Humanes C1-INH-Konzentrat hat sich bei akuten Attacken als sicher und hoch wirksam erwiesen. In Deutschland besteht eine über 30-jährige Erfahrung hiermit. In einer Reihe von Studien wurden die Sicherheit und die Wirksamkeit bei Larynxödemen, Bauchschmerzattacken und Hautschwellungen des hereditären Angioödems durch C1-INH-Mangel nachgewiesen. Das Sicherheitsprofil von C1-INH-Konzentrat ist außerordentlich günstig. Bei akuten Attacken ist eine frühzeitige Injektion empfehlenswert. Ein Teil der Patienten injiziert sich das Präparat inzwischen selbst oder lässt es sich von nahen Angehörigen injizieren, nach entsprechender vorheriger Schulung (Heimselbstbehandlung).
- *Icatibant:* Icatibant ist ein Bradykinin-B2-Rezeptorantagonist, in seiner Struktur ähnlich dem Bradykinin. Durch eine Antagonisierung der Bindung von Bradykinin an den Rezeptor kann eine akute Attacke eines hereditären Angioödems durch C1-INH-Mangel behandelt werden. In umfangreichen nationalen und internationalen Studien erwies sich das subkutan injizierbare Icatibant als sehr gut wirksam und sicher bei akuten Attacken des hereditären Angioödems durch C1-INH-Mangel. Es ist hierfür seit Juli 2008 in Deutschland zugelassen.
- *Frisches Gefrierplasma:* Frisches Gefrierplasma (FFP) ist durch seinen Gehalt an C1-INH ebenfalls bei akuten Attacken eines hereditären Angioödems durch C1-INH-Mangel wirksam. Es enthält allerdings auch Proteine des Kallikrein-Kinin-Systems, sodass durch diese vermehrt Bradykinin entstehen könnte, was evtl. auch zu einer Verschlechterung der Attacke führen könnte. Durch diese und weitere Nachteile sollte

in Deutschland, wo C1-INH-Konzentrat und Icatibant verfügbar sind, auf eine Behandlung mit frischem Gefrierplasma nach Möglichkeit verzichtet werden.

--- MERKE ---
Nicht wirksam sind Kortikosteroide, Antihistaminika oder Adrenalin bzw. Adrenalinderivate!

Langzeittherapie zur Vermeidung von Ödemattacken

- *Attenuierte Androgene:* Für eine Langzeitprophylaxe lassen sich mit gutem Erfolg Androgenderivate einsetzen, insbesondere Danazol, Stanozolol und Oxandrolon. Attenuierte Androgene besitzen jedoch bei Langzeitbehandlung zahlreiche mögliche unerwünschte Wirkungen (unter vielen anderen Gewichtszunahme, Menstruationsstörungen und Virilisierung bei weiblichen Patienten, Hepatotoxizität, hepatozelluläre Tumoren), sodass Nutzen und Risiko abgewogen werden müssen. Regelmäßige Kontrolluntersuchungen hinsichtlich aller unerwünschten Wirkungen sind erforderlich.
- *Tranexamsäure:* Zwei antifibrinolytische Agenzien haben sich in der Langzeittherapie des hereditären Angioödems durch C1-INH-Mangel als wirksam erwiesen: Epsilonaminocapronsäure und Tranexamsäure, die besser verträglich ist. Die Wirksamkeit von Tranexamsäure ist bei Erwachsenen im Allgemeinen deutlich geringer als die von attenuierten Androgenen.
- *C1-INH-Konzentrat:* C1-INH-Konzentrat lässt sich auch zur Langzeitprophylaxe einsetzen. Eine solche Behandlung sollte jedoch auf besonders schwere Krankheitsfälle beschränkt bleiben.

Prognose
Bevor geeignete diagnostische und therapeutische Möglichkeiten bestanden, war die Letalität des hereditären Angioödems hoch; in einzelnen Familien erreichte sie 25-50%. Die Todesursache ist praktisch immer die Erstickung durch ein Larynxödem. Heute sind Todesfälle selten, kommen jedoch vor.

Hereditäres Angioödem mit normalem C1-Esterase-Inhibitor

Bei dieser ebenfalls familiären Form der Angioödeme weisen die Betroffenen (fast immer Frauen) einen normalen C1-INH im Plasma auf. Östrogene, also orale Antikonzeptiva, Schwangerschaft und hormonale Ersatztherapie, spielen vielfach eine besondere Rolle als Auslöse- und Verstärkerfaktoren. Bei einem Teil der Patienten wurden ursächlich Mutationen im Faktor-XII-Gen nachgewiesen.

Angioödeme durch erworbenen C1-Esterase-Inhibitormangel

Dies betrifft eine kleine Gruppe von Angioödempatienten, deren Mangel an C1-INH auf einem erhöhten Katabolismus des C1-INH beruht. C1q findet sich dementsprechend meist erniedrigt. Die Symptomatik entspricht der des hereditären Angioödems durch C1-INH-Mangel. Bei einem nicht geringen Teil dieser Patienten liegen B-Zell-Störungen zugrunde, wie z.B. eine monoklonale Gammopathie unbestimmter Signifikanz oder maligne Lymphome, und nicht ganz selten werden diese durch die Angioödemdiagnostik entdeckt. Bei einem Teil der Patienten finden sich Autoantikörper gegen C1-INH.

Angioödeme durch ACE-Hemmer oder andere Medikamente

ACE-Hemmer führen bei etwa 0,1-2,2% der Behandelten zu rezidivierenden Angioödemen, oft Gesichtsschwellungen oder Zungenödemen. Todesfälle durch Ersticken infolge eines Verschlusses der oberen Luftwege wurden mehrfach mitgeteilt. Die Zeitdauer zwischen Medikationsbeginn und dem Auftreten der ersten Angioödeme kann Monate bis mehrere Jahre betragen, sodass der ursächliche Bezug der Angioödeme zu den auslösenden ACE-Hemmern manchmal erst spät erkannt wird. Durch den enorm hohen Verbrauch von ACE-Hemmern in Deutschland sind Angioödeme durch ACE-Hemmer nicht selten. AT-II-Rezeptorblocker können ebenfalls gleichartige Angioödeme auslösen, allerdings seltener. Aspirin und zahlreiche weitere Medikamente sind gleichfalls als Auslöser bekannt.

Rezidivierende Angioödeme bei chronischer Urtikaria

Mehr als 50% der Patienten mit einer chronisch rezidivierenden Urtikaria berichten über das gelegentliche oder häufige Auftreten von Angioödemen. Diese sprechen zumeist gut auf Kortikosteroide und Antihistaminika an. Aufgrund der Häufigkeit der chronischen Urtikaria sind die urtikariaassoziierten Angioödeme besonders häufig.

Angioödeme bei akuter allergischer Reaktion

Angioödeme, meist Gesichtsschwellungen, treten auch als Symptom akuter allergischer Reaktionen auf. Sie sind dann häufig, aber nicht immer, verbunden mit einer Urtikaria oder, seltener, mit der Symptomatik eines anaphylaktischen Schocks. Diese Form der Angioödeme spricht ebenfalls auf Kortikosteroide und Antihistaminika an. Meistens handelt es sich um ein einmaliges Ereignis; Rezidive entstehen nur bei wiederholter Allergenexposition.

Rezidivierende idiopathische Angioödeme

Dies sind Angioödeme, die keiner der anderen Angioödemformen zuzuordnen sind; es handelt sich um eine Ausschlussdiagnose. Bei diesen Patienten sind also keine weiteren Familienangehörigen betroffen, ein C1-INH-Mangel liegt nicht vor und die Angioödeme sind nicht auf Medikamente zurückzuführen. Die Kenntnisse über die Pathogenese und Therapie dieser ziemlich häufigen Angioödemform sind bis heute gering.

FAZIT

Angioödeme, auch Quincke-Ödeme genannt, sind 1-7 Tage dauernde Ödeme, die in unregelmäßigen Abständen rezidivieren. Sie betreffen vor allem die Haut der Extremitäten oder des Gesichts, seltener auch die Zunge, Glottis bzw. Larynx (Erstickungsgefahr!) und den Magen-Darm-Trakt (schmerzhafte Krämpfe). Am weitaus häufigsten finden sich Angioödeme als Symptom einer Urtikaria; bei einem anderen Teil der Patienten sind sie auf einen ererbten oder erworbenen C1-Inhibitor-Mangel des Komplementsystems zurückzuführen. Beim hereditären Angioödem durch C1-Esterase-Inhibitormangel wird das Kallikrein-Kinin-System aktiviert, wodurch vermehrt Bradykinin entsteht, das die Ödembildung auslöst. Die akuten Ödemattacken können mit der Gabe von C1-Esterase-Inhibitorkonzentrat oder mit Icatibant behandelt werden; prophylaktisch wirken attenuierte Androgene, Tranexamsäure oder bei schweren Fällen C1-Esterase-Inhibitorkonzentrat.

Hyper-IgE-Syndrom

E. Guenova und T. Biedermann

Hohe IgE-Spiegel sind ein Charakteristikum der meisten Erkrankungen des atopischen Formenkreises. Darüber hinaus stellt allergenspezifisches IgE die pathogenetische Grundlage der allergischen Sofort-Typ- (Typ-I-)Reaktionen dar. Interessanterweise findet sich eine übermäßig gesteigerte IgE-Produktion auch als Charakteristikum verschiedener primärer Immundefizienzsyndrome. Hierzu gehören neben dem Hyper-IgE-Syndrom (HIES) u. a. das Wiskott-Aldrich-, das Omenn- und das Comèl-Netherton-Syndrom.

Bei dem Hyper-IgE-Syndrom, auch bekannt als Hiob- oder Job's-Syndrom, handelt es sich um einen seltenen primären Immundefekt. Die Inzidenz beträgt < 1 pro 1 Mio. Einwohner. Meistens tritt die Erkrankung sporadisch auf, wobei ein autosomal-rezessiver (AR-HIES) sowie ein autosomal-dominanter Erbgang mit unvollständiger Penetranz (AD-HIES) beschrieben wurden. Entscheidend für die Diagnosestellung ist das klinische Bild: Alle Patienten mit Hyper-IgE-Syndrom weisen ein Ekzem auf, 97 % der Patienten zeigen zudem einen erhöhten IgE-Spiegel > 2000 IU/ml (Normwert: < 120 IU/ml) und 93 % eine Eosinophilie mit mehr als 2 Standardabweichungen über dem Mittelwert. Darüber hinaus treten rezidivierende Staphylokokkenabszesse der Haut und rezidivierende Pneumonien bei fast 90 % der Patienten mit Hyper-IgE-Syndrom auf.

Patienten mit autosomal-dominant vererbtem Hyper-IgE-Syndrom weisen vermehrt skelettale Veränderungen auf. Besonders charakteristisch ist eine Persistenz der Milchzähne bis ins Erwachsenenalter durch verminderte Resorption der Zahnwurzelsubstanz. Die autosomal-rezessive Form zeigt diese skelettalen und dentalen Beteiligungen nicht; dagegen imponieren hier persistierende Virusinfektionen. Die Eosinophilie bei Patienten mit autosomal-rezessiv vererbtem Hyper-IgE-Syndrom ist besonders ausgeprägt; eine fatal verlaufende neurologische Beteiligung ist häufig.

Bei einer kürzlich identifizierten Mutation, die dem autosomal-dominant vererbten Hyper-IgE-Syndrom zugrunde liegen kann, handelt es sich um eine Mutation des Transkriptionsfaktors STAT3. Als Konsequenz dieser Mutation können bei Patienten mit Hyper-IgE-Syndrom Th-Zellen nicht in ausreichendem Umfang zu sog. Th17-Zellen differenzieren. Th17-Zellen spielen aber eine wichtige Rolle bei der Bekämpfung von extrazellulären Bakterien und Pilzen, und die Abwesenheit von Th17-Zellen könnte den Immundefekt mit verminderter Abwehrfähigkeit und mit den für das Hyper-IgE-Syndrom typischen kalten Abszessen erklären. Aufbauend auf dieser neuen Erkenntnis und auf den bereits in der Vergangenheit durchgeführten Experimenten an genetisch veränderten Mäusen kann es gelingen, Diagnostik und Therapie des Hyper-IgE-Syndroms in der Zukunft grundlegend zu verbessern. Die genetischen Grundlagen bei Patienten den mit autosomal-rezessiv vererbtem Hyper-IgE-Syndrom sind noch nicht geklärt. Ein Defekt der Tyrosinkinase 2 wurde zwar bei einem Patienten mit autosomal-rezessiv vererbtem Hyper-IgE-Syndrom beschrieben, die Mutation konnte allerdings an größeren Patientenkollektiven nicht nachgewiesen werden.

Formen des Hyper-IgE-Syndroms

Autosomal-dominantes Hyper-IgE-Syndrom (AD-HIES)

Patienten mit autosomal-dominant vererbtem Hyper-IgE-Syndrom sind meistens als sporadische Fälle ohne familiäre Häufung dokumentiert. Die Zusammenfassung all dieser Patienten zu einem Krankheitsbild „autosomal-dominant vererbtes Hyper-IgE-Syndrom" ist trotzdem möglich, da das klinische Beschwerdebild vergleichbar ist und in den meisten Fällen mit einer genetischen Störung der STAT3-vermittelten Aktivierung korreliert. Mutationen im STAT3 bei Patienten mit Hyper-IgE-Syndrom haben eine dominant negative Wirkung. Dies hat zur Folge, dass es zu einer Blockade dieses Aktivierungswegs kommt. Diese Störung des STAT3-Signaltransduktionswegs führt zu Veränderungen in verschiedenen Geweben. So ist nicht nur das Immunsystem betroffen, sondern auch das Bindegewebe, das Skelett und weitere Organsysteme. Das Zusammenwirken verschiedener Fehlfunktonen hat eine ausgeprägte, in seiner Penetranz variable, aber häufig sehr typische Klinik zur Folge.

Klinik

Haut
Bei über 80% der neugeborenen Kinder mit autosomal-dominant vererbtem Hyper-IgE-Syndrom findet man bereits innerhalb des 1. Monats eine Hauterkrankung, die einer atopischen Dermatitis sehr ähnlich ist. Über ⅔ der Kinder erfüllen sogar die Kriterien zur Diagnosestellung einer atopischen Dermatitis. Als Besonderheiten wurden aber die retroaurikulären Fissuren, die Otitis des äußeren Gehörgangs, die superinfizierten Dermatitiden von Axillen und Leisten sowie rezidivierende Follikulitiden am Stamm beschrieben. Histologische Untersuchungen ergeben eine Dermatitis mit spongiotischer Gewebereaktion mit oder ohne Follikulitis, die in der Regel reichlich Eosinophile aufweist (Abb. 6.**19** u. Abb. 6.**20**).

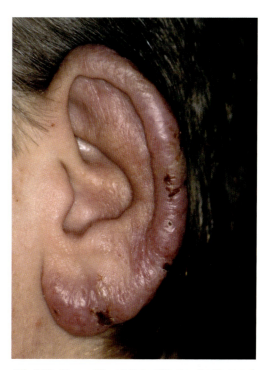

Abb. 6.**19 Dermatitis mit Lichenifikation der Haut und Vergröberung des Ohrmuschelreliefs bei Hyper-IgE-Syndrom** (mit freundl. Genehmigung der Universitäts-Hautklinik Münster und Prof. T. A. Luger).

6 Checkliste der Differenzialdiagnosen

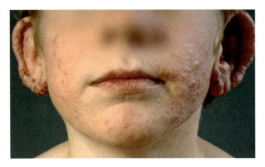

Abb. 6.**20** **Dermatitis mit zum Teil konfluierenden Papeln im Gesicht bei einem Kind mit Hyper-IgE-Syndrom** (mit freundl. Genehmigung der Universitäts-Hautklinik Münster und Prof. T. A. Luger).

Der zugrunde liegende Immundefekt beim autosomal-dominant vererbten Hyper-IgE-Syndrom führt zu häufigen und wiederkehrenden Infektionen.

MERKE

Aufgrund des pathologischen Immunreaktionsmusters entwickeln Patienten mit autosomal-dominant vererbtem Hyper-IgE-Syndrom häufig keine krankheitsadäquaten Symptome.

So bleiben auch bei den Abszessen Schmerz und Überwärmung als Symptome aus. Fast 90 % der Patienten mit autosomal-dominant vererbtem Hyper-IgE-Syndrom weisen daher typische „kalte Abszesse" in ihrer Krankengeschichte auf. Darüber hinaus kommt es zu einer chronischen Kandidiasis nicht nur der Mukosa, sondern auch beispielsweise des Nagelbetts, die bei über 80 % der Patienten dokumentiert ist und bereits vor Entwicklung von Pneumonien oder Hautabszessen auftreten kann. Patienten mit autosomal-dominant vererbtem Hyper-IgE-Syndrom sind prädisponiert dafür, erhebliche Kolonisationen und Infektionen mit Staphylococcus aureus zu entwickeln, welche wiederum für den Fortbestand und die Chronifizierung der Dermatitis mitverantwortlich sind, wie dies auch von der atopischen Dermatitis bekannt ist. Herpes-simplex-Infektionen und Eczema herpeticatum sind ebenfalls gehäuft und weisen bei Patienten mit autosomal-dominant vererbtem Hyper-IgE-Syndrom einen protrahiertem Verlauf auf.

Lunge
Rezidivierende Pneumonien bestimmen vielfach die Morbidität bei Patienten mit autosomal-dominant vererbtem Hyper-IgE-Syndrom. Fast 90 % der Patienten entwickeln Pneumonien und fast 80 % Pneumatozelen. Als auslösende Keime sind insbesondere Staphylococcus aureus und Haemophilus influenzae dominierend. Darüber hinaus kommen Superinfektionen mit Pseudomonas aeruginosa und Aspergillus fumigatus vor. Seltener sind Pneumocystis-carinii-Pneumonien und disseminierte Kandidainfektionen.

MERKE

Bezüglich der Aspergillusinfektionen ist es von besonderer Bedeutung, darauf hinzuweisen, dass man bei ⅔ der Patienten mit autosomal-dominant vererbtem Hyper-IgE-Syndrom spezifische Sensibilisierungen gegenüber Aspergillus nachweisen kann und deshalb die Fehldiagnose einer allergischen bronchopulmonalen Aspergillose nicht selten ist.

Bei Patienten mit autosomal-dominant vererbtem Hyper-IgE-Syndrom ist aber eine Therapie mit systemischen Glukokortikosteroiden im Hochdosisbereich, wie bei einer allergischen bronchopulmonalen Aspergillose, kontraindiziert. Glukokortikosteroide im Hochdosisbereich würden die durch die Immundefizienz bedingte mikrobielle Besiedelung durch Bakterien und die sich ihr anschließende Zerstörung des Gewebes weiter beschleunigen.

Weitere Infektionen anderer Organsysteme
In Rahmen des autosomal-dominant vererbten Hyper-IgE-Syndroms können weitere Organsysteme betroffen sein. Opportunistische Infektionen im Gastrointestinaltrakt ähneln beispielsweise dem klinischen Bild eines Morbus Crohn. Darüber hinaus sind Meningitiden oder generalisierte Lymphadenopathien durch invasive Trichosporen beschrieben. Da es sich bei den durch das autosomal-dominant vererbte Hyper-IgE-Syndrom Betroffenen um Patienten mit primärer Immundefizienz handelt, ist die Infektionsdiagnostik im Zweifel breit anzusetzen.

Skelettsystem
Patienten mit autosomal-dominant vererbtem Hyper-IgE-Syndrom weisen eine charakteristische Fazies auf, die meist durch eine Asymmetrie mit Hemihypertrophie, prominente Stirn, tief liegende Augen und Hypertelorismus gekennzeichnet ist.

Daneben sind eine Hypermobilität der Gelenke bei etwa ⅔ der Patienten sowie rezidivierende pathologische Frakturen nachweisbar. Diese betreffen in der Regel die langen Röhrenknochen und nicht die Wirbelkörper, wie man es bei Osteoporose findet. Zwei Drittel der Patienten weisen zudem eine Skoliose auf.

Zähne
Patienten mit autosomal-dominant vererbtem Hyper-IgE-Syndrom weisen sehr häufig nahezu als pathognomonisch zu wertende Störungen der Zahnentwicklung auf. Durch eine verminderte Resorption der Zahnwurzelsubstanz kommt es zu einer Persistenz der Milchzähne. Der Durchbruch der Milchzähne und der Molaren 2 und 3 ist bei diesen Patienten jedoch ungestört.

Malignome
Bei Patienten mit autosomal-dominant vererbtem Hyper-IgE-Syndrom wurde wiederholt über maligne Tumoren, insbesondere des hämatopoetischen Systems, berichtet.

Diagnostik
Die Diagnose eines autosomal-dominant vererbten Hyper-IgE-Syndroms wird in der Regel klinisch gestellt. Dabei kann ein *Punktesystem*, das 1999 von Grimbacher und Mitarbeitern beschrieben worden ist, hilfreich sein. In dieses Punktsystem gehen 21 verschiedene Kriterien ein. Bei einer Punktzahl von > 40 ist die Diagnose wahrscheinlich, bei einer Punktzahl zwischen 20 und 40 besteht der Verdacht, bei einer Punktzahl < 20 ist ein autosomal-dominant vererbtes Hyper-IgE-Syndrom unwahrscheinlich (Abb. 6.**21**).

Immunglobulin E
Die Serum-IgE-Spiegel bei Patienten mit autosomal-dominant vererbtem Hyper-IgE-Syndrom nehmen häufig Werte über 10 000 IU/ml an, unterliegen jedoch grundsätzlich großen Schwankungen. Wenngleich bei vielen Patienten die erhöhten Werte über die Jahre absinken, besteht keine Korrelation zwischen dem Verlauf der IgE-Spiegel und der klinischen Präsentation des autosomal-dominant vererbten Hyper-IgE-Syndroms. Daher wird ein diagnostischer „Cut-off" von 2000 IU/ml zur Diagnostik des Hyper-IgE-Syndroms herangezogen.

> **MERKE**
> Bei Neugeborenen sind allerdings bereits sehr viel geringere IgE-Werte als pathologisch einzustufen.

Blutbild
Bei Patienten mit autosomal-dominant vererbtem Hyper-IgE-Syndrom ist in mehr als 90 % der Fälle eine Eosinophilie nachweisbar. Die Werte liegen meist mehr als 2 Standardabweichungen über der Norm. Eine Korrelation zwischen der Eosinophilie und dem IgE-Spiegel besteht jedoch nicht. Differenzielle Befunde und Störungen verschiedener Immunzellen wurden über Jahre als pathogenetisch wichtige Parameter angesehen, wobei die diesbezüglichen Untersuchungen zunächst überwiegend deskriptiven Charakter hatten. Mit der Beschreibung der o.g. dominant negativen Punktmutationen in STAT3 können diese Befunde heute sehr viel besser interpretiert werden. Durch zusätzliche Analysen genetisch veränderter Mäuse wurde klar, dass das komplexe klinische Bild des Hyper-IgE-Syndroms auf der Veränderung eines Signaltransduktionswegs beruht, der in verschiedenen Zellen zu unterschiedlichen funktionellen Einschränkungen führt.

Autosomal-rezessives Hyper-IgE-Syndrom (AR-HIES)

Ähnlich wie für das autosomal-dominante Hyper-IgE-Syndrom sind für die autosomal-rezessiven Formen die stark erhöhten Serum-IgE-Spiegel, die exzessive Eosinophilie sowie die Infektanfälligkeit richtungsweisend. Bei dem sehr viel selteneren, autosomal-rezessiv vererbten Hyper-IgE-Syndrom finden sich interessanterweise keine Skelett- oder Zahnanomalien. Die typische Fazies mit vergrößerten Gesichtszügen fehlt ebenfalls. Dafür kommt es bei Patienten mit autosomal-rezessiv vererbtem Hyper-IgE-Syndrom neben schwerwiegenden bakteriellen Infektionen zu protrahierten, chronischen, therapieresistenten viralen Infektionen. Im Besonderen sind dies Infektionen mit dem Molluscum-contagiosum-, Herpes-simplex- und Varizella-zoster-Virus. Auch schwere rezidivierende Pilzinfektionen sind beschrieben. Typischerweise treten rezidivierende Pneumonien bei Patienten mit autosomal-dominant und autosomal-rezessiv vererbtem Hyper-IgE-Syndrom mit ähnlicher Inzidenz auf. Bei Letzteren kommt es allerdings nicht zur Ent-

Scoringsystem zum Hyper-IgE-Syndrom

Name: .... geb.: ....

Klinische Symptome	0	1	2	3	4	5	6	7	8	10	Punktzahl
Höchster IgE-Wert im Serum (IU/ml)	<200	200–500			501–1000			<1Jahr	1001–2000	>2000	
Hautabszesse	keine		1–2		3–4				>4		
Pneumonien (Zahl der Episoden seit Geburt)	keine		1		2		3		>3		
parenchymale Lungenveränderungen	keine						Bronchiektasen		Pneumatocelen		
zurückgehaltene Milchzähne	keine	1	2		3				>8		
Skoliose, maximale Verkrümmung	<10°		10°–14°		15°–20°				>20°		
Frakturen ohne adäquates Trauma	nein				1–2				>2		
höchste Eosinophilenzahl (Zellen/µl)	<700		700–800				>800				
charakteristisches Gesicht	nein		mild			vorhanden					
Mittelliniendefekt[2]	nein				vorhanden						
Neugeborenenexanthem	nein				vorhanden						
Ekzem (schwerste Ausprägung eintragen)	nein	mild	mäßig		schwer						
obere Atemwegsinfektionen pro Jahr	1–2	3	4–6	>6							
Candidiasis	nein	oral	Fingernägel		mucocutan						
andere schwere Infektionen (z.B. Osteomyelitis, Meningitis, Sepsis)	keine				vorhanden Erkrankung:						
Infektion mit tödlichem Ausgang	nein				vorhanden						
Gelenküberstreckbarkeit	nein				vorhanden						
Lymphom	nein				vorhanden						
Nasenbreite[3] (Nasenflügelabstand) Messwert: mm	<1 SD	1–2 SD		>2 SD							
hoher Gaumen	nein		vorhanden								
Alterskorrektur (zusätzliche Punkte bei jungem Alter)	>5 Jahre				2–5 Jahre		1–2 Jahre	<1 Jahr			
Organabszesse (z.B. Lymphknoten-, Leber-, Nierenabszess)	außerhalb der Punktwertung, bitte einkreisen: keine vorhanden										

[1] Eintragung in der am weitesten rechts gelegenen Spalte ergibt den maximal möglichen Punktwert für diesen Befund
[2] z.B. Gaumenspalte, Zungenspalte, Wirbelkörperanomalien
[3] entsprechend der unten aufgeführten Normwerttabelle für Alter und Geschlecht (aus Farkas et al. 1994)

Gesamtpunktzahl:

momentane Interpretation:
>40 Pkt.:   HIES
20–40 Pkt.:   V.a. HIES
<20 Pkt.:   kein HIES

Alter (Jahre)	männlich (Mittelwert/SD)	weiblich (Mittelwert/SD)
0–5 Monate	25.6/1.1	24.4/1.5
6–12 Monate	26.5/1.4	25.4/1.5
1	26,5/1.5	25.9/1.4
2	25.6/1.4	26.1/1.2
3	26.1/1.5	25.9/1.1
4	28.4/1.7	27.8/1.3
5	28.9/1.5	28.5/1.5
6	28.6/1.6	27.8/1.3
7	28.8/1.9	28.6/1.7
8	29.8/1.5	28.5/1.8
9	29.4/1.8	29.2/2.3
10	30.2/1.9	29.6/1.9
11	30.1/1.7	29.9/2.4
12	31.6/1.9	30.9/2.1
13	32.4/2.3	31.0/2.0
14	33.1/2.5	31.0/1.6
15	34.2/2.2	31.7/1.9
16	34.0/2.0	31.6/2.0
17	34.8/2.7	31.9/1.9
18	34.7/2.6	31.4/1.9
19–25	34.9/2.1	31.4/2.0

Abb. 6.**21** **Scoring-System zum Hyper-IgE-Syndrom** (nach Grimbacher 1999; Quelle der Normwerttabelle: Farkas et al. 1994).

wicklung einer Pneumatozele – einer fast pathognomonischen Komplikation bei autosomal-dominant vererbtem Hyper-IgE-Syndrom. Dafür sind Autoimmunphänomene, wie beispielsweise eine autoimmune hämolytische Anämie, bei Patienten mit autosomal-rezessiv vererbtem Hyper-IgE-Syndrom häufiger als bei solchen mit autosomal-dominant vererbtem Hyper-IgE-Syndrom.

> **MERKE**
>
> Von besonderer Bedeutung für Patienten mit autosomal-rezessiv vererbtem Hyper-IgE-Syndrom scheint die Mitbeteiligung des ZNS in Form partieller Paralysen des N. facialis bis zu Hemiplegie zu sein.

Eine hypereosinophile Vaskulitis oder okkulte Infektionen werden zwar von manchen Autoren als Ursache vermutet, die genaue Pathogenese dieser neurologischen Störungen ist aber noch unklar.

Therapie des Hyper-IgE-Syndroms

Im Zentrum der therapeutischen Bemühungen bei Patienten mit Hyper-IgE-Syndrom steht die antibiotische Therapie. Eine Langzeittherapie mit penizillinasefesten Penizillinen hat sich als sicher erwiesen und erhebliche Verbesserungen für die Patienten gebracht. Alternativ wird eine niedrig dosierte Dauertherapie mit Cotrimoxazol oder einem oralen Zephalosporin der 1. Generation empfohlen. Diese Therapie ist im Akutstadium antibiogrammabhängig mit weiteren Antibiotika und Antimykotika zu ergänzen. Ein besonderes Problem bei Patienten mit Hyper-IgE-Syndrom stellt die Infektion mit methicillinresistentem Staphylococcus aureus dar. Die dadurch induzierten Sepsiskomplikationen sind beschrieben. Aufgrund der anhaltenden Entzündungsreaktion bei Patienten mit Hyper-IgE-Syndrom kommen teilweise Immunsuppressiva, wie Zyklosporin oder kurzfristig systemische Glukokortikosteroide, zum Einsatz. Das einzige bisher in einer Doppelblindstudie getestete, immunmodulatorische Medikament Levamisol war allerdings gegenüber dem Plazebo unterlegen.

Transplantationen mit hämatopoetischen Stammzellen sind eine mögliche Alternative, einen Teil der Symptome, insbesondere die Immundefizienz, wirksam zu bekämpfen. Die Risiken und Komplikationen scheinen aber bei Patienten mit Hyper-IgE-Syndrom gegenüber Patienten mit auf das hämatopoetische System beschränkten Immundefizienzsyndromen erhöht zu sein.

Als weitere Therapieoptionen sind i.v. Immunglobuline sowie IFN-γ beschrieben. Obwohl nicht alle Berichte eine Besserung unter i.v. Immunglobulinen beschreiben, liegen eine Reihe von Untersuchungen mit zum Teil deutlicher Verbesserung von Ekzem, Infektionsanfälligkeit und sogar IgE-Spiegeln vor. Da sich die IFN-γ-Defizienz in funktionellen Untersuchungen frühzeitig als ein Problem bei Patienten mit Hyper-IgE-Syndrom herausstellte, wurden Studien mit einer 2- bis 3-fach wöchentlichen IFN-γ-Therapie durchgeführt. Interessanterweise gingen die IgE-Spiegel unter Therapie um 30–60 % zurück, stiegen nach Beendigung der Therapie aber innerhalb von 3 Monaten wieder an. In der Summe profitierten einige Patienten mit Hyper-IgE-Syndrom erheblich von dieser Therapie. Allerdings sind Nebenwirkungen, wie eine Autoimmunthrombozytopenie, zu beachten.

> **FAZIT**
>
> Das Hyper-IgE-Syndrom (HIES) ist eine Systemerkrankung, bei der die Immundefizienz das klinische Bild dominiert. Neuere Untersuchungen, wie die Identifizierung einer Mutation von STAT3, könnten in Zukunft erlauben, diese bis heute überwiegend klinische Diagnose auf molekularer Ebene zu stellen. Die derzeitigen Therapieoptionen bestehen ganz überwiegend in der Behandlung und Prophylaxe von schweren Infektionen. Darüber hinaus wird die Dermatitis bei Hyper-IgE-Syndrom in der Regel wie die atopische Dermatitis therapiert. Einige erfolgversprechende Daten liegen zur Therapie mit IFN-γ und i.v. Immunglobulinen vor. Stammzelltransplantationen sind bisher an wenigen Patienten eingesetzt und publiziert worden. Neueste Daten zum zugrunde liegenden Gendefekt erlauben einen gezielten gentherapeutischen Ansatz, dessen Evaluation abzuwarten bleibt.

Mastozytose

T. Biedermann und J. Fischer

> **MERKE**
>
> Die Mastozytose ist eine seltene Erkrankung mit einem weiten klinischen Spektrum, das als Gemeinsamkeit die exzessive Vermehrung von Mastzellen in verschiedenen Geweben aufweist.

Eine Vermehrung der Mastzellen, beschränkt auf die Haut, definiert die kutane Mastozytose, während der Befall des Knochenmarks oder anderer extrakutaner Organe zur Diagnose einer systemischen Mastozytose führt.

Pathogenese und Inzidenz

Krankheitssymptome können aus der Organinfiltration mit Mastzellen resultieren oder durch eine damit verbundene erhöhte Freisetzung von Mastzellmediatoren ausgelöst werden. Bei Mastozytosen handelt es sich ganz überwiegend um sporadische Erkrankungen. Eine häufig gefundene somatische Mutation des transmembranären Tyrosinkinaserezeptors KIT (CD117) führt bei erwachsenen Mastozytosepatienten zu einer autonomen, ligandenunabhängigen Aktivierung von KIT und zur Vermehrung von Mastzellen. Bei Kindern lassen sich in der Regel derartige aktivierende KIT-Mutationen nicht nachweisen.

Die Inzidenz der Mastozytosen wird auf 0,3–0,6 pro 100 000 Einwohner geschätzt. Mehr als die Hälfte der Mastozytosepatienten weist eine kindliche Mastozytose mit sehr guter Prognose auf.

Klinik

Hautmanifestationen

> **MERKE**
>
> Am häufigsten findet man bei körperlicher Untersuchung der Haut gelb-braune bis braun-rote Makulopapeln, die nach mechanischer Reizung eine urtikarielle Schwellung, Rötung und Jucken *(Darier-Zeichen)* zeigen.

Dieser Befund wird auch heute noch vielfach als „Urticaria pigmentosa" bezeichnet. Da eine Urticaria durch transiente Quaddeln definiert ist, sollte dieser terminologisch nicht korrekte historische Begriff jedoch ersetzt werden.

Bei Erwachsenen liegt in der Regel eine kleinfleckige Form vor (Durchmesser: < 0,5 cm; Abb. 6.**22**), die chronisch verläuft und vielfach mit einer systemischen Mastozytose assoziiert ist. Bei Kindern findet sich dagegen meist eine großfleckige Form mit einem Durchmesser der Einzeleffloreszenzen von 1-5 cm (Abb. 6.**23**). Infolge der Degranulation der kutan akkumulierten Mastzellen kann es zur Blasenbildung kommen. In der Regel liegt bei der kindlichen Mastozytose keine Assoziation mit einer systemischen Mastozytose vor; eine Spontanremission tritt meist bis zur Pubertät ein.

Das *solitäre Mastozytom* ist ein bei Geburt bestehender oder sich während der ersten Lebenswochen entwickelnder, 1-10 cm durchmessender braun-roter Knoten.

> **MERKE**
>
> Das solitäre Mastozytom stellt die häufigste Form der kutanen Mastozytose bei Kindern dar.

Fast immer heilen solitäre Mastozytome bis zum Erwachsenenalter spontan ab. Seltene Subformen der kutanen Mastozytose, meist bei Erwachsenen, sind die *Teleangiectasia macularis eruptiva perstans,* die durch teleangiektatische Makulae charakterisiert ist, und die *diffuse kutane Mastozytose* ohne spezifische klinische Zeichen.

Systemische Manifestationen

> **MERKE**
>
> Mastzellinfiltrate im *Knochenmark* sind das diagnostische Hauptkriterium einer systemischen Mastozytose.

- **Knochenmark:** Die Anfärbbarkeit der Mastzellen im Knochenmark mit dem Marker CD25 hat sich als wichtiges weiteres Kriterium der systemischen Mastozytose etabliert. Die Untersuchung einer Knochenmarkstanze ist nicht nur zur Diagnostik einer systemischen Mastozytose von Bedeutung. Mastozytosen können auch in Assoziation mit malignen hämatologischen Erkrankungen, wie dem myelodysplastischen oder myeloproliferativen Syndrom, oder auch einer myeloischen Leukämie auftreten. Auch Mast-

Mastozytose 6

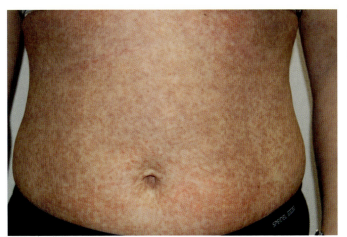

Abb. 6.**22** **Makulopapulöse kutane Mastozytose (früher Urticaria pigmentosa).** Bei Erwachsenen finden sich typischerweise kleine braun-rote Makulopapeln.

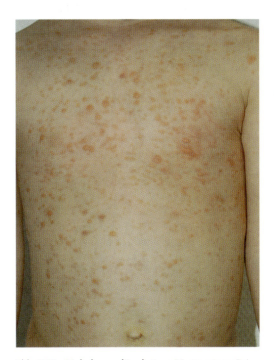

Abb. 6.**23** **Makulopapulöse kutane Mastozytose.** Bei Kindern sind die Effloreszenzen oft größer und können makulös oder Plaque-förmig sein.

zellleukämien und -sarkome sind als sehr selten vorkommende maligne Formen der Mastozytose beschrieben worden.
- *Skelettsystem:* Eine Beteiligung des Sklelettsystems als diffuse oder fokale Störung im Bereich Schädel, Wirbelsäule und Becken ist bei erwachsenen Mastozytosepatienten häufig. Radiologisch sieht man Zeichen einer diffusen Osteoporose oder gemischte Bilder mit Osteosklerose und Osteoporose. Pathologische Frakturen sowie Deckplatteneinbrüche der Wirbelkörper können die Folge sein.
- *Organinfiltration mit Mastzellen:* Hierdurch können eine *Splenomegalie*, eine Hepatomegalie oder Lymphknotenvergrößerungen auftreten.
- *Gastrointestinaltrakt:* Infolge erhöhter Freisetzung von Mastzellmediatoren im Gastrointestinaltrakt sind Symptome wie Abdominalschmerzen, Diarrhö, Übelkeit und Erbrechen möglich.
- *Herz-Kreislauf-System:* Potenziell besonders gefährlich sind die systemischen Wirkungen von Mastzellmediatoren, die Störungen des Herz-Kreislauf-Systems in Form von intermittierenden Tachykardien und Arrhythmien sowie Hyper- und Hypotonie bis hin zum Schock und Herz-Kreislauf-Stillstand bedingen.
- *Neuropsychiatrische Störungen:* Dazu zählen migräneartige Kopfschmerzen, Depressionen sowie insbesondere auch ein breites Spektrum nicht exakt zu fassender Beschwerden.

Assoziationen mit Anaphylaxie
Wichtige Impulse zum Krankheitsverständnis der Mastozytose entwickelten sich durch die Aufdeckung des Zusammenhangs zwischen systemischen Mastozytosen mit oder ohne Hautbeteiligung und schweren Anaphylaxien auf Bienen- oder Wespengift. Die Krankheitsbedeutung der Mastozytose wird bei einigen Patienten durch die Rolle der Mastzellen als zentrale Effektorzellen der IgE-vermittelten Soforttypallergien oder von nicht IgE-vermittelten pseudoallergischen Reaktionen

dominiert. IgE-vermittelte Soforttypreaktionen bei Patienten mit Mastozytose verlaufen zeitlich akzelerierter und gehen mit einem höheren Risiko für das Auftreten von Kreislaufschock, Bewusstlosigkeit und/oder Herz-Kreislauf-Stillstand einher. Die Bedeutung nicht IgE-vermittelter Mechanismen der Mediatorfreisetzung bei Patienten mit Mastozytosen ist dagegen noch nicht abschließend geklärt.

> **MERKE**
>
> Mechanische Reizung, rasche Temperaturwechsel, UV-Licht, körperliche Anstrengung, Stress und emotionale Erregung sind potenzielle Trigger für eine Anaphylaxie. Vorsicht ist bei der Gabe von Arzneimitteln mit mastzellaktivierender Wirkung (sog. Histaminliberatoren) geboten.

Hierzu gehören:
- Azetylsalizylsäure und NSAID
- Kodein
- Morphin
- Röntgenkontrastmittel
- Vancomycin
- zahlreiche anaesthesiologisch eingesetzte Medikamente:
  - Narkotika: Etomidat, Thiopental, Methohexital, Phenobarbital, Enflurane
  - Volumenersatzmittel: Dextrane
  - Muskelrelaxanzien: Atracurium, Mivacurium, Succinylcholin, Pancuronium und Atropin

Aktuelle Erfahrungen aus Mastozytosespezialsprechstunden deuten darauf hin, dass die Mehrzahl der Mastozytosepatienen zumindest einen Teil dieser mastzellaktivierenden Arzneimittel, insbesondere Schmerzmittel, komplikationslos verträgt. Bei medizinischer Notwendigkeit sind daher die Verabreichung von mastzellaktivierenden Medikamenten unter engmaschiger ärztlicher Beobachtung und/oder eine Prämedikation mit Antihistaminika bzw. Glukokortikosteroiden grundsätzlich möglich. Die Durchführung einer allergologischen Provokationstestung kann in diesen Situationen hilfreich sein. Wie grundsätzlich bei IgE-vermittelten Soforttypanaphylaxien können auch bei Mastozytosepatienten Ko- oder Augmentationsfaktoren die Auslösung einer Anaphylaxie bedingen und müssen sowohl bei der diagnostischen Abklärung als auch bei der Aufklärung der Patienten berücksichtigt werden.

Diagnostik

Eine Hautbeteiligung im Rahmen einer Mastozytose ist meist durch das typische *klinische Bild* und das *Darier-Zeichen* zu erkennen. Eine histologische Sicherung der Diagnose mittels *Hautbiopsie* ist sinnvoll.

Ein wichtiger Parameter für die weitere Diagnostik ist die Bestimmung der *Tryptase* im Serum mittels Fluoroenzym-Immunoassay (95%-Perzentile: 11,4 µg/l; Phadia, Uppsala).

> **MERKE**
>
> Die Bestimmung des Tryptasewerts korreliert gut mit der Gesamtmastzellmasse im Körper. Ein Tryptasewert über 20 µg/l begründet den Verdacht auf eine systemische Mastozytose.

Eine Bestimmung der Tryptase ist grundsätzlich und insbesondere auch bei unauffälligem Hautbefund als Screening für eine systemische Mastozytose bei der diagnostischen Abklärung aller schwer verlaufenden Soforttypallergien zu empfehlen.

Bei Verdacht auf eine systemische Mastozytose sind folgende weiterführende Untersuchungen indiziert:
- Bestimmung des Differenzialblutbilds
- histologische und immunhistologische Analyse einer Knochenmarkstanze mit Knochenmarksaspirat
- KIT-Mutationsanalyse von Knochenmarksmastzellen
- Ultraschall- oder CT-Untersuchung des Abdomens zur Bestimmung der Milz- und Lebergröße
- Osteodensitometrie oder Osteo-CT zum Ausschluss einer Osteopenie oder Osteoporose
- bei entsprechender Klinik Gastro- oder Koloskopie

Gemäß der aktuellen WHO-Klassifikation kann die Diagnose einer systemischen Mastozytose bei Vorliegen eines Hauptkriteriums und eines Nebenkriteriums oder von 3 Nebenkriterien gestellt werden (Tab. 6.**16**). Auf Grundlage der Mastzelldichte in der Knochenmarkshistologie und -zytologie und der Organinfiltration viszeraler Organe werden verschiedene Unterformen definiert (Tab. 6.**17**). Wenn nur 1-2 Nebenkriterien für eine systemische Mastozytose nach der WHO-Klassifikation erfüllt werden und keine kutanen Mastzellinfiltrate vorliegen, kann die Diagnose einer „Mastzellerkrankung unklarer Signifikanz" gestellt werden. Diese

Tab. 6.**16** Kriterien für die Diagnose einer systemischen Mastozytose nach WHO-Klassifikation.

Hauptkriterium	multifokale, dichte Mastzellinfiltrate (Mastzellaggregate von 15 oder mehr Zellen), nachgewiesen in Schnitten des Knochenmarks und/oder einem/mehreren anderen extrakutanen Organ/-en und bestätigt mittels Tryptaseimmunhistochemie oder anderer Spezialfärbungen
Nebenkriterien	mehr als 25 % der Infiltratmastzellen in Schnitten des Knochenmarks oder eines anderen extrakutanen Organs sind spindelförmig oder weisen eine atypische Morphologie auf oder mehr als 25 % aller Mastzellen in Ausstrichen des Knochenmarkaspirats sind unreif oder atypisch
	Nachweis einer KIT-Punktmutation in Kodon 816 in Knochenmark, Blut oder einem anderen extrakutanen Organ
	Koexpression von KIT mit CD2 und/oder CD25 in Knochenmark, Blut oder einem anderen extrakutanen Organ
	Gesamttryptasewert im Serum dauerhaft > 20 µg/l

Patienten sind im Verlauf zu beobachten, da ein potenzielles Vorstadium einer systemischen Mastozytose vorliegen kann.

Therapie

Anaphylaxieprävention

> **MERKE**
>
> Wegen der Gefahr einer plötzlichen Anaphylaxie empfiehlt sich für alle erwachsenen Patienten (> 18 Jahre) und alle Kinder mit Anaphylaxieanamnese, mit bullösen Hautveränderungen oder mit diffuser kutaner Mastozytose die Verordnung von Medikamenten zur Selbstmedikation (sog. Notfallset) sowie die Ausstellung eines Notfallausweises.

Als Notfallset sollte ein flüssiges, H_1-blockierendes Antihistaminikum, kombiniert mit flüssigem Glukokortikosteroid und i.m. zu verabreichendem Epinephrin, verordnet werden. Die Epinephrindosis ist bei Kindern mit einem Körpergewicht zwischen 15-30 kg zu reduzieren und unter 15 kg individuell festzulegen. Bei Kleinkindern empfiehlt sich der Einsatz von Glukokortikosteroidsuppositorien anstelle eines flüssigen Glukokortikosteroids. Wegen einer Destabilisierung von Mastzellen und der Kreislaufregulation sollten β-Blocker nur bei vitaler Indikation in Absprache mit dem behandelnden Kardiologen verordnet werden. ACE-Hemmer sollten ebenfalls nicht eingesetzt werden. Bei Insektengiftallergie ist eine spezifische Immuntherapie auf jeden Fall indiziert. Nach derzeitigem Kenntnisstand sollte eine spezifische Immuntherapie bei Mastozytosepatienten mit erhöhter Erhaltungsdosis lebenslang durchgeführt werden.

Symptomatische Therapie

> **MERKE**
>
> Eine kurative Behandlung der Mastozytose steht bisher nicht zur Verfügung.

Im Rahmen der symptomatischen Therapie werden symptombezogen H_1-/H_2-blockierende Antihistaminika, Cromoglicinsäurepräparate, Protonenpumpenhemmer, UV-Behandlung (als Bade-PUVA- oder UVA1-Therapie), Amitryptilin, Kalzium, Vitamin D und Bisphosphonate versucht. Bei fortgeschrittenen Mastozytosen gibt es Therapieversuche mit IFN-α, Cladribin (2-Chlorodesoxyadenosin) und dem Tyrosinkinaseinhibitor Imatinib (nur bei Abwesenheit einer KIT-Mutation). Weitere moderne Präparate der sog. „Targeted Therapy" werden in den nächsten Jahren getestet werden und zum Einsatz kommen.

> **FAZIT**
>
> Aufgrund ihres hohen Risikos, Anaphylaxien zu entwickeln, benötigen Patienten mit Mastozytosen die Betreuung durch einen Allergologen. Die Bestimmung der Tryptase im Serum ist ein geeignetes Screening-Verfahren. Eine Anaphylaxieprävention mittels Notfallset und die lebenslange Fortführung einer Immuntherapie bei Insektengiftallergie sind wichtige und potenziell lebensrettende Maßnahmen bei Patienten mit Mastozytose.

Tab. 6.17 Klassifikation der Mastozytose nach WHO.

Kategorie	Diagnostische Merkmale	Prognose
kutane Mastozytose	• charakteristische Hautveränderungen • Fehlen einer systemischen Beteiligung • Beginn der Erkrankung meist in der frühen Kindheit	günstig
indolente systemische Mastozytose	• fehlende Kriterien für andere Kategorien • Beginn der Erkrankung meist im Erwachsenenalter • häufigste Kategorie bei erwachsenen Patienten	günstig
systemische Mastozytose mit assoziierter klonaler, nicht der Mastzellreihe zuzuordnender, hämatologischer Erkrankung (SM-AHNMD)	• zusätzlich myeloische Erkrankung • meist myelodysplastische oder myeloproliferative Syndrome • chronische Eosinophilenleukämie • chronische myelomonozytäre Leukämie, akute myeloische Leukämie • sehr selten Lymphome	ungünstig
aggressive systemische Mastozytose	• Organdysfunktion aufgrund der ausgeprägten Mastzellvermehrung • Myelofibrose • Zytopenie • Leberversagen mit Aszites • Splenomegalie • Osteolysen mit pathologischen Frakturen • Malabsorption • Kachexie	variabel, meist ungünstig
Mastzellleukämie	• > 20 % Mastzellen im Knochenmarkaspirat • Mastzellen in der Regel unreif, oft blastär • bei der typischen Variante > 10 % Mastzellen im Blutausstrich	ungünstig
Mastzellsarkom	• maligner und destruktiver Tumor • Mastzellen mit hochgradig abnormen morphologischen Veränderungen	ungünstig
extrakutanes Mastozytom	• benigner Tumor, bestehend aus reifen Mastzellen	günstig

Immunkomplexvermittelte Erkrankungen

T. Biedermann und F. Wölbing

Definition

Die Bildung von löslichen Immunkomplexen, die aus Verbindungen von Antikörpern und ihren Antigenen bestehen, und ihre Ablagerung insbesondere in der Gefäßwand stellen einen wichtigen Teil der Pathogenese von immunkomplexvermittelten Erkrankungen dar. Da sehr viele Immunreaktionen mit der Bildung von Immunkomplexen einhergehen und ihr Nachweis entsprechend bei verschiedenen Erkrankungen gelungen ist, umfasst die Liste der Erkrankungen, vermittelt durch Immunkomplexe, zahlreiche relativ inhomogen erscheinende Krankheitsbilder (Tab. 6.**18**). Bei einigen Erkrankungen sind neben Immunkomplexen (Immunreaktionstyp III nach Coombs und Gell) aber auch antikörpervermittelte Hypersensitivitätsreaktionen beteiligt oder dominant, die zur Zytolyse (Typ II nach Coombs und Gell) führen können. Erkrankungen, denen eine Typ-II-Reaktion zugrunde liegt, wie beispielsweise die hämolytische Anämie, oder die durch direkte Antikörperbindung zu einem Funktionsverlust (Myasthenie) oder einer Überfunktion (Morbus Basedow) führen können, werden in diesem Kapitel nicht besprochen. Im Blickpunkt stehen Erkrankungen, bei denen eine Typ-III-Reaktion nach Coombs und Gell im Vordergrund steht oder zumindest wesentlich beteiligt ist.

> **MERKE**
>
> Histopathologisch findet man bei diesen durch Ablagerung von Immunkomplexen ausgelösten Erkrankungen meist eine leukozytoklastische Vaskulitis der kleinen Gefäße, insbesondere der Kapillaren und Venolen, was bei der Zuordnung und Diagnostik der Erkrankungen von Bedeutung ist.

Pathophysiologie

Wie allen Immunreaktionen des adaptiven Immunsystems geht auch der Entstehung von Immunkomplexen eine Sensibilisierungsphase voraus. Als Folge eines 1. Antigenkontakts werden T- und B-Lymphozyten spezifisch aktiviert.

Tab. 6.**18** Durch Immunkomplexe vermittelte Erkrankungen (nach Jancar u. Crespo).

Reine Immunkomplexerkrankungen	bei Infektionserkrankungen	bakteriell: Streptokokken, Staphylokokken, Meningokokken, Bartonellen, Borrelien, Treponema, Leptospiren
		viral: Hepatitis B und C, HI-Virus, Zytomegalievirus, Epstein-Barr-Virus, Erreger des Dengue-Fiebers, Parvovirus B19
		Parasiten: Trypanosomen, Plasmodien, Toxoplasmen und Schistosoma
	Typ Arthus-Reaktion	extrinsische allergische Alveolitis (Actinomyces, Penicillum, Cryptostroma, Aspergillus), Insektenstichreaktionen, Injektion von Arzneimitteln u.Ä.
	Typ Serumkrankheit	passive Immuntherapie oder Antiseren (HIV, Diphtherie, Tetanus, Schlangengifte), Medikamente (Antibiotika, Biologics, Antidepressiva, NSAID)
Erkrankungen mit Beteiligung von Immunkomplexen	Kollagenosen	systemischer Lupus erythematodes, Dermatomyositis, Sjögren-Syndrom, Mixed Connective Tissue Disease, rheumatoide Arthritis
	Erkrankungen verschiedener Ätiologie	Kryoglobulinämie, Panarteriitis nodosa, Antiphospholipid-Antikörper-Syndrom

Von B-Lymphozyten werden zunächst antigenspezifische IgM-Antikörper, im weiteren Verlauf dann IgG-Antikörper produziert, wenn sie eine entsprechende „Hilfestellung" von den deshalb auch T-Helferzellen genannten $CD4^+$-T-Lymphozyten erhalten. Einige dieser B-Lymphozyten, die antigenspezifische IgG-Antikörper produzieren, überleben diese 1. Aktivierung und werden zu „Gedächtnis-B-Lymphozyten". Diese B-Lymphozyten sorgen dafür, dass eine nahezu konstante Menge antigenspezifischer Antikörper produziert wird, die man serologisch beispielsweise als Impftiter nachweisen kann. Darüber hinaus können sich „Gedächtnis-B-Lymphozyten" bei einem erneuten Kontakt mit ihrem Antigen schnell vermehren und bereits sehr kurzfristig vermehrt Antikörper produzieren.

Die Immunkomplexe, die sich aus Antikörpern und löslichem Antigen bilden, führen zur Aktivierung des Komplementsystems und werden in der Regel durch Phagozytose eliminiert. Immunkomplexe lagern sich abhängig von ihrer Größe vor allem dann ab, wenn das Phagozytosesystem überfordert ist. Nach Ablagerung der Immunkomplexe beispielsweise im Bereich der Basalmembran kleiner Gefäße kommt es dort durch Aktivierung der Komplementkaskade zu einer Entzündungsreaktion mit Aktivierung von neutrophilen Granulozyten und Gewebezerstörung (leukozytoklastische Vaskulitis; Abb. 6.**24**). Ausprägung und Klinik der Krankheitsbilder, die durch Immunkomplexe ausgelöst werden, sind u. a. von der Menge und dem Verhältnis von Antigen zu Antikörper sowie von der Art und der Dauer der Antigenexposition abhängig. Von Bedeutung sind außerdem die Art des Antigens (Größe; Dichte der Epitope) und die beteiligten Immunglobulinklassen. Viele dieser Faktoren bestimmen, ob und wo Immunkomplexe abgelagert werden und zur Aktivierung von Komplement oder Effektorzellen des Immunsystems führen. Dies wird auch von äußeren Faktoren, wie beispielsweise der Fließgeschwindigkeit des Blutes und dem hydrostatischen Druck, bestimmt.

Die Komplementaktivierung erfolgt nach Opsonisierung der Immunkomplexe mit Komplementfaktoren. Der sog. „klassische Weg" der Komplementaktivierung beginnt mit der Aktivierung der Serinprotease C1r nach Bindung von C1q an IgM- oder IgG-Antikörper. Dies wiederum führt zur Aktivierung weiterer Serinproteasen (C1s, C1r, C1s, C1q), die gemeinsam den C1-Komplex bilden. Der aktivierte C1-Komplex vermittelt die Bindung

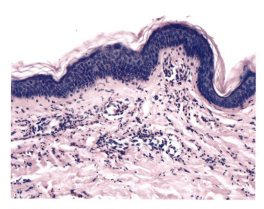

Abb. 6.**24 Leukozytoklastische Vaskulitis der Haut.** Diese weist perivaskulär granulozytäre Infiltrate auf, daneben häufig die namensgebende „Leukozytoklasie", den apoptotischen Zerfall von Granulozyten, als Ablagerung von Kernstaub. Im Verlauf wird die Gefäßwand zerstört; der Gefäßschaden kann sich durch die Ablagerung von Fibrin in der Gefäßwand zeigen („fibrinoide Verquellung"), und es kommt zu Erythrozytenextravasaten. Die leukozytoklastische Vaskulitis wird von einem subepidermalen Ödem begleitet, welches zu klinisch sichtbaren Blasen führen kann.

und Spaltung der Komplementfaktoren C2 und C4, und die Spaltprodukte lagern sich zur C3-Konvertase (C4b2a) zusammen. Dabei entsteht C3b; dies wiederum löst die Hydrolyse von C5 in C5a und C5b aus (Abb. 6.**25**). Dieser Prozess ist grundsätzlich nicht pathologisch, da die Opsonisierung der Immunkomplexe speziell durch C3bi deren effiziente Phagozytose vermittelt. Erst bei ineffizienter Eliminierung von Immunkomplexen und Ablagerung im Gewebe hat die Komplementaktivierung durch Bildung der Anaphylatoxine C3a und C5a eine pathologische Wirkung zur Folge. Die Rekrutierung und Aktivierung von neutrophilen Granulozyten und Mastzellen führt zur Freisetzung von Platelet Activating Factor (PAF) und anderen vasoaktiven Substanzen, wie Histamin und Serotonin. In der Folge bewirkt eine gesteigerte Gefäßpermeabilität die Ausbildung eines Ödems und das Eindringen von Immunkomplexen, Immunzellen und Erythrozyten in das Gewebe. Mastzellen und Neutrophile werden dann auch direkt über Rezeptoren für Immunglobuline, den FcγR, aktiviert, was zur Freisetzung von Entzündungsmediatoren, wie Zytokinen, Lipidmediatoren, Proteasen und freien Sauerstoffradikalen, und schließlich zur Gewebezerstörung führt.

Immunkomplexvermittelte Erkrankungen

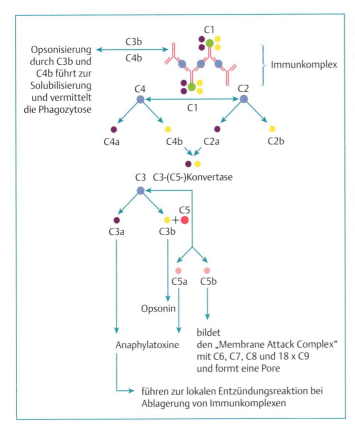

Abb. 6.**25 Komplementaktivierung durch Immunkomplexe.** Die Aktivierung des C1-Komplexes nach Bindung von C1q an den Fc-Teil von IgM oder IgG vermittelt die Spaltung der Komplementfaktoren C2 und C4, deren Spaltprodukte C2a und C4b als sog. C3-Konvertase die Spaltung von C3 und nach Assoziation mit C3b auch die Spaltung von C5 vermitteln. Während Opsonine C3b und C4b physiologisch die Solubilisierung und Phagozytose auslösen, kommt es nach Ablagerung von Immunkomplexen im Gewebe zu frustraner Phagozytose und Chemotaxis und zur Aktivierung von Immunzellen durch Anaphylatoxine.

Klinik von Immunkomplexerkrankungen

Klinik bei systemischer Applikation des Antigens

Der Prototyp für eine Immunkomplexvaskulitis, die durch systemische Applikation eines Antigens ausgelöst wird, ist die *Serumkrankheit*. Das Krankheitsbild wurde bereits 1905 beschrieben und stellt eine immunologische Reaktion gegen körperfremde Eiweiße dar. Historisch wurde Pferdeserum bei Menschen eingesetzt, um sie „passiv" gegenüber Toxinen zu immunisieren. Gleichzeitig kam es aber auch zu einer aktiven Immunisierung gegenüber den im Serum enthaltenen Fremdeiweißen. Als Reaktion auf einen Zweitkontakt zu den Fremdseren entwickelte sich dann durch Bildung von Immunkomplexen die „Serumkrankheit". Nach systemischer Exposition mit einem löslichen Antigen kommt es innerhalb von Stunden bis wenigen Tagen zu Fieber, Gelenk- und Lymphknotenschwellung sowie urtikariellem Exanthem oder Purpura. Derart akute Krankheitsbilder werden heute vor allem gegenüber Medikamenten, vermehrt gegenüber Biologics, aber auch nach Zweitkontakt zu Immunseren beobachtet.

> **MERKE**
> Sowohl Auslöser als auch Ausmaß der Klinik einer Immunkomplexvaskulitis sind sehr variabel.

Hoch akut auftretende Symptome kommen meist nur nach intravasaler Applikation des Antigens vor, und die Klinik wird weiter durch Art und Größe der betroffenen Gefäße bestimmt. Eine Vaskulitis durch Immunkomplexe ist dabei nicht auf die Haut beschränkt („Vaskulitis allergica"), sondern manifestiert sich auch an inneren Organen. Meist ist es aber erst die Beteiligung der Haut, die zur Diagnose führt. Je nach dominierender Manifestation unterscheidet man zwischen primär kutanen und primär systemischen Immunkomplexvaskulitiden. Kutan manifestiert sich eine sog. Typ-III-Reaktion meist als eindeutig zu klassifizierende Vaskulitis allergica. Im Rahmen von infektassoziierten und arzneimittelinduzierten Typ-III-Reaktionen oder im Rahmen eines Lupus erythematodes können sich aber auch Exantheme entwickeln, deren Zuordnung Schwierigkeiten bereiten kann.

Bei systemischen Immunkomplexvaskulitiden mit Beteiligung anderer Organsysteme ist vor allem die *Immunkomplexglomerulonephritis* von Bedeutung. Neben Haut und Nieren können insbesondere auch Gelenke und Magen-Darm-Trakt betroffen sein. Systemische Allgemeinsymptome, wie Fieber, Gelenk- oder Bauchschmerzen, können auch bei im weiteren Verlauf im Vordergrund stehenden Hautmanifestationen vorausgehen.

Zu einer Beteiligung von Nieren und Magen-Darm-Trakt kommt es typischerweise bei der durch IgA-Immunkomplexe vermittelten *Pupura Schönlein-Henoch*. Sie tritt überwiegend im Kindesalter auf und zeigt in bis zu 50% der Fälle teils schwerwiegende extrakutane Manifestationen. Dieser Erkrankung geht typischerweise eine Infektion meist des Respirationstrakts voraus. Die Klinik der Pupura Schönlein-Henoch ist gekennzeichnet durch kleinfleckige Purpura sowie manchmal ein Exanthem, zum Teil in Kombination mit kolikartigen Abdominalschmerzen, Erbrechen, Hämatemesis, Kopfschmerzen, Fieber und Gelenkbeschwerden. Die Arthralgien treten meist im Bereich der Purpura auf, sodass am häufigsten Sprung- und Kniegelenke betroffen sind. Eine Glomerulonephritis mit Erythrozyt- und Proteinurie führt nur in weniger als 5% der Fälle zu langfristig schweren Nierenfunktionsstörungen und zeigt sich meist innerhalb der ersten 4 Erkrankungswochen. Häufig verläuft die Erkrankung schubartig. Eine Vaskulitis des ZNS, eine Karditis oder eine Orchitis treten nur selten auf. Auch bei Erwachsenen kann es mit 10-fach geringerer Inzidenz zu einem derartigen Krankheitsbild kommen, die Prognose ist bei Vorliegen schwerer Komplikationen aber deutlich schlechter. So liegen die Chancen für eine langfristige Remission bei bereits initialer Nierenbeteiligung nur bei etwa 20%. Bei gastrointestinaler Beteiligung mit Darmblutung kommt es zum Teil auch zu tödlichen Verläufen.

Von besonderer Bedeutung ist die Beteiligung anderer Organsysteme als der Haut bei *Systemerkrankungen mit Immunkomplexkomponente*, wie beispielsweise Lupus erythematodes, Kryoglobulinämie oder der Panarteriitis nodosa. Diese Erkrankungen und ihre möglichen Manifestationsformen müssen bei entsprechender Symptomatik bezüglich des diagnostischen und therapeutischen Prozedere besonders beachtet werden und werden weiter unten besprochen.

Neben der Einteilung über die betroffenen Organsysteme kann man Erkrankungen, an deren Pathogenese Immunkomplexe beteiligt sind, auch nach dem Verlauf in akute, subakute oder chronische Krankheitsbilder unterteilen. Im klinischen Alltag am häufigsten ist die überwiegend durch Infekte, vor allem mit Streptokokken, Hepatitis-, Zytomegalie- oder Epstein-Barr-Virus oder durch Arzneimittel ausgelöste Vaskulitis allergica mit dominierender Hautsymptomatik. Zunächst treten wegdrückbare Makulae auf, die dann von Petechien, Purpura oder hämorrhagischen Papeln abgelöst werden. Während bei der akuten Vaskulitis allergica dann häufig Nekrosen und Hämorrhagie im Vordergrund stehen, es oft zu Blasenbildung und auch zu ausgeprägten Ulzerationen kommen kann, fällt bei der subakut bis chronisch verlaufenden Variante einer Immunkomplexvaskulitis als Zeichen an der Haut vor allem die, häufig nur intermittierend auftretende, „palpable Purpura" als Folge der Entzündung der Gefäße mit zellulärem Infiltrat und Hämorrhagie auf (Abb. 6.**26**). Die Vaskulitis allergica tritt typischerweise zunächst an den unteren Extremitäten oder irritierten Arealen auf (Köbner-Phänomen), bleibt bei schwere-

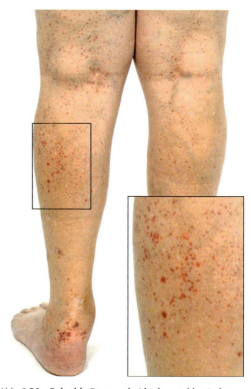

Abb. 6.**26** **Palpable Purpura bei leukozytoklastischer Vaskulitis.**

ren Fällen aber nicht auf diese Prädilektionsstellen beschränkt. Gelegentlich kann es auch zu Einblutungen an Nagelwall oder -bett kommen, während die Schleimhäute meistens nicht betroffen sind. Petechien und Purpura sind, solange keine Blasenbildung, Nekrosen oder Ulzerationen auftreten, symptomlos. Auf die Entstehung von Nekrosen deuten bereits großflächige Konfluenz und eine zentral livide oder gräuliche Verfärbung hin. Nicht selten kommt es im Verlauf dann auch zu verzögerter Wundheilung als Zeichen der Durchblutungsstörung.

Histologisch findet man in der Umgebung von Gefäßen ein vorwiegend aus neutrophilen Granulozyten bestehendes Infiltrat und die typische Leukozytoklasie mit Kernstaub und Zelltrümmern. Daneben finden sich Erythrozytenextravasate sowie im akuten Stadium Nekrosen. In frischen Läsionen können zudem die Immunkomplexablagerungen entlang der Basalmembranen mittels direkter Immunfluoreszenz nachgewiesen werden.

Klinik bei lokaler Applikation des Antigens

Neben der Immunkomplexbildung durch systemische Applikation des Antigens (vgl. Serumkrankheit, S. 349), lässt sich die lokal begrenzte Reaktion als sog. Arthus-Reaktion abgrenzen. Dabei kommt es nach Sensibilisierung und lokaler Applikation des Antigens beispielsweise in Haut, Gelenken, Lunge oder Bauchhöhle perivaskulär überwiegend um kleinste Gefäße direkt unterhalb der Basalmembran zur Bildung von Immunkomplexen. Beispielsweise entsteht nach wiederholter Injektion von Insektengift, Arzneimitteln oder auch nach Inhalation von Aeroantigenen, wie bei exogenallergischer Alveolitis, Farmer- oder Vogelzüchterlunge, eine lokalisierte hämorrhagische Reaktion. Da die Klinik dieser Erkrankungen vor allem vom Applikationsweg des Antigens abhängig und damit ausgesprochen heterogen ist, möchten wir für eine ausführliche Darstellung der Klinik auf Veröffentlichungen zu den jeweiligen Krankheitsbildern verweisen.

Klinik bei Erkrankungen, an deren Pathogenese Immunkomplexe beteiligt sind

Neben den Erkrankungen, deren Pathophysiologie prototypisch durch Serumkrankheit oder Arthus-Reaktion erklärt werden kann, gibt es eine Reihe von Erkrankungen an deren Klinik die Bildung von Immunkomplexen zumindest einen Anteil zu haben scheint. Dazu gehören Kollagenosen, wie Lupus erythematodes, Sjögren-Syndrom, rheumatoide Arthritis, Dermatomyositis oder auch die Panarteriitis nodosa. Die Bedeutung von Immunkomplexen für die Pathogenese dieser Erkrankungen ist sehr unterschiedlich, zum Teil noch etwas unklar oder sogar umstritten. Die Pathogenese hat grundsätzlich Ähnlichkeiten mit den oben beschriebenen Reaktionen bei Serumkrankheit und Arthus-Reaktion, aber am Beispiel des systemischen *Lupus erythematodes* sollen beispielhaft mögliche Besonderheiten dargelegt werden.

Beim Lupus erythematodes kommt es zur Bildung von Autoantikörpern beispielsweise gegen körpereigene doppelsträngige Nukleinsäuren (Anti-ds-DNA). Warum diese Autoantikörper gebildet werden, ist nach wie vor umstritten, aber von Lupus-erythematodes-ähnlichen Erkrankungen bei Mäusen weiß man, dass Dysregulationen auf verschiedenen Ebenen des Immunsystems ursächlich sein können. So können Defekte in der Signaltransduktion von B- und T-Lymphozyten, eine gestörte Funktion regulatorischer T-Zellen oder eine geringere Sterberate von Immunzellen (reduzierte Sensitivität gegenüber Apoptose) zu einer gesteigerten Aktivität des Immunsystems auch gegen „Selbst" führen. Darüber hinaus können speziell beim Lupus erythematodes Mutationen von DNase oder eine verlangsamte Beseitigung von apoptotischen Zellen eine gesteigerte immunologische Auseinandersetzung mit körpereigener Doppelstrang-DNA zur Folge haben. Des Weiteren können Veränderungen von Komplementfaktoren oder vom Migrationsverhalten von Immunzellen auch zu der Entstehung des Lupus erythematodes beitragen. Unumstritten ist, dass das Auftreten von Anti-ds-Antikörpern schließlich in situ oder bereits in der Zirkulation zur Bildung von Immunkomplexen führt. Neben dem klassischen immunkomplexmediierten Pathomechanismus durch die Induktion von lokaler Entzündung nach Aktivierung des Komplementsystems (s. S. 349) kommt es beim Lupus erythematodes wohl durch Opsonisierung von körpereigenen Strukturen durch Immunglobuline auch zur Induktion einer direkt zytotoxischen Immunantwort (Typ II nach Coombs und Gell). Da Autoimmunerkrankungen durch ein jeweils komplexes Zusammenspiel zahlreicher Faktoren mit häufig mehreren Defekten auf verschiedenen Ebenen der Immunregulation entstehen und nicht nur einen distinkten Pathomechanismus aufweisen, sind Abgrenzung, Diagnose und

Therapie häufig kompliziert. Die Entstehung von Immunkomplexen ist bei diesen Erkrankungen nur ein Teil des Pathomechanismus; das Verständnis hierzu kann aber helfen, die Erkrankungen zu erkennen und voneinander bereits klinisch oder mittels weniger Laborparameter abzugrenzen.

Diagnose
Die Grundlage der Diagnose von durch Immunkomplexe (mit-)bedingten Erkrankungen stellt eine Kombination aus Klinik, Histologie, Immunfluoreszenz und Laborparametern (Autoantikörper, Komplementfaktoren, Nierenwerte, Urinstatus, Hämoccult) dar. Bei besonderen Fragestellungen, insbesondere wenn als Auslöser einer Typ-III-Reaktion Arzneimittel infrage kommen, werden auch Hauttests eingesetzt. Durch lokale Applikation des Antigens beispielsweise im Rahmen eines Prick- oder Intrakutantests kann es nach Diffusion des Antigens zur Immunkomplexbildung und zur Vaskulitis im Sinne einer Arthus-Reaktion kommen (s. S. 347). Im Falle eines Nachweises einer „Typ-III-Allergie" kann man in der Regel nach 24 h eine Hautreaktion detektieren.

---- MERKE ----
Da sich die Klinik einer Typ-III-Reaktion häufig im Zusammenhang mit einem Infekt und einer Medikamenteneinnahme entwickelt, ist es wichtig, die Testungen so zu gestalten, dass Medikament oder Infekt als Krankheitsauslöser unterschieden werden können.

Eine Typ-III-Reaktion, die durch Arzneimittel ausgelöst wird, kann auch von Metaboliten ausgelöst sein, weshalb zusätzlich zu Hauttests ggf. auch Provokationstestungen angeschlossen werden sollten, um eine Typ-III-Allergie nachzuweisen oder auszuschließen.

Der Nachweis von spezifischen Antikörpern gegenüber bakteriellen oder viralen Antigenen oder eine entsprechende umfassende Abklärung können ebenfalls diagnostisch hilfreich sein. Der Nachweis eines bestimmten Musters von Autoantikörpern spielt eine Rolle für die Diagnose von Autoimmunerkrankungen, auch wenn hier die Symptome und ihre Zuordnung im Vordergrund stehen. In jedem Fall sollten für Diagnose und Therapie die jeweiligen Leitlinien beachtet werden.

Therapie
Die Therapie einer Erkrankung, die durch Immunkomplexe hervorgerufen wurde, sollte vor allem die Elimination des auslösenden Antigens zum Ziel haben. Sollte es sich um eine infektassoziierte bakterielle Typ-III-Reaktion handeln, muss allerdings bedacht werden, dass eine antibiotische Therapie vorübergehend zu einer Verschlechterung der Symptome führen kann (Antigenfreisetzung). Darüber hinaus oder alternativ und je nach Schweregrad und Ausprägung kommen eine topische (Hauterkrankung) oder eine systemische, vor allem immunsupressive Therapie zum Einsatz. Bei einer leichteren Vaskulitis allergica ohne Systembeteiligung ist eine rein symptomatische Behandlung durch Kompressionsverband und körperliche Schonung, ggf. auch mit topischen Glukokortikosteroiden, häufig ausreichend. Entstehen jedoch ausgedehnte Nekrosen und Ulzerationen und sind innere Organe beteiligt, ist eine systemische Therapie, beispielsweise mit Glukokortikosteroiden, wie Prednisolon, angezeigt.

Zusätzlich ist ggf. eine weitergehende systemische, symptomatische Therapie nötig, wie eine antihypertensive Medikation bei Erhöhung des Blutdrucks oder die Gabe von ACE-Inhibitoren bei Nierenbeteiligung oder von H_2-Blockern bei Beteiligung des Magen-Darm-Trakts. Manchmal müssen auch bei schweren Verläufen, beispielsweise bei der Purpura Schönlein-Henoch, andere systemische Immunsuppressiva, wie Cyclophosphamid oder Azathioprin, sowie die i.v. Gabe von Immunglobulinen erwogen werden.

---- FAZIT ----
Viele Immunreaktionen gehen mit der Bildung von Immunkomplexen einher; deshalb werden zu den immunkomplexvermittelten Erkrankungen zahlreiche relativ inhomogen erscheinende Krankheitsbilder gerechnet. Histopathologisch ist bei diesen durch Ablagerung von Immunkomplexen ausgelösten Erkrankungen meist eine leukozytoklastische Vaskulitis der kleinen Gefäße nachweisbar. Man unterscheidet Erkrankungen, die rein immunkomplexvermittelt sind (Serumkrankheit, Vaskulitis allergica, Immunkomplexglomerulonephritis, Purpura Schönlein-Henoch), von solchen, an deren Pathogenese Immunkomplexe nur beteiligt sind, z. B. dem Lupus erythematodes.
Neben den zurzeit eingesetzten immunsuppressiven Therapien wird es in Zukunft, ähnlich wie für

Immunkomplexvermittelte Erkrankungen

Erkrankungen mit anderen Immunmechanismen (rheumatoide Arthritis, Psoriasis u. a.), spezifische Wirkstoffe geben, die dem Verständnis zur Pathogenese entsprechend ganz bestimmte Zielstrukturen oder Mechanismen beeinflussen, wie beispielsweise den PAF- oder den C5a-Rezeptor. Dabei wird eine individualisierte Diagnostik, Hand in Hand mit einer in dieser Form „Targeted Therapy", in besonderem Maße Patienten mit durch Immunkomplexe vermittelten chronischen Erkrankungen helfen können.

Literatur

Differenzialdiagnose der Rhinitis

Alobid I, Mullol J, Cid MC. Rhinitis of granulomatous and vasculitic diseases. Clin Allergy Immunol 2007; 19: 221–239

Bachert C, Ganzer U. Die nasale Hyperreaktivität. Laryngorhinootologie 1997; 76: 65–76

Bachert C, Hörmann K, Mösges R et al. An update on the diagnosis and treatment of sinusitis and nasal polyposis. Allergy 2003; 58: 176–191

Ellegard E. Schwangerschaftsrhinitis. In: Weber R, Hrsg. Rhinitis. Diagnose, Differentialdiagnose, Therapie. Heidelberg: Kaden; 2007: 72–77

Fokkens WJ, Lund VJ, Bachert C et al. European position paper on rhinosinusitis and nasal polyps. Rhinology 2007; Suppl. 20: 1–134

Graf P. Medikamentöse Rhinitis. In: Weber R, Hrsg. Rhinitis. Diagnose, Differentialdiagnose, Therapie. Heidelberg: Kaden; 2007: 66–71

Hansen B, Mygind N. How often do normal persons sneeze and blow the nose? Rhinology 2002; 40: 10–12

Heppt W. Zytologie der Nasenschleimhaut. Heidelberg: Springer; 1995

Hosemann W. Nicht allergische Rhinitis. In: Weber R, Hrsg. Rhinitis. Diagnose, Differentialdiagnose, Therapie. Heidelberg: Kaden; 2007: 30–35

Knipping S. Hormoninduzierte Rhinitis. In: Weber R, Hrsg. Rhinitis. Diagnose, Differentialdiagnose, Therapie. Heidelberg: Kaden; 2007: 78–83

Moore EJ, Kern EB. Atrophic rhinitis: a review of 242 cases. Am J Rhinol 2001; 15: 355–361

Moscato G, Vandenplas O, Gerth Van Wijk R et al., EAACI Task Force on Occupational Rhinitis. Occupational rhinitis. Allergy 2008; 63: 969–980

Moscato G, Siracusa A. Rhinitis guidelines and implications for occupational rhinitis. Curr Opin Allergy Clin Immunol 2009; 9: 110–115

Ramey JT, Bailen E, Lockey RF. Rhinitis medicamentosa. J Investig Allergol Clin Immunol 2006; 16: 148–155

Weber RK. Kommentar zu „Lebensqualität bei Polyposis nasi": Konservative und chirurgische Therapie im Vergleich. Laryngo Rhino Otol 2005; 84: 789–791

Weber RK. Persistierende chronische Sinusitis nach Nasennebenhöhlenoperation. Laryngo Rhino Otol 2006; 85: 667–685

Sinusitis

Bachert C, Wagenmann M, Hauser U et al. IL-5 is upregulated in human nasal polyp tissue. J Allergy Clin Immunol 1997; 99: 837–842

Bachert C, Gevaert P, Holtappels G et al. Total and specific IgE in nasal polyps is related to local eosinophilic inflammation. J Allergy Clin Immunol 2001; 107: 607–614

Bachert C, Gevaert P, Cauwenberge P. Nasal polyposis and sinusitis. In: Adkinson NF, Yunginger JW, Busse WW, Bochner B, Holgate S, Simons E, eds. Allergy: principles and practice. 7th ed. St. Louis: Mosby; 2009: 991–1004

van Bruaene N, Perez-Novo C, Basinski T et al. T cell regulation in chronic paranasal sinus disease. J Allergy Clin Immunol 2008; 121: 1435–1441

Fokkens W, Lund V, Bachert C et al. EAACI position paper on rhinosinusitis and nasal polyposis: executive summary. Allergy 2005; 60: 583–601

Gevaert P, Lang-Loidolt D, Lackner A et al. Nasal IL-5 levels determine the response to anti-IL-5 treatment in patients with nasal polyps. J Allergy Clin Immunol 2006; 118: 1133–1141

Gwaltney JM, Phillips CD, Miller RD et al. Computed tomographic study of the common cold. N Engl J Med 1994; 330: 25–30

Meltzer EO, Hamilos DL, Hadley JA et al. Rhinosinusitis: establishing definitions for clinical research and patient care. J Allergy Clin Immunol 2004; 114 (Suppl. 6): 155–212

Meltzer EO, Bachert C, Bloom M et al. Treating acute rhinosinusitis: comparing the efficacy and safety of mometasone furoate nasal spray, amoxicillin and placebo. J Allergy Clin Immunol 2005; 116: 1289–1295

Perez-Novo CA, Watelet JB, Claeys C et al. Prostaglandin, leukotriene, and lipoxin balance in chronic rhinosinusitis with and without nasal polyposis. J Allergy Clin Immunol 2005; 115: 1189–1196

Schubert MS, Goetz DW. Evaluation and treatment of allergic fungal sinusitis. I. Demographics and diagnosis. J Allergy Clin Immunol 1998; 102: 387–394

Simon HU, Yousefi S, Schranz C et al. Direct demonstration of delayed eosinophil apoptosis as a mechanism causing tissue eosinophilia. J Immunol 1997; 158: 3902–3908

van Zele T, Gevaert P, Claeys G et al. Staphylococcus aureus colonization and IgE antibody formation to enterotoxins is increased in nasal polyposis. J Allergy Clin Immunol 2004; 114: 981–983

van Zele T, Claeys S, Gevaert P et al. Differentiation of chronic sinus diseases by measurement of inflammatory mediators. Allergy 2006; 61: 1280–1289

van Zele T, Gevaert P, Holtappels G et al. Oral steroids and doxycycline in nasal polyps: Two different approaches to treat nasal polyps. JACI 2010; 125: 1069–1076

Zhang N, Gevaert P, van Zele T et al. An update on the impact of Staphylococcus aureus enterotoxins in chronic sinusitis with nasal polyposis. Rhinology 2005; 43: 162–168

Azetylsalizylsäureintoleranz und andere unerwünschte Arzneimittelwirkungen

Berges-Gimeno M, Simon RA, Stevenson DD. Treatment with aspirin desensitization in patients with aspirin exacerbated respiratory disease. J Allergy Clin Immunol 2003; 111: 180–186

Canto MG, Andreu I, Fernandez J et al. Selective immediate hypersensitivity reactions to NSAIDs. Curr Opinion Allergy Clin Immunol 2009; 9(4): 293–297

Chung CH, Mirakhur B, Chan E et al. Cetuximab-induced anaphylaxis and IgE specific for galactose-α-1,3-galactose. N Engl J Med 2008; 358: 1109–1117

Cicardi M, Zingale LC, Bergamaschini L et al. Angioedema associated with angiotensin-converting enzyme inhibitor use. Arch Intern Med 2004; 164: 910–913

Commins SP, Satinover SM, Hosen J et al. Delayed anaphylaxis, angioedema, or urticaria after consumption of red meat in patients with IgE antibodies specific for galactose-alpha-1,3-galactose. J Allergy Clin Immunol 2009; 123: 426–433

Cox L, Platts-Mills TA, Finegold I et al. American Academy of Allergy, Asthma & Immunology/American College of Allergy, Asthma and Immunology Joint Task Force report on omalizumab-associated anaphylaxis. J Allergy Clin Immunol 2007; 120: 1373–1377

De Weck AL, Gamboa PM, Esparza R et al. Hypersensitivity to aspirin and other nonsteroidal anti-inflammatory drugs (NSAIDs). Current Pharmaceutical Design 2006; 12(26): 3347–3358

Dollner R, Klimek L, Pfaar O et al. In-vitro Testverfahren bei Analgetikaintoleranz. Allergologie 2007; 30: 240–248

Duroudier NP, Tulah AS, Sayers I. Leukotriene pathway genetics and pharmacogentics in allergy. Allergy 2009; 64(6): 823–839

Fokkens W, Lund V, Mullol J. European position paper on rhinosinusitis and nasal polyps. Rhinology 2007; Suppl. 20: 1–136

Förster U, Olze H. Analgetika-Intoleranz. HNO 2008; 56: 443–451

Fujii H, Kambe N, Fujisawa A et al. Food-dependent exercise-induced anaphylaxis induced by low dose aspirin therapy. Allergol Intern 2008; 57: 97–98

Gosepath J, Schäfer D, Amedee RG et al. Individual monitoring of aspirin desensitization. Arch Otolaryngol Head Neck Surg 2001; 127: 316–321

Gosepath J, Schäfer D, Mann WJ. Analgetika-Intoleranz: Langzeitergebnisse bis zu 3 Jahren bei adaptiver Desaktivierung mit einer täglichen Erhaltungsdosis von 100 mg Aspirin. Laryngo Rhino Otol 2002; 81: 732–738

Himly M, Jahn-Schmid B, Pittertschatscher K et al. IgE mediated immediate-type hypersensitivity to the pyrazolone drug propyphenazone. J Allergy Clin Immunol 2003; 111: 882–888

Hope AP, Woessner KA, Simon RA et al. Rational approach to aspirin dosing during oral challenges and desensitization of patients with aspirin-exacerbated respiratory disease. J Allergy Clin Immunol 2009; 123: 406–410

Hosemann W, Kühnel T, Pfeifer M. Analgetikaintoleranz und Polyposis nasi. Laryngo Rhino Otol 2000; 79: 53–65

Jenkins C, Costello J, Hodge L. Systematic review of prevalence of aspirin induced asthma and its implications for clinical practice. BMJ 2004; 328: 434

Jenneck C, Jürgens U, Buecheler M et al. Pathogenesis, diagnosis and treatment of aspirin intolerance. Ann Allergy Asthma Immunol 2007; 99: 13–21

Lee JY, Simon R, Stevenson D. Selection of aspirin dosages for aspirin desensitization treatment in patients with aspirin-exacerbated respiratory disease. J Clin Allergy Immunol 2007; 119: 157–164

Macy E, Bernstein JA, Castells MC et al. Aspirin challenge and desensitization for aspirin-exacerbated respiratory disease: a practice paper. Ann Allergy Asthma Immunol 2007; 98: 172–174

Mardiney M, Borish L. Aspirin desensitization for chronic hyperplastic sinusitis, nasal polyposis, and asthma triad. Arch Otolaryngol Head Neck Surg 2001; 127: 1287

Mastalerz L, Setkowicz M, Sanak M et al. Hypersensitivity to aspirin: Common eicosanoid alterations in urticaria and asthma. J Allergy Clin Immunol 2004; 113: 771–775

Mayr S, Schick B. Roll of etiology in revision endoscopic sinus surgery. In: Stucker FJ, Suza CD, Canyon GS, Lian TS, Draf W, Schick B, eds. Rhinology and facial plastic surgery. New York: Springer; 2009: 606–616

Merk HF. Angioödem. Hautarzt 2007; 58: 1041–1045

Merk HF, Ott H. Allergie-Taschenbuch. Berlin: ABW; 2008

Merk HF. Anaphylaxie durch Arzneimittel. Allergo J 2009; 18: 444–454

Milewski M, Mastalerz L, Nizankowska E et al. Nasal provocation test with lysine-aspirin for diagnosis of aspirin-sensitive asthma. J Allergy Clin Immunol 1998; 101: 581–586

Naisbitt DJ, Sanderson LS, Meng X et al. Investigation of the immunogenicity of diclofenac and diclofenac metabolites. Toxicol Lett 2007; 168: 45–50

Neemeshkanna S, Landt O, Merk HF et al. Fluorogenic probes to detect the A(-444)C transversion in the leukotriene C4 synthase promoter. Clin Chem 2000; 46(9): 1438–1439

Nizankowska-Mogilnicka E, Bochenek G, Mastalerz L et al. A EAACI/GA2LEN guideline: aspirin provocation tests for diagnosis of aspirin hypersensitivity. Allergy 2007; 62; 1111–1118

Pfaar O, Klimek L. Eicosanoids, aspirin-intolerance and the upper airways – current standards and recent improvements of the desensitization therapy. J Physiol Pharmacol 2006; 57 (Suppl. 12): 5–13

Prieto A, de Barrio M, Martin E et al. Tolerability of nabumetone and meloxicam in patients with nonsteroidal anti-inflammatory drug intolerance. J Allergy Clin Immunol 2007; 119: 960–964

Immunkomplexvermittelte Erkrankungen 6

Rodriguez-Trabado A, Cámara-Hijón C, Ramos-Cantarino A et al. Basophil activation test for the in vitro diagnosis of nonsteroidal anti-inflammatory drug hypersensitivity. Allergy Asthma Proc 2008: 29: 241–249

Rozsasi A, Polzehl D, Deutschle T et al. Long-term treatment with aspirin desensitization: a prospective clinical trial comparing 100 and 300 mg aspirin daily. Allergy 2008; 63: 1228–1234

Sanak M, Simon HU, Szczeklik A. Leukotriene C4 synthase promoter polymorphism and risk of aspirin-induced asthma. Lancet 1997; 350: 1599–1600

Sanz ML, Gamboa PM, Mayorga C. Basophil activation tests in the evaluation of immediate drug hypersensitivity. Curr Opinion Allergy Clin Immunol 2009; 9(4): 298–304

Schapowal AG, Simon H-U, Schmitz-Schumann M. Phenomenology, pathogenesis, diagnosis and treatment of aspirin-sensitive rhinosinusitis. Acta Otol Rhinol Laryngol 1995; 49: 235–250

Settipane RA, Stevenson DD. Cross reactivity with acetaminophen in aspirin-sensitive subjects with asthma. J Allergy Clin Immunol 1989; 84: 26–33

Settipane RA, Schrank PJ, Simon RA et al. Prevalence of cross-sensitivity with acetaminophen in aspirin-sensitive asthmatic subjects. J Allergy Clin Immunol 1995; 96: 80–85

Stevenson DD, Hankammer MA, Mathison DA et al. Aspirin desensitization treatment of aspirin-sensitive patients with rhinosinusitis-asthma: long-term outcomes. J Allergy Clin Immunol 1996; 98: 751–758

Stevenson DD, Szczeklik A. Clinical and pathologic perspectives on aspirin sensitivity and asthma. J Allergy Clin Immunol 2006; 118(4): 773–786

Stevenson DD. Aspirin sensitivity and desensitization for asthma and sinusitis. Curr Allergy Asthma Rep 2009; 9: 155–163

Sturm GJ, Kranzelbinder B, Sturm EM et al. The basophil activation test in the diagnosis of allergy: technical issues and critical factors. Allergy 2009; Epub ahead of print

Sweet JM, Stevenson DD, Simon RA et al. Long-term effects of aspirin desensitization – treatment for aspirin-sensitive rhinosinusitis-asthma. J Allergy Clin Immunol 1990; 85: 59–65

Swierczynska M, Nizankowska-Mogilnicka E, Zarychta J et al. Nasal versus bronchial and nasal response to oral aspirin challenge: Clinical and biochemical differences between patients with aspirin-induced asthma/rhinitis. J Allergy Clin Immunol 2003; 112: 995–1001

Trautmann A. Allergiediagnose – Allergietherapie. Stuttgart: Thieme; 2006

Trautmann A. Persönliche Mitteilung 10/2009

Treudler R. Neue Therapeutika und ihre Auswirkungen auf die Haut. JDDG 2009; 7: 623–637

Wang XS, WU AYY, Leung PS et al. PGE2 suppresses excessive anti-IgE induced cysteinyl leucotrienes production in mast cells of patients with aspirin exacerbated respiratory disease. Allergy 2007; 62: 620–627

Weber RK. Persistierende chronische Sinusitis nach Nasennebenhöhlenoperation. Laryngo Rhino Otol 2006; 85: 667–685

Weberschock TB, Müller SM, Boehnke S et al. Tolerance to coxibs in patients with intolerance to non-steroidal anti-inflammatory drugs (NSAIDs). A systematic structured review of the literature. Arch Dermatol Res 2007; 299: 169–175

Williams AN, Simon RA, Wössner KM et al. The relationship between historical aspirin-induced asthma and severity of asthma induced during oral aspirin challenges. J Allergy Clin Immunol 2007; 120: 273–277

Williams AN, Wössner KM. The clinical effectiveness of aspirin desensitization in chronic rhinosinusitis. Curr Allergy Asthma Rep 2008; 8: 245–252

Zahnd R, Fricker M, Caversaccio M et al. Ambulante, inhalative bronchiale Provokation mit L-Acetylsalicylsäure: Diagnostischer Test bei Verdacht auf Aspirin/NSAID-Intoleranz. Allergologie 2009; 32: 128–135

Metallimplantat- und Filler-Unverträglichkeit

Bader R, Bergschmidt P, Fritsche A et al. Alternative Werkstoffe und Lösungen in der Knieendoprothetik für Patienten mit Metallallergie. Orthopäde 2008; 37: 136–142

Carlsson A, Möller H. Implantation of orthopaedic devices in patients with metal allergy. Acta Derm Venereol 1989; 69 (1): 62–66

Dadzie OE, Mahalingam M, Parada M et al. Adverse cutaneous reactions to soft tissue fillers – a review of the histological features. J Cutan Pathol 2008; 35: 536–548

Eben R, Walk R, Summer B et al. Implantatallergieregister – ein erster Erfahrungsbericht . Orthopäde 2009; 38: 557–562

Feller-Heppt G, Wiest L, Heppt W. Treatment of facial granulomas after dermal filler injection. 2009 (submitted)

Fitzpatrick RE. Treatment of inflamed hypertrophic scars using intralesional 5-FU. Dermatol Surg 1999; 25 (3): 224–232

Geier J, Lessmann H, Becker D et al. Allergologische Diagnostik bei Verdacht auf Implantatunverträglichkeit: Hinweise für die Praxis. Hautarzt 2008; 59: 594–597

Granchi D, Cenni E, Trisolino G et al. Sensitivity to implant materials in patients undergoing total hip replacement. J Biomed Mater Res B Appl Biomater 2006; 77: 257–264

Kommission –Methoden und Qualitätssicherung in der Umweltmedizin". Qualitätssicherung beim Lymphozytentransformationstest – Addendum zum LTT-Papier der RKI-Kommission –Methoden und Qualitätssicherung in der Umweltmedizin". Bundesgesundheitsbl Gesundheitsforsch Gesundheitsschutz 2008; 51: 1070–1076

Kubba R, Taylor JS, Marks KE. Cutaneous complications of orthopedic implants. A two-year prospective study. Arch Dermatol 1981; 117: 554–560

Lemperle G, Rullan PP, Gauthier-Hazan N. Avoiding and treating dermal filler complications. Plast Reconstruct Surg 2006; 118: 92–107

Lowe NJ, Maxwell CA, Patnaik R. Adverse reactions to dermal fillers: Review. Dermatol Surg 2005; 31: 1616–1625

Morawietz L, Gehrke T, Classen RA et al. Proposal for the classification of the periprosthetic membrane from loosened hip and knee endoprostheses. Pathologe 2004; 25 (5): 375–384

Pavicic T. Filler – ein Überblick. Hautarzt 2009; 60: 233–243

Reisberger EM, Landthaler M, Wiest L et al. Foreign body granulomas caused by polymethylmethacrylate microspheres: successful treatment with allopurinol. Arch Dermatol 2003; 139 (1): 17–20

Thomas P, Gollwitzer H, Maier S et al. Osteosynthesis associated contact dermatitis with unusual perpetuation of hyperreactivity in a nickel allergic patient. Contact Dermatitis 2006; 54: 222–225

Thomas P, Schuh A, Ring J et al. Orthopädisch-chirurgische Implantate und Allergien. Gemeinsame Stellungnahme des Arbeitskreises Implantatallergie (AK 20) der Deutschen Gesellschaft für Orthopädie und Orthopädische Chirurgie (DGOOC), der Deutschen Kontaktallergie Gruppe (DKG) und der Deutschen Gesellschaft für Allergologie und Klinische Immunologie (DGAKI). Orthopäde 2008; 37: 75–86; Hautarzt 2008; 59: 200–209

Thomas P, Braathen LR, Dorig M et al. Increased metal allergy in patients with failed metal-on-metal hip arthroplasty and peri-implant T-lymphocytic inflammation. Allergy 2009; 64(8): 1157–65

Willert HG, Buchhorn GH, Fayyazi A et al. Metal-on-metal bearings and hypersensitivity in patients with artificial hip joints. A clinical and histomorphological study. J Bone Joint Surg Am 2005; 87: 28–36

Zielke H, Wolber L, Wiest L et al. Risk profiles of different injectable fillers: results from the injectable filler safety study (IFS study). Dermatol Surg 2008; 34: 326–335

Rezidivierende Angioödeme (Quincke-Ödeme)

Agostoni A, Cicardi M. Hereditary and acquired C1-inhibitor deficiency: biological and clinical characteristics in 235 patients. Medicine (Baltimore) 1992; 71: 206–215

Bork K, Barnstedt SE, Koch P et al. Hereditary angioedema with normal C1-inhibitor activity in women. Lancet 2000; 356: 213–217

Bork K, Siedlecki K, Bosch S et al. Asphyxiation by laryngeal edema in patients with hereditary angioedema. Mayo Clin Proc 2000; 75: 349–354

Bork K, Meng G, Staubach P et al. Treatment with C1 inhibitor concentrate in abdominal pain attacks of patients with hereditary angioedema. Transfusion 2005; 45: 1774–1784

Bork K, Meng G, Staubach P et al. Hereditary angioedema: new findings concerning symptoms, affected organs, and course. Am J Med 2006; 119: 267–274

Bork K, Staubach P, Eckardt AJ et al. Symptoms, course, and complications of abdominal attacks in hereditary angioedema due to C1 inhibitor deficiency. Am J Gastroenterol 2006; 101: 619–627

Bork K, Frank J, Grundt B et al. Treatment of acute edema attacks in hereditary angioedema with a bradykinin receptor-2 antagonist (Icatibant). J Allergy Clin Immunol 2007; 119: 1497–1503

Bork K, Gül D, Hardt J et al. Hereditary angioedema with normal C1 inhibitor: clinical symptoms and course. Am J Med 2007; 120: 987–992

Bork K. Pasteurized C1 inhibitor concentrate in hereditary angioedema: pharmacology, safety, efficacy and future directions. Expert Rev Clinical Immunol 2008; 4: 13–20

Bork K, Bygum A, Hardt J. Benefits and risks of danazol in hereditary angioedema: a long-term survey of 118 patients. Ann Allergy Asthma Immunol 2008; 100: 153–161

Dewald G, Bork K. Missense mutations in the coagulation factor XII (Hageman factor) gene in hereditary angioedema with normal C1 inhibitor. Biochem Biophys Res Commun 2006; 343: 1286–1289

Göring HD, Bork K, Späth PJ et al. Untersuchungen zum hereditären Angioödem im deutschsprachigen Raum. Hautarzt 1998; 49: 114–122

Levi M, Choi G, Picavet C et al. Self-administration of C1-inhibitor concentrate in patients with hereditary or acquired angioedema caused by C1-inhibitor deficiency. J Allergy Clin Immunol 2006; 117: 904–908

Waytes AT, Rosen FS, Frank MM. Treatment of hereditary angioedema with a vapor-heated C1 inhibitor concentrate. N Engl J Med 1996; 334: 1630–1634

Zingale LC, Beltrami L, Zanichelli A et al. Angioedema without urticaria: a large clinical survey. CMAJ 2006; 175: 1065–1070

Hyper-IgE-Syndrom

Biedermann T. Dissecting the role of infections in atopic dermatitis. Acta Derm Venereol 2006; 86 (2): 99–109

Donabedian H, Alling DW, Gallin JI. Levamisole is inferior to placebo in the hyperimmunoglobulin E recurrent-infection (Job's) syndrome. N Engl J Med 1982; 307 (5): 290–292

Farkas LG. Anthropometry of the head and face in medicine. 2nd ed. New York: Raven Press; 1994: 286

Freeman AF, Collura-Burke CJ, Patronas NJ et al. Brain abnormalities in patients with hyperimmunoglobulin E syndrome. Pediatrics 2007; 119 (5): e1121–e1125

Freeman AF, Kleiner DE, Nadiminti H et al. Causes of death in hyper-IgE syndrome. J Allergy Clin Immunol 2007; 119 (5): 1234–1240

Grimbacher B, Holland SM, Gallin JI et al. Hyper-IgE syndrome with recurrent infections – an autosomal dominant multisystem disorder. N Engl J Med 1999; 340 (9): 692–702

Grimbacher B, Schaffer AA, Holland SM et al. Genetic linkage of hyper-IgE syndrome to chromosome 4. Am J Hum Genet 1999; 65 (3): 735–744

Holland SM, DeLeo FR, Elloumi HZ et al. STAT3 mutations in the hyper-IgE syndrome. N Engl J Med 2007; 357 (16): 1608–1619

Levy DE, Loomis CA. STAT3 signaling and the hyper-IgE syndrome. N Engl J Med 2007; 357 (16): 1655–1658

Milner JD, Brenchley JM, Laurence A et al. Impaired T(H)17 cell differentiation in subjects with autosomal dominant hyper-IgE syndrome. Nature 2008; 452 (7188): 773–776

Minegishi Y, Saito M, Tsuchiya S et al. Dominant-negative mutations in the DNA-binding domain of STAT3 cause hyper-IgE syndrome. Nature 2007; 448 (7157): 1058–1062

Woellner C, Schaffer AA, Puck JM et al. The hyper IgE syndrome and mutations in TYK2. Immunity 2007; 26 (5): 535

Mastozytose

Biedermann T, Rueff F, Sander CA et al. Mastocytosis associated with severe wasp sting anaphylaxis detected by elevated serum mast cell tryptase levels. Br J Dermatol 1999; 141: 1110–1112

Brockow K, Akin C, Huber M et al. Assessment of the extent of cutaneous involvement in children and adults with mastocytosis: relationship to symptomatology, tryptase levels, and bone marrow pathology. J Am Acad Dermatol 2003; 48: 508–516

Fischer J, Knaudt B, Caroli U et al. Originalverpackt und abgelaufen – über Notfallsets bei Insektengiftallergie. J Dtsch Dermatol Ges 2008; 6: 729–734

Hartmann K, Biedermann T, Brockow K et al. Mastozytose. J Dtsch Dermatol Ges 2009; 32: 199–213

Ruëff F, Placzek M, Przybilla B. Mastocytosis and Hymenoptera venom allergy. Curr Opin Allergy Clin Immunol 2006; 6: 284–288

Sperr WR, Jordan JH, Fiegl M et al. Serum tryptase levels in patients with mastocytosis: correlation with mast cell burden and implication for defining the category of disease. Int Arch Allergy Immunol 2002; 128: 136–141

Valent P, Horny HP, Escribano L et al. Diagnostic criteria and classification of mastocytosis: a consensus proposal. Leuk Res 2001; 25: 603–625

Valent P, Horny HP, Li CY et al. Mastocytosis (Mast Cell Disease). In: Jaffe ED, Harris NL, Stein H, Vardiman JW; World Health Organization Classification of Tumours, eds. Pathology and genetics of tumours of the haematopoietic and lymphoid tissues. Lyon: IARC Press; 2001: 291–302

Immunkomplexvermittelte Erkrankungen

Biedermann T, Kneilling M, Mailhammer R et al. Mast cells control neutrophil recruitment during T cell-mediated delayed-type hypersensitivity reactions through tumor necrosis factor and macrophage inflammatory protein 2. J Exp Med 2000; 192 (10): 1441–1452

Carlson JA, Bernard T, Chen KR. Cutaneous vasculitis update: diagnostic criteria, classification, epidemiology, etiology, pathogenesis, evaluation and prognosis. Am J Dermatopathol 2005; 27 (6): 504–528

Fervenza FC. Henoch-Schönlein purpura nephritis. Int J Dermatol 2003; 42 (3): 170–177

Jancar S, Crespo MS. Immune complex mediated tissue injury: a multistep paradigm. Trends in immunology 2005; 26 (1): 48–55

Lister KJ, James WG, Hickey MJ. Immune complexes mediate rapid alterations in microvascular permeability: roles for neutrophils, complement, and platelets. Microcirculation 2007; 14 (7): 709–722

Markiewski MM, Lambris JD. The role of complement in inflammatory diseases from behind the scenes into the spotlight. Am J Pathol 2007; 171 (3): 715–727

Rahman A, Isenberg DA. Systemic lupus erythematosus. N Engl J Med 2008; 358 (9): 929–939

Schmidt RE, Gessner JE. Fc receptors and their interaction with complement in autoimmunity. Immunol Lett 2005; 100 (1): 56–67

Sunderkötter C, Roth J, Bonsmann G. Leukozytoklastische Vaskulitis. Der Hautarzt 2004; 8: 759–763

Sunderkötter C, Bonsmann G, Sindrilaru A et al. Management of leukocytoclastic vasculitis. J Dermatol Treatment 2005; 16: 193–206

Sunderkötter C, Sindrilaru A. Clinical classification of vasculitis. Eur J Dermatol 2006; 16 (2): 114–124

Suzuki N, Mihara S, Sakane T. Development of pathogenic anti-DNA antibodies in patients with systemic lupus erythematodes. FASEB J 1997; 11: 1033–1038

7 Lexikon der Allergene und Kreuzallergien

Inhalationsallergene

S. Röseler

Pollen und ihre Relevanz für die akut-allergische Erkrankung

Samenpflanzen (Spermatophyta) pflanzen sich mithilfe von Pollen fort. Der Pollen, der Gametophyt als Träger des männlichen Erbguts, induzierte in den letzten 100 Jahren zunehmend aerogene Typ-I-Sensibilisierungen bei Säugetieren und Menschen.

Pollen bestehen aus 2 Hüllen, der äußeren Exine und der inneren Intine, die das Zytoplasma umschließt. Die Allergene stammen in der Regel aus dem Zytoplasma und werden freigesetzt, sobald der Pollen durch Feuchtigkeit quillt. Dabei durchwandern die im Zytoplasma enthaltenen Proteine die Hüllen nach außen, um in Kontakt zur Blütennarbe zu kommen. Da Pollen auf jedem feuchten Untergrund quellen, vollzieht sich dieser Vorgang auch auf der menschlichen Schleimhaut; dies führt bei sensibilisierten Patienten ggf. zu klinischen Symptomen.

Die in den Proteinen enthaltenen Major- und Minorallergene sind nur zum Teil bekannt (Majorallergen: mehr als 50 % der Sensibilisierten weisen für dieses Allergen spezifische IgE-Antikörper auf). Die bisher bekannten Allergene haben ein Molekulargewicht zwischen 10 und 30 kDa. Die Majorallergene werden entsprechend der Pflanzengattung mit 3 Buchstaben abgekürzt, gefolgt von 1 kleinen Buchstaben für die Pflanzenart und der Allergennummer, die in der Reihenfolge der Entdeckungen vergeben wird (z. B. Hasel [Corylus avellana]: Majorallergen Cor a 1, Cor a 2).

Die *Allergenpotenz* der etwa 250 000 Arten von Samenpflanzen ist von verschiedenen Faktoren abhängig:

- *Verbreitung der Pflanzenart:* Weit verbreitete Pflanzen sind allergologisch relevant. Gräser z. B. sind weltweit verbreitet, während z. B. Orchideen nur in lokal begrenzten Gebieten wachsen.
- *Pollendichte:* Große Pollenmengen werden in der Regel von windbestäubenden Pflanzen gebildet. Für die Windbestäubung kommen meist nur Pollenkörner mit geringem Umfang (15-40 µm) in Betracht, da nur sie die erforderliche Schwebefähigkeit in der Atmosphäre erreichen können. Der größte Teil der entlassenen Pollenkörner wird in einer Entfernung von ca. 1000 m wieder sedimentiert. Windbestäubende Pflanzen erkennt man an kleinen unscheinbaren Blüten, im Gegensatz zu den großblütigen farbigen Blumen, die Insekten anlocken, von denen sie bestäubt werden. Pflanzen, die von Insekten bestäubt werden, produzieren schwere und wenige Pollen, ebenso wie selbstbestäubende Pflanzen. Diese Pflanzen sind in der Regel allergologisch nicht interessant.
- *Aggressivität des Allergens:* Pollenkontakt führt bei Atopikern zu Sensibilisierungen. Bei einigen Pflanzen reichen schon wenige Pollen aus, um klinische Symptome auszulösen (z. B. Roggen, Ambrosia). Darüber hinaus gibt es Pflanzenpollen, die schnell zu Sensibilisierungen führen. Migrationsassays zeigen, dass wässrige Extrakte von Birken- und Graspollen eine Migration von humanen Neutrophilen und Eosinophilen induzieren, Extrakte von Fichtenpollen dagegen sehr viel weniger chemotaktisch aktiv sind. Diese Effekte konnten sowohl für Atopiker als auch für Nichtatopiker gezeigt werden.

Somit sind von den 4000 Pflanzenarten in Deutschland nur ca. 100 Arten allergologisch relevant. Diese können fast allen 6 Pflanzenfamilien zugeordnet werden. Innerhalb dieser Pflanzenfamilien bestehen biologisch große Ähnlichkeiten; so erklären sich die ausgeprägten Kreuzreaktionen.

7 Lexikon der Allergene und Kreuzallergien

> **MERKE**
>
> Grundsätzlich kann man allergologisch davon ausgehen, dass bei einer Sensibilisierung auf eine Samenpflanze bzw. ein Säugetier aufgrund der Gemeinsamkeit der Proteine auch zu nahen botanischen bzw. zoologischen Verwandten Sensibilisierungen bestehen. Kreuzreaktionen mit genetisch weiter entfernten Pflanzen entstehen meist durch ubiquitär vorkommende Proteine, z. B. Profilin (aktinbindendes Protein) oder Bet v 4 (kalziumbindendes Protein).

Pollenallergiker sensibilisieren sich in aller Regel zunächst auf Pollen aus einer der folgenden 6 Pflanzenfamilien und ihrer nahen Verwandtschaft:
- *Familie der Gräser (Gramineae):* u.a. Gräser, Getreide, Mais, Reis, Rohrzucker
- *Familie der Birke und ihre Verwandtschaft:* Buche, Erle, Hasel, Hainbuche, Hopfenbuche, Eiche, Marone
- *Familie der Korbblüter (Compositae):* u.a. Beifuß, Ambrosia, Kamille, Margerite
- *Familie der Ölbaumgewächse (Oleaceae):* u.a. Olive, Esche, Liguster, Flieder, Forsythie
- *Familie der Cupressaceae:* u.a. Zypresse, Japanische Zeder, Zeder, Lebensbaum, Wacholder
- *Familie der Urticaceae:* u.a. Brennessel, Glaskraut

Blühkalender und Allergenrelevanz

Jede geografische Region hat ihre charakteristische Blütenfolge, sodass bei klinischen Beschwerden der Allergieverursacher bereits aufgrund der Jahreszeit eingegrenzt werden kann. Leitallergen für unsere Region ist zunächst die Hasel bzw. Erle, dann die Birke, im Frühsommer die Gräser, und den Ausklang bilden die Kräuterpollen (Beifuß, Brennnessel, regional Ambrosia).

Bei Erstauflage dieses Buches vor 10 Jahren konnten wir klinisch die Mehrzahl der Patienten eindeutig zeitlich den entsprechenden Pollen zuordnen. In den letzten Jahren hat sich die *Blütezeit jedoch verlängert und verfrüht,* sodass es zu Überschneidungen und Nachblüten kommt. Auch zeigt sich eine *grundsätzliche Pollenzunahme* anhand der langjährigen vergleichbaren Messungen des Polleninformationsdiensts. Dazu kommen große *regionale Schwankungen,* u.a. durch die höheren Temperaturen in den Städten im Vergleich zu ländlichen Regionen, sodass die Pollenvorhersage zeitlich hinterherhinkt. Ein weiterer Punkt ist die größere berufliche und private *Mobilität der Patienten,* die zu anderen individuellen Sensibilisierungen beiträgt. Für den Allergologen vor Ort ist so die Diagnostik erheblich komplexer geworden.

Um all dem Rechnung zu tragen, ist das folgende Pollenlexikon nach Blütezeit gestaffelt und um wichtige europäische und weltweite Allergene ergänzt worden. Sofern bekannt, wurde noch mehr Sorgfalt auf die Kreuzreaktivitäten verwandt, um eine Hilfestellung bei der Suche nach zusätzlichen, klinisch relevanten Sensibilisierungen zu geben. An dieser Stelle ein herzlicher Dank an Frau Margarete Wilhelm, Herrn Prof. Dr. Bergmann und Herrn Dr. Siegfried Jäger für die Einsicht in die Daten und die zur Verfügung gestellten Abbildungen.

Mithilfe der Abb. 7.1 ist es möglich, die Quelle der nächsten lokalen Polleninformation zu ermitteln und einzuschätzen, inwieweit die Daten der Polleninformation von den lokalen Gegebenheiten abweichen.

> **MERKE**
>
> Für die Therapie des Allergikers ist es elementar wichtig, nicht nur die Allergene zu kennen, auf die der Patient sensibilisiert ist, sondern besonders diejenigen, denen er lokal begegnet und die seine klinischen Beschwerden ausmachen.

Wenn in dem folgenden Pollenlexikon die Allergene oder Kreuzreaktivitäten nicht aufgeführt werden, liegen diesbezüglich bisher keine Erkenntnisse vor. Die Verbreitung wird gesondert nur bei den wesentlichen Allergenen aufgeführt. Ein mäßiger klinischer Beschwerdegrad ist mit + gekennzeichnet, ein mittlerer mit ++ und ein starker mit +++.

Inhalationsallergene 7

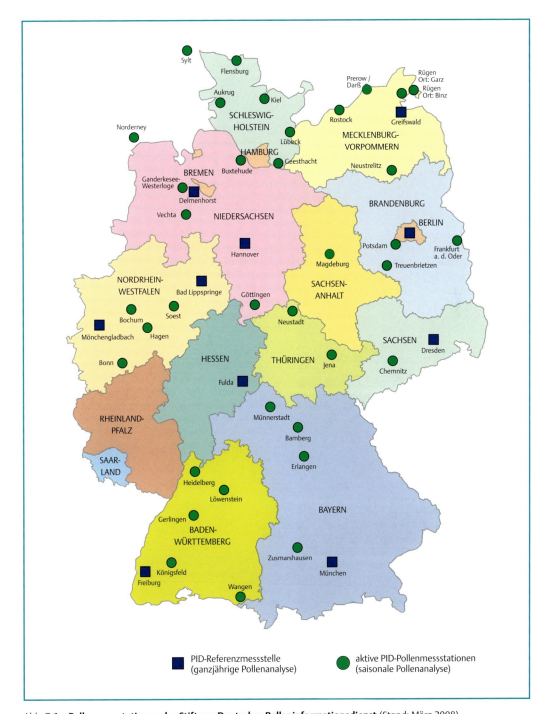

Abb. 7.1 **Pollenmessstationen der Stiftung Deutscher Polleninformationsdienst** (Stand: März 2008).

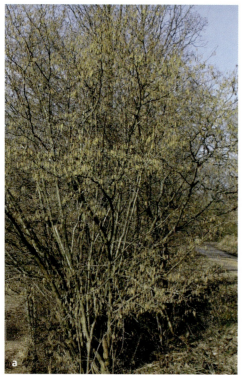

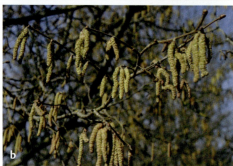

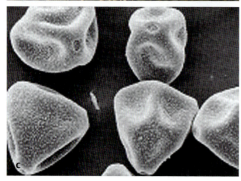

Abb. 7.**2a-c** **Hasel (Corylus avellana). a** Strauch zur Blütezeit. **b** Blütenstände. **c** Pollen (mit frdl. Genehmigung von H. Behrendt, TU München).

Pollen in Deutschland

Januar

Hasel (Corylus avellana; Abb. 7.**2**)
- *Familie:* Betulaceae
- *Vorkommen:* Laubwälder, kultivierte Nutzpflanze (seit 79 n. Chr.)
- *Verbreitung:* verbreitet und häufig (Windbestäuber; 1-5 % der Jahrespollenmenge)
- *Allergenexposition:* Januar bis März (Maximum: Mitte Januar); in milden Wintern Pollenflug bereits im Dezember; Haselpollen fliegen ab 5 °C Außentemperatur; die Blütezeit kann je nach Region stark variieren und zum Teil auch 2-gipflig verlaufen, mit einem 2. Blütenmaximum bis in den April hinein
- *Allergenträger:* Pollen (20-32 µm)
- *Allergen:* Cor a 1, Cor a 2
- *Klinik:* Pollinose +++
- *Diagnostik:* Prick-Test, nasaler Provokationstest, serologisch
- *Kreuzreaktivitäten mit:*
  - Pollen von Birke, Erle, Esche, Buche, Eiche
  - Nahrungsmitteln:
    - Nüssen (Hasel-, Para-, Walnüsse, Mandeln)
    - Kern- und Steinobst (z. B. Äpfeln, Pfirsichen, Nektarinen, Kirschen, Pflaumen)
    - selten: Tomaten (roh), Kartoffeln (roh)

Weitere Pollen im Januar: Erle (s. bei Februar)

Inhalationsallergene 7

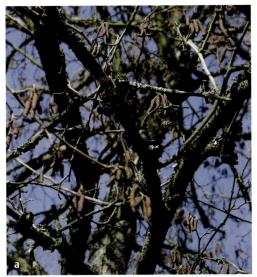

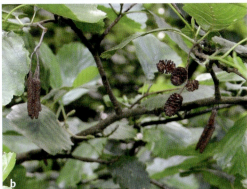

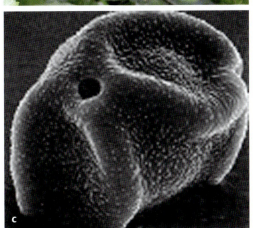

Abb. 7.**3a-c** Grau-/Schwarzerle (Alnus incana/glutinosa). a Baum zur Blütezeit. b Blütenstände. c Pollen (mit frdl. Genehmigung von H. Behrendt, TU München).

Februar

Grau- und Schwarzerle
(Alnus incana und Alnus glutinosa; Abb. 7.3)
- *Familie:* Betulaceae
- *Vorkommen:* Fluss-, Bachufer, feuchte Wiesen, feuchte Wälder, wird auch forstlich angebaut
- *Verbreitung:* verbreitet und häufig (Windbestäuber; 5% der Jahrespollenmenge)
- *Allergenexposition:* Januar bis März (Maximum: Mitte Februar); in milden Wintern Pollenflug bereits im Dezember; Erlenpollen fliegen ab 10°C Außentemperatur
- *Allergenträger:* Pollen (25-45 µm)
- *Allergen:* Aln g 1
- *Klinik:* Pollinose ++
- *Diagnostik:* Prick-Test, nasaler Provokationstest, serologisch
- *Kreuzreaktivitäten mit:*
  – Pollen innerhalb der Art: Grünerle (Alnus viridis) erwähnenswert, da die Blütezeit später, von April bis Juni, liegt; die Grünerle kommt nur im Gebirge auf Silikatgestein in Europa vor
  – Pollen außerhalb der Art: Birke, Hasel, Esche, Buche, Eiche
  – Nahrungsmitteln:
    – Nüssen (Hasel-, Para-, Walnüssen, Mandeln)
    – Kern- und Steinobst (z.B. Äpfeln, Pfirsichen, Nektarinen, Kirschen, Pflaumen)
    – selten: Tomaten (roh), Kartoffeln (roh)

Eibe/Wacholder (Taxus baccata/Juniperus communis)
- *Familie:* Taxaceae/Cupressaceae
- *Allergenexposition:* große Pollenmengen ab Mitte Februar bis Ende März (Maximum: Anfang März); in der Regel ohne klinische Relevanz

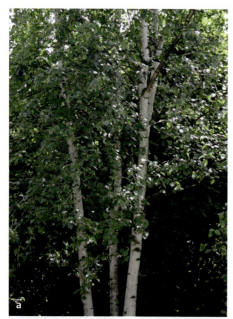
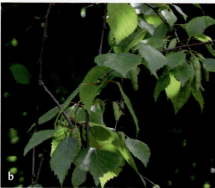
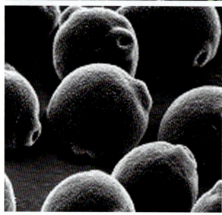

Abb. 7.**4a-c** **Birke (Betula verrucosa). a** Baum zur Blütezeit. **b** Blütenstände. **c** Pollen (mit frdl. Genehmigung von H. Behrendt, TU München).

März/April
Birke (Betula verrucosa; Abb. 7.**4**)
- *Familie:* Betulaceae
- *Vorkommen:* Nadel-, Laubwälder, Heidewiesen, Moor, Neubaugebiete; anspruchslose Baumart
- *Verbreitung:* verbreitet und häufig; Windbestäuber (bis zu 20% der Jahrespollenmenge)
- *Allergenexposition:* März bis Mai (Maximum: Anfang April); bei Tagestemperaturen von mehr als 15 °C beginnt der Pollenflug
- *Allergenträger:* Pollen (16-30 µm)
- *Allergen:* Hauptallergene Bet v 1-6
- *Klinik:* Pollinose +++; die Birke ist das wichtigste Baumallergen in Deutschland; der Anteil jener Allergiker, die speziell auf Birkenpollen reagieren, stieg in den letzten 20 Jahren laut HNO-Klinik der Universität Wien von 35 auf 50% aller Pollenallergiker an; Birken führen 3-mal häufiger zu Allergien als Beifußsensibilisierungen
- *Diagnostik:* Prick-Test, nasaler Provokationstest, serologisch
- *Kreuzreaktivitäten mit:*
    - Pollen von Hasel, Erle, Esche, Buche, Eiche, Kastanie, Eiche, Hainbuche, Hopfenbuche, Platane
    - Nahrungsmitteln: ca. 23% der Birkenpollenallergiker zeigen eine klinisch relevante Nuss- bzw. Kernobstsensibilisierung (orales Allergiesyndrom); Birkensensibilisierte mit der Radioallergosorbenttest-Klasse 4 und mehr leiden zu 50% an einer der folgenden Nahrungsmittelsensibilisierungen:
        - homologe Allergene zu Bet v 1 in Sellerie, Haselnuss, Karotte, Soja (Gly m 4 ist das Hauptsojaallergen bei Sojaallergiepatienten, die gegen Birkenpollen allergisch sind; schwere anaphylaktische Reaktionen sind beschrieben bei Birkenpollenallergikern nach Nahrungsmittelaufnahme von Soja), Apfel, Aprikose, Kirsche, Birne, Erdnuss (Ara h 8)
        - homologe Allergene zu Bet v 2 in Ananas, Sellerie, Erdnuss, Haselnuss, Karotte, Sojabohne, Litschi, Tomate, Banane, Kirsche, Birne
        - homologe Allergene zu Bet v 6 in Birne

7 Inhalationsallergene

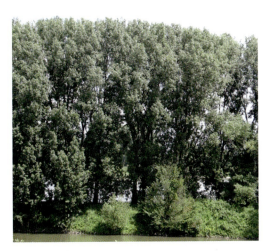

Abb. 7.5 Bachufer mit Pappeln (Populus alba).

Pappel (Populus alba; Abb. 7.5)
- *Familie:* Salicaceae
- *Vorkommen:* Fluss-, Bachufer, Auenwälder, meist angepflanztes Nutzholz für Zellwolle, Kunstseide, Zündhölzer
- *Allergenexposition:* März bis April (Maximum: Anfang März bis Anfang April)
- *Allergenträger:* Pollen (29-35 µm) mittels Windbestäubung
- *Klinik:* Pollinose +; allergologisch wenig interessante Pflanze, die jedoch von Patienten oft als Ursache ihres Heuschnupfens angesehen wird, da die haarigen Samen in der Zeit der Gräserblüte (Mai bis Juni) herumfliegen; es gibt relativ viele auf die Pollen sensibilisierte Patienten ohne klinische Relevanz; Populus kann als Kontaktallergen eine Rolle spielen
- *Diagnostik:* Prick-Test, nasaler Provokationstest, serologisch, Epikutantest
- *Kreuzreaktivitäten:* häufiger mit Pollen von Birke, Eiche, Erle als innerhalb der Pflanzenfamilie der Weidengewächse

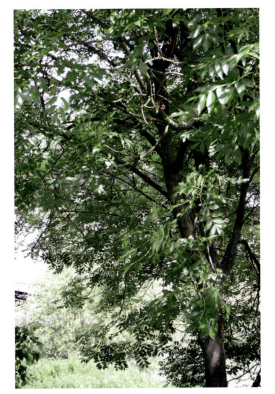

Abb. 7.6 Gemeine Esche (Fraxinus excelsior).

Gemeine Esche (Fraxinus excelsior; Abb. 7.6)
- *Familie:* Oleaceae
- *Vorkommen:* Laubmischwälder mit feuchten und kalkreichen Böden, beliebter Park- und Straßenbaum
- *Allergenexposition:* März bis April (Maximum: Mitte März bis Anfang April)
- *Allergenträger:* Pollen (20 µm) mittels Windbestäubung
- *Allergen:* Fra e 1
- *Klinik:* die Zahl der klinisch manifesten Pollinosen wird unterschiedlich eingeschätzt (+ bis +++); Blühbeginn vor der Birke; in wärmeren Regionen in Deutschland sollte vor einer Birkenpollenhyposensibilisierung differenzialdiagnostisch eine Eschenpollensensibilisierung abgeklärt werden
- *Diagnostik:* Prick-Test, nasaler Provokationstest, serologisch
- *Kreuzreaktivitäten:* innerhalb der Pflanzenfamilie zu Pollen von Olive, Forsythie, Liguster, Jasmin (und Flieder, aber nur wenn man die Nase hineinsteckt); wichtig für Patienten/Urlauber im Mittelmeerraum, im Hinblick auf die Kreuzreaktion zu Olivenpollen, die dort ein potentes Allergen darstellen; partielle Kreuzreaktivität zur Birke

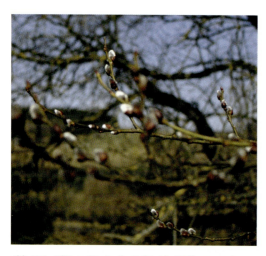

Abb. 7.7 **Blütenstände der Salweide (Salix caprea).**

Salweide (Salix caprea; Abb. 7.7)
- *Familie:* Salicaceae
- *Vorkommen:* Pioniergebüsch nach Kahlschlägen und an Kiesgruben, an Fluss- und Bachufern, Auenwäldern, „Nutzholz"
- *Allergenexposition:* März bis April (Maximum: Mitte März bis Mitte April)
- *Allergenträger:* Pollen (15-31 µm) mittels Wind- und Insektenbestäubung
- *Klinik:* +; Weiden gehören im Gegensatz zu Pappeln zu den Wind- und Insektenbestäubern, sodass Sensibilisierungen eher bei engem Kontakt entstehen, z. B. bei Korbmachern
- *Diagnostik:* Prick-Test, nasaler Provokationstest, serologisch
- *Kreuzreaktivitäten:* selten trotz biologischer Verwandtschaft zur Pappel. (Weiden und Pappeln gehören zu einer Familie und bilden untereinander leicht Bastarde, sodass die genaue Bestimmung der Art oft schwierig ist.)

7 Inhalationsallergene

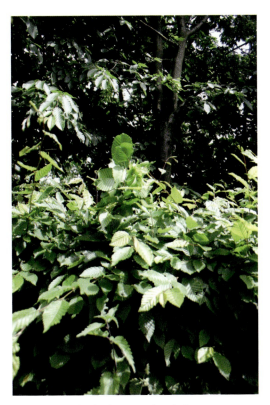

Abb. 7.8 **Hainbuche (Carpinus betulus)**.

Hainbuche (Carpinus betulus; Abb. 7.8)
- *Familie:* Corylaceae
- *Vorkommen:* in Tieflagen mit sommerwarmem Klima, im Gebirge kaum über 800 m; Laubmischwälder, Wald- und Wegränder mit feuchten lehmigen Böden
- *Allergenexposition:* März bis April (Maximum: Ende März bis Anfang April)
- *Allergenträger:* Pollen (25 – 35 µm) mittels Windbestäubung
- *Allergen:* Car b 1
- *Klinik:* +; Pollinose selten nach derzeitigem Kenntnisstand; teilweise erreichen Hainbuchenpollen jedoch höhere Pollenspitzenwerte als Hasel und Erle; bei klinischen Symptomen vor der eigentlichen Birkenpollenzeit sollte eine klinisch relevante Hainbuchensensibilisierung ausgeschlossen werden; Blühbeginn kurz vor der Birke
- *Diagnostik:* Prick-Test, nasaler Provokationstest, serologisch
- *Kreuzreaktivitäten mit:*
  – Pollen von Birke, Erle, Esche, Buche, Eiche
  – Nahrungsmitteln: Nüssen (Hasel-, Para-, Walnüssen, Mandeln), Kern- und Steinobst (z. B. Äpfeln, Pfirsichen, Nektarinen, Kirschen, Pflaumen)
  – selten: Tomaten (roh), Kartoffeln (roh)

Eibe/Wacholder (Taxus baccata/Juniperus communis)
- *Familie:* Taxaceae/Cupressaceae
- *Allergenexposition:* große Pollenmengen ab Mitte Februar bis Ende März (Maximum: Anfang März); in der Regel ohne klinische Relevanz

Ulme (Ulmus glabra)
- *Familie:* Ulmaceae
- *Allergenexposition:* bedingt durch das Ulmensterben nur noch geringe Ulmenbestände entlang der großen Flüsse und damit geringe Pollenmengen im März (Maximum: Anfang bis Mitte März); bei größeren Ulmenbeständen sind aufgrund der Kreuzreaktivität zu vielen anderen Baumpollenarten (u. a. Birke, Buche, Hasel) klinische Symptome möglich

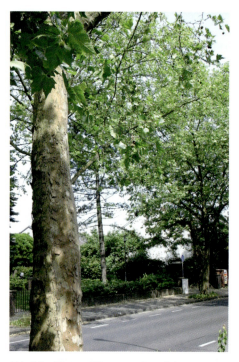

Abb. 7.9 **Platane (Platanus orientalis).**

April/Mai

Platane (Platanus orientalis; Abb. 7.9)
- *Familie:* Platanaceae
- *Vorkommen:* nur durch Anpflanzungen verbreitet, insbesondere in den Städten („industriefest")
- *Allergenexposition:* April (Maximum: Mitte April)
- *Allergenträger:* Pollen (15–20 µm); Windbestäubung
- *Klinik:* +; bei lokal hohen Pollenkonzentrationen ist eine Pollinose nicht selten, aber meist kurz, bei kurzer Blütezeit (Pollenbelastung ca. 2 Wochen)
- *Diagnostik:* Prick-Test, nasaler Provokationstest, serologisch
- *Kreuzreaktivitäten:* mit Pollen; vorwiegend mit der Birke zu erwarten, jedoch auch mit Erle, Hasel, Hainbuche, Eiche, Buche, Edelkastanie und bis zu einem gewissen Grad sogar mit Gräserpollen

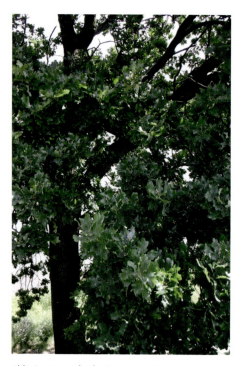

Abb. 7.10 **Stieleiche (Quercus robur).**

Stieleiche (Quercus robur; Abb. 7.10)
- *Familie:* Fagaceae
- *Vorkommen:* Laub-, Auenwälder u.a., als Nutzholz und Ziergehölz angebaut
- *Allergenexposition:* April bis Mai (Maximum: Mitte April)
- *Allergenträger:* Pollen (16–39 µm), Windbestäubung; Holzstaub (Tannine, Aldehyde)
- *Allergen:* Que a 1
- *Klinik:* +; Pollinose selten, trotz häufiger kutaner Sensibilisierungen und hohen Jahrespollenmengen von bis zu 10%; hingegen ist der Hartholzstaub der Eichen als Berufsallergen gefürchtet und führt zu Typ-I- und Typ-IV-Sensibilisierungen; außerdem kann der Holzstaub toxisch-irritative Reaktionen an den Schleimhäuten auslösen und zu Adenokarzinomen in der Nase und den Nasennebenhöhlen führen
- *Diagnostik:*
  – Pollen: Prick-Test, nasaler Provokationstest, serologisch
  – Hartholzstaub: Intrakutantest, nasaler Provokationstest, serologisch
- *Kreuzreaktivitäten:* mit Pollen von Birke, Erle, Hasel, Buche, Edelkastanie, Hainbuche und Hopfenbuche

Inhalationsallergene 7

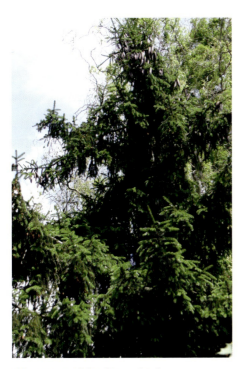

Abb. 7.11 **Rotfichte (Picea abies).**

Rotfichte (Picea abies; Abb. 7.11)
- *Familie:* Pinaceae
- *Vorkommen:* häufiger Nadelbaum, Waldbaum und durch die Forstkultur sehr weit verbreitet
- *Allergenexposition:* April bis Mai (Maximum: Mitte bis Ende April)
- *Allergenträger:* Pollen (70 – 100 µm) mit 2 Luftsäcken, die eine Benetzung und damit die Freisetzung der Allergene stark behindern; Windbestäubung
- *Klinik:* +; Pollinose selten, wenig potentes Allergen auch bei hoher Pollenbelastung
- *Diagnostik:* Prick-Test, nasaler Provokationstest, serologisch
- *Kreuzreaktivitäten:* mit Pollen von Kiefer, Lärche, Tanne

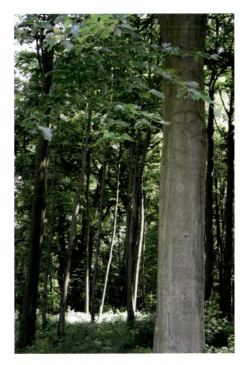

Abb. 7.12 **Rotbuche (Fagus sylvatica).**

Rotbuche (Fagus sylvatica; Abb. 7.12)
- *Familie:* Fagaceae
- *Vorkommen:* typischer Laubbaum der Wälder Mitteleuropas, weit verbreitet in Laubmisch- und reinen Buchenwäldern; in Parks und Gärten zahlreiche Ziersorten, u. a. Blutbuchen (Buchen mit rotem Laub; die Rotbuche ist grünlaubig (!); der Name „Rotbuche" bezieht sich auf das Holz des Baumes, welches hart, leicht spaltbar und rötlich ist)
- *Allergenexposition:* April bis Mai (Maximum: Ende April)
- *Allergenträger:* Pollen (40 µm), mittels Windbestäubung
- *Klinik:* +; Pollinose selten, aufgrund der Kreuzreaktivität fragliche klinische Bedeutung; diagnostisch schwierig, da die Hauptblüte in die abklingende Birkenblütenzeit hineinfällt
- *Diagnostik:* Prick-Test, nasaler Provokationstest, serologisch
- *Kreuzreaktivitäten:* mit Pollen von Birke, Erle, Hasel, Ulme, Hainbuche, Eiche

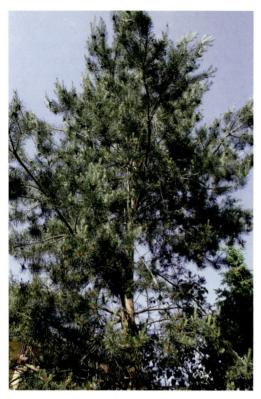

Abb. 7.**13** **Waldkiefer (Pinus sylvestris).**

Waldkiefer (Pinus sylvestris)
- *Familie:* Pinaceae
- *Vorkommen:* häufiger Nadelbaum, Waldbaum und durch die Forstkultur sehr weit verbreitet; 150 Varietäten und Rassen
- *Allergenexposition:* April bis Mai (Maximum: Ende April bis Anfang Mai)
- *Allergenträger:* Pollen (40 – 80 μm) mit 2 Luftsäcken, die eine Benetzung und damit die Freisetzung der Allergene stark behindern; Windbestäubung
- *Klinik:* +; Pollinose selten; wenig potentes Allergen auch bei sehr hoher Pollenbelastung im gesamten deutschen Raum
- *Diagnostik:* Prick-Test, nasaler Provokationstest, serologisch
- *Kreuzreaktivitäten:* mit Pollen von Fichte, Olivenbaum

Ahorn (Acer pseudoplatanus)
- *Familie:* Aceraceae
- *Allergenexposition:* unrelevante Pollenmengen im April bis Anfang Mai (Maximum: Anfang April); klinisch selten relevante Sensibilisierungen

Walnuss (Juglans regia)
- *Familie:* Aceraceae
- *Allergenexposition:* unrelevante Pollenmengen Mitte April bis Anfang Mai (Maximum: Ende April); klinisch selten relevante Sensibilisierungen; als Lebensmittel im Rahmen der Nussallergien ein häufiges Allergen (s. S. 364)

Rosskastanie (Aesculus hippocastanum)
- *Familie:* Sapindaceae
- *Allergenexposition:* unrelevante Pollenmengen von Ende April bis Anfang Mai (Maximum: Ende April); Rosskastanien sind botanisch nicht verwandt mit Esskastanien (Maronen), die als Lebensmittelallergen eine Rolle spielen

Inhalationsallergene

Mai bis Juli

Süßgräser (Abb. 7.**14**)
- *Familie:* Poaceae
- *Vorkommen:* Wiesen, Weg-, Straßenränder, Wälder, Unland, Zier- und Nutzpflanzen
- *Verbreitung:* Gräser stellen mit 8000 Arten und 700 Gattungen die viertgrößte Pflanzenfamilie dar; in Mitteleuropa sind die Gräser mit 200 Arten vertreten; die wichtigste Pflanzenfamilie sind die Süßgräser (15-30 % der Jahrespollenmenge); auch die verschiedenen Getreidearten gehören zu den Süßgräsern; allergologisch relevant ist davon nur der Roggen (als Windbestäuber); Weizen, Gerste und Hafer bilden als Selbstbestäuber nur wenige Pollen aus
- *Allergenexposition:* Mai bis Juli (Maximum: Anfang Juni); je nach Witterung können Symptome von April bis September beobachtet werden; in wärmeren Regionen kommt es in den letzten Jahren gehäuft zu einer 2. Pollensaison im August bzw. September
- *Allergenträger:* Pollen (ca. 30 µm)

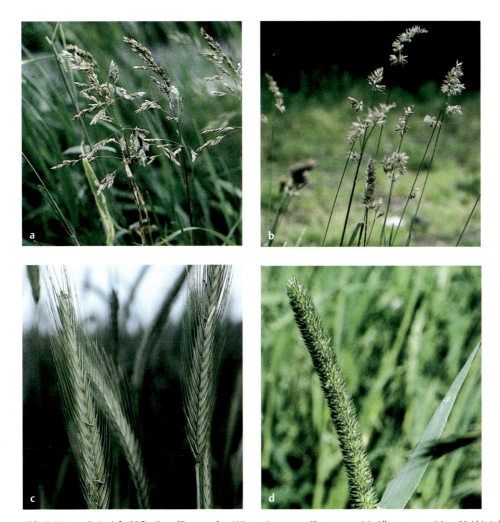

Abb. 7.**14a-g   Beispiele Süßgräser (Poaceae). a** Wiesenrispengras (Poa pratensis). Allergenexposition: Mai bis Juli. **b** Knäuelgras (Dactylis glomerata). Allergenexposition: Mai bis Juli. **c** Roggen (Secale cereale). Allergenexposition: Mai bis Juli. **d** Wiesenlieschgras (Phleum pratense). Allergenexposition: Juni/Juli.

- *Allergen:* bekannte Hauptallergene:
  - Wiesenrispengras: Poa p 1, Poa p 4, Poa p 5, Poa p 9, Poa p 10
  - Knäuelgras: Dac g 1, Dac g 2, Dac g 4, Dac g 5
  - Roggen: Sec c 1
  - Wiesenschwingel: Fes e 1
  - Wiesenlieschgras: Phl p 1, Phl p 4, Phl p 5, Phl p 6
  - Raygras: Lol p 1, Lol p 2-11
- *Klinik:* Die Allergie auf Gräser ist in Mitteleuropa die häufigste inhalative Soforttypallergie; Pollinose +++; der Roggen hat wahrscheinlich die höchste allergene Potenz unter allen Gräsern
- *Diagnostik:* Prick-Test, nasaler Provokationstest, serologisch
- *Kreuzreaktionen mit:*
  - Pollen von Gräsern und Getreide, Hirse, Zuckerrohr, Mais, Reis
  - Nahrungsmitteln: Tomate, rohen Kartoffeln, Erdnuss, Soja, Roggen-, Weizenmehl; verantwortlich ist das Gräserpollenmajorallergen Lol p 1 und das Minorallergen Gräserprofilin, das zu dem Hauptallergen der Olivenpollen Ole e 1 sowie zu Mais- und Tomatenpollen eine 40%ige Homologie aufweist; während in Deutschland gräserpollenassoziierte Nahrungsmittelsensibilisierungen noch selten sind, zeigen im Mittelmeerraum ca. 50% der Gräserpollenallergiker eine Reaktion auf o.g. Lebensmittel

Sauerampfer (Rumex acetosa)
- *Familie:* Polygonaceae
- *Allergenexposition:* unrelevante Pollenmengen von Mai bis Juni (Maximum: Mai); häufig positive kutane Sensibilisierung aufgrund der Kreuzreaktivitäten zu anderen Wildkräutern (Beifuss, Wegerich u.a.)

Winterlinde (Tilia cordata)
- *Familie:* Tiliaceae
- *Allergenexposition:* unrelevante Pollenmengen von Juni bis Juli (Maximum: Ende Juni); keine Kreuzsensibilisierungen

Spitzwegerich (Plantago lanceolata)
- *Familie:* Plantaginaceae
- *Allergenexposition:* unrelevante Pollenmengen von Juni bis August (Maximum: Juli); häufig positive kutane Sensibilisierung ohne klinisch Relevanz

Inhalationsallergene 7

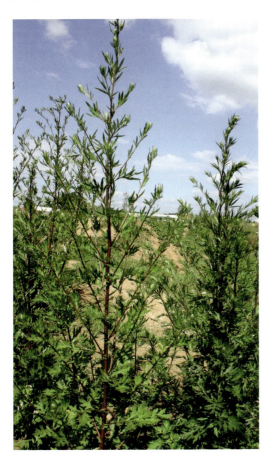

Abb. 7.15 Beifuß (Artemisia vulgaris).

Juli/August

Beifuss (Artemisia vulgaris; Abb. 7.**15**)
- *Familie:* Asteraceae
- *Vorkommen:* vernachlässigte Flächen, Wegränder, Auengebüsch
- *Verbreitung:* mäßig verbreitet; 2-3 % der Jahrespollenmenge; Windbestäuber
- *Allergenexposition:* Juli bis August (Maximum: Anfang August)
- *Allergenträger:* Pollen (18-26 µm)
- *Allergen:* Art v 1, Art v 2, Art v 3
- *Klinik:* ++; sehr aggressives Allergen; 13 Pollen pro Kubikmeter Luft reichen aus, um klinische Symptome auszulösen; 20 % der Atopiker sind sensibilisiert, aber nur 48 % der Sensibilisierten weisen klinische Symptome auf, aufgrund der eher niedrigen Jahrespollenmenge
- *Diagnostik:* Prick-Test, nasaler Provokationstest, serologisch
- *Kreuzreaktivitäten mit:*
  – Pollen von Sellerie, Arnika, Wermut, Kamille, Ragweed, Löwenzahn, Margerite, Chrysantheme, Goldrute, Sonnenblume
  – Pfaffenhütchenholz
  – Nahrungsmitteln: Karotten, rohem Sellerie, vielen Gewürzen (z.B. Oregano, Basilikum, Kümmel, Anis, Dill, Fenchel, Koriander, Liebstöckel, Pfeffer); 16 % der Beifußpollensensibilisierten haben eine Nahrungsmittelallergie „Sellerie-Karotten-Beifuß-Gewürz-Syndrom"

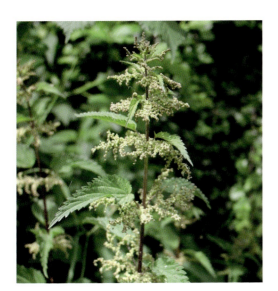

Abb. 7.16 Brennnessel (Urticaria dioica).

Brennnessel (Urtica dioica; Abb. 7.**16**)
- *Familie:* Urticaceae
- *Vorkommen:* vernachlässigte Flächen, Wegränder, Auen
- *Verbreitung:* in vielen mitteleuropäischen Messstellen stellen sie den zahlenmäßig häufigsten Pollentyp; Windbestäuber
- *Allergenexposition:* Juni bis August (Maximum: August)
- *Allergenträger:* Pollen (15 µm)
- *Klinik:* ++; bei zunehmender Vernachlässigung städtischer Grünflächen ist eine Zunahme der Pollinosen zu beobachten, mit bis zum Asthma ausgeprägter Symptomatik (die Autorin hat mehr Hyposensibilisierungen auf Brennnessel als auf Beifuss durchgeführt); außerdem bekannte toxisch-irritative Lokalreaktion; bei Kontakt sticht das Härchen der Brennnessel in die Haut, und sein ameisenhaltiger Inhalt

("Methansäure") fließt in die Wunde und verursacht brennende Schmerzen und eine lokale Entzündung
- *Diagnostik:* Prick-Test, nasaler Provokationstest; serologisch
- *Kreuzreaktivitäten:* mit Pollen von Glaskraut, Ulme

Pollen weltweit

Mit der Globalisierung einhergehend kommt es zur vermehrten Einbürgerung von Allergenen aus anderen Ländern. Aber auch Allergiker, die weltweit arbeiten, zeigen Sensibilisierungen auf Pflanzen, die in Deutschland kaum zu klinischen Beschwerden führen, oder ihre Sensibilisierung, die sie im Ausland erworben haben, löst hier allergische Kreuzsensibilisierungen auf Allergene aus, die bei uns kaum bekannt sind.

Tab. 7.**1** gibt einen Überblick über die wichtigsten europäischen Pollenallergene. In Tab. 7.**2** ist der Pollenflug für Südeuropa zusammengefasst.

Tab. 7.**1** Wichtige europäische Pollenallergene (mit freundl. Genehmigung von A. Roll und P. Schmid-Grendelmeier, Dermatologie, Uni Zürich).

Land	Pollenallergene
Deutschland	Gräser, Baumpollen, Beifuß
Frankreich	Gräser, Baumpollen, Beifuß, Glaskraut, Ambrosia
Griechenland	Gräser, Olive, Glaskraut
Italien	Gräser, Olive, Beifuß, Glaskraut, Ambrosia
Kroatien	Gräser, Ambrosia, Glaskraut, Beifuß
Österreich	Baumpollen, Gräser, Ambrosia, Esche, Glaskraut
Portugal	Gräser, Glaskraut, Olive, Beifuß
Rumänien	Gräser, Baumpollen, Glaskraut, Beifuß, Ambrosia
Schweiz	Baumpollen, Gräser, Ambrosia
Spanien	Gräser, Olive, Platane, Glaskraut
Türkei	Gräser, Olive, Zypresse
Ungarn	Baumpollen, Gräser, Ambrosia

Tab. 7.**2** Pollenflug in Südeuropa.

Pflanzenart	Pollenflugmonat
Ambrosia	8-9
Beifuß	7-9
Birke	3-5
Buche	3-5
Eiche	3-6
Erle	1-2
Glaskraut	2-8, 11-12
Gräser	4-10
Haselnuss	1-3
Japanische Zeder	3-5
Kastanie	6-8
Ölbaum	5-7
Pinie	3-6
Platane	3-5
Zeder	10-11
Zypresse	1-4, 10-12

Inhalationsallergene 7

Glaskraut (Parietaria judaica)
- *Familie:* Urticaceae
- *Vorkommen:* bevorzugt auf nährstoffreichen Stein- und Lehmböden, auf vernachlässigten Flächen, Schuttplätzen, Weg- und Straßenrändern
- *Verbreitung:* in Mittel- und Südeuropa sehr verbreitet; in Deutschland im Rheintal und in den Nebentälern eingeschleppt; Windbestäuber
- *Allergenexposition:* Mai bis Oktober im Mittelmeerraum
- *Allergenträger:* Pollen (12-17 µm)
- *Allergen:* Par j 1
- *Klinik:* in Deutschland fast ohne allergene Bedeutung; in den Mittelmeerländern gehören Parietariapollen zu den häufigsten Pollinoseauslösern; aus den Mittelmeerländern stammende Patienten zeigen in Deutschland oft Brennnesselkreuzreaktionen
- *Diagnostik:* Prick-Test, serologisch
- *Kreuzreaktivitäten:* mit Pollen von anderen Glaskrautarten, Brennnesseln, Maulbeerbäumen

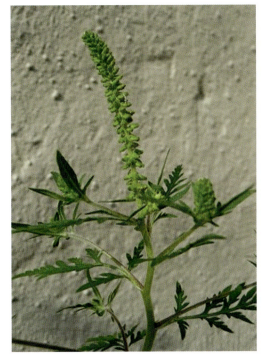

Abb. 7.**17** **Ambrosia (Ragweed, Traubenkraut; Ambrosia artemisiifolia).** Blätter und Blütenstand (Foto: C. Michels).

*Ambrosia (amer.: Ragweed, dtsch.: Traubenkraut; Ambrosia artemisiifolia; Abb. 7.**17**)*
- *Familie:* Compositae
- *Vorkommen:* auf vernachlässigten Flächen, Baustellen, Weg- und Straßenrändern, an Vogelfutterstellen, an Verladeplätzen in Hafenanlagen, Bahnhöfen und Flugplätzen
- *Verbreitung:* aus Nordamerika in den letzten Jahren rasant in Europa sich ausbreitendes Allergen; großflächige Vorkommen in Ungarn, Slowenien, Slowakei, Rumänien; in Deutschland 2008 messbare Pollenkonzentrationen erstmals auch in fast allen Bundesländern; für Deutschland gibt es in den einzelnen Bundesländern ein Ambrosiameldeformular, um Ambrosiabestände zu vernichten und somit die weitere Einbürgerung zu verhindern (s. Anhang); eine Ragweed-Pflanze verbreitet 1 Milliarde Pollen; Windbestäuber
- *Allergenexposition:* Juli bis September; in Deutschland nach der Gräserblüte (hier sehr geringes Pollenaufkommen)
- *Allergenträger:* Pollen (19,8-21,0 µm)
- *Allergen:* Amb a 1-6, Amb p 5
- *Klinik:* +++; sehr aggressives Allergen; 1 Pollen pro Kubikmeter Luft reicht aus, um klinische Symptome auszulösen; in den USA ist Ragweed eine der häufigsten Ursachen für eine Pollinose; direkter Pflanzenkontakt kann außerdem Hautirritationen hervorrufen
- *Diagnostik:* Prick-Test, nasaler Provokationstest, serologisch
- *Kreuzreaktivitäten mit:*
  – Pollen von Beifuss, Kamille, Arnika, Margerite, Chrysantheme, Goldrute, Sonnenblume
  – Nahrungsmitteln: Karotten, rohem Sellerie, vielen Gewürzen (z.B. Oregano, Basilikum, Kümmel, Anis, Dill, Fenchel, Koriander, Liebstöckel, Pfeffer)

Zypressenfamilie (Abb. 7.18)
- *Familie:* Cupressaceae; die Zypressenfamilie umfasst 7 Unterfamilien und 29 Gattungen mit 142 Arten; allergologisch relevante Allergene finden sich in folgenden Unterfamilien:
  - Taxioideae:
    - Japanische Zeder (Sicheltanne, Cryptomeria japonica)
    - Bald Cypress (Sumpfzypresse, Taxodium disticchum)
  - Cupressoideae:
    - Zypressen (Cupressus sempervirens)
    - Wacholder (Juniperus communis)
    - Red Cedar (Virginischer Wacholder, auch Bleistiftzeder oder Virginische Zeder, Juniperus virginiana)
    - Mountain Cedar (Juniperus sabinoides)
    - Lebensbäume (Thuja)
  - Callitroideae: Echte Zeder (= Libanonzeder, Libocedrus deccurrens)
- *Vorkommen/Verbreitung:*
  - Japanische Zeder: in Japan und an der chinesischen Küste in Wäldern mit guten Böden; großflächig angepflanzt als Bauholzlieferant; 12% des japanischen Forstbestands; in Europa als Ziergehölz
  - Bald Cypress: regionale Bestände in den südöstlichen USA, Mexiko; in Europa als Ziergehölz in warmen Regionen im Wasser oder in feuchten Böden wachsend
  - Red Cedar: im Osten und Süden der USA
  - Mountain Cedar: in den Rocky Mountains und zentral in den USA
  - Zypressen: weltweit, in Europa stark verbreitet im Mittelmeerraum
- *Allergenexposition:*
  - Japanische Zeder: Februar bis April in Japan
  - Zypressen: Februar bis April, ggf. Oktober bis Dezember im Mittelmeerraum
  - Bald Cypress, Mountain Cedar, Red Cedar: Januar bis April in den USA
- *Allergenträger:* Pollen
- *Allergen:*
  - Japanische Zeder: Cry j 1
  - Zypressen: Cup s 1, Cup s 3, Cup s 8
  - Mountain Cedar: Jun a 1/2/3, Red Cedar: Jun v 1/3/4
- *Klinik:*
  - Japanische Zeder: +++; häufigste Quelle für Heuschnupfen in Japan
  - Zypressen: + bis ++; Patienten mit Heuschnupfen zeigen in Italien in 24-32% der Fälle eine Sensibilisierung, in der Türkei in 14% und in Griechenland und Israel in 13%; klinische Symptome hat ca. die Hälfte der Sensibilisierten
  - Bald Cypress, Mountain Cedar, Red Cedar: + bis ++; allergologisch regional bedeutsam
- *Diagnostik:* Prick-Test, serologisch
- *Kreuzreaktivitäten:* mit Pollen von Zypresse, Lebensbaum, Scheinzypresse, Wacholder; unsicher: auch mit Kieferngewächsen (echte Zedern)

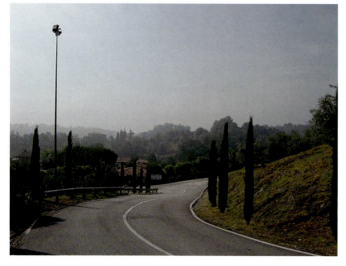

Abb. 7.**18** Zypressen (Fam. Cupressaceae).

Inhalationsallergene 7

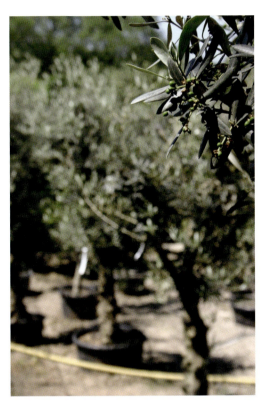

Abb. 7.19 **Olive (Olea europaea).** Blätter und reife Blütenstände.

Olive (Olea europaea; Abb. 7.19)
- *Familie:* Oleaceae
- *Vorkommen:* der Ölbaum ist der älteste und wichtigste Kulturbaum in Europa
- *Verbreitung:* Länder des Mittelmeerraums, im Nahen Osten, Südafrika; in Deutschland, als Zierpflanze angepflanzt, bei geschützter Lage winterhart
- *Allergenexposition:* je nach Gegend und Kulturform April bis Juni
- *Allergenträger:* Pollen (15 – 25 µm)
- *Allergen:* Ole e 1, Ole e 2
- *Klinik:* allergene Potenz der Ölbaumpollen ist hoch; in manchen Mittelmeergebieten ist es das wichtigste Allergen
- *Diagnostik:* Prick-Test, nasaler Provokationstest, serologisch
- *Kreuzreaktivitäten:* mit Pollen von Esche; bei Flieder, Forsythie, Liguster und echtem Jasmin muss direkter Kontakt bestehen, z. B. beim Schneiden der Pflanzen

Milben
J.-T. Franz und S. Röseler

Klinik
Neben Pollen sind Milben mit die häufigste Ursache für allergische Beschwerden im HNO-Bereich. Anders als Pollen verursachen die sehr viel kleineren Allergenträger (Staub) ein anderes klinisches Krankheitsbild. Die Nase als Filterorgan lässt diese kleinen Allergenpartikel bis in die tieferen Atemwege passieren, und es zeigen sich kaum akute lokale Reizungen mit Niesattacken und Juckreiz der Nase. Stattdessen entwickelt sich eine chronische Rhinitis bzw. Bronchitis mit Schleimhautschwellung und häufig eine Zunahme der Infektanfälligkeit. Etwa 20 % der Patienten mit *chronischer Rhinitis* haben eine Milbensensibilisierung. Diese Form der chronisch-allergischen Erkrankung ist ungleich schwerer zu diagnostizieren. Häufig wird die Diagnose erst bei manifesten Folgeerkrankungen gestellt:

- Hyperplasie der Nasenmuscheln mit behinderter Nasenluftpassage
- chronische Sinusitis (ca. 40 % der chronischen, nicht polypösen Sinusitiden sind Milbenallergiker)
- Asthma bronchiale (ca. 90 % der kindlichen Asthmatiker sind Milbenallergiker)

Häufigkeit der Milbenspezies
Mit mindestens 60 000 Arten sind Milben die artenreichste Gruppe der Spinnentiere. Viele leben als Parasiten, wie z. B. Zecken und Krätzmilben. Die im Innenraum angesiedelten Milben gehören zu 98 % zur Ordnung Astigmata (keine Atemöffnungen).

---- MERKE ----
Die Gruppe der sog. Vorrats- bzw. Hausstaubmilben wird jeweils nur aufgrund ihrer ökologisch gemeinsamen Nische (Vorrats- bzw. Hausbereich) zusammengefasst und nicht aufgrund gemeinsamer biologischer Charakteristika. Heutzutage werden

7 Lexikon der Allergene und Kreuzallergien

> Vorrats- und Hausstaubmilben unter dem Begriff „Domestic Mites" subsumiert – als Milben, die im menschlichen Umfeld vorkommen und Sensibilisierungen und manifeste Allergien auslösen können.

Etwa 80 % der häuslichen Milbenmitbewohner sind Hausstaubmilben (Dermatophagoides- und Euroglyphussubspezies). Franz und Mitarbeiter fanden bei Untersuchungen in Nordrhein-Westfalen folgende Milbenspezies in absteigender Anzahl bzw. Häufigkeit im Wohnbereich von Bauernhöfen: Dermatophagoides (Dermatophagoides pteronyssinus) > Blomia tjibodas > Euroglyphus longior > Glycyphagus domesticus. Im Arbeitsbereich der Bauernhöfe fanden sich im gleichen Zeitraum: Glycyphagus domesticus > Lepidoglyphus destructor > Acarus siro > Tyrophagus longior > Blomia tjibodas > Thyreophagus entomophagus.

Untersuchungen der HNO-Uniklinik Düsseldorf zeigten, dass Vorratsmilben nicht nur in ländlichen Regionen vorkommen und zu Sensibilisierungen bzw. Allergien führen, sondern dass auch Patienten in rein städtischen Gebieten sensibilisiert bzw. allergisch sind. Zur Diagnostik verwendet wurden, soweit verfügbar, Prick-, nasaler Provokationstest und/oder Pharmacia CAP System. Von 532 Patienten mit chronischer Rhinitis aus dem Großraum Düsseldorf zeigten 19,2 % eine Sensibilisierung auf Milben in folgender Verteilung: Dermatophagoides (Dermatophagoides pteronyssinus > Dermatophagoides microceras > Dermatophagoides farinae) > Euroglyphus maynei > Acarus siro > Tyrophagus putrescentiae > Lepidoglyphus destructor > Glycyphagus domesticus. Über die Hälfte der Milbensensibilisierten (53,9 %) war sowohl auf Hausstaub- als auch auf Vorratsmilben sensibilisiert. Eine alleinige Sensibilisierung auf Vorratsmilben zeigten 2 % der Patienten. Die Kreuzreaktivitäten werden bei den einzelnen Spezies ausführlich besprochen.

Bei beruflich exponierten Landarbeitern sind noch deutlich mehr isolierte Sensibilisierungen auf Vorratsmilben beschrieben: in Spanien bei 22 % der Patienten und in Dänemark bei 15,9 % der Milbensensibilisierten. In den warm-feuchten Regionen der Erde kommt es auch zu deutlich mehr Sensibilisierungen auf Vorratsmilben. Beispielsweise ist in Kuba die Sensibilisierung auf Dermatophagoides pteronyssinus, Dermatophagoides farinae, Acarus siro und Blomia tropicalis annähernd gleich stark ausgeprägt.

> **MERKE**
>
> Dies sollte man insbesondere bei Patienten ausländischer Herkunft und bei Vielreisenden bedenken!

Neben Vorratsmilben gibt es eine Vielzahl anderer Milben, die ebenfalls in unseren Wohnungen und Betten zu Hause sind: Weltweit wurden 150 verschiedene Milbenarten in Häusern nachgewiesen. Franz und Mitarbeiter konnten für Paderborn nachweisen, dass in 71,9 % von 64 untersuchten Haushalten Hausstaubmilben vorkamen, in 60,9 % Vorratsmilben, in 45,3 % Prostigmata, in 17,8 % Cryptostigmata (Hornmilben) und in 12,5 % Mesostigmata. Welche dieser Milben ebenfalls zu Sensibilisierungen bzw. Allergien führen können und ursächlich für eine chronische Rhinits und/oder ein Asthma bronchiale sind, bedarf dringend weiterer Forschung.

Lebensbedingungen der Milben

Hausstaubmilben leben bevorzugt bei Temperaturen von 25 °C und bei 80 % relativer Luftfeuchtigkeit. Mit Zunahme der Luftfeuchtigkeit frisst die Milbe mehr (bei 85 % Luftfeuchtigkeit das 10-Fache, verglichen mit 65 %iger Luftfeuchtigkeit) und scheidet somit auch mehr Allergen (Kot) aus. Das Feuchtigkeitsoptimum der Vorratsmilben liegt etwas höher. Sinkt die relative Feuchte unter 40 %, geht die Milbe in ein Hungerstadium über und schrumpft. Viele Mitbewohner, Kohleheizungen, Kachelöfen, offene Kamine, feuchte Altbauten oder flussnahe Gebäude begünstigen eine hohe Milbenbesiedlung des Wohnraums. Untersuchungen von van Bronswijk in Großbritannien (Birmingham) über die Hausstaubmilbenbelastung von Wohnungen ergaben Folgendes:
- *Bettstaub:* 4241 Hausstaubmilben/g Staub
- *Schlafzimmerbodenstaub:* 1088 Hausstaubmilben/g Staub
- *Treppenabsätze Fußbodenstaub:* 395 Hausstaubmilben/g Staub
- *Dielenbodenstaub:* 280 Hausstaubmilben/g Staub
- *Wohnzimmerbodenstaub:* 274 Hausstaubmilben/g Staub
- *Küchenbodenstaub:* 80 Hausstaubmilben/g Staub

> **MERKE**
>
> Sehr viel höher belastet sind sog. Multifunktionsräume, wie Kinderzimmer und „Studentenbuden".

Nahrungsgrundlage der Hausstaubmilben sind Hautschuppen von Menschen, Tieren und Mikroorganismen und Pilze. Etwa 1 g Hautschuppe pro Tag ernährt 1 Mio. Milben.

Vorratsmilben ernähren sich vorzugsweise von Schimmelpilzen (Aspergillusarten, wie z. B. Aspergillus penicilloides oder repens).

Die Milbenpopulationen sind stark den jahreszeitlichen Klimaschwankungen unterworfen. Wesentlicher Grund dafür sind die Feuchtigkeitsansprüche der Tiere. Im September und Oktober ist die Milbenzahl am höchsten, da noch ausreichende Temperaturen und viel Luftfeuchtigkeit vorhanden sind. Die Sterblichkeitsrate bei einer Heizperiode länger als 2 Monate liegt beinahe bei 100 %. Daher findet man nach 1-2 Monaten keine aktiven Milben mehr im Staub, sondern hauptsächlich tote Milben, Eier und ruhende Protonymphen. Im Frühjahr bilden die ruhenden Protonymphen und die Eier die nächste Generation, solange die Luftfeuchtigkeit hoch genug ist.

---- MERKE ----

Die Menge an Allergen ist etwa proportional zur Milbenzahl. Je mehr Milben, desto stärker ist die häusliche Allergenexposition und desto höher ist das Sensibilisierungsrisiko. Als Schwellenwert zur Sensibilisierung werden 2 µg Allergen auf 1 g Staub angegeben. Für manifeste allergische Reaktionen gilt als Schwellenwert eine Belastung von 10 µg Allergen pro 1 g Staub.

Verbreitung

Milben und Pilze gibt es weltweit; lediglich Orte über 1200 m, Wüstenregionen und das ewige Eis sind relativ milbenfrei. In Europa kommt Dermatophagoides pteronyssinus am häufigsten vor, in den USA Dermatophagoides farinae und in den Tropen Blomia tropicalis.

Verschiedene Milbenspezies

Auf den folgenden Seiten werden die Milben nach der Sensibilisierungshäufigkeit aufgeführt, beschränkt auf die Spezies, die derzeit diagnostisch erfassbar sind. Ob jedoch die derzeit gängige Praxis der Prick-Testung zur Differenzierung der Dermatophagoidessubspezies allergologisch sinnvoll ist, anstatt weitere Milbengruppen zu untersuchen, die im Hause vorkommen, ist zweifelhaft. Die hohe Kreuzsensibilisierung zwischen den Dermatophagoidesspezies erfordert eigentlich keine weitere allergologische Differenzierung. Stattdessen wäre es wünschenswert, weitere Milbenarten in die Diagnostik miteinbeziehen zu können.

Dermatophagoides pteronyssinus (Europäische Hausstaubmilbe)
- *Familie:* Pyroglyphidae
- *Vorkommen:* Hausstaubmilben sind lichtscheu; optimale Entwicklung bei einer relativen Luftfeuchtigkeit von 70-80 % und einer Temperatur von 25-28 °C insbesondere in Betten und Schlafzimmern
- *Verbreitung:* ubiquitär; häufigste Milbe in westeuropäischen Haushalten
- *Allergenexposition:* perennial mit saisonalem Maximum im Frühjahr und Herbst (September/Oktober)
- *Allergenträger:* Kot (Fäzes) 95 %; der getrocknete Kot zerfällt mit der Zeit und ist Bestandteil des Feinstaubs (< 7 µm) in der Raumluft; im Durchschnitt gelangen 20 ng Hausstauballergene pro Person und Tag bis in die Alveolen; die Fäzes der Hausstaubmilben besitzen eine 107-fach stärkere allergene Potenz als ein Milbenextrakt
- *Allergene:*
  - Der p 1-11
  - Der p 1 (Cysteinprotease) und Der p 2 (Serinprotease): beide Enzyme sind Verdauungsenzyme des Magen-Darm-Trakts der Milben, die mit der Fäzes ausgeschieden werden
- *Klinik:* +++; häufige Ursachen einer Typ-I-Sensibilisierung; Typ-IV-Sensibilisierungen möglich
- *Diagnostik:* Prick-Test, nasaler Provokationstest, serologisch; Epikutantest
- *Kreuzreaktivität:* zu den beiden nächstverwandten Arten Dermatophagoides farinae und Dermatophagoides microceras besteht eine sehr hohe Kreuzreaktivität; geringfügige Kreuzreaktivität zu Vorratsmilben, Garnelen, Küchenschaben, Silberfischchen, roten Mückenlarven

Dermatophagoides farinae (Amerikanische Hausstaubmilbe; Abb. 7.20)
- *Familie:* Pyroglyphidae
- *Vorkommen:* wie Dermatophagoides pteronyssinus
- *Verbreitung:* ubiquitär; häufigste Milbe in Nordamerika, zweithäufigster Grund für Milbensensibilisierungen in Deutschland
- *Allergenexposition:* wie Dermatophagoides pteronyssinus

7 Lexikon der Allergene und Kreuzallergien

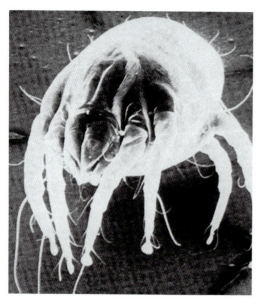

Abb. 7.20 **Amerikanische Hausstaubmilbe (Dermatophagoides farinae;** Foto: G. Eschholz, Allergopharma J. Ganzer KG).

- *Allergenträger:* Kot (Fäzes) 95%
- *Allergen:* Der f 1-10
- *Klinik:* +++; häufige Ursache einer Typ-I-Sensibilisierung; Typ-IV-Sensibilisierungen möglich
- *Diagnostik:* Prick-Test, nasaler Provokationstest, serologisch; Epikutantest
- *Kreuzreaktivität:* wie Dermatophagoides pteronyssinus

Dermatophagoides microceras (Hausstaubmilbe)
- *Familie:* Pyroglyphidae
- *Vorkommen:* wahrscheinlich ähnlich wie Dermatophagoides farinae; Dermatophagoides microceras ist Dermatophagoides farinae so ähnlich, dass sie erst 1971 als eigene Art beschrieben wurde; dies wird von einigen Biologen bestritten, die von einer Formvariante von Dermatophagoides farinae ausgehen
- *Verbreitung:* wahrscheinlich ähnlich verbreitet wie Dermatophagoides farinae

- *Allergenexposition:* perennial mit saisonalem Maximum im Frühjahr und Herbst (September/Oktober)
- *Allergenträger:* Kot (Fäzes) 95%
- *Allergen:* Der m 1, identisch mit Der p 1 und Der f 1 (Cysteinprotease)
- *Klinik:* wie Dermatophagoides farinae
- *Diagnostik:* serologisch
- *Kreuzreaktivität:* zu den beiden nächstverwandten Arten Dermatophagoides microceras und Dermatophagoides pteronyssinus besteht eine sehr hohe Kreuzreaktivität (s.o.); das identifizierte Majorallergen ist identisch; geringe Kreuzreaktivität zu Vorratsmilben, Garnelen, Küchenschaben, Silberfischchen, roten Mückenlarven

Euroglyphus maynei (Hausstaubmilbe)
- *Familie:* Pyroglyphidae
- *Vorkommen:* wahrscheinlich ähnlich wie Dermatophagoides; mikroskopisch unterscheidet sich der Stamm dadurch von den Dermatophagoides, dass die Tiere am Hinterleib keine 4 Schlepphaare besitzen
- *Verbreitung:* wahrscheinlich ubiquitär, aber bislang in Nordamerika nicht beschrieben

- *Allergenexposition:* perennial mit saisonalem Maximum im Frühjahr und Herbst (September/Oktober)
- *Allergenträger:* Kot (Fäzes) 95%
- *Allergen:* Eur m 1
- *Klinik:* ++; die Sensibilisierungshäufigkeit wird im Vergleich zu den Dermatophagoides niedriger angegeben
- *Diagnostik:* serologisch
- *Kreuzreaktivität:* hohe Kreuzreaktivität innerhalb der Familie zu den verwandten Arten Dermatophagoides pteronyssinus, farinae und microceras; geringfügige Kreuzreaktivität zu Vorratsmilben, Garnelen, Küchenschaben, Silberfischchen, roten Mückenlarven

Acarus siro (Mehlmilbe)
- *Familie:* Acaridae
- *Vorkommen:* vorwiegend in Mehl und Haferflocken, demzufolge in Ställen und Lagerräumen von tierischen und pflanzlichen Produkten; in 1g Tierfutter können 1000 Vorratsmilben leben; in 1g Staub aus Schweineställen sind bis zu 14 600 Acarus-siro-Exemplare nachweisbar; die Vorratsmilben sind nicht lichtscheu; ca. 5-8% der Hausstaubfauna sind Vorratsmilben

mit Vorkommen im Bett- und Schlafzimmerbereich und an feuchten verschimmelten Wänden; Vorratsmilben entwickeln sich optimal bei einer relativen Luftfeuchtigkeit von 80-90 % und einer Temperatur von 23-32 °C
- *Verbreitung:* ubiquitär
- *Allergenexposition:* perennial mit saisonalem Maximum im Frühjahr und Herbst (September/Oktober)
- *Allergenträger:* Kot (Fäzes) 95 %
- *Allergen:* charakterisierte Minorallergene: Aca s 2, Aca s 13
- *Klinik:* ++; ca. 2 % der Patienten mit chronischer Rhinitis zeigen eine isolierte Vorratsmilbensensibilisierung, ca. 54 % sind neben Hausstaubmilben auch auf Vorratsmilben sensibilisiert; das die chronische Rhinitis auslösende Allergen muss mittels Provokation bestimmt werden; Nahrungsmittelallergen möglicherweise durch Kontamination des Mehles
- *Diagnostik:* Prick-Test, nasaler Provokationstest, serologisch
- *Kreuzreaktivität:* diverse Befunde deuten auf eine gewisse Kreuzreaktivität zu den Dermatophagoidesarten hin, es gibt jedoch kein gemeinsames Majorallergen; innerhalb der Vorratsmilbenspezies besteht eine höhere Kreuzreaktivität, allerdings hat Acarus siro die wenigsten Kreuzreaktivitäten zu den anderen Vorratsmilben

Tyrophagus putrescentiae (Speisemilbe)
- *Familie:* Acaridae
- *Vorkommen:* wie Acarus siro
- *Verbreitung:* ubiquitär; in Korea eine der häufigsten Ursache für Milbensensibilisierungen
- *Allergenexposition:* wie Acarus siro
- *Allergenträger:* Kot (Fäzes) 95 %
- *Allergen:* charakterisierte Minorallergene: Tyr p 2, Tyr p 13
- *Klinik:* ++; zweithäufigste Ursache einer Vorratsmilbensensibilisierung im städtischen Krankengut der Uni Düsseldorf
- *Diagnostik:* Prick-Test, nasaler Provokationstest, serologisch
- *Kreuzreaktivität:* stärkere Kreuzsensibilisierung zu Dermatophagoides pteronyssinus als bei den anderen Vorratsmilben; deutliche Kreuzreaktivität zu Lepidoglyphus destructor und Glycyphagus domesticus

Lepidoglyphus destructor (Heumilbe)
- *Familie:* Glycyphagidae
- *Vorkommen:* insbesondere in Heulagern, im Stroh, in Ställen, in Vorratslagern für Tierfutter, selten im Hausstaub und in Lebensmittelvorräten, insbesondere in Mehl und Cerealien
- *Verbreitung:* ubiquitär; vor allem in landwirtschaftlich dominierten Regionen
- *Allergenexposition:* wie die o.g.
- *Allergenträger:* Kot (Fäzes) 95 %
- *Allergen:* charakterisiert: Lep d 1-13
- *Klinik:* ++; zweithäufigste Ursache einer Vorratsmilbensensibilisierung im Arbeitsbereich von Bauernhöfen laut Angaben u. a.
- *Diagnostik:* Prick-Test, nasaler Provokationstest, serologisch
- *Kreuzreaktivität:* kein gemeinsames Majorallergen mit den Dermatophagoidesspezies; partielle Kreuzreaktivität zu Tyrophagus putrescentiae (Lep d 2 zu Tyr p 2: 41 %) und zu Glycyphagus domesticus (Lep d 2 zu Gly d 2: 79 %)

Glycyphagus domesticus
- *Familie:* Glycyphagidae
- *Vorkommen:* insbesondere in Arbeitsbereichen von Bauernhöfen, in Ställen, in Vorratslagern für Tierfutter, in Lebensmittelvorräten, auch im Gemüse und in alten, mit Naturmaterialien gepolsterten Stühlen und Sofas (nur dann auch im Hausstaub)
- *Verbreitung:* ubiquitär
- *Allergenexposition:* perennial
- *Allergenträger:* Kot (Fäzes) 95 %
- *Allergen:* Gly d 2, 3, 5, 7, 8, 10, 13
- *Klinik:* wichtiges Berufsallergen bei Tätigkeiten in der Landwirtschaft, in der Futterindustrie und bei Polsterern; Auslöser des Ohrenkrebses bei Kaninchen
- *Diagnostik:* serologisch
- *Kreuzreaktivität:* kein gemeinsames Majorallergen mit den Dermatophagoidesspezies; partielle Kreuzreaktivität zu Tyrophagus putrescentiae und zu Lepidoglyphus destructor (Lep d 2 zu Gly d 2: 79 %)

Blomia tropicalis
- *Familie:* Glycyphagidae
- *Vorkommen:* im Tierfutter und im Hausstaub in warmen, feuchten Regionen

- *Verbreitung:* in den Tropen und Subtropen; ist insbesondere eines der Hauptallergene in Taiwan, Malaysia, Singapore und Hong Kong; in den USA ist Blomia tropicalis die vierthäufigste Ursache für eine Milbensensibilisierung; in Deutschland kommt die eng verwandte Blomia tjibodas vor und in Südeuropa Blomia kulagini
- *Allergenexposition:* perennial
- *Allergenträger:* Kot (Fäzes) 95 %
- *Allergen:* Blo t 1-21
- *Klinik:* Sensibilisierungshäufigkeit hängt von der Herkunft und den Reisegewohnheiten des Patienten ab; die eng verwandte Blomia tjibodas spielt in Deutschland im landwirtschaftlichen Bereich eine Rolle als Berufsallergose
- *Diagnostik:* serologisch
- *Kreuzreaktivität:* hohe Kreuzreaktivität innerhalb der Spezies zu Blomia tjibodas und Blomia kulagini, die derzeit serologisch am einfachsten zunächst darüber diagnostiziert werden können; zu den Dermatophagoidesspezies besteht nur geringe Kreuzreaktivität; partielle Kreuzreaktivität zu den anderen Familienmitgliedern der Glycyphagidae (Lepidoglyphus destructor, Glycyphagus domesticus)

Säugetiere

S. Röseler

Sensibilisierungen auf Säugetiere sind neben denjenigen auf Pollen und Milben die häufigste Ursache für Typ-I-Sensibilisierungen im HNO-Bereich. Im Gegensatz zu den vorgenannten Allergenen setzt sich der Allergiker diesem Allergen jedoch aktiv aus, sprich: Nur wer mit einem Haustier in Kontakt kommt, hat allergische Beschwerden. Lediglich für Katzenallergene ist eine allergische Symptomatik auch in öffentlichen Räumen (Kindergärten, Schulen, städtischen Behörden) beschrieben, ohne dass ein Tier anwesend ist.

Etwa 45 % der Allergiker zeigen eine Sensibilisierung auf Säugetiere. Dabei ist eine Monosensibilisierung auf eine Säugetierspezies mit 14,8 % selten. Polyvalente Sensibilisierungen gegenüber verschiedenen Spezies sind die Regel. Auch hier gilt wieder: Je enger die biologische Verwandtschaft, desto häufiger sind Kreuzreaktivitäten und somit auch weitere mögliche Sensibilisierungen.

Auch menschliche Epithelien können Sensibilisierungen auslösen!

Die allergologische Relevanz verschiedener Spezies hängt auch hier von der Aggressivität der Allergene oder von der Menge der im Raum inhalierbaren Allergene ab. Ein Kontakt zu Katzen, Meerschweinchen und Pferden führt bei Allergikern schnell zu einer Symptomatik, während Hunde, Hamster und Mäuse eher selten klinisch relevante Sensibilisierungen hervorrufen. Ein enger Kontakt zum Säugetier („Schmusetier") führt eher zu einer relevanten Sensibilisierung als der seltene Hautkontakt, wie z. B. bei Stalltieren.

Zusätzlich unterliegt die Sensibilisierung auf Säugetiere der Popularität der einzelnen Spezies. So wurde 1981 infolge der Verbreitung von schweineborstenhaltigen Teppichböden die Sensibilisierungshäufigkeit auf Schweine mit 64 % ermittelt; im Jahre 2008 war dagegen kaum ein Sensibilisierter zu ermitteln. Auch die Sensibilisierung auf Schaffelle von 32 % (bei Erstauflage dieses Buches im Jahre 1998), damals infolge des Trends, dergleichen in die Kinderwagen zu legen, ist derzeitig deutlich rückläufig. Dafür wächst in den Städten weiter die Verbreitung von Katzenallergenen, sodass wir gerade bei Lehrern, Schülern und Berufstätigen mit viel Publikumsverkehr klinisch relevante Sensibilisierungen beobachten, ohne dass eigene Haustiere vorhanden sind.

Bei allen Säugetieren sind nicht die von vielen Patienten bezichtigten Haare die wesentlichen Allergene; bei den größeren Säugetieren sind die Hautschuppen und Speichelbestandteile und bei den kleineren Säugetieren ist der Urin als Allergenquelle potenter als die Hautschuppen. Das staubige Material in den Käfigen ist stark kontaminiert und wird bei Bewegung der Tiere in die Luft aufgewirbelt und kann so als Inhalationsallergen wirksam werden.

> **MERKE**
>
> Bei der Allergenmeidung ist die Abgabe des Haustiers die aus Sicht des Allergologen einfachste Maßnahme.

In Wirklichkeit gibt jedoch laut Coren (Kanada) nur jeder 5. Allergiker tatsächlich sein Tier ab. Dies ist nach eigener klinischer Erfahrung in Deutschland nicht viel anders, sodass der Allergologe auch bei dem Wunsch des Patienten, sein Haustier zu behalten, gefordert ist, therapeutische Möglichkeiten aufzuzeigen. Auch einem Diabetiker verweigert man nicht sein Insulin, wenn er nicht seinem Diabetes gemäß lebt!

Inhalationsallergene 7

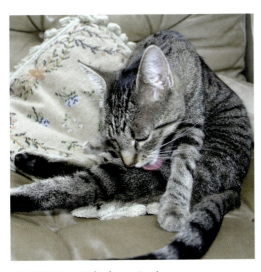

Abb. 7.**21 Katze (Felis domesticus).**

*Katze (Felis domesticus; Abb. 7.**21**)*
- *Familie:* Felidae
- *Vorkommen:* sehr häufiges Haustier in engem menschlichem Kontakt (ca. 5,6 Mio. Katzen in Deutschland); hohe Fel-d-1-Konzentrationen auch in öffentlichen Gebäuden ohne direkten Katzenkontakt
- *Verbreitung:* weltweit; positive Messungen liegen selbst für die Antarktis vor
- *Allergenexposition:* bei Kontakt und zum Teil in öffentlichen Räumen perennial
- *Allergenträger:* Speichel; unwesentlicher: Haare, Schuppen, Exkremente
- *Allergene:*
  – Fel d 1
    – IgE-Antikörper bei 80 % der Allergiker nachweisbar
    – Fel d 1 wird in Speichel- und Analdrüsen gebildet
    – männliche Tiere zeigen mehr Fel d 1 als weibliche und kastrierte Tiere
  – weitere 10 bekannte Antigene, die spezifisches IgE binden
- *Klinik:* +++; häufigste Tiersensibilisierung in Europa; mehr als die Hälfte der Allergiker (51,6 %) ist gegen Katzen sensibilisiert; Fel-d-1-Konzentrationen von 8 µg/g Hausstaub reichen aus, um bei Katzenallergikern Symptome auszulösen; selbst nach sorgfältiger Wohnraumsanierung und Weggabe der Katze persistieren die Allergene, sodass über 3 Jahre nach Weggabe der Katze noch klinische Beschwerden auftreten können; Berufsallergose u. a. bei Kürschnern, Pelznähern, Pelzhändlern
- *Diagnostik:* Prick-Test, nasaler Provokationstest, serologisch
- *Kreuzreaktivität:* Katzenallergiker mit IgE-Antikörpern auf Fel d 1 reagieren auch auf Wildkatzen, Löwen, Tiger, Schneeleoparden, Luchs, Puma, Jaguar, Ozelot; partielle Kreuzreaktivitäten zu Hunden

*Pferd (Equus caballus; Abb. 7.**22**)*
- *Familie:* Equidae
- *Vorkommen:* Haus- und Arbeitstier, Wildtiere
- *Verbreitung:* weltweit
- *Allergenexposition:* bei Kontakt
- *Allergenträger:* Haut, Haare, Pferdeserum
- *Allergen:* Equ c 1-5
- *Klinik:* +++; in ländlichen Regionen zweithäufigste Säugetiersensibilisierung; Berufsallergose bei

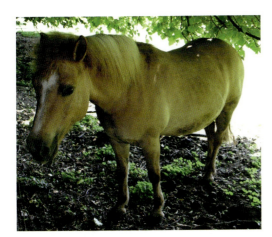

Abb. 7.**22 Pferd (Equus caballus).**

Tierärzten, Reitern; Kontaktallergie auf Pferdespeichel; indirekte Allergenquellen: Pferdehaare zur Herstellung von Matratzen, Polstermöbeln, Decken; Pferdefelle; bislang wurde außerdem immer wieder auf Kreuzreaktivitäten zwischen Pferdeserum- und Pferdeepithelsensibilisierungen hingewiesen, da bis Mitte der 1970er-Jahre viele Massenimpfstoffe aus Pferdeserum hergestellt wurden; derzeit werden u. a. noch Botulismusantitoxin, Schlangengiftantiseren, Gasbrandantitoxin und antilymphozytäre Seren zur Immunsuppression aus Pferdeserum hergestellt; eine Kreuzreaktivität von Pferdeepithel und Pferdeserum wurde von Bresser und Mitarbeitern bei einer Untersuchung von 80 Pferdehaarallergikern nicht bestätigt; Nahrungsmittelsensibilisierung auf Pferdefleisch, Stutenmilch

- *Diagnostik:* Prick-Test, nasaler Provokationstest, serologisch
- *Kreuzreaktivität:* partiell zu Katze und Hund und wahrscheinlich auch zu anderen Säugetieren

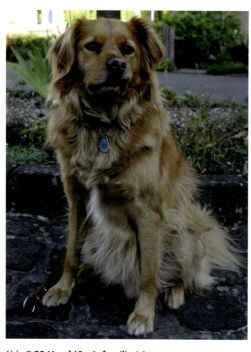

Abb. 7.**23** Hund (Canis familiaris).

Hund (Canis familiaris; Abb. 7.23)
- *Familie:* Canidae
- *Vorkommen:* Haus-, Labortiere; Hunde sind die ältesten Haustiere, nachweisbar seit 12 000 Jahren
- *Verbreitung:* weltweit
- *Allergenexposition:* bei Kontakt perennial
- *Allergenträger:* Speichel, Haut, Haare, Urin, Serum
- *Allergen:* Can f 1-4
- *Klinik:* ++; häufige Tiersensibilisierung in Europa, da häufiges Haustier; trotzdem sind nur ca. 25 % der Allergiker sensibilisiert; interessanterweise ist die Sensibilisierungshäufigkeit von Allergikern rassenspezifisch; Tab. 7.**3** zeigt das Sensibilisierungsrisiko nach Rassen geordnet
- *Diagnostik:* Prick-Test, nasaler Provokationstest, serologisch
- *Kreuzreaktivität:* partielle Kreuzreaktivitäten zu Katzen und anderen Säugetieren

Tab. 7.3 Sensibilisierungshäufigkeit in Abhängigkeit von der Hunderasse.

Hunderasse	Sensibilisierungshäufigkeit (%)	Hunderasse	Sensibilisierungshäufigkeit (%)
Boxer	31,6	Pudel	16,7
Mischlinge	14,9	Pekinese	12,5
Schnauzer	23,8	Chow-Chow	16,7
Yorkshire-Terrier	14,3	Foxterrier	12,2
Dackel	18,9	Schäferhund	15,5
Cockerspaniel	13,1		

Inhalationsallergene 7

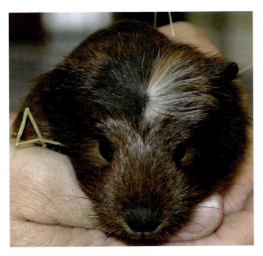

Abb. 7.**24** Meerschweinchen (Cavia porcellus).

*Meerschweinchen (Cavia porcellus; Abb. 7.**24**)*
- *Familie:* Caviidae
- *Vorkommen:* Haus- und Labortier
- *Verbreitung:* Meerschweinchen kommen ursprünglich aus Südamerika und wurden dort schon vor Hunderten von Jahren als Haustiere gehalten; heutzutage weltweit vorkommend
- *Allergenexposition:* bei Kontakt perennial
- *Allergenträger:* Urin, Haut, Speichel, Haare, Serum
- *Allergen:* Cav p 1, Cav p 2
- *Klinik:* ++; hohes Sensibilisierungsrisiko (59,6 %) bei Tierkontakt; Berufsallergose; Kontaktallergen
- *Diagnostik:* Prick-Test, nasaler Provokationstest, serologisch
- *Kreuzreaktivität:* partielle Kreuzreaktivitäten zu Mäusen, Ratten, Katzen und anderen Säugetieren

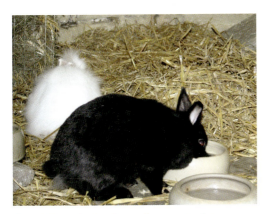

Abb. 7.**25** Kaninchen (Oryctolagus cuniculus).

*Kaninchen (Oryctolagus cuniculus; Abb. 7.**25**)*
- *Familie:* Leporidae
- *Vorkommen:* Haus- und Labortier
- *Verbreitung:* Kaninchen sind in Europa seit dem Mittelalter als Stalltiere domestiziert; heutzutage weltweit vorkommend
- *Allergenexposition:* bei Kontakt perennial
- *Allergenträger:* Urin, Haut, Speichel, Haare, Serum
- *Allergen:* Ory c 1, Ory c 2
- *Klinik:* ++; niedriges Sensibilisierungsrisiko bei Tierkontakt (29,4 %); Berufsallergose (Laborpersonal, Tierhändler, Tierärzte u. a.); Nahrungsmittelallergen; wie bei Pferdealbumin wird diskutiert, ob es bei Kaninchensensibilisierten auch Kreuzreaktionen zu spezifischen Antikörpern gibt, die von Kaninchen gewonnen werden
- *Diagnostik:* Prick-Test, nasaler Provokationstest, serologisch
- *Kreuzreaktivität:* partielle Kreuzreaktivitäten zu Mäusen, Ratten, Katzen und anderen Säugetieren

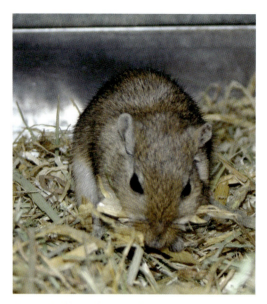

Abb. 7.26 Maus (Mus musculus).

Maus (Mus musculus; Abb. 7.26)
- *Familie:* Muridae
- *Vorkommen:* Labortier, bekanntes oder unbekanntes Haustier; in bestimmten Gebieten zeigen sich Mausallergene im Hausstaub, insbesondere in der Lebensmittelbranche, in Krankenhäusern und Lagerräumen, in Bauernhöfen, aber auch eingeschleppt in gewöhnlichen Haushalten; laut Untersuchungen in den USA zeigen in Baltimore 100 % und in Cleveland 74 % der Haushalte Mausallergen im Hausstaub; nur in der Hälfte der Fälle waren Mäuse von den Bewohnern beobachtet worden
- *Verbreitung:* weltweit
- *Allergenexposition:* perennial bei Tierkontakt zu Haus- und Labortieren; als Bestandteil des Hausstaubs sind Mäuseallergene ein nicht zu unterschätzendes Allergen
- *Allergenträger:* Urin, Haut, Speichel, Haare, Serum
- *Allergen:* Mus m 1, Mus m 2
- *Klinik:* ++; Sensibilisierungsrisiko 24 % bei Tierkontakt für Atopiker; Berufsallergose (dabei zeigen verschiedene Studien eine Sensibilisierung von um die 20 % bei Laborangestellten; hier werden auch Kontaktsensibilisierungen beschrieben); Krankheitsüberträger für viele andere Erkrankungen
- *Diagnostik:* Prick-Test, serologisch
- *Kreuzreaktivität:* hohe Kreuzreaktivitäten zu Ratten, partielle Kreuzreaktivität zu anderen Säugetieren

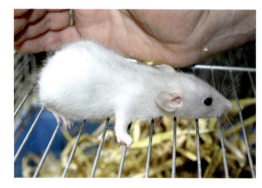

Abb. 7.27 Ratte (Rattus norvegicus).

Ratte (Rattus norvegicus; Abb. 7.27)
- *Familie:* Muridae
- *Vorkommen:* Labor-, Wild-, Haustier
- *Verbreitung:* weltweit
- *Allergenexposition:* perennial; wie bei der Maus oft unbemerkt
- *Allergenträger:* Urin, Haut, Speichel, Haare, Serum
- *Allergen:* Rat n 1, Rat n 1,01, Rat n 1,02, Rat n 1a, Rat n 1b
- *Klinik:* ++; Sensibilisierungsrisiko 32,5 % bei Tierkontakt; Berufsallergose (zwischen 10-33 % des Laborpersonals sind sensibilisiert); bei Konzentrationen von unter 0,7 µg/m³ soll es nicht zu Sensibilisierungen kommen; Krankheitsüberträger für viele andere Erkrankungen
- *Diagnostik:* Prick-Test, serologisch
- *Kreuzreaktivität:* hohe Kreuzreaktivitäten innerhalb der Familie (Mäuse), partielle Kreuzreaktivität zu anderen Säugetieren

Inhalationsallergene 7

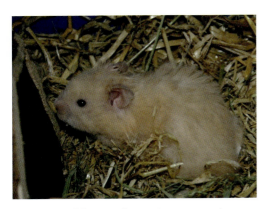

Abb. 7.28   Goldhamster (Mesocricetus auratus).

Goldhamster (Mesocricetus auratus; Abb. 7.28)
- *Familie:* Cricetidae
- *Vorkommen:* Haus-, Labortier
- *Verbreitung:* ubiquitär; ursprüngliche Wildform aus dem vorderen Orient
- *Allergenexposition:* perennial bei Haustierhaltung
- *Allergenträger:* wahrscheinlich Urin, Haut, Speichel, Haare, Serum
- *Allergene:* sind nicht charakterisiert; für die kommerzielle Diagnostik werden Haare und Hautpartikel aufbereitet
- *Klinik:* die Sensibilisierungshäufigkeit für Atopiker wird in Deutschland mit 25% angegeben; Berufsallergose (z.B. Tierpfleger, Tierhändler, Laborpersonal); in der Literatur sind ebenfalls Kontaktallergien beschrieben
- *Diagnostik:* Prick-Test, nasaler Provokationstest, serologisch
- *Kreuzreaktivität:* partiell zu anderen Säugetieren

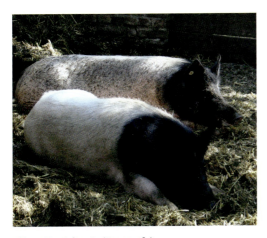

Abb. 7.29   Schwein (Sus scrofa).

Schwein (Sus scrofa; Abb. 7.29)
- *Familie:* Suidae
- *Vorkommen:* Tierhaltung
- *Verbreitung:* vorwiegend Europa, Nordamerika, Neuseeland, Australien
- *Allergenexposition:* perennial bei Landwirten, ansonsten kontaktabhängig (Tierhändler, Schlachter, Veterinäre); sekundär über Teppichböden
- *Allergenträger:* Epithel, Borsten, Serum
- *Allergene:* nicht charakterisiert; für die kommerzielle Diagnostik werden Haare und Hautpartikel aufbereitet
- *Klinik:* vorwiegend Berufsallergose; die Sensibilisierungshäufigkeit für Atopiker wird in Deutschland hoch eingeschätzt; Daten aus Neuseeland zeigen ebenfalls bei beruflicher Exposition ein größeres Risiko, sich auf Schweine zu sensibilisieren als auf Pferde; dies kann an der Massentierhaltung in Ställen liegen, mit hohen Allergenluftkonzentrationen; Reaktion auf Teppichböden aus Schweineborsten sind für Deutschland mit hohem Sensibilisierungsrisiko für Atopiker beschrieben; Krankheitsüberträger
- *Diagnostik:* Prick-Test, serologisch
- *Kreuzreaktivität:* das Albumin von Schweinen hat eine hohe Kreuzreaktivität zu Katzenalbumin; ansonsten partielle Kreuzreaktivitäten zu anderen Säugetieren

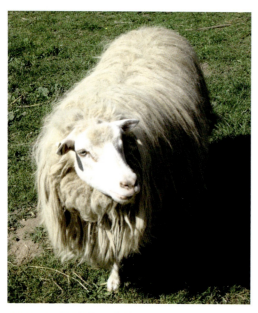

Abb. 7.**30**   Schaf (Ovis aries).

*Schaf (Ovis aries; Abb. 7.**30**)*
- *Familie:* Bovidae
- *Vorkommen:* Tierhaltung
- *Verbreitung:* vorwiegend Europa, Nordamerika, Neuseeland, Australien
- *Allergenexposition:* perennial bei Landwirten, ansonsten kontaktabhängig (Tierhändler, Schlachter, Veterinäre)
- *Allergenträger:* Epithel, Schafwolle, Serum, Schafmilch
- *Allergene:* nicht charakterisiert; für die kommerzielle Diagnostik werden Haare und Hautpartikel aufbereitet
- *Klinik:* die Sensibilisierungshäufigkeit für Atopiker wird in Deutschland mit 20% angegeben; insgesamt gibt es nur wenige Studien; eher in Einzelfalldarstellungen wird über Typ-I- und Typ-IV-Reaktionen berichtet; Nahrungsmittelsensibilisierung
- *Diagnostik:* Prick-Test, nasaler Provokationstest, serologisch
- *Kreuzreaktivität:* wahrscheinlich zu anderen Säugetieren; bei Kuhmilchsensibilisierten sind Kreuzreaktivitäten mit Schafmilch beschrieben

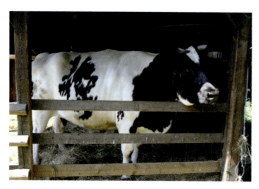

Abb. 7.**31**   Rind (Bos taurus).

*Rind (Bos taurus; Abb. 7.**31**)*
- *Familie:* Bovidae
- *Vorkommen:* Tierhaltung
- *Verbreitung:* weltweit
- *Allergenexposition:* perennial bei Landwirten, ansonsten kontaktabhängig (Tierhändler, Schlachter, Veterinäre); Nahrungsmittel
- *Allergenträger:* Epithel, Milch, Exkremente
- *Allergen:* Bos d 1–8
- *Klinik:* Berufsallergose, Kontaktdermatitis, Krankheitsüberträger; Kuhmilch ist eine der häufigen Nahrungsmittelsensibilisierungen im Kindesalter; ca. die Hälfte der kuhmilchsensibilisierten Kinder zeigt auch eine Reaktion auf Rinderepithelien/-haare; seltener führt Rindfleisch zu Sensibilisierungen
- *Diagnostik:* Prick-Test, nasaler Provokationstest, serologisch
- *Kreuzreaktivität:* wahrscheinlich zu anderen Säugetieren; bei Kuhmilchsensibilisierten sind Kreuzreaktivitäten auf Schafmilch beschrieben

Inhalationsallergene

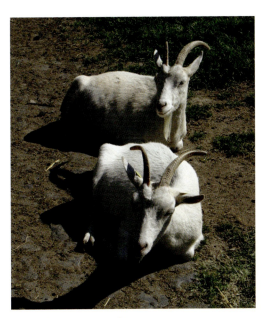

Abb. 7.32 Ziege (Capra hircus).

Ziege (Capra hircus; Abb. 7.32)
- *Familie:* Bovidae
- *Vorkommen:* Tierhaltung
- *Verbreitung:* weltweit die verbreitetsten Haustiere; als Allergene besonders in Indien und den arabischen Staaten gefürchtet
- *Allergenexposition:* perennial bei Tierkontakt
- *Allergenträger:* wahrscheinlich Epithel, Milch, Exkremente
- *Allergene:* bislang nicht charakterisiert
- *Klinik:* Sensibilisierungsrisiko für Atopiker bei 19%; Berufsallergose; Kontaktdermatitis; Nahrungsmittelallergen
- *Diagnostik:* Prick-Test, serologisch
- *Kreuzreaktivität:* wahrscheinlich zu anderen Säugetieren; bei Nahrungsmittelsensibilisierung Kreuzreaktivitäten zu Kuhmilch

Schimmelpilze
S. Röseler

Schimmel- und Hefepilze sind mikroskopisch kleine Pflanzen, denen das Chlorophyll fehlt. Insgesamt existieren über 200 000 verschiedene Pilzarten (Spezies). Sie spielen ökologisch eine wichtige Rolle, indem sie organisches Abfallmaterial in Humus umwandeln. Die eigentliche Pilzpflanze besteht aus spinnwebfeinen weißlichen Zellfäden (Hyphen), die den Nährboden durchwachsen. Dieses Pilzgeflecht (Myzelium) kann jahrelang im Boden bzw. in Wänden u. a. wuchern.

Lebensbedingungen
Ideale Lebens- und Fortpflanzungsbedingungen sind bei einer Temperatur von 20°C und bei ca. 80%iger Luftfeuchtigkeit gegeben. Aber Schimmelpilze überleben auch unter ungünstigen Bedingungen, weil sie riesige Mengen von Sporen bilden (bis zu 20 Mio. Sporen pro Minute). Die Sporen sind wie die Pollen die Allergenträger. Höher entwickelte Pilze bilden Fruchtkörper (Sporangien), in denen die Sporen heranreifen, z. B. Aspergillus niger.
Dem HNO-Arzt ist Aspergillus niger als Gehörgangsmykose vertraut.

Begünstigend für eine hohe Sporulationsquote ist feucht-warmes Wetter, gefolgt von trockenen windigen Tagen.

Pilzallergene
Neben den Sporen werden auch Myzelfragmente und Stoffwechselprodukte freigesetzt, sind so als aerogene Bestandteile inhalierbar und können zu Sensibilisierungen führen. Pilze bilden Inhalations- und/oder Ingestitionsallergene.

Problematisch ist, dass trotz mehr als 50-jähriger Forschung Pilzallergene noch wenig charakterisiert sind. Zudem sind das Allergenspektrum und die Möglichkeiten der Sensibilisierungen unüberschaubar. So wird denn auch die allergologische Relevanz von Pilzsensibilisierungen widersprüchlich eingeschätzt. Die Literaturangaben für die klinische Relevanz von Pilzsensibilisierungen bei Asthmatikern schwanken zwischen 5 und 44%. Dies liegt u. a. auch an der Schwierigkeit, kommerzielle Extrakte zu erstellen, da Schimmelpilze sich ständig verändern. Tab. 7.4 gibt einen Überblick über die Schimmelpilzarten, die in Zusammenhang mit einer IgE-vermittelten Allergie in der Literatur Erwähnung finden.

Die eigenen klinischen Beobachtungen in den letzten 15 Jahren entsprechen der Einschätzung in

Tab. 7.4 Schimmelpilzarten, die mit IgE-vermittelter Allergie in der Literatur erwähnt werden (Koivikko 1999).

• Absidia	• Agaricus	• Alternaria	• Ankistrodesmus
• Arthrinium	• Aspergillus	• Aureobasidium	• Boletus
• Botrytis	• Bracteacoccus	• Candida	• Cantharellus
• Cephalosporium	• Chaetomium	• Chlorophyllum	• Cladosporium
• Claviceps	• Conosporium	• Coprinus	• Cryptococcus
• Cryptostroma	• Curvularia	• Dacrymyces	• Daldinia
• Diococcum	• Drechslera	• Didymella	• Epicoccum
• Epidermophyton	• Erysiphe	• Eurotium	• Fomes
• Fugus	• Fuligo	• Fusarium	• Ganoderma
• Geotrichum	• Gliocladium	• Graphium	• Helminthosporium
• Hypholoma	• Leptosphaera	• Lycogala	• Lycoperdales
• Macrosporium	• Microsphaera	• Mucor	• Mycogone
• Neochloris	• Neurospora	• Nigrospora	• Paecilomyces
• Papularia	• Penicillium	• Phytophtora	• Phoma
• Piptosporus	• Pleurotus	• Podaxis	• Polystictus
• Puccinia	• Rhizopus	• Rhodotorula	• Saccharomyces
• Scopulariopsis	• Serpula	• Spondylocladium	• Sporobolomyces
• Sporotrichum	• Stemonitis	• Stemphylium	• Stereum
• Tilletiopsis	• Trichoderma	• Trichophyton	• Trichothecium
• Ucroytis	• Ustilago	• Verticillium	• Xylaria

diesem Lexikon, dass mit den uns derzeit zur Verfügung stehenden standardisierten diagnostischen Mitteln eine Sensibilisierung auf Pilze seltener als eine auf Pollen, Milben und Säugetiere zu beobachten ist. Die Untersuchung von 377 10-jährigen Kindern in Baden-Württemberg zeigt Sensibilisierungen auf Schimmelpilze bei 5,3 % der Kinder und Sensibilisierungen für Milben bei 32,9 %.

Häufige, in der Außenluft vorkommende Schimmelpilze, die zu Sensibilisierungen führen, sind Alternaria spp., Aspergillus spp., Penicillium spp. und Cladosporium spp. Sie sind weltweit messbar. Alternaria und Cladosporium zeigen zusätzlich ein saisonales Maximum in Deutschland im Zeitraum Juni bis August. Für die Innenraumbelastung in Deutschland gibt es eine Vielzahl von Studien mit zum Teil sehr widersprüchlichen Messergebnissen, welche Schimmelpilze relevant sind, zusammengestellt vom Umweltbundesamt im Jahr 2003.

Klinik

Aufgrund der Größe der Schimmelpilzsporen (3-10 µm) muss von der Entwicklung einer chronisch-allergischen Erkrankung ausgegangen werden. Dies bestätigt auch, dass meist Pulmologen die Relevanz von Schimmelpilzsensibilisierungen bei Asthma bronchiale diskutieren. Für HNO-Ärzte entspricht die Symptomatik einer Schimmelpilzsensibilisierung derjenigen bei der Milbensensibilisierung: chronische Rhinitis, Muschelhyperplasie und/oder bereits auftretende Sekundärkomplikationen (chronische Sinusitis, Asthma bronchiale).

Relevante Schimmelpilzquellen

In den westlichen Ländern verbringen die Menschen 90 % und mehr ihrer Zeit in geschlossenen Wohn- und Arbeitsräumen. Die Luftfeuchtigkeit in den Innenräumen wird durch die äußere Luftfeuchtigkeit, die Isolation der Wohnungen und den Wohnalltag (Kochen, Duschen, Geschirrspülen, Waschen, Zimmerpflanzen) bestimmt. Gut isolierte Häuser zeigen eine deutlich höhere Luftfeuchtigkeit, ebenso wie ofenbeheizter Wohnraum.

> **MERKE**
>
> Klassische Brutstätten für Pilze sind Keller und Badräume, Luftbefeuchter, Klimaanlagen, Matratzen und Holzverkleidungen.

Eine über mehrere Regionen erfolgte Studie des Landesgesundheitsamts Baden-Württemberg an 377 10-jährigen Kindern zeigt, dass die Raumluftkonzentrationen für Pilzsporen in den Haushalten ähnlich den Konzentrationen in der Außenluft sind: Auch hier zeigen sich saisonale Schwankungen. Erwartungsgemäß lagen die Messungen für Schimmelpilze bei sichtbarem Befall der Wohnräume um ein Vielfaches höher (mit sichtbarem Schimmelbefall: 30-1700 KBE/m^3; ohne sichtbaren Schimmelbefall: 5-500 KBE/m^3). Grundsätzlich fanden sich die meisten Schimmelpilze auf den Böden in den Wohnungen; der Befall der Betten mit Schimmelpilzen war deutlich niedriger. Ein- und Zweifamilienhäuser zeigen höhere Schimmelpilzbelastungen als Mehrfamilienhäuser. In Mehrfamilienhäusern nimmt die Anzahl der Schimmelpilze mit der Höhe der Etagenwohnung ab (je höher die Wohnung, umso weniger Schimmelpilze).

In der Industrie werden Pilze vielfältigst eingesetzt, wie z. B. bei der industriellen Herstellung von Enzymen und Stoffwechselprodukten von Pilzen (z. B. Enzyme von Aspergillus niger, die Früchte vor der Fruchtsaftherstellung mazerieren, und Saccharomycesspezies, die das Auszuckern von Likören verhindern; Waschmittel verdanken Schimmelpilzen ihre Reinigungskraft usw.). Auch die Pharmaindustrie verwendet Schimmelpilze; so enthalten z. B. eine Reihe von Magen-Darm-Therapeutika Schimmelpilzenzyme (z. B. Perenterol, Multipretten, Enzym gallo sanol oder Combizym).

Verschiedene Schimmelpilzspezies

Wenn die Allergene oder Kreuzreaktivitäten in der folgenden Zusammenstellung nicht aufgeführt werden, liegen diesbezüglich bisher keine Erkenntnisse vor.

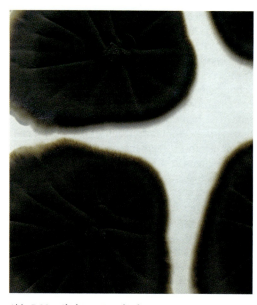

Abb. 7.33 Cladosporium herbarum.

Cladosporium herbarum (Abb. 7.33)
- *Vorkommen:* anfangs Wachstum auf abgestorbenen pflanzlichen Materialien; parasitär auf fast allen Pflanzen, hohe Sporenbelastung z. B. beim Baum- oder Grasschnitt; Lebensmittelkontaminant und Lagerpilz auf gelagertem Obst, Getreide (besonders Weizen), Nüssen, Kompost; aber auch gut kälteadaptiert (Wachstum bis -50 °C) und somit häufig im Kühlschrank oder in Tiefkühltruhen, an Fenstern, in Duschen und Badezimmern zu finden
- *Verbreitung:* weltweit; häufigster Schimmelpilz der Außenluft in Mitteleuropa (42,6 % Anteil an der Gesamtsporenmenge)
- *Allergenexposition:* perennial mit saisonalem Maximum im Zeitraum zwischen Juni und August
- *Allergenträger:* Sporen (10 µm), Myzel
- *Allergen:* Cla h 1-6, Cla h 12; die verschiedenen Cladosporium-herbarum-Stämme schwanken sehr stark in ihren Allergengehalten
- *Klinik:* +++; häufige Ursachen einer Typ-I-Sensibilisierung; nutritive Sensibilisierungen
- *Diagnostik:* Prick-Test, nasaler Provokationstest, serologisch
- *Kreuzreaktivität:* partiell zu Alternaria alternata

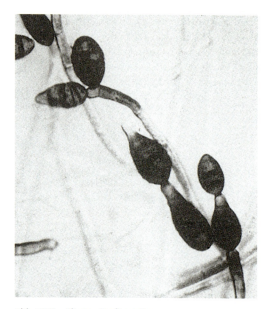

Abb. 7.34 Alternaria alternata.

Alternaria alternata (Abb. 7.34)
- *Familie:* Pleosporaceae
- *Vorkommen:* typischer Schwärzepilz, ubiquitär auf Obst, Gemüse, Getreide, Textilien, Holz und auf dem Boden in Wohnräumen und im Außenbereich
- *Verbreitung:* weltweit; einer der häufigsten Schimmelpilze in der Außenluft
- *Allergenexposition:* perennial mit saisonalem Maximum im Juli/August
- *Allergenträger:* Sporen (10 µm), Myzel
- *Allergen:* Alt a 1-12
- *Klinik:* +++; Typ-I-, -III- und -IV-Sensibilisierungen; Berufsallergose und ursächlich u. a. bei der Holzarbeiter- und Papierarbeiterlunge; nutritive Sensibilisierungen
- *Diagnostik:* Prick-Test, nasaler Provokationstest, serologisch
- *Kreuzreaktivität:* partielle Kreuzreaktivitäten zu Aspergillus fumigatus, Curvularia lunata, Cladosporium herbarum, Fusarium solani

Inhalationsallergene 7

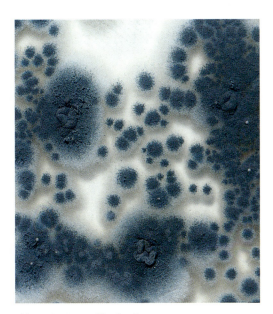

Abb. 7.**35** **Aspergillus fumigatus.**

Aspergillus fumigatus (Abb. 7.35)
- *Vorkommen:* Myzel und Konidien können von weiß bis schwarz alle Pigmentierungen aufweisen; typisch sind endständige blasige Auftreibungen der Pilzfäden, in denen sich die Konidien bilden; hohe Mengen von Konidien werden vor allem gebildet, wenn Feuchtigkeit und Trockenheit sich abwechseln, wie z. B. im Bad, auf Fensterbänken, in verrottendem Pflanzenmaterial (im Kompost, in Silos); Aspergillusspezies lieben warme Temperaturen und wachsen bei 12-55 °C; die Spezies Aspergillus repens und penicilloides bereiten u. a. Hautschuppen auf, die den Hausstaubmilben als Nahrung dienen
- *Verbreitung:* weltweit; lokal hohe Konzentrationen
- *Allergenexposition:* perennial
- *Allergenträger:* Sporen (3-5 µm), Myzel
- *Allergen:* Asp f 1-22; die Allergenextrakte variieren stark in ihren Allergengehalten
- *Klinik:* ++; Typ-I-, Typ-III-Sensibilisierungen (Farmerlunge; Aspergillus-clavatus-Malzarbeiterlunge), nutritive Sensibilisierungen; Mykosen (Gehörgangsmykosen, Nasennebenhöhlenmykosen, Aspergillom), Mykotoxikosen
- *Diagnostik:* Prick-Test, nasaler Provokationstest, serologisch
- *Kreuzreaktivität:* partiell innerhalb der Aspergillusspezies, zu Penicillium notatum, zu Botrytis cinerea

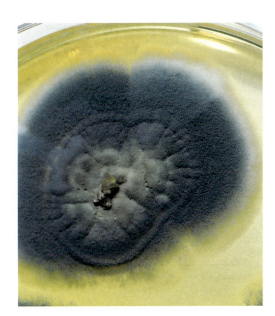

Abb. 7.**36** **Penicillium chrysogenum (notatum).**

Penicillium chrysogenum (notatum; Abb. 7.36)
- *Vorkommen:* Schimmelpilzgattung Penicillium weist über 100 Arten auf, darunter essbare (Penicillium camemberti und roqueforti), pathogene (Penicillium spinulosum und marneffei), antibiotikabildende (Penicillium notatum und griseofulvum); mikroskopisch unverwechselbar für die Penicilliumspezies sind die Pinsel mit den Konidienketten („Pinselschimmel"); ansonsten variieren sie sehr in Farbe und Aussehen; ubiquitär in temperierten Regionen im Hausstaub, auf feuchten Tapeten, Bildern und Büchern; häufiger Lebensmittelkontaminant
- *Verbreitung:* weltweit
- *Allergenexposition:* perennial
- *Allergenträger:* Sporen (2 × 4 µm), Myzel
- *Allergen:* Pen chr 13, Pen chr 18, Pen chr 20
- *Klinik:* ++; Typ-I-, Typ-III-Sensibilisierungen (Penicillium casei: Käsewäscherlunge; Penicillium brevicompactum: Tomatenzüchterlunge), nutritive Sensibilisierungen

- *Diagnostik:* Prick-Test, nasaler Provokationstest, serologisch
- *Kreuzreaktivität:* partielle Kreuzreaktivitäten zu Aspergillus fumigatus

> **MERKE**
>
> Allergien auf Penicilliumsporen weisen nicht auf eine medikamentöse Penicillinallergie hin und sind nicht zur Diagnostik einer Antibiotikaallergie geeignet!

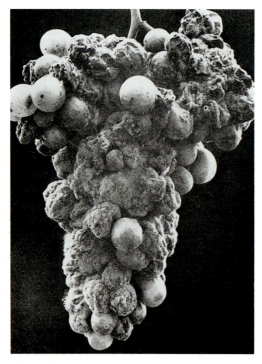

Abb. 7.**37** **Botrytis cinerea.**

Botrytis cinerea (Abb. 7.**37**)
- *Vorkommen:* auf Obst, Gemüse, Zimmerpflanzen, als Edelfäule gezüchtet auf Weintrauben für den charakteristischen Geschmack der „Beerenauslese/Trockenbeerenauslese"; Grauschimmel wächst gut bei hoher Luftfeuchtigkeit u. a. auch in der Sauna; Vorkommen auch in Wein, Fruchtsäften, Essig
- *Verbreitung:* weltweit; insbesondere in feuchten, temperierten und subtropischen Regionen
- *Allergenexposition:* Mai bis Dezember mit Maximum von Mai bis August; besonders hohe Sporenkonzentrationen nach Regenschauern
- *Allergenträger:* Sporen (2,5-3 µm), Myzel
- *Klinik:* ++; hohes Sensibilisierungsrisiko bei Kontakt; Typ-I-Sensibilisierungen meist bei beruflicher Tätigkeit im Wein-, Obstanbau; Typ-III-Sensibilisierungen (Winzerlunge), nutritive Sensibilisierungen
- *Diagnostik:* Prick-Test, nasaler Provokationstest, serologisch

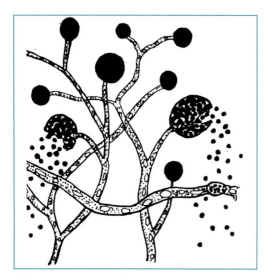

Abb. 7.**38** **Mucor mucedo.**

Mucor mucedo (Abb. 7.**38**)
- *Vorkommen:* sehr rasch wachsende Kolonien mit grauem bis braunem, sehr losem wolligem Luftmyzel, die bei Reifung von zahlreichen kleinen schwarzen Pünktchen (Sporangien = Fruchtkörper, in denen die Sporen heranreifen) durchsetzt sind; der Pilz wächst in Tierställen, auf Exkrementen, in Scheunen, in feuchten Wohnungen, auf Nahrungsmitteln, auf Tapeten und Lacken
- *Verbreitung:* weltweit
- *Allergenexposition:* perennial; vermindert im November/Dezember
- *Allergenträger:* Sporen (6-12 µm), Myzel
- *Klinik:* ++; Typ-I-Sensibilisierungen, nutritive Sensibilisierungen
- *Diagnostik:* Prick-Test, nasaler Provokationstest, serologisch

Inhalationsallergene 7

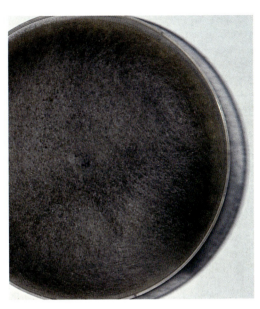

Abb. 7.39 **Rhizopus nigricans.**

Rhizopus nigricans (Abb. 7.39)
- *Vorkommen:* nahe verwandt mit der Gattung Mucor; charakteristisch sind die Rhizoide (Pilzfäden in Form wurzelartiger Ausläufer), die an derselben Stelle entstehen wie die Sporangienträger (Fruchtkörper); „Nadelschimmel"; Bodenpilz u. a. auf Gemüse, Früchten, Nüssen, Holz, in Sandkästen; Rhizopus nigricans wird biotechnologisch verwendet, z. B. bei der Produktion von Hormonen
- *Verbreitung:* weltweit; insbesondere in wärmeren Regionen
- *Allergenexposition:* perennial
- *Allergenträger:* Sporen (9 × 14 µm), Myzel
- *Klinik:* ++; Typ-I-, Typ-III-Sensibilisierungen (Malz-, Holzarbeiterlunge), nutritive Sensibilisierungen, Mykosen
- *Diagnostik:* Prick-Test, nasaler Provokationstest, serologisch

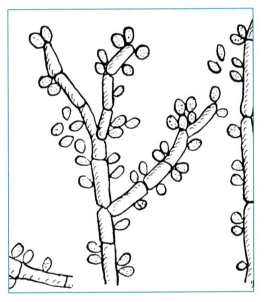

Abb. 7.40 **Pullularia pullulans.**

Pullularia pullulans (Abb. 7.40)
- *Vorkommen:* Schimmelpilz, der als „rosa Hefe" auch den Charakter eines Sprosspilzes aufweist und somit leicht verwechselt wird; Land- und Gartenarbeiter sind vor allem im Sommer und Herbst exponiert; Bodenpilz u. a. auf Obst, Gemüse, Nüssen, feuchten Wänden, in Öl- und Emulsionsfarben, in Kühl- und Gefrierräumen; auch auf Fleischprodukten
- *Verbreitung:* weltweit, speziell im Land- und Gartenbau
- *Allergenexposition:* Sporulation von Mai bis November
- *Allergenträger:* Sporen, Myzel
- *Klinik:* ++; Typ-I-Sensibilisierungen, nutritive Sensibilisierungen, Mykosen
- *Diagnostik:* Prick-Test, nasaler Provokationstest, serologisch

Helminthosporium halodes
- *Vorkommen:* häufig auf Gräsern und Getreide, Zuckerrohr, im Erdreich und auf Textilien
- *Verbreitung:* weltweit, bevorzugt in wärmeren Regionen
- *Allergenexposition:* saisonal; die Sporen werden an heißen, trockenen Tagen freigesetzt
- *Allergenträger:* Sporen, Myzel
- *Klinik:* ++; Typ-I-Sensibilisierungen, Mykosen
- *Diagnostik:* Prick-Test, nasaler Provokationstest, serologisch
- *Kreuzreaktivität:* partiell zu Alternaria alternata, Botrytis cinerea

Fusarium moniliforme
- *Vorkommen:* häufiger Erdschimmel; Schmarotzer auf Kartoffeln, Hülsenfrüchten, Reis, Zuckerrohr, Mais und Hirse; Fäulnis bei Bananen und anderen gelagerten Früchten, aber auch auf Tieren und infizierten Wunden
- *Verbreitung:* weltweit; warme Regionen bzw. warme Jahreszeit bevorzugt
- *Allergenexposition:* saisonal; die Sporen werden bei warmem, trockenem Wetter freigesetzt
- *Allergenträger:* Sporen (6-10 µm), Myzel
- *Klinik:* ++; Typ-I-Sensibilisierungen, Mykosen, Mykotoxikosen
- *Diagnostik:* Prick-Test, nasaler Provokationstest, serologisch
- *Kreuzreaktivität:* hohe Kreuzreaktivität innerhalb der Spezies; partiell zu Aspergillus glaucus, Penicillium notatum

Serpula lacrymans (Abb. 7.**41**)
- *Vorkommen:* spezialisiert auf verbautes Holz; der Hausschwamm dringt mit seinen Hyphen tief in das Bauholz und bildet oberflächlich watteartige Polster
- *Verbreitung:* in Regionen mit Holzbauten
- *Allergenexposition:* perennial
- *Allergenträger:* Sporen, Myzel
- *Klinik:* +; Typ-I-, Typ-III-Sensibilisierungen
- *Diagnostik:* Prick-Test, nasaler Provokationstest, serologisch

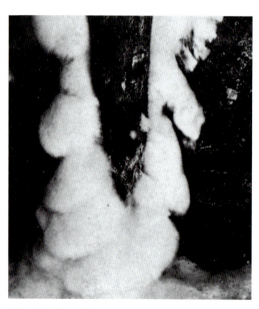

Abb. 7.**41** **Serpula lacrymans.**

7 Inhalationsallergene

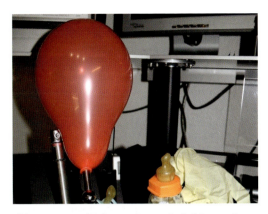

Abb. 7.**42** Verschiedenste Gegenstände können eine Latexallergie hervorrufen.

Sonstige perenniale Allergene

Latex

- *Vorkommen:* Naturlatex ist die Milchsaftemulsion meist von Hevea brasiliensis, einem Wolfsmilchgewächs aus den Tropen; über Koagulation und Vulkanisation erhält man Weich- oder Hartgummi; es gibt ca. 40 000 latexhaltige Artikel, u. a. Kinderschnuller, Luftballons, Kondome, Autoreifen, Einmalhandschuhe, Intubationsschläuche, Beatmungsmasken, Urinkatheter, Stützstrümpfe (Abb. 7.**42**)
- *Verbreitung:* weltweit
- *Allergenexposition:* perennial; durch den Autoverkehr auch im Straßenstaub; besonders hohe Konzentrationen in Operationssälen mit gepuderten Handschuhen
- *Allergenträger:* Staub oder Puder transportieren die Proteine des Naturlatex in die Luft
- *Allergen:* Hev b 1-8
- *Klinik:* +++; Typ-I-Sensibilisierung mit schweren bis akut tödlichen Verläufen; hohes Sensibilisierungsrisiko beim medizinischen Personal (ca. 17 % sind sensibilisiert), hohes Risiko für Spinabifida-Patienten (ca. 70 % sind sensibilisiert), hohes Risiko für Kinder, die im 1. Lebensjahr operiert werden, insbesondere bei mehrfachoperierten Patienten und bei abdominellen Eingriffen, hohes Risiko beim Reinigungspersonal; Kontakturtikariasyndrom, Typ-IV-Sensibilisierung
- *Diagnostik:* Prick-Test, serologisch
- *Kreuzreaktivitäten:*
  - innerhalb der Pflanzenfamilie mit Ficus benjamini
  - mit Pollen von Gräsern, Beifuß, Ambrosia
  - mit Nahrungsmitteln: Banane, Avokado, Marone, Kartoffel, Kiwi, Mango, Melone, Erdnuss, Tomate

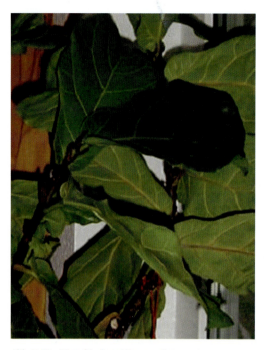

Abb. 7.**43** **Verschiedene Ficusspezies.**

*Ficusspezies (Abb. 7.**43**)*
- *Vorkommen:* Zimmerpflanzen, ursprünglich in Asien, Australien, Indien heimisch
- *Verbreitung:* weltweit
- *Allergenexposition:* bei Kontakt perennial
- *Allergenträger:* der Hausstaub auf den Blättern transportiert die im Milchsaft enthaltenen Proteine
- *Klinik:* ++; Typ-I-Sensibilisierungen
- *Diagnostik:* Prick-Test, serologisch
- *Kreuzreaktivitäten:* innerhalb der Pflanzenfamilie; Latex

Inhalationsallergene 7

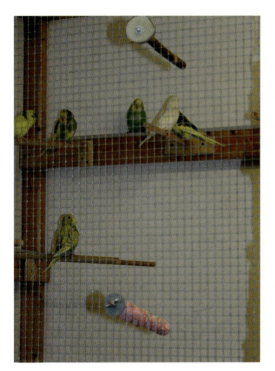

Abb. 7.**44** Wellensittiche in der Volière.

Vögel

Vögel besitzen offenbar insgesamt eine sehr geringe Allergenpotenz, obschon Vögel in der Beliebtheitsskala der Haustiere weit oben rangieren. Sie induzieren außer IgE- aber auch IgG-Antikörper. Letztere sind bei Kindern die häufigste Ursache der seltenen exogen-allergischen Alveolitis (Typ-III-Sensibilisierung; s. Kapitel 3, S. 48. ff). Diese wird nicht durch Bettfedern ausgelöst, sondern durch Vogelhaltung, in der Regel bei sehr vielen Vögeln auf engem Raum („Vogelhalterlunge").

Typ-I-Sensibilisierungen auf Vögel werden weniger durch die Federn, sondern durch den Kot und die Serumproteine ausgelöst, die beim Putzen des Gefieders als getrockneter Feinstaub anfallen und bei Bewegungen in die Luft geschleudert werden. Typ-I-Sensibilisierungen erfolgen am häufigsten auf Tauben. Danach folgen in absteigender Häufigkeit Sensibilisierungen auf Beos, Papageien bzw. Wellensittiche (Abb. 7.**44**), Zebrafinken und Kanarienvögel, und am seltensten kommt es zu Hühner-, Enten- oder Gänsefedersensibilisierungen.

> **MERKE**
>
> Bis in die 1980er-Jahre wurden viele Federsensibilisierungen diagnostiziert, da die damaligen Produkte zur Diagnostik nicht milbenfrei waren. So zeigten Milbensensibilisierte eine zumeist nicht vorhandene Federnsensibilisierung.

Fischfutter

Fischfutter ist eine Mischung von Kleinlebewesen, wie z. B. roten Mückenlarven, Kleinkrebsen, Würmern und Pflanzen. Das wichtigste und auch am besten erforschte Allergen sind die roten Mückenlarven (Chironomus thummi). Sie kommen in der Natur in allen Gewässern vor und können dort auch lokal zu allergischer Rhinitis und Asthma bronchiale im Rahmen einer Typ-I-Sensibilisierung führen. Die Hämoglobinmoleküle und weitere Allergene (Chi t 1, Chi t 1-III) werden nach dem Austrocknen besiedelter Gewässer frei oder aber bei Fütterung mit Trockenfutter inhaliert. In Japan sind 54-70 % der an Asthma erkrankten Kinder auch auf Chironomus thummi positiv; in Korea weisen 20 % der Atopiker eine Sensibilisierung auf, in Großbritannien 8 %.

Auch Daphnienallergien (Süßwasserflöhe, d. h. Kleinkrebse) sind in der Literatur beschrieben.

Kontaktallergene

N. Y. Schürer

Häufige Allergene der allergischen Kontaktdermatitis

Kontaktallergene sind Fremdstoffe, die bei Kontakt mit der Haut eine immunologisch vermittelte Entzündungsreaktion auslösen. Pathogenetisch handelt es sich beim allergischen Kontaktekzem um eine zellvermittelte allergische Reaktion vom Spättyp. Voraussetzung für das Auftreten einer derartigen Reaktion ist, dass der Patient zuvor durch Kontakt mit der betreffenden Substanz (Allergen) sensibilisiert worden ist. Da die Allergene eine gestörte Hornschichtbarriere – wie sie bei der ekzematösen Haut gegeben ist – leichter als eine ungestörte Barriere einer nicht erkrankten Haut durchdringen, folgt ein allergisches Kontaktekzem meist einem irritativ-toxischen Kontaktekzem. Darüber hinaus erleichtern Penetrationsverstärker, die in einigen Grundlagen enthalten sind, die Penetration eines Allergens. Die Zahl der für ein allergisches Kontaktekzem in Betracht kommenden Antigene ist unüberschaubar groß und nimmt ständig zu. Ob ein bestimmtes Individuum auf ein potenzielles Antigen mit einem allergischen Kontaktekzem reagiert oder nicht, hängt u. a. vom Gleichgewicht der Th- und T-Suppressor-Lymphozyten ab.

Diagnostisch und therapeutisch entscheidend beim allergischen Kontaktekzem ist das Erkennen des auslösenden Allergens, da nur nach Meidung des erkannten Allergens die Erkrankung abheilen kann und sich Rezidive vermeiden lassen. Deshalb ist die allergologische Abklärung mittels Anamnese und Epikutantestung für die Diagnose, die Differenzialdiagnose und die Therapie des allergischen Kontaktekzems von zentraler Bedeutung. Die kommerziell angebotenen Testreihen unterliegen in Deutschland einer Qualitätskontrolle und zudem der ständigen Überarbeitung durch die Mitglieder der DKG (http://www.ivdk.gwdg.de/dkg) in Zusammenarbeit mit dem IVDK (http://www.ivdk.gwdg.de). Entscheidend ist die richtige und sinnvolle Auswahl der Testreihen durch den Allergologen aufgrund der Anamnese und des klinischen Befunds. Weiterhin muss der Arzt, der die Epikutantestung mitgebrachter Substanzen durchführt, über die spezifischen allergenen und toxischen Eigenschaften des Produkts bzw. der Substanz, die Löslichkeit und die zu testenden Konzentrationen Kenntnis haben.

> **MERKE**
>
> Die Epikutantestung darf nicht auf sonnengebräunter Haut durchgeführt werden, da unter diesen Bedingungen falsch-negative Epikutantestergebnisse häufig sind. Ebenso verbietet sich die Testung im akuten Stadium des Ekzems, da es zu unspezifischen bzw. falsch-positiven Reaktionen im Sinne eines sog. „Angry Back" kommen kann. Auch ist die Einnahme von Medikamenten, die die allergische Reaktion beeinflussen können, zu beachten.

Ist das auslösende Allergen bekannt, sind Vorkommen der Allergene, Karenzmöglichkeiten und Alternativsubstanzen mit dem Patienten zu besprechen. Bei monovalenter Sensibilisierung gegen ein nicht weit verbreitetes und durch den Patienten meidbares Allergen ist die Prognose des allergischen Kontaktekzems gut. Protrahierte Verläufe sind meist verursacht durch weit verbreitete, beruflich oder im Alltag kaum meidbare Allergene, durch polyvalente Sensibilisierung sowie durch Kreuzreaktionen gegen chemisch verwandte Substanzen. Ungünstige Faktoren eines allergischen Kontaktekzems sind der wiederholte Umgang mit Irritanzien, mechanische oder thermische Einwirkungen, die eine Störung der Hornschichtbarriere nach sich ziehen, sowie die atopische Disposition.

Tab. 7.**5** zeigt eine Zusammenstellung der häufigsten Allergene (Stand 2009; vgl. auch Kapitel 3, S. 64 ff), Tab. 7.**6** häufige, nicht in der Standardserie der DKG von 2009 enthaltene, sensibilisierende Substanzen. Vorkommen, Eigenschaften, chemische Angaben und mögliche Kreuzreaktionen einiger der in Tab. 7.**5** aufgeführten Allergene finden sich in Tab. 7.**7**.

Kontaktallergene

Tab. 7.5 Allergene der Standardserie der DKG (Stand 2009; Schnuch u. Uter 2009).

1	Kaliumdichromat	14	Terpentin
2	Thiurammix	15	(Chlor-)Methylisothiazolinon (MCI/MI)
3	Kobalt-(II)-chlorid, 6·H$_2$0	16	Parabenmix
4	Perubalsam	17	Cetylstearylalkohol
5	Kolophonium	18	Zinkdiethyldithiocarbamat
6	N-Isopropyl-N'-phenyl-p-phenylendiamin	19	Dibromdicyanobutan (Methyldibromo Glut.)
7	Wollwachsalkohole	20	Propolis
8	Mercaptomix ohne MBT (nur CBS, MBTS, MOR)	21	Bufexamac
9	Epoxidharz	22	Compositaemix
10	Nickel-(II)-sulfat, 6·H$_2$0	23	Mercaptobenzothiazol
11	p-tert.-Butylphenol-Formaldehydharz	24	Lyral
12	Formaldehyd	25	Duftstoffmix II
13	Duftstoffmix	26	Bronopol (2-Brom-2-nitropropan-1,3-diol)

Tab. 7.6 Häufig sensibilisierende Allergene, die nicht in der Standardserie der DKG (Stand 2009) enthalten sind (Schnuch u. Uter 2009).

1	Thiomersal	4	Quecksilber-(II)-amid-chlorid
2	P-Phenylendiamin	5	Neomycinsulfat
3	MDBGN + 2-Phenoxyethanol	6	Benzocain (Ethylaminobenzoat)

Tab. 7.7 Vorkommen, Eigenschaften, chemische Angaben und Literaturhinweise über die häufigsten Kontaktallergene.

Allergen	Vorkommen/Eigenschaften/Hinweise/Literatur	Chemische Angaben	Gruppenallergie
Kalium-dichromat	Bestandteil oder Verunreinigung vieler Metalle und Edelmetalle Kontaktmöglichkeiten bestehen ubiquitär im Haushalt und in vielen Berufen Kaliumdichromat ist ein Screener für allergische Spättypreaktionen auf Metalle der Chrom-VI-Säure bei der Epikutantestung werden auch irritative Hautreaktionen ohne klinische Relevanz beobachtet (Ruff u. Belsito 2006)	K$_2$Cr$_2$O$_7$	Chromverbindungen
Thiurammix	Mischung aus Tetramethylthiurammonosulfid, Tetramethylthiuramdisulfid, Tetraethylthiuramdisulfid, Dipentamethylenthiuramdisulfid Thiurame finden Verwendung als Vulkanisationsbeschleuniger in der Gummiindustrie (Green-McKenzie et al. 2009)		Karbamate

Tab. 7.7 Fortsetzung.

Allergen	Vorkommen/Eigenschaften/Hinweise/Literatur	Chemische Angaben	Gruppenallergie
Kobaltchlorid	Bestandteil oder Verunreinigung vieler Metalle und Edelmetalle Dermatitiden können beim Umgang mit kobalthaltigen Haushaltsgegenständen und beruflich bedingt auftreten (Oppel u. Schnuch 2006)	$CoCl_2 \cdot 6\,H_2O$	Nickel
Perubalsam	Gewinnung aus dem Baum Myroxylon balsamum Hauptbestandteil von Perubalsam sind Zimt- und Benzoesäurebenzylester Arzneimittel: Externa zur Therapie von Wundheilungsstörungen Vorkommen in Kosmetika als Duftstoff, in Tabak, in der Zahnheilkunde und in Ölfarben	Naturprodukt; Perubalsam setzt sich aus verschiedenen Substanzen zusammen	Kolophonium, Propolis, Zimtsäure, Duftstoffe, Tolubalsam, Terpentin, Dipenten, α-Pinen, Benzoesäure, Benzoin
Kolophonium	Kolophonium und seine Derivate werden eingesetzt bei der Herstellung von Papier, Pflaster, Klebstoffen, Polituren und Wachsen, Kosmetika, Lacken und Farben, Dichtungs-, Trocknungs- und Löthilfsmitteln, medizinischen Externa und Zahnmaterialien (Uter et al. 2001)	Naturprodukt; deshalb ist Kolophonium eine Zusammensetzung verschiedener Substanzen	Fichten, Kiefern, Perubalsam, Duftstoffe, Styrax, Holzteere, Terpentin, α-Pinen, Abietinsäure
Wollwachsalkohole	Externa von Arzneimitteln und Kosmetika In Druckfarben, Möbelpolitur, Schneideemulsionen, Imprägnierungsmitteln, Kabelisolierung und Skiwachsen Wollwachsalkohole sind die Allergene der Salbengrundlagen Lanolin und Wollwachsalkoholsalbe	Alkoholkomponente von Adeps lanae	Wollwachsalkoholsalbe Adeps lanae, Amerchol
Epoxidharz	wird zur Herstellung von Kunststoffen eingesetzt (Geier et al. 2004)	Polymer	
Nickelsulfat	Bestandteil oder Verunreinigung vieler Metalle und Edelmetalle Dermatitiden können beim Umgang mit nickelhaltigen Haushaltsgegenständen und beruflich bedingt auftreten (Uter et al. 2003)	$NiSO_4 \cdot 6\,H_2O$	Kobalt-(II)-chlorid, Kaliumdichromat
Formaldehyd	Konservierungs- und Desinfektionsmittel wird zu Aminoplasten und Phenoplasten verarbeitet (Kiec-Swierczynska et al. 2006)	CH_2O	Formaldehydabspalter
Duftstoffmix	Mischung aus Zimtalkohol, -aldehyd, α-Amylzimtaldehyd, Iso- und Eugenol, Hydroxycitronellal, Geraniol und Eichenmoos Duftstoffmix ist ein Screener für eine Duftstoffsensibilisierung Duftstoffe werden in vielen Gebrauchsmitteln eingesetzt, z. B. Kosmetika, medizinischen Zubereitungen, Reinigungsmitteln, Lebensmitteln und technischen Flüssigkeiten (Frosch et al. 2005a u. b)	Mischung aus mehr als 8 chemischen Verbindungen, da z. B. Eichenmoos ein Naturprodukt ist	Perubalsam, Duftstoffmix II, Kolophonium

Tab. 7.**7** Fortsetzung.

Allergen	Vorkommen/Eigenschaften/Hinweise/Literatur	Chemische Angaben	Gruppenallergie
MCI/MI	Mischung aus 5-Chlor-2-methyl-4-isothiazolon und 2-Methyl-4-isothiazolon CMI/MI finden Verwendung als Konservierungsmittel in Kosmetika und in der technischen Industrie Vorkommen in Haushaltsprodukten (Spülmittel, Wasserfarben, Polituren) (Frosch et al. 1995)		
Parabenmix	Mischung aus Methyl-, Ethyl-, Propyl- und Butyl-4-hydroxybenzoat Parabene finden Verwendung als Konservierungsmittel in der pharmazeutischen und technischen Industrie, in Kosmetika und Lebensmitteln (Wurbach et al. 1993)		Parastoffe
Cetylstearylalkohol	Emulgator (Synonym: Lanette) (Pasche-Koo et al. 1994)	$C_{16}H_{34}O$ und $C_{18}H_{38}O$	
Zinkdiethyldithiocarbamat	Vulkanisationsbeschleuniger bei der Gummiherstellung	$C_6H_{12}N_2S_4Zn$	
Dibromdicyanobutan	Konservierungsstoff in der technischen Industrie, Farben, Latexfarben und -emulsionen, Klebestoffe, Öle und Emulsionen in der Metallverarbeitung Vorkommen im täglichen Leben in Pflegeprodukten, Duschbädern und Massageölen	$C_6H_6Br_2N_2$	Euxyl K400
Propolis	vielfältige Verwendung in Kosmetika, Naturheilmitteln, Toilettenartikeln, Medikamenten und zahnärztlichem Material (Schuler u. Frosch 1988, Aberer 2008)	ca. 500 Inhaltsstoffe	
Bufexamac	als „Steroidersatz" häufig eingesetztes topisches Antiphlogistikum mit hoher Sensibilisierungsquote (Schnuch et al. 2005a)	$C_{12}H_{17}NO_3$	
Kompositenmix	als Extrakt der 5 Kompositenpflanzen Arnika, Kamille, Schafgarbe, Rainfarn und Mutterkraut dient er als Indikator für eine Pflanzenkontaktallergie (Aberer 2008)		
Lyral	künstlicher Duftstoff in Deodoranzien	$C_{13}H_{22}O_2$ (4-Hydroxy-4-methylpentylcyclohex-3-enecarbaldehyde)	
Bronopol	Konservierungsmittel mit antimikrobieller Wirkung findet in der Industrie Verwendung (Flyvholm 2005, Kiec-Swierczynska et al. 2006)	$C_3H_6BrNO_4$	Euxyl K400

7 Lexikon der Allergene und Kreuzallergien

Wichtige Kontaktallergene (Externa) in der HNO-Heilkunde

Die in der HNO-Heilkunde verwendeten Externa können am Applikationsort zu einer allergischen Kontaktdermatitis führen, bei Frauen signifikant häufiger als bei Männern. Eine explizite HNO-Epikutantestreihe stellt die DKG jedoch nicht zur Verfügung. Bei der Testung sind auch nichtkommerzielle Epikutantestallergene relevant, wie persönliche Pflegeprodukte und Therapeutika. Allergische Kontaktekzeme, z. B. des Gehörgangs und der Ohrmuschel, werden nicht nur auf Nickel, sondern auch auf antibiotische, antimykotische und antiseptische Wirkstoffe (Neomycin, Framycin, Gentamycin, Chinolin), Lokalanästhetika, Glukokortikosteroide, Duftstoffe und Terpene zurückgeführt. In diesem Rahmen ist auch an die zunehmende Beliebtheit von Arzneipflanzen zu denken. Tab. 7.8 enthält eine Zusammenstellung klinisch relevanter, in der HNO-Heilkunde verwendeter Kontaktallergene (vgl. auch Kapitel 3, S. 147 ff).

Tab. 7.8 Wirkstoffe, Vorkommen, Eigenschaften und chemische Angaben häufiger in der HNO-Heilkunde verwendeter Externa.

Handelsname	Wirkstoff	Vorkommen/Eigenschaften/Hinweise	Chemische Angaben
Dibromol Tinktur	3,5-Dibrom-4-hydroxy-benzolsulfonsäure, Natriumsalz	Antiseptikum/Desinfektionsmittel Dibromoltinktur enthält Lavendel als Parfümöl	$C_6H_3Br_2NaO_4S$
Panotile	Polymyxin-B-sulfat	Polypeptidantibiotikum (gegen gramnegative Keime)	
	Fludrocortison-acetat	Glukokortikosteroid Kortikoide führen im Epikutantest zum Rebound-Erythem; eine Bewertung sollte deshalb erst nach 72 h erfolgen	
	Lidocain	Lokalanästhetikum Kreuzreaktionen mit anderen Lokalanästhetika sind möglich	
Solutio Castellani cum colore	Fuchsin (seit 1989 Neufuchsin)	externes Antimykotikum Kontaktallergien sind selten findet Verwendung in der Färbung von Bakterien und Zellen in der Mikroskopie	Triphenylmethan-farbstoff: Rosanilin
Volon A Tinktur	Triamcinolon	Kortikosteroid Kortikoide führen im Epikutantest zum Rebound-Erythem; eine Bewertung sollte deshalb erst nach 72 h erfolgen	Triamcinolon-16α,17α-acetonid
	Salizylsäure	Keratolytikum *Cave:* bei großflächiger Anwendung kann es zur Resorption toxischer Dosen kommen	2-Hydroxybenzoesäure
Swansol-Wundsalbe	Zinkoxid Oleum Jecoris	wichtiger Bestandteil von Zinkpasten = Lebertran Swansol findet Anwendung bei der Wundbehandlung	

Kontaktallergene

Tab. 7.8 Fortsetzung.

Handelsname	Wirkstoff	Vorkommen/Eigenschaften/Hinweise	Chemische Angaben
Linola	Linolsäure	essenzielle Fettsäuren sollen die Granulation fördern Linola enthält Parabene als Konservierungsmittel	9,12-Octadecadiensäure
Aureomycin	Chlortetracyclin-HCl	topisch appliziertes Breitbandantibiotikum allergische Reaktionen sind selten	Breitbandantibiotika mit Naphthacenringsystemen
Methylviolett	Synonym: Pyoctanin/Gentianaviolett	externes Antiseptikum Kontaktallergien sind sehr selten Konzentrationen > 1 % können zu Nekrosen führen	Triphenylmethanfarbstoff: Gemisch von Methylrosaniliumchloriden (Pentamethylrosaniliumchlorid und Hexamethylrosaniliumchlorid)
Granugenol	Mineralölraffinat	fördert die Regeneration von Bindegewebe	Gemisch gereinigter Kohlenwasserstoffe
Canesten	Clotrimazol	Antimykotikum, Azolderivat Kontaktallergien sind beschrieben Canesten enthält Benzylalkohol (= E136) als Konservierungsmittel	1-(α-2-Chlortrityl)-imidazol
Zovirax-Salbe	Aciclovir	Virostatikum Kontaktallergien sind selten	2-Amino-1,9-dihydro-9-[(2-hydroxyethoxy)-methyl]-6H-purin-6-on
Leukase Kegel	Framycinsulfat	Antibiotikum häufig Kreuzreaktionen mit Neomycin, Streptomycin, Gentamycin und Kanamycin	Aminoglykosidantibiotikum
	Trypsin	Serinprotease aus dem Pankreas, die spezifisch die Karboxylgruppe der basischen Aminosäuren Arginin und Lysin lysiert	
	Lidocain	Lokalanästhetikum Kreuzreaktionen mit anderen Lokalanästhetika sind möglich	
Rivanol	Ethacridinlactat	Antiseptikum/Desinfektionsmittel relativ hohe Sensibilisierungsrate an der Haut	$C_{18}H_{21}N_3O_4$ synthetischer Acridinfarbstoff
Braunovidon Salbe	Polyvidon-Jod	Antiseptikum/Desinfektionsmittel die Epikutantestung von Jod sollte offen erfolgen, da irritative Reaktionen relativ häufig vorkommen	$(C_6H_9NO)n \cdot x\, I$

Nahrungsmittelallergene

S. C. Bischoff und K. Feuser

Nahrungsmittelallergene sind natürliche Proteine und Glykoproteine, die nach oraler Aufnahme bei sensibilisierten Patienten eine allergische Reaktion vom Soforttyp auslösen können. Je nach ihrem Sensibilisierungsvermögen werden Klasse-I- von Klasse-II-Nahrungsmittelallergenen unterschieden. Klasse-I-Nahrungsmittelallergene (z. B. Allergene aus Kuhmilch, Hühnerei oder Erdnuss) können sowohl zur Sensibilisierung führen als auch die Ausbildung von Symptomen auslösen. Diese Gruppe der Allergene ist sehr stabil gegenüber Hitze und den menschlichen Verdauungsenzymen. Klasse-II-Nahrungsmittelallergene sind deutlich empfindlicher gegenüber den Verdauungsenzymen und können somit nicht durch eine orale Aufnahme die Sensibilisierung des Patienten bedingen. Allerdings können sie eine allergische Reaktion bereits sensibilisierter Personen bewirken. Die meisten Klasse-II-Nahrungsmittelallergene sind pollenassoziierte Nahrungsmittelallergene.

Obwohl viele Nahrungsproteine als potenzielle Allergene infrage kommen, wird der größte Teil der Nahrungsmittelallergien durch wenige Proteine verursacht. Die Relevanz eines Nahrungsmittelallergens innerhalb der Bevölkerung ist abhängig von den Ernährungsgewohnheiten, die in verschiedenen Altersstufen und aufgrund kultureller und regionaler Unterschiede zum Teil beträchtlich variieren. Im Säuglings- und Kleinkindesalter sind Allergien bedingt durch Kuhmilch, Hühnerei, Weizen sowie Soja am häufigsten. In den USA und in Großbritannien, nicht aber in Deutschland, sind auch Erdnüsse häufig Auslöser allergischer Erkrankungen. Der überwiegende Teil der Kleinkinder verliert die Allergie bis zum Schulalter. Bei Erwachsenen spielen Obst, Nüsse, Gewürze und Fisch eine wichtige Rolle als allergieauslösende Nahrungsmittel. Allerdings gewinnen im Erwachsenenalter Nahrungsmittelallergene, die mit Inhalationsallergenen zu einer sog. pollenassoziierten Nahrungsmittelallergie kreuzreagieren (s. S. 123 ff), vermehrt an Bedeutung. Homologe Strukturen von Nahrungsproteinen und Pollenallergenen früh blühender Bäume und Gräser können – aufgrund immunologischer Kreuzreaktionen – bei vorliegender Pollenallergie die Entstehung einer Nahrungsmittelallergie verursachen. Aber auch Kreuzreaktionen zwischen Nahrungsmittelallergenen und Milben- und Latexallergenen werden immer häufiger beobachtet. In der Regel bleibt die Nahrungsmittelallergie bei Erwachsenen ein Leben lang bestehen.

Nahrungsmittelallergien können in 3 Gruppen gegliedert werden:
- IgE-vermittelter Typ (auch bezeichnet als Sofortreaktion oder Reaktion vom Typ I)
- zellvermittelte Reaktion (ohne Beteiligung von IgE-Antikörpern)
- gemischte Reaktion, die auf IgE-vermittelten sowie zellvermittelten Reaktionen beruht

Die Reaktion vom Soforttyp ist die am besten charakterisierte Form der Nahrungsmittelallergie. Sie erfolgt in 2 Phasen, der Sensibilisierungs- und der Effektorphase. Bei der Sensibilisierung reagiert das Immunsystem des Patienten mit genetischer Prädisposition (zum 1. Mal) auf den Kontakt eines bestimmten Allergens mit der Bildung von spezifischem IgE. Diese Phase verläuft stumm und wird bei pollenassoziierten Nahrungsmittelallergien in der Regel durch Inhalationsallergene ausgelöst (respiratorische Sensibilisierung). Die Effektorphase kann zum Teil Monate oder Jahre später erfolgen. Sie wird durch den erneuten Kontakt mit dem Allergen ausgelöst und führt zur Ausbildung von Symptomen.

Die klinischen Symptome der Nahrungsmittelallergie manifestieren sich meist an der Haut, den Atemwegen und/oder dem Gastrointestinaltrakt. Gastrointestinale Symptome, wie Übelkeit, Erbrechen, Krämpfe, Blähungen und Diarrhöen, werden von ungefähr ⅓ der Patienten mit Nahrungsmittelallergie beschrieben; andere Betroffene leiden unter Hautsymptomen, wie Urtikaria, Quincke-Ödem oder atopischer Dermatitis, Symptomen des Respirationstrakts, Anaphylaxie oder unspezifischen Beschwerden.

Die Ausbildung zum Teil relevanter allergischer Reaktionen kann nur durch die Elimination des auslösenden Allergens vermieden werden. Aus diesem Grund ist eine sorgfältige Diagnostik von zentraler Bedeutung. Grundlage bildet eine vollständige Anamnese bezüglich der Nahrungsmittel, die zu spezifischen Symptomen führen. Des Weiteren kann mithilfe von Allergiehauttests (Prick-Test), Messung von spezifischem IgE im Serum, Messung von IgE-unabhängigen Parametern (z. B. Bestimmung von Eosinophilenmediatoren, wie ECP und EPX, im Serum oder Fäzes) sowie Allergenprovokationstests bestimmt werden, ob die Unverträglichkeit gegenüber bestimmten Nahrungsmitteln immunologischen Ursprungs ist. Die letzte Stufe der Allergiediagnostik bildet die orale Provokation, die offen, einfachblind oder doppelblind durchgeführt werden kann. Die doppelblinde, plazebokontrollierte Nahrungsmittelprovokation schließt die Erwartungshaltung der Betroffenen aus. Sie ist daher die objektivste und zuverlässigste Provokationsform (Goldstandard).

Die permanente Karenz des beschwerdeauslösenden Allergens bildet die Grundlage der Therapie von Nahrungsmittelallergien. Dies ist für diejenigen Patienten von besonderer Bedeutung, die bereits bei der Aufnahme von kleinsten Mengen lebensbedrohliche anaphylaktische Reaktionen zeigen. Des Weiteren muss bei der therapeutischen Eliminationsdiät die Kreuzreaktivität verschiedener Allergene berücksichtigt werden.

Die Tab. 7.**9** und Tab. 7.**10** geben einen Überblick über die wichtigsten tierischen und pflanzlichen Nahrungsmittelallergene.

Tab. 7.**9** Die wichtigsten tierischen Nahrungsmittelallergene.

Nahrungsmittel	Allergen	biochemischer Name	Kreuzreaktion mit
Kuhmilch (Bos domestiucs)	Bos d 4	α-Lactalbumin	anderen Milchsorten (Stutenmilch meist besser verträglich), Rindfleisch (keine echte Kreuzreaktion!)
	Bos d 5	β-Lactoglobulin	
	Bos d 8	Kasein	
Hühnerei (Gallus domesticus)	Gal d 1	Ovomucoid	anderen Allergenen des Huhns, Allergenen von Eiern anderer Vögel
	Gal d 2	Ovalbumin	
	Gal d 3	Conalbumin	
	Gal d 4	Lysozym	
Fisch			
• **Kabeljau** (Gadus morhua)	Gad c 1	Parvalbumin	anderen Fischarten
• **Lachs** (Salmo salar)	Sal s 1	Parvalbumin	
• **Karpfen** (Cyprinus carpio)	Cyp c 1	Parvalbumin	
Krustentiere			
• **Garnele** (Metapenaeus ensis)	Met e 1	Tropomyosin	anderen Krustentieren
• **Garnele** (Penaeus aztecus)	Pen a 1	Tropomyosin	
• **Hummer (Homarus americanus)**	Hom a 1	Tropomyosin	
• **Krebs** (Charydis feriatus)	Cha f 1	Tropomyosin	

7 Lexikon der Allergene und Kreuzallergien

Tab. 7.10 Die wichtigsten pflanzlichen Nahrungsmittelallergene.

Nahrungsmittel	Allergen	Biochemischer Name	Kreuzreaktion mit
Erdnuss (Arachis hypogaea)	Ara h 1	Vicilin	Soja, Lupine, Birke
	Ara h 2	Conglutin	
	Ara h 3/Ara h 4	Conglutin	
	Ara h 6	Conglutin	
	Ara h 8	PR-10-Protein	
Weizen (Triticum aestivum)	Tri a 19	ω-5-Gliadin	anderen Weizengattungen, anderem glutenhaltigen Getreide
	Tri a 26	Glutenin	
	Tri a αA/TI	α-Amylase/Trypsininhibitor	
	Tri a α-Gliadin	Gliadin	
Soja (Glycine max)	Gly m 3	Profilin	Erdnüssen, Lupine, Birke
	Gly m 4	PR-10-Protein	
	Gly m 5	Vicilin	
	Gly m 6	Glycinin	
Nüsse			
• **Haselnuss** (Corylus avellana)	Cor a 1	PR-10-Protein	Hasel, Birke, anderen Nüssen, Erdnüssen, Früchten, z. B. Pfirsich
	Cor a 2	Profilin	
	Cor a 8	Lipidtransferprotein	
	Cor a 9	leguminähnliches Protein	
	Cor a 11	Vicilin	
• **Walnuss** (Juglans regia)	Jug r 1	2S-Albumin-Speicherprotein	anderen Nüssen, Sesam, Kokosnuss, Früchten, z. B. Pfirsich
	Jug r 2	Vicilin	
	Jug r 4	leguminähnliches Protein	
Früchte			
• **Apfel** (Malus x domestica)	Mal d 1	PR-10-Protein	Birke, Erle, Hasel, Hainbuche
	Mal d 3	Lipidtransferprotein	
• **Pfirsich** (Prunus persica)	Pru p 1	PR-10-Protein	Birke, Gräsern, Aprikose, Kirsche, Pflaume, Latex, Nüssen
	Pru p 3	Lipidtransferprotein	
	Pru p 4	Profilin	
Gemüse			
• **Sellerie** (Apium graveolens)	Api g 1	PR-10-Protein	Birke, Beifuß, Gewürzen (Anis, Fenchel, Kümmel), Kräutern (Koriander, Liebstöckel, Petersilie), Latex, Karotten/Sellerie
	Api g 4	Profilin	
• **Karotte** (Daucus carota)	Dau c 1	PR-10-Protein	
	Dau c 4	Profilin	

Übersicht wichtiger Kreuzallergien

A. Mohr

Ihre besondere Bedeutung besitzen Kreuzallergien dadurch, dass vielen Allergikern die Zusammenhänge zwischen unterschiedlichen Allergengruppen nicht bekannt sind und es „wie aus heiterem Himmel" bereits beim Erstkontakt mit einem vermeintlich nicht allergenen Stoff zu ausgeprägten anaphylaktischen Reaktionen kommen kann.

Unter einer Kreuzallergie versteht man eine allergische Reaktion auf unterschiedliche Stoffe, die darauf beruht, dass sich die Zielstrukturen bestimmter IgE-Antikörper nicht nur auf einem, sondern auf mehreren Allergenen befinden. Die Reaktion auf gemeinsame Epitope botanisch verwandter Pflanzenfamilien führt bei Pollenallergikern dazu, dass nicht nur inhalative, sondern auch nutritive und andere Allergene allergische Sofortreaktionen auslösen können.

Kreuzallergien auslösende Allergene

Die Tab. 7.**11** bis Tab. 7.**14** fassen wichtige Kreuzallergien auslösende Allergene zusammen.

Weitere Informationen zu Kreuzreaktionen bzw. Gruppenallergien finden sich in Tab. 7.**7** (S. 402 ff, Kontaktallergene) Tab. 7.**9** (S. 408 f, Nahrungsmittelallergene) und im Kapitel 7, Inhalationsallergene (S. 359 ff).

Tab. 7.**11** Kreuzreaktionen bei Pollenallergien.

Allergen	Häufig	Selten
Ambrosia (Ragweed, Taubenkraut)	*Beifuß, Kern- und Steinobst (wie Apfel, Birne, Pfirsich), Kamille*	Melone, Margerite, Esche, Sellerie, Latex
Beifuß	*Kräuter, Gewürze, Sellerie*, Anis, Chili, Fenchel, Gurke, Kamille, Karotte, Melone, Muskat, Paprika, Pfeffer Tomate, Zimt	Kiwi, Mango
Birke	*Erle, Hasel, Ambrosia, Beifuß, Stein- und Kernobst, rohe Tomate, roher Apfel, Birne, Erdbeere, Kirsche, Litschis, Pflaume, Pfirsich, rohe Karotte, Kartoffel, Sellerie, Hasel-, Erd- und Walnüsse, Mandeln*	Gewürze und Kräuter, Pistazien, Muskatnuss, Paprika, Kamille, Knoblauch, Margerite, Sonnenblume, Löwenzahn
Buche	Birke, Eiche, Erle	
Esche	Olivenbaum, Flieder, Liguster, Forsythien	
Espe (Zitterpappel)	Birke	
Flieder		Esche, Ölbaum
Getreide	Weizen, Mehl	Dinkel, Mais, Gerste, Hafer, Hirse, Reis, Weidelgras
Glaskraut (Wandkraut)	Brennnessel	
Gräser	Tomate, Pfefferminze, Sojabohne, Erdnuss, *Ruchgras, Lieschgras, Knäuelgras,* Gerste, Hafer, Gewürze, *Roggen, Soja- Getreidemehl,* rohe Kartoffel, Bohnen, Erbsen, Linsen, Weizen	Kräuter, Ananas, Kiwi, Mangold, Melone, Spinat
Hasel	Birke, Erle, Rotbuche	Eiche

Tab. 7.11 Fortsetzung.

Allergen	Häufig	Selten
Kräuter	Artischoke, Fenchel, Karotte, Paprika, Sellerie, Anis, Basilikum, Currygewürze, Dill, Estragon, Kümmel, Majoran, Muskat, Oregano, Petersilie, Pfeffer, Pizzagewürz, Wermut	
Olivenbaum	Esche, Liguster, Flieder	Ananas, Meerrettich
Raps	Sonnenblume, Beifuß	
Sellerie	*Birke, Beifuß, Karotte, Gewürze*	
Zeder	Kirsche, Apfel	
Zypresse	Wacholder	

Tab. 7.12 Kreuzreaktionen bei Nahrungsmittelallergien.

Allergen	Häufig	Selten
Fisch	diverse andere Fischarten, Hühnerei, Haselnuss	
Hühnerei	Ente, Gans, Huhn, Kanarienvogel, Papagei, Taube, Wellensittich	Seemöwe, Truthahn
Hülsenfrüchte	andere Hülsenfrüchte, wie Bohne, Erdnuss, Linse und Sojabohne	Klee, Luzerne, Lupine, Garnelen, Lakritz, Tamarinde, dem Nahrungsmittelzusatzstoff Johannisbrot, Gummi arabicum
Kuhmilch	Rinderhaar, Rind- und Kalbfleisch	Ziegenmilch
Nüsse allgemein	andere Nüsse, wie Cashewnüsse, Mandeln, Mohn, Pistazien, Roggenmehl, Sesam, Sonnenblumensamen	Kiwi

Diagnostik

Die Diagnostik der Kreuzallergien beinhaltet die gründliche Anamnese sowie die bekannten Provokationstests und serologischen Bestimmungen. Bei Kreuzallergien auf Nahrungsmittel ist der Prick-zu-Prick-Test mit frischem, nativem Material ebenso in die Diagnostik miteinzubeziehen wie die Eliminations- und gezielte Suchdiät zur Abgrenzung einer klassischen Nahrungsmittelallergie.

MERKE

Erschwerend bei der Diagnose der Kreuzallergien ist, dass aufgrund der häufig vorliegenden Polysensibilisierungen auch das Spektrum assoziierter Kreuzreaktionen vielfältig ist.

Dies erklärt die unterschiedlichen Angaben in der Literatur und die häufig fehlende eindeutige Zuordnung.

Therapie

Ausschlaggebend für die Therapie der Kreuzallergien sind Anamnese und klinische Symptome, nicht der positive Haut- oder Bluttest. Die symptomatische Behandlung orientiert sich an den allgemeinen Richtlinien. Bei pollenassoziierten Nahrungsmittelallergien basiert sie in erster Linie auf Karenzmaßnahmen. Viele Allergene sind hitzelabil, sodass durch Kochen oder Garen die Reaktion vermindert werden kann oder sogar ausbleibt. Vorsichtig sollte man u. a. bei Sellerie und Selleriegewürzmischungen sein, da sich deren Wirkung dadurch nicht abschwächen lässt. Flankierende Behandlung ist in vielen Fällen die prophylakti-

Übersicht wichtiger Kreuzallergien

Tab. 7.**13 Kreuzreaktionen bei Tierallergien.**

Allergen	Häufig	Selten
Biene	Hummeln und Wespen, Bestandteile von Honig	Gift von Feuerameisen
Wespe	Gift von Bienen und Hornissen	Gift von Feuerameisen
Hunde	Epithelien von Füchsen, Katzen, Pferden	Waschbären, Nerze
Katze	Wildkatzen, Schweinefleisch, Hunde- und Pferdehautschuppen	
Nager	andere Nager, wie Meerschweinchen, Kaninchen, Ratten, Mäuse, Hamster	Angorawolle aus Kaninchenhaar kann auch bei Menschen ohne Kontakt zu Kaninchen zur Sensibilisierung führen!
Pferde		Hundeschuppen, Stutenmilch
Rinder		Rentiere
Vögel	andere Vögeln, Federn, Eier	
Hausstaubmilben	Vorratsmilben, Schalen- und Krustentieren, wie Schnecken, Garnelen, Krebsen, Shrimps, Hummer, Langusten, Muscheln	Kakerlaken
Vorratsmilben	Hausstaubmilben	

sche Einnahme eines Antihistaminikums. Die spezifische Immuntherapie besitzt ihren Platz bei den birkenpollenassoziierten Nahrungsmittelallergien und führt nach Literaturangaben bei fast 50 % der Birkenpollenallergiker zum Rückgang der oralen Symptome. Für andere pollenassoziierte Kreuzallergien gibt es bisher keine derartigen Zahlen.

Tab. 7.**14 Sonstige Kreuzallergien.**

Allergen	Häufig in	Selten in
Latex	Avocado, Banane, Beifuß, Feige, Ficus benjamina, Kiwi, Lieschgras, Passionsfrucht, Papaya, Sellerie, Ambrosia (Traubenkraut)	Kartoffel, Kastanie, Tomate, Pfirsich, Buchweizenmehl
Gelatine	Plasmaexpander	
Schimmelpilze	Penizillin	

Literatur

Inhalationsallergene

Arlian LG. Biology and ecology of house dust mites, Dermatophagoides spp. and Euroglyphus spp. Immunol Allerg Clin N Am 1989; 9: 339

Bode CP, Füllers U, Röseler S et al. Risk factors for latex hypersensitivity in childhood. Pediatr Allergy Immunol 1996; 7: 157–163

Bossert J, Grimm-Sachs V, Jaeckel D et al. Zur Bedeutung der Eschenpollenallergie. Allergo J 2007; 16: 58

Bresser H, v. Uslar D, Rakoski J. Pferdeserumpräparate für Pferdehaarallergiker – welche Vortestungen sind sinnvoll? Allergologie 1994; 17: 490

v. Bronswijk JEMH. House dust biology for allergists, acarologists and mycologists. Zeist (Niederlande): NIB Publishers; 1981

Diebschlag W, Diebschlag B. Hausstauballergien. München: Herbert Utz; 2000

Eriksson NE, Formgren H, Svenonius E. Food hypersensitivity in patients with pollen allergy, Allergy 1982; 37: 437

Franz J-T, Masuch G, Müsken H et al. Untersuchungen zur Vorratsmilbenfauna von Bauernhöfen in Nordrhein-Westfalen, Ostwestfalen. Allergologie 1995; 18: 25

Franz J-T, Masuch G, Müsken H et al. Erweiterte Untersuchungen zur Domestic-Mite-Fauna im rein städtischen Wohnmilieu. Allergo J (SA) 1997; 1: 14–15

Franz J-T, Masuch G, Müsken H et al. Mite fauna of German farms. Allergy 1997; 52: 1233–1237

Franz J-T, Masuch G, Bergmann K-C et al. Domestic-Mite-Fauna auf Bauernhöfen in Deutschland: Eine Querschnittsanalyse. Allergologie 1998; 8: 371–380

Franz J-T. Karenzmaßnahmen gegen Hausstaubmilben. Teil 1. Allergo J 2004; 7: 443

Franz J-T. Karenzmaßnahmen gegen Hausstaubmilben. Teil 2. Allergo J 2004; 8: 531

Helbling A. IgE-vermittelte Inhalationsallergie auf Pilzsporen. Allergologie 1994; 17: 530

Hinze S, Bergmann K, Löwenstein H et al. Bestimmung und Bewertung des Rindermajorallergens Bos d2 im Hausstaub von Rinderhaarasthmatikern. Allergo J. 1996; 5: 25

Illing S. Allergische Erkrankungen im Kindesalter. Stuttgart: Hippokrates; 1988

Irion R. Alles zur Allergologie. Lorch: Bon-med; 2004

Koivikko A. Allergen-Panel. Uppsala (Schweden): Pharmacia & Upjohn; 1999

Landesgesundheitsamt Baden-Württemberg. Zusammenhang zwischen biologischen Innenraumbelastungen und Allergien bzw. Atemwegserkrankungen. Stuttgart: Eigenverlag; 2000: Heft 3

Liebers V, v. Kampen V, Sander I et al. Aktuelle Aspekte der Allergieforschung. Allergo J 1995; 4: 280

Muecke W, Lemmen C. Schimmelpilze: Vorkommen, Gesundheitsgefahren, Schutzmaßnahmen. Landsberg: Ecomed; 1999

Müsken H, Franz J-T. Spinnentiere (Arachnida) und Insekten (Insecta) als inhalative Allergene. Manuale Allergologicum 2008; 399

Mygind N, Dahl R, Pedersen S et al. Essential allergy. Oxford: Blackwell Science; 1996

Newman-Taylor AJ. Laboratory animal allergy. Europ J Respir Dis 1982; 63: 60

Pichler WJ, Stich O. Nahrungsmittelallergien bei Pollensensibilisierungen. Allergologie 1993; 16: 494

Platts-Mills TAE, Solomon WR. Aerobiology and inhalant allergens. In: Middleton E, Reed CE, Ellis EF, Adkinson NF, Yunginger JW, Busse WW, eds. Allergy principles and practice. Vol. 1. St. Louis: Mosby; 1993: 469

Plötz SG, Traidl-Hoffmann C, Feussner C et al. Chemotaxis and activation of human peripheral blood eosinophils induced by pollen-associated lipid mediators. J Allergy Clin Immunol 2004; 113: 1152

v. Ree R, Fernandez-Rivas M, Cuevas M et al. Pollenrelated allergy to peach and apple: an important role for profilin. J Allergy Clin Immunol 1995; 95: 726

Rudolph R, Kunkel G, Blohm B et al. Zur Häufigkeit und klinischen Bedeutung von Allergien gegen Tierepithelien. Allergologie 1981; 4 (5): 230

Roll A, Schmid-Grendelmeier P. Pollen in südlichen Ländern. Ahalnews 2004; 2: 6

Schata M, Jorde W. Allergische Erkrankungen durch Schimmelpilze. München (Deisenhofen): Dustri-Verlag; 1989

Seifert B. Leitfaden zur Vorbeugung, Untersuchung, Bewertung und Sanierung von Schimmelpilzwachstum in Innenräumen. Umweltbundesamt 2002

Stich O, Pichler WJ. Nahrungsmittelallergien bei Pollensensibilisierungen. Allergologie 1993; 16: 288

Thomson NC, Kirkwood EM, Lever RS. Handbook of clinical allergy. Oxford: Blackwell; 1990: 125

Tovey ER. Allergen exposure and control. Exp Appl Acarol 1992; 16: 181

Traidl-Hoffmann C, Kasche A, Jakob T et al. Lipid mediators from pollen act as chemoattractants and activators of polymorphonuclear granulocytes. J Allergy Clin Immunol 2002; 109: 831

Treudler R, Kitay M, Rudolph R et al. Assoziation von Ragweed-Allergie und Beifuß-Sensibilisierung bei Berliner Heuschnupfenpatienten. Allergo J 1995; 4 (5): 271

Valenta R, Duchene M, Sperr WR et al. Profilin represents a novel plant pan-allergen. In: Kraft D, Sehon A, eds. Molecular biology and immunology of allergens. London: CRC Press; 1993: 47

Vieths S, Aulepp H, Schöning B et al. Untersuchungen zur Apfelallergie bei Birkenpollenallergikern. Allergologie 1995; 18 (3): 89–97

Winkler H, Ostrowski R, Wilhelm M. Pollenbestimmungsbuch der Stiftung Deutscher Polleninformationsdienst. Paderborn: Takt; 2001

http://www.aktionsplan-allergien.de
http://www.allergopharma.de
http://www.donnerwetter.de

http://www.dwd.de
http://www.immunocapinvitrosight.com
http://www.lanuv.nrw.de/natur/arten/ambrosia.htm (Ambrosia-Meldeformular)
http://www.milbenforschung.de
http://www.polleninfo.org
http://www.pollenwarndienst.at
http://www.uni-kiel.de/zoologie/parasiten/milbe.htm (Haustaubmilbenentwicklungszyklus: Helge Huckfeldt)
http://www.univie.ac.at/ean/
http://www.wetter.net

Kontaktallergene
Aberer W. Contact allergy and medicinal herbs. J Dtsch Dermatol Ges 2008; 6 (1): 15–24
Bonneville M, Chavagnac C, Vocanson A et al. Skin contact irritation conditions the development and severity of allergic contact dermatitis. J Invest Dermatol 2007; 127 (6): 1430–1435
Cavani A. T regulatory cells in contact hypersensitivity. Curr Opin Allergy Clin Immunol 2008; 8 (4): 294–298
Flyvholm MA. Preservatives in registered chemical products. Contact Dermatitis 2005; 53 (1): 27–32
Frosch PJ, Lahti A, Hannuksela M et al. Chloromethylisothiazolone/methylisothiazolone (CMI/MI) use test with a shampoo on patch-test-positive subjects. Results of a multicentre double-blind crossover trial. Contact Dermatitis 1995; 32 (4): 210–217
Frosch PJ, Pirker C, Rastogi SC et al. Patch testing with a new fragrance mix detects additional patients sensitive to perfumes and missed by the current fragrance mix. Contact Dermatitis 2005a; 52 (4): 207–215
Frosch PJ, Rastogi SC, Pirker C et al. Patch testing with a new fragrance mix – reactivity to the individual constituents and chemical detection in relevant cosmetic products. Contact Dermatitis 2005b; 52 (4): 216–225
Geier J, Lessmann H, Hillen U et al. An attempt to improve diagnostics of contact allergy due to epoxy resin systems. First results of the multicentre study EPOX 2002. Contact Dermatitis 2004; 51 (5–6): 263–272
Gomez-de la Fuente E, Rosado A, Alvarez JG et al. Allergic contact dermatitis from lidocaine in ear drops. Actas Dermosifiliogr 2008; 99 (5): 407–410
Green-McKenzie J, Pak VM, Crawford GH. Thiuram allergy – a potential dermal allergy among health care workers. Aaohn J 2009; 57 (4): 139–141
Harth W, Caffier PP, Mayelzadeh B et al. Topical tacrolimus treatment for chronic dermatitis of the ear. Eur J Dermatol 2007; 17 (5): 405–411
Heine G, Schnuch A, Uter W et al. Type-IV sensitization profile of individuals with atopic eczema: results from the Information Network of Departments of Dermatology (IVDK) and the German Contact Dermatitis Research Group (DKG). Allergy 2006; 61 (5): 611–616

Hillen U, Geier J, Goos M. Contact allergies in patients with eczema of the external ear canal. Results of the Information Network of Dermatological Clinics and the German Contact Allergy Group. Hautarzt 2000; 51 (4): 239–243
Hostynek JJ. Sensitization to nickel: etiology, epidemiology, immune reactions, prevention, and therapy. Rev Environ Health 2006; 21 (4): 253–280
Kiec-Swierczynska M, Krecisz B, Swierczynska-Machura D. Contact allergy to preservatives contained in cosmetics. Med Pr 2006; 57 (3): 245–249
Lee SK, Zhai H, Maibach HI. Allergic contact dermatitis from iodine preparations: a conundrum. Contact Dermatitis 2005; 52 (4): 184–187
Ljubojevic S, Lipozencic J, Basta-Juzbasić A et al. What should we know about contact hypersensitivity to local glucocorticoids?. Lijec Vjesn 2005; 127 (9–10): 237–240
Martin SF, Jakob T. From innate to adaptive immune responses in contact hypersensitivity. Curr Opin Allergy Clin Immunol 2008; 8 (4): 289–293
Millard TP, Orton DI. Changing patterns of contact allergy in chronic inflammatory ear disease. Contact Dermatitis 2004; 50 (2): 83–86
Oppel T, Schnuch A. The most frequent allergens in allergic contact dermatitis. Dtsch Med Wochenschr 2006; 131 (28–29): 1584–1589
Pasche-Koo F, Piletta PA, Hunziker N et al. High sensitization rate to emulsifiers in patients with chronic leg ulcers. Contact Dermatitis 1994; 31 (4): 226–228
Ruff C.A, Belsito DV. The impact of various patient factors on contact allergy to nickel, cobalt, and chromate. J Am Acad Dermatol 2006; 55 (1): 32–39
Saint-Mezard P, Berard F, Dubois B et al. The role of CD4+ and CD8+ T cells in contact hypersensitivity and allergic contact dermatitis. Eur J Dermatol 2004; 14 (3): 131–138
Schmutz JL, Barbaud A, Tréchot P et al. Contact allergy to triethanolamine in ear drops and shampoo. Ann Dermatol Venereol 2007; 134 (1): 105
Schnuch A, Aberer W, Agathos M et al. für die Deutsche Kontaktdermatitis Gruppe. Leitlinien der Deutschen Dermatologischen Gesellschaft (DDG) zur Durchführung eines Epikutantests mit Kontaktallergenen. Hautarzt 2001; 52: 864–866
Schnuch A, Gefeller O, Uter W et al. A common and insidious side-effect: allergic contact dermatitis caused by bufexamac used in the treatment of dermatitis. Results from the Information Network of Departments of Dermatology (IDVK). Dtsch Med Wochenschr 2005a; 130 (50): 2881–2886
Schnuch A, Uter W, Geier J et al. Überwachung der Kontaktallergie: zur „Wächterfunktion" des IVDK. Allergo J 2005b; 14: 618–629
Schnuch A, Aberer W, Agathos M et al. (Deutsche Kontaktallergie-Gruppe). Leitlinien der Deutschen Dermatologischen Gesellschaft; Deutschen Gesellschaft für Allergie und klinische Immunologie "Performing patch testing with contact allergens". J Dtsch Dermatol Ges 2008; 6 (9): 770–775

Schnuch A, Uter W. Epikutantestung mit der DKG-Standardserie – ein Rückblick. Allergologie 2009; 32: 262–272

Schnuch A, Szliska C, Uter W. Facial allergic contact dermatitis. Data from the IVDK and review of literature. Hautarzt 2009; 60 (1): 13–21

Schuler TM, Frosch PJ. Propolis-induced contact allergy. Hautarzt 1988; 39 (3): 139–142

Stevenson OE, Finch TM. Allergic contact dermatitis from rectified camphor oil in Earex ear drops. Contact Dermatitis 2003; 49 (1): 51

Uter W, Gefeller O, Schnuch A. Limited concordance between "oakmoss" and colophony in clinical patch testing. J Invest Dermatol 2001; 116 (3): 478–480

Uter W, Pfahlberg A, Gefeller O et al. Risk factors for contact allergy to nickel – results of a multifactorial analysis. Contact Dermatitis 2003; 48 (1): 33–38

Uter W, Geier J, Schnuch A et al. Patch test results with patients' own perfumes, deodorants and shaving lotions: results of the IVDK 1998-2002. J Eur Acad Dermatol Venereol 2007; 21 (3): 374–379

Wurbach G, Schubert H, Phillipp I. Contact allergy to benzyl alcohol and benzyl paraben. Contact Dermatitis 1993; 28 (3): 187–188

Nahrungsmittelallergene

Bischoff SC, Crowe SE. Gastrointestinal food allergy: new insights into pathophysiology and clinical perspectives. Gastroenterology 2005; 128: 1089–1113

Bischoff SC. Food Allergies. Current Gastroenterology Reports 2006a; 8: 374–382

Bischoff SC. Nahrungsmittelunverträglichkeiten. Gastroenterologie up2date 2006b; 2: 133–148

Harrer A, Egger M, Gadermaier G et al. Characterization of plant food allergens: an overview on physicochemical and immunoligcal techniques. Mol Nutr Food Res 2010; 54: 1–20

Henzgen M, Vieths S, Reese I et al. Nahrungsmittelallergien durch immunologische Kreuzreaktionen. Leitlinie der DGAI und des ÄDA. Allergo J 2005; 14: 48–59

Kleine-Tebbe J, Ballmer-Weber B, Beyer K et al. In-vitro-Diagnostik und molekulare Grundlagen von IgE-vermittelten Nahrungsmittelallergien. Allergo J 2009; 18: 132–146

Niggemann B, Erdmann S, Fuchs T et al. Standardisierung von oralen Provokationstests bei Nahrungsmittelallergien. Allergo J 2006; 4: 262–270

Sicherer SH, Sampson HA. Food Allergy: recent advances in pathophysiology and treatment. Annu Rev Med 2009; 60: 261–277

Vieths S, Lorenz AR. Nahrungsmittelallergene: allgemeine Übersicht. In: Saloga J, Klimek L, Buhl R, Knop J, Hrsg. Allergologie-Handbuch: Grundlagen und klinische Praxis. Stuttgart: Schattauer; 2006

Kreuzallergien

Asero R, Minisini S, Venturini E. Effects of birch pollen specific immunotherapy on apple allergy in birch pollen hypersensitive patients. Clin Exp Allergy 1998; 28: 1368–1373

Baumann K, Roessler F, Müllner G et al. Einfluß der spezifischen, subcutanen Immuntherapie mit Pollenextrakten auf die assoziierte Nahrungsmittelallergie. Allergologie 2002; 25: 326–332

Chiou Y-H, Yuo C-Y, Wang L-Y et al. Detection of cross-reactivity for atopic immunoglobulin E against multiple allergens. Clin Diag Lab Immunol 2003; 10 (2): 229–232

Deutsche Gesellschaft für Allergologie und klinische Immunologie (DGAI), Ärzteverband Deutscher Allergologen (ÄDA). Nahrungsmittelallergien durch immunologische Kreuzreaktionen. Allergo J 2004; 14: 48–59

Gandolfo M, Baeza M, de Barrio M. Anaphylaxis after eating figs. Allergy 2001; 56: 462–463

Henzgen M, Rudeschko O, Schlenvoigt G et al. Immunparameter der Apfelallergie unter Hyposensibilisierung mit Birkenpollen. In: Wüthrich B, Hrsg. Nahrungsmittel und Allergie 2. München (Deisenhofen): Dustri-Verlag Dr. Karl Feistle; 2002: 354–366

Herrmann D, Henzgen M, Frank E et al. Effect of hyposensitization for tree pollinosis on associated apple allergy. J Investig Allergol Clin Immunol 1995; 5: 259–267

Kleine-Tebbe J, Wangorsch A, Vogel L et al. Severe oral allergy syndrome and anaphylactic reactions caused by a Bet v 1-related PR 10 protein in soybean, SAM22. J Allergy Clin Immunol 2002; 110: 797–804

Kütting B, Brehler R. Überlegungen zur klinischen Relevanz von kreuzreagierenden IgE- Antikörpern zwischen Hausstaubmilben, Mollusken und Krustazeen. Allergologie 2002; 25: 312–315

Lepp U, Ehlers I, Erdmann S et al. Therapiemöglichkeiten bei der IgEvermittelten Nahrungsmittel-Allergie. Allergo J 2002; 11: 156–162

Quirce S, Maranon F, Umpierrez A et al. Chicken serum albumin (Gal d 5) is a partially heat labile inhalant and food allergen implicated in the bird egg syndrome. Allergy 2001; 56: 754–762

Schein C-H, Ivanciuc O, Braun W. Bioinformatics approaches to classifying allergens and predicting cross-reactivity. Immunol Allergy Clin North Am 2007; 27 (1): 1–27

Wyss M, Huwyler T, Wütherich B. „Bird-egg" and „egg-bird-syndrome". Kreuzsensibilisierung zwischen inhalativen und ingestiven Vogelproteinen. Allergologie 1996; 14: 275–278

8 Begriffe und Abkürzungen

T. Hildenbrand und M. Heppt

A

AAE	erworbenes Angioödem
AAP	American Academy of Pediatrics
ABPA	allergische bronchopulmonale Aspergillose
ACAAI	American College of Allergy, Asthma and Immunology
Aca s	Majorallergen der Vorrats-/Mehlmilbe (Acarus siro)
ACE	Angiotensin Converting Enzyme
ACE-Hemmer	Hemmer des Angiotensin Converting Enzyme
ACR	American College of Rheumatology
ACT	Asthma-Control-Test
ACTH	adrenokortikotropes Hormon
ÄDA	Ärzteverband Deutscher Allergologen
AERD	Aspirin-Exacerbated Respiratory Disease
AFS	Acute Fungal Sinusitis
AGA	American Gastroenterological Association
AGATE	Arbeitsgruppe Anaphylaxie Training und Edukation
AGEP	akute generalisierte exanthematische Pustulose
AI	Analgetikaintoleranz
AIA	analgetika-/aspirininduziertes Asthma
AK	Antikörper
Aln g	Majorallergen der Erle (Alnus)
Alt a	Majorallergen von Alternaria alternata
Amb a	Majorallergen von Ambrosia (Ambrosia artemisiifolia)
ANCA	antineutrophile zytoplasmatische Antikörper
APC	antigenpräsentierende Zelle
AQLQ	Asthma Quality of Life Questionnaire
ARF	Adverse Reactions to Food
ARIA	Allergic Rhinitis and its Impact on Asthma
ARS	akute Rhinosinusitis
Art v	Majorallergen von Beifuss (Artemisia vulgaris)
Asp	Aspergillus
Asp f	Majorallergen von Aspergillus fumigatus
ASS	Azetylsalizylsäure
ASSDA	Azetylsalizylsäuredesaktivierung
AT	Adenotomie
AT I, II	Angiotensin I, II
ATP	Adenosintriphosphat
AT-Rezeptorantagonisten	Angiotensinrezeptorantagonisten

B

BAL	bronchoalveoläre Lavage
BALT	bronchusassoziiertes lymphatisches Gewebe
BAT	Basophilenaktivierungstest
Be	Beryllium
BeKV	Berufskrankheitenverordnung
Bet v	Majorallergen der Birke (Betula verrucosa)
BHR	bronchiale Hyperreagibilität
BK	Berufskrankheit
Blo t	Majorallergen von Blomia tropicalis
BMI	Body Mass Index
Bos t	Majorallergen des Rindes (Bos taurus)

C

cAMP	zyklisches Adenosinmonophosphat
2-CDA	2-Chlorodeoxyadenosin
C1-INH	C1-Esterase-Inhibitor
Can f	Majorallergen des Hundes (Canis familiaris)
CAP	Methode zur Quantifizierung von IgE
Cap b	Majorallergen der Hainbuche (Carpinus betulus)
CAST	zellulärer Allergenstimulationstest
Cav p	Majorallergen des Meerschweinchens (Cavia porcellus)
CBP	kalciumbindendes Protein
CCD	Cross-Reactive Carbohydrate Determinants
CCL-2	Chemokin-(C-C-motif)-Ligand 2
CCR-3	Chemokin-(C-C-motif)-Rezeptor 3

8 Begriffe und Abkürzungen

CD	Cluster of Differentiation
CED	chronisch-entzündliche Darmerkrankung
CF	zystische Fibrose, Mukoviszidose
CFTR	Cystic Fibrosis Transmembrane Conductance Regulator
CHCC	Chapel Hill Consensus Conference
CHES	chronisch-hyperplastische eosinophile Sinusitis
Chi t	Majorallergen der roten Mückenlarve (Chironomus thummi)
CIE	Crossed Immunoelectrophoresis
CIN	Contrast-Induced Nephropathy
CLA	Cutaneous Lymphocyte Antigen
Cla h	Majorallergen von Cladosporium herbarum
CMA1	Mastzellchymase
CMV	Zytomegalievirus
Co	Kobalt
CO_2	Kohlenstoffdioxid
COLAP	koloskopischer Allergenprovokationstest
COPD	Chronic Obstructive Pulmonary Disease
Cor a	Majorallergen der Hasel (Corylus avellana)
COX	Cyclooxygenase
Cr	Chrom
CREATE-Projekt	Development of Certified Reference Materials for Allergenic Products and Validation of Methods for their Quantification
CRP	C-reaktives Protein
CRS	chronische Rhinosinusitis
CRSsNP	chronische Rhinosinusitis ohne nasale Polyposis
CRSwNP	chronische Rhinosinusitis mit nasaler Polyposis
Cry j	Majorallergen der japanischen Zeder (Cryptomeria japonica)
Cup s	Majorallergen der Zypressen (Cupressus sempervirens)
CysLT	Cystein-Leukotrien

D

Da	Dalton
DAAB	Deutscher Allergie- und Asthmabund e. V.
Dac g	Majorallergen des Knäuelgrases (Dactylis glomerata)
DAO	Diaminooxidase
DBPCOP	doppelblinde, placebokontrollierte orale Provokation
D-CT	Dünnschicht-Computertomografie
DDG	Deutsche Dermatologische Gesellschaft
Der	Dermatophagoides
Der f	Majorallergen der amerikanischen Hausstaubmilbe (Dermatophagoides farinae)
Der m	Majorallergen der Hausstaubmilbe (Dermatophagoides microceras)
Der p	Majorallergen der europäischen Hausstaubmilbe (Dermatophagoides pteronyssinus)
DGAI	Deutsche Gesellschaft für Allergologie und Immunologie
DGAKI	Deutsche Gesellschaft für Allergologie und klinische Immunologie
DIHS	Drug-Induced Hypersensitivity Syndrome
DKG	Deutsche Kontaktallergiegruppe
DLCO	Diffusing Capacity of the Lung for Carbon Monoxide
DNCB	Dinitrochlorbenzol
DNCG	Dinatriumchromoglykat
DPI	Dry Powder Inhaler
DRESS	Drug Reaction with Eosinophilia and Systemic Symptoms

E

EAA	exogen-allergische Alveolitis
EAACI	Europäische Akademie für Allergologie und klinische Immunologie
EBV	Epstein-Barr-Virus
ECP	eosinophiles kationisches Protein
EDF	European Dermatology Forum
EDN	Eosinophil-Derived Neurotoxin
EGF	Epidermal Growth Factor
EGFR	Epidermal Growth Factor Receptor
EIA	Exercise-Induced Asthma
EIB	Exercise-Induced Bronchoconstriction
ELAM-1	Endothelial Leukocyte Adhesion Molecule
ELISA	Enzyme-Linked Immunoassay
ENS	enterisches Nervensystem
EPO	eosinophile Peroxidase
EPX	eosinophiles Protein X
Equ c	Majorallergen des Pferdes (Equus caballus)
Eur m	Majorallergen der Hausstaubmilbe (Euroglyphus maynei)

F

Fab-Fragment	antigenbindendes Fragment von Antikörpern
FACS	Fluorescence Activated Cell Sorting
Fc-Fragment	konstanter Teil von Immunglobulinen
FcεR	Rezeptor für den konstanten (Fc-)Teil von IgE
FcR	Rezeptor für den konstanten Teil von Immunglobulinen
FE_{No}	Konzentration von Stickstoffmonoxid in der Ausatemluft
FEIA	Fluorescence-Enzyme-Immunoassay
Fel d	Majorallergen der Katze (Felis domesticus)
Fes e	Majorallergen des Wiesenschwingels (Festuca pratensis)
FEV_1	forciertes exspiratorisches Volumen in 1 Sekunde, Einsekundenkapazität
FFP	Fresh Frozen Plasma
FLAP	5-Lipoxygenase aktivierendes Protein
fMLP	Formyl-Methionyl-Leucyl-Phenylalanine
Foxp3	nukleärer Transkriptionsfaktor
Fra e	Majorallergen der Esche (Fraxinus excelsior)
FRC	funktionelle Residualkapazität

G

GA²LEN	Global Allergy and Asthma European Network
GALT	Gut Associated Lymphoid Tissue
GERD	Gastroesophageal Reflux Disease
GKS	Glukokortikosteroide
Gly d	Majorallergen der Raubmilbe (Glycophagus domesticus)
GM-CSF	Granulozyten-Makrophagen-koloniestimulierender Faktor
GTP	Guanosintriphosphat
GWAS	genomweite Assoziationsstudie

H

H1R	Histaminrezeptor 1
H2A	Histon 2A
H2B	Histon 2B
HAE	hereditäres Angioödem
HAES	Hydroxyäthylstärke
Hev b	Majorallergen von Latex
HHV-6	humanes Herpesvirus 6
HIES	Hyper-IgE-Syndrom
HIV	humanes Immundefizienzvirus
HLA	Human Leukocyte Antigen
HLA-DR	Humane Leukocyte Antigen DR
HMO	Health Maintenance Organization
HMWK	High Molecular Weight Kininogen
HNO	Hals-Nasen-Ohren
HPV	humanes Papillomavirus
HRA	Histamin-release Assay
HR-CT	High-Resolution-Computertomografie
HUVS	hypokomplementärisches Urtikaria-Vaskulitis-Syndrom

I

IBD	Inflammatory Bowel Disease
ICAM	Intercellular Adhesion Molecule
ICDRG	International Contact Dermatitis Research Group
ICS	inhalative Kortikosteroide
IEF	isoelektrische Fokussierung
IFN	Interferon
IgA	Immunglobulin A
IgE	Immunglobulin E
IgG	Immunglobulin G
IHRP	In-House-Referenzpräparationen
IL	Interleukin
IL-4Ra	IL-4-Rezeptor-α-Kette
i. m.	intramuskulär
INR	internationalisierte normalisierte Ratio (Gerinnungsfähigkeit des Bluts)
IPF	idiopathische Lungenfibrose
IRF	interferonregulierender Faktor
ISAAC	International Study of Asthma and Allergies in Childhood
i. v.	intravenös
IVDK	Informationsverbund dermatologischer Kliniken

J

J	Joule
Jak	Janus Kinase
Jun s	Majorallergen der Mountain Cedar (Juniperus sabinoides)
Jun v	Majorallergen der Red Cedar (Juniperus virginiana)

K

KBE/m³	kolonienbildende Einheiten pro m³
KBT	Keimbahntranskript
kD	Kilo-Dalton
KIT	Tyrosinkinaserezeptor
KM	Kontrastmittel

KORA	kooperative Gesundheitsforschung in der Region Augsburg
KPT	konjunktivaler Provokationstest

L

LABA	Long Acting β-Agonist
LDH	Laktatdehydrogenase
LE	Lupus erythematodes
Lep d	Majorallergen der Heumilbe (Lepidoglyphus destructor)
LMWK	Low Molecular Weight Kininogen
5 Lo	5-Lipoxygenase
Lol p	Majorallergen des Raygrases (Lolium perenne)
LPS	Lipopolysaccharid
LTC4	Leukotrien C4
LTD	Leukotrien D
LTE	Leukotrien E
LTP	Lipidtransferprotein
LTRA	Leukotrienrezeptorantagonisten
LTT	Lymphozytentransformationstest

M

MAPK	Mitogen-Activated Protein Kinase
MBP	Major Basic Protein
MCP-1	Monocyte Chemoattractant Protein-1
mDC	myeloide dendritische Zelle
MDM	Minor Determinant Mixture
MHC	Major Histocompatibility Complex
MnSOD	Mangansuperoxiddismutase
MPE	makulopapuläre Eruption
MPO-ANCA/p-ANCA	antineutrophile zytoplasmatische Antikörper gegen Myeloperoxidase
MR	medikamentöse Rhinitis
mRNA	Messenger-Ribonukleinsäure
Mus m	Majorallergen der Maus (Mus musculus)
MW-Marker	Molecular Weight Marker

N

NaCl	Natriumchlorid
NARES	Non Allergic Rhinitis with Eosinophilia Syndrome
NEM-Legierung	Nichtedelmetalllegierung
NH$_3$	Ammoniak
Ni	Nickel
NK-Zellen	Natural Killer Cells
NLR	NOD-like Rezeptor

NMA	Nahrungsmittelallergie
NMI	Nahrungsmittelintoleranz
NMU	Nahrungsmittelunverträglichkeit
NO$_2$	Stickstoffdioxid
NPT	nasaler Provokationstest
NSAID	Non-Steroidal Antiinflammatory Drugs
NSIP	nicht spezifische interstitielle Pneumonie

O

OAS	orales Allergiesyndrom
ODTS	Organic Dust Toxic Syndrome, „Drescherfieber"
Ole e	Majorallergen der Olive (Olea europaea)
Ory c	Majorallergen des Kaninchens (Oryctolagus cuniculus)

P

p-	para
p.-a.	posterior-anterior
PaCO$_2$	Kohlenstoffdioxidpartialdruck
PAF	Platelet Activating Factor
PALM	pollenassoziierter Lipidmediator
PAMP	Pathogen Associated Molecular Pattern
PaO$_2$	Sauerstoffpartialdruck
Par j	Majorallergen des Glaskrauts (Parietaria judaica)
PBS	phosphatgepufferte Kochsalzlösung
PC	Provokationskonzentration
Pd	Palladium
PD	Provokationsdosis
pDC	plasmazytoide dendritische Zelle
PEF	Peak Exspiratory Flow
Pen chr	Majorallergen von Penicillium chrysogenum
PEV	exspiratorischer Spitzenfluss
PGE2	Prostaglandin E2
Phl p	Majorallergen des Wiesenlieschgrases (Phleum pratense)
PI3K	Phosphatidylinositol-3-Kinase
PIAS	Protein Inhibitor of Activated STATs
PID	Polleninformationsdienst
PIMF	postinflammatorische meatale Fibrose
pMDI	Pressurized Metered Dose Inhaler
PMMA	Polymethylmethacrylat
PN	Polyposis nasi
Poa p	Majorallergen des Wiesenrispengrases (Poa pratensis)

p. o.	per os	SO$_2$	Schwefeldioxid
PPD	para-Phenylendiamin	SOCS	Suppressor of Cytokine Signaling
PPL	Penicilloyl Polylysine	SP-A2	Surfactant-Protein A2
Pr3-ANCA/	antineutrophile zytoplasmatische	SPINK5	Serinproteaseinhibitor, Kazal Typ 5
c-ANCA	Antikörper gegen Proteinase 3	SPT	Skin Prick Test
PRR	Pattern Recognition Receptor	sRAW	spezifische Resistance
PSGL-1	P-Selectin Glycoprotein Ligand 1	SRU	Rat der Sachverständigen für Umweltfragen
PSH	Purpura Schönlein-Henoch		
PTP	Phosphotyrosinphosphatase	SSSS	Staphylococcal Scalded Skin Syndrome
PTT	partielle Thromboplastinzeit	STAT	Signal Transducer and Activator of Transcription
Pv	Pemphigus vegetans		
PVC	Polyvinylchlorid		

Q

Que a	Majorallergen der Stieleiche (Quercus robur)

R

R$_{aw}$	Atemwiderstand
RANTES	Regulated upon Activation Normal T-Cell Expressed and Secreted
RAST	Radioallergosorbenttest
Rat n	Majorallergen der Ratte (Rattus norvegicus)
RDS	Reizdarmsyndrom
Re-AT	Readenotomie
RIA	Radioimmunoassay
RIE	Rocket-Immunelektrophorese
RIG-I	Retinoic Acid Inducible Gene I
RSV	Respiratory Syncytial Virus

S

S. aureus	Staphylococcus aureus
SABA	Short Acting β-Agonist
SAS	stress- bzw. sportbedingtes Allergiesyndrom
SCCE	Stratum-corneum-chymotryptisches Enzym
SCCNFP	Scientific Committee on Cosmetic Products and Non-Food Products
SCF	Stem Cell Factor
SCIT	subkutane Immuntherapie
SDS-PAGE	Sodium Dodecylsulfate Polyacrylamide Gel Electrophoresis
Sec c	Majorallergen von Roggen (Secale cereale)
sGaw	spezifische Konduktanz
SIRS	Systemic Inflammatory Response-Syndrome
SIT	spezifische Immuntherapie
SLIT	sublinguale Immuntherapie

T

TBS	Tris-Buffered Saline
TcR	T-Zellrezeptor
TEN	toxisch-epidermale Nekrolyse
TGF-β	Transforming Growth Factor β
Th	T-Helferzelle
TIR	Toll/Interleukin-1-Rezeptordomäne
TLR	Toll-like-Rezeptor
TLR-4	Toll-like-Rezeptor 4
TNF-α	Tumornekrosefaktor α
Tregs	regulatorische T-Zellen
TSLP	Thymic Stromal Lymphopoietin
TX	Thromboxan
Tyr p	Majorallergen der Speisemilbe (Tyrophagus putrescentiae)

U

UAW	unerwünschte Arzneimittelwirkung
Ub	Ubiquitin
UIP	Usual Interstitial Pneumonia
URTI	Upper Respiratory Tract Infection
UV	Ultraviolett
UVA, UVB	Ultraviolettstrahlung A, B

V

VCAM-1	Vascular Cell Adhesion Molecule 1
VCD	Vocal Cord Dysfunction
VEGF	Vascular Endothelial Growth Factor
VIP	vasoaktives intestinales Peptid
VLA-4	Very Late Antigen 4

W

WHO	World Health Organisation

Z

ZNS	zentrales Nervensystem

9 Anhang

Kontaktadressen

W. Heppt und S. Espenschied

Gesellschaften

Ärzteverband deutscher Allergologen e.V. (ÄDA)
Geschäftsstelle: Blumenstr. 14, 63303 Dreieich
Internet: www.aeda.de

Deutsche Akademie für Allergologie und Umweltmedizin (DAAU)
Geschäftsstelle: Klinik und Poliklinik für Dermatologie und Allergologie am Biederstein,
Technische Universität München,
Biedersteinerstr. 29,
80802 München

Deutsche Gesellschaft für Allergologie und Klinische Immunologie (DGAKI)
Geschäftsstelle: Postfach 05,
D-86482 Aystetten
Telefon: 08 21/48 68 78 64
Fax: 08 21/48 68 78 63
E-Mail: info@dgaki.de
Internet: www.dgaki.de

European Academy of Allergology and Clinical Immunology (EAACI)
Geschäftsstelle: Genferstr. 21,
CH-8002 Zürich,
Internet: www.eaaci.net

Gesellschaft für Pädiatrische Allergologie und Umweltmedizin e.V. (GPA)
Geschäftsstelle: Rathausstr. 10, 52072 Aachen
Internet: www.gpaev.de

International Association of Allergology and Clinical Immunology/The World Allergy Organization (IAACI – WAO)
Geschäftsstelle: 611 East Wells Street, Milwaukee, WI 53202, USA
Internet: www.iaaci.org

Selbsthilfeorganisationen

Deutsche Hilfsorganisation Allergie- und Asthma e.V. (DHAA)
Bundesgeschäftsstelle: Bonusstr. 32,
21079 Hamburg
Telefon: 0 40/7 63 13 22
Fax: 0 40/7 63 13 39
E-Mail: dhaa-hamburg@t-online.de

Deutscher Allergie- und Asthmabund e.V. (DAAB)
Geschäftsstelle: Fliethstraße 114,
41061 Mönchengladbach
Telefon: 0 21 61/81 49 40
Fax: 0 21 61/8 14 94 30
E-Mail: info@daab.de
Internet: www.daab.de

Allergie- und umweltkrankes Kind e.V. (AUK)
Geschäftsstelle: Schernerweg 4,
D- 45894 Gelsenkirchen
Telefon: 02 09/3 80 90 36
Fax: 02 09/3 80 90 37
E-Mail: info@bundesverband-allergie.de
Internet: www.bundesverband-allergie.de/

Deutsche Atemwegsliga
Geschäftsstelle: Im Prinzenpalais: Burgstraße,
33175 Bad Lippspringe
Telefon: 0 52 52/93 36 15
Fax: 0 52 52/93 36 16
E-Mail: koordination@atemwegsliga.de oder koordination@atemwegsliga.de
Internet: www.atemwegsliga.de

Allergie-, Dokumentations- und Informations-zentrum (ADIZ)
Geschäftsstelle: Antoniusstr. 19,
33175 Bad Lippspringe
Telefon: 0 52 52/95 45 00
Fax: 0 52 52/95 45 01
E-Mail: info.adiz@medizinisches-zentrum.de
Internet: www.medizinisches-zentrum.de

Bundesverband Neurodermitiskranker in Deutschland
Geschäftsstelle: Oberstr. 171, 56154 Boppard
Telefon: 0 67 42/8 71 30
Fax: 0 67 42/87 13 20
E-Mail: info@neurodermitis.net
Internet: www.neurodermitis.net

Deutscher Neurodermitikerbund e.V.
Geschäftsstelle: Baukamp 18
22299 Hamburg
E-Mail: info@neurodermitis-bund.de
Internet: www.dnb-ev.de

Deutsche Haut- und Allergiehilfe e.V.
Geschäftsstelle: Heilsbachstr. 32, 53123 Bonn
Telefon: 02 28/36 79 10
Fax: 02 28/3 67 91 90
E-Mail: info@dha-allergien.de
Internet: www.dha-allergien.de

pina-Infoline Kinderumwelt GmbH, Allergologische Abteilung
Geschäftsstelle: Westerbreite 7, 49084 Osnabrück
Telefon: 05 41/9 77 89 03
Fax: 05 41/9 77 89 05
E-Mail: kontakt@pina-infoline.de
Internet: www.pina-infoline.de

Gesellschaft für Pädiatrische Pneumologie e.V.
Geschäftsstelle: Medizische Hochschule Hannover,
Pädiatrische Pneumologie und Neonatologie
Carl-Neuberg-Str. 1,
D-30625 Hannover
Telefon: 05 11/5 32 91 38/91 39
Fax: 05 11/5 32 91 25
E-Mail: hansen.gesine@mh-hannover.de
Internet: http://www.paediatrische-pneumologie.eu

Arbeitsgemeinschaft Asthmaschulung e.V.
Geschäftsstelle: Iburger Str. 187, 49082 Osnabrück
Telefon: 05 41/5 60 20 oder 05 41/5 60 22 13
Fax: 05 41/5 82 99 85
E-Mail: HesseAKOS@uminfo.de
Internet: www.asthmaschulung.de

Information Pollenflug

Deutscher Wetterdienst (DWD)
Geschäftsstelle: Frankfurter Str. 135,
63067 Offenbach
Telefon: 0 69/8 06 20
Fax: 0 69/80 62 44 84
Internet: www.dwd.de

Stiftung Deutscher Polleninformationsdienst (PID)
Geschäftsstelle: Charitéplatz 1,
10117 Berlin
Telefon: 0 30/4 50 51 80 06
Fax: 0 30/4 50 51 89 88
Internet: www.pollenstiftung.de

Sachverzeichnis

A

Abdominalschmerz 135 f, 333 f, 343, 350
Abdruckmaterial 115, 118
Abrisstest 193
Abszess 308, 337 f
Abkürzungen, Begriffe 415 ff
Acarex-Test 241
Acarus siro 378, 380 f
ACE-Hemmer 186
- Angioödem 90, 105 f, 314, 316, 335
- Ödemattacke 333
- Risikofaktor bei Insektengiftallergie 153, 155
Acidum formicicum 292
Adenoide 125, 301 f
Adenokarzinom 305
Adenosin 209
Adenotomie 126
Adhäsionsmolekül 79
Adhäsionsrezeptor 18
Adipositas 8
Adrenalinapplikation
- inhalative 275
- intramuskuläre 274
- intravenöse 275
- parenterale 275
- Selbstinjektion 154 f
Adrenalininjektor 277 f
Adrenergika 189
Aerosol 32, 45
AGATE = Arbeitsgruppe Anaphylaxie Training und Edukation 277
Ahorn 370
Akarizide 241
Aktinomyzeten, thermophile 49
Akupunktur 290 ff
Akutpsychotherapie, ambulante 289
Allergen (s. auch Inhalationsallergen) 20, 25
- Aggressivität 359
- Inhalationsallergene 359 ff
- Kontaktallergene 401 ff
- Kontaktdermatitis 400 ff
- Kreuzallergien 410 ff
- Lexikon der Allergene und Kreuzallergien 359 ff
- Nahrungsmittelallergene 407 ff
- perenniales 190, 377 ff, 397
- verstecktes 280
Allergenblock 190, 195 f, 401
Allergendosis 128
Allergenexposition 3
Allergenextrakt 268
- Aktivität, biologische 184
- Atopie-Patch-Test 197 f

- diagnostischer 188
- Herstellung 181 ff
- In-House-Referenzpräparation 185
- Intrakutantest 190 f
- Proteinprofil 184
- Qualitätskontrolle 183 ff
- Reaktion, schwere 270
Allergenidentifikation 181 ff
Allergenkarenz 43, 239 ff, 280
Allergenlösung 200 f, 212
Allergenpotenz 359
Allergenprovokationstest s. Provokationstest
Allergenstimulationstest, zellulärer 225
Allergensuchkost 213 f
Allergie
- Atemwege 25 ff
- Auge 139 ff
- Diagnostik 177 ff
- Differenzialdiagnose 301 ff
- Epidemiologie, Genetik, Umwelteinflüsse 1 ff
- Faktor, psychosozialer 284
- Haut 64 ff
- immunologische Grundlagen 13 ff
- Insektengift 150 ff
- intestinale 127 ff
- Kindesalter 158 ff
- Lexikon der Allergene, Kreuzallergien 359 ff
- Mundhöhle, Rachen 122 ff
- Ohr 147 f
- perenniale 178
- Prädisposition, genetische 159 f
- Prävalenz 2, 158
- Therapie 239 f
- Therapie, medikamentöse 252 ff
- Verdauungsorgane 114 ff
- zahnärztliche 114 ff
Allergieanamnese, spezielle 177 f
Allergiediagnostik beim Kind 162 f
Allergieentwicklung 20
- Risikofaktor 8 f, 130, 160
Allergiefragebogen 179
Allergiepass 197, 248, 287
Allergieprävention
- primäre 165 f
- sekundäre 167
Allergiesyndrom
- orales 27, 122 ff, 134 f
- sport-/stressbedingtes (SAS) 178
Allergikerfalte 27
Allergische Reaktion 22 f, 65
- - Effektorphase 131 f
- - Immunkomplexreaktion s. Typ-III-Reaktion

- - konjunktivale 212
- - Sensibilisierungsphase 131 f
- - Soforttypreaktion s. Typ-I-Reaktion
- - vom verzögerten Typ s. Typ-IV-Reaktion
- - zellstimulierende 22 f
- - Zytokine 15
- - zytolytische 22 f
Allergoide 269 f
Allergologie, zahnärztliche 114 ff
Alternaria alternata 392
Alveolitis, exogen-allergische 48 ff
- chronische 50 f, 55
- - Differenzialdiagnose 55
- - Therapie 55 f
Amalgam 115, 117, 126
Ambrosia 375, 409
Amine, biogene 133
p-Aminoazobenzol 70
Amoxicillin 248 ff
Ampicillin 107
Analgetikaallergie 313
Analgetika-Asthma-Syndrom 311
Analgetikaintoleranz 38, 312 ff
- Pathophysiologie 314 f
- Provokationstest 204, 210, 317 ff
- Rhinitis 303 f
Analgetika-Unverträglichkeit 38
Anamnese 177 ff
Anaphylaktische Reaktion 2, 162
- - Algorithmus 277
- - anstrengungsinduzierte 95, 134
- - Immuntherapie 155 f
- - Insektengiftallergie 150 ff
- - Kindesalter 165
- - Mastozytose 343 ff
- - nahrungsmittelinduzierte 133 f
- - Schwangerschaft 152
- - Schweregradskala 152
- - Symptom 152, 285
- - Therapie 255 f, 273 ff
- - Trigger 344
- - Verlauf, biphasischer 154
Anaphylatoxin 348
Anaphylaxie s. Anaphylaktische Reaktion
ANCA = antineutrophile zytoplasmatische Antikörper 97 f, 100
Androgene 335
Angiogenese, inflammatorische 17
Angioneurotisches Syndrom 316
Angioödem 87 ff, 336
- anstrengungsinduziertes 94 f
- bradykininabhängiges 316, 323
- C1-Esterase-Inhibitormangel 330 ff, 336

423

Sachverzeichnis

- hereditäres 330 ff
- – Therapie 334 f
- histaminabhängiges 316, 323
- idiopathisches 336
- leukotrienabhängiges 315 f, 323
- medikamenteninduziertes 314, 316, 335
- mit normalem C1-Esterase-Inhibitor 335
- pseudoallergisches 105 f
- rezidivierendes 330 ff
- Triggerfaktor 333
- Ursache 90
- Urtikaria 90, 316, 335
- vibratorisches 94

Angiotensin-II-Rezeptorantagonisten 90, 105, 314, 316, 335
- Ödemattacke 333

Angry-Back-Syndrom 195, 400
Angst 285 f
Angulus infectiosus 75
Anosmie 311
Anstrengung, körperliche 94, 162
Anstrengungsasthma 41, 43 f
Antiallergika 252 ff
Antibiotika
- Kreuzreaktion 108
- Soforttypallergie 112

Anti-CCD-IgE-Antikörper 221
Anticholinergika 253, 263 f
Anti-EGFR 312 f
Antigen 20 f
Antihistaminika 45, 252 ff
- Absetzen 189, 280, 318
- Anaphylaxie 276
- Indikation 255
- Kreuzreaktion 108
- Rhinitis, allergische 30
- Schwangerschaft 266 f
- Urtikaria 91 f

Anti-IgE-Antikörper 220, 253, 265
- Asthma 45
- IgE-Bestimmung 220
- Insektengifthyposensibilisierung 156

Anti-Interleukin-5-Antikörper 310
Antikonvulsiva 110 f
Antimykotika 63, 404 f
Antiphlogistika, nichtsteroidale (NSAID) 312 ff
- Angioödem 314, 316
- pseudoallergische Reaktion 89, 312
- Reaktion, fototoxische 110

Antiseptika 404 f
Aphthe 114, 126, 313
Aquariumfutter 181, 399
Arachidonsäure 314 f
Arrhythmie 92
Arthusreaktion s. Typ-III-Reaktion
Arzneimittelallergie 102 ff
- Allergiepass 248
- Applikationsform 248

Arzneimittelexanthem 107 f
- morbilliformes 104
- Scratch-Patch-Test 197

Arzneimittelintoleranz 103
Arzneimittelreaktion 102 ff
- bullöse 109 f

- Diagnostik 111 ff
- fixe 104, 108 f
- fototoxische 104, 110
- pseudoallergische 105 f

Arzneimittelunverträglichkeit 2, 248 ff
Arzneimittelwirkung, unerwünschte 312
Aspergillose, bronchopulmonale, allergische 56 ff
- – – seropositive 59
- – – Stadieneinteilung 60, 62 f
- – – Therapie 62 ff

Aspergillus
- fumigatus 60, 393
- niger 389

Aspergillusinfektion 338
Aspirin-exacerbated respiratory Disease (AERD) 38, 311
Aspirinintoleranz 312 ff
Aspirin-Provokationstest 204, 210, 314, 317 ff
Assoziationsstudie, genomweite 6
Astemizol 253 f
Asthma bronchiale 34 ff
- – allergisches 35, 37 ff
- – analgetikainduziertes 210
- – anstrengungsinduziertes 35
- – Anti-IgE-Antikörper 265
- – Aspergillose, bronchopulmonale 59
- – azetylsalizylsäureinduzietes 204
- – Behandlungsalgorithmus 48
- – berufsbedingtes 38
- – chemisch/physikalisch-irritatives 38
- – Diagnostik 40 ff
- – Differenzialdiagnose 33, 37, 39, 42 f
- – gemischtförmiges 35, 38
- – Homöopathie 296 f
- – intrinsisches 35, 38 f
- – beim Kind 159, 161 f, 264
- – Leukotrienrezeptorantagonisten 264
- – Management 45 f
- – Mastzellstabilisatoren 259
- – Milbenallergie 377
- – Mortalität 2
- – Nahrungsmittelallergie 134
- – Prävalenz 1, 27, 158
- – Provokation, unspezifische 209
- – Schweregradeinteilung 45 f
- – β_2-Sympathomimetika 263
- – Theophyllin 264 f
- – Therapie 43 ff, 164 ff
- – Verlauf 159

Asthmaanfall
- Notfalltherapie 46 f
- Prophylaxe 262

Asthmakontrolle 47 f
Asthmaschulung 165
Atemflow, Reduktion 199, 202 f
Atemgeräusch
- aufgehobenes 40
- basales, knisterndes, trockenes 52

Atemnot 34, 38, 277
- anaphylaktische Reaktion 152
- nächtliche 40

Atemstillstand 152
Atemwege
- obere 25 ff
- untere 34 ff

Atemwegsinfektion 162
Atemwegsirritanzien, unspezifische 207 f
Atemwegsobstruktion 40
- anstrengungsinduzierte 209 f
- Differenzialdiagnose 42 f
- reversible 35

Atemwegswiderstand 206, 208
Atopene 80
Atopie 6
- Risikofaktor 128

Atopie-Patch-Test 197 f
Augenerkrankung, allergische 139 ff
Augenlidabszess 308
Augentropfen 143, 258
Autoallergie 82
Autoantikörper 90, 351
Autoimmunerkrankung 101, 351
- arzneimittelinduzierte 110 f

Autoimmunthyreoiditis 90
Azetylsalizylsäure
- Angioödem 335
- Provokation 204, 210, 314, 317

Azetylsalizylsäuredesaktivierung 317 ff
- Durchführung 321 f
- High-Risk-Patient 321
- Indikation 320
- Kontraindikation 321
- Therapie von Reaktionen 322 f

Azetylsalizylsäureintoleranz 312 ff

B

Babyhaler 165
Basophile 17, 229
Basophilenaktivierungstest 113, 153
Basophilendegranulationstest 225
Baumpollen 123, 130
Becherzellhyperplasie 229, 233
Behçet-Krankheit 100
Beifuß 130, 373, 409
Beifußallergie 180 f
Beifuß-Sellerie-Gewürz-Syndrom 124
Belastungsprovokation 41, 209 f
Benzalkoniumchlorid 262, 302
Berufsallergose 251
Berufsausbildung 85
Berufskrankheit 38
- Alveolitis, exogen-allergische 49, 56
- Kontaktekzem, allergisches 77

Beschwerdetagebuch 287
Betablocker 186, 206
- kardioselektiver 155

Betamethason 277
Bettbezug, milbendichter 242 f
Bienengift 150, 246, 411
Bienengiftallergie s. Insektengiftallergie
Bienengiftsensibilisierung 1 f
Biologics 312, 349
Birkenpollen 129, 240, 360, 364
- Kreuzreaktion 409

Birkenpollen-Nuss-Obst-Syndrom 124
Biss, offener 121 f
Blähungen 134, 137

Sachverzeichnis

Bläschen, dyshidrotische 73, 84
Blase 109, 348
– hämorrhagische 97
Blepharospasmus 212
Blomia tropicalis 381
Blühkalender 360 f
Blutdruckabfall 277
Blutgasanalyse 42, 53
B-Lymphozyten 21
Botrytis cinerea 394
Bracket 120
Bradykinin 105, 316, 332
Bradykinin-B2-Rezeptor-
   antagonist 334
Brennessel 373 f
Bronchiektase 58 f
– Kolonisation 62
– Röntgen 60 f
Bronchiolitis, zentrilobuläre 52
Bronchitis, chronische 42
Bronchodilatation 44, 263
Bronchodilatatoren, Karenzfrist 207
Bronchokonstriktion 35
Bronchokonstriktion, anstrengungs-
   induzierte 209 f
Bronchospasmus 57, 152
Bronopol 71, 76
Buche 367, 369, 409
Bufexamac 71 f

C

C1-Esterase-Inhibitor 105
C1-Esterase-Inhibitorkonzentrat 334 ff
C1-Esterase-Inhibitormangel 330 ff,
   336
– erworbener 335
– hereditärer 330 f
C1-Komplex 348
Caspase 303
CAST = zellulärer Allergenstimulations-
   test 225
CCD = Cross-reactive Carbohydrate
   Determinants 221
CD4/CD8-Quotient 54
CD23 22
Cetuximab 312
Charcot-Leyden-Kristalle 60, 229,
   231 ff
Cheilitis 75, 83, 122
Chemokine 17, 19, 26, 57
Chemosis 141 f
Chemotaxine 96
Chemotaxis 17, 19, 79
CHES = Chronisch hyperplastische
   eosinophile Sinusitis 313
Chinasyndrom 136 f
Choanalatresie 301 f, 306
Choanalpolyp 306
Chrom 115, 120, 323
Chromate 72 f, 76
Chrom-Nickel-Stahl 324
Churg-Strauss-Syndrom 41, 100, 304
Cimetidin 276
Cladosporium herbarum 392
Clearance, mukoziliäre 57, 262, 303
Clemastin 254
CO_2-Konzentration, vermehrte 5 f

Conjunctiva
– bulbi, Injektion 142, 212
– palpebrae, Hypertrophie, papil-
   läre 145
Conjunctivitis
– medicamentosa 144
– vernalis 143, 145
Coombs-und-Gell-Einteilung 22 f, 65
COX-2-Inhibitor 314
C-reaktives Protein 53
CREATE-Projekt 185
Cromoglicinsäure 30, 44, 259, 261
Cromone 261
CRSsNP = chronische Rhinosinusitis
   ohne Nasenpolypen 308 ff
CRSwNP = chronische Rhinosinusitis
   mit Nasenpolypen 310 f
Curschmann-Spirale 60
Cyclosporin A 92

D

Danger-Hypothese 107
Dapson 94, 102 f
Darier-Zeichen 342
Darmentzündung, allergische 130 f
Darmerkrankung, chronisch-infek-
   tiöse 133
Darmflora, bakterielle 282
β-Defensin 79
Dekongestiva 259, 262, 266
Dentalpharmaka 121
Dentalprodukt 126
Depression 286
Dermatitis
– atopische 77 ff
– – Diagnose 82 f, 85 f
– – Differenzialdiagnose 70, 337
– – Gesamt-IgE 219
– – Infektion 85
– – Klinik 82 ff
– – Nahrungsmittelallergie 127, 134
– – Schubfaktor 86
– – Therapie 86 f, 264
– – Verlauf 159
– herpetiformis 134
– superinfizierte 337
Dermatophagoides
– farinae 378 ff
– microceras 378, 380
– pteronyssinus 378 f
Dermatose, neutrophile 100
Dermografismus 190
– urtikarieller 92 f
– weißer 83
Dextrane 276
Diagnostik 177 ff
Diaminodiphenylsulfon s. Dapson
Diaminooxydase 226
Diarrhö 127, 135 f
Diät
– allergenarme 213 ff, 248, 279
– nickelarme 281
– pseudoallergenarme 246 f
Dibromol-Tinktur 404
Diclofenac 313
Dieselabgase 20

Differenzialdiagnose 301 ff
– zytologische 233 f
Dimethylglyoximtest 72
Dimetinden 254, 277
Dinitrochlorbenzol 64
DNCG s. Cromoglicinsäure
Drescherfieber (ODTS) 55
Dresdner Allergiefragebogen 177, 179
Drogen 101
Druckurtikaria 91, 93 f
Druckvernebler 165
Drug Reaction with Eosinophilia and
   systemic Symptom 110
Dry Powder Inhalers (DPI) 45
Duftstoffe 71 ff, 76, 251, 402
Dyspepsie 137
Dysphagie 136
Dysphonie 32, 34

E

Ecallantide 105
ECP = eosinophiles kationisches Prote-
   in 41, 138, 225, 315
Eczema herpeticum 85
Edelstahlimplantat 324
Effloreszenz, makulopapulöse 342 f
EGFR-Inhibitor 312 f
Eibe 363, 367
Eiche 368
Einblutung 351
Eiweißverlusteneteropathie 135
Ekzem
– akutes 65
– atopisches
– – Differenzialdiagnose 161
– – Glukokortikoide 255, 259
– – beim Kind 159 ff
– – Prävalenz 158
– – Therapie 163 f
– – Triggerfaktor 163
– chronisches 65
– Dermatitis, atopische 84
– dysregulativ mikrobielles 70
– exsudatives 83
– fotoallergisches 110
– Hyper-IgE-Syndrom 336
– implantatassoziiertes 325
– irritativ-toxisches 73 f
– Kasuistik 283 f
– lichenifiziertes 84
– nässendes 147
– nach Osteosynthese 324
– periorales 75
– retroaurikuläres 83
– subakutes 74
Elektroaerosolgerät=Vernebler 45
Eliminationsdiät 138, 213, 280 f
– Dermatitis, atopische 86
Encasing 86, 242
Endoprothese 325 f
Endotoxin, bakterielles 20
Enteropathie 129, 135 f
– glutensensitive 134
Enterotoxin 310
Entzündung, allergische 14 f, 17, 26,
   257
– – Blockieren 252, 255

Sachverzeichnis

– – Chronifizierung 82
– – endobronchiale 35 f
– – eosinophile, Th2-dominierte 310
– – neutrophile, Th1-dominierte 310
– – Pathomechanismus 18 f
– – persistierende, minimale 27
Entzündungsinfiltrat 96
Entzündungsmediator 211, 225 ff
Entzündungsparameter 98
Eosinophile 17 f
– Nasenschleimhaut 229 ff
Eosinophilenaktivierung 225
Eosinophilendifferenzierung 81
Eosinophilenmediatoren 138
Eosinophilie 41 f, 59
– Churg-Strauss-Syndrom 304
– Gastroenteritis 136
– Hyper-IgE-Syndrom 336, 339
– konjunktivale 143
Eotaxin-Rezeptor 15
Epidemiologie 1 f
Epikutantest 192 ff
– Arzneimittelreaktion 111
– geschlossener 193
– Komplikation 197
– Kontaktekzem 69 f
– Kontraindikation 400
– Metallallergie 325
– offener 193
– Variante 197
Epinephrin 345
Epitop 129
Epoxidharz 402
EPX = eosinophiles Protein X 79, 138
Erbrechen 134 ff, 152
Erdnussallergen 128, 408
Erdnussallergie 128, 134
Erkrankung
– immunkomplexvermittelte 347 ff, 352
– paranoide 288
Erle 360, 363
Ernährung 8
Ernährungstherapie 278 ff
Erstickungsanfall 32
Erythem 64 f, 88, 326
– nummuläres 109
Erythema exsudativum multiforme 109
Esche 365, 409
Espe 409
Etagenwechsel 27
Ethylendiamin 108
Eugenol 115, 118
Euphrasia D2 293, 295
Euroglyphus maynei 379, 380
Exanthem
– bullös 249
– makulopapulöses 97, 249 f
– papulopustulöses 249, 313
– urtikarielles 250
Externa 259 f, 404 f

F

Farmerlunge 48 f
Fazialislähmung 341
FcεRI 17, 21 f, 217 ff
FcεRII 22
Federsensibilisierung 399
FE_{NO}-Messung 42
FEV_1 206 f, 319 f
Fibrose
– meatale, postinflammatorische 149
– systemische, nephrogene 106
Fichte 369
Ficusspezies 398
Filaggrin, Genmutation 6 78
Filler-Granulom 327 ff
Filler-Unverträglichkeit 325 ff
Finn-Chambers 69
Fischallergen 407, 410
Fischfutter 181, 399
Fissur, retroaurikuläre 337
FLAP = 5-Lipoxygenase aktivierendes Protein 315
Flimmerepithel 227 f
Flimmerzelldegeneration 233 f
Flow-Reduktion, nasale 199, 202 f
Flush 151 f
Formaldehyd 402
Formoterol 43
Foto-Patch-Test 70, 197
Fotophobie 111, 143
Fremdkörper 143, 306
Fremdkörperaspiration 42
Fremdkörpergranulom 327 ff
Füllmaterial 326 ff
Füllungsmaterial 115, 117 f
Fusarium moniliforme 396

G

Gadolinium 106
Galaktomannan 60
Gastroenteritis, eosinophile 136
Gaumenmandelhyperplasie 125 f
Gedächtnis-B-Lymphozyten 348
Gefrierplasma, frisches (FFP) 334 f
Gehörgang, Kontaktdermatitis 147 f
Gehörgangsekzem 74 ff
Gehörgangsmykose 389
Gehörgangsstenose 148
Genetik 6 f
Genlokus, atopierelevanter 6 f
Genpolymorphismus 6, 78, 314
Geruchsminderung 304 f
Gesamt-IgE 42, 217 ff
Geschmacksveränderung 114
Geschmacksverstärker 136
Gesichtsasymmetrie 338
Gesichtsschwellung 332 f, 335 f
Getreide 409
Glaskraut 374 f, 409
Gliadin 134, 136, 408
Globusgefühl 40, 126
Glossitis 122
Gloved-Finger-Shadow 60 (allergische Aspergillose)
Glukokortikoide
– Anaphylaxie 276 f
– Aspergillose 62 f
– Dosis 319
– Hauttest 189
– Immunkomplexvaskulitis 102 f
– Indikation 255
– inhalative 164 ff, 207, 258 f
– Asthma bronchiale 44 f
– intranasal verabreichte 30
– Karenzfrist 207
– Kindesalter 166
– Kontraindikation 338
– Nebenwirkung 142 ff, 255 f, 261
– Ophthalmika 258
– Schwangerschaft 266 f
– systemische 45, 47, 255 f
– topische 148, 255, 259 f
– Urtikaria 15
– Wirkprinzip 253, 255
Glukokortikoide/β_2-Sympathomimetika-Kombination 44
Glutamat 136
Glycophagus domesticus 381
Goldlegierung 118
Granulom 270
– Fillermaterial 327 ff
– pyogenes 304
– Stufentherapie 329
Gräser-Getreide-Reaktion 124
Gräserpollen 371 ff
– Kreuzreaktion 130, 409
Gräserpollenallergie 25
– Immuntherapie 268, 271
Gruppenallergie 71
Gummi 71 f, 76, 85, 115
– Additiva 121
Gut-associated lymphoid Tissue (GALT) 130 f

H

H1-Antihistaminika 252 ff, 276
– Rhinitis, allergische 30
– Urtikaria 90 ff
H2-Antihistaminika 92, 276
Haarshampoo 148
Haarveränderung 313
Hämoptyse 58
Hamster 87
Handekzem 73 f, 83 ff
– Berufsausbildung 85
– Differenzialdiagnose 85
– hyperkeratotisch-rhagadiformes 74
– Vorbeugung 75
– des Zahnarztes 117
Handschuhe 74, 85
– latexfreie 243 f
Hapten 64, 107, 249
– Material, zahnärztliches 114
Hasel 360, 362, 408 f
Hausstaubmilbe 377 ff
– amerikanische 379 f
– europäische 379
– Reduktion 86, 241 f
Hausstaubmilbenallergie s. Milbenallergie
Haut
– Entzündungsinfiltrat 66
– trockene 83
Hautallergie 64 ff
Hautatrophie 148
Hautbarriere, gestörte 6, 65, 77 f
Hautirritabilität 196

Sachverzeichnis

Hautpflegecreme 77
Hautschwellung 332 f
Hauttest 185 ff
- Applikationsort 188
- Ausprägungsstärke 188
- falsch-negativer 194
- falsch-positiver 195
- Kontraindikation 186
- Medikamenteneinfluss, hemmender 189
- negativer 199
- Negativkontrolle 191
- positiver 199
- Positivkontrolle 191, 193
- Reaktion, toxische 193, 195
- Sensitivität 186
- Standardblock 190, 195 f
Hautveränderung
- nässende 76
- trockene 76
Heiserkeit 122
Helminthosporium halodes 396
Herpes-simplex-Virus 85
Herpesvirus-6 110
Heumilbe 381
Heuschnupfen 142, 158
High-Risk-Patient 321
Histamin
- Bestimmung 225 f
- Wirkung 226
Histamindihydrochlorid 204
Histaminintoleranz 133
- Diagnose 138
- Symptom 134, 137
- Ursache 137
Histaminliberatoren 344
Histaminreaktion
- fehlende 190
- Positivkontrolle 193
Histamin-Release-Test 225
Histaminrezeptor 226
Hitzewallungen 136
HLA-DR 56, 79
HMWK = High Molecular Weight Kininogen 332
Homing-Faktor 66
Homöopathie 290, 292 f, 295 ff
Honigwabenbildung 52 f
Hornhautulkus 144 f
Hornissenstich 155, 246
Hühnerei 1 f, 161, 407
- Kreuzreaktion 410
Hülsenfrüchte 410
Hummelstich 155
Hund 25, 384, 411
Husten 34, 50 f
Hyaluronsäure 326 f, 329
Hydrolysatnahrung 166
Hydroxyäthylstärke 104, 275 f
Hygienetheorie 2, 4, 8, 128, 130
Hyper-IgE-Syndrom 336 ff
- autosomal-dominantes 337 ff
- autosomal-rezessives 339, 341
- Scoring-System 340
- Therapie 341
Hyperkapnie 42
Hyperreagibilität
- bronchiale 1, 35

– – NaCl-Provokation 210
– – Provokationstest 40 f, 205, 208
– – Therapie 44
– – Triggerfaktor 162
– – unspezifische 208 f
– nasale 26 f, 204
Hypersensitivität vom verzögerten Typ s. Typ-IV-Reaktion
Hypersensitivitätspneumonitis 48 ff
Hypersensitivitätssyndrom 250
Hypersensitivitätsvaskulitis 96 ff
Hypokapnie 42
Hyposensibilisierung s. Immuntherapie
Hypotonie 152
Hypoxämie 53 f

I

ICAM-1 79
Icatibant 106, 334, 336
Idiosynkrasie 103
IgA 130, 221
- aspergillusspezifisches 57
IgA-Immunkomplex 97, 99, 350
IgA-Mangel 221
IgE 219
- allergenspezifisches 159 f, 182, 222 ff
– – Hemmung 270
- aspergillusspezifisches 57, 59
- atopenspezifisches 79
- Bestimmung 42, 220 f
- erhöhtes 336, 339
- hymenopterengiftspezifisches 153 f
- Nabelschnurblut 160
IgE-Epitop 129
IgE-Inhibitionstest 184
IgE-Rezeptor 17, 21 f, 217 ff
IgE-Rezeptor-Antikörper 90
IgE-Synthese 21 f, 81, 130 f
- multiklonale 310
- überschießende 159
IgG 221, 270 f
- aspergillusspezifisches 57, 59
IgG-1-Antikörper, monoklonaler 312
IgG-Ablagerung 96, 99 f
IgG-Antikörper 53
IgM-Ablagerung 96, 99 f
Imatinib 345
Immunantwort
- Dermatitis, atopische 79 ff
- Th1-dominierte 130
Immundefekt 195, 219
Immundefizienzsyndrom 336
Immunglobulinbestimmung 217 ff
Immunglobulinklassenwechsel 21, 81, 130
Immunität 13 f
Immunkomplexbildung 347 f
Immunkomplexerkrankung 347 ff, 352
Immunkomplexglomerulonephritis 350
Immunkomplexreaktion s. Typ-III-Reaktion
Immunkomplexvaskulitis 96 ff, 349 f
- Auslösefaktor 101
- Differenzialdiagnose 101
- Therapie 102 f

Immunmodulation 271
Immunmodulator, topischer 77, 329
Immunologie, Grundlagen 13 ff
Immunogenität 20
Immunreaktion, antigenspezifische 13 ff
Immun-Response-Gen 160
Immunstimulation 2
Immunsuppressiva 92, 255
- Vaskulitis 102 f
Immunsystem, angeborenes 130 f
Immuntherapie 268 ff
- Beendigung 157
- Erhaltungsphase 272
- Indikation 269
- Insektengiftallergie 155 ff
– beim Kind 164, 272 f
- Kontraindikation 269 f
- Kurzzeittherapie, präsaisonale 269
- Nebenwirkung 270
- Pollenallergen, kreuzreaktives 123
- Rhinitis, allergische 31
- subkutane 15, 268, 272
– – Asthma bronchiale 45
– – Indikation 269
– – Komplikation 45
– – Kontraindikation 45
- Steigerungsphase 272
- sublinguale 123, 268, 272
– – beim Kind 164
– – Schleimhautreaktion 270
- Wirkmechanismus 270 f
Immuntoleranz 14, 160
Impfstoff 21
Implantatallergie 325
Infektanfälligkeit 122, 338 f, 377
Infektion 85, 107
- Immunkomplexbildung 347, 350
- Immunkomplexvaskulitis 101
Inhalationsallergen 37, 359 ff
- Provokationstest, nasaler 199 ff
- saisonales 359 ff
Inhalator 45
Inhalierhilfe 45, 165
Injektion, konjunktivale 142, 212
Innenohr 149 f
Innenraumschadstoff 4
Insektengiftallergie 150 ff
- Allergenkarenz 246
- Anaphylaxie 343
- Diagnostik 153 ff
- Expositionsprophylaxe 154
- Immuntherapie 155 ff, 269
– beim Kind 165
- Risikofaktor 153
- Therapie 154 ff
Insektengiftsensibilisierung 150
Integrine 18
Interface-Membran 325
Interferon-γ 15, 82, 341
Interleukin-2 15
Interleukin-4 15, 35, 81 f, 131
Interleukin-5 15, 81 f, 131, 310
Interleukin-10 14
Interleukin-13 35, 131
Interleukin-18, Genpolymorphismus 78
Interleukin-22 80

Sachverzeichnis

Interleukin-31 82
Interview, strukturiertes 177 f
Intoleranzreaktion 314
Intradermaltest, Insektengift-
  allergie 152 f
Intrakutantest 190 ff
– Arzneimittelreaktion 111
– Rhinitis, allergische 28
In-Vitro-Diagnostik 217 ff
Irritanzien 95, 207 f
Irritation, nasale 202
Isozyanate 49 f
Itraconazol 63

J

Jak-STAT-Signalweg 18 f
Juckreiz 77, 83, 87
– anaphylaktische Reaktion 152
– Arzneimittelreaktion 104
– okulärer 142
– Pathogenese 82

K

Kaliumdichromat 71 ff, 401
Kälteurtikaria 91, 93
Kaltluft 41, 208 ff
Kandidatengenanalyse 6
Kaninchen 385, 411
Karotte 408
Karzinoid 43
Katarakt 146
Katzenallergen 245, 383, 411
Katzenallergie 25, 382 f
– Homöopathie 295
Keratitis 146
– superficialis punctata 144
Keratoconjunctivitis epidemica 143
Keratokonjunktivitis, atopische 145 f
Kiefer 370
Kieferanomalie 121 f
Kieferorthopädie 118 ff
Kind 158 ff
– Allergenblock für Epikutan-
  testung 195 f
– Allergieprävention, primäre 165 f
– Immuntherapie 272 f
– Therapie, antiallergische 265, 267
KIT-Mutation 342
Klimaanlage 245
Klimaanlagelunge 49 f
Klimawandel 5 f
Kloßgefühl 32
Knochenzement 324 f
Knötchen, pruriginöses 83
Knoten, blau-roter 342
Kobalt 71
Kobaltchlorid 402
Kobaltlegierung 115, 118, 323
Köbner-Phänomen 351
Kofferdam 117
Kolitis, eosinophile 131
Kollagenose 98, 347, 351
Kolophonium 71, 402
Komorbidität 284
Komplementsystemaktivierung 96, 331 f, 348 f
Komposit 118

Konjunktiva
– Hypertrophie, papilläre 145 ff
– Keratinisierung 144
– Rotfärbung 140
– Schrumpfung 146
– Schwellung, gelatinöse 142
Konjunktivalabstrich 140
Konjunktivitis 139 f
– allergische 140, 142 ff
– bakterielle 140
– Differenzialdiagnose 143 f
– makropapilläre 146 f
– toxisch bedingte 143 f
Konservierungsstoffe 71 f, 76, 121, 403
Kontaktadressen 421
Kontaktallergen 64 ff, 196, 400 ff
– Auflistung 71 ff
– HNO-Heilkunde 404 f
– Meidung 281
– Ohr 76, 148
– Restimulationsphase 66, 68
– Sensibilisierungsphase 66 f
– Standardserie 401
Kontaktallergie, Epidemiologie 2
Kontaktdermatitis 107
– Epikutantest 192 f
– fotoallergische 76
– periorale 114
Kontaktdermatokonjunktivitis 142 ff
Kontaktekzem 64 ff, 400
– Augenlid 139, 141 f
– fotoallergisches 197
– hämatogenes 69
– Naseneingangsekzem 27 f
– Testreihe 400
– Therapie 76 f
Kontaktlinsenträger 146, 211
Kontaktstomatitis 75 f, 114
– Diagnostik 193
Kontakturtikaria 95
Kontrastmittelunverträglichkeit 106 f
Koppelungsanalyse 6
Kopplungsallergie 71
Kortikosteroide s. Glukokortikoide
Kortisonglaukom 143
Kosmetika 71, 141
– Nebenwirkung 251
– Produktinformation 250 f
Krankheitskonzept, biopsycho-
  soziales 283
Kräuter 410
Kreuzallergie 409 ff
– Parastoffe 71
– pollenassoziierte 411
Kreuzreaktion 123 f, 359 f, 409 f
– Penizilline 249 f
Kreuzreaktivität 362 ff
Kryoglobulinämie 97, 99, 102
Kuhmilchallergen 407
– Kreuzreaktion 388, 407, 410
Kuhmilchallergie 160 f, 296
Kuhmilchproteinintoleranz 162
Kuhmilchsensibilisierung 1 f
Kunststoffprothese 126
Kutschersitz 46

L

Laktasemangel, sekundärer 137
Laktoseintoleranz 127 f
– Diagnostik 138
– Pathogenese 133
– Symptom 137
Laktosemalabsorption 133
Langerhans-Zellen 66, 80 f
Laryngitis 32
Laryngospasmus 34
Larynxödem 32, 333 f
Latex 243, 397
– Kreuzreaktion 130, 411
Latexallergie 397, 411
Latex-Frucht-Syndrom 124, 135
Latexprophylaxe 243 f
Lavage, bronchoalveoläre 54, 60
Lebensstil, westlicher 4 f, 83
Legierung
– Korrosion 120 f
– nickelfreie 118, 120
Lepidoglyphus destructor 381
Leukase Kegel 405
Leukotriene 26, 314
Leukotrienfreisetzungstest 225
Leukotrienrezeptorantagonisten 253, 264, 318
– Asthma bronchiale 44 f
– beim Kind 265, 367
– Urtikaria 92
– Wirkung 257
Leukozytenintegrine 18
Leukozytoklasie 96, 348, 351
Lichenifikation 64 f
Lichtempfindlichkeit 111, 143
Lid
– Erythem, schuppendes 141
– oberes, Rötung 308
Lidödem 139 f, 308
– Differenzialdiagnose 141
Lidrandentzündung 146
Life-Event 284
Linola 405
Lipidmediatoren 17
Lipopolysaccharide 160
Lippen
– Brennen 123
– Schwellung 123
Lippenleckekzem 75, 83
Lokalanästhetika 111, 116, 121
Luftfeuchtigkeit 241, 243, 245, 378
– Schimmelpilzwachstum 389
Luftschadstoff 3 f
Lungenbiopsie 55
Lungenembolie 43
Lungenemphysem 53
Lungenerkrankung, chronisch-obstruk-
  tive 37
Lungenfibrose, interstitielle 51, 55
Lungenfunktion 207 f
Lungenfunktionsprüfung 40 f, 52 f
Lungeninfiltrat 58, 60 f
Lupus erythematodes 97, 111, 351
Lyell-Syndrom 109 f
Lymphopenie 53
Lymphozytentransformationstest 113, 225, 325
Lysin-Azetylsalizylsäure 317

Sachverzeichnis

M

Magen-Darm-Attacke 333 f
Majorallergen 129, 249, 359
– Omega-5-Gliadin 134
Makrophagen 15 f
– schaumige 55
Mangansuperoxiddismutase 82
Mastozytom 342, 346
Mastozytose 136, 153, 255, 342 ff
– Anaphylaxieprävention 345
– Insektengiftallergie 157
– Klassifikation 346
– Therapie 345
Mastzellaktivierung 26, 90, 133
Mastzellen 17
– Darmmukosa 132
– Migration 18
– Nasenschleimhaut 229
Mastzellerkrankung unklarer Signifikanz 344
Mastzellleukämie 346
Mastzellsarkom 346
Mastzellstabilisatoren 253, 259, 261
– Augentropfen 143
– Schwangerschaft 266 f
Maus 386, 411
Mazeration 65
MBP = Major basic Protein 58, 79
Mediator
– bronchokonstriktorischer 35
– pollenassoziierter 4
Mediatorfreisetzung 26
Medikamente 312
– Einfluss auf Hauttest 189
– Fibrose, meatale 149
– Karenzfrist 205 f, 318
– Konjunktivitis 144
– Kreuzreaktion 108
– Lupus erythematodes 111
– mastzellaktivierende 90, 344
– Nekrolyse, epidermale, toxische 109
– Ohrekzem 148
– Rhinitis 303
– Sofortreaktion, allergische 105
– Vaskulitis 98, 101
Medikamentenallergie s. Arzneimittelallergie
Medizin, chinesische, traditionelle 290 f
Medizinprodukt, latexfreies 244
Meerschweinchen 382, 385, 411
Mehlmilbe 380 f
Mercaptobenzothiazol 72
Metacholin 208 f
Metallimplantat-Unverträglichkeit 323 ff
Metalllegierung 71, 115, 118, 323 f
Methämoglobinämie 103
Methylisothiazolon 71, 403
Methylmethacrylat 117
MHC-I-Molekül 16, 21
MHC-II-Molekül 16, 21, 66
Migration 18 f
Mikronoduli 327
Milben 241 ff, 377 ff
Milbenallergen 81, 379
– Reduktion 86, 241 f

Milbenallergie 25, 178
– Homöopathie 295
– Kreuzallergie 411
– Paukenerguss 149
Milben-Schalentier-Syndrom 124
Milch, hypoallergene 86
Milchallergie s. Kuhmilchallergie
Milchkarenz 281
Milchschorf 83, 159
Milchzahn, Persistenz 336, 339
Mittelohr 149
Mollusca contagiosa 85
Molybdän-Legierung 323
Monozyten 15
Montagskrankheit 48
Montelukast 92, 264
Morbidität 2
Mückenlarven 399
Mucoid Impaction 60 f
Mucor mucedo 394
Müdigkeit 134, 136
Mukositis 313
Multiallergensuchtest 162
Multiple-Drug-Allergy-Syndrom 108
Mundatmung 121 f, 125
Mundhöhle und Rachen, Allergien 122 ff
Mundhygiene 117 f
Mundschleimhaut
– Blutung, petechiale 116
– Brennen 114
– Reaktion, allergische 114
– Rötung 75, 114
Mundvorhofplatte 121 f
Muskelrelaxanzien 112 f
Myalgie 97
Mykose, bronchopulmonale 56

N

NaCl-Kontrolle, falsch-positive 190
NaCl-Lösung 210, 275
Nahrung
– Faktor, toleranzinduzierender 2 f
– hypoallergene 213 ff, 248, 279
Nahrungsmittel
– Etikettierung 280 f
– histaminreiche 226
– kreuzreagierende 124
– Multiallergentest 162
– nickelhaltige 281 f
Nahrungsmitteladditiva 90, 136
Nahrungsmittelallergen 128 ff, 406 ff
– Denaturierung 123
– Hauttest 189
– pollenassoziiertes 406
– Prick-to-Prick-Test 123
– verstecktes 246
Nahrungsmittelallergie 406
– Allergenkarenz 246 ff
– Diagnostik 137 f, 213 ff, 278 f, 407
– Ernährungstherapie 278 ff
– Immunpathogenese 129 ff
– beim Kind 161
– Kreuzreaktion 129 f, 410
– pollenassoziierte 122, 411
– Prävalenz 2, 128
– Symptom 122, 127, 133 ff, 406
– Therapie 138 f, 163, 296
– Verlauf 159

Nahrungsmittelintoleranz 127
– Diagnostik 138
– Ernährungstherapie 278 ff
– Mechanismen 132 f
– physiologische 137
– Symptom 136 f
Nahrungsmittelprotokoll 247
Nahrungsmittelprovokation, doppelblind placebokontrollierte 279 f
Nahrungsmittelsensibilisierung 1 f
– gräserpollenassoziierte 372
Nahrungsmittelunverträglichkeit 127 f
– Dermatitis, atopische 83
– physiologische 133
– psychologische 133
Nahrungsmittelvergiftung 133
Narkosezubehör, latexfreies 244
Nasal-Lavage 229
Nasenabstrich 307
Nasenatmungsbehinderung 27, 302 f
– einseitige 305
– Kieferanomalie 121 f
– medikamentös bedingte 303
– Rachenmandelhyperplasie 125
– Rhinitis, nicht allergische 304
– Therapie 30, 257
Nasenbluten 304
Naseneingangsekzem 27 f
Nasenmuschelhyperplasie 178, 303, 377
Nasenmuschelverkleinerung 31
Nasenpolyp 310 f
Nasenrücken, Hautfalte 27 f
Nasensalbe 27, 29
Nasenschleimhaut
– Eosinophilie 26
– Krustenbildung 304 f
– Reaktion, kontaktallergische 27 f
– Reaktionsfähigkeit 201
– Zytologie 227 ff
Nasenschleimhautschwellung 27 ff
Nasensekret 228
Nasensekretion 152, 202, 301
– eitrige 301
– gelbliche 305
– Therapie 257, 263 f
– wässrige 27, 301, 303 f
Nasenseptumdeviation 31
Nasenseptumperforation 304
Nasenseptumpolyp, blutender 304
Nasenspülung 306
Nasentropfen, abschwellende 259, 262, 302
Nasentumor 305 f
Natriumlaurylsulfat 196
Nausea 152
Nedocromil 44, 259, 261
– Rhinitis, allergische 30 f
Nekrolyse, epidermale, toxische 109 f
Nekrose 97 f, 350 f
Nephropathie, kontrastmittelinduzierte 106
Nervensystem, enterisches (ENS) 132
Neurodermitis 283
Neurodermitisschulung 86, 163
Neuroimmuninteraktion 132
Neurotrophine 35 f
Neutrophilie 53

429

Sachverzeichnis

Nichtedelmetalllegierung (NEM) 118
Nickel 71 f
Nickelallergie
- Diät, nickelarme 281
- Fernreaktion 119
- Homöopathie 296
- Kontaktstomatitis 119
- Mundschleimhautreaktion 114
- Patch-Test 119
- Pathophysiologie 66
Nickellegierung 115, 118
Nickelsulfat 402
Niesen 27, 257
Notfallmedikament 274 ff
- Provokationstest, oraler 318
Notfallset 276 ff, 345
- Nahrungsmittelallergie 138 f
NSAID = Non-steroidal antiinflammatory Drugs
- Angioödem 314, 316
- Intoleranz 312 ff
- pseudoallergische Reaktion 89, 312
- Reaktion, fototoxische 110
Nussallergen 408, 410

O

Obst 408
Obstipation 134
Ödem
- angioneurotisches s. Quincke-Ödem
- hämorrhagisches 99
- teigiges, gerötetes 190
Ödemattacke 334 f
ODTS 55
Ohrerkrankung, allergische 147 ff
Ohrläppchenrhagade 84
Ohrmuschel, Kontaktdermatitis 147 f
Ohrmuschelekzem 74 ff
Okoubaka 293, 296
Olivenbaum 377, 410
Omalizumab 45, 265
- Intoleranzreaktion 312
Ophthalmika, glukokortikoidhaltige 258
Ösophagitis, eosinophile 134, 136
Osteoporose 343
Otitis
- externa 74
- media, seröse 134
Otologika 148
Ozäna 305
Ozon 20

P

Panarteriitis nodosa 351
Panikstörung 285
Panotile 404
Papel 64 f
Papillom, invertiertes 306
Papillomaviren, humane 85
Pappel 365, 409
Papulovesikel 147
Parabene 71 f, 403
Paracetamol 314
Paraphenylendiamin 71 f
Parasympatholytika 263

Pari-Inhalierboy 165
Passivrauchen 4, 167
Patch-Test s. Epikutantest
Paukenerguss 149
Peak-Flow-Messung 165, 367
Pemphigus 106, 111
Penicillium chrysogenum 393 f
Penizillin 186, 249 f
Penizillinallergie 112, 248 ff
Penizilloyl 249
Peptid, antimikrobielles 79
Perlèche 75
Perubalsam 71, 126, 402
Pferd 295, 382 ff, 411
Pferdehaarsensibilisierung 245
Pflanzenfamilie 360
p-Phenylendiamin 107 f
Phenytoin-Überempfindlichkeitssyndrom 110
Phospholipase A2 150
Pigmentierung, bläuliche 326
p-i-Hypothese 107
Pilocarpinallergie 142
Pilzallergen 245
Pilzsensibilisierung 389, 391
PIMF = postinflammatorische meatale Fibrose 149
Placeboprovokationstest, reverser 113
Plasmazellen 21, 131
Platane 368
Plattenepithelmetaplasie 231 ff
Pneumonie, rezidivierende 338
Pneumonitis, interstielle 55
Pollen 5, 359 f
- europäische 374
- kreuzreaktive 123
- neue 6
- veränderte 4, 6
Pollenallergie 25, 229 ff
- Allergenkarenz 239 f
- Kreuzreaktion 359 f, 409 f
Pollendichte 359
Pollenfilter 239 f
Pollenflug 5, 240
Pollenfluginformation 240
Pollenflugkalender 374
Pollenlexikon 360, 362 ff
Pollenmessstation 361
Pollenschutzgitter 240
Polyangiitis, mikroskopische 100
Polymilchsäure 326 f, 329
Polyposis nasi 303 f, 317
- - Therapie 320
Pool-Serum 185
Porphyrie 103
Pressurized metered Dose Inhalers (pMDI) 45
Prick-Test 188 ff
- Arzneimittelreaktion 111
- Beurteilung 191
- Insektengiftallergie 152
- Rhinitis, allergische 28
Prick-Test-Lösung 201
Prick-to-Prick-Test 123, 189, 192
Primärprävention 239
Primin 72
Probiotika 282
Proktitis 134

Propolis 403
Prostaglandine 26
Protamin 104
Protein
- kationisches, eosinophiles 41, 138, 225, 315
- X, eosinophiles 79, 138
Proteinkontaktdermatitis 95
Prothesenmaterial 76, 126
Prothesenstomatitis 116 f
Provokation, bronchiale, unspezifische 208 f
Provokationstest
- bronchialer 40 f, 205 ff
- falsch-negativer 320
- inhalativer 41, 54, 207 f
- Insektengiftallergie 153 f
- intestinaler 213, 215
- beim Kind 163
- koloskopischer 215 ff
- konjunktivaler 140, 211 f
- - Fotodokumentation 212
- nasaler 28 f, 198 ff
- - Azetylsalizylsäure 204, 317
- - falsch-negativer 204
- - falsch-positiver 204
- - Medikamente, Karenzfrist 205
- - positiver 203
- - Symptom-Score 203
- oraler 213 ff, 279 ff
- - Arzneimittelreaktion 111
- - Azetylsalizylsäure 317 ff
- - reverser 111, 113
Prurigo simplex subacuta 104, 287
Pruritus s. Juckreiz
Pseudoallergische Reaktion 127, 313
- - Analgetikaintoleranz 312, 323
- - Definition 133
Psychoallergologie 282 ff
Psychosomatik 282 ff
Psychotherapie 284 f
- ambulante 289
- fachgebundene 289
Psychotherapieausbildung 289
Pullularia pullulans 395
Pulsatilla 296
Purpura 65
- palpable 96 f, 350
- Schönlein-Henoch 96 f, 99, 350
Pustulose, eosinophile 110

Q

Quaddel 87 f
- Prick-Test 189 f, 192
Quecksilber 117, 126
Quincke-Ödem 330 ff, 336
- Augenlid 139 ff

R

Rachen und Mundhöhle, Allergien 122 ff
Rachenmandelhyperplasie 125
Radioallergosorbenttest 42, 113 f, 220
Ragweed 130, 375, 409
Ranitidin 276
RANTES 57
Raps 410

Sachverzeichnis

Ratte 386, 411
Rauchen 4, 37, 49
- Allergieentwicklung 160, 167
- Bronchitis, chronische 42
- Nasentumor 305 f
Rebound-Effekt 262
Reflux, gastroösophagealer 33 f, 42
Rehabilitationspsychosomatik 289
Reibtest 186 f
Reizdarmsyndrom 133, 137
Remodeling, Atemwege 36, 44, 208
Respiratory syncytial Virus 20, 162
Rhagade 84
Rhinitis
- allergische 25
-- Akupunktur 291 f
-- Diagnose 27 ff, 198
-- Homöopathie 293, 295
-- intermittierende 25, 199
-- Kieferanomalie 121 f
-- Komorbidität 27
-- Krankheitserscheinung, sekundäre 122
-- Leukotrienrezeptorantagonist 264
-- Nasenschleimhautzytologie 229 ff
-- perenniale 231 f 229
-- persistierende 25, 199
-- saisonale 229 ff
-- Therapie 29 ff, 163 f, 253, 255 ff
-- Therapiekontrolle 232 f
-- Verlauf beim Kind 159
-- Verlaufskontrolle 233
- arbeitsplatzbedingte 303
- atrophische 233, 305
- bakterielle 233 f, 302
- chronische 233, 301
- Diagnostik 306
- Differenzialdiagnose 29, 233 f, 301 ff
- einseitige 320, 305 f
- beim Erwachsenen 302 f
- hormoninduzierte 303
- beim Kind 301 f
- medikamentöse 302 f
- Milbensensibilisierung 377
- nicht allergische mit Eosinophilie 304
- sicca anterior 305
- bei systemischer Erkrankung 304 f
- virale 233 f, 302, 307
Rhinochirurgie 31
Rhinokonjunktivitis, allergische 1, 25 ff
-- Immuntherapie 269
-- beim Kind 161
-- Therapie, medikamentöse 257, 259
Rhinoliquorrhö 306
Rhinologika 256 f
Rhinomanometrie, anteriore 199, 203
Rhinopathia gravidarum 266
Rhinorrhö s. Nasensekretion
Rhinosinusitis 307 ff
- Analgetikaintoleranz 317
- azetylsalizylsäureinduzierte 204
- bakterielle 307 f
- chronische 303 f, 308 ff
- eosinophile, chronisch polypöse 233, 313
- Homöopathie 297

- Komplikation 308
- Milbenallergie 377
- mit Nasenpolypen 310 f
- Nasensekretion 306
- polypöse 233, 320
- pseudoallergische 233
- Verlauf 309
Rhizopus nigricans 395
Riechstörung 27
Riesenpapillenkonjunktivitis 146 f
Rind 388, 411
Risikofaktor 8 f
Ritztest s. Scratch-Test
Röntgen-Thorax 60 f
- Milchglastrübung 52 f, 60 f
Rosshaarmatratze 245
Rosskastanie 370
Rotbuche 369
Rotfichte 369
Rötung 84

S

Salmeterol 43
Salweide 366
Samter-Trias 304
Sanierungsmaßnahme 245
Sarkoidose 304
Sauerstoffapplikation 46, 274
Sauerstoffdifferenz, arterioalveoläre 53
Säugetier 382 ff
Säugling, Beikostfütterung 166, 281 f
Säuglingsekzem, seborrhoisches 18
Säuglingsformelnahrung, hypoallergene 166
Schädelakupunktur 292, 294
Schaf 388
Schilddrüsenautoantikörper 90
Schimmelpilz 245 f, 295, 389 ff
Schimmelpilzsinusitis 309 f
Schleimhautödem, glasiges 123
Schleimhautreaktion 217
Schleimhautveränderung, leukoplakische 126
Schmerz, retrosternaler 136
Schnitzler-Syndrom 100
Schock, anaphylaktischer 273 ff
Schokoladenallergie 140
Schuppung 64 f, 73, 84
Schutzhandschuhe 74, 85, 243 f
Schwangerschaft
- anaphylaktische Reaktion 152
- Immuntherapie 269 f
- Therapie, antiallergische 265 ff
Schwangerschaftsrhinitis 303
Schwein 382, 387
Schwiele 84
Schwitzen 83
Scratch-Patch-Test 197
Scratch-Test 185 ff
Scutan 118
SDS-PAGE 183 f
Seitenkettenallergie, Penizilline 249 f
Sekundärprävention 239
Selbsthilfe 288
Selbsttoleranz 13
Selektin 15
Sellerie 408, 410

Sellerie-Karotten-Beifuß-Gewürz-Syndrom 373
Sensibilisierung 16, 20 f
- berufsbedingte 38
- Genetik 6
- hochgradige 186
- iatrogene 192, 197
- klinisch stumme 199
- Kobalt/Chrom 120
- Medikamente 108
- Säugetier 382
Serpula lacrymans 396
Serumkrankheit (s. auch Typ-III-Reaktion) 23
Sesquiterpenlactone 72
Signaltransduktion 18
Sinusitis s. Rhinosinusitis
SIRS = Systemic inflammatory Response Syndrome 151
SI-Wert 225
Skin-homing-CLA$^+$-Lymphozyten 82
Sofortreaktion s. Typ-I-Reaktion
Soja 408
Somatoforme Störung 286 f
Somatotopie 294
Sonnencreme 148
Spacer-System 45, 165
Spättypreaktion s. Typ-IV-Reaktion
Speichelglukoproteinfilm 118
Speisemilbe 381
Spermaallergie 286
Spina bifida 243 f, 397
Spirometrie 33, 40
Spongiose, epidermale 68
Sporen 389, 391
Sprue, einheimische 129, 136
Sputum, zähes 5 f
Sputummikroskopie 57
Sputumzytologie 42
Staphylococcal-scalded-Skin-Syndrome 109
Staphylococcus aureus 79, 338
-- Dermatitis, atopische 85, 87
Staphylococcus-aureus-Enterotoxin 310
Staphylokokkenabszess 336
Staphylokokkeninfekt 109
STAT-Signaltransduktionsweg 18 f, 337, 339
Status asthmaticus 264
Staub, organischer 160
Staubsauger 241 f
Stevens-Johnson-Syndrom 109
Stichprovokation 153 f, 156
Stickstoffmonoxid 42
Stieleiche 368
Stillen 86, 160, 166, 281
Stimmlippenbeweglichkeit, paradoxe 32 f
Stimmtherapie 33
Stomatitis 75 f, 122, 313
Stress 8 f, 282 f
- Schubfaktor 86
- Urtikaria 94
Stridor, inspiratorischer 32
Sulfidleukotrienfreisetzung 153
Superinfektion 87
Süßgräser 371 f
Swansol-Wundsalbe 404

431

Sachverzeichnis

Sweet-Syndrom 101
α-Sympathomimetika 253, 259, 262 f
- kurz wirksame 43
- schnell wirksame 43
- beim Kind 265
β_2-Sympathomimetika
- Karenzfrist 206
- lang wirksame 43 f
- rasch wirksame 47
- Schwangerschaft 266
- Wirkung, bronchoprotektive 43 f
Syndrome of Drug Irritation 143 f

T

Tachykardie 152
Targeted Therapy 353
Terfenadin 253
Test, zellulärer 225
Testpflaster 69
TGF-β 14
Th1-Zellen 15, 18
- CD4-positive 22
Th1-Zytokine 80, 82
Th2-Antwort 130
Th2-Zellen 14, 16, 310
- CD4-positive 22
Th2-Zytokine 80, 131
Th17-Zellen 80, 337
T-Helferzellen 81, 270
Theophyllin 44, 47, 264 f
- Anaphylaxie 276
- Schwangerschaft 266
Therapie 239 ff
- Kindesalter 163 ff
- medikamentöse 252 ff
- psychosomatische 288 f
Thiazole 121
Thiuram 72, 401
Thoraxschmerz 58
Thyreotoxikose 106
Tierallergen 245, 411
Tierhaarallergie, Homöopathie 295
Tiersensibilisierung 382 ff
Titanallergie 325
T-Lymphozyten
- B-Zellen-Interaktion 21
- Hyperreaktivität 48
- nickelspezifische 66
- regulatorische 14 f, 80, 270 f
- zytotoxische, CD8-positive 22
Toll-like-Rezeptor 13 f
Tram-Line-Shadow 60 f
Tränenfluss 142, 145
Tranexamsäure 335
Traubenkraut 130, 409
Traubenkraut-Bananen-Melonen-Syndrom 124
Tree-in-Bud-Phänomen 52 f
Trommelschlägelfinger 52, 56, 62
Tryptase 153, 227, 344
Tubenventilationsstörung 27
Typ-I-Reaktion 22 f, 65, 132
- arzneimittelinduzierte 104 f
- Aspergillose 57
- okuläre 140 f
- Effektorphase 406
- Konjunktivitis 142 ff

- Material, zahnärztliches 116
- Nahrungsmittelallergie 129 ff
- Schleimhautödem, glasiges 123
- Sensibilisierungsphase 406
Typ-II-Reaktion 65, 116
Typ-IIa-Reaktion 22 f
Typ-IIb-Reaktion 22 f
Typ-III-Reaktion 22 f, 65, 347, 351
- arzneimittelinduzierte 349
- Aspergillose 58
- Immunkomplexerkrankung 96, 347
- infektassoziierte 349, 352
- Nachweis 352
Typ-IV-Reaktion 22 f, 65
- Kontaktallergie 27
- Kontakekzem 64, 141 f
- Material, zahnärztliches 114 ff
- Nahrungsmittelallergie 129 1
- Schleimhautinduration 123
- Th1 15, 22 f
- Th2 22 f, 132, 104
- zytotoxische 22 f
Tyrophagus putrescentiae 378, 381
Tyrosinkinaseinhibitor 345

U

Übelkeit 134 f, 333
Überempfindlichkeitsreaktion 248
Uhrglasnägel 52, 56, 62
Ulme 367
Ulzeration 97 f
- intraorale 114
Umweltallergen 80
Umweltantigen, Toleranz 160
Umwelteinfluss 3 ff
Umweltfaktor 160
- allergiefördernder 3
- protektiver 3
Umweltschadstoff 2 ff
Unterlidfalte, doppelte 83
Unverträglichkeitsreaktion 106
Urticaria
- factitia 89, 92 f
- pigmentosa 342
Urtikaria 2, 65, 87 ff
- akute 88 ff
- anaphylaktische Reaktion 152
- mit Angioödem 335
- anstrengungsinduzierte 89, 94 f
- Antihistaminika 255
- aquagene 91, 95
- Augenlid 139 f
- cholinergische 89, 91, 94
- chronische 90 ff
- Glukokortikoide 255
- Leukotrienrezeptorantagonist 264
- Nahrungsmittelallergie 134
- physikalische 89, 91 ff
- solare 94
- Therapie 91 f, 95
- Triggerfaktor 91
- vibratorische 94
Urtikariavaskulitis 97, 100
Urwaldhypothese 8
UV-Blocker 76
UV-Licht 110, 194

V

Vasculitis allergica 98 f, 349 f, 352
Vaseline 126
Vaskulitis 65, 96 ff, 304
- Klassifikation 99 f
- kutane 99
- leukozytoklastische 96 f, 99 f, 347 f
- streptokokkenassoziierte 101
Verdauungsorgan 114 ff
Verdauungstrakt 122 ff
Verkehrsbelastung 4
Verruca vulgaris 85
Vocal Cord Dysfunction 32 f, 42
Vogel 399, 411
Vogel-Ei-Syndrom 124
Vogelhalterlunge 48 f
Volon A Tinktur 404
Volumengabe 275 f
Vorratsmilbe 180, 377 ff, 411

W

Wacholder 363, 367
Waldkiefer 370
Walnuss 370, 408
Wärmeurtikaria 91, 94
Wegener-Granulomatose 97, 100, 304
Weide 366
Weizenallergen 408
Wespengift 150 f, 246, 411
Wespengiftallergie s. Insektengiftallergie
Wespengiftsensibilisierung 1 f
Western-Blot-Technik 111
Wiesenlischgras 371
Wollwachs 71
Wollwachsalkohole 29, 148, 402
Wurminfektion 20

Z

Zahnmedizin 114 ff
Zahnpasta 71, 115, 121
Zahnzement 76, 115, 126
Zeder 376, 410
Zellen
- antigenpräsentierende 15 f
- dendritische 16
- IgE-positive 229
- metachromatische 229
Zellulitis 308
Zephalosporine 108, 249 f
Ziege 389
Zimmerspringbrunnenalveolitis 49
Zöliakie 129, 136
Zungenbrennen 122, 126
Zungengrundhyperplasie 122
Zungengrundödem 122
Zyanose 62
Zypresse 376, 410
Zytokine 15 f, 26
- inhibitorische 14
- proinflammatorische 17
Zytokinsekretionsmuster 80
Zytologie 227 ff